协和医考

2024

全国乡村全科执业助理医师资格考试应试题库与解析

主　编　沈　会

副主编　陈　静　朱炜楷　刘玉洁

编　者　（按姓氏笔画排序）

于　涛　王力达　王红微　付那仁图雅
朱炜楷　刘玉洁　刘艳君　齐丽娜
孙丽娜　李　东　李　瑾　沈　会
张　彤　张　楠　张黎黎　陈　静
侯燕妮　董　慧

扫码赠送历年考题

中国协和医科大学出版社

北　京

图书在版编目（CIP）数据

2024全国乡村全科执业助理医师资格考试应试题库与解析／沈会主编．—北京：中国协和医科大学出版社，2024.1

（协和医考）

ISBN 978-7-5679-2270-9

Ⅰ.①2…　Ⅱ.①沈…　Ⅲ.①家庭医学-资格考试-题解　Ⅳ.①R499-44

中国国家版本馆CIP数据核字（2023）第189573号

协和医考

2024全国乡村全科执业助理医师资格考试应试题库与解析

主　　编：沈　会
策划编辑：沈紫薇
责任编辑：刘　婷　张仟姗
封面设计：邱晓俐
责任校对：张　麓
责任印制：张　岱

出版发行：中国协和医科大学出版社
（北京市东城区东单三条9号　邮编100730　电话010-65260431）
网　　址：www.pumcp.com
经　　销：新华书店总店北京发行所
印　　刷：三河市龙大印装有限公司

开　　本：850mm×1168mm　1/16
印　　张：33
字　　数：1010千字
版　　次：2024年1月第1版
印　　次：2024年1月第1次印刷
定　　价：106.00元

ISBN 978-7-5679-2270-9

出版说明

我国执业医师资格考试已经进入第25个年头，这项政策对于加强我国医师队伍建设，提高执业医师的综合素质，保护医师合法权益，规范医师管理制度，完善医师培养制度，发挥了积极的作用。

为帮助考生在繁忙的临床实践期间更有效地复习，更方便地了解与掌握执业医师资格考试的要求，提高考生分析问题、解决问题的能力，从而顺利通过考试，中国协和医科大学出版社推出了“协和医考”系列丛书。25年来，中国协和医科大学出版社在本套丛书的出版过程中，以及每年与广大考生读者反馈交流的工作中，摸索出了我国执业医师资格考试的基本规律，积累了丰富的出版应试丛书的经验，为考生提供了不同层次、不同阶段和不同需求的应试参考书。

本套丛书由中国协和医科大学出版社组织相关专业专家编写，并邀请了专职从事执业医师资格考试研究的培训专家进行审定。内容紧扣最新版《医师资格考试大纲》，以规划教材为基础，以临床能力为重点，侧重于理论与实践的综合运用。本套丛书品类齐全，从应试指导、核心考点精讲，到各类习题集和模拟试卷等，能够满足广大考生复习考试的需要。

“当医生就当好医生，当好医生就读协和医书”，拥有25年执业医师资格考试用书出版经验的中国协和医科大学出版社为全国争当好医生的读者，提供这套全面、准确、实用的应试丛书。我们期望能够对广大考生顺利通过执业医师资格考试有所助益，为我国医学教育及医学事业的发展作出积极的贡献。丛书内容如有不当之处，欢迎各位考生和同仁批评指正。如有关于丛书内容及考试的相关问题，请扫描下方二维码，有专属微信客服为你解答。

前言

乡村全科执业助理医师资格考试按照国家医师资格考试相关规定，由国家行业主管部门制定大纲，统一组织，单独命题，考试合格者发放乡村全科执业助理医师资格证书，限定在乡镇卫生院或村卫生室执业。

本书作为乡村全科执业助理医师资格考试的复习参考书，按照2024年新大纲的要求进行编写，内容主要更新如下：医学人文部分，删除了“医师行为规范”“不属于医疗事故的情形”“按照假药、劣药论处的情形”等内容，新增了“医疗事故的报告”内容；公共卫生部分，新增了“健康中国战略”“健康素养”“消渴的中医健康管理”等内容；全科医疗部分，新增了“急性左心衰”“中医学基本概念中的五脏”，以及“心悸”“淋证”“郁证”等常见病的中医辨证论治内容，按新大纲补充了“中风恢复期风痰瘀阻”“风热头痛”“痰浊头痛”“气秘”等证的辨证论治内容，同时按新大纲增加了常用腧穴的定位与操作内容。

考题解析是本书内容的核心，作者通过对每题的深入分析，以点带面，扩展出该题对应的知识点，基本覆盖了考试大纲要求的重点、难点及易考点；通过解析，将解题思路贯穿其中，使考生在掌握考点的同时，熟悉考试的出题思路，达到举一反三的效果。本书主要供参加乡村全科执业助理医师资格考试的考生使用。

乡村全科执业助理医师资格考试由实践技能考试和医学综合笔试两部分组成，实践技能考试合格者参加医学综合笔试，医学综合笔试合格者，方可获得乡村全科执业助理医师资格。

一、医学综合笔试

乡村全科执业助理医师医学综合笔试于8月下旬举行，具体时间以国家医学考试中心公告时间为准。乡村全科执业助理医师医学综合笔试时间为1天，分2个单元，每单元均为2.5小时。医学综合笔试内容包括，医学人文（占5%~10%）、公共卫生（占30%~35%）、全科医疗（占55%~65%），其中，中医辨证施治和适宜技术应用占30%。医学综合笔试采用机考形式，总题量300题，分2个单元，每个单元150个选择题，全部为单选题。题型分为A_1、A_2、A_3/A_4型题，每个选择题均由题干和5个备选答案组成。题型、答题说明和试题解析分别介绍如下。

（一）A_1型题

1. 答题说明

每一道试题下面有A、B、C、D、E 5个备选答案，请从中选择一个最佳答案。

2. 试题举例

[例题1] 根据《乡村医生从业管理条例》规定，乡村医生必须在（　）规定范围内用药

A. 乡村医生基本用药目录

B. 基本医疗保险用药目录

C. 国家临床执业医师基本用药目录

D. 新型农村合作医疗用药目录

E. 以上都是

答案：A

（二）A_2 型题

1. 答题说明

每一道试题是以一个小案例出现的，其下面有 A、B、C、D、E 5 个备选答案，请从中选择一个最佳答案。

2. 试题举例

［例题 2］患者，男性，53 岁。因急性腹泻就诊。经医生诊断排除伤寒和副伤寒，为感染性腹泻病。属于哪类疾病（　）

A. 甲类传染病

B. 乙类传染病

C. 丙类传染病

D. 心血管疾病

E. 消化系统疾病

答案：C

（三）A_3/A_4 型题

1. 答题说明

每个案例下设若干道试题。请根据试题所提供的信息，在每一道试题下面的 A、B、C、D、E 5 个备选答案中选择一个最佳答案。

2. 试题举例

［例题 3］（3~4 题共用题干）

某农村患者夜间突发急腹症被送到某医院看急诊，初诊为急性胆囊炎。负责的乡村全科医生因自己年轻，怕担风险，未做任何处理，即让家属把患者送到 10km 外的中心医院就诊，延误了治疗时间，致使患者胆囊穿孔，脓毒症休克。之后虽然经抢救挽救了生命，但医药费花去 2 万多元。

3. 对该医师的正确伦理评价是（　）

A. 没有什么问题，风险太大时首先要保护好自己

B. 没有什么问题，不想接诊的患者就可以让他转诊

C. 没有什么问题，当时情况可以转诊

D. 不正确，违反首诊负责制要求，给患者造成严重伤害

E. 不正确，没有把这件事报告给院长，擅自决定转诊

答案：D

4. 对该医生的行为进行伦理评价时，应该主要考虑的是（　）

A. 有利原则中的努力预防难以避免的伤害

B. 有利原则中的努力使患者受益的要求

C. 有利原则中的对利害全面权衡，选择受益最大、伤害最小的行动方案

D. 不伤害原则中的不应发生有意的伤害

E. 不伤害原则中的不给患者造成本可避免的各种损害

答案：C

二、实践技能考试

实践技能考试重点考查应试者实际动手和操作能力及综合运用所学知识分析问题和解决问题的能力。考查内容包括病史采集、体格检查、基本操作技能等部分，同时对沟通交流能力与人文关怀等职业素质进行评价。具体内容及某些具体例题等均已在本书中进行了全面而详细的介绍。为了更好地帮助应试者进一步提高临床实践技能水平，并顺利通过实践技能考试，现将实践技能考试设计思路介绍如下。

实践技能考试采用客观结构化多站式考试形式，包括病史采集、体格检查，临床、公共卫生、中医基本操作能力和沟通交流与人文关怀素质。考试内容、时间、分值见表1。

表1 考试内容、时间、分值

考站名称		题量	分值（分）	考试时间（分钟）	考试形式	考试要求
第一考站	病史采集	2	30	20	笔试	按要求在答题纸上作答
第二考站	体格检查	3	30	15	操作	在男性标准体检者、女性胸部模型或肛诊模型上操作，按要求回答问题
第三考站	临床基本操作	2~3	20	15	操作	在模拟人或模型等设备上操作，按要求回答问题
第四考站	公共卫生基本操作	1	10	8	操作	在模拟情境下操作，按要求回答问题
第五考站	中医基本操作	1	10	7	操作	在多用途医疗模拟人/健康志愿者或医用模块等设备上操作，按要求回答问题
合计		9~10	100	65		

注：1. 沟通协作与人文关怀等职业素养融入到各考站中考核。

2. 考试时间包含考生阅读题卡、物品准备、操作和作答所用时间。

（一）病史采集

病史采集是医师诊治疾病的第一步，是获取病史资料的重要手段，一个可靠的病史资料对疾病的识别、诊断及处理是极其重要的。因此具有全面、系统、正确地采集病史的能力是作为一个合格医师所必须具备的基本技能。

在目前情况下，病史采集仍然是采用纸笔考试形式，即给予一个简要病史（包括性别、年龄和主要症状加时间及就诊场景，例如：患者，男性，30岁。2天来高热伴尿痛来急诊就诊），要求应试者围绕以上简要病史，将如何询问患者现病史及相关病史的内容写在答题纸上。病史采集考查的重点是病史采集的内容和病史采集的技巧两方面。有关病史采集的内容和技巧已在本书“病史采集”中写得很清楚，而且在每个具体症状的病史采集中还附有例题，这些例题模拟了实践技能考试试题，应当认真阅读。关于病史采集技巧的考查，采用纸笔考试形式是很难考查的，但是是否具有全科理念、条理性是否强、能否抓住重点、能否围绕病情询问等技巧，从笔答试卷的字里行间还是清楚可辨的。考生如果出现所答内容尽管都对，亦无遗漏，但全科理念缺乏、条理性较乱、重点不突出或未能紧密围绕病情询问，也是要扣分的。这往往说明应试者的基本功还不扎实，缺乏全科理念，临床思维也比较混乱，应当进一步提高。

（二）体格检查

具有系统、规范地进行体格检查的能力也是作为一个合格医师所必须具备的基本技能。熟练掌握系统、规范的体格检查方法有助于迅速而准确地对疾病作出诊断，正确判断病情变化，并进行进一步处理。

体格检查的考查方式主要是给予一组体格检查考试项目（例如：①腋测法测体温。②甲状腺检查。③心脏叩诊），要求应试者直接在被检者身上进行查体操作，并根据提问回答相应问题。体格检查的考查重点是考查应试者对体格检查的内容掌握是否全面、手法是否规范、检查结果是否准确及对体格检查的有关正常值和病态体征的临床意义等问题是否完全掌握等。因此应试者应对体格检查进行全面、规范化训练，并对相关问题进行认真准备，实际上这不仅是实践技能考试的需要，更是作为一个合格医师在临床上终生必须具备的基本功。

（三）基本操作

主要考查医师提供基本公共卫生服务和基本医疗服务的能力，以及急救现场的初步处理能力和应用中医药适宜技术开展预防、保健等医疗服务的能力。

目前，基本操作技能的考试还不能在真实病人身上进行，因此必须在模拟场景、医用模拟人或医用模块上进行，试题一般是一个简要情景（病例），要求应试者根据简要情景（病例）规定进行操作。基本操作的考查重点是应试者的实际动手操作能力。因此，尽管是在模拟场景、医用模拟人或医用模块上进行基本操作技能考试，但是也要与在真实病人身上进行基本操作一样。在考试过程中，若未经考官允许而以口述或手势比划替代动手操作者，不得分。

（四）职业素质

职业素质是作为一名合格医师所必须具备的素质，是实践技能考试的重要内容。

在第二站的体格检查和第三站的基本操作技能考试中加入了职业素质的考查内容，其目的是考查应试者在整个体格检查和基本操作过程中的良好医患关系（沟通能力）、爱伤意识（人文关怀）和医德医风等医师应具备的职业素质，也是作为一名合格医师在日常工作中必须具备和应当达到的基本素质。

编　者

2023年12月

目　录

上篇　应试题库

第一部分　医学人文

第一章　医学心理 …… 1
第一节　概述 …… 1
第二节　心理健康 …… 1
第三节　心理应激 …… 2
第四节　心身疾病 …… 2
第五节　心理干预 …… 3
第六节　医患沟通 …… 3
第二章　医学伦理 …… 4
第一节　概述 …… 4
第二节　医学伦理的基本原则 …… 4
第三节　医患关系伦理 …… 5
第四节　乡村全科诊疗的伦理要求 …… 6
第五节　乡村公共卫生服务的伦理要求 …… 7
第三章　卫生法规 …… 8
第一节　《基本医疗卫生与健康促进法》 …… 8
第二节　《中华人民共和国传染病防治法》 …… 8
第三节　《中华人民共和国疫苗管理法》 …… 10
第四节　《突发公共卫生事件应急条例》 …… 11
第五节　《医疗废物管理条例》 …… 11
第六节　《中华人民共和国母婴保健法》 …… 12
第七节　《中华人民共和国人口与计划生育法》 …… 13
第八节　《中华人民共和国医师法》 …… 13
第九节　医疗损害责任（《中华人民共和国民法典》第七编第六章） …… 15
第十节　《中华人民共和国精神卫生法》 …… 15
第十一节　《医疗机构管理条例》 …… 16
第十二节　《医疗纠纷预防和处理条例》 …… 17
第十三节　《医疗事故处理条例》 …… 18
第十四节　《乡村医生从业管理条例》 …… 19
第十五节　《医院感染管理办法》 …… 20
第十六节　《处方管理办法》 …… 21
第十七节　《抗菌药物临床应用管理办法》 …… 21
第十八节　《中华人民共和国药品管理法》 …… 23
第十九节　《中华人民共和国中医药法》 …… 23
第四章　基本技能 …… 25
执业素质 …… 25

第二部分　公共卫生

第一章　卫生管理和政策 …… 27
第一节　疾病预防策略 …… 27
第二节　基本公共卫生服务和重大公共卫生服务项目 …… 28
第三节　家庭医生签约服务 …… 29
第四节　健康中国战略 …… 29
第五节　中医预防与养生保健 …… 30
第二章　卫生统计学和流行病学基本知识 …… 31

第一节 卫生统计学概述 …… 31
第二节 统计表 …… 32
第三节 算术平均数 …… 32
第四节 常用人口统计指标 …… 33
第五节 常用流行病学方法 …… 34
第六节 疾病的分布与影响因素 …… 35
第七节 公共卫生监测 …… 35
第三章 健康教育与健康促进 …… 36
第一节 概述 …… 36
第二节 健康教育内容 …… 37
第三节 健康教育服务形式和要求 …… 39
第四节 健康素养 …… 40
第四章 传染病及突发公共卫生事件 …… 41
第一节 传染病流行过程 …… 41
第二节 传染病突发公共卫生事件报告和处理 …… 41
第三节 预防接种 …… 43
第五章 居民健康管理 …… 44
第一节 居民健康档案管理 …… 44
第二节 0~6岁儿童健康管理 …… 45
第三节 孕产妇健康管理 …… 47
第四节 老年人健康管理 …… 49
第五节 高血压患者健康管理 …… 50
第六节 2型糖尿病健康管理 …… 51
第七节 结核病患者健康管理 …… 52
第八节 严重精神障碍患者健康管理 …… 53
第九节 中医药健康管理 …… 54
第十节 中风、痹证、消渴的中医健康管理 …… 55
第六章 卫生监督协管 …… 56
第一节 基本知识 …… 56
第二节 服务内容和要求 …… 57
第七章 公共卫生基本技能 …… 58
第一节 卫生处理操作 …… 58
第二节 个人防护操作 …… 58
第三节 手卫生 …… 58
第四节 医疗废弃物处理 …… 59
第五节 针刺伤的处理 …… 59

第三部分 全科医疗

第一章 全科医学基本知识 …… 61
第一节 全科医疗 …… 61
第二节 全科医生 …… 62
第二章 常见症状 …… 63
第一节 发热 …… 63
第二节 皮疹 …… 63
第三节 水肿 …… 64
第四节 发绀 …… 65
第五节 结膜充血 …… 66
第六节 耳鸣与耳聋 …… 67
第七节 鼻出血 …… 67
第八节 口腔溃疡 …… 68
第九节 牙痛 …… 69
第十节 咽痛 …… 70
第十一节 吞咽困难 …… 70
第十二节 咳嗽与咳痰 …… 71
第十三节 咯血 …… 72
第十四节 呼吸困难 …… 72
第十五节 胸痛 …… 74
第十六节 心悸 …… 75
第十七节 恶心与呕吐 …… 75
第十八节 黄疸 …… 76
第十九节 腹痛 …… 76
第二十节 腹泻 …… 78
第二十一节 便秘 …… 79
第二十二节 呕血与便血 …… 79
第二十三节 尿频、尿急与尿痛 …… 80
第二十四节 血尿 …… 81
第二十五节 阴道流血 …… 82
第二十六节 腰腿痛 …… 82
第二十七节 关节痛 …… 83
第二十八节 头痛 …… 85
第二十九节 抽搐 …… 85
第三十节 眩晕 …… 86
第三十一节 晕厥 …… 86
第三十二节 意识障碍 …… 87
第三十三节 失眠 …… 88
第三章 常见病与多发病 …… 89
第一单元 呼吸系统 …… 89
第一节 急性上呼吸道感染 …… 89
第二节 急性支气管炎 …… 90
第三节 慢性阻塞性肺疾病 …… 91
第四节 支气管哮喘 …… 94
第五节 肺炎 …… 96
第六节 肺结核 …… 100
第二单元 心血管系统 …… 102

第一节 慢性心力衰竭 …… 102
第二节 心律失常 …… 104
第三节 原发性高血压 …… 107
第四节 冠状动脉粥样硬化性心脏病 …… 109
第三单元 消化系统 …… 111
第一节 胃食管反流病 …… 111
第二节 急性胃炎 …… 112
第三节 慢性胃炎 …… 113
第四节 消化性溃疡 …… 114
第五节 肝硬化 …… 116
第六节 急性阑尾炎 …… 118
第七节 胆石症 …… 119
第八节 急性胆囊炎 …… 120
第九节 急性胰腺炎 …… 122
第四单元 泌尿与生殖系统 …… 124
第一节 尿路感染 …… 124
第二节 慢性肾小球肾炎 …… 125
第三节 慢性肾衰竭 …… 126
第四节 前列腺增生 …… 128
第五节 尿路结石 …… 128
第六节 异位妊娠 …… 129
第七节 阴道炎 …… 131
第八节 痛经 …… 132
第五单元 血液、代谢、内分泌系统 …… 133
第一节 缺铁性贫血 …… 133
第二节 原发免疫性血小板减少症 …… 135
第三节 甲状腺功能亢进症 …… 137
第四节 甲状腺功能减退症 …… 139
第五节 糖尿病 …… 140
第六节 血脂异常 …… 144
第六单元 精神、神经系统 …… 145
第一节 脑血管疾病 …… 145
第二节 癫痫 …… 147
第三节 精神分裂症 …… 149
第四节 抑郁症 …… 151
第七单元 运动系统 …… 152
第一节 颈椎病 …… 152
第二节 粘连性肩关节囊炎 …… 153
第三节 类风湿关节炎 …… 154
第四节 骨关节炎 …… 156
第八单元 小儿疾病 …… 156
第一节 先天性心脏病 …… 156
第二节 小儿腹泻 …… 158
第三节 小儿急性肾小球肾炎 …… 161
第四节 营养性维生素D缺乏性佝偻病 …… 163
第五节 新生儿黄疸 …… 164
第六节 小儿热性惊厥 …… 165
第七节 常见发疹性疾病 …… 166
第九单元 传染病与性病、寄生虫病 …… 169
第一节 病毒性肝炎 …… 169
第二节 流行性脑脊髓膜炎 …… 171
第三节 狂犬病 …… 172
第四节 艾滋病 …… 173
第五节 性传播疾病 …… 174
第六节 肠道寄生虫病 …… 175
第十单元 五官、皮肤及其他 …… 176
第一节 结膜炎 …… 176
第二节 中耳炎 …… 177
第三节 鼻炎与鼻窦炎 …… 178
第四节 牙周炎 …… 179
第五节 过敏性皮肤病 …… 180
第六节 真菌性皮肤病 …… 182
第七节 浅表软组织急性化脓性感染 …… 183
第八节 急性乳腺炎 …… 184
第九节 腹股沟疝 …… 185
第十节 痔 …… 187
第十一节 破伤风 …… 188
第十一单元 常见肿瘤 …… 189
第一节 肺癌 …… 189
第二节 食管癌 …… 191
第三节 胃癌 …… 193
第四节 结、直肠癌 …… 194
第五节 乳腺癌 …… 195
第六节 宫颈癌 …… 197
第四章 合理用药 …… 199
第五章 急诊与急救 …… 201
第一单元 急、危、重症 …… 201
第一节 休克 …… 201
第二节 气胸 …… 202
第三节 气道异物 …… 204
第四节 心搏骤停 …… 206
第五节 急性心肌梗死 …… 207
第六节 高血压急症 …… 209
第七节 急性左心衰 …… 211
第八节 糖尿病酮症酸中毒 …… 211
第九节 低血糖症 …… 212
第十节 癫痫持续状态 …… 213
第二单元 常见损伤与骨折 …… 213
第一节 颅脑损伤 …… 213
第二节 腹部损伤 …… 215

第三节　常见的骨折…… 216
第四节　关节脱位…… 219
第三单元　意外…… 220
第一节　急性农药中毒…… 220
第二节　急性一氧化碳中毒…… 221
第三节　急性酒精中毒…… 222
第四节　镇静催眠药中毒…… 223
第五节　中暑…… 224
第六节　窒息…… 225
第七节　淹溺…… 226
第八节　热烧伤…… 227
第九节　冻伤…… 228
第十节　坠落伤…… 228
第十一节　电击伤…… 229
第十二节　毒蛇咬伤…… 230
第十三节　蜂蜇伤…… 231
第六章　基本技能…… 232
第一节　病史采集…… 232
第二节　体格检查…… 232
第三节　操作项目…… 233
第七章　中医辨证施治和适宜技术应用…… 234
第一单元　中医学基本概念…… 234
第一节　整体观念…… 234
第二节　辨证论治…… 234
第三节　阴阳…… 235
第四节　五脏…… 235
第二单元　诊法…… 236
第一节　望诊…… 236
第二节　闻诊…… 238
第三节　问诊…… 239
第四节　切诊…… 241
第三单元　八纲辨证…… 242
第一节　表里辨证…… 242
第二节　寒热辨证…… 242
第三节　虚实辨证…… 243
第四节　阴阳辨证…… 243
第四单元　脏腑辨证…… 244
第一节　肝与胆病辨证…… 244
第二节　心与小肠病辨证…… 245
第三节　脾与胃病辨证…… 245
第四节　肺与大肠病辨证…… 246
第五节　肾与膀胱病辨证…… 246
第五单元　经络腧穴、刺灸法总论…… 247
第一节　经络腧穴总论…… 247
第二节　刺法灸法总论…… 248
第六单元　常见病、多发病…… 249
第一节　感冒…… 249
第二节　咳嗽…… 250
第三节　心悸…… 251
第四节　胸痹…… 252
第五节　不寐…… 252
第六节　中风…… 253
第七节　头痛…… 254
第八节　眩晕…… 255
第九节　胁痛…… 256
第十节　胃痛…… 257
第十一节　呕吐…… 258
第十二节　泄泻…… 259
第十三节　便秘…… 260
第十四节　淋证…… 260
第十五节　郁证…… 261
第十六节　内伤发热…… 262
第十七节　腰痛…… 263
第十八节　痹证…… 264
第十九节　疖…… 265
第二十节　痔…… 266
第二十一节　湿疮…… 267
第二十二节　痛经…… 268
第二十三节　月经先后无定期…… 268
第二十四节　带下病…… 269
第二十五节　肺炎喘嗽…… 269
第二十六节　小儿泄泻…… 270
第二十七节　面瘫…… 271
第二十八节　漏肩风…… 272
第七单元　中成药应用…… 272
第一节　应用禁忌…… 272
第二节　用法…… 274
第三节　肺系病证常用中成药…… 274
第四节　心脑系病证常用中成药…… 275
第五节　脾胃系病证常用中成药…… 276
第六节　肝胆系病证常用中成药…… 277
第七节　肾系病证常用中成药…… 278
第八节　其他病证常用中成药…… 279
第九节　调经类常用中成药…… 279
第十节　止带类常用中成药…… 280
第十一节　小儿肺系病证常用中成药…… 281
第十二节　小儿脾胃系病证常用中成药…… 281
第十三节　皮肤与外科常用中成药…… 282
第十四节　骨伤科常用中成药…… 283
第十五节　五官科常用中成药…… 283

第八单元 中医基本技能…… 284
第一节 常用腧穴的定位与操作…… 284
第二节 针刺操作…… 285
第三节 艾灸操作…… 285
第四节 刮痧操作…… 286
第五节 拔罐操作…… 287
第六节 推拿操作…… 287

下篇 参考答案与解析

第一部分 医学人文

第一章 医学心理…… 288
第一节 概述…… 288
第二节 心理健康…… 288
第三节 心理应激…… 289
第四节 心身疾病…… 289
第五节 心理干预…… 290
第六节 医患沟通…… 291
第二章 医学伦理…… 291
第一节 概述…… 291
第二节 医学伦理的基本原则…… 292
第三节 医患关系伦理…… 292
第四节 乡村全科诊疗的伦理要求…… 294
第五节 乡村公共卫生服务的伦理要求…… 294
第三章 卫生法规…… 295
第一节 《基本医疗卫生与健康促进法》…… 295
第二节 《中华人民共和国传染病防治法》…… 295
第三节 《中华人民共和国疫苗管理法》…… 296
第四节 《突发公共卫生事件应急条例》…… 297
第五节 《医疗废物管理条例》…… 298
第六节 《中华人民共和国母婴保健法》…… 298
第七节 《中华人民共和国人口与计划生育法》…… 299
第八节 《中华人民共和国医师法》…… 299
第九节 医疗损害责任（《中华人民共和国民法典》第七编第六章）…… 300
第十节 《中华人民共和国精神卫生法》…… 301
第十一节 《医疗机构管理条例》…… 301
第十二节 《医疗纠纷预防和处理条例》…… 302
第十三节 《医疗事故处理条例》…… 303
第十四节 《乡村医生从业管理条例》…… 304
第十五节 《医院感染管理办法》…… 305
第十六节 《处方管理办法》…… 305
第十七节 《抗菌药物临床应用管理办法》…… 306
第十八节 《中华人民共和国药品管理法》…… 307
第十九节 《中华人民共和国中医药法》…… 307
第四章 基本技能…… 308
执业素质…… 308

第二部分 公共卫生

第一章 卫生管理和政策…… 310
第一节 疾病预防策略…… 310
第二节 基本公共卫生服务和重大公共卫生服务项目…… 311
第三节 家庭医生签约服务…… 312
第四节 健康中国战略…… 312
第五节 中医预防与养生保健…… 312
第二章 卫生统计学和流行病学基本知识…… 313
第一节 卫生统计学概述…… 313
第二节 统计表…… 314
第三节 算术平均数…… 314
第四节 常用人口统计指标…… 315
第五节 常用流行病学方法…… 315
第六节 疾病的分布与影响因素…… 316
第七节 公共卫生监测…… 316
第三章 健康教育与健康促进…… 317
第一节 概述…… 317
第二节 健康教育内容…… 319

第三节 健康教育服务形式和要求 …… 320
第四节 健康素养 …… 321
第四章 传染病及突发公共卫生事件 …… 321
第一节 传染病流行过程 …… 321
第二节 传染病突发公共卫生事件报告和处理 …… 322
第三节 预防接种 …… 323
第五章 居民健康管理 …… 324
第一节 居民健康档案管理 …… 324
第二节 0~6岁儿童健康管理 …… 324
第三节 孕产妇健康管理 …… 326
第四节 老年人健康管理 …… 328
第五节 高血压患者健康管理 …… 328
第六节 2型糖尿病健康管理 …… 329
第七节 结核病患者健康管理 …… 330
第八节 严重精神障碍患者健康管理 …… 330
第九节 中医药健康管理 …… 331
第十节 中风、痹证、消渴的中医健康管理 …… 333
第六章 卫生监督协管 …… 333
第一节 基本知识 …… 333
第二节 服务内容和要求 …… 334
第七章 公共卫生基本技能 …… 334
第一节 卫生处理操作 …… 334
第二节 个人防护操作 …… 335
第三节 手卫生 …… 335
第四节 医疗废弃物处理 …… 335
第五节 针刺伤的处理 …… 336

第三部分 全科医疗

第一章 全科医学基本知识 …… 337
第一节 全科医疗 …… 337
第二节 全科医生 …… 337
第二章 常见症状 …… 338
第一节 发热 …… 338
第二节 皮疹 …… 339
第三节 水肿 …… 339
第四节 发绀 …… 340
第五节 结膜充血 …… 341
第六节 耳鸣与耳聋 …… 341
第七节 鼻出血 …… 342
第八节 口腔溃疡 …… 342
第九节 牙痛 …… 343
第十节 咽痛 …… 344
第十一节 吞咽困难 …… 344
第十二节 咳嗽与咳痰 …… 344
第十三节 咯血 …… 345
第十四节 呼吸困难 …… 345
第十五节 胸痛 …… 347
第十六节 心悸 …… 347
第十七节 恶心与呕吐 …… 348
第十八节 黄疸 …… 348
第十九节 腹痛 …… 348
第二十节 腹泻 …… 349
第二十一节 便秘 …… 350
第二十二节 呕血与便血 …… 350
第二十三节 尿频、尿急与尿痛 …… 351
第二十四节 血尿 …… 352
第二十五节 阴道流血 …… 352
第二十六节 腰腿痛 …… 352
第二十七节 关节痛 …… 353
第二十八节 头痛 …… 354
第二十九节 抽搐 …… 355
第三十节 眩晕 …… 355
第三十一节 晕厥 …… 355
第三十二节 意识障碍 …… 356
第三十三节 失眠 …… 357
第三章 常见病与多发病 …… 357
第一单元 呼吸系统 …… 357
第一节 急性上呼吸道感染 …… 357
第二节 急性支气管炎 …… 358
第三节 慢性阻塞性肺疾病 …… 359
第四节 支气管哮喘 …… 361
第五节 肺炎 …… 363
第六节 肺结核 …… 366
第二单元 心血管系统 …… 368
第一节 慢性心力衰竭 …… 368
第二节 心律失常 …… 369
第三节 原发性高血压 …… 371
第四节 冠状动脉粥样硬化性心脏病 …… 373
第三单元 消化系统 …… 374
第一节 胃食管反流病 …… 374
第二节 急性胃炎 …… 375
第三节 慢性胃炎 …… 376
第四节 消化性溃疡 …… 377
第五节 肝硬化 …… 378

第六节 急性阑尾炎……380
第七节 胆石症……381
第八节 急性胆囊炎……382
第九节 急性胰腺炎……383
第四单元 泌尿与生殖系统……385
第一节 尿路感染……385
第二节 慢性肾小球肾炎……386
第三节 慢性肾衰竭……387
第四节 前列腺增生……388
第五节 尿路结石……388
第六节 异位妊娠……389
第七节 阴道炎……389
第八节 痛经……391
第五单元 血液、代谢、内分泌系统……391
第一节 缺铁性贫血……391
第二节 原发免疫性血小板减少症……393
第三节 甲状腺功能亢进症……394
第四节 甲状腺功能减退症……396
第五节 糖尿病……397
第六节 血脂异常……400
第六单元 精神、神经系统……401
第一节 脑血管疾病……401
第二节 癫痫……403
第三节 精神分裂症……404
第四节 抑郁症……406
第七单元 运动系统……407
第一节 颈椎病……407
第二节 粘连性肩关节囊炎……408
第三节 类风湿关节炎……409
第四节 骨关节炎……410
第八单元 小儿疾病……411
第一节 先天性心脏病……411
第二节 小儿腹泻……412
第三节 小儿急性肾小球肾炎……414
第四节 营养性维生素D缺乏性佝偻病……416
第五节 新生儿黄疸……417
第六节 小儿热性惊厥……417
第七节 常见发疹性疾病……418
第九单元 传染病与性病、寄生虫病……420
第一节 病毒性肝炎……420
第二节 流行性脑脊髓膜炎……422
第三节 狂犬病……423
第四节 艾滋病……423
第五节 性传播疾病……424
第六节 肠道寄生虫病……425
第十单元 五官、皮肤及其他……426
第一节 结膜炎……426
第二节 中耳炎……427
第三节 鼻炎与鼻窦炎……428
第四节 牙周炎……428
第五节 过敏性皮肤病……429
第六节 真菌性皮肤病……430
第七节 浅表软组织急性化脓性感染……431
第八节 急性乳腺炎……432
第九节 腹股沟疝……433
第十节 痔……434
第十一节 破伤风……435
第十一单元 常见肿瘤……436
第一节 肺癌……436
第二节 食管癌……437
第三节 胃癌……438
第四节 结、直肠癌……439
第五节 乳腺癌……440
第六节 宫颈癌……441
第四章 合理用药……442
第五章 急诊与急救……444
第一单元 急、危、重症……444
第一节 休克……444
第二节 气胸……445
第三节 气道异物……447
第四节 心搏骤停……448
第五节 急性心肌梗死……449
第六节 高血压急症……451
第七节 急性左心衰……452
第八节 糖尿病酮症酸中毒……453
第九节 低血糖症……454
第十节 癫痫持续状态……454
第二单元 常见损伤与骨折……455
第一节 颅脑损伤……455
第二节 腹部损伤……456
第三节 常见的骨折……457
第四节 关节脱位……459
第三单元 意外……460
第一节 急性农药中毒……460
第二节 急性一氧化碳中毒……460
第三节 急性酒精中毒……461
第四节 镇静催眠药中毒……462
第五节 中暑……463
第六节 窒息……464
第七节 淹溺……464

第八节 热烧伤 …… 465
第九节 冻伤 …… 465
第十节 坠落伤 …… 466
第十一节 电击伤 …… 467
第十二节 毒蛇咬伤 …… 468
第十三节 蜂蜇伤 …… 468
第六章 基本技能 …… 469
第一节 病史采集 …… 469
第二节 体格检查 …… 469
第三节 操作项目 …… 470
第七章 中医辨证施治和适宜技术应用 …… 470
第一单元 中医学基本概念 …… 470
第一节 整体观念 …… 470
第二节 辨证论治 …… 471
第三节 阴阳 …… 471
第四节 五脏 …… 471
第二单元 诊法 …… 472
第一节 望诊 …… 472
第二节 闻诊 …… 473
第三节 问诊 …… 474
第四节 切诊 …… 476
第三单元 八纲辨证 …… 476
第一节 表里辨证 …… 476
第二节 寒热辨证 …… 477
第三节 虚实辨证 …… 477
第四节 阴阳辨证 …… 477
第四单元 脏腑辨证 …… 478
第一节 肝与胆病辨证 …… 478
第二节 心与小肠病辨证 …… 479
第三节 脾与胃病辨证 …… 479
第四节 肺与大肠病辨证 …… 480
第五节 肾与膀胱病辨证 …… 480
第五单元 经络腧穴、刺灸法总论 …… 481
第一节 经络腧穴总论 …… 481
第二节 刺法灸法总论 …… 482
第六单元 常见病、多发病 …… 483
第一节 感冒 …… 483
第二节 咳嗽 …… 484
第三节 心悸 …… 484
第四节 胸痹 …… 485
第五节 不寐 …… 485
第六节 中风 …… 486
第七节 头痛 …… 486
第八节 眩晕 …… 487
第九节 胁痛 …… 487
第十节 胃痛 …… 488
第十一节 呕吐 …… 489
第十二节 泄泻 …… 489
第十三节 便秘 …… 490
第十四节 淋证 …… 490
第十五节 郁证 …… 491
第十六节 内伤发热 …… 491
第十七节 腰痛 …… 492
第十八节 痹证 …… 492
第十九节 疖 …… 493
第二十节 痔 …… 494
第二十一节 湿疮 …… 494
第二十二节 痛经 …… 495
第二十三节 月经先后无定期 …… 495
第二十四节 带下病 …… 496
第二十五节 肺炎喘嗽 …… 496
第二十六节 小儿泄泻 …… 496
第二十七节 面瘫 …… 497
第二十八节 漏肩风 …… 497
第七单元 中成药应用 …… 498
第一节 应用禁忌 …… 498
第二节 用法 …… 499
第三节 肺系病证常用中成药 …… 500
第四节 心脑系病证常用中成药 …… 501
第五节 脾胃系病证常用中成药 …… 501
第六节 肝胆系病证常用中成药 …… 502
第七节 肾系病证常用中成药 …… 502
第八节 其他病证常用中成药 …… 503
第九节 调经类常用中成药 …… 503
第十节 止带类常用中成药 …… 504
第十一节 小儿肺系病证常用中成药 …… 504
第十二节 小儿脾胃系病证常用中成药 …… 504
第十三节 皮肤与外科常用中成药 …… 505
第十四节 骨伤科常用中成药 …… 505
第十五节 五官科常用中成药 …… 506
第八单元 中医基本技能 …… 506
第一节 常用腧穴的定位与操作 …… 506
第二节 针刺操作 …… 507
第三节 艾灸操作 …… 507
第四节 刮痧操作 …… 508
第五节 拔罐操作 …… 508
第六节 推拿操作 …… 508

上篇

应试题库

第一部分　医学人文

第一章　医学心理

第一节　概　　述

A_1型题（每一道试题下面有A、B、C、D、E五个备选答案，请从中选择一个最佳答案。）

1. 医学心理学研究的主要对象是（　）
   A. 人类行为的科学发展
   B. 疾病的预防和治疗的原则
   C. 疾病的发生发展的规律
   D. 心理活动的规律
   E. 影响健康的有关心理问题和行为
2. 生物-心理-社会医学模式认为（　）
   A. 心理对健康和疾病有能动作用
   B. 心身是统一的
   C. 心理因素、社会因素和生物因素都影响人体健康和疾病的发生
   D. 在健康和疾病问题上应将人视为一个整体
   E. 以上都是
3. 医学心理学的基本观点不包括（　）
   A. 遗传决定论的观点
   B. 主动适应与调节的观点
   C. 情绪因素作用的观点
   D. 人格特征作用的观点
   E. 认知评价的观点
4. 长期的焦虑紧张，容易让人生病，这体现了以下哪个医学心理学的基本观点（　）
   A. 心身统一
   B. 社会影响
   C. 个性特征
   D. 主动调节
   E. 被动调节
5. "天人合一"属于以下哪种医学模式的观点（　）
   A. 神灵主义医学模式
   B. 自然哲学医学模式
   C. 机械论医学模式
   D. 生物医学模式
   E. 生物-心理-社会医学模式
6. 提出"生物医学逐渐演变为生物-心理-社会医学是医学发展的必然"这一观点的是（　）
   A. 希波克拉底
   B. 恩格尔
   C. 帕兹瓦尔
   D. 胡弗兰德
   E. 皮内尔

第二节　心 理 健 康

A_1型题（每一道试题下面有A、B、C、D、E五个备选答案，请从中选择一个最佳答案。）

1. 心理健康的最终目标是（　）
   A. 保持情绪良好
   B. 保持智力正常
   C. 保持人际和谐
   D. 能适应环境
   E. 保持人格完整
2. 心理健康的标准不包括（　）
   A. 情绪良好
   B. 思想内容健康
   C. 人格完整
   D. 人际和谐
   E. 智力正常

第三节 心理应激

一、A_1 型题（每一道试题下面有A、B、C、D、E五个备选答案，请从中选择一个最佳答案。）

1. 心理应激对健康的消极影响不包括（　）
   A. 使原有的疾病复发
   B. 适应性调整，恢复内稳态
   C. 使已有的疾病加重
   D. 损害适应能力，引发心身症状
   E. 与其他因素共同影响引发新的疾病
2. 亲友患病属于（　）
   A. 躯体性应激源
   B. 心理性应激源
   C. 社会性应激源
   D. 职业性应激源
   E. 环境性应激源
3. 个体的强烈需求或过高的期望属于（　）
   A. 躯体性应激源
   B. 心理性应激源
   C. 社会性应激源
   D. 职业性应激源
   E. 文化性应激源
4. 应对应激的方法不包括（　）
   A. 消除、逃避或回避应激源
   B. 调整对刺激事件的认知
   C. 完全忽视应激源
   D. 采用自我防御机制
   E. 学会放松和自我调节

二、A_2 型题（每一道试题是以一个小案例出现，其下面有A、B、C、D、E五个备选答案，请从中选择一个最佳答案。）

5. 汽车正在行驶中，一名儿童突然冲向马路对面，司机急刹车，汽车在发出刺耳的刹车声后停住，儿童在车前半米处跑过。这时司机顿感心跳加快，头上冒汗，手脚无力，这种情绪状态是（　）
   A. 心境
   B. 激情
   C. 情感
   D. 应激
   E. 情操

第四节 心身疾病

一、A_1 型题（每一道试题下面有A、B、C、D、E五个备选答案，请从中选择一个最佳答案。）

1. 下列疾病中，不属于心身疾病的是（　）
   A. 支气管哮喘
   B. 十二指肠溃疡
   C. 癌症
   D. 焦虑症
   E. 糖尿病
2. 根据赫尔姆斯的调查，若生活变化单位（LCU）累计得分在200~299，则第二年的患病率约为（　）
   A. 20%
   B. 35%
   C. 50%
   D. 65%
   E. 80%
3. 心身疾病的诊断标准不包括（　）
   A. 根据临床症状、体征和特殊检查明确器质性改变
   B. 疾病的发生有相平行的心理社会因素
   C. 排除神经症和精神疾病
   D. 单纯的生物医学疗法收效甚微
   E. 由某种躯体疾病引发心理障碍

二、A_3/A_4 型题（每个案例下设若干道试题。请根据试题所提供的信息，在每一道试题下面的A、B、C、D、E五个备选答案中选择一个最佳答案。）

（4~6题共用题干）

患者，女性，55岁。丧偶8年，现独居，嗜烟酒，不爱运动。平时性情抑郁，过分容忍，办事无主见，常顺从于别人。1个月前行胃癌切除，术中及术后情绪低落，兴趣下降，独自流泪，有轻生之念。

4. 患者患病前的行为特征为（　）
   A. A型
   B. B型
   C. C型
   D. 混合型
   E. 以上都不是
5. 患者术后的情绪反应属于（　）
   A. 焦虑
   B. 抑郁
   C. 恐惧
   D. 痛苦
   E. 内疚
6. 患者患胃癌的主要原因为（　）
   A. 生活事件
   B. 易感性人格特征
   C. 情绪因素
   D. 不良生活习惯
   E. 以上都是

第五节 心理干预

一、A_1型题（每一道试题下面有A、B、C、D、E五个备选答案，请从中选择一个最佳答案。）

1. 不属于行为疗法范畴的是（ ）
   A. 厌恶疗法
   B. 冲击疗法
   C. 系统脱敏法
   D. 自由联想
   E. 放松训练
2. 给恋物癖者电击的方法属于（ ）
   A. 家庭脱敏
   B. 松弛疗法
   C. 厌恶疗法
   D. 冲击疗法
   E. 自由联想
3. 应用心理学的方法影响或改变患者的感受、认识、情感和行为，调整个体与环境之间的平衡，称之为（ ）
   A. 心理卫生
   B. 心理治疗
   C. 心理诊断
   D. 心理咨询
   E. 心理适应
4. 当遇到来访者询问“我应该离婚吗?”等问题时，要让来访者自己作出决定，这是心理治疗原则中的（ ）
   A. 回避原则
   B. 灵活原则
   C. 耐心原则
   D. 综合原则
   E. 中立原则

二、A_2型题（每一道试题是以一个小案例出现，其下面有A、B、C、D、E五个备选答案，请从中选择一个最佳答案。）

5. 患者，男性，19岁。每逢路过商店时就会有被售货员怀疑偷窃的想法，无法自制，十分痛苦。遂到心理门诊寻求帮助。心理治疗师指导其每当出现该想法时就用力拉弹手腕上的橡皮筋，使其产生疼痛，从而逐步消除强迫症状。这种治疗方法属于（ ）
   A. 厌恶疗法
   B. 代币疗法
   C. 系统脱敏疗法
   D. 习惯转换法
   E. 冲击疗法
6. 某患者单独进入大型超市购物时，就会感到胸闷、出冷汗，所以一直回避这些场所。心理治疗师详尽地了解了患者焦虑的场合和回避的程度，训练患者学习放松技术，制定了一张等级表进行分级暴露，这种治疗方法为（ ）
   A. 快速暴露法
   B. 厌恶疗法
   C. 示范法
   D. 系统脱敏法
   E. 消退疗法
7. 在为一名强迫症患者的治疗过程中，医师鼓励患者回忆从童年起所遭受的精神创伤与挫折，帮助他重新认识，建立起现实性的健康心理。这种疗法是（ ）
   A. 移情
   B. 梦的分析
   C. 自由联想
   D. 系统脱敏
   E. 自我调节
8. 患者，女性，52岁。在初次心理治疗中，衣着整洁，年貌相当，言语清晰，但语速较快逻辑欠清晰，倾诉欲特别强，说话滔滔不绝，不带丝毫停顿。为了节省时间，尽快了解患者的主要问题，医师应对这位患者（ ）
   A. 解释其多话原因
   B. 训斥其说话无主题
   C. 使用封闭式提问
   D. 诊断为狂躁症
   E. 继续认真地倾诉

第六节 医患沟通

一、A_1型题（每一道试题下面有A、B、C、D、E五个备选答案，请从中选择一个最佳答案。）

1. 医患沟通中的非言语沟通形式不包括（ ）
   A. 目光接触
   B. 引导话题
   C. 面部表情
   D. 人际距离
   E. 身段姿态
2. 下列哪一项是导致患者依从性差的主要原因（ ）
   A. 医务人员冷漠、粗暴的态度使患者不信任
   B. 医嘱过于复杂
   C. 医嘱的经济费用过高
   D. 医嘱要求不易执行
   E. 医疗措施对患者带来较大痛苦
3. 在医患交往的过程中，医护人员不恰当的交往方式是（ ）
   A. 用专业术语进行交流
   B. 重视患者的自我感受
   C. 关注疾病本身和相关话题
   D. 采取封闭和开放式的提问
   E. 了解患者的安全需要

二、A_3/A_4 型题（每个案例下设若干道试题。请根据试题所提供的信息，在每一道试题下面的A、B、C、D、E五个备选答案中选择一个最佳答案。）

（4~5 题共用题干）

某大医院一位眼科博士，因急于为2位患者进行角膜移植，而又一时找不到现成的供体角膜，所以在本院太平间“盗取”了一病死者的尸体角膜用于移植，获得成功。此事被死者家属发现，以未经本人生前及死后家属知情同意，严重损害了死者及其家属的权益为由，将该医师告上了法庭。经调查得知：接受角膜移植术的2位患者与该医师无特殊关系；死者生前与该医师无利害冲突；该医师也未由此谋取分文私利，只是不了解有关要求。

4. 确认该医师医德善恶应使用的具体标准是（ ）
   A. 是否有利于接受角膜移植术的2位患者
   B. 是否有利于维护死者及其家属的正当权益
   C. 是否有利于促进眼科医学的发展
   D. 是否有利于推动社会文明的进步
   E. 是否得到绝大多数人的支持

5. 评价该医师行为不道德，依据的是（ ）
   A. 动机、目的恶，手段、效果善
   B. 动机、目的恶，手段、效果恶
   C. 动机、目的善，手段、效果恶
   D. 动机、目的善，手段恶、效果成问题
   E. 动机、目的善，手段恶、效果善

第二章 医学伦理

第一节 概 述

A_1 型题（每一道试题下面有A、B、C、D、E五个备选答案，请从中选择一个最佳答案。）

1. 医学伦理学的学科性质是指它属于（ ）
   A. 医德学
   B. 道德哲学
   C. 应用规范伦理学
   D. 元伦理学
   E. 生命伦理学

2. 以下有关医学伦理学的研究任务不正确的是（ ）
   A. 为医学的发展导向
   B. 反映社会对医学职业道德的需要
   C. 确定符合时代要求的医德原则与规范
   D. 为符合道德的医学行为辩护
   E. 直接提高医务人员的医疗技术水平

3. 下列不属于医学的道德传统的是（ ）
   A. 对待患者——至亲之想
   B. 治学态度——至精至微
   C. 探索研究——大胆创新
   D. 服务态度——一心赴救
   E. 医疗作风——端正纯良

第二节 医学伦理的基本原则

一、A_1 型题（每一道试题下面有A、B、C、D、E五个备选答案，请从中选择一个最佳答案。）

1. 对医学伦理学不伤害原则的准确理解是对患者（ ）
   A. 避免责任伤害
   B. 避免心理伤害
   C. 避免躯体伤害
   D. 避免技术伤害
   E. 以上都是

2. 有关不伤害原则，下列选项中正确的是（ ）
   A. 对患者的不伤害，只是指生理上的不伤害
   B. 临床中存在的很多对患者造成伤害的情况，有些是可以避免的
   C. 此原则是绝对的，最基本的
   D. 对患者的不伤害，是指对患者心理的不伤害
   E. 如果不伤害原则与其他原则冲突，应该以满足不伤害原则为最终选择

3. 对患者不一定有助益，可能违背医学伦理学有利原则的做法是（ ）
   A. 根据病情给予镇痛手段
   B. 根据病情做相应治疗
   C. 根据病情做相应检查
   D. 患者受益而不给他人太大伤害
   E. 患者患癌症而到了晚期时

告知他本人

4. 有关尊重原则，正确的是（　）
   A. 尊重原则是指尊重所有的人和他们的决定
   B. 尊重原则是指尊重那些值得尊重的人和他们的决定
   C. 尊重原则不包括尊重那些没到法定年龄的人和他们的决定
   D. 尊重原则也包括尊重那些没到法定年龄的人，有时甚至还包括他们的有些决定
   E. 尊重原则与有利原则冲突时，绝对要以尊重原则为主

5. 不属于医学伦理学有利原则的是（　）
   A. 关心患者的客观利益和主观利益
   B. 努力预防和减少难以避免的伤害
   C. 对利害得失全面权衡
   D. 造成有意伤害时主动积极赔偿
   E. 努力使患者受益（有助益）

6. 医学伦理学的尊重原则应除外的内容是（　）
   A. 保守患者的秘密
   B. 公平分配卫生资源
   C. 尊重患者的知情同意权
   D. 保护患者的隐私
   E. 尊重患者及家属的自主性或决定

二、A_2 型题（每一道试题是以一个小案例出现，其下面有 A、B、C、D、E 五个备选答案，请从中选择一个最佳答案。）

7. 患者，男性，56 岁。患慢支肺气肿多年，某日上午因用力咳嗽，突感胸痛、气促，立即被送到医院急诊科。体检发现：血压 100/70mmHg，心率 120 次/分，烦躁，唇、指发绀，气管明显偏左，右侧胸廓饱满，叩诊鼓音，呼吸音明显减弱。拟诊右侧气胸，未做相应处理，即送放射科做胸透。透视完后患者出现潮式呼吸，未及抢救就死亡了。为防止类似现象，应该（　）
   A. 依据症状，请相关医师会诊作决策，不伤害患者
   B. 充分检查，明确诊断，不伤害患者
   C. 当机立断，审慎地作出诊断并给予处置性穿刺，有利于患者
   D. 迅速判断并确定恰当目标，作出恰当的医疗决策，有利于患者
   E. 先行观察，再做处理，有利于患者

第三节　医患关系伦理

一、A_1 型题（每一道试题下面有 A、B、C、D、E 五个备选答案，请从中选择一个最佳答案。）

1. 医师的道德义务不包括（　）
   A. 遵守法律、法规，遵守技术操作规范
   B. 树立敬业精神，遵守职业道德，履行医师职责
   C. 关心、爱护、尊重患者，保护患者的隐私
   D. 参加专业培训，接受医学继续教育
   E. 努力钻研业务，更新知识，提高专业技术水平

2. 现代的医生义务强调的是（　）
   A. 对集体和社会负责任
   B. 对集体负责任
   C. 对患者负责任
   D. 对患者和社会负责任
   E. 对社会负责任

3. 有关医患双方权利和义务的下述口号和做法中，不可取的是（　）
   A. 把维护患者正当权利放在第一位
   B. 患者是上帝
   C. 医者不是上帝
   D. 医者的正当权益也必须得到保证
   E. 患者的权利往往意味着医者的义务

4. 医师劝患者应该参加一些晨间锻炼，这种医患关系属于（　）
   A. 主动-被动型
   B. 指导-合作型
   C. 共同参与型
   D. 强制-被动型
   E. 指导-参与型

5. 对于长期的慢性病患者，宜采取的医患关系模式是（　）
   A. 主动-被动型
   B. 被动-主动型
   C. 指导-合作型
   D. 共同参与型
   E. 合作-指导型

6. 主动-被动型的医患关系主要用于（　）
   A. 康复期治疗患者
   B. 严重昏迷的患者
   C. 急性感染期患者
   D. 慢性感染患者
   E. 焦虑障碍患者

7. 医师的道德权利是（　）
   A. 具有独立作出诊断和治疗的权利及特殊干涉权
   B. 对患者义务和对社会义务的统一
   C. 自主选择医院、医护人员

D. 保持和恢复健康，积极配合医疗，支持医学科学研究
E. 无条件接受人体试验

8. 患者的道德义务是（　）
A. 具有独立作出诊断和治疗的权利及特殊干涉权
B. 对患者义务和对社会义务的统一
C. 自主选择医院、医护人员
D. 保持和恢复健康，积极配合医疗，支持医学科学研究
E. 无条件接受人体实验

9. 关于患者的知情同意权，正确的是（　）
A. 如果患者拒绝医师的治疗方案，医师只能听之任之
B. 家属可以代替患者行使知情同意权，因此，如果患者拒绝而家属同意，医师也可执行自己制定的治疗方案
C. 患者知情同意的前提是不影响医患关系的确立
D. 患者知情同意的前提是不影响医师治疗方案的选择
E. 只要患者有知情同意的能力，就要首先考虑患者自己的意志

10. 关于医患关系的性质，错误的是（　）
A. 医患关系是建立在信赖基础上的特殊人际关系
B. 医患关系是建立在平等基础上的契约关系
C. 医患关系是同志式的平等关系
D. 医患关系双方因为医师处于主动一方，患者处于被动一方而成为不平等的人际关系
E. 医患关系是以社会主义法制为保障建立起来的信托关系

11. 下列不属于患者权利的内容是（　）
A. 受到社会尊重和理解
B. 遵守医疗部门规章制度
C. 享受医疗服务
D. 保守个人秘密
E. 免除或部分免除健康时的社会责任

12. 当患者对医师所实施的诊治手段有质疑时，医师必须详细地向患者说明、解释，在患者愿意时才能进行。这属于患者的（　）
A. 平等医疗权
B. 疾病认知权
C. 知情同意权
D. 社会责任权
E. 保护隐私权

二、A_2 型题（每一道试题是以一个小案例出现，其下面有 A、B、C、D、E 五个备选答案，请从中选择一个最佳答案。）

13. 患者，女性，33 岁。因异常妊娠需行剖宫产术，经治医师在告知孕妇丈夫手术相关信息并取得签字后实施手术。胎儿被取出后发现产妇患有双侧卵巢畸胎瘤，遂告知其丈夫并建议切除双侧卵巢。李某丈夫立即打电话与其他家属商议，医师在尚未得到家属商议结果的情况下继续手术并切除双侧卵巢，于是发生医患纠纷。此案例中，医师侵犯了患方的（　）
A. 疾病认知权
B. 健康权
C. 知情同意权
D. 生命权
E. 隐私保护权

14. 一因车祸受重伤的男子被送往医院急救，因没带押金，医师拒绝为患者办理住院手续，当患者家属拿来钱时，已错过了最佳抢救时机。患者死亡。本案例违背了患者的哪项权利（　）
A. 自主权
B. 知情同意权
C. 隐私保护权
D. 医疗监督权
E. 平等医疗权

15. 某肝癌患者病情已到晚期，处于极度痛苦之中，自认为是肝硬化，寄希望于治疗。病情进展和发作时，多次要求医师给予明确说法和治疗措施。此时，医师最佳的伦理选择应该是（　）
A. 正确对待保密与讲真话的关系，经家属同意后告知实情，重点减轻病痛
B. 恪守保密原则，继续隐瞒病情，直至患者死亡
C. 依据有利原则，劝导患者试用一些民间土方
D. 依据知情同意原则，应该告知患者所有信息
E. 遵循患者自主原则，全面满足患者要求

第四节　乡村全科诊疗的伦理要求

一、A_1 型题（每一道试题下面有 A、B、C、D、E 五个备选答案，请从中选择一个最佳答案。）

1. 医生在体格检查时遵循的道德要求是（　）
A. 动作要敏捷，手法要轻柔，我行我素
B. 全面系统，频换体位
C. 偶遇不合作或拒绝检查的

患者时要说服患者进行检查或者易诊检查
D. 方法简单方便
E. 尊重患者，心正无私
2. 医生在询问病史时应遵循的道德要求是（　）
A. 医生在询问病史过程中，发出惊叹、惋惜等语言
B. 全神贯注，语言得当
C. 举止热情，态度亲如兄弟
D. 主导谈话，引导患者说出自己想听的内容
E. 反复提问，尽量使用专业性术语
3. 在药物治疗中，临床医生应遵循的道德要求，不包括（　）
A. 合理配伍，细致观察
B. 要为患者选择贵重有效的药物
C. 对症下药，剂量适宜
D. 节约费用，公正分配
E. 合理配伍，对症下药
4.（　）是乡村全科医生进行疾病临床诊断的第一步
A. 病史采集
B. 体格检查
C. 询问病史
D. 药物治疗
E. 辅助检查

二、A_2 型题（每一道试题是以一个小案例出现，其下面有 A、B、C、D、E 五个备选答案，请从中选择一个最佳答案。）

5. 某患者因医师开药少而且便宜，因此对医师有意见，诊治医师在对患者做解释时，以下哪一点是不符合道德要求的（　）
A. 对症下药
B. 合理配伍
C. 节约费用
D. 医生权力有限
E. 遵守医疗报销制度

三、A_3/A_4 型题（每个案例下设若干道试题。请根据试题所提供的信息，在每一道试题下面的 A、B、C、D、E 五个备选答案中选择一个最佳答案。）

（6~7 题共用题干）

某农村患者夜间突发急腹症被送到某医院看急诊，初诊为急性胆囊炎。负责的乡村全科医生因自己年轻，怕担风险，未做任何处理，即让家属把患者送到 10km 外的中心医院就诊，延误了治疗时间，致使患者胆囊穿孔，中毒性休克。后虽经抢救挽救了生命，但医药费花去 2 万多元。

6. 下列对该医师的正确伦理评价是（　）
A. 没有什么问题，风险太大时首先要保护好自己
B. 没有什么问题，不想接诊的患者就可以让他转诊
C. 没有什么问题，当时情况可以转诊
D. 不正确，违反首诊负责制要求，给患者造成严重伤害
E. 不正确，没有把这件事报告给院长，擅自决定转诊
7. 对该医师的行为进行伦理评价时，应该主要考虑的是（　）
A. 有利原则中的努力预防难以避免的伤害
B. 有利原则中的努力使患者受益的要求
C. 有利原则中的对利害全面权衡，选择受益最大、伤害最小的行动方案
D. 不伤害原则中的不应发生故意的伤害
E. 不伤害原则中的不给患者造成本可避免的各种损害

第五节　乡村公共卫生服务的伦理要求

A_1 型题（每一道试题下面有 A、B、C、D、E 五个备选答案，请从中选择一个最佳答案。）

1. 对乡村全科医生来说，下列哪项不属于传染病防控工作的伦理要求（　）
A. 具有对自己所签约居民健康负责的意识，积极开展传染病防控
B. 要认真做好传染病的监测和报告，履行法定的传染病防控责任
C. 将所有的传染病都治疗痊愈
D. 在传染病防控中，尊重传染病患者的权利和人格尊严
E. 尊重科学，掌握传染病防控的知识，具有职业奉献精神
2. 对于公共卫生从业人员来说，在慢性非传染病防控中应遵循的伦理要求是（　）
A. 尊重科学，具有奉献精神
B. 积极开展健康教育，促进人们健康行为、生活方式的转变
C. 尊重传染病患者的人格和权利
D. 积极开展传染病的防控，对广大群众的健康负责
E. 认真做好传染病的监测和报告，履行其道德和法律责任
3. 健康教育和健康促进的伦理要求不包括（　）
A. 履行义务，参加充分利用一切机会和场合积极主动地开展健康教育
B. 积极参加有利于健康促进的公共政策的制定、支持性环境的创建和卫生保健

体系的建立

C. 深入农村、社区，将健康教育与健康促进工作渗透在初级卫生保健工作中

D. 不断完善自我，以科学的态度和群众喜闻乐见的形式开展健康教育和健康促进工作

E. 依法开展卫生监督和管理，从源头控制职业性损害，对劳动者的安全和健康负责

4. 关于儿童公共卫生服务的伦理要求，表述正确的是（　）

A. 在预防接种工作中，要积极宣传，主动排查，做好辖区内服务对象的发现和管理工作

B. 对新生儿的入户随访要询问仔细、观察仔细、指导清楚详细

C. 努力加强专业知识学习、提高技术水平，在工作中不断积累经验

D. 对健康管理中发现的发育不良或发育异常的儿童给出及时合理的指导或转诊的建议

E. 以上都正确

5. 严重精神障碍患者健康管理服务的对象是（　）

A. 户籍内诊断明确、在家居住的严重精神障碍患者

B. 户籍内诊断明确的严重精神障碍患者

C. 在家居住的严重精神障碍患者

D. 辖区内诊断明确的严重精神障碍患者

E. 辖区内诊断明确、在家居住的严重精神障碍患者

第三章　卫生法规

第一节　《基本医疗卫生与健康促进法》

A_1型题（每一道试题下面有A、B、C、D、E五个备选答案，请从中选择一个最佳答案。）

1.《中华人民共和国基本医疗卫生与健康促进法》的施行日期是（　）

A. 2019年12月1日

B. 2020年1月1日

C. 2020年5月1日

D. 2020年6月1日

E. 2020年12月1日

2. 公民依法享有从国家和社会获得（　）的权利

A. 基本医疗卫生服务

B. 医疗保健服务

C. 公共卫生服务

D. 预防保健服务

E. 全面医疗服务

3.（　）是自己健康的第一责任人，树立和践行对自己健康负责的健康管理理念，主动学习健康知识，提高健康素养，加强健康管理

A. 公民

B. 医师

C. 政府

D. 医院

E. 家属

4. 国家实行预防接种制度，加强免疫规划工作。居民有依法接种免疫规划疫苗的（　）

A. 权利

B. 义务

C. 权利和义务

D. 自由

E. 责任

5. 国家对医疗卫生机构实行（　）管理

A. 分级

B. 分类

C. 严格

D. 分级分类

E. 自治

6.《中华人民共和国基本医疗卫生与健康促进法》规定，全社会应当关心、尊重医疗卫生人员，维护良好安全的医疗卫生服务秩序，共同构建和谐医患关系。医疗卫生人员的（　）不受侵犯

A. 生命健康、职业发展

B. 财产安全、职业发展

C. 政治权利

D. 人身安全、人格尊严

E. 人格尊严、职业发展

第二节　《中华人民共和国传染病防治法》

一、A_1型题（每一道试题下面有A、B、C、D、E五个备选答案，请从中选择一个最佳答案。）

1.《中华人民共和国传染病防治法》（以下简称《传染病防治法》）规定，传染病暴发、流

行时，当地政府应当（　）
A. 立即组织力量进行防治，切断传染病的传播途径
B. 限制或停止集市、集会
C. 停业、停工、停课
D. 临时征用房屋、交通工具
E. 宣布疫区
2. 我国法定传染病中甲类传染病包括（　）
A. 鼠疫和霍乱
B. 流行性感冒
C. 艾滋病
D. 肺炎
E. 肝癌
3. 为乙类传染病而按照甲类传染病管理的一类传染病是（　）
A. 脊髓灰质炎
B. 猩红热
C. 肺炭疽
D. 艾滋病
E. 肺结核
4. 目前，我国共有法定传染病（　）种
A. 37 种
B. 38 种
C. 39 种
D. 40 种
E. 41 种
5. 下列选项中属于乙类传染病的是（　）
A. 鼠疫
B. 霍乱
C. 艾滋病
D. 麻风病
E. 流行性感冒
6. 医疗机构内被传染病病原体污染的场所、物品，（　）
A. 进行消毒处理
B. 立即进行卫生处理、就近火化
C. 进行卫生处理后按照规定深埋
D. 在疾病预防控制机构的指导下，进行严格的消毒
E. 须依法实施消毒和无害化处置
7.《传染病防治法》规定应予以隔离治疗的是（　）
A. 疑似传染病患者
B. 甲类传染病患者
C. 甲类传染病患者和病原携带者
D. 乙类传染病患者和病原携带者
E. 除艾滋病患者、炭疽中的肺炭疽以外的乙类传染病患者
8. 对拒绝隔离治疗的甲类传染病患者，由公安机关协助医疗机构采取的措施是（　）
A. 对疫点进行卫生处理
B. 强制隔离治疗
C. 在指定场所进行医学观察
D. 在指定场所单独治疗
E. 划定疫点

二、A_2 型题（每一道试题是以一个小案例出现，其下面有 A、B、C、D、E 五个备选答案，请从中选择一个最佳答案。）

9. 患者，男性，29 岁。因患炭疽死亡，依据《传染病防治法》的规定，对其尸体应（　）
A. 立即进行卫生处理，就近火化
B. 立即进行消毒处理后火化
C. 必要时可将尸体卫生处理后火化
D. 必要时可将尸体消毒处理后火化
E. 在指定场所卫生处理后火化
10. 患者，男性，24 岁。食欲缺乏，黄疸，被诊断为病毒性肝炎。属于哪类疾病（　）
A. 甲类传染病
B. 乙类传染病
C. 丙类传染病
D. 心血管疾病
E. 消化系统疾病
11. 患者，男性，53 岁。因急性腹泻就诊。经医师诊断排除伤寒和副伤寒，为感染性腹泻病。属于哪类疾病（　）
A. 甲类传染病
B. 乙类传染病
C. 丙类传染病
D. 心血管疾病
E. 消化系统疾病
12. 李先生系鼠疫患者，在传染病医院隔离治疗期间，擅自逃出医院回家。为防止鼠疫传播，对李先生可以采取的措施是（　）
A. 按属地管理原则
B. 发出传染病预警
C. 向卫生行政部门报告
D. 预防接种制度
E. 强制隔离治疗措施
13. 某医疗机构保健人员未按规定报告传染病疫情，造成传染病传播、流行或者其他严重后果，尚未构成犯罪的，下列由卫生行政部门给予的行政处分是（　）
A. 警告、记过或记大过
B. 记过、记大过或降级
C. 记大过、降级或撤职
D. 降级、撤职或开除
E. 撤职、开除或拘留
14. 患者，男性，33 岁。因咳嗽、发热 3 天到医院就诊，被初步诊断为疑似人感染高致病性禽流感，应住院治疗，但患者以工作离不开为由予以拒绝。医院对该患者应采取的措施是（　）
A. 定期随诊
B. 居家观察
C. 根据病情在医院或家中隔离
D. 请示卫生行政部门
E. 尊重患者的自主决定权

第三节 《中华人民共和国疫苗管理法》

一、A_1型题（每一道试题下面有A、B、C、D、E五个备选答案，请从中选择一个最佳答案。）

1. 以下不是目前国家免疫规划的疫苗的是（ ）
   A. 卡介苗
   B. 乙型肝炎疫苗
   C. 麻疹疫苗
   D. 脊髓灰质炎疫苗
   E. 甲肝疫苗
2. 属于疫苗接种异常反应的是（ ）
   A. 疫苗本身特性引起的接种后一般反应
   B. 接种单位违反预防接种工作规范
   C. 疫苗质量不合格
   D. 合格疫苗在实施规范接种过程中造成机体器官功能损害
   E. 受种者在接种时正处于某种疾病的潜伏期或前驱期，接种后偶合发病
3. 以下不符合《中华人民共和国疫苗管理法》（以下简称《疫苗管理法》）中规定的预防接种单位条件的是（ ）
   A. 具有经过县级人民政府卫生主管部门组织的预防接种专业培训并考核合格的执业医师
   B. 具有经过县级人民政府卫生主管部门组织的预防接种专业培训并考核合格的实习医师
   C. 具有经过县级人民政府卫生主管部门组织的预防接种专业培训并考核合格的执业助理医师
   D. 具有经过县级人民政府卫生主管部门组织的预防接种专业培训并考核合格的护士
   E. 具有经过县级人民政府卫生主管部门组织的预防接种专业培训并考核合格的乡村医生
4. 遵守预防接种工作规范《疫苗管理法》规定，接种单位接种疫苗，应当遵守预防接种工作规范、免疫程序、疫苗使用指导原则和接种方案，并在其接种场所的显著位置公示（ ）
   A. 免疫规划疫苗的品种和接种方法
   B. 免疫规划疫苗的服务费、接种耗材费
   C. 免疫规划疫苗的收费明细
   D. 非免疫规划疫苗的服务费、接种耗材费
   E. 非免疫规划疫苗的品种和接种方法
5. 《疫苗管理法》规定，国家对儿童实行预防接种证制度。在儿童出生后（ ）内，其监护人应当到儿童居住地承担预防接种工作的接种单位为其办理预防接种证
   A. 1个月
   B. 15天
   C. 90天
   D. 半年
   E. 60天
6. 以下属于预防接种异常反应的是（ ）
   A. 因疫苗质量不合格给受种者造成的损害
   B. 合格的疫苗在实施规范接种过程中或者实施规范接种后造成受种者机体组织器官、功能损害，相关各方均无过错的药品不良反应
   C. 受种者有疫苗说明书规定的接种禁忌，在接种前受种者或者其监护人未如实提供受种者的健康状况和接种禁忌等情况，接种后受种者原有疾病急性复发或者病情加重
   D. 因接种单位违反预防接种工作规范、免疫程序、疫苗使用指导原则、接种方案给受种者造成的损害
   E. 因心理因素发生的个体或者群体的心因性反应
7. 医疗卫生人员记录疫苗接种记录的保存时间不得少于（ ）
   A. 1年
   B. 2年
   C. 3年
   D. 4年
   E. 5年
8. 有关预防接种异常反应受种者的补偿，论述错误的是（ ）
   A. 因预防接种异常反应造成受种者死亡、严重残疾或者器官组织损伤的，应当给予一次性补偿
   B. 因接种第一类疫苗引起预防接种异常反应需要对受种者予以补偿的，补偿费用由省、自治区、直辖市人民政府财政部门在预防接种工作经费中安排
   C. 因接种第二类疫苗引起预防接种异常反应需要对受种者予以补偿的，补偿费用由相关的疫苗生产企业承担
   D. 因接种第二类疫苗引起预防接种异常反应需要对受种者予以补偿的，补偿费用由接种单位承担
   E. 国家鼓励建立通过商业保险等形式对预防接种异常

反应受种者予以补偿的机制

9.《疫苗管理法》的施行日期是（ ）
A. 2019年5月1日
B. 2019年12月1日
C. 2020年1月1日
D. 2020年5月1日
E. 2020年12月1日

二、A_2型题（每一道试题是以一个小案例出现，其下面有A、B、C、D、E五个备选答案，请从中选择一个最佳答案。）

10. 张某的孩子出生后即被医院注射了乙肝疫苗，但在出院的费用清单中发现有乙肝疫苗的收费项目。该医院违反了（ ）
A. 医疗事故处理条例
B.《中华人民共和国医师法》
C.《中华人民共和国传染病防治法》
D. 预防接种制度
E. 强制隔离治疗措施

第四节 《突发公共卫生事件应急条例》

一、A_1型题（每一道试题下面有A、B、C、D、E五个备选答案，请从中选择一个最佳答案。）

1. 医疗卫生机构发现重大食物中毒事件后，应当在规定的时限内向所在地县级卫生行政部门报告。该时限是（ ）
A. 2小时
B. 6小时
C. 1小时
D. 12小时
E. 24小时

2. 下列不属于医疗卫生机构对突发事件发生时的应急措施的是（ ）
A. 采取医疗观察措施
B. 防止交叉感染和污染
C. 提供医疗救治
D. 及时隔离
E. 依法报告

3. 城镇中发现甲类传染病和乙类传染病中的艾滋病、肺炭疽病的患者，病原携带者和疑似患者时，国家规定的报告时间应是（ ）
A. 2小时以内
B. 6小时以内
C. 12小时以内
D. 16小时以内
E. 24小时以内

4. 下面负责对艾滋病发生、流行以及影响其发生、流行的因素开展检测活动的机构是（ ）
A. 卫生行政主管部门
B. 医疗卫生机构
C. 疾病预防控制机构
D. 出入境检验检疫机构
E. 艾滋病监测机构

5.《突发公共卫生事件应急条例》规定，医疗卫生机构应当对传染病患者密切接触者采取（ ），传染病患者密切接触者应当予以配合
A. 医学观察措施
B. 隔离
C. 紧急治疗
D. 医疗救护
E. 全方法身体检查

6. 下列哪项不属于突发公共卫生事件（ ）
A. 重大传染病疫情
B. 群体性不明原因疾病
C. 重大食物中毒
D. 严重车祸
E. 重大职业中毒

二、A_2型题（每一道试题是以一个小案例出现，其下面有A、B、C、D、E五个备选答案，请从中选择一个最佳答案。）

7. 某县工厂食堂误食亚硝酸盐，致使300名工人发生食物中毒。县医院接到报告后应当向县卫生局报告（ ）
A. 2小时
B. 6小时
C. 12小时
D. 18小时
E. 24小时

8. 我国西南部某城市数年前发生1次天然气井喷事故，有害的硫化氢气体造成243人死亡，累计门诊治疗中毒者2.7万人次。下列判定此次事件为突发公共卫生事件的最主要依据是（ ）
A. 累及野生动物和家禽家畜
B. 大量居民被迫迁移
C. 突然发生并严重损坏公众健康
D. 自然环境的破坏
E. 多人发生中毒

第五节 《医疗废物管理条例》

A_1型题（每一道试题下面有A、B、C、D、E五个备选答案，请从中选择一个最佳答案。）

1.《医疗废物管理条例》施行日期为（ ）
A. 2002年6月16日
B. 2002年6月1日
C. 2003年6月16日
D. 2003年6月1日
E. 2011年1月8日

2. 有关医疗卫生机构对医疗废物的管理不正确的是（ ）

A. 及时收集本单位的医疗废物
B. 建立医疗废物暂时贮存设施
C. 使用专用运送工具
D. 及时交由医疗废物集中处置单位处置
E. 医疗废物不可焚烧和掩埋

3.《医疗废物管理条例》规定，医疗废物暂时贮存的时间不得超过（　）天
A. 2
B. 1
C. 7
D. 3
E. 15

4.《医疗废物管理条例》规定，医疗卫生机构应当根据（　）的原则，及时处理医疗废物
A. 防止传播
B. 谨慎处理
C. 就近集中处置
D. 尽快销毁
E. 安全至上

5. 医疗废物中病原体的培养基、标本和菌种、毒种保存液等高危险废物，应该如何处理（　）
A. 首先就地消毒
B. 交医疗废物集中处理单位处置
C. 直接就地销毁
D. 深埋
E. 及时焚烧

6.《医疗废物管理条例》规定，医疗卫生机构产生的污水、传染病患者或者疑似传染病患者的排泄物，应当如何处理（　）
A. 排入污水处理系统
B. 交医疗废物集中处理单位处置
C. 收集、运送至暂时贮存地点
D. 按照国家规定严格消毒，达到国家规定的排放标准后排入污水处理系统
E. 以上都不正确

7.《医疗废物管理条例》规定，不具备集中处置医疗废物条件的农村，医疗卫生机构应当按照（　）的要求，自行就地处置其产生的医疗废物
A. 国务院卫生行政部门
B. 县级人民政府卫生行政部门
C. 省市级人民政府
D. 县级人民政府卫生行政主管部门及环境保护行政主管部门
E. 环境保护行政部门

8. 下列说法中不符合自行处置医疗废物基本要求的是（　）
A. 使用后的一次性医疗器具应当消毒并作毁形处理
B. 能够焚烧的，应当及时焚烧
C. 容易致人损伤的医疗废物应该尽快销毁
D. 不能焚烧的，消毒后集中填埋
E. 容易致人损伤的医疗废物应当首先消毒

9. 欲检查某乡镇卫生院对医疗废物的暂时贮存是否达到要求，根据相关规定，对医疗废物收集、运送、贮存、处置活动中的疾病防治工作实施统一监督管理的是（　）
A. 市容监督管理部门
B. 城市规划行政主管部门
C. 卫生行政主管部门
D. 检验检疫行政主管部门
E. 环境保护行政主管部门

10. 处理医疗废物所使用的运输工具，在运送医疗废物后（　）
A. 无须处理
B. 当场用自来水冲洗即可
C. 就地清洗
D. 就地消毒和清洁
E. 在医疗卫生机构内指定的地点及时消毒和清洁

第六节　《中华人民共和国母婴保健法》

一、A_1 型题（每一道试题下面有A、B、C、D、E五个备选答案，请从中选择一个最佳答案。）

1. 根据《中华人民共和国母婴保健法》（以下简称《母婴保健法》）的规定，以下不属于孕产期保健服务的是（　）
A. 胎儿保健
B. 孕妇、产妇保健
C. 母婴保健指导
D. 胎儿性别鉴定
E. 新生儿保健

2. 母婴保健，是指以保健为中心，以（　）为目的，为母亲和婴儿提供的医疗保健服务
A. 保障生殖健康
B. 医疗卫生保障
C. 维护母婴安全
D. 胎儿健康
E. 母婴保健指导

3.《母婴保健法》规定，医疗保健机构依照规定开展婚前医学检查、遗传病诊断、产前诊断以及施行结扎手术和终止妊娠手术的，必须符合国务院卫生行政部门规定的条件和技术标准，并经（　）许可
A. 县级以上地方人民政府卫生行政部门
B. 省市级以上地方人民政府卫生行政部门
C. 县级以上地方人民政府
D. 国家卫生行政部门

E. 国务院

4.《母婴保健法》规定，从事（　）的人员，必须经过省、自治区、直辖市人民政府卫生行政部门的考核，并取得相应的合格证书

A. 规定的遗传病诊断、产前诊断

B. 婚前医学检查

C. 施行结扎手术

D. 终止妊娠手术

E. 从事家庭接生

5.《母婴保健法》规定，从事规定的婚前医学检查、施行结扎手术和终止妊娠手术的人员以及从事家庭接生的人员，必须经过（　）以上地方人民政府卫生行政部门的考核，并取得相应的合格证书

A. 县级

B. 省市级

C. 省级

D. 市级

E. 县市级

二、A_2 型题（每一道试题是以一个小案例出现，其下面有 A、B、C、D、E 五个备选答案，请从中选择一个最佳答案。）

6. 患者，女性，25 岁。新婚怀孕，因住偏远地区，不知道如何进行孕产期保健养护，找到乡镇卫生院的医师请求帮助。乡镇卫生院不应提供（　）

A. 母婴保健指导

B. 孕妇、产妇保健

C. 胎儿保健

D. 新生儿保健

E. 胎儿性别鉴定

第七节　《中华人民共和国人口与计划生育法》

A_1 型题（每一道试题下面有 A、B、C、D、E 五个备选答案，请从中选择一个最佳答案。）

1. 最新的《中华人民共和国人口与计划生育法》（以下简称《人口与计划生育法》）于（　）修订

A. 2010 年 9 月 30 日

B. 2001 年 12 月 29 日

C. 2002 年 9 月 1 日

D. 2021 年 8 月 20 日

E. 2015 年 12 月 27 日

2. 国家机关工作人员在计划生育工作中不属于违法行为的是（　）

A. 滥用职权、玩忽职守、徇私舞弊的

B. 侵犯公民人身权、财产权和其他合法权益的

C. 虚报、瞒报、伪造、篡改或者拒报人口与计划生育统计数据的

D. 利用超声技术手段进行非医学需要的胎儿性别鉴定的

E. 索取、收受贿赂的

3.《人口与计划生育法》规定，医疗卫生机构应当开展如下工作，除了（　）

A. 对育龄妇女开展围孕期、孕产期保健服务

B. 针对育龄人群开展优生优育知识宣传教育

C. 计划生育

D. 生殖保健的咨询

E. 非医学需要的胎儿性别鉴定

4. 计划生育技术服务人员应当指导实行计划生育的公民选择（　）的避孕措施

A. 迅速、有效、恰当

B. 安全、迅速、适宜

C. 安全、适宜、有效

D. 安全、有效、迅速

E. 可靠、恰当、健康

5. 严禁采用技术手段对胎儿进行下列哪项鉴定（　）

A. 月份

B. 性别

C. 发育

D. 胎位

E. 头围

第八节　《中华人民共和国医师法》

一、A_1 型题（每一道试题下面有 A、B、C、D、E 五个备选答案，请从中选择一个最佳答案。）

1. 医师职责不包括（　）

A. 发扬人道主义精神

B. 防病治病

C. 毫不利己，专门利人

D. 保护人民健康

E. 救死扶伤

2. 医师的权利不包括（　）

A. 在注册的执业范围内执业

B. 获得符合国家规定标准的执业基本条件和职业防护装备

C. 参加专业培训，接受继续医学教育

D. 获取劳动报酬，享受国家规定的福利待遇，按照规定参加社会保险并享受相应待遇

E. 参与医药企业的分成

3. 医师执业要求不包括（　）

A. 必须在执业范围内亲手操作

B. 禁止出具与执业范围、类别不符的医学证明
C. 对危急无主患者须经卫生主管部门批准才得急救处置
D. 必须使用国家批准的药品、器械和消毒剂
E. 不得随意使用麻醉药品、毒性药品、精神药品及放射性药品

4. 医师在执业活动中享有的权利之一是（　）
A. 宣传普及卫生保健知识
B. 尊重患者隐私权
C. 从事医学教育、研究、学术交流
D. 努力钻研业务，及时更新知识
E. 爱岗敬业，努力工作

5. 属于医师执业要求的是（　）
A. 医师在执业活动中，人格尊严、人身安全不受侵犯
B. 医师在执业活动中，应当遵守法律、法规、遵守技术操作规范
C. 对医学专业技术有重大突破，作出显著贡献的医师，应当给予表彰或者奖励
D. 医师应当使用依法批准或者备案的药品、消毒药剂和医疗器械
E. 对考核不合格的医师，可以责令其接受培训和继续医学教育

6. 中国医师节为每年的（　）
A. 6月16日
B. 3月1日
C. 8月19日
D. 8月20日
E. 9月1日

7. 下列各项，属于医师执业活动中应履行的义务是（　）
A. 接受继续医学教育
B. 享受国家规定的医学待遇
C. 遵守技术操作规范
D. 依法参与所在机构民主管理
E. 从事学术交流，参加专业学术团体

8. 属于医师义务的是（　）
A. 参加专业培训，接受继续医学教育
B. 关心、爱护、尊重患者，保护患者隐私
C. 对危及患者，医师应当采取紧急措施进行诊治
D. 使用依法批准或者备案的药品、消毒药剂和医疗器械
E. 不得出具虚假医学证明文件以及与自己执业范围无关或者执业类别不相符的医学证明文件

9.《中华人民共和国医师法》施行日期为（　）
A. 2021年3月1日
B. 2022年3月1日
C. 2021年8月20日
D. 2022年8月20日
E. 1999年5月1日

二、A_2 型题（每一道试题是以一个小案例出现，其下面有A、B、C、D、E五个备选答案，请从中选择一个最佳答案。）

10. 某医院夜间急诊送来一无主无钱危急患者，值班医师应如何处置（　）
A. 对危急患者紧急施救
B. 请示院长如何处置
C. 请护送者另送他院
D. 等待其亲属到来
E. 缴费后再行处置

11. 某医师在去年8月至今年6月的执业活动中，为了从个体推销商手中得到好处，多次使用未经批准的药品和消毒药剂，累计获得回扣8205元。根据《中华人民共和国医师法》的规定，应当依法给予该医师的行政处罚是（　）
A. 罚款1万元
B. 责令暂停9个月执业活动
C. 警告
D. 吊销执业证书
E. 刑事拘留

12. 王某经执业医师考试合格并进行注册后，开办了一家牙科诊所，同时因为其对妇产科知识和操作较为熟悉，所以平时也会诊治一些妇科和产科的患者，其进行的妇产科诊疗活动属于（　）
A. 法律允许的行为
B. 医师执业规定所允许的行为
C. 只要不发生差错，法律即允许
D. 超出执业范围的违法行为
E. 只要是患者自愿，就是法律允许的行为

13. 主治医师张某被注销执业注册满1年，现欲重新执业，遂向卫生行政部门递交了相关申请，但未批准。其原因是（　）
A. 未经过医师规范化培训
B. 刑事处罚完毕后不满2年
C. 变更执业地点不满2年
D. 未到基层医疗机构锻炼
E. 在医疗机构的试用期不满1年

14. 张某没有上过任何层次的医学专业的学校。但他仍有资格参加执业医师资格或执业助理医师资格考试，张某必定具有执业医师法规定的以下情形之一，除了（　）
A. 以师承方式学习传统医学满3年，经县级以上卫生行政部门确定的传统医学专业组织考核合格并推荐
B. 以师承方式学习传统医学满1年，经医疗、预防、保健机构考核合格并推荐
C. 以师承方式学习传统医学满3年，经医疗、预防、

保健机构推荐
D. 经多年实践医术确有专长，经县以上卫生行政部门确定的传统医学专业组织考核合格并推荐
E. 经多年实践医术确有专长，经医疗、预防、保健机构考核合格并推荐

第九节　医疗损害责任（《中华人民共和国民法典》第七编第六章）

一、A_1 型题（每一道试题下面有A、B、C、D、E五个备选答案，请从中选择一个最佳答案。）

1. 医疗机构施行特殊检查时，（　）
   A. 由经治医师所在科室集体讨论后实施
   B. 由医疗机构负责人批准后实施
   C. 由经治医师决定后实施
   D. 征得患者同意，并取得其家属或关系人同意及签字后实施
   E. 征得患者或其家属同意后实施
2.《中华人民共和国民法典》（以下简称《民法典》）自（　）起施行
   A. 2020年1月1日
   B. 2020年6月1日
   C. 2020年12月1日
   D. 2021年1月1日
   E. 2021年6月1日
3. 患者在诊疗活动中受到损害，医疗机构及其医务人员有过错的，由（　）承担赔偿责任
   A. 医务人员
   B. 医疗机构
   C. 主治医师
   D. 患者本人
   E. 医院
4.《民法典》规定，患者有损害，下列应该认定医疗机构承担相应赔偿责任的是（　）
   A. 患者不配合医疗机构进行符合诊疗规范的诊疗
   B. 患者不配合诊疗但医务人员也有过错
   C. 医务人员在抢救生命垂危的患者等紧急情况下已经尽到合理诊疗义务
   D. 限于当时的医疗水平难以诊疗
   E. 患者近亲属拒不配合诊疗过程
5. 下列不属于医疗机构有过错的是（　）
   A. 违反法律、行政法规、规章规定
   B. 违反有关诊疗规范的规定
   C. 隐匿或者拒绝提供与纠纷有关的病历资料
   D. 患者或者其近亲属不配合医疗机构进行符合诊疗规范的诊疗
   E. 伪造、篡改或者销毁病历资料
6. 医疗侵权赔偿责任中，医疗过错的认定标准是（　）
   A. 未尽到分级诊疗义务
   B. 未尽到先行垫付义务
   C. 未尽到健康教育义务
   D. 未尽到主动协商义务
   E. 未尽到与当时的医疗水平相应的诊疗义务

二、A_2 型题（每一道试题是以一个小案例出现，其下面有A、B、C、D、E五个备选答案，请从中选择一个最佳答案。）

7. 患者，男性，25岁。车祸大出血，需急诊手术，但无法取得患者意见又无家属或者关系人在场，医疗机构应如何处理（　）
   A. 病房负责人同意后实施
   B. 科室负责人同意后实施
   C. 医疗机构质监部门负责人批准后实施
   D. 医疗机构负责人或者被授权负责人员批准后实施
   E. 科室全体医师讨论通过后实施
8. 王女士，未婚。因食欲缺乏，经医师老刘诊断为早孕。之后乡邻从老刘处得之此信息，传得沸沸扬扬，王女士感觉无脸见人而服毒自尽。王女士亲属状告老刘，下列处罚对老刘不适用的是（　）
   A. 卫生行政部门责令其向患者家属赔礼道歉
   B. 责令停业
   C. 吊销其执业证书
   D. 追究刑事责任
   E. 给予警告

第十节　《中华人民共和国精神卫生法》

一、A_1 型题（每一道试题下面有A、B、C、D、E五个备选答案，请从中选择一个最佳答案。）

1. 第十一届全国人大常委会第（　）次会议表决通过《中华人民共和国精神卫生法》
   A. 二十六
   B. 二十七
   C. 二十八
   D. 二十九
   E. 三十
2. 有关精神障碍患者的治疗措施

描述错误的是（　）
A. 医生应尊重患者的权利
B. 医疗机构不能同意患者要求的随时出院
C. 自愿住院治疗的精神障碍患者可以要求随时出院
D. 患者自愿住院
E. 有伤害自身危险情形的精神障碍患者，监护人可以随时要求出院，医疗机构应当同意

3. 全社会应当尊重、理解、关爱精神障碍患者。任何组织或者个人不得歧视、侮辱、虐待精神障碍患者，不得（　）精神障碍患者的人身自由
A. 私自限制
B. 强制限制
C. 随意限制
D. 非法限制
E. 变相限制

4. 有关单位和个人应当对精神障碍患者的姓名、肖像、住址、工作单位、病历资料以及其他可能推断出其身份的信息予以（　）
A. 记录
B. 公开
C. 保密
D. 存档
E. 上报

5. 以下不属于制定《精神卫生法》的目的的是（　）
A. 保障精神障碍患者的人格尊严、人身和财产安全不受侵犯
B. 保护精神卫生医务人员各项权益
C. 发展精神卫生事业
D. 规范精神卫生服务
E. 维护精神障碍患者的合法权益

二、A_3/A_4 型题（每个案例下设若干道试题。请根据试题所提供的信息，在每一道试题下面的A、B、C、D、E五个备选答案中选择一个最佳答案。）

（6~8题共用题干）

患者，男性，20岁。因患严重躁狂抑郁障碍，正在精神病专科医院住院治疗。因病情恶化，患者出现伤人毁物等行为，医院在没有其他可替代措施的情况下，对其实施了约束身体的措施，但实施后没有及时通知其监护人，其父亲作为监护人探视时，看到儿子被捆绑在病床上非常气愤。

6. 依照《精神卫生法》对患者实施约束行为的性质属于（　）
A. 治疗性措施
B. 惩罚性措施
C. 保护性医疗措施
D. 诊断性措施
E. 警告性措施

7. 对患者实施身体约束而未告知其监护人的做法，侵犯的患方权利是（　）
A. 生命权
B. 健康权
C. 认知权
D. 知情权
E. 名誉权

8. 该案例中所形成的医患关系模式是（　）
A. 主动-被动型
B. 指导-合作型
C. 契约许可型
D. 指导参与型
E. 共同参与型

第十一节　《医疗机构管理条例》

一、A_1 型题（每一道试题下面有A、B、C、D、E五个备选答案，请从中选择一个最佳答案。）

1.《医疗机构管理条例》要求医疗机构必须将以下项目悬挂于明显处所，除了（　）
A. 诊疗时间
B. 诊疗科目
C. 诊疗医师照片
D. 收费标准
E. 医疗机构执业许可证

2. 未经医师（士）亲自诊查或亲自接产，医疗机构不得出具以下证明文件。除了（　）
A. 死产报告书
B. 健康证明书
C. 疾病诊断书
D. 死亡证明书
E. 医疗纠纷分析证言

3. 以下有关转诊的理解，不正确的是（　）
A. 如患者坚持转诊，而医疗机构认为不宜，患者应签署转诊申请书
B. 医疗机构可根据患者的病情决定是否需要转诊，患者可自主决定是否需要转诊
C. 如医疗条件不足，医疗机构必须积极履行转诊义务
D. 如医疗机构对危重患者缺乏治疗条件，不必做任何处理而应立即转诊
E. 患者要求转诊，不需要医疗机构负责人批准

4. 医疗机构对限于设备或者技术条件不能诊治的患者，应当依法采取的措施描述正确的是（　）
A. 继续观察治疗
B. 及时转诊至上级医院
C. 立即进行抢救
D. 提请上级医院派人会诊治疗
E. 请示当地卫生行政部门依法处理

5. 任何单位或者个人开展诊疗活动，必须依法取得（　）

A.《设置医疗机构批准书》
B.《设置医疗机构备案回执》
C.《医疗机构执业许可证》
D.《医疗机构校验申请书》
E.《医疗机构申请变更登记注册书》

6. 医疗机构工作人员上岗工作，必须佩戴（　）
A. 载有本人姓名、性别和年龄的标牌
B. 载有本人姓名、年龄和专业的标牌
C. 载有本人姓名、专业和职务的标牌
D. 载有本人姓名、职务或者职称的标牌
E. 载有本人姓名、职称及科室的标牌

7. 医师亲自接产后，医疗机构可以出具的证明文件是（　）
A. 出生证明书
B. 死亡证明书
C. 健康证明书
D. 医疗鉴定结论
E. 死亡报告书

8. 医疗机构抢救生命垂危的患者，在不能取得患者或其近亲属意见时，实施相应医疗措施前应取得（　）
A. 经治医师同意
B. 科室负责人同意
C. 医疗机构质监部门负责人批准
D. 医疗机构负责人或者授权的负责人批准
E. 主任医师同意

9. 医疗机构在从事医疗卫生技术工作中对非卫生技术人员（　）
A. 可以使用
B. 尽量不用
C. 不得使用
D. 在次要的科室可以使用
E. 人员缺少时可以使用

10. 下列不是医疗机构必须悬挂在明显处所的是（　）
A.《医疗机构执业许可证》
B.《医疗机构管理条例》
C. 诊疗科目
D. 诊疗时间
E. 收费标准

11. 医疗机构，是指依（　）设立，取得《医疗机构执业许可证》从事疾病诊断、治疗活动的卫生机构的总称
A. 法定程序
B. 医疗机构管理条例
C. 国家相关规定
D. 宪法
E. 执业医师法

12. 医疗机构对（　）等患者的特殊诊治和处理，应当按照国家有关法律、法规的规定办理
A. 传染病、精神病、职业病
B. 甲状腺功能亢进（甲亢）
C. 孕妇
D. 残疾人
E. 癌症

13. 医疗机构必须承担相应的预防保健工作，承担（　）委托的支援农村、指导基层医疗卫生工作等任务
A. 县级以上地方人民政府卫生行政部门
B. 省市级以上地方人民政府卫生行政部门
C. 县级以上地方人民政府
D. 国家卫生行政部门
E. 国务院

14. 发生重大灾害、事故、疾病流行或者其他意外情况时，医疗机构及其卫生技术人员必须服从（　）的调遣
A. 县级以上地方人民政府卫生行政部门
B. 省市级以上地方人民政府卫生行政部门
C. 县级以上地方人民政府
D. 国家卫生行政部门
E. 国务院

二、A_2 型题（每一道试题是以一个小案例出现，其下面有 A、B、C、D、E 五个备选答案，请从中选择一个最佳答案。）

15. 某市一拾荒老人病危，入院后发现此患者属三无患者（无钱、无身份证明、无陪伴），医疗机构应（　）
A. 立即开展募捐
B. 先采取必要措施维持生命，报告当地公安、民政部门决定解决办法
C. 先采取必要措施维持生命，待交费后进行转诊治疗
D. 立即抢救，条件许可时及时转诊
E. 接诊医务人员在报请院领导批准后转诊

第十二节　《医疗纠纷预防和处理条例》

A_1 型题（每一道试题下面有 A、B、C、D、E 五个备选答案，请从中选择一个最佳答案。）

1.《医疗纠纷预防和处理条例》实施时间为（　）
A. 2018 年 7 月 31 日
B. 2018 年 10 月 1 日
C. 2018 年 12 月 1 日
D. 2019 年 1 月 1 日
E. 2019 年 10 月 1 日

2. 以下病历资料患者无权复印的是（　）
A. 门诊病历
B. 医嘱单
C. 体温单

D. 住院志
E. 死亡病例讨论记录

3. 病历资料封存后医疗纠纷已经解决，或者患者在病历资料封存满（　）未再提出解决医疗纠纷要求的，医疗机构可以自行启封
A. 2年
B. 3年
C. 4年
D. 5年
E. 6年

4. 医患双方申请医疗纠纷行政调解的，应当向医疗纠纷发生地（　）人民政府卫生主管部门提出申请
A. 社区
B. 县级
C. 市级
D. 省级
E. 都不对

5. 卫生主管部门应当自收到申请之日起（　）个工作日内作出是否受理的决定
A. 3
B. 5
C. 7
D. 10
E. 15

6. 疑似输液、输血、注射、用药等引起不良后果的，医患双方应当共同对现场实物进行封存、启封，封存的现场实物由医疗机构保管。需要检验的，应当由（　）委托依法具有检验资格的检验机构进行检验
A. 双方共同
B. 患方
C. 医方
D. 法院
E. 政府

7. 医疗机构将未通过技术评估和伦理审查的医疗新技术应用于临床的，由县级以上人民政府卫生主管部门没收违法所得，并处5万元以上10万元以下罚款，对直接负责的主管人员和其他直接负责人员给予或者责令给予降低岗位等级或者撤职的处分，对有关医务人员责令暂停（　）执业活动
A. 1个月以上6个月以下
B. 3个月以上1年以下
C. 6个月以上1年以下
D. 1年以上2年以下
E. 2年以上3年以下

第十三节　《医疗事故处理条例》

一、A_1 型题（每一道试题下面有A、B、C、D、E五个备选答案，请从中选择一个最佳答案。）

1. 根据《医疗事故处理条例》的规定，发生导致患者死亡等重大医疗过失行为的，医疗机构应当在（　）内向所在地卫生行政部门报告
A. 2小时
B. 6小时
C. 12小时
D. 24小时
E. 48小时

2. 医患双方当事人不能确定患者死因时，应当进行尸检，当地不具备尸体冻存条件的，尸检的期限是（　）
A. 在患者死亡后12小时内进行
B. 在患者死亡后24小时内进行
C. 在患者死亡后36小时内进行
D. 在患者死亡后48小时内进行
E. 在患者死亡后60小时内进行

3. 下列关于病历资料说法正确的是（　）
A. 医疗机构应按要求书写病历资料并由患者或其家属保管
B. 因抢救急危患者，未及时书写病历的要在抢救结束后12小时内据实补记
C. 医务人员书写病历时可以涂改
D. 发生医疗事故争议时，可封存病历资料的复印件
E. 病历资料不包括会诊意见

4. 因抢救急危患者，未能及时书写病历的，有关医务人员应当在抢救结束后（　）内据实补记，并加以注明
A. 3小时
B. 48小时
C. 24小时
D. 6小时
E. 12小时

5. 下列属于医疗事故的是（　）
A. 无过错输血感染造成不良后果的
B. 在紧急情况下为抢救垂危患者生命而采取紧急医学措施造成不良后果的
C. 在医疗活动中由于患者病情异常或者患者体质特殊而发生医疗意外的
D. 在现有医学科学技术条件下，发生无法预料或者不能防范的不良后果的
E. 由于诊疗护理过失，造成残疾

二、A_2 型题（每一道试题是以一个小案例出现，其下面有A、B、C、D、E五个备选答案，请从中选择一个最佳答案。）

6. 内科医师胡某，在元旦出游的火车上遇到一位产妇临产，因

车上无其他医务人员，胡某遂协助产妇分娩。在分娩过程中，因牵拉过度，导致新生儿左上肢臂丛神经损伤。胡某行为的性质为（　）
A. 属于违规操作，构成医疗事故
B. 属于非法行医，不属医疗事故
C. 属于超范围执业，构成医疗事故
D. 属于见义勇为，不构成医疗事故
E. 虽造成不良后果，但不属医疗事故

三、A_3/A_4 型题（每个案例下设若干道试题。请根据试题所提供的信息，在每一道试题下面的A、B、C、D、E五个备选答案中选择一个最佳答案。）

（7~9题共用题干）

患者因脑干出血死亡，患者家属认为是医师用药有误造成的。医患双方当事人不能确定死因或者对死因有异议的，应当尸检。

7. 当地不具备尸体冻存条件的，尸检的期限是（　）
A. 在患者死亡后12小时内进行
B. 在患者死亡后24小时内进行
C. 在患者死亡后36小时内进行
D. 在患者死亡后48小时内进行
E. 在患者死亡后60小时内进行

8. 当地具备尸体冻存条件的，可以延长至（　）
A. 3天
B. 5天
C. 1周
D. 15天
E. 1个月

9. 尸检应当经（　）同意并签字
A. 死者近亲属
B. 主治医师
C. 死者任意亲朋
D. 医院负责人
E. 相关医务人员

第十四节　《乡村医生从业管理条例》

A_1 型题（每一道试题下面有A、B、C、D、E五个备选答案，请从中选择一个最佳答案。）

1. 以下哪一项不属于乡村医生在执业活动中履行的义务（　）
A. 进行一般医学处置，出具相应的医学证明
B. 关心、爱护、尊重患者，保护患者的隐私
C. 遵守法律、法规、规章
D. 努力钻研业务，更新知识
E. 向村民宣传卫生保健知识，对患者进行健康教育

2. 以下哪一项不属于乡村医生在执业活动中享有的权利（　）
A. 参加专业学术团体
B. 出具相应的医学证明
C. 参加业务培训和教育
D. 获取报酬
E. 树立敬业精神

3. 对于《乡村医生从业管理条例》的适用对象，以下说法正确的是（　）
A. 尚未取得执业医师资格或者执业助理医师资格，经注册在村医疗卫生机构从事预防、保健和一般医疗服务的卫生技术人员
B. 有执业医师资格的
C. 军队医师
D. 按照国家有关规定取得医学专业技术职称和医学专业技术职务的人员
E. 计划生育技术服务机构中的医师

4.《乡村医生从业管理条例》自（　）起施行
A. 2004年10月1日
B. 2003年8月5日
C. 2002年2月17日
D. 2004年1月1日
E. 2003年6月1日

5. 以下关于《乡村医生从业管理条例》中对乡村医生在执业活动中的权利，说法错误的是（　）
A. 进行一般医学处置，出具相应的医学证明
B. 参与医学经验交流，参加专业学术团体
C. 参加业务培训和教育
D. 对当地的预防、保健、医疗工作和卫生行政主管部门的工作提出意见和建议
E. 向村民宣传卫生保健知识，对患者进行健康教育

6. 乡村医生在执业活动中不得进行下列哪项活动（　）
A. 进行一般医学处置
B. 出具相应的医学证明
C. 参与医学经验交流
D. 对患者进行无条件临床试验治疗
E. 参加专业学术团体

7. 下列哪一项不属于乡村医生在执业活动中应当履行的义务（　）
A. 遵守法律、法规、规章和诊疗护理技术规范、常规
B. 树立敬业精神，遵守职业道德，履行乡村医生职责，为村民健康服务
C. 对当地的预防、保健、医疗工作和卫生行政主管部门的工作提出意见和建议

D. 关心、爱护、尊重患者，保护患者的隐私
E. 努力钻研业务，更新知识，提高专业技术水平

8. 根据《乡村医生从业管理条例》规定，下列不属于乡村医生必须完成的工作任务范围的是（ ）
A. 向村民宣传卫生保健知识，对患者进行健康教育
B. 参与所在村镇的环境治理工作
C. 协助有关部门做好初级卫生保健服务工作
D. 按照规定处置使用过的一次性医疗器械和卫生材料
E. 按照规定及时报告传染病疫情和中毒事件，如实填写并上报有关卫生统计报表

9. 对于乡村医生执业行为，说法正确的是（ ）
A. 及时转诊超出一般医疗服务范围或者限于医疗条件和技术水平不能诊治的患者
B. 重复使用一次性医疗器械和卫生材料
C. 经批准后进行实验性临床医疗活动
D. 出具任意执业范围的医学证明
E. 按照国家临床执业医师基本用药目录规定范围用药

10. 根据《乡村医生从业管理条例》规定，乡村医生必须在（ ）规定范围内用药
A. 乡村医生基本用药目录
B. 基本医疗保险用药目录
C. 国家临床执业医师基本用药目录
D. 新型农村合作医疗用药目录
E. 以上都是

第十五节 《医院感染管理办法》

A_1型题（每一道试题下面有A、B、C、D、E五个备选答案，请从中选择一个最佳答案。）

1. 有关医院感染的概念，错误的是（ ）
A. 出院之后的感染有可能是医院感染
B. 是指在医院内获得的感染
C. 与上次住院有关的感染是医院感染
D. 入院时处于潜伏期的感染不一定是医院感染
E. 婴幼儿经胎盘获得的感染属医院感染

2. 医疗机构为预防传染病院内传播应承担的职责是（ ）
A. 实施传染病预防控制规划
B. 收集和分析传染病疫情信息
C. 对传染病预防工作进行指导
D. 流行病学调查
E. 医疗废物处理

3. 有关医疗器械、器具的消毒工作技术规范错误的是（ ）
A. 进入人体组织的医疗器械、器具和物品必须达到消毒水平
B. 进入人体无菌器官的医疗器械、器具和物品必须达到灭菌水平
C. 接触皮肤、黏膜的医疗器械、器具和物品必须达到消毒水平
D. 各种用于注射、穿刺、采血等有创操作的医疗器具必须一用一灭菌
E. 一次性使用的医疗器械、器具不得重复使用

4. 为加强医院感染管理，有效预防和控制医院感染，提高医疗质量，保证医疗安全，（ ）卫生部发布了《医院感染管理办法》
A. 2006年7月6日
B. 2008年8月15日
C. 2005年2月14日
D. 2007年12月31日
E. 2006年9月1日

5. 以下不属于医院感染的是（ ）
A. 住院患者在医院内获得的感染
B. 患者在住院期间发生的感染
C. 入院前已开始或者入院时已处于潜伏期的感染
D. 患者在医院内获得、出院后发生的感染
E. 医院工作人员在医院内获得的感染

6. 下列选项中要求达到一用一灭菌的是（ ）
A. 进入人体组织的医疗器械
B. 各种用于注射、穿刺、采血等有创操作的医疗器具
C. 接触皮肤的医疗器械
D. 进入无菌器官的医疗器具和物品
E. 接触黏膜的医疗器具和物品

7.《医院感染管理办法》规定，医疗机构应当制定具体措施，对（ ）进行控制
A. 医院感染的危险因素
B. 医务人员的手卫生
C. 诊疗环境条件
D. 无菌操作技术
E. 职业卫生防护工作

第十六节　《处方管理办法》

一、A_1 型题（每一道试题下面有 A、B、C、D、E 五个备选答案，请从中选择一个最佳答案。）

1.《处方管理办法》共计 8 章，共（　）条
A. 14
B. 49
C. 63
D. 85
E. 27

2. 为规范处方管理，提高处方质量，促进合理用药，保障医疗安全，（　）卫生部发布了《处方管理办法》
A. 2006 年 6 月 1 日
B. 2008 年 8 月 15 日
C. 2007 年 2 月 14 日
D. 2006 年 12 月 31 日
E. 2007 年 5 月 1 日

3. 医师开具处方时，除特殊情况外必须注明的是（　）
A. 患者体重
B. 药品的拉丁文
C. 处方药或非处方药
D. 临床诊断
E. 患者是否为过敏体质

4. 第二类精神类药品处方保存时间为（　）
A. 1 年
B. 2 年
C. 3 年
D. 4 年
E. 5 年

5. 普通处方的保存期限为（　）
A. 1 年
B. 2 年
C. 3 年
D. 4 年
E. 5 年

6. 急诊处方的保存期限为（　）
A. 1 年
B. 2 年
C. 3 年
D. 4 年
E. 5 年

7. 麻醉药品处方的保存期限为（　）
A. 1 年
B. 2 年
C. 3 年
D. 4 年
E. 5 年

8. 下列医师被取消处方权的情形中不包括（　）
A. 被责令暂停执业
B. 不按照规定开具处方，造成严重后果
C. 被注销、吊销执业证书
D. 考核不合格离岗培训期间
E. 开具的处方超过有效期

9. 处方开具当日有效，特殊情况下可以延长有效期，但有效期最长不得超过（　）
A. 2 天
B. 3 天
C. 5 天
D. 7 天
E. 10 天

10. 处方一般不得超过（　）的用量
A. 1 天
B. 3 天
C. 7 天
D. 14 天
E. 30 天

11. 医师应当按照药品说明书中的下列要求开具处方，但不包括（　）
A. 药理作用
B. 药品适应证
C. 不良反应
D. 操作规程
E. 注意事项

二、A_2 型题（每一道试题是以一个小案例出现，其下面有 A、B、C、D、E 五个备选答案，请从中选择一个最佳答案。）

12. 钱某是吉林省某医疗机构的执业医师，其在 3 个月内出现超常处方 4 次，经过调查没有正当理由，此时钱某所在的医疗机构对钱某的处罚应当是（　）
A. 罚款
B. 罚款，限制其处方权
C. 警告
D. 警告，限制其处方权
E. 吊销执业医师资格证书

13. 医师张某处方权被医院医务处取消，理由是其最近出现超常处方（　）
A. 3 次以上
B. 5 次以上
C. 7 次以上
D. 8 次以上
E. 9 次以上

第十七节　《抗菌药物临床应用管理办法》

A_1 型题（每一道试题下面有 A、B、C、D、E 五个备选答案，请从中选择一个最佳答案。）

1.《抗菌药物临床应用管理办法》规定，抗菌药物临床应用应当遵循的原则是（　）
A. 科学、合理、经济
B. 安全、科学、合理
C. 安全、有效、经济

D. 科学、有效、经济
E. 科学、合理、有效

2. 下列哪项属于抗菌药物（　）
A. 具有抗菌作用的中药制剂
B. 抗结核药物
C. 抗寄生虫药物
D. 抗立克次体药物
E. 抗病毒药物

3. 负责对辖区内村卫生室抗菌药物使用量、使用率等情况进行排名并予以公示的机构是（　）
A. 省级卫生行政部门
B. 市级卫生行政部门
C. 县级卫生行政部门
D. 县医院
E. 乡镇卫生院

4. 抗菌药物不包括（　）
A. 治疗细菌、真菌等病原微生物所致感染性疾病病原的药物
B. 治疗结核病、寄生虫病和各种病毒所致感染性疾病的药物
C. 治疗支原体和衣原体等病原微生物所致感染性疾病病原的药物
D. 治疗立克次体等病原微生物所致感染性疾病病原的药物
E. 治疗螺旋体等病原微生物所致感染性疾病病原的药物

5.《抗菌药物临床应用管理办法》施行日期为（　）
A. 2011年4月24日
B. 2011年8月1日
C. 2012年4月24日
D. 2012年8月1日
E. 2012年8月7日

6.《抗菌药物临床应用管理办法》规定，具有高级专业技术职务任职资格的医师，可授予（　）
A. 特殊使用级抗菌药物处方权
B. 限制使用级抗菌药物处方权
C. 非限制使用级抗菌药物处方权
D. 抗菌药物调剂资格
E. 非特殊使用级抗菌药物处方权

7.《抗菌药物临床应用管理办法》规定，药师经培训并考核合格后，可获得（　）
A. 特殊使用级抗菌药物处方权
B. 限制使用级抗菌药物处方权
C. 非限制使用级抗菌药物处方权
D. 抗菌药物调剂资格
E. 非特殊使用级抗菌药物处方权

8. 授予限制使用级抗菌药物处方权的是哪一级医师（　）
A. 具有高级专业技术职务任职资格的医师
B. 具有中级以上专业技术职务任职资格的医师
C. 具有初级专业技术职务任职资格的医师
D. 在镇、乡、民族乡、村的医疗机构独立从事一般执业活动的执业助理医师
E. 乡村医生

9.（　）医院应当定期对医师和药师进行抗菌药物临床应用知识和规范化管理的培训
A. 一级以上
B. 二级以上
C. 三级以上
D. 二级
E. 一级

10. 除二级以上医院以外，其他医疗机构依法享有处方权的医师、乡村医生和从事处方调剂工作的药师，由（　）组织相关培训、考核。经考核合格的，授予相应的抗菌药物处方权或者抗菌药物调剂资格
A. 县级以上地方卫生行政部门
B. 省市级以上地方卫生行政部门
C. 县级以上地方人民政府
D. 国家卫生行政部门
E. 国务院

11. 以下哪一项不属于特殊使用级抗菌药物（　）
A. 具有明显或者严重不良反应，不宜随意使用的抗菌药物
B. 需要严格控制使用，避免细菌过快产生耐药的抗菌药物
C. 疗效、安全性方面的临床资料较少的抗菌药物
D. 价格昂贵的抗菌药物
E. 对细菌耐药性影响较小，价格相对较低的抗菌药物

12. 根据《抗菌药物临床应用管理办法》关于抗菌药物的具体划分标准，非限制使用级抗菌药物和限制使用级抗菌药物的区别在于（　）
A. 是否经长期临床应用证明
B. 对细菌耐药性影响及价格高低
C. 是否安全
D. 是否有效
E. 是否有明显或者严重的不良反应

13. 以下哪一项不是购进抗菌药物的优选选用目录（　）
A. 国家基本药物目录
B. 国家处方集
C. 国家临床执业医师基本用药目录
D. 国家基本医疗保险和生育保险药品目录
E. 国家工伤保险药品目录

14.《抗菌药物临床应用管理办法》规定，医疗机构应当制定并严格控制门诊患者静脉输注使用抗菌药物（　）

A. 比例
B. 种类
C. 数量
D. 价格
E. 次数

15. 受县级卫生行政部门委托，乡镇卫生院负责对辖区内村卫生室（ ）等情况进行排名并予以公示，并向县级卫生行政部门报告
A. 抗菌药物使用种类
B. 抗菌药物使用频率
C. 抗菌药物使用量、使用率
D. 抗菌药物存量
E. 抗菌药物使用对象

第十八节 《中华人民共和国药品管理法》

A_1型题（每一道试题下面有A、B、C、D、E五个备选答案，请从中选择一个最佳答案。）

1. 药品生产企业发现可能与用药有关的严重不良反应，必须及时向当地省、自治区、直辖市人民政府（ ）报告
A. 卫生行政部门和工商行政管理部门
B. 药品监督管理部门和卫生行政部门
C. 工商行政管理部门和劳动保障行政部门
D. 劳动保障行政部门和药品监督管理部门
E. 医药管理部门和工商行政管理部门

2.《中华人民共和国药品管理法》（以下简称《药品管理法》）共计10章，共（ ）条
A. 114
B. 59
C. 63
D. 106
E. 97

3. 为加强药品监督管理，保证药品质量，保障人体用药安全，维护人民身体健康和用药的合法权益，（ ）第六届全国人大常委会第7次会议通过了《中华人民共和国药品管理法》
A. 1984年9月20日
B. 2001年2月28日
C. 2000年1月1日
D. 2001年12月1日
E. 1991年11月14日

4. 以下不是全国人大常委会颁发和施行《药品管理法》的目的的是（ ）
A. 加强药品监督管理
B. 保证药品质量
C. 控制药品价格
D. 保障人体用药安全
E. 维护人民身体健康和用药的合法权益

5. 药品所含成分的名称与国家药品标准或者省、自治区、直辖市药品标准规定不符合的属于（ ）
A. 劣药
B. 假药
C. 保健药品
D. 非处方药
E. 特殊管理药品

6. 以下选项属于假药的是（ ）
A. 以非药品冒充药物
B. 更改有效期
C. 未标明有效期
D. 更改生产批号
E. 擅自添加着色剂

7. 对已确认发生严重不良反应的药品，国务院或者省、自治区、直辖市人民政府的药品监督管理部门可以采取停止生产、销售、使用的紧急控制措施，并应当在（ ）内组织鉴定
A. 3日
B. 5日
C. 7日
D. 10日
E. 15日

第十九节 《中华人民共和国中医药法》

A_1型题（每一道试题下面有A、B、C、D、E五个备选答案，请从中选择一个最佳答案。）

1.《中华人民共和国中医药法》（以下简称《中医药法》）自（ ）起施行
A. 2016年12月1日
B. 2016年12月25日
C. 2016年7月1日
D. 2017年7月1日
E. 2017年12月25日

2. 为促进中医药事业的发展，对其保障措施中，以下哪一项描述不正确（ ）
A. 文献保护
B. 经费支持
C. 医保支持
D. 西药保护
E. 中药材保护

3. 以下对于诊所超范围开展医疗活动的处理说法错误的是（ ）
A. 没收违法所得
B. 由所在地县级人民政府中

医药主管部门责令改正
C. 处一万元以上三万元以下罚款
D. 处三万元以上罚款
E. 情节严重的，责令停止执业活动，中医诊所被责令停止执业活动的，直接负责主管人员自处罚决定作出之日起五年内不得在医疗机构内从事管理工作

4. 举办中医医疗机构，办理审批手续应按照（　）
A. 医疗机构执业许可证
B. 《中华人民共和国药品管理法》
C. 执业医师资格证
D. 从业资格证
E. 国家有关医疗机构管理的规定

5. 应当征求上一级人民政府中医药主管部门意见的是（　）
A. 合并、撤销政府举办的中医医疗机构或者改变其中医医疗性质
B. 乡镇卫生院设置中医药科室
C. 社会力量举办中医医疗机构
D. 举办规模适宜的中医医疗机构
E. 举办中医诊所

6. 中医药法规定医疗机构应当设置中医药科室的是（　）
A. 政府举办的综合医院
B. 妇幼保健机构
C. 有条件的专科医院
D. 社区卫生服务中心
E. 以上都是

7. 举办中医诊所，将（　）报所在地县级人民政府中医药主管部门备案后即可开展执业活动
A. 诊所的名称
B. 诊所的地址
C. 诊疗范围
D. 人员配备情况
E. 以上都是

8. 对中医从业人员的要求有（　）
A. 从事中医医疗活动的人员应当依照《中华人民共和国医师法》规定，通过中医医师资格考试取得中医医师资格，并进行执业注册
B. 以师承方式学习中医或者经多年实践，医术确有专长的人员，由至少2名中医医师推荐，经省、自治区、直辖市人民政府中医药主管部门组织实践技能和效果考核合格后，即可取得中医医师资格
C. 按照考核内容进行执业注册后，即可在注册的执业范围内，以个人开业的方式或者在医疗机构内从事中医医疗活动
D. 中医药主管部门根据中医药技术方法的安全风险拟订上述人员的分类考核办法，报国务院卫生行政部门审核、发布
E. 以上都是

9. 发布中医医疗广告，医疗机构应当按规定向所在地何部门申请并报送有关材料进行审批（　）
A. 省级人民政府广告监督管理部门
B. 省级人民政府卫生行政部门
C. 省级人民政府中医药管理部门
D. 省级药品监督管理部门
E. 县级中医药管理部门

10. 对中药材的保护与发展，下列说法符合中医药法相关规定的是（　）
A. 鼓励发展中药材规范化种植养殖，支持中药材良种繁育
B. 保护药用野生动植物资源，鼓励发展人工种植养殖
C. 对药用野生动植物资源实行动态监测和每5年1次定期普查
D. 鼓励发展中药材现代流通体系，提高中药材包装、仓储等技术水平，建立中药材流通追溯体系
E. 以上都正确

11. 生产符合国家规定条件的来源于古代经典名方的中药复方制剂，在申请药品批准文号时（　）
A. 提供医疗机构制剂许可证和非临床安全性研究资料
B. 可以仅提供医疗机构制剂许可证
C. 可以仅提供非临床安全性研究资料
D. 无须提供非临床安全性研究资料
E. 提供医疗机构制剂许可证、医疗机构制剂许可证和非临床安全性研究资料

12. 关于医疗机构配制中药制剂的规定，下列选项与《中医药法》相符的是（　）
A. 委托配制中药制剂的，应当向委托方所在地省、自治区、直辖市人民政府药品监督管理部门备案
B. 医疗机构配制中药制剂仅限于应用传统工艺配制中药制剂
C. 医疗机构不可以委托取得药品生产许可证的药品生产企业、取得医疗机构制剂许可证的其他医疗机构配制中药制剂
D. 医疗机构配制的中药制剂品种不需要取得制剂批准文号
E. 委托配制中药制剂的，委托方对所配制的中药制剂的质量负全部责任

13. 下列选项中，中医药学校教育

应当符合（　）
A. 中医药学科发展规律
B. 中医药人才成长规律
C. 中医药发展规律
D. 中医药行业发展方向
E. 医疗机构需求

14. 国家发展中医药师承教育的关键是（　）
A. 加强对中医医师和城乡基层中医药专业技术人员的培养和培训
B. 支持有丰富临床经验和技术专长的中医医师、中药专业技术人员在执业、业务活动中带徒授业，传授中医药理论和技术方法，培养中医药专业技术人员
C. 支持专门实施中医药教育的高等学校、中等职业学校和其他教育机构的发展
D. 国家发展中西医结合教育，培养高层次的中西医结合人才
E. 中医药专业技术人员应当按照规定参加继续教育，所在机构应当为其接受继续教育创造条件

15. 关于中医药传承与文化传播不正确的是（　）
A. 不得开展传承活动
B. 可以开展传承活动
C. 组织遴选传承项目
D. 组织遴选传承人
E. 县级以上人民政府应当加强中医药文化宣传

16. 国家加强中医药（　）体系建设，根据（　）对需要统一的（　）制定标准并及时修订
A. 标准，临床特点，诊疗规范
B. 规范，中医药特点，诊疗规范
C. 规范，临床特点，技术要求
D. 标准，中医药特点，技术要求
E. 标准，中医药特点，诊疗规范

17.《中医药法》中关于法律责任的规定，下列哪项说法是错误的（　）
A. 在中药材种植过程中使用剧毒、高毒农药的，依照有关法律、法规规定给予处罚；情节严重的，可以由公安机关对其直接负责的主管人员和其他直接责任人员处五日以上十五日以下拘留
B. 医疗机构应用传统工艺配制中药制剂未依照本法规定备案，或者未按照备案材料载明的要求配制中药制剂的，按生产假药给予处罚
C. 举办中医诊所、炮制中药饮片、委托配制中药制剂应当备案而未备案，或者备案时提供虚假材料的，处罚后，但拒不改正的可以责令停止执业活动或者责令停止炮制中药饮片、委托配制中药制剂活动，其直接责任人员五年内不得从事中医药相关活动
D. 中医诊所被责令停止执业活动的，其直接负责的主管人员自处罚决定作出之日起三年内不得在医疗机构内从事管理工作
E. 发布的中医医疗广告内容与经审查批准的内容不相符的，由原审查部门撤销该广告的审查批准文件，一年内不受理该医疗机构的广告审查申请

第四章　基本技能

执业素质

A_1型题（每一道试题下面有A、B、C、D、E五个备选答案，请从中选择一个最佳答案。）

1. 医师在执业活动中应遵守的特殊诊疗规则是（　）
A. 对急危患者，医师应当采取紧急措施进行诊治；不得拒绝急救处置
B. 对急危患者在收取合理费用后，采取紧急措施进行诊治
C. 对急危患者没有交费，经领导同意后，采取紧急措施进行诊治
D. 对急危患者不交费者，可以不采取紧急措施进行诊治
E. 对急危患者没有交费，需等领导批复，方可采取紧急措施进行诊治

2. 下列有关履行医疗风险告知与说明义务的叙述，不正确的是（　）
A. 医师在诊疗活动中应当保障患者在就医中享有的知悉与自己就诊有关的信息的权利

B. 医师在诊疗活动中应当向患者说明病情和医疗措施
C. 需要实施手术、特殊检查、特殊治疗的，医务人员应当及时向患者说明医疗风险、替代医疗方案等情况，并取得其书面同意
D. 不宜向患者说明的，应当向患者的近亲属说明，并取得其书面同意
E. 抢救生命垂危的患者，必须取得患者或者其近亲属意见，方可实施相应的医疗措施

第二部分 公共卫生

第一章 卫生管理和政策

第一节 疾病预防策略

一、A_1 型题（每一道试题下面有A、B、C、D、E五个备选答案，请从中选择一个最佳答案。）

1. 病因或危险因素的持续作用和致病效应的累积导致健康问题或疾病发生发展，出现疾病痊愈、病情缓解、转为慢性、功能不全或者加重、死亡等不同的结局，这个过程被称为疾病的（ ）过程
   A. 自然
   B. 发展
   C. 进行
   D. 持续
   E. 发生
2. 疾病的自然过程一般可分为（ ）个阶段
   A. 1
   B. 2
   C. 3
   D. 4
   E. 5
3. 在疾病发生发展的不同阶段，采取相应适当的预防措施来延缓或者阻止疾病发生发展的策略称为疾病预防策略。根据疾病自然过程，将预防水平分为（ ）级预防策略
   A. 三
   B. 四
   C. 五
   D. 六
   E. 七
4. 以下属疾病防治中的一级预防的是（ ）
   A. 流感流行期间主动接受预防注射
   B. 高血压患者坚持正规治疗
   C. 发现霍乱疫情及时报告
   D. 发现乳腺肿块及时就医
   E. 给晚期患者以临终关怀
5. 以下属于疾病防治中三级预防的是（ ）
   A. 流感流行期间主动接受预防注射
   B. 发现霍乱疫情及时报告
   C. 发现乳腺肿块及时就医
   D. 高血压患者坚持正规治疗
   E. 给晚期患者以临终关怀
6. 有关筛检的说法，正确的是（ ）
   A. 筛检属于三级预防
   B. 筛检的目的在于早期发现某些可疑疾病
   C. 筛检试验是诊断性的
   D. 筛检的对象是就诊患者
   E. 筛检往往需要使用复杂的检验手段
7. 有关三级预防，以下说法正确的是（ ）
   A. 第二级预防又称病因预防
   B. 第一级预防指做好“三早”预防工作
   C. 第三级预防包括非特异性和特异性措施两大类
   D. 第三级预防也称临床前期预防
   E. 计划免疫属第一级预防
8. 以下哪一项不属于第一级预防（ ）
   A. 预防接种和计划免疫
   B. 医生同患者共同检测疾病
   C. 预防生活方式疾病
   D. 保持良好的社会心理状态
   E. 以上都不属于
9. 下列哪一项不属于临床预防医学的特征（ ）
   A. 包括对终末期患者执行临床关怀
   B. 是在临床场所执行的
   C. 主要针对慢性病
   D. 对象是健康人和“无症状”患者
   E. 是一级和二级预防的结合
10. 预防并发症和伤残工作属于（ ）
   A. 第一级预防
   B. 第二级预防
   C. 第三级预防
   D. 第四级预防
   E. 综合预防
11. 以下各项中，不适合采取第一级预防的是（ ）
   A. 职业病
   B. 脑卒中
   C. 病因不明，难以觉察预料的病
   D. 心血管疾病
   E. 糖尿病

二、A_2型题（每一道试题是以一个小案例出现，其下面有A、B、C、D、E五个备选答案，请从中选择一个最佳答案。）

12. 某中学生2年来抑郁、心事重重，成绩由前10名一路下降到35名以后，对同学的言语十分敏感，班主任建议她去做心理咨询。这种心理咨询为（ ）
   A. 一级预防措施
   B. 二级预防措施
   C. 三级预防措施
   D. 一、二级预防措施
   E. 二、三级预防措施

三、A_3/A_4型题（每个案例下设若干道试题。请根据试题所提供的信息，在每一道试题下面的A、B、C、D、E五个备选答案中选择一个最佳答案。）

（13~14题共用题干）

红星社区开展高血压病防治工作，采取的措施包括：广泛宣传高血压防治知识，提高社区人群自我保健意识，鼓励社区人群改变不良行为和生活方式；对辖区内35岁及以上常住居民，每年在其第一次就诊时为其测量血压；对原发性高血压患者，每年进行1次较全面的健康检查；对原发性高血压患者，每年要提供定期面对面的随访；固定责任医生建立高血压门诊、实行档案制，进行跟踪服务；根据患者血压控制情况进行分类干预及定期随访；积极开展高血压治疗，针对危重患者采取会诊和转诊，确诊伴有高血压危象及并发症的患者及时联络转送上级医院。

13. 在该社区高血压防治过程中，鼓励人群改变不良行为和生活方式属于（ ）
   A. 一级预防
   B. 二级预防
   C. 三级预防
   D. 三早预防
   E. 以上均不正确

14. 防治过程中，以下采取的措施中不属于二级预防的是（ ）
   A. 对辖区内35岁及以上常住居民，每年在其第一次就诊时为其测量血压
   B. 对原发性高血压患者，每年进行1次较全面的健康检查
   C. 对原发性高血压患者，每年要提供定期面对面的随访
   D. 根据患者血压控制情况进行分类干预及定期随访
   E. 积极开展高血压治疗，针对危重患者采取会诊和转诊，确诊伴有高血压危象及并发症患者及时联络转送上级医院

第二节 基本公共卫生服务和重大公共卫生服务项目

A_1型题（每一道试题下面有A、B、C、D、E五个备选答案，请从中选择一个最佳答案。）

1. 我国已经在城市和农村全面实施基本公共卫生服务（基本公卫）项目和重大公共卫生服务（重大公卫）项目，项目的实施有力地推进了初级卫生保健工作的进展，为实现（ ）充实了具体内容，全体居民受益
   A. 卫生服务普及化
   B. 卫生服务大众化
   C. 卫生服务合理化
   D. 卫生服务均等化
   E. 卫生服务全民化

2. 重大公共卫生服务项目不包括（ ）
   A. 卵巢癌检查
   B. 国家免疫规划
   C. 艾滋病
   D. 结核病
   E. 血吸虫病

3. 重大公共卫生服务针对的重点人群不包括（ ）
   A. 传染病患者
   B. 职业病患者
   C. 慢性病患者
   D. 急性病患者
   E. 地方病患者

4. 到（ ），基本公共卫生服务逐步均等化的机制基本完善，重大疾病和主要健康危险因素得到有效控制，城乡居民健康水平得到进一步提高
   A. 2020年
   B. 2021年
   C. 2025年
   D. 2022年
   E. 2027年

5. 到2017年，由基层医疗机构正在实施的国家基本公共卫生服务项目有（ ）
   A. 10项
   B. 12项
   C. 15项
   D. 17项
   E. 20项

6. 以下不属于正在实施的国家基本公共卫生服务项目的是（ ）
   A. 0~6岁儿童健康管理
   B. 高血压患者健康管理
   C. 中医药健康管理
   D. 1型糖尿病患者健康管理
   E. 卫生监督协管

7. 关于国家基本公共卫生项目实施的意义，下列说法正确的是（ ）
   A. 减少全部健康危险因素
   B. 有效预防和控制各种传染

病及慢性病

C. 提高公共卫生服务和突发公共卫生事件的应急处置能力

D. 仅包含基本公卫项目

E. 重大疾病得到完全控制

8. 2019年起，将原重大公共卫生服务和计划生育项目中的多少项工作新划入基本公共卫生项目（ ）

A. 10项

B. 12项

C. 15项

D. 18项

E. 19项

9. 关于基本公共卫生服务项目和重大公共卫生服务项目的特点，错误的是（ ）

A. 促进公共卫生服务逐步均等化的重要内容

B. 基本公卫项目是针对当前城乡居民存在的主要健康问题

C. 以儿童、孕产妇、老年人、慢性病患者为重点人群

D. 面向全体居民提供的最基本、最低价的公共卫生服务

E. 是深化医药卫生体制改革的重要工作

10. 以下哪项不是重大公共卫生服务项目（ ）

A. 精神心理疾病综合管理

B. 国家免疫规划的常规免疫所需疫苗和注射器购置

C. 艾滋病防控

D. 结核病防控

E. 地中海贫血防控

第三节 家庭医生签约服务

A_1型题（每一道试题下面有A、B、C、D、E五个备选答案，请从中选择一个最佳答案。）

1. 家庭医生团队为签约居民提供的服务不包括（ ）

A. 健康评估和康复指导

B. 建立电子健康档案

C. 意外保险理赔

D. 优先预约就诊

E. 预防接种

2. 实行家庭医生签约服务的意义，下列说法错误的是（ ）

A. 是实现从“以健康为中心”到“以治病为中心”转变的重要抓手

B. 是分级诊疗制度建设的重要基础

C. 是构建和谐医患关系的重要途径

D. 是应对健康新挑战的重要举措

E. 是密切党和人民群众血肉联系的重要纽带

3. 家庭医生团队的组成有哪些（ ）

A. 家庭医生、社区护士

B. 社区护士、公共卫生医师（含助理公共卫生医师）

C. 家庭医生、公共卫生医师（含助理公共卫生医师）

D. 家庭医生、药师

E. 家庭医生、社区护士、公共卫生医师（含助理公共卫生医师）

4. 从（ ）年开始，在现有服务水平基础上，全人群和重点人群签约服务覆盖率每年提升1~3个百分点

A. 2019年

B. 2020年

C. 2021年

D. 2022年

E. 2023年

第四节 健康中国战略

A_1型题（每一道试题下面有A、B、C、D、E五个备选答案，请从中选择一个最佳答案。）

1.《“健康中国2030”规划纲要》提出，到2030年，全国人均每日食盐摄入量降低（ ）

A. 10%

B. 20%

C. 25%

D. 30%

E. 35%

2.《“健康中国2030”规划纲要》提出，巩固完善国家基本药物制度，推进特殊人群基本药物保障。下列叙述错误的是（ ）

A. 保障儿童用药

B. 完善现有免费治疗药品政策

C. 完善罕见病用药保障政策

D. 建立药品价格信息监测和信息公开制度

E. 建立个人健康档案的信息系统

3.《健康中国行动（2019—2030年）》提出健康知识普及行动目标，到2030年全国居民健康素养水平不低于（ ）

A. 18%

B. 20%
C. 22%
D. 25%
E. 30%

4.《健康中国行动（2019—2030年）》提出妇幼健康促进行动目标，到2030年5岁以下儿童死亡率控制在（　）及以下
A. 7.5‰
B. 7‰
C. 9.5‰
D. 9‰
E. 6‰

第五节　中医预防与养生保健

A_1型题（每一道试题下面有A、B、C、D、E五个备选答案，请从中选择一个最佳答案。）

1. 以下不是中医药预防与养生保健基本原则的是（　）
A. 早期体检，防患未然
B. 天人相应，顺应自然
C. 形神合一，形神共养
D. 动静互涵，协调平衡
E. 重视先兆，防微杜渐

2. 中医预防与养生保健的主要内容不包括（　）
A. 针对当地气候条件、地理环境、风俗习惯，结合人群体质状况、生活方式等制定方案
B. 针对精神病患者进行康复指导
C. 针对季节性易感疾病和传染性疾病的易感人群，开展中医药健康教育
D. 在社区开展中医药养生保健科普活动
E. 针对孕妇进行起居、食疗指导和心理辅导等

3. 与“卫生保健系统不健全”相对应的自我保健方式是（　）
A. 自我诊断、自我治疗
B. 自我意识
C. 自我调节、自我控制
D. 个人参与、自助
E. 个人影响、自我防护

4. 产后脾胃虚弱者可服（　）
A. 醪糟
B. 山药扁豆粳米粥
C. 猪腰子菜末粥
D. 生姜羊肉汤
E. 益母草红糖水

5. 肾虚腰痛者可食用（　）
A. 醪糟
B. 山药扁豆粳米粥
C. 猪腰子菜末粥
D. 生姜羊肉汤
E. 益母草红糖水

6. 产后恶露不净者可服（　）
A. 猪蹄汤
B. 山药扁豆粳米粥
C. 猪腰子菜末粥
D. 生姜羊肉汤
E. 鱼汤

7. 哺乳期若乳汁不足，可多喝（　）等
A. 鱼汤、鸡汤、猪蹄汤
B. 醪糟
C. 益母草红糖水
D. 猪腰子菜末粥
E. 山药扁豆粳米粥

8. 断乳可采用中药的方法回乳，用炒麦芽加水煎服，（　），乳房局部做湿热敷
A. 每日1剂，连服3天
B. 每日2剂，连服5天
C. 每日3剂，连服7天
D. 每日2剂，连服3天
E. 每日1剂，连服2天

9. 预防产后抑郁症，主要表现是产妇在产褥早期出现的以（　）为主的情绪障碍，此时应进行心理疏导，并加服补血养肝、疏肝理气中药
A. 抱怨、失落、绝望
B. 抑郁、愤怒、暴躁
C. 哭泣、抑郁、烦闷
D. 低落、生气、郁郁寡欢
E. 自怨自艾、惊惧、失落

10. 以下不是孕期中医保健知识及分期保健要点的是（　）
A. 情志调摄
B. 饮食起居
C. 健康检查
D. 适量运动
E. 用药指导

11. 在饮食养生中，饮食三宜是指（　）
A. 食宜少，食宜凉，食宜细嚼细咽
B. 食宜凉，食宜淡，食宜细嚼细咽
C. 食宜少，食宜甜，食宜细嚼细咽
D. 食宜咸，食宜润，食宜细嚼细咽
E. 食宜软，食宜温，食宜细嚼细咽

12. 在流行性感冒（流感）易发期可采取的中医干预措施是（　）
A. 情志调摄
B. 中药熏鼻喷喉
C. 开展食疗
D. 指导运动训练
E. 发放艾叶燃熏

13. 属于中医药预防与养生保健主要服务方式的是（　）
A. 适量运动
B. 心理平衡
C. 康复治疗
D. 戒烟限酒
E. 调摄情志

第二章 卫生统计学和流行病学基本知识

第一节 卫生统计学概述

一、A_1 型题（每一道试题下面有 A、B、C、D、E 五个备选答案，请从中选择一个最佳答案。）

1. 以下说法正确的是（ ）
   A. 统计工作步骤中最重要的是分析资料
   B. 测定 60 名正常成年女性血小板数所得资料只能是计量资料
   C. 概率是描述某随机事件发生的可能性大小的指标
   D. 样本一定具有随机性
   E. 样本的指标称为参数
2. 以下哪一项不属于定量资料（ ）
   A. 白蛋白与球蛋白比值
   B. 身体质量指数（体重/身高^2）
   C. 细胞突变率（%）
   D. 血压值
   E. 中学生中吸烟人数
3. 统计学工作基本步骤（ ）
   A. 设计
   B. 分析资料
   C. 整理资料
   D. 搜集资料
   E. 以上均是
4. 搞好统计工作等，达到预期目标，最重要的是（ ）
   A. 整理资料要详细
   B. 原始资料要正确
   C. 原始资料要多
   D. 分析资料要先进
   E. 统计计算精度要高
5. 调查 2022 年某地正常成年男子的红细胞数，总体是 2022 年该地（ ）
   A. 每个正常成年男子
   B. 能调查到且愿意接受调查的全部正常成年男子红细胞数的集合
   C. 全部正常成年男子
   D. 全部正常成年男子的红细胞数的集合
   E. 正常成年男子的红细胞数
6. 总体是根据（ ）确定的同质观测单位的变量值的集合
   A. 研究目的
   B. 研究过程
   C. 研究对象
   D. 研究方法
   E. 研究单位
7. （ ）亦称为定量资料或数值变量资料，指对每个观察单位的某个变量用测量的方法准确获得的定量结果，表现为数值大小，一般有度量衡单位
   A. 计量资料
   B. 计数资料
   C. 定性资料
   D. 无序分类变量资料
   E. 等级资料
8. （ ）亦称为定性资料或无序分类变量资料，是将观察单位按某种属性进行分组计数的定性观察结果
   A. 计量资料
   B. 定量资料
   C. 数值变量资料
   D. 计数资料
   E. 等级资料
9. （ ）亦称为有序分类变量资料，指将观察单位按某种属性的不同程度或次序分成等级后分组计数的观察结果
   A. 计量资料
   B. 定量资料
   C. 数值变量资料
   D. 计数资料
   E. 等级资料
10. 以下不属于统计工作基本步骤的是（ ）
    A. 收集资料
    B. 统计设计
    C. 分析资料
    D. 整理资料
    E. 统计结果
11. 抽样必须遵循（ ）
    A. 普及原则
    B. 平均原则
    C. 随机化原则
    D. 定性定量原则
    E. 范围限定原则
12. 医师整理资料时有以下指标：年龄、身高、体重、胸围等，上述指标属于（ ）
    A. 定量资料
    B. 半定量资料
    C. 分类资料
    D. 定性资料
    E. 等级资料

二、A_2 型题（每一道试题是以一个小案例出现，其下面有 A、B、C、D、E 五个备选答案，请从中选择一个最佳答案。）

13. 欲了解某年某市全部活产新生儿出生时平均体重，可从该市各医疗卫生机构内按随机抽样方法抽取在该年出生的部分活产新生儿，其出生时的体重值的集合就构成了（ ）
    A. 总体
    B. 变量
    C. 样本
    D. 测量值
    E. 变量值

三、A_3/A_4 型题（每个案例下

设若干道试题。请根据试题所提供的信息，在每一道试题下面的A、B、C、D、E五个备选答案中选择一个最佳答案。）

（14~15题共用题干）

欲调查某乡镇某年40岁以上健康成年男性的血压情况，则该乡镇年满40岁的每个健康成年男性就是观察单位，影响血压高低的因素包含年龄、性别、区域、身体状况等。

14. 血压就是（　），测得的血压值就是（　）
 A. 研究指标、观察值
 B. 变量值、变量
 C. 研究指标、变量
 D. 变量值、研究指标
 E. 观察值、变量值

15. 由于规定了观察单位“同乡镇、40岁以上、男性、身体健康”这几个因素要相同，测得的血压值就会表现为（　）的同质特点
 A. 大同小异
 B. 完全相同
 C. 相似
 D. 有一定差别
 E. 大相径庭

第二节　统　计　表

A_1型题（每一道试题下面有A、B、C、D、E五个备选答案，请从中选择一个最佳答案。）

1. 一般来说，一个基本的统计表其标题、标目和线条的数量为（　）
 A. 1、2、3
 B. 1、3、2
 C. 2、1、3
 D. 3、1、2
 E. 3、2、1

2. 有关统计表的列表原则，以下哪一项叙述是错误的（　）
 A. 备注可在表内用“*”标出，写在表的底线下
 B. 横标目是研究对象，列在表的上行
 C. 统计表中线条不宜过多
 D. 表内的数据一律用阿拉伯数字表示
 E. 标题在表的上方中央，简要说明表的内容

3. 统计表的主语通常放在统计表（　）
 A. 下面
 B. 上面
 C. 左侧
 D. 右侧
 E. 中间

4. 以下有关统计表制作的叙述，正确的是（　）
 A. 横、纵标目用斜线分隔
 B. 纵标目间用竖线分隔
 C. 要求各种指标小数位数一致
 D. 一张表应包含尽量多的内容
 E. 统计表通常包括标题、标目、线条、数字和备注5个部分

5. （　）不是统计表的固有组成部分，一般不列入表内
 A. 标题
 B. 标目
 C. 线条
 D. 文字
 E. 备注

6. 设计标目时应遵循（　）的原则
 A. 重点突出、简单明了
 B. 主谓分明、层次清楚
 C. 简单清晰、便于分析
 D. 结构完整、条目清晰
 E. 一目了然、主次有序

7. 统计表是将统计分析资料及其指标以表格列出，代替繁冗的文字叙述。以下关于统计表，说法错误的是（　）
 A. 表中不能留空格
 B. 标目用以说明表内纵横方向的内容
 C. 同一指标小数位数要保持一致
 D. 横标目位于表格右侧，说明表中同横行数字的含义
 E. 统计分析指标作为纵标目位于表格上端

8. 统计表的种类包括（　）
 A. 会计报表、复合表
 B. 简单表、二维表
 C. 简单表、会计报表
 D. 简单表、复合表
 E. 会计报表、复合表、二维表

第三节　算术平均数

A_1型题（每一道试题下面有A、B、C、D、E五个备选答案，请从中选择一个最佳答案。）

1. 医学参考值的频数分布往往呈正态分布，利用正态分布的（　）分布规律可以估计医学参考值的波动范围
 A. 方差
 B. 面积

C. 离散
D. 大体
E. 概率

2. 原始数据都乘以一个不等于0的常数k（　）
A. 均数不变
B. 均数增加k倍
C. 均数变为k倍
D. 均数大小不定
E. 均数减少k倍

3. 频数分布集中位置偏向数值较小的一侧称为（　）
A. 对称分布
B. 不对称型分布
C. 偏态分布
D. 正偏态分布
E. 负偏态分布

4. 表示儿童体重资料的平均水平最常用的指标是（　）
A. 算术平均数
B. 变异系数
C. 几何均数
D. 中位数
E. 百分位数

5. 以下有关频数表的说法，错误的是（　）
A. 便于观察离群值
B. 便于观察异常值
C. 便于观察平均值
D. 可以看出频数分布的集中趋势
E. 可以看出频数分布的离散趋势

6. 某项计量指标仅以过高为异常，且资料呈偏态分布，则其95%参考值范围为（　）
A. <P95
B. <P97. 5
C. >P5
D. P2. 5～P97. 5
E. P5～P95

7. 以下有关医学参考值范围的叙述，不正确的是（　）
A. 无疾病者的解剖、生理、生化等数据的波动范围
B. 根据专业知识确定单侧范围或双侧范围
C. 习惯以包含95%或99%的观察值为界值
D. 资料为正态分布时，可用正态分布法计算
E. 资料为偏态分布时，可用百分位数法计算

8. 95%医学参考值范围是指（　）
A. 95%某特定人群的某指标测定值在此范围内
B. 凡在此范围的都正常
C. 不在此范围内都不正常
D. 此范围可作为医学诊断依据
E. 为确定医学参考值范围而抽取得样本例数多时应分组计算

第四节　常用人口统计指标

一、A_1 型题（每一道试题下面有A、B、C、D、E五个备选答案，请从中选择一个最佳答案。）

1. 人口总数指一个国家或地区在某一特定（　）的人口数
A. 范围
B. 时间
C. 要求
D. 时期
E. 年份

2. 人口自然增长率计算公式正确的是（　）
A. 自然增长率＝净再生育率－粗死亡率
B. 自然增长率＝粗出生率－粗死亡率
C. 自然增长率＝粗再生育率－粗死亡率
D. 自然增长率＝总和生育率－粗死亡率
E. 自然增长率＝总生育率－粗死亡率

3. 与粗出生率计算公式分母相同的指标是（　）
A. 婴儿死亡率
B. 总生育率
C. 粗死亡率
D. 新生儿死亡率
E. 生存率

4. 有关粗出生率的表述中，不正确的是（　）
A. 常用千分率表示
B. 指某年活产总数与同年年平均人数之比
C. 其优点是资料易获得，计算简便
D. 其缺点是易受人口年龄构成影响
E. 可以精确地反映某时某地某人群的生育水平

5. 计算某年某地平均每千人口中的活产数的指标是（　）
A. 粗出生率
B. 总生育率
C. 年龄别生育率
D. 总和生育率
E. 自然增长率

二、A_2 型题（每一道试题是以一个小案例出现，其下面有A、B、C、D、E五个备选答案，请从中选择一个最佳答案。）

6. 对2021年某地人口指标进行统计，发现与2020年相比，2021年少年儿童人口比例增加，则该地未来可能出现的是（　）
A. 死亡率增加
B. 出生率下降
C. 出生率增加
D. 死亡率下降
E. 人口自然增长率下降

7. 某市共有400 000人，2020年因各种原因死亡4000人。其中心

脏病患者 1428 人，死亡 208 人。则该市的粗死亡率为（ ）
A. 204/400 000
B. 1428/400 000
C. 4000/400 000
D. 208/1428
E. 208/4000

第五节 常用流行病学方法

一、A_1 型题（每一道试题下面有 A、B、C、D、E 五个备选答案，请从中选择一个最佳答案。）

1. 有关流行病学的定义，最准确的是（ ）
A. 研究疾病在人群中分布的科学
B. 研究传染病在人群中的分布和影响分布的因素及制定预防对策的科学
C. 研究健康状态的分布及影响因素以便采取有效保健措施的科学
D. 研究非传染性疾病在人群中的分布和影响分布的因素以及预防对策的科学
E. 研究人群中疾病与相关健康状况的分布及其影响因素，并研究如何防治疾病及促进健康的策略和措施的学科
2. 流行病学中的群体是指（ ）
A. 无症状的健康人
B. 有典型症状的患者
C. 在一定范围内的人群，可以小到一个家庭，大到全人类
D. 传染病患者
E. 病原携带者
3. 流行病学与临床医学的区别在于（ ）
A. 在群体水平上研究疾病现象
B. 提供诊断依据
C. 研究疾病的病因学
D. 不涉及药物治疗
E. 不研究疾病的预后
4. 流行病学主要研究的是（ ）
A. 疾病的个体现象
B. 疾病的群体现象
C. 传染病的流行过程
D. 疾病的治疗
E. 疾病的预后
5. 流行病学研究的基础是（ ）
A. 描述性研究
B. 理论性研究
C. 实验性研究
D. 分析性研究
E. 流行病学方法研究
6. 以下哪种调查方法效果介于面访和信访之间，灵活、省钱又省时，但是前提是被调查者能联系上（ ）
A. 电话访问
B. 自填问卷调查
C. 访谈法
D. 体格检查
E. 现场观察
7. 以下哪种调查方法要求调查过程统一时间和地点（ ）
A. 电话访问
B. 自填问卷调查
C. 访谈法
D. 体格检查
E. 现场观察
8. 描述性研究最常用的方法，除外的是（ ）
A. 个案调查
B. 病例报告
C. 现况调查
D. 生态学研究
E. 病例-对照研究

二、A_2 型题（每一道试题是以一个小案例出现，其下面有 A、B、C、D、E 五个备选答案，请从中选择一个最佳答案。）

9. 为研究饮用水中微囊藻毒素与大肠癌发病的关系，有人对某地 10 个镇居民饮用水中微囊藻毒素浓度进行检测，以此作为环境暴露水平，同时收集近年来当地大肠癌发病率数据，以此作为疾病指标，然后对两种指标进行等级相关分析，这种研究方法属于（ ）
A. 理论流行病学研究
B. 生态学研究
C. 出生队列分析
D. 病例对照研究
E. 队列研究
10. 为了评价实施改换水源降低水氟工程后的效果，在全国饮水型地方性氟中毒流行严重的 10 省市，采用整群抽样调查的方法，共调查 1743 个改换水源的工程，约全部改水工程的 97%，选择 1980 年实施改换水源降氟工程后，在当地出生并饮用该水 10 年及以上的 8~12 岁儿童，调查其氟斑牙患病情况，该研究属于（ ）
A. 队列研究
B. 社区干预试验
C. 临床试验
D. 病例对照研究
E. 生态学研究
11. 为研究人群高血压患病率及其分布特点，在 W 市采用分层随机抽样方法抽取 10 个社区，对 35 岁以上的居民进行体检并填写健康调查问卷。该种研究属于（ ）
A. 社区试验
B. 现况研究
C. 分析性研究
D. 生态学研究
E. 队列研究

第六节　疾病的分布与影响因素

一、A_1 型题（每一道试题下面有 A、B、C、D、E 五个备选答案，请从中选择一个最佳答案。）

1. 以下哪一项不是疾病时间分布的变化形式（　）
   A. 季节性
   B. 流行
   C. 短期波动
   D. 周期性
   E. 长期变异
2. 进行疾病三间分布综合描述的典型是（　）
   A. 传染病流行病学
   B. 移民流行病学
   C. 血清流行病学
   D. 分子流行病学
   E. 遗传流行病学
3. 某地区在一周内进行了高血压普查，可计算当地高血压的（　）
   A. 罹患率
   B. 病死率
   C. 患病率
   D. 发病率
   E. 续发率
4. 某地为了解某城市儿童龋齿的流行情况拟进行一次普查，要说明调查结果可用（　）
   A. 感染率
   B. 罹患率
   C. 患病率
   D. 累积发病率
   E. 发病率
5. 以下哪一种说法是正确的（　）
   A. 现患率等于发病率
   B. 发病率和患病率一样
   C. 罹患率是一种特殊的患病率
   D. 发病率计算公式的分子只包括新发病例
   E. 发病率是指某特定时期内人口中新老患者所占的比例

二、A_2 型题（每一道试题是以一个小案例出现，其下面有 A、B、C、D、E 五个备选答案，请从中选择一个最佳答案。）

6. 某地进行甲型病毒性肝炎的调查中，共发现患者 462 例。其中男性 316 例占 68.40%，女性 146 例占 31.60%，提示（　）
   A. 男性患者比例高于女性患者
   B. 男性因在外就餐机会多发病机会就高
   C. 男性发病率高
   D. 男性患病率高
   E. 不能说明任何问题

第七节　公共卫生监测

A_1 型题（每一道试题下面有 A、B、C、D、E 五个备选答案，请从中选择一个最佳答案。）

1. 公共卫生监测是指（　）地收集有关健康事件、卫生问题的资料，经过科学分析和解释后获得重要的公共卫生信息，并及时反馈给需要这些信息的人或机构，用以指导制定、完善和评价公共卫生干预措施与策略的过程
   A. 长期、连续、系统
   B. 科学、恰当、高效
   C. 准确、可靠、主动
   D. 规律、长期、科学
   E. 高效、主动、连续
2. 我国目前监测的主要疾病是（　）
   A. 地方病
   B. 非传染病
   C. 传染病
   D. 肿瘤
   E. 性病
3. 疾病监测采用的方法属于（　）
   A. 描述性研究
   B. 理论性研究
   C. 实验性研究
   D. 分析性研究
   E. 包括以上四种
4. 以下不属于公共卫生监测的种类与内容的是（　）
   A. 死因监测
   B. 慢性非传染病监测
   C. 传染病监测
   D. 环境监测
   E. 病原微生物监测
5. 传染病监测的主要内容，以下哪一项不正确（　）
   A. 收集人口学资料、传染病的发病和死亡及其分布情况
   B. 研究流行因素和流行规律，包括人群的免疫水平、病原体的型别、毒力和耐药性等
   C. 评价防疫措施的效果和预测疫情
   D. 媒介昆虫的种类、分布及病原携带状况
   E. 早期发现患者、进行早期诊断和治疗
6. 死因监测目的是了解人群死亡率和死因分布，反映人群健康水平，确定不同时期主要死因及疾病防治重点，如全国的孕产妇和（　）以下儿童的死亡

监测
A. 5岁
B. 3岁
C. 7岁
D. 10岁
E. 12岁

7. 收集整理、分析解释、反馈利用是公共卫生监测的3个阶段。（ ）是基础，（ ）是目的
A. 分析解释、收集整理
B. 反馈、信息收集
C. 信息收集、利用
D. 分析解释、反馈利用
E. 收集整理、分析解释

8. 关于传染病监测的主要内容，以下哪项不正确（ ）
A. 病例三间分布的动态变化情况
B. 人群免疫水平
C. 媒介昆虫的种类、分布及病原携带状况
D. 病原体的血清型和/或基因型、毒力、耐药性
E. 早期发现患者，进行早期诊断和治疗

第三章 健康教育与健康促进

第一节 概 述

一、A_1型题（每一道试题下面有A、B、C、D、E五个备选答案，请从中选择一个最佳答案。）

1. 从健康教育的角度，以下不属于影响健康的因素的是（ ）
A. 行为与生活方式因素
B. 环境因素
C. 生物学因素
D. 人为因素
E. 卫生服务因素

2. 健康教育是通过（ ），帮助个人和群体掌握卫生保健知识，树立健康观念，自愿采纳有利于健康的行为、生活方式的教育活动与过程
A. 知识发散和传播
B. 信息传播和行为干预
C. 教育的力量
D. 环境和生活方式的改变
E. 卫生教育理念

3. 关于健康教育与健康促进的区别与联系，除外的是（ ）
A. 健康教育要求人们通过自身认知态度和价值观念的改变而自觉采取有益于健康的行为和生活方式
B. 健康教育的对象针对个体和人群，其内容也往往是某一或某些与疾病相关的危险因素，侧重于行为与生活方式因素
C. 健康促进涉及整个人群和社会生活的各个方面，侧重于影响健康的社会、环境等方面的因素的改变
D. 健康促进是健康教育的核心
E. 与健康教育相比，健康促进融客观支持与主观参与于一体

4. 下列不属于1992年国际心脏保健会议提出的维多利亚心脏保健宣言中指出的健康四大基石的是（ ）
A. 合理膳食
B. 适量运动
C. 戒烟和限制饮酒
D. 早睡早起
E. 心理平衡

5. 大量的流行病学研究表明，人类的行为与生活方式与大多数（ ）关系极为密切，改善行为可有效控制这些疾病的发生发展
A. 慢性非传染性疾病
B. 慢性传染性疾病
C. 急性重大疾病
D. 急性传染性疾病
E. 急性非传染性疾病

6. 下列关于环境因素的说法，不正确的是（ ）
A. 环境因素是指以人为主体的外部世界，或围绕人们的客观事物的总和
B. 环境因素包括自然环境和社会环境
C. 污染的环境一般具有浓度低、效应慢、周期长、范围大、人数多、后果重，以及多因素协同作用等特点
D. 社会环境又称文化-社会环境，包括社会制度、法律、经济、文化、教育、人口、民族、职业等，也包括工作环境、家庭环境、人际关系等
E. 环境因素影响人们生活方式的选择，疾病的发生和转化不受社会因素的影响和制约

7. 以下不属于生物学因素的是（ ）
A. 病原微生物
B. 遗传
C. 生长发育和衰老
D. 人际关系
E. 个人生物学特征（包括年龄、性别、形态和健康状况等）

8. 以下不是促进健康行为的特点的是（ ）
   A. 有利性
   B. 无序性
   C. 和谐性
   D. 一致性
   E. 适宜性
9. 下列哪一项不是吸烟产生的主要有害物质（ ）
   A. 尼古丁
   B. 一氧化碳
   C. 潜在致癌性物质
   D. 氮氧化物
   E. 焦油
10. 以下不属于有危害的健康行为的是（ ）
   A. 致病行为模式
   B. 不良生活方式与习惯
   C. 不良疾病行为
   D. 危害环境行为
   E. 违反社会法律、道德的危害健康行为
11. 有关研究表明，具有 A 型行为者（ ）的发生率、复发率和死亡率均显著地高于非 A 型行为者
   A. 癌症
   B. 心脏病
   C. 冠状动脉粥样硬化性心脏病（冠心病）
   D. 脑梗死
   E. 高血压

二、A_2 型题（每一道试题是以一个小案例出现，其下面有 A、B、C、D、E 五个备选答案，请从中选择一个最佳答案。）

12. 患者，男性，67 岁。近年来爱生闷气，表面隐忍而内在情绪起伏大。他属于哪一种致病行为模式（ ）
   A. A 型行为模式
   B. B 型行为模式
   C. C 型行为模式
   D. D 型行为模式
   E. E 型行为模式
13. 患者，男性，29 岁。争强好胜，工作节奏快，有时间紧迫感；警戒性和敌对意识较强，勇于接受挑战并主动出击，而一旦受挫就容易不耐烦。他属于哪一种致病行为为模式（ ）
   A. A 型行为模式
   B. B 型行为模式
   C. C 型行为模式
   D. D 型行为模式
   E. E 型行为模式
14. 医师为某居民建立健康档案时询问其饮酒情况，乡村医生告诉其饮酒行为属于（ ）
   A. 保健行为
   B. 预警行为
   C. 日常危害健康行为
   D. 避开有害环境行为
   E. 戒除不良嗜好行为
15. 患者，男性，45 岁。在一次体检中查出患有高血压，于是决定戒烟、戒酒。他的这种行为属于（ ）
   A. 保健行为
   B. 预警行为
   C. 日常健康行为
   D. 避开有害环境行为
   E. 戒除不良嗜好行为
16. 某社区实施一项高血压综合防治项目，在项目“执行计划 1 年后，项目地区 70% 高血压患者家庭学会自测血压”，属于健康教育计划的（ ）
   A. 总体目标
   B. 教育目标
   C. 健康目标
   D. 行为目标
   E. 过程目标
17. 某人多次体检正常，却总怀疑自己患有心脏病，这属于（ ）
   A. 不良疾病行为
   B. 致病行为模式
   C. 患者角色行为
   D. 预警行为
   E. 不良生活方式与习惯

三、A_3/A_4 型题（每个案例下设若干道试题。请根据试题所提供的信息，在每一道试题下面的 A、B、C、D、E 五个备选答案中选择一个最佳答案。）

（18～19 题共用题干）

患者，男性，65 岁。身高 170cm，体重 85kg。

18. 该男子的体重指数（BMI）是（ ）
   A. 23.4
   B. 25.4
   C. 27.4
   D. 29.4
   E. 31.4
19. 对其膳食建议措施不包括（ ）
   A. 多吃粗粮
   B. 多吃蔬菜水果
   C. 多吃鱼类
   D. 多吃肉类
   E. 多吃豆类

第二节 健康教育内容

一、A_1 型题（每一道试题下面有 A、B、C、D、E 五个备选答案，请从中选择一个最佳答案。）

1. 为预防缺陷儿（畸形儿）的出生，妊娠前期夫妻双方孕前需做到计划受孕，孕前须做孕前咨询和医学检查，从（ ）开始，每天口服叶酸 0.4mg
   A. 孕后 3 个月

B. 孕前3个月
C. 孕前6个月
D. 孕后6个月
E. 孕前1个月

2. 以下哪一项不是缓解高血压的有效措施（ ）
A. 戒烟限酒
B. 合理膳食
C. 保持心理平衡
D. 适量有规律的无氧运动
E. 控制饮食

3. 艾滋病传播途径的预防教育内容不包括（ ）
A. 血液传播预防教育
B. 消化道传播预防教育
C. 性传播预防教育
D. 垂直传播预防教育
E. 吸毒与感染艾滋病病毒的关系及其危险性教育

4. 以下有关0~6岁儿童健康教育的说法，错误的是（ ）
A. 此阶段健康教育的对象除了儿童本人，还包括儿童的家长（照料者）
B. 遵循婴幼儿发展的年龄特点与个体差异
C. 8个月龄后及时合理添加辅食
D. 养成良好的生活和个人卫生习惯
E. 应结合儿童的生活进行安全、营养和保健教育

5. 以下不属于3~6岁学龄前儿童健康教育的内容的是（ ）
A. 建立良好的亲子、师生、同伴关系
B. 培养良好的饮食习惯，不挑食、不偏食，多吃水果、蔬菜，少吃甜食和油炸食品
C. 保证充足睡眠
D. 提高自我保护意识和能力
E. 引导其逐步形成规则和安全意识

6. 关于老年人健康教育内容，说法错误的是（ ）
A. 指导老年人科学规律的生活起居，良好的生活习惯；纠正不良的行为和生活方式，严禁吸烟、饮酒
B. 鼓励老人多参加社会活动、参加力所能及的活动；与子女相互适应、相互支持；合理安排作息时间；保持乐观的情绪，加强健脑锻炼，避免孤独，减少焦虑情绪
C. 提倡科学合理的平衡膳食，以富含蛋白质、低脂肪、低胆固醇、少盐、少糖、富含维生素和微量元素的食物为主；少食多餐，定时定量；正确选择保健品
D. 心脑血管疾病、糖尿病、白内障、青光眼、腰腿痛、关节炎等疾病的防治知识和自我护理方法
E. 根据自身特点选择适合自己的体育活动项目，运动不过量

7. 男性腰围≥85cm和女性腰围≥80cm者患高血压的危险为腰围低于此界限者的（ ）
A. 1.5倍
B. 2.5倍
C. 3.5倍
D. 4.5倍
E. 5.5倍

8. 膳食中摄入过量油脂可导致高血压、动脉粥样硬化等疾病，过多摄入的钠盐是导致（ ）的重要原因
A. 冠心病
B. 高血压
C. 癌症
D. 心脏病
E. 脑梗死

9.《中国居民膳食指南（2022）》将中国人的食盐推荐量定为（ ）
A. 3g
B. 5g
C. 6g
D. 7g
E. 8g

10. 钾的来源是（ ）
A. 维生素
B. 瘦肉
C. 蔬菜水果
D. 水
E. 油脂

11. 吸烟可在短期内使血压急剧升高，研究证明吸烟是（ ）的重要危险因素
A. 冠心病
B. 高血压
C. 癌症
D. 心血管病
E. 脑梗死

12. 糖尿病是一种代谢紊乱的终生性疾病，由于多种原因引起人体内胰岛素分泌绝对或相对不足，导致糖、脂肪和蛋白质代谢障碍，以（ ）为主要临床表现
A. 蛋白质代谢障碍
B. 血糖升高
C. 代谢紊乱
D. 血糖降低
E. 胰岛素分泌不足

13. 糖尿病的危险因素包括遗传因素，不管是1型还是2型糖尿病，其遗传因素的作用均很肯定，父母皆患糖尿病的子女其发病率在（ ）
A. 30%以上
B. 50%以上
C. 60%以上
D. 80%以上
E. 90%以上

14.（ ）是2型糖尿病的主要易患因素之一
A. 肥胖
B. 高糖饮食
C. 缺乏运动
D. 心情抑郁
E. 蛋白质不代谢

15. 关于艾滋病的血液途径传播，以下说法错误的是（　）
A. 尽量减少输血和血制品，必须输血时要使用经过HIV抗体检测的血液和一次性输液注射器具
B. 静脉注射要使用一次性注射器具
C. 可以与他人共用刮脸刀、剃须刀、牙刷等，在消毒不严格的理发店、美容店等处刮胡子、修鬓角、美容、穿耳、文身、修脚等不会传播艾滋病
D. 医务人员应严格遵守操作规程，避免医源性感染
E. 有静脉吸毒行为的人不要与他人共用注射器具

16. 以下会有感染艾滋病的风险的行为是（　）
A. 在工作和生活中与艾滋病患者和艾滋病病毒感染者握手
B. 与艾滋病患者共同进餐
C. 与艾滋病病毒感染者共用刮脸刀、剃须刀、牙刷等
D. 在艾滋病患者咳嗽和打喷嚏时面对面
E. 与艾滋病病毒感染者共用游泳池或公共浴池等公共设施

17. 国际上评价烟草有害物质的含量，通常采用烟焦油、尼古丁和（　）三项指标
A. 二氧化硫
B. 氨气
C. 二氧化碳
D. 一氧化碳
E. 二氧化氮

18. 吸烟是（　）的最主要病因，危险程度与每天吸烟量、持续吸烟时间、烟草中焦油和尼古丁含量有直接关系
A. 高血压
B. 冠心病
C. 肺癌
D. 心血管疾病
E. 脑梗死

19. 80%~90%的慢性阻塞性肺疾病由（　）引起
A. 酗酒
B. 周围空气质量差
C. 肺功能受损
D. 长期吸烟
E. 咳嗽久治不愈

20. 正式戒烟阶段需要提供更积极的干预方法，帮助克服戒断症状并给予支持，目的是为吸烟者提供戒烟方法及告知如何巩固戒烟效果。下列选项不属于行为技巧的是（　）
A. 推迟
B. 躲避
C. 避免
D. 专注
E. 支持

21. 女性青春期开始的重要标志为（　）
A. 卵泡开始发育
B. 出现周期性排卵
C. 第一次月经来潮
D. 开始出现第二性征
E. 出现体格发育第二高峰

22. 膳食中摄入过量油脂可导致高血压、动脉粥样硬化等疾病，过多摄入的钠盐是导致以下哪种疾病的重要原因（　）
A. 冠心病
B. 高血压
C. 癌症
D. 心脏病
E. 脑梗死

二、A_2型题（每一道试题是以一个小案例出现，其下面有A、B、C、D、E五个备选答案，请从中选择一个最佳答案。）

23. 患者，女性，28岁。因业务关系经常需在酒店宴请客户和饮酒，近期拟考虑生育。从妇幼保健角度，你认为最应补充的维生素是（　）
A. 维生素A
B. 维生素B_2
C. 维生素C
D. 维生素D
E. 叶酸

第三节　健康教育服务形式和要求

A_1型题（每一道试题下面有A、B、C、D、E五个备选答案，请从中选择一个最佳答案。）

1. 以下哪种不属于健康教育的常用方式（　）
A. 标语
B. 门诊个体健康教育
C. 同伴教育
D. 电话和网络咨询
E. 讲座

2. 健康教育处方一般不用于（　）
A. 住院教育
B. 出院教育
C. 入院教育
D. 门诊教育
E. 随访教育

3. 黑板报、宣传栏的使用要点包括定期更换，一般（　）要更新一次
A. 1个月
B. 1~3个月
C. 3个月
D. 3~6个月
E. 6个月

4. 关于招贴画、海报的设计和制作，以下说法错误的是（　）
A. 信息简洁、突出

B. 图文并茂，字数不宜过多
C. 字体大小合适
D. 数字一般用阿拉伯数字
E. 可以用英文、化学名称、学术用语

5. 由于（　）制作简单、成本低廉，在农村和城市社区、卫生服务中心、医院、街道、广场等场所被广泛应用
A. 招贴画、海报
B. 小册子
C. 标语、横幅
D. 电子显示屏
E. VCD/DVD 光碟

6.（　）材料可以重复使用，传播的信息稳定，特点是直观、生动，在指导人们的行为时能够避免在人际传播中信息的损失或由于传播者自己理解局限性而造成的信息偏误
A. 招贴画、海报
B. 小册子
C. 标语、横幅
D. 电子显示屏
E. DVD 光碟、录像带

7. 下列说法关于同伴教育的特点，不正确的是（　）
A. 教育者与被教育者之间具有同质性，有共同的背景，有更多的共同语言
B. 同伴之间的信息共享和行为示范，更容易形成对问题的共识，从而使同伴相信彼此的观点、行为，并模仿同伴的行为
C. 同伴教育的形式多种多样，根据年龄和背景的不同，可以选择的不同的方式
D. 同伴教育不仅能进行健康知识传授、经验与行为分享，还能产生情感上的共鸣
E. 同伴是人们卫生保健信息的重要来源之一，可以弥补经济资源方面的不足

8. 作为一种辅助方法，常配合其他方法一起使用，（　）的特点是形象化、直观性强，生动活泼，没有一定的教学模式
A. 讲座
B. 演示法
C. 小组讨论
D. 同伴教育
E. 门诊个体健康教育

9. 以下不属于入户指导的主要对象的是（　）
A. 新生儿
B. 老年人
C. 精神疾病患者
D. 重症护理患者
E. 产妇

10. 患者和普通人群都可以是（　）的指导对象，尤其是对于路途远、身体不方便前来当面咨询的人群来说更方便
A. 入户指导
B. 电话和网络咨询
C. 讲座
D. 门诊个体健康教育
E. 同伴教育

11. 印刷资料包括健康教育折页、健康教育处方和健康手册等。放置在乡镇卫生院和村卫生室的候诊区、诊室、咨询台等处。每个机构每年提供不少于（　）内容的印刷资料，并及时更新补充，保障使用
A. 6 种
B. 8 种
C. 12 种
D. 15 种
E. 20 种

12. 音像资料包括录像带、VCD、DVD 等视听传播资料，机构正常应诊的时间内，在乡镇卫生院门诊候诊区、观察室、健教室等场所或宣传活动现场播放。每个机构每年播放音像资料不少于（　）
A. 3 种
B. 4 种
C. 6 种
D. 9 种
E. 12 种

13. 每个乡镇卫生院每年至少开展（　）公众健康咨询活动
A. 3 次
B. 6 次
C. 9 次
D. 5 次
E. 8 次

14. 每个乡镇卫生院每月至少举办 1 次健康知识讲座，村卫生室（　）至少举办 1 次健康知识讲座
A. 每个月
B. 每 2 个月
C. 每 3 个月
D. 每半个月
E. 每半年

第四节　健康素养

A_1型题（每一道试题下面有 A、B、C、D、E 五个备选答案，请从中选择一个最佳答案。）

1. 根据《中国公民健康素养——基本知识与技能（2015 年版）》，下列不属于健康生活方式的是（　）
A. 合理膳食
B. 适量运动
C. 戒烟限酒
D. 心理平衡
E. 心理适应

2. 根据《中国公民健康素养——基本知识与技能（2015 年版）》，每天应保证（　）小

时睡眠
A. 6
B. 7~8
C. 8~10
D. 10
E. 10~12

3. 根据《中国公民健康素养——基本知识与技能（2015 年版）》，出现咳嗽、咳痰（　）以上，或痰中带血，应及时检查是否得了肺结核
A. 5 天
B. 1 周
C. 2 周
D. 3 周
E. 1 个月

4. 根据《中国公民健康素养——基本知识与技能（2015 年版）》，妇女孕期应当至少接受（　）次产前检查并住院分娩
A. 1
B. 2
C. 3
D. 4
E. 5

第四章　传染病及突发公共卫生事件

第一节　传染病流行过程

A_1 型题（每一道试题下面有 A、B、C、D、E 五个备选答案，请从中选择一个最佳答案。）

1. 有关传染的概念，以下哪一项是错误的（　）
A. 传染也称感染
B. 感染病原体后是否发病，主要取决于病原体的特性
C. 感染病原体后是否发病，主要取决于人体的抗病能力
D. 构成传染过程必须具备病原体、人体及环境 3 个因素
E. 传染病是传染或感染过程中的表现形式之一，感染病原体后不一定都发病

2. 可使人群易感性升高的因素，除了（　）
A. 新生儿增加
B. 免疫人口免疫力的自然消退
C. 易感人口的迁入
D. 隐性感染发生后
E. 免疫人口的迁出或死亡，使人群易感性升高

3. 流行过程是指传染病在人群中发生、蔓延的过程，即（　）从感染者体内排出，经过一定的传播途径，侵入易感者机体而形成的新感染，并不断发生、发展的过程
A. 病原体
B. 细菌
C. 病毒
D. 传染源
E. 微生物

4. 下列哪个因素会使人群易感性降低（　）
A. 计划免疫
B. 新生儿增加
C. 易感人口迁入
D. 免疫人口免疫力自然消退
E. 免疫人口死亡

5. 以下各项中，属于影响传染病流行过程的自然环境因素的是（　）
A. 社会制度
B. 地貌水文
C. 经济水平
D. 文化教育
E. 卫生服务

6. 传染源及其排出的病原体向周围传播所能波及的范围称为（　）
A. 疫点
B. 疫区
C. 疫源地
D. 自然疫源地
E. 传染区

第二节　传染病突发公共卫生事件报告和处理

A_1 型题（每一道试题下面有 A、B、C、D、E 五个备选答案，请从中选择一个最佳答案。）

1. 我国传染病的预防主要包括（　）
A. 加强健康教育
B. 改善卫生条件
C. 身体锻炼
D. 人群免疫
E. 以上都是

2. 以下哪种疾病不属于乙类传染病（　）
A. 狂犬病
B. 流行性感冒
C. 伤寒和副伤寒
D. 乙型脑炎
E. 麻疹

3. 根据传染病防治法，甲类传染病是指（　）
A. 鼠疫、狂犬病
B. 黑热病、炭疽

C. 鼠疫、炭疽
D. 鼠疫、霍乱
E. 炭疽、霍乱

4. 以下哪项不是紫外线消毒灯的功率（ ）
A. 40W
B. 30W
C. 20W
D. 15W
E. 10W

5. 关于消毒剂的使用方法，错误的是（ ）
A. 乙醇主要用于手和皮肤消毒
B. 用无菌棉拭或无菌纱布蘸取碘酊，在消毒部位皮肤进行擦拭2遍以上，再用乙醇脱碘
C. 碘剂的常用消毒方法有浸泡、擦拭、冲洗等方法
D. 将乙醇消毒剂均匀喷雾于物体表面，使其保持湿润或擦拭物体表面3遍，作用5分钟
E. 含氯制剂适用于餐具、环境、水、疫源地等消毒

6. 以下哪一项不属于有机磷杀虫剂（ ）
A. 敌敌畏
B. 毒死蜱
C. 滴滴涕
D. 二溴磷
E. 双硫磷

7. 对疫点随时消毒，错误的内容是（ ）
A. 消毒双手
B. 消毒生活用具
C. 消毒分泌物
D. 消毒全身
E. 消毒衣物被单

8. 早期正确诊断传染病最重要的意义在于（ ）
A. 解决合理治疗
B. 避免延误病情
C. 有助于判断预后
D. 有助于流行病学调查
E. 有助于防止传播

9. 以下不是突发公共卫生事件报告内容的是（ ）
A. 发病、死亡人数
B. 事件名称、类别
C. 主要症状、体征
D. 已经采取的措施
E. 患者姓名

10. 突发公共卫生事件监测机构、医疗卫生机构及有关单位发现突发公共卫生事件，应在（ ）内向所在地区县级人民政府的卫生行政部门报告
A. 1小时
B. 2小时
C. 3小时
D. 6小时
E. 12小时

11. 根据突发公共卫生事件的性质、危害程度、涉及范围等，突发公共卫生事件分为（ ）
A. Ⅰ级、Ⅱ级、Ⅲ级
B. Ⅰ级、Ⅱ级、Ⅲ级、Ⅳ级
C. Ⅰ级、Ⅱ级、Ⅲ级、Ⅳ级、Ⅴ级
D. Ⅰ级、Ⅱ级、Ⅲ级、Ⅳ级、Ⅴ级、Ⅵ级
E. Ⅰ级、Ⅱ级、Ⅲ级、Ⅳ级、Ⅴ级、Ⅵ级、Ⅶ级

12. 我国法定传染病共（ ）种
A. 30
B. 33
C. 37
D. 38
E. 40

13. 下列传染病中，需报告病原携带者的病种有（ ）
A. 霍乱、鼠疫
B. 流行性感冒
C. 霍乱、脊髓灰质炎以及国家卫生健康委员会规定的其他传染病
D. 细菌性痢疾和阿米巴性痢疾
E. 手足口病

14. 发现甲类传染病和乙类传染病中的肺炭疽、严重急性呼吸综合征应按有关要求于（ ）内报告
A. 1小时
B. 2小时
C. 6小时
D. 12小时
E. 24小时

15. 发现其他乙、丙类传染病病人、疑似病人和规定报告的传染病病原携带者，应于（ ）内报告
A. 2小时
B. 6小时
C. 10小时
D. 12小时
E. 24小时

16. 传染病暴发流行时，必要时当地政府可以采取以下紧急措施，除了（ ）
A. 临时征用房屋、交通工具
B. 限制或者停止集市、集会、影剧院演出或者其他人群聚集的活动
C. 停工、停业、停课
D. 封闭被传染病病原污染的公共饮用水
E. 停止一切活动

17. 针对易感人群的措施是（ ）
A. 隔离、留验、医学观察、应急接种等
B. 预防接种、药物预防、个人防护
C. 疾病监测
D. 三级预防
E. 消毒杀虫

18. 乡镇卫生院、村卫生室和社区卫生服务中心（站）要做好相关服务记录，“传染病报告卡”和“突发公共卫生事件相关信息报告卡”应至少保留（ ）
A. 半年
B. 1年
C. 2年
D. 3年
E. 5年

第三节　预防接种

一、A_1 型题（每一道试题下面有 A、B、C、D、E 五个备选答案，请从中选择一个最佳答案。）

1. 以下不属于减毒活疫苗的是（　）
   A. 卡介苗
   B. 甲型肝炎
   C. 风疹
   D. 脊髓灰质炎
   E. 百白破
2. 皮下注射给药，下述步骤哪一项是错误的（　）
   A. 注射部位可选择三角肌下缘
   B. 药液不足 1ml 可选择 1ml 注射器
   C. 针头与皮肤呈 10°~20°角进针
   D. 抽吸无回血后推注药液
   E. 注射毕用无菌干棉签轻压进针处，快速拔针
3. 有关卡介苗接种，下述哪一项是正确的（　）
   A. 儿童每隔 5 年复种一次
   B. 菌苗为无毒人型活结核分枝杆菌
   C. 卡介苗效果是绝对肯定的
   D. 接种前均需做结核菌素试验
   E. 使人产生免疫力同时也产生变态反应
4. 脊灰疫苗第 3 剂应（　）接种完成。
   A. 小于 12 月龄
   B. 小于 14 月龄
   C. 小于 18 月龄
   D. 小于 2 岁
   E. 小于 3 岁
5. 有关同时接种原则，以下说法错误的是（　）
   A. 不同疫苗同时接种两种及以上注射类疫苗应在不同部位接种
   B. 严禁将两种或多种疫苗混合吸入同一支注射器内接种
   C. 现阶段的国家免疫规划疫苗均可按照免疫程序或补种原则同时接种
   D. 不同疫苗接种间隔两种及以上注射类减毒活疫苗如果未同时接种，应间隔不小于 14 天进行接种
   E. 国家免疫规划使用的灭活疫苗和口服类减毒活疫苗，如果与其他灭活疫苗、注射或口服类减毒活疫苗未同时接种，对接种间隔不做限制
6. 麻疹疫苗初种年龄是（　）
   A. 2 个月
   B. 3 个月
   C. 8 个月
   D. 1 个月
   E. 生后 2~3 天
7. 百白破疫苗初种年龄是（　）
   A. 2 个月
   B. 3 个月
   C. 8 个月
   D. 1 个月
   E. 生后 2~3 天
8. 10 月龄婴儿阶段的健康教育重点是（　）
   A. 预防接种
   B. 意外伤害的预防
   C. 对贫血、营养缺乏、佝偻病等防治进行教育
   D. 预防传染病
   E. 防治发育迟缓、智力落后、语言障碍
9. 关于疫苗的存放，叙述错误的是（　）
   A. 疫苗应按品种、批号分类码放
   B. 疫苗应放置冰箱门内搁物架上，含吸附剂疫苗应贴壁放置
   C. 采用冷库和大容量冰箱存放疫苗时，底部应留有一定的空间
   D. 使用冰箱储存疫苗时，应将可冷冻保存的疫苗存放在底部
   E. 脊髓减毒活疫苗在 −20℃ 以下保存，运输过程可在冷藏条件下进行
10. 预防接种管理，每（　）对辖区内儿童的预防接种卡（簿）进行 1 次整理，查漏补缺，并及时进行补种
    A. 3 个月
    B. 半年
    C. 1 年
    D. 2 年
    E. 3 年
11. 预防接种管理，及时为辖区内所有居住满（　）的 0~6 岁的儿童建立预防接种证和预防接种卡（簿）等儿童预防接种档案
    A. 1 个月
    B. 3 个月
    C. 6 个月
    D. 10 个月
    E. 12 个月

二、A_2 型题（每一道试题是以一个小案例出现，其下面有 A、B、C、D、E 五个备选答案，请从中选择一个最佳答案。）

12. 小李的儿子出生后即被医院注射了乙肝疫苗，但在出院的费用清单中发现有乙肝疫苗的收费项目。该医院违反了（　）
    A. 按属地管理原则
    B. 发出传染病预警

C. 向卫生行政部门报告
D. 预防接种制度
E. 强制隔离治疗措施

13. 8个月小儿进行麻疹疫苗免疫接种后第二天，接种部位出现3cm红肿伴淋巴结轻度肿大，属于（ ）
A. 局部反应阴性
B. 局部中等反应
C. 局部强反应
D. 全身弱反应
E. 全身中等反应

14. 某幼儿在预防接种门诊接种麻疹疫苗，针对其接种注意事项，下列说法错误的是（ ）
A. 接种部位要避开瘢痕、炎症、硬结和皮肤病变处
B. 接种前皮肤消毒禁用碘酊，可使用75%乙醇
C. 在相同接种条件下剂量越大，免疫效果越好
D. 一次性注射器使用后不得回套针帽
E. 自毁型注射器使用后应立即放入安全盒中

15. 婴儿，5月龄。昨日接种了百白破混合疫苗，今日有轻度发热，稍哭闹不安。查体：体温37.5℃，右上臂外侧注射部位有轻微红肿，咽部充血，心肺无异常发现。下列哪项处理最恰当（ ）
A. 暂不用药
B. 口服退热药
C. 口服抗生素
D. 口服抗病毒药
E. 同时口服抗生素和抗病毒药

三、A_3/A_4型题（每个案例下设若干道试题。请根据试题所提供的信息，在每一道试题下面的A、B、C、D、E五个备选答案中选择一个最佳答案。）

（16~19题共用题干）

某儿童在下列各年龄时，应进行的预防接种的初种制剂。

16. 新生儿期接种的疫苗应是（ ）
A. 乙肝疫苗
B. 流感疫苗
C. 麻疹疫苗
D. 脊髓灰质炎疫苗
E. 百白破疫苗

17. 生后2~4个月时接种（ ）
A. 卡介苗
B. 流行性乙型脑炎疫苗
C. 麻疹疫苗
D. 脊髓灰质炎疫苗
E. 百白破混合疫苗

18. 生后3~5个月时接种（ ）
A. 卡介苗
B. 流行性乙型脑炎疫苗
C. 麻疹疫苗
D. 脊髓灰质炎疫苗
E. 百白破混合疫苗

19. 生后8个月时接种（ ）
A. 卡介苗
B. 流行性乙型脑炎疫苗
C. 麻疹疫苗
D. 脊髓灰质炎疫苗
E. 百白破混合疫苗

第五章　居民健康管理

第一节　居民健康档案管理

A_1型题（每一道试题下面有A、B、C、D、E五个备选答案，请从中选择一个最佳答案。）

1. 以下哪种疾病的患者不用作为健康管理的重点管理对象（ ）
A. 结核
B. 上呼吸道感染
C. 高血压
D. 退行性骨关节病
E. 精神分裂症

2. 居民健康档案建立的对象是（ ）
A. 辖区所有人员
B. 辖区部分人员
C. 辖区内居住半年以上的户籍居民
D. 辖区内居住半年以上的户籍居民及非户籍居民
E. 流动人员

3. 健康管理的首要步骤一般是（ ）
A. 健康维护计划的实施
B. 疾病危险度评估
C. 人群的健康体检
D. 健康维护计划的制订
E. 搜集健康信息

4. 居民健康档案管理服务对象中的儿童年龄是（ ）
A. 0~6岁
B. 0~1岁
C. 0~3岁
D. 1~6岁
E. 1~3岁

5. 统一为居民健康档案进行编码，采用（ ），以国家统一的行政区划编码为基础，以村（居）委会为单位，编制居民健康档案唯一编码。同时将建档居民的身份证号作为身份识别码，为在信息平台上实现资源共享奠定基础
A. 11位编码制
B. 13位编码制
C. 15位编码制

D. 17 位编码制
E. 21 位编码制

6. 以下不是居民健康档案管理的工作指标的是（　）
A. 健康档案建档率
B. 电子健康档案建档率
C. 健康档案合格率
D. 健康档案填写率
E. 健康档案使用率

7. 居民健康档案内容的查体栏中“足背动脉搏动”，（　）患者必须进行此项检查
A. 冠心病
B. 糖尿病
C. 心脏病
D. 癌症
E. 脑梗死

第二节　0~6 岁儿童健康管理

一、A_1 型题（每一道试题下面有 A、B、C、D、E 五个备选答案，请从中选择一个最佳答案。）

1. 小儿生长发育最快的时期是（　）
A. 新生儿期
B. 婴儿期
C. 幼儿期
D. 学龄前期
E. 青春期

2. 新生儿期是指从出生断脐至出生后（　）
A. 7 天
B. 14 天
C. 28 天
D. 30 天
E. 60 天

3. 儿童智力发展的关键期在（　）
A. 2 岁前
B. 3 岁前
C. 5 岁前
D. 6 岁前
E. 7 岁前

4. 小儿体格发育的 2 个高峰期是（　）
A. 青春期、学龄期
B. 学龄期、学龄前期
C. 青春期、幼儿期
D. 青春期、婴儿期
E. 学龄期、新生儿期

5. 小儿生命中，死亡率最高的时期是（　）
A. 新生儿期
B. 婴儿期
C. 幼儿期
D. 学龄前期
E. 学龄期

6. 容易发生意外事故的时期是（　）
A. 胎儿期
B. 新生儿期
C. 婴儿期
D. 幼儿期
E. 学龄期

7. 新生儿期有体重的生理性下降，多在生后 3~4 天达到最低点，以后逐渐回升，至生后（　），重新达到出生时的体重，但早产儿生理性体重下降恢复的速度较慢
A. 7~10 天
B. 5~9 天
C. 7~8 天
D. 4~6 天
E. 6~9 天

8. 以下哪一项不是新生儿期的特点（　）
A. 发病率和死亡率极高，尤其 7 日内最明显
B. 生理调节和适应能力不够完善
C. 消化吸收功能较完善
D. 生后的第 1 周内应建立和加强访视制度
E. 此期内应至少访视 2 次

9. 正常足月新生儿家庭首次访视应在出院后（　）之内进行
A. 3 天
B. 7 天
C. 10 天
D. 14 天
E. 20 天

10. 正常足月新生儿满月访视应在出生后（　）进行
A. 28~30 天
B. 38 天之后
C. 42 天之后
D. 2 个月后
E. 3 个月后

11. 下列关于新生儿家庭访视服务内容，不正确的是（　）
A. 了解出生时情况、预防接种情况等
B. 新生儿出院后 2 周内进行，同时进行产后访视
C. 观察家居环境，重点询问和观察喂养、睡眠、大小便、黄疸、脐部情况、口腔发育等
D. 为新生儿进行体格检查，建立《儿童保健手册》
E. 对于低出生体重、早产、双多胎或有出生缺陷的新生儿，根据实际情况增加访视次数

12. 新生儿家庭访视有关疾病预防的指导，叙述错误的是（　）
A. 注意并保持家庭卫生，接触新生儿前要洗手，减少探视，家人患有呼吸道感染时要戴口罩，以避免交叉感染
B. 生后数天开始补充维生素 D，足月儿每天口服 300IU，早产儿每天口服 500IU

C. 对未接种卡介苗和第1剂乙肝疫苗的新生儿，提醒家长尽快补种
D. 未接受新生儿疾病筛查的新生儿，告知家长到具备筛查条件的医疗保健机构补筛
E. 有吸氧治疗史的早产儿，在生后4~6周或矫正胎龄32周转诊到开展早产儿视网膜病变（ROP）筛查的指定医院进行眼底病变筛查

13. 关于满月后婴幼儿健康管理的叙述，不正确的是（　）
A. 满月后婴幼儿健康管理均应在乡镇卫生院进行，偏远地区可在村卫生室进行
B. 共随访6次
C. 在婴幼儿6~8、18、30月龄时分别进行1次血常规检测
D. 在6、12、24、36月龄时分别进行1次听力筛查
E. 在每次进行预防接种前均要检查有无禁忌证，若无，体检结束后接受疫苗接种

14. 学龄前儿童健康管理是为4~6岁儿童每年提供（　）健康管理服务
A. 1次
B. 2次
C. 3次
D. 4次
E. 2~3次

15. 预防小儿营养性缺铁性贫血的措施，以下选项错误的是（　）
A. 提倡母乳喂养
B. 对轻度贫血患儿家长进行合理喂养指导
C. 铁强化婴幼儿食品
D. 早产儿早期补铁
E. 早产儿补足维生素 B_6

16. 预防营养性缺铁性贫血应强调（　）
A. 母乳喂养
B. 混合喂养
C. 人工喂养
D. 注射铁剂
E. 及时添加蛋黄、肉类、鱼类、肝泥等辅食

17. 不宜作为婴儿主食的乳制品是（　）
A. 全脂奶粉
B. 蒸发乳
C. 酸奶
D. 甜炼乳
E. 配方奶粉

18. 蛋白质-热能营养不良小儿最先出现的症状是（　）
A. 身高低于正常
B. 皮下脂肪消失
C. 体重不增
D. 体重减轻
E. 肌张力低下

19. 早产儿的胎龄小于（　）
A. 28周
B. 37周
C. 40周
D. 42周
E. 44周

20. 正常2岁小儿的头围大约是（　）
A. 46cm
B. 48cm
C. 52cm
D. 44cm
E. 50cm

21. 3个月婴儿的标准头围是（　）
A. 36cm
B. 40cm
C. 44cm
D. 42cm
E. 38cm

22. 一发育正常小儿4岁，其体重约为（　）
A. 12kg
B. 14kg
C. 16kg
D. 20kg
E. 22kg

23. 判断小儿体格发育最常用的指标是（　）
A. 动作发育能力
B. 语言发育程度
C. 智能发育水平
D. 神经反射发育
E. 体重、身高、头围

24. 最能反映骨骼发育的重要指标是（　）
A. 身高
B. 体重
C. 头围
D. 胸围
E. 牙齿

25. 3个月小儿其身高、头围约是（　）
A. 55cm，38cm
B. 60cm，40cm
C. 65cm，42cm
D. 70cm，44cm
E. 75cm，46cm

26. 新生儿生理性体重下降发生在出生后（　）
A. 第1周
B. 第2周
C. 第3周
D. 第4周
E. 第5周

27. 重度贫血的血红蛋白浓度是（　）
A. <30g/L
B. <40g/L
C. 30~59g/L
D. 60~89g/L
E. 90~120g/L

28. 新生儿，生后7天。体检正常，医师到家中做健康指导应告知家长预防意外事故的重点是（　）
A. 防止坠床
B. 禁止玩锐器
C. 禁止相互打闹
D. 防止喂奶后窒息
E. 防止开水烫伤

二、A_2型题（每一道试题是以一个小案例出现，其下面有A、B、C、D、E五个备选答案，请从中选择一个最佳答案。）

29. 8个月小婴儿，标准体重是（　）
    A. 6kg
    B. 7kg
    C. 8kg
    D. 9kg
    E. 10kg
30. 一小儿体重7kg，身高65cm，头围42cm，乳牙2枚，能独坐一会儿，不能听懂自己的名字。此小儿的年龄最可能是（　）
    A. 9个月
    B. 8个月
    C. 7个月
    D. 6个月
    E. 5个月
31. 1岁女婴，诊断为营养性缺铁性贫血，给予铁剂治疗，其疗程为用药至（　）
    A. 临床症状完全消失
    B. 血红蛋白含量恢复正常
    C. 血红蛋白含量恢复正常后再用药4周
    D. 血红蛋白含量恢复正常后再用药4~6周
    E. 血红蛋白含量恢复正常后再用药8~12周
32. 患儿，女，11个月。面色苍白1个月，易疲乏，时而烦躁，食欲缺乏。查体：肝肋下3cm，质中，脾肋下1.5cm。查血常规：糖化血红蛋白（Hb）86g/L，红细胞计数（RBC）3.45×10^{12}/L，平均红细胞体积（MCV）65fl，平均红细胞血红蛋白含量（MCH）20pg，平均红细胞血红蛋白浓度（MCHC）0.26。最可能的诊断是（　）
    A. 叶酸缺乏性贫血
    B. 再生障碍性贫血
    C. 营养性缺铁性贫血
    D. 维生素B_{12}缺乏性贫血
    E. 生理性贫血
33. 患儿，女，10个月。因食欲缺乏，母乳少，以米糊、稀饭喂养，未添加其他辅食，诊断为营养不良Ⅰ度。最先出现的症状是（　）
    A. 身长低于正常
    B. 体重不增
    C. 皮肤干燥
    D. 皮下脂肪减少
    E. 肌张力低下

三、A_3/A_4型题（每个案例下设若干道试题。请根据试题所提供的信息，在每一道试题下面的A、B、C、D、E五个备选答案中选择一个最佳答案。）

（34~36题共用题干）

一个健康5岁小儿，体格生长发育正常。

34. 体重、身长应为（　）
    A. 体重18kg，身长112cm
    B. 体重15kg，身长104cm
    C. 体重18kg，身长106cm
    D. 体重22kg，身长106cm
    E. 体重18kg，身长102cm
35. 腕骨骨化中心的数目是（　）
    A. 3个
    B. 4个
    C. 6个
    D. 8个
    E. 9个
36. 头围应为（　）
    A. 48cm
    B. 52cm
    C. 54cm
    D. 50cm
    E. 58cm

第三节　孕产妇健康管理

一、A_1型题（每一道试题下面有A、B、C、D、E五个备选答案，请从中选择一个最佳答案。）

1. 妊娠期生殖系统变化最明显的是（　）
    A. 外阴
    B. 输卵管
    C. 子宫
    D. 阴道
    E. 卵巢
2. 初孕妇自觉胎动，多数开始于（　）
    A. 妊娠10周左右
    B. 妊娠15周左右
    C. 妊娠20周左右
    D. 妊娠25周左右
    E. 妊娠28周左右
3. 关于早期妊娠诊断，下列选项错误的是（　）
    A. 阴道壁和子宫颈呈紫蓝色
    B. 黑加征阳性
    C. 子宫增大变软呈球形
    D. 检测血hCG阳性
    E. 黄体酮试验阳性
4. 孕（　）前由孕妇居住地的乡镇卫生院为其建立《母子健康手册》
    A. 10周
    B. 12周
    C. 13周
    D. 14周
    E. 16周
5. 下列关于孕早期健康管理内容的叙述，不正确的是（　）
    A. 基层医疗卫生机构为怀孕13周前的孕妇建立《母子健康手册》，进行第1次产前检查服务
    B. 孕妇健康状况评估：询

问、观察、进行一般体检、妇科检查和血常规、尿常规、肝功能、肾功能、乙型肝炎检查

C. 开展孕早期保健指导，同时告知和督促孕妇进行产前筛查和产前诊断

D. 首诊医疗机构应当对首次建册的孕产妇进行妊娠风险筛查，对于筛查未见异常的孕妇，应当在其《母子健康手册》上标注红色标识，按照要求进行管理

E. 填写第1次产前随访服务记录表，对具有妊娠危险因素和可能有妊娠禁忌证或严重并发症的孕妇，及时转诊，并在2周内随访转诊结果

6. 孕中期确定胎儿安危最简便而准确的方法是（　）

A. 无激惹试验

B. 胎动计数

C. 尿雌三醇测定

D. 胎儿电子监护

E. 羊膜镜检查

7. 妊娠18~20周胎心率正常值应是每分钟（　）

A. 90~130次

B. 100~140次

C. 110~150次

D. 110~160次

E. 140~170次

8. 孕妇在整个妊娠期应该接受产前检查的次数是（　）

A. 1次

B. 2~3次

C. 3~4次

D. 4~5次

E. 5次及以上

9. 孕中期提示胎儿宫内明显缺氧的是（　）

A. 胎动次数每小时3~5次

B. 12小时胎动数为30次

C. 12小时胎动数为15次

D. 12小时胎动数小于20次

E. 12小时胎动数小于10次

10. 下列关于孕中期健康管理内容叙述不正确的是（　）

A. 孕中期保健至少3次

B. 对孕妇的健康状况和胎儿的生长发育情况进行评估

C. 进行孕期的个人卫生、心理、运动和营养指导

D. 对发现有异常的孕妇，要及时上转

E. 在孕中期健康管理中未发现异常要提供孕中期保健指导，进行预防出生缺陷的产前筛查和产前诊断的宣传告知

11. 下列有关孕中期孕妇健康状况评估的叙述，错误的是（　）

A. 在妊娠20~24周时，应进行超声检查，了解胎儿发育、胎盘及羊水情况，筛查胎儿有严重的形态和结构的畸形

B. 在妊娠20~24周时，知情选择进行唐氏综合征筛查

C. 在妊娠24~28周时，对有糖尿病危险因素的孕妇需进行妊娠期糖尿病筛查

D. 进行血常规、尿常规检查

E. 测量宫高、腹围，听胎心

12. 下列关于母乳喂养优点的叙述，错误的是（　）

A. 含饱和脂肪酸多，利于消化吸收

B. 母乳经济、方便、省钱

C. 有利于增加母子感情，促进婴儿健康的心理行为发育

D. 有促进婴儿免疫力的作用

E. 哺乳可促进子宫收缩，有利于产后恢复

13. 孕晚期健康管理内容不包括（　）

A. 督促孕产妇在妊娠28~36周、37~40周去有助产资质的医疗卫生机构各进行1次随访

B. 妊娠期糖尿病筛查

C. 对高危孕妇应酌情增加随访次数若发现有意外情况，建议其及时转诊

D. 进行孕期并发症、合并症防治指导

E. 指导孕妇自我监测胎动、自我体重管理、异常症状的识别

14. 关于社区护士产后访视的时间，叙述正确的是（　）

A. 产后访视至少5次

B. 第一次在出院后7天内

C. 第二次在出院后14天

D. 第三次在产后21天

E. 第四次在产后28天

15. 关于产后检查，下述哪项正确（　）

A. 产后1个月去医院做产后健康检查

B. 产后3个月去医院做产后健康检查

C. 产后42天去医院做产后健康检查

D. 产后56天去医院做产后健康检查

E. 产后半年去医院做产后健康检查

16. 产后42天健康检查的内容有，除外的是（　）

A. 询问产妇一般情况，观察乳房、乳汁情况

B. 测血压，称体重

C. 妇科检查

D. 乳腺彩超

E. 必要时测尿蛋白、血红蛋白

二、A_2型题（每一道试题是以一个小案例出现，其下面有A、B、C、D、E五个备选答案，请从中选择一个最佳答案。）

17. 患者，女性，28岁。已婚，2年未孕。以往月经4~5天/1~6个月，现停经2个月，

停经33天妊娠试验（-），停经40天曾每日肌内注射黄体酮20mg，持续5天，停药无阴道流血，基础体温双相持续3周。诊断可能为（　）
A. 妊娠
B. 闭经
C. 子宫结核
D. 子宫发育不良
E. 月经失调
18. 初孕妇，25岁。停经18周，不觉胎动。产科检查：宫底高度在脐耻之间，胎方位及胎心不清。监测宫内胎儿情况首选的方法是（　）
A. 胎心电子监测
B. 多普勒超声检查
C. B超检查
D. 胎儿心电图检查
E. 测定羊水甲胎蛋白值
19. 经产妇，29岁。足月顺产后第2天，出现轻微下腹部阵痛。脐下3指可触及宫底，无压痛，阴道流血不多，无恶心、呕吐。本例恰当处理措施应为（　）
A. 按摩子宫
B. 排除肠梗阻
C. 一般不需处理
D. 给予止血药
E. 抗生素预防感染
20. 患者，女性，28岁。妊娠9周。阵发性下腹痛2天，阴道少量流血1天就诊。为确定是否能够继续妊娠，此时应进行的辅助检查是（　）
A. 尿妊娠试验
B. B超检查
C. 检测血清雌三醇值
D. 检测血清雌二醇值
E. 检测血清甲胎蛋白值
21. 患者，初产妇，25岁。足月顺产后第3天，母乳喂养，乳房胀痛，无红肿，乳汁排出不畅，体温37.6℃。恰当的处理方法是（　）
A. 生麦芽煎服
B. 少喝水
C. 让新生儿吸吮双乳
D. 抗生素治疗
E. 用芒硝外敷

第四节　老年人健康管理

一、A_1型题（每一道试题下面有A、B、C、D、E五个备选答案，请从中选择一个最佳答案。）

1. 按照《国家基本公共卫生服务规范（2011年版）》要求，老年人健康管理的服务对象是辖区内（　）及以上常住居民
A. 55岁
B. 60岁
C. 65岁
D. 70岁
E. 75岁
2. 老年人的运动量说法错误的是（　）
A. 应根据自己的生理特点和健康状况选择适当的运动强度
B. 以轻微出汗、自我感觉舒适为度
C. 每周至少锻炼3~5次
D. 最好坚持每天锻炼
E. 每天户外活动时间至少60分钟
3. 以下选项不是导致老年人高血压、高血糖、血脂异常、超重肥胖等生物危险因子直接原因的是（　）
A. 吸烟
B. 饮酒
C. 身体活动不足
D. 膳食不合理
E. 睡眠不足
4. 关于老年人用药的基本原则，下列哪项不妥（　）
A. 肝肾功能不佳时，应调整剂量，个体化给药
B. 治疗必须用药时，最小有效剂量
C. 治疗必须用药时，种类不宜过多
D. 及时调整剂量，更换用药或停止用药
E. 可多用补药
5.《中国老年人膳食指南》提出老年人运动的四项原则不包括（　）
A. 安全
B. 全面
C. 自然
D. 适度
E. 定时
6. 了解老年人的健康状况，为针对性进行老年人的健康管理提供依据，常采用的方式不包括（　）
A. 住院观察
B. 问诊
C. 辅助检查
D. 体格检查
E. 老年人生活自理能力评估
7. 老年人饮食调养中哪项是错误的（　）
A. 品种多样
B. 每餐要饱
C. 清淡熟软
D. 细嚼慢咽
E. 进食时心情愉悦
8. 乡村医生为辖区内老年人提供健康管理的服务流程不包括的环节是（　）
A. 预约
B. 信息采集和健康状况评估

C. 评估结果的分类
D. 提出针对性的运动建议
E. 老年人的分类管理

9. 以下哪一项不属于老年人的健康指导原则（ ）
A. 告知老年人健康体检的结果，并进行相应健康指导
B. 对发现已确诊的原发性高血压患者、2型糖尿病患者，应纳入相应的慢性病患者健康管理
C. 不必戒烟限酒
D. 体检中发现有异常的老年人建议定期复查
E. 进行健康生活方式以及疫苗接种、骨质疏松预防、防跌倒措施，意外伤害预防和自救等健康指导

二、A_2型题（每一道试题是以一个小案例出现，其下面有A、B、C、D、E五个备选答案，请从中选择一个最佳答案。）

10. 患者，男性，70岁。患有脑梗死、高血压、糖尿病。对其心理护理应做到（ ）
A. 要细致观察老人的衰老情况
B. 要细致观察老人的病情
C. 不要吸烟和过量饮酒
D. 积极思考，合理用脑
E. 饮食中要适当限制食盐摄入量

11. 患者，男性，70岁。患有上呼吸道感染。告知其做好自我防护，给予的护理及指导为（ ）
A. 最好进冷食物
B. 常规用抗生素
C. 病要早治，药要早吃
D. 多食肉类、鱼、虾
E. 可以过度吸烟、饮酒

12. 患者，男性，70岁。来门诊进行膳食咨询，不适宜的建议是（ ）
A. 饮食多样性
B. 少盐多糖
C. 每天饮用牛奶
D. 饮食清淡
E. 少进食

第五节 高血压患者健康管理

一、A_1型题（每一道试题下面有A、B、C、D、E五个备选答案，请从中选择一个最佳答案。）

1. 高血压患者健康管理的服务对象是指辖区内（ ）及以上常住居民中原发性高血压患者
A. 5岁
B. 20岁
C. 35岁
D. 45岁
E. 65岁

2. 测量血压要安静休息（ ）以上开始测量
A. 3分钟
B. 5分钟
C. 10分钟
D. 15分钟
E. 30分钟

3. 对辖区内35岁及以上常住居民，每年为其免费测量（ ）血压
A. 1次
B. 2次
C. 3次
D. 4次
E. 3~4次

4. 下列有关测量血压的方法叙述不正确的是（ ）
A. 要安静休息5分钟以上开始测量
B. 测量时裸露右（左）上臂或只隔一件单衣
C. 卷起衣袖测量
D. 测量过程中不要说话或是移动，保持测量过程安静
E. 测量稳定状态下的血压值，多次测量确认

5. 有以下指标中的任一项高危因素，建议每半年至少测量1次血压，除外（ ）
A. 血压高值
B. 超重或肥胖和/或腹型肥胖
C. 糖尿病家族史
D. 长期高盐膳食
E. 长期过量饮酒

6. 有关高血压患者健康管理描述错误的是（ ）
A. 服务对象为辖区内35岁及以上原发性高血压患者
B. 对第一次发现收缩压≥140mmHg在去除可能引起血压升高的因素后预约其复查
C. 高危人群建议每半年至少测量1次血压
D. 非同日3次以上血压高于正常，可初步诊断为高血压
E. 对于紧急转诊者应在3周内主动随访转诊情况

7. 有关对高血压患者的随访错误的是（ ）
A. 测量血压并评估是否存在危急情况
B. 原发性高血压患者每年要提供至少4次面对面随访
C. 测量体重、心率，计算体质指数
D. 询问患者疾病情况和生活方式
E. 不用了解患者服药情况

8. 对高血压患者实施分类干预的内容，叙述不正确的是（ ）
A. 对血压控制满意（收缩

压 < 140mmHg 且舒张压<90mmHg)、无药物不良反应、无新发并发症或原有并发症无加重的患者，预约进行下一次随访时间

B. 对第一次出现血压控制不满意，即收缩压≥140mmHg和/或舒张压≥90mmHg，或出现药物不良反应的患者，结合其服药依从性，必要时增加现用药物剂量、更换或增加不同类的降压药，1周内随访

C. 对连续2次出现血压控制不满意或药物不良反应难以控制以及出现新的并发症或原有并发症加重的患者，建议其转诊到上级医院，2周内主动随访转诊情况

D. 对所有的患者进行有针对性的健康教育，与患者一起制定生活方式改进目标并在下一次随访时评估进展

E. 告诉患者出现哪些异常时应立即就诊

二、A_2 型题（每一道试题是以一个小案例出现，其下面有 A、B、C、D、E 五个备选答案，请从中选择一个最佳答案。）

9. 正常成年女性，57岁，身高160cm，体重75kg，最近一次测量血压值135/80mmHg，共具备（　）项高血压高危因素
   A. 1
   B. 2
   C. 3
   D. 4
   E. 5

10. 患者，男性，53岁。身高178cm，体重90kg。高血压病史10余年，遵医嘱情况良好，现血压波动在140～150/90～100mmHg，并出现胃肠道反应、嗜睡等情况就诊。对其干预措施正确的是（　）
    A. 预约下一次随访
    B. 建议其转诊到上级医院
    C. 建议其适量运动
    D. 可增加现有药物剂量，更换或增加不同类的降压药
    E. 建议其每半年至少测量1次血压

11. 患者，男性，68岁。身高172cm，体重85kg，吸烟史40余年，饮酒史40余年。高血压病史20余年，以下生活方式错误的是（　）
    A. 低盐饮食
    B. 戒烟限酒
    C. 多摄入新鲜蔬菜水果
    D. 保持有规律中等强度的有氧耐力运动，控制体重
    E. 体重指数控制在正常范围24.0～27.9

第六节　2型糖尿病健康管理

一、A_1 型题（每一道试题下面有 A、B、C、D、E 五个备选答案，请从中选择一个最佳答案。）

1. 2型糖尿病患者健康管理的服务对象是（　）
   A. 辖区内35岁及以上糖尿病患者
   B. 户籍区内35岁及以上糖尿病患者
   C. 辖区内2型糖尿病患者
   D. 户籍区内2型糖尿病患者
   E. 辖区内35岁及以上常住居民中2型糖尿病患者

2. 对工作中发现的2型糖尿病高危人群进行有针对性的健康教育，建议其每年至少测量（　）空腹血糖
   A. 1次
   B. 2次
   C. 3次
   D. 4次
   E. 5次

3. 有关2型糖尿病的健康体检错误的是（　）
   A. 对确诊的患者每年组织或协助组织1次较全面的健康体检
   B. 对口腔、视力、听力和运动功能进行初步判断
   C. 体检包括体温、脉搏、呼吸、血压、身高、体重、腰围、皮肤、浅表淋巴结、心脏、腹部等常规体格检查
   D. 体检可与随访结合
   E. 不需要参照《城乡居民健康档案管理服务规范》

4. 有关2型糖尿病的随访错误的是（　）
   A. 每3个月至少随访1次
   B. 每年至少进行4次面对面随访
   C. 对确诊的患者每年提供4次免费空腹血糖检测
   D. 测量体重，计算体质指数，检测足背动脉搏动
   E. 不要干预患者生活方式

5. 对2型糖尿病患者测量空腹血糖和血压随访评估是否存在危急情况，如出现下列哪些情况须在处理后紧急转诊，除外的是（　）
   A. 血糖≥16.7mmol/L 或 <3.9mmol/L
   B. 收缩压≥180mmHg 和/或舒张压≥110mmHg
   C. 有意识或行为改变、呼气

有烂苹果样丙酮味、心悸、多汗、食欲缺乏、恶心、呕吐、多饮、多尿、腹痛、有深大呼吸、皮肤潮红
D. 心率超过120次/分
E. 体温超过39℃

6. 对于随访2型糖尿病患者紧急转诊者，乡镇卫生院、村卫生室、社区卫生服务中心（站）应在（　）内主动随访转诊情况
A. 1周
B. 2周
C. 3周
D. 4周
E. 5周

7. 对确诊的2型糖尿病患者，每年组织或协助组织（　）较全面的健康体检
A. 1次
B. 2次
C. 3次
D. 4次
E. 5次

二、A_2型题（每一道试题是以一个小案例出现，其下面有A、B、C、D、E五个备选答案，请从中选择一个最佳答案。）

8. 患者，女性，47岁。既往体健。查体：身高156cm，体重70kg，空腹血糖（FBG）6.6mmol/L，餐后2小时血糖（PBG）8.1mmol/L，尿糖阴性，治疗如何选择（　）
A. 饮食治疗+双胍类药物
B. 饮食治疗+胰岛素
C. 饮食治疗+磺脲类药物
D. 饮食+运动
E. 胰岛素

第七节　结核病患者健康管理

A_1型题（每一道试题下面有A、B、C、D、E五个备选答案，请从中选择一个最佳答案。）

1. 对结核患者家庭访视的内容不包括（　）
A. 健康教育
B. 核查剩余药量
C. 抽查尿液
D. 核实服药情况
E. 督促患者按期复诊与取药

2. 有关结核病健康管理，以下说法不正确的是（　）
A. 管理期间如发现患者从本辖区居住地迁出，要及时向上级专业机构报告
B. 督导人员优先为医务人员，也可为患者家属
C. 肺结核健康管理服务对象是辖区内确诊的肺结核患者
D. 出现药物不良反应、并发症或合并症的患者，要立即转诊，1周内随访
E. 接到上级专业机构管理肺结核患者的通知单后，要在72小时内第一次入户访视患者

3.（　）是结核病控制的首要措施
A. 研制结核病新型药物
B. 隔离患者
C. 控制传染源
D. 杜绝飞沫感染
E. 消除结核分枝杆菌

4. 只要配合医师、遵从医嘱，严格坚持规律服药，绝大多数肺结核是可以彻底治愈的。服用抗结核药物（　）以后，传染性一般就会消失
A. 1周
B. 半个月
C. 1个月
D. 3个月
E. 2个月

5. 一般情况下，初治肺结核患者的治疗疗程为6个月，复治肺结核患者为（　），耐多药肺结核患者为24个月
A. 7个月
B. 8个月
C. 9个月
D. 10个月
E. 12个月

6. 乡镇卫生院、村卫生室，接到上级专业机构管理肺结核患者的通知单后，要在（　）内第一次入户访视患者
A. 12小时
B. 24小时
C. 36小时
D. 48小时
E. 72小时

7. 对于由医务人员督导的结核病患者，医务人员至少（　）对患者的随访评估结果
A. 每周记录1次
B. 每周记录2次
C. 每月记录1次
D. 每月记录2次
E. 每月记录3次

8. 对于由家庭成员督导的结核病患者，基层医疗卫生机构要在患者的强化期或注射期内（　），继续期或非注射期内（　）
A. 每7天随访1次，每半个月随访1次
B. 每10天随访1次，每个月随访1次
C. 每15天随访1次，每个月随访1次
D. 每10天随访2次，每个月随访1次
E. 每15天随访1次，每2个月随访1次

9. 对肺结核患者分类干预，叙述错误的是（　）
   A. 对于能够按时服药，无不良反应的患者，则继续督导服药，并预约下一次随访时间
   B. 患者未按定点医疗机构的医嘱服药，要查明原因
   C. 若患者漏服药次数超过2周及以上，要及时向上级专业机构进行报告
   D. 对出现药物不良反应、并发症或合并症的患者，要立即转诊，2周内随访
   E. 提醒并督促患者按时到定点医疗机构进行复诊
10. 当肺结核患者停止抗结核治疗后，要对其进行结案评估，以下叙述错误的是（　）
   A. 记录患者停止治疗的时间及原因
   B. 对其全程服药管理情况进行评估
   C. 收集和上报患者的“肺结核患者治疗记录卡”或“耐多药肺结核患者服药卡”
   D. 将患者转诊至结核病定点医疗机构进行治疗转归评估
   E. 1周内进行电话随访，了解患者是否前去就诊及确诊结果

第八节　严重精神障碍患者健康管理

一、A_1型题（每一道试题下面有A、B、C、D、E五个备选答案，请从中选择一个最佳答案。）

1. 对于严重精神障碍患者病情不稳定的指标不包括（　）
   A. 危险性为1~2级
   B. 存在明显的精神病症状
   C. 有急性药物不良反应
   D. 自知力缺乏
   E. 社会功能状况差
2. 严重精神障碍患者的服务对象不包括（　）
   A. 精神分裂症
   B. 精神发育迟滞不伴有精神障碍
   C. 双相障碍
   D. 偏执性精神病
   E. 癫痫所致的精神障碍
3. 以下不属于社会功能情况的是（　）
   A. 个人生活料理
   B. 家务劳动
   C. 生产劳动及工作
   D. 出行能力
   E. 社会人际交往
4. 根据应管理严重精神障碍患者的病情分类开展随访工作，依病情变化及时调整随访周期。至少每3个月随访1次，全年至少随访（　）
   A. 4次
   B. 1次
   C. 2次
   D. 3次
   E. 5次
5. 明显打砸行为，不分场合，针对财物，不能接受劝说而停止。重点在患者的攻击行为已经发生在家庭以外的场合，同时劝说无效。以上行为属于危险性（　）
   A. 0级
   B. 1级
   C. 2级
   D. 3级
   E. 4级
6. 病情基本稳定患者的危险性为（　）
   A. 0~1级
   B. 1~2级
   C. 2~3级
   D. 3~4级
   E. 4~5级
7. 乡村医生可采用电话随访严重精神障碍患者，但应保证至少每半年当面随访（　）
   A. 1次
   B. 3次
   C. 5次
   D. 6次
   E. 10次
8. 关于自知力，以下各项正确的是（　）
   A. 自知力就是指病感
   B. 自知力是指患者对所患精神疾病的认识和判断能力
   C. 神经症患者都有充分的自知力
   D. 重性精神病患者都没有自知力
   E. 有自知力的患者较没有自知力的患者预后好
9. 下列有关严重精神障碍患者分类干预，叙述错误的是（　）
   A. 住院治疗者1周内随访
   B. 居家治疗者应协助精神专科医师进行应急医疗处置，并至少每2周在居委会人员、民警的共同协助下随访1次
   C. 每次随访均应根据患者病情的控制情况，对患者及其家属进行有针对性的健康教育和生活技能训练等方面的康复指导
   D. 病情基本稳定患者可维持目前治疗方案，3个月时随访
   E. 病情稳定患者继续执行上级医院制定的治疗方案，3个月时随访

二、A_2型题（每一道试题是以一个小案例出现，其下面有A、

B、C、D、E五个备选答案，请从中选择一个最佳答案。）

10. 患者，女性，30岁。近年来出现持续的打砸行为，不分场合，针对财物或人，不能接受劝说而停止，还有包括自伤、自杀。伤害自身的行为，以上行为属于危险性（ ）
A. 0级
B. 1级
C. 2级
D. 3级
E. 4级

第九节 中医药健康管理

A_1型题（每一道试题下面有A、B、C、D、E五个备选答案，请从中选择一个最佳答案。）

1.《中医体质分类与判定》标准于（ ）正式发布
A. 2005年
B. 2009年
C. 2001年
D. 2011年
E. 2012年

2. 阴阳气血调和，以体态适中、面色红润、精力充沛等为主要特征的体质类型是（ ）
A. 平和质
B. 气虚质
C. 阳虚质
D. 阴虚质
E. 痰湿质

3. 常见表现为平素语音低弱，气短懒言，容易疲乏，精神不振，易出汗，舌淡红，舌边有齿痕，脉弱的体质类型是（ ）
A. 平和质
B. 气虚质
C. 阳虚质
D. 阴虚质
E. 痰湿质

4. 形体特征为肌肉松软不实，发病倾向为易患痰饮、肿胀、泄泻等病，感邪易从寒化的体质类型是（ ）
A. 平和质
B. 气虚质
C. 阳虚质
D. 阴虚质
E. 痰湿质

5. 体形偏瘦，阴液亏少，以口燥咽干、手足心热等虚热表现为主要特征的体质类型是（ ）
A. 平和质
B. 气虚质
C. 阳虚质
D. 阴虚质
E. 痰湿质

6. 体形肥胖，腹部肥满松软，常见表现为面部皮肤油脂较多，多汗且黏，胸闷，痰多，口黏腻或甜，喜食肥甘甜黏，苔腻，脉滑的体质类型是（ ）
A. 平和质
B. 气虚质
C. 阳虚质
D. 阴虚质
E. 痰湿质

7. 对夏末秋初湿热气候，湿重或气温偏高环境较难适应，面垢油光，易生痤疮，口苦口干，身重困倦，大便黏滞不畅或燥结，小便短黄，男性易阴囊潮湿，女性易带下增多，舌质偏红，苔黄腻，脉滑数，有以上表现的体质类型是（ ）
A. 湿热质
B. 血瘀质
C. 气郁质
D. 阴虚质
E. 特禀质

8. 易患癥瘕及痛证、血证等，血行不畅，以肤色晦暗、舌质紫黯等血瘀表现为主要特征的体质类型是（ ）
A. 湿热质
B. 血瘀质
C. 气郁质
D. 阴虚质
E. 特禀质

9. 常见表现为神情抑郁，情感脆弱，烦闷不乐，舌淡红，苔薄白，脉弦。心理特征为性格内向不稳定、敏感多虑的体质类型是（ ）
A. 湿热质
B. 血瘀质
C. 气郁质
D. 阴虚质
E. 特禀质

10. 适应能力差，如过敏体质者对易致过敏季节适应能力差，易引发宿疾。先天失常，以生理缺陷、变态反应等为主要特征的体质类型是（ ）
A. 湿热质
B. 血瘀质
C. 气郁质
D. 阴虚质
E. 特禀质

11. 体质不包括（ ）
A. 身体形态发育水平
B. 遗传基因水平
C. 心理状态
D. 身体素质和运动能力
E. 生理生化功能水平

12. 具有醒神益智作用的推拿方法是（ ）
A. 摩腹
B. 按揉迎香穴
C. 按揉足三里穴
D. 按揉四神聪穴
E. 捏脊

13. 下列以面垢油光、口苦、苔黄腻等表现为主要特征的体

质是（ ）
A. 阴虚质
B. 血瘀质
C. 痰湿质
D. 阳虚质
E. 湿热质

14. 以下选项中易患消渴、中风、胸痹等病的体质是（ ）
A. 阴虚质
B. 阳虚质
C. 痰湿质
D. 血瘀质
E. 湿热质

15. 易患痰饮、肿胀、泄泻等病的体质是（ ）
A. 阴虚质
B. 血瘀质
C. 痰湿质
D. 气虚质
E. 阳虚质

16. 向家长传授摩腹和捏脊方法的时间是在儿童（ ）
A. 6、12 月龄时
B. 18、24 月龄时
C. 30、36 月龄时
D. 6、18 月龄时
E. 12、18 月龄时

17. 特禀质的总体特征是（ ）
A. 以生理缺陷、变态反应等为主
B. 以神情抑郁、忧虑脆弱等为主
C. 以口燥咽干、手足心热等为主
D. 以畏寒怕冷、手足不温等为主
E. 以面垢油光、口苦、苔黄腻等为主

18. 老年人易患上呼吸道感染、内脏下垂等病，病后康复缓慢。符合的体质类型是（ ）
A. 血瘀质
B. 气郁质
C. 湿热质
D. 气虚质
E. 痰湿质

19. 老年人心理特征表现为性格外向，易急躁。其体质是（ ）
A. 血瘀质
B. 气郁质
C. 阳虚质
D. 阴虚质
E. 痰湿质

20. 老年人常见哮喘、风团、咽痒、鼻塞、喷嚏等表现。其体质是（ ）
A. 血瘀质
B. 气郁质
C. 阳虚质
D. 阴虚质
E. 特禀质

21. 下列关于小儿的生理特点叙述，错误的是（ ）
A. 脏腑娇嫩
B. 发育迅速
C. 形气充满
D. 生机蓬勃
E. 形气未充

22. 湿热质对外界环境的适应能力是（ ）
A. 不耐受风、寒、暑、湿邪
B. 耐夏不耐冬，易感风、寒、湿邪
C. 耐冬不耐夏，不耐受暑、热、燥邪
D. 对自然环境和社会环境适应能力较强
E. 对夏末秋初湿热气候、湿重或气温偏高环境较难适应

23. 气郁质的总体特征是（ ）
A. 以生理缺陷、变态反应等为主
B. 以神情抑郁、忧虑脆弱等表现为主
C. 以疲乏、气短、自汗等表现为主
D. 以肤色晦暗、舌质紫暗等表现为主
E. 以面垢油光、口苦、苔黄腻等表现为主

24. 不符合儿童饮食调养食物要求的是（ ）
A. 细
B. 软
C. 烂
D. 碎
E. 精

第十节 中风、痹证、消渴的中医健康管理

A_1 型题（每一道试题下面有 A、B、C、D、E 五个备选答案，请从中选择一个最佳答案。）

1. 下列哪项不属于中风的发病特点（ ）
A. 突然昏仆
B. 半身不遂
C. 口眼㖞斜
D. 外邪侵袭
E. 不省人事

2. 有关中风的病因，说法错误的是（ ）
A. 复因劳逸失度、情志不遂
B. 是在内伤积损的基础上发生的
C. 也可因饮酒饱食或外邪侵袭
D. 引起脑脉痹阻或血溢脑脉之外
E. 不会发生猝然昏仆、半身不遂

3. 以下哪一项不是痹症的病因（ ）
A. 外邪侵袭
B. 产后气血亏虚
C. 素体虚弱
D. 饮酒饱食

E. 劳倦过度

4. 有关痹症的辨证错误的是（ ）

A. 以祛邪通络为基本原则

B. 宜重视养血活血

C. 根据邪气的偏盛

D. 补肝肾、益气血是常用之法

E. 不用祛风、散寒

5. 下列关于中风辨证干预，叙述不正确的是（ ）

A. 中经络以平肝息风、化痰祛瘀通络为主

B. 早期重视发病先兆，及时通过情志调摄、中药针灸等综合干预措施防治发病

C. 正确使用通下之法、凉血化瘀法

D. 恢复期及后遗症期，多为虚实兼夹，当扶正祛邪，标本兼顾，平肝息风，化痰祛瘀与滋养肝肾、益气养血并用

E. 脑梗死、脑血管痉挛多表现为虚实兼夹

6. 痹证的病因病机主要是（ ）

A. 素体阴虚，阴血尤以濡养筋络

B. 素体阳虚，阳气不得布达周身

C. 气血为病邪阻闭，运行不畅

D. 素体气虚，无力推动气血运行

E. 血虚脉络失养

7. 消渴的基本病机是（ ）

A. 阴虚燥热

B. 胃热炽盛

C. 肾阴亏损

D. 肺热津伤

E. 阴阳两虚

8. 消渴的病变脏腑主要是（ ）

A. 肝、肾、脾

B. 胃、肾、脾

C. 心、肝、肾

D. 肺、脾、肾

E. 肺、胃、肾

第六章 卫生监督协管

第一节 基本知识

A₁型题（每一道试题下面有A、B、C、D、E五个备选答案，请从中选择一个最佳答案。）

1. 土壤污染的来源不包括（ ）

A. 汽车尾气

B. 工业废水和生活废水

C. 大气污染物

D. 化肥及农药的使用

E. 地质环境中区域性差异导致土壤中某些元素过高

2. 下列不属于食源性疾病的是（ ）

A. 食物中毒

B. 旋毛虫病

C. 食源性变态反应性疾病

D. 营养不良

E. 食源性肠道传染病

3. 关于食物中毒发生的原因和临床表现，下列说法错误的是（ ）

A. 发病潜伏期短，发病急剧，短时间内可能有多数人发病

B. 发病与食物有关，患者有食用同一有毒食物史，流行波及范围与有毒食物供应范围相一致

C. 未食用者不发病，停止该食物供应后，发病即告终止

D. 中毒患者临床表现基本相似，以恶心、呕吐、腹痛、腹泻等胃肠道症状为主

E. 一般情况下，人与人之间可能会直接传染

4. 细菌性食物中毒的特点有（ ）

A. 潜伏期短，无季节性

B. 发病预后不好

C. 发病立即死亡

D. 发病常有传染性

E. 潜伏期相对较长，有一定季节性

5. 真菌毒素的特点是（ ）

A. 分子结构复杂

B. 对热稳定，一般的加热温度不被破坏

C. 引起的中毒无季节性、地区性

D. 反复接触，机体可产生抗体

E. 抗生素治疗有效

6. 化学性食物中毒的特点有（ ）

A. 无地域性、季节性、传染性

B. 发病预后不好

C. 发病立即死亡

D. 发病常有传染性

E. 潜伏期相对较长，有一定季节性

7. 粮谷类食品的主要卫生问题不包括（ ）

A. 农药残留

B. 病毒污染

C. 有毒有害物质的污染

D. 真菌和真菌毒素污染

E. 仓储害虫

8. 生活饮用水的基本卫生要求不包括（　）
   A. 水的感官性状好
   B. 化学组成对人体有益无害
   C. 饮水中不得含有致病的微生物
   D. 不得有细菌和大肠菌群
   E. 满足生活饮用需要
9. 集中式给水河流取水点的防护带范围为（　）
   A. 上游100m至下游50m
   B. 上游1000m至下游100m
   C. 上游1000m至下游1000m
   D. 上游50m至下游100m
   E. 上游100m至下游1000m
10. （　）是农村家庭分期式供水（或农村家庭自备水）最安全有效的消毒方法
   A. 煮沸消毒
   B. 加氯消毒
   C. 投放漂白粉
   D. 杀菌消毒
   E. 多层清洁过滤
11. 根据食物中毒的特点和原因，下列哪一项不是食物中毒的现场处理（　）
   A. 追查和处理食物中毒责任人或单位
   B. 实施行政控制措施
   C. 封存、停止食用有毒食物
   D. 追回、销毁有毒食物
   E. 治疗患者

第二节　服务内容和要求

A_1型题（每一道试题下面有A、B、C、D、E五个备选答案，请从中选择一个最佳答案。）

1. 关于饮用水卫生安全巡查，以下说法错误的是（　）
   A. 协助卫生监督机构开展饮用水水质抽检
   B. 发现辖区内饮用水出现异常情况，及时报告卫生监督机构
   C. 协助卫生监督机构定期对农村集中式供水、城市二次供水和学校供水进行巡查
   D. 对收集到的水质安全信息进行试验核查
   E. 协助有关专业机构对供水单位从业人员开展业务培训
2. 卫生监督协管是指乡镇卫生院、村卫生室等基层医疗卫生机构，协助（　），在辖区内依法开展食品安全信息报告、职业卫生咨询指导、饮用水卫生安全、学校卫生服务、非法行医和非法采供血信息报告等工作，并接受卫生监督机构的业务指导
   A. 区（县）卫生监督机构
   B. 区（县）政府
   C. 省市相关卫生管理机构
   D. 区（县）卫生行政部门
   E. 上一级医疗卫生机构
3. 下列不属于报告事件或线索的是（　）
   A. 食品安全
   B. 留守儿童安全
   C. 饮用水卫生安全
   D. 职业病危害
   E. 非法行医和非法采供血
4. 卫生监督协管服务内容不包括（　）
   A. 食源性疾病及相关信息报告
   B. 饮用水卫生安全巡查
   C. 学校卫生服务
   D. 疫点疫区处理
   E. 非法行医和非法采供血信息报告
5. 有关卫生监督协管服务要求，叙述不正确的是（　）
   A. 县（区）级卫生行政部门要建立健全各项协管工作制度和管理规定，为基层医疗卫生机构开展卫生监督协管工作创造良好的条件
   B. 县（区）卫生监督执法机构要采用在乡镇、社区设派出机构或派出人员等多种方式，加强对基层医疗卫生机构开展卫生监督协管的指导、培训并参与考核评估
   C. 乡镇卫生院、社区卫生服务中心要建立健全卫生监督协管服务有关工作制度，配备专（兼）职人员负责卫生监督协管服务工作，明确责任分工
   D. 所有地区均应实行零报告制度
   E. 要按照国家法律、法规及有关管理规范的要求提供卫生监督协管服务，及时做好相关工作记录，记录内容应齐全完整、真实准确、书写规范

第七章 公共卫生基本技能

第一节 卫生处理操作

A_1型题（每一道试题下面有A、B、C、D、E五个备选答案，请从中选择一个最佳答案。）

1. 下列选项中关于含氯消毒剂，说法不正确的是（ ）
   A. 含氯消毒剂属于高效消毒剂
   B. 具有广谱、高效、低毒的特点
   C. 有强烈的刺激性气味、对金属有腐蚀性、对织物有漂白作用
   D. 受有机物影响很大、很稳定
   E. 常用的含氯消毒剂有“84”消毒液、泡腾片、二氯异氰尿酸钠和三氯异氰尿酸钠
2. 对经血传播病原体、分枝杆菌和细菌芽孢污染物品的消毒，用含有效氯2000~5000mg/L消毒液浸泡（ ）以上
   A. 10分钟
   B. 15分钟
   C. 30分钟
   D. 45分钟
   E. 60分钟
3. 有关喷洒消毒使用要求及注意事项，叙述错误的是（ ）
   A. 喷洒应先从头往下喷洒
   B. 喷洒有刺激性或腐蚀性消毒剂时，消毒人员应戴防护口罩、手套，穿防护服、胶鞋
   C. 室内喷洒时，喷前将食品、衣被及其他不需消毒的物品收叠放好，或用塑料膜覆盖防湿
   D. 室外喷洒时，消毒人员应站在上风向
   E. 喷洒应先从足下喷洒
4. 经典的戊二醛常用灭菌浓度为（ ）
   A. 2%
   B. 10%
   C. 5%
   D. 30%
   E. 12%
5. 在常温条件下，加入碳酸氢钠和亚硝酸钠后的戊二醛消毒液最多可连续使用（ ）
   A. 3天
   B. 5天
   C. 7天
   D. 10天
   E. 14天

第二节 个人防护操作

A_1型题（每一道试题下面有A、B、C、D、E五个备选答案，请从中选择一个最佳答案。）

1. 消化道传染病个人防护穿戴顺序为（ ）
   A. 戴口罩→戴帽子→穿防护服→穿鞋套或胶鞋→戴手套
   B. 穿胶鞋→戴帽子→戴手套→穿防护服
   C. 穿防护服→戴手套→戴帽子→穿胶鞋
   D. 穿胶鞋→戴手套→戴帽子→穿防护服
   E. 穿防护服→穿胶鞋→戴手套→戴帽子
2. 关于呼吸道传染病防护用品的脱掉顺序，下列说法错误的是（ ）
   A. 首先要摘掉手套，将反面朝外，放入医疗废物专用袋中
   B. 先摘掉防护眼镜再脱掉胶鞋
   C. 最后一步是将医疗废物专用袋口扎紧
   D. 脱掉胶鞋，放入医疗废物专用袋中是第三步
   E. 脱帽子要将手指内面朝外掏进帽子，将帽子轻轻摘下，将反面朝外，放入医疗废物专用袋中

第三节 手卫生

A_1型题（每一道试题下面有A、B、C、D、E五个备选答案，请从中选择一个最佳答案。）

1. 当手部有血液或其他体液等肉眼可见的污染时，应用（ ）
   A. 洗手液洗手

B. 消毒剂泡手
C. 乙醇擦手
D. 速干手消毒剂擦手
E. 肥皂（皂液）和流动水洗手

2. 当手部没有肉眼可见污染时，宜使用（　）
A. 速干手消毒剂擦手
B. 肥皂洗手
C. 消毒剂泡手
D. 抗菌皂液洗手
E. 乙醇擦手

3. 下列有关医务人员洗手方法，叙述不正确的是（　）
A. 在流动水下，使双手充分淋湿
B. 取适量肥皂（皂液），均匀涂抹至整个手掌、手背、手指和指缝
C. 认真揉搓双手至少 5 秒
D. 掌手相对，手指并拢，相互揉搓
E. 在流动水下彻底冲净双手，擦干，取适量护手液护肤

4. 有关手卫生，以下叙述不正确的是（　）
A. 直接为传染病患者进行检查、治疗及护理，或处理传染患者的污物后，应先洗手，然后进行卫生手消毒
B. 卫生手消毒是指取适量的手消毒剂于手心，双手互搓使之均匀涂布于手的每个部位，作用 1 分钟
C. 手卫生是洗手、卫生手消毒和外科手消毒的总称
D. 手部没有肉眼可见污染时，宜使用速干手消毒剂消毒双手代替洗手
E. 接触患者的血液、体液和分泌物以及被传染性致病微生物污染的物品后，应先洗手，然后进行卫生手消毒

第四节　医疗废弃物处理

A_1 型题（每一道试题下面有 A、B、C、D、E 五个备选答案，请从中选择一个最佳答案。）

1. 感染性废物不包括（　）
A. 被患者血液污染的物品
B. 污染的注射器
C. 废弃的人体组织
D. 病原微生物实验室废弃的标本
E. 疑似传染病患者产生的废弃物

2. 下列选项中不属于损伤性废物的是（　）
A. 使用过的注射针头
B. 解剖刀
C. 手术刀
D. 带血的敷料
E. 玻璃安瓿

3. 临时贮存室的医疗废物由专职人员交由指定的专门人员处置，贮存时间不得超过（　）
A. 1 天
B. 2 天
C. 3 天
D. 5 天
E. 7 天

4. 盛装的医疗废物达到包装物或容器的（　）时，应当使用有效的封口方式，使封口紧实、严密
A. 3/5
B. 4/5
C. 3/4
D. 1/2
E. 2/3

第五节　针刺伤的处理

A_1 型题（每一道试题下面有 A、B、C、D、E 五个备选答案，请从中选择一个最佳答案。）

1. 为患者采血后的注射器的处理，最合适的方法是（　）
A. 分离针头
B. 回套针帽
C. 毁形
D. 置入锐器盒
E. 直接丢入病区垃圾桶

2. 发生针刺损伤时当事人在损伤的当天进行肝炎病毒、梅毒、人类免疫缺陷病毒（HIV）等病毒检测，并在损伤后的第 4 周、第 8 周、第 12 周及（　）进行复检
A. 4 个月
B. 5 个月
C. 6 个月
D. 8 个月
E. 10 个月

3. 下列有关针刺损伤的处置措施，叙述错误的是（　）
A. 立即用肥皂和流动水清洗损伤污染的皮肤，用消毒液冲洗黏膜
B. 立即在伤口旁端由近心端向远心端轻轻挤压，尽可能挤出损伤处的血液，再用皂液和流动水清洗，避免挤压伤口局部
C. 受伤部位的伤口冲洗后，应当用消毒液，如用

0.5%碘伏或无刺激的消毒液进行消毒，并包扎伤口，被暴露的黏膜，应当反复用生理盐水冲洗干净

D. 及时报告相关部门，确保能得到及时、有效的预防措施

E. 根据暴露程度及患者的传染病史选择具体的预防或治疗措施

4. 为防针刺伤，以下做法错误的是（ ）

A. 严禁徒手弯曲或掰断针头

B. 使用后的锐器直接放入利器盒（材质坚硬，防刺穿）

C. 使用具有安全性能的注射器、输液器等医用锐器，以防刺伤

D. 将针帽套回针头，以防扎伤别人

E. 严禁徒手传递锐器，持锐器随意走动

第三部分 全科医疗

第一章 全科医学基本知识

第一节 全科医疗

一、A_1 型题（每一道试题下面有A、B、C、D、E五个备选答案，请从中选择一个最佳答案。）

1. 全科医疗“以社区为基础的照顾”必须做到（ ）
   A. 对辖区内全体居民进行健康登记
   B. 在社区服务机构内设立诊室
   C. 以一定的人群健康需求为基础，提供个体和群体相结合的服务
   D. 将全体居民健康状况一一录入电脑
   E. 组成医-护-公卫团队，每日巡回于居民区

2. （ ）《中共中央、国务院关于卫生改革与发展的决定》明确指出，要加快发展全科医学，大力培养全科医生
   A. 1997年1月
   B. 1999年10月
   C. 1991年11月
   D. 1995年6月
   E. 1993年4月

3. 全科医疗作为一种基层医疗保健，它不是（ ）
   A. 从生到死的全程服务
   B. 以门诊为主体的服务
   C. 提供以急诊室和病房为主的服务
   D. 强调预防疾病和维持健康
   E. 提供使社区群众易于利用的“六位一体”的社区卫生服务

4. 以下哪一项工作不属于临床预防的内容（ ）
   A. 为适宜对象联系免疫接种
   B. 对患者提供周期性健康检查
   C. 在居委会定期开展健康教育
   D. 对患者提供营养指导
   E. 对患者发放相应的教育宣传品

5. 家庭功能不包括（ ）
   A. 满足家庭成员基本生理需要
   B. 传授社会技巧和知识
   C. 满足人们爱和被爱的情感需要
   D. 经济收入公开，共同享用
   E. 发展建立人际关系能力

6. 以下哪种疾病不适合作为社区人群筛检的项目（ ）
   A. 屈光不正
   B. 红斑狼疮
   C. 高血压
   D. 糖尿病
   E. 宫颈癌

7. 编制家系图时，其基本设计应为（ ）
   A. 在家系图上应标明家庭中出现的各种压力事件和发生时间
   B. 含三代或三代以上
   C. 子女应按年龄大小依次从左向右排列
   D. 夫妻应男在左，女在右，并标明婚姻状况
   E. 包括以上全部内容

8. 下列何种属性不是全科医疗与专科医疗的区别（ ）
   A. 服务对象的稳定性与流动性
   B. 对服务对象责任的持续性
   C. 处理常见病与少见病
   D. 技术要求水平
   E. 服务质量的考核指标为治愈率与患者满意度

9. 全科医学是第一线医疗照顾，是以（ ）
   A. 门诊为主体
   B. 上门服务为主体
   C. 病房为主体
   D. 流动性服务为主体
   E. 预防服务为主体

10. 对“以家庭为单位照顾”描述最佳的是（ ）
   A. 全科医生将家庭访视作为其日常工作中的最主要内容
   B. 全科医生必须为社区内所有家庭建立家庭健康档案
   C. 全科医生负责管理每个家庭所有成员疾病的诊疗及康复
   D. 全科医生应了解家庭情况，利用家庭资源进行健

康与疾病的管理
E. 全科医生在接诊患者时首先应了解并记录其家庭情况

二、A_2型题（每一道试题是以一个小案例出现，其下面有A、B、C、D、E五个备选答案，请从中选择一个最佳答案。）

11. 某居民，2年前离婚，现与儿子一起生活，此种家庭类型属于（ ）
A. 核心家庭
B. 直系家庭
C. 旁系家庭
D. 单亲家庭
E. 丁克家庭

第二节 全科医生

A_1型题（每一道试题下面有A、B、C、D、E五个备选答案，请从中选择一个最佳答案。）

1. 有关我国全科医生执业方式的叙述，错误的是（ ）
A. 全科医生可以独立开办个体诊所
B. 全科医生不可以在基层医疗机构兼职工作
C. 全科医生以多种方式执业
D. 全科医生可与他人联合开办合伙制诊所
E. 全科医生可与居民建立契约服务关系

2. 影响患者的遵医行为的加强因素不包括（ ）
A. 动力充足
B. 力量抗衡，试图否定对方，缺少家庭支持
C. 医患交流清楚、直接，并涉及所有重要问题
D. 对医生的接诊和处理满意
E. 无经济问题

3. 以下哪类人不适合做全科医生（ ）
A. 具有自信心、自控力和决断力
B. 敢于和善于独立承担责任、控制局面
C. 喜欢与人交往，热爱生活，兴趣广泛
D. 个性刻板，不喜欢与人沟通
E. 知识技能兼顾现代医学与相关人文科学

4. 对患者适当进行引导，概括与澄清一些重要事实，之后要及时将其讲述的内容予以综合整理，这一操作属于全科医生的接诊技巧的哪一环节（ ）
A. 观察、询问
B. 查体、辅助检查
C. 倾听、反馈
D. 解释、讨论
E. 总结、约定

5. 关于全科医生的描述，正确的是（ ）
A. 全面掌握各科业务技术的临床医师
B. 提供全部“六位一体”社区卫生服务的基层医师
C. 能熟练处理常见健康问题，为社区居民提供上门医疗服务的基层医师
D. 经全科医学专业培训合格，在社区提供长期负责式医疗保健照顾的医师
E. 以预防工作为主的医师

6. 以下哪项不属于全科医生强烈的人文情感素质内容（ ）
A. 全科医生必须具有长时间保持对人类和社会生活的热爱与珍视
B. 具有服务于社区人群、与人交流和相互理解的强烈愿望和需求
C. 对患者的高度同情心和责任感
D. 全科医生应具备出色的管理意识
E. 能够设身处地、全心全意地为患者服务，合理满足患者的服务需要和需求

7. 2011年国务院在颁布的《关于建立全科医生制度的指导意见》中提出的全科医生发展总体目标，不正确的是（ ）
A. 到2020年，在我国初步建立起充满生机和活力的全科医生制度
B. 基本形成统一规范的全科医生培养模式和“首诊在基层”的服务模式
C. 全科医生与城乡居民基本建立比较稳定的服务关系
D. 基本实现城乡每千名居民有2~3名合格的全科医生
E. 全科医生服务水平全面提高，基本适应人民群众基本医疗卫生服务需求

8. 全科医生的素质不包括（ ）
A. 强烈的人文情感
B. 出色的管理能力
C. 执着的科学态度
D. 扎实的业务技能
E. 不仅会处理患者的常见健康问题，还一定要能处理患者的疑难危重问题

第二章　常见症状

第一节　发　　热

一、A_1 型题（每一道试题下面有 A、B、C、D、E 五个备选答案，请从中选择一个最佳答案。）

1. 以下各项，可出现间歇热的是（　）
   A. 伤寒
   B. 肺结核
   C. 肺炎链球菌肺炎
   D. 疟疾
   E. 风湿热
2. 体温调节中枢功能失常所致的发热见于（　）
   A. 中暑
   B. 大叶性肺炎
   C. 脑膜炎
   D. 脱水
   E. 脑血栓
3. 以下哪一项属于非感染性发热的疾病（　）
   A. 肺结核
   B. 伤寒
   C. 急性肾盂肾炎
   D. 肺炎
   E. 血清病
4. 常引起弛张热的疾病是（　）
   A. 布鲁氏菌病
   B. 霍奇金病
   C. 伤寒
   D. 肺炎链球菌肺炎
   E. 风湿热
5. 属感染性发热的病因是（　）
   A. 原发性肝癌
   B. 类风湿关节炎
   C. 白血病
   D. 血清病
   E. 流行性出血热
6. 有关发热的处理，错误的是（　）
   A. 首选物理降温
   B. 如考虑为感染，应完善必要的实验室检查和标本采集后给予有效的抗生素
   C. 关键是针对原发病的治疗
   D. 物理降温效果欠佳可根据发热程度应用退热药物
   E. 对超高热或高热伴惊厥、谵妄者，不能用冬眠疗法

二、A_2 型题（每一道试题是以一个小案例出现，其下面有 A、B、C、D、E 五个备选答案，请从中选择一个最佳答案。）

7. 患者，女性，28 岁。发热半个月，弛张热型，伴关节痛、恶寒。查体：皮肤瘀点、奥斯勒（Osler）结节，心脏有杂音，考虑为感染性心内膜炎。确诊的直接证据是（　）
   A. 细菌学检查
   B. 心电图
   C. 超声心动图
   D. 免疫学检查
   E. X 线检查
8. 一位发热患者，体温在 39℃以上，未用任何退热降温措施，24 小时内体温波动在 2℃以上，最低时体温仍高于正常。这种热型是（　）
   A. 稽留热
   B. 波浪热
   C. 间歇热
   D. 不规则热
   E. 弛张热
9. 患者，女性，32 岁。持续发热 1 周，体温在 39.2～41.0℃，每天最低温度为 37.8℃左右。此热型属于（　）
   A. 波浪热
   B. 间歇热
   C. 稽留热
   D. 弛张热
   E. 回归热
10. 患者，男性，45 岁。上呼吸道感染后发热。某全科医生判断需要转诊，关于其判断转诊指征不正确的是（　）
    A. 经处理高热不退，伴有某种危重病症，如昏迷、抽搐、剧痛、呼吸困难、发绀、休克、重度心律失常等
    B. 经初步检查，对发热诊断不清，需要做进一步检查的患者
    C. 疑为风湿、肿瘤导致的发热
    D. 疑为血液系统疾病导致的发热
    E. 患者要求转诊

第二节　皮　　疹

一、A_1 型题（每一道试题下面有 A、B、C、D、E 五个备选答案，请从中选择一个最佳答案。）

1. 以下有关皮疹转诊的描述，错误的是（　）
   A. 皮疹伴全身表现严重者需转诊
   B. 皮疹无法明确诊断的需转诊

C. 严重药疹出现大片糜烂需转诊
D. 表皮棘层细胞松解需转诊
E. 皮疹经过初期治疗效果不佳者可以期待疗法，不必转诊

2. 以下哪种表现是麻疹的典型表现（　）
A. 口腔颊黏膜科氏斑
B. 耳后淋巴结肿大
C. 皮肤瘀点
D. 草莓样舌
E. 水疱

3. 真皮浅层水肿性、暂时性、局限性、隆起性损害，颜色可呈淡红色或苍白色，大小不等，形态不一，边缘不规则，周围有红晕，常突然发生，短时间内消退，消退后不留痕迹，自觉剧痒的皮疹是（　）
A. 风团
B. 水疱
C. 结节
D. 丘疹
E. 脓疱

4. 皮疹急性期，有糜烂渗出，不能使用哪种剂型的外用药（　）
A. 油剂
B. 溶液
C. 洗剂
D. 粉剂
E. 软膏

5. 皮疹的内科药物治疗不包括以下哪一项（　）
A. 抗病毒类药物
B. 糖皮质激素
C. 抗组胺药
D. 免疫增强药
E. 维生素类药物

6. 皮疹急性期的外用药物治疗原则错误的是（　）
A. 湿敷期间可用油剂保护皮疹
B. 糜烂渗出多，可用溶液湿敷
C. 无糜烂渗出，可选用粉剂、洗剂
D. 可用软膏
E. 忌用刺激性药物

7. 下列哪项不符合水痘的皮疹特点（　）
A. 皮疹呈向心性分布
B. 斑丘疹可以发展为水痘疹
C. 脱痂后一般不留瘢痕
D. 皮疹最初形态为斑丘疹
E. 皮疹多沿某一感觉神经支的皮肤分布

8. 关于麻疹的叙述，以下哪项错误（　）
A. 皮疹为红色斑丘疹
B. 皮疹先出现于耳后、发际，最后是手足心
C. 疹退后有色素沉着和糠麸样脱屑
D. 皮疹大小一致，疹间皮肤正常
E. 退疹顺序与出疹顺序相同

二、A_2 型题（每一道试题是以一个小案例出现，其下面有 A、B、C、D、E 五个备选答案，请从中选择一个最佳答案。）

9. 患儿，女，4 岁。发热第 2 日自耳后起出诊，自上而下数小时遍及全身，舌乳头红肿呈杨莓样舌。以上症状说明是（　）
A. 流行性脑脊髓膜炎
B. 水痘
C. 麻疹
D. 猩红热
E. 风疹

10. 患儿，男，8 岁。发热伴皮疹 3 天。皮疹呈向心性分布，躯干部多，四肢远端、手掌、足底较少。斑疹、丘疹、疱疹和结痂同时存在，疱疹形似露珠水滴，壁薄易破，周围有红晕，发热为 38.0℃左右。应首先考虑的诊断是（　）
A. 手足口病
B. 风疹
C. 水痘
D. 丘疹样荨麻疹
E. 脓疱疮

第三节　水　　肿

一、A_1 型题（每一道试题下面有 A、B、C、D、E 五个备选答案，请从中选择一个最佳答案。）

1. 下列有关水肿的叙述，正确的是（　）
A. 水肿是指血管外的组织间隙有过多的液体积聚
B. 肾源性水肿，开始水肿部位从足部开始，下垂部位明显
C. 肾源性水肿发生速度多缓慢
D. 血浆胶体渗透压增高是水肿形成机制
E. 心源性水肿一般为左心衰竭引起的

2. 下列哪项不是造成局部水肿的原因（　）
A. 丝虫病
B. 下肢静脉血栓
C. 静脉炎
D. 血管神经性水肿
E. 肝硬化

3. 水肿不包括哪个部位（　）
A. 腹水
B. 脑水肿
C. 胸腔积液
D. 心包积液
E. 象皮腿

4. 下列选项中，肾源性水肿开始

水肿的部位是（　）
A. 足部开始
B. 上肢
C. 眼睑
D. 胫前
E. 以上均不是

5. 有关水肿的临床表现，下列说法错误的是（　）
A. 肾源性水肿主要见于各类肾脏疾病
B. 肝源性水肿主要见于肝硬化失代偿期
C. 心源性水肿主要见于右心衰竭
D. 黏液性水肿为甲状腺功能减退产生
E. 营养不良性水肿呈下行性

6. 肝源性水肿患者，水肿主要表现于（　）
A. 面部
B. 胸腔
C. 眼睑
D. 上肢
E. 腹腔

7. 以下疾病多表现为下垂性水肿的是（　）
A. 血管神经性水肿
B. 肝硬化
C. 肾小球肾炎
D. 右心衰竭
E. 甲状腺功能减退症

8. 肾源性水肿最初发生水肿的部位是（　）
A. 全身
B. 胸腔
C. 眼睑、颜面
D. 上肢
E. 腹腔

9. 以下各项，可出现黏液性水肿面容的是（　）
A. 破伤风
B. 伤寒
C. 库欣综合征
D. 恶性肿瘤
E. 甲状腺功能减退症

10. 月经前 7~14 天出现眼睑、踝部与手轻度水肿，伴乳房胀痛及盆腔沉重感，经后排尿增加，水肿消退，此种水肿为（　）
A. 皮质醇增多症
B. 特发性水肿
C. 经前期紧张综合征
D. 妊娠高血压疾病
E. 黏液性水肿

11. 以下有关水肿的处理，错误的是（　）
A. 积极治疗心脏病、肾脏病等原发病
B. 低白蛋白血症者可输注白蛋白
C. 对症处理就是利尿
D. 严重水肿利尿效果不佳，可行血液透析
E. 不明原因水肿者，仅对症利尿

二、A_2 型题（每一道试题是以一个小案例出现，其下面有 A、B、C、D、E 五个备选答案，请从中选择一个最佳答案。）

12. 患者，女性，22 岁。近 1 周出现晨起颜面水肿。查体：血压 170/90mmHg。化验检查尿蛋白（+++）。该患者水肿可能的病因为（　）
A. 右心衰竭
B. 肾病综合征
C. 肝硬化
D. 营养不良
E. 特发性水肿

三、A_3/A_4 型题（每个案例下设若干道试题。请根据试题所提供的信息，在每一道试题下面的 A、B、C、D、E 五个备选答案中选择一个最佳答案。）

（13~14 题共用题干）

患儿，男，9 岁。因水肿 1 周，尿少、肉眼血尿 3 天入院。2 周前，患化脓性扁桃体炎，用青霉素治疗 1 周。体检：眼睑、双下肢水肿，呈非凹陷性，血压 120/90mmHg，尿蛋白（++），红细胞满视野，白细胞 8~10 个/高倍视野，少量红细胞管型，肾功能正常。

13. 下列哪一种诊断较符合患儿的疾病（　）
A. IgA 肾炎
B. 药物性肾炎
C. 肾炎性肾病
D. 急性肾盂肾炎
E. 急性链球菌感染后肾炎

14. 进一步需做哪项检查对诊断有意义（　）
A. 肾脏 B 超
B. 中段尿培养
C. 胆固醇和蛋白电泳的测定
D. 抗链球菌溶血素“O”（ASO）和补体的测定
E. 红细胞沉降率和抗链球菌溶血素“O”的测定

第四节　发　绀

一、A_1 型题（每一道试题下面有 A、B、C、D、E 五个备选答案，请从中选择一个最佳答案。）

1. 有关发绀的描述，正确的是（　）
A. 血液中还原血红蛋白增多
B. 皮肤、黏膜呈樱桃红色
C. 血液中异常血红蛋白衍生物减少
D. 不发生在毛细血管丰富的部位
E. 发绀的严重程度可以反映动脉血氧下降的严重程度

2. 发绀型先天性心脏病表现为（　）

A. 发绀伴呼吸困难
B. 发绀伴杵状指
C. 速发型发绀伴意识障碍
D. 缺血性发绀
E. 淤血性发绀

3. 发绀是由于（　）
A. 红细胞量增多
B. 毛细血管扩张充血
C. 红细胞量减少
D. 血液中还原血红蛋白增多
E. 毛细血管血流加速

4. 下列有关发绀的说法，错误的是（　）
A. 中毒可引起发绀
B. 正常血液中含血红蛋白为1.5g/dl
C. 发绀是由于血液中还原血红蛋白的绝对量减少所致
D. 发绀常发生在口唇、甲床等
E. 严重贫血常不表现发绀

5. 摄入亚硝酸盐、磺胺类、苯胺、硝基苯等，可引起（　）
A. 高白蛋白血症
B. 缺铁性贫血
C. 高铁血红蛋白血症
D. 硫化血红蛋白血症
E. 以上均不是

6. 混合性发绀主要见于（　）
A. 全心衰竭
B. 肺水肿
C. 左心衰竭
D. 中毒
E. 严重贫血

7. 中心性发绀见于（　）
A. 慢性阻塞性肺疾病
B. 休克
C. 上腔静脉阻塞综合征
D. 脑栓塞
E. 下肢静脉曲张

8. 严重休克出现的发绀属于（　）
A. 缺血性发绀
B. 淤血性发绀
C. 肺性发绀
D. 混合性发绀
E. 周围性发绀

9. 发绀的转诊指征正确的是（　）
A. 生命体征不稳定
B. 发绀较前好转
C. 发绀原因已明确
D. 异常血红蛋白衍生物减少
E. 发绀经治疗较前好转

二、A_2型题（每一道试题是以一个小案例出现，其下面有A、B、C、D、E五个备选答案，请从中选择一个最佳答案。）

10. 患者，女性，55岁。骨折术后卧床3天，突发呼吸困难。既往高血压病史10年，血压控制良好。查体：血压120/80mmHg。下列体征对鉴别诊断肺栓塞和左心衰竭最有意义的是（　）
A. 颈静脉怒张
B. 口唇发绀
C. 心动过速
D. 呼吸过快
E. 双下肢水肿

第五节　结膜充血

A_1型题（每一道试题下面有A、B、C、D、E五个备选答案，请从中选择一个最佳答案。）

1. 由感染、外伤、异物、化学性烟雾、风、紫外线和长期局部用药等比较表浅的刺激引起的是（　）
A. 结膜充血
B. 细菌性充血
C. 睫状充血
D. 病毒性充血
E. 混合性充血

2. 结膜充血形态正确的是（　）
A. 愈近穹隆部充血愈不明显
B. 颜色为暗红色，愈近角膜缘充血愈重
C. 血管走行围绕角膜缘呈放射状
D. 推动结膜时血管不移动
E. 滴用肾上腺素充血消失

3. 以下选项符合结膜充血特点的是（　）
A. 愈近穹隆部愈明显
B. 血管较细
C. 暗红色
D. 提示深层组织炎症
E. 见于角膜炎

4. 结膜充血的患者出现以下情况需要转诊，除了（　）
A. 治疗效果不佳
B. 视力下降
C. 治疗中眼痛加重
D. 结膜有滤泡形成
E. 失明

5. 睫状充血或混合性充血的出现，不能提示的疾病是（　）
A. 角膜炎
B. 急性闭角型青光眼
C. 急性开角型青光眼
D. 葡萄膜炎
E. 结膜炎

6. 结膜充血一般呈（　）
A. 暗红色
B. 粉红色
C. 鲜红色
D. 暗紫色
E. 颜色无明显改变

7. 结膜充血表现为（　）
A. 靠近角膜缘充血明显
B. 色泽暗红
C. 靠近穹隆部充血明显
D. 充血位于深层
E. 呈放射状，模糊不清

第六节　耳鸣与耳聋

A_1型题（每一道试题下面有A、B、C、D、E五个备选答案，请从中选择一个最佳答案。）

1. 如将耳鸣持续时间不超过（　）分钟者计算在内，人群中约60%的人在一生中曾经有过耳鸣
   A. 2
   B. 3
   C. 4
   D. 5
   E. 6
2. 关于突发性耳聋的特点，正确的是（　）
   A. 原因明确
   B. 有明显波动
   C. 72小时内听力急剧下降
   D. 不是感音神经性
   E. 双耳发病
3. 可以引起听神经损害的药物是（　）
   A. 链霉素
   B. 头孢西林
   C. 青霉素
   D. 红霉素
   E. 氧氟沙星
4. 常见的引起药物性聋的药物不包括（　）
   A. 水杨酸类止痛药
   B. 多肽类抗生素
   C. 氨基糖苷类抗生素
   D. 抗高血压药
   E. 利尿类药物
5. 下面有关耳鸣、耳聋说法不正确的是（　）
   A. 按语言发育程度分为语前聋和语后聋
   B. 按出生时间可分为先天性聋和后天性聋
   C. 若耳聋发生在学习语言之前，所以聋哑的本质是音哑
   D. 耳鸣和耳聋可同时存在，也可单独发生
   E. 耳聋分5级
6. 以下哪一项描述符合重度耳聋的标准（　）
   A. 听一般谈话有困难
   B. 耳旁大声说话都听不清
   C. 需在耳旁大声说话才能听到
   D. 要大声说话才能听清
   E. 听低声谈话有困难
7. 感音神经痛的病变部位不包括（　）
   A. 内耳听毛细胞
   B. 螺旋神经节
   C. 听神经
   D. 血管纹
   E. 镫骨
8. 引起传导性聋的常见后天性疾病不包括（　）
   A. 外耳道耵聍栓塞
   B. 分泌性中耳炎
   C. 急慢性化脓性中耳炎
   D. 急性乳突炎
   E. 梅尼埃病

第七节　鼻出血

A_1型题（每一道试题下面有A、B、C、D、E五个备选答案，请从中选择一个最佳答案。）

1. 儿童鼻出血部位多数在（　）
   A. 鼻中隔前下方
   B. 左鼻腔
   C. 鼻腔后段
   D. 鼻中隔前上方
   E. 右鼻腔
2. 中、老年人的鼻出血部位多数在（　）
   A. 鼻中隔前下方
   B. 鼻腔后段
   C. 鼻顶部
   D. 中鼻道
   E. 下鼻道
3. 鼻出血的全身病因错误的是（　）
   A. 血液病
   B. 麻疹
   C. 流感
   D. 高血压
   E. 鼻窦炎
4. 有关鼻出血的临床特点描述，不正确的是（　）
   A. 主要就是鼻腔出血
   B. 间歇性反复鼻出血
   C. 可以双侧出血
   D. 可以单侧出血
   E. 可有耳出血
5. 有关鼻出血，错误的是（　）
   A. 血液病是鼻出血的一种病因
   B. 与鼻中隔偏曲无关
   C. 如为一侧脓血性涕，成人可能为鼻腔鼻窦的恶性肿瘤
   D. 如为一侧脓血性涕，小儿可能为鼻腔异物
   E. 各种炎症都可使鼻腔鼻窦的局部黏膜发生改变而出血
6. 鼻出血伴有头晕、头痛，应注意与下列哪种疾病相鉴别（　）
   A. 高血压病
   B. 出血热
   C. 流感

D. 麻疹
E. 急性白血病

7. 正确的鼻出血处理措施是（ ）
A. 热敷前额和后颈
B. 嘱患者用手指捏紧两侧鼻翼 10~15 分钟
C. 让患者仰头 10 分钟
D. 局部使用促凝血药物
E. 止血后立即活动

8. 鼻出血的一般处理错误的是（ ）
A. 患者取坐位或半卧位
B. 患者取倒立位
C. 必要时给予镇静药
D. 语言安慰患者
E. 嘱患者勿将血液咽下，以免恶心呕吐

9. 有关鼻出血的处理错误的是（ ）
A. 患者坐位或半卧位，必要可予镇静药，勿将血液咽下
B. 烧灼法适用于反复小量且明确出血点者
C. 简易止血法是手指捏紧两侧鼻翼，同时冷敷前额和后颈
D. 有休克者，应先处理休克
E. 填塞法适用于出血较少的

第八节 口腔溃疡

一、A_1 型题（每一道试题下面有 A、B、C、D、E 五个备选答案，请从中选择一个最佳答案。）

1. 目前认为复发性口疮的确切病因是（ ）
A. 病毒感染
B. 细菌感染
C. 营养不良
D. 尚不清楚，多种因素
E. 局部刺激

2. 复发性口腔溃疡的临床特征不包括（ ）
A. 有自限性
B. 有周期性
C. 多见于唇、颊、舌等非角化黏膜
D. 反复发作的溃疡为圆形或椭圆形，表面有黄色假膜，周围红晕
E. 病变可影响到口周皮肤

3. 复发性口腔溃疡的临床特征（ ）
A. 黄、红、凹、痛
B. 黄、白、凹、痛
C. 白、红、凹、痛
D. 黄、红、凸、痛
E. 红、白、凸、痛

4. 有关复发性口腔溃疡描述，错误的是（ ）
A. 有发作期、愈合期、间歇期的周期规律
B. 黄、红、凹、痛的特征
C. 有不治而愈的自限性
D. 分轻型口疮、重型口疮、口炎型口疮
E. 不会反复发作

5. 有关复发性口腔溃疡特征描述正确的是（ ）
A. 具有特异性、复发性和自限性
B. 具有特异性、传染性和复发性
C. 具有传染性、周期性和自限性
D. 具有周期性、复发性和自限性
E. 具有聚集性、特异性和周期性

6. 复发性口腔溃疡的典型表现除外（ ）
A. 疼痛剧烈
B. 溃疡基部不硬，中心呈凹陷状
C. 溃疡边缘整齐，有充血红晕带
D. 溃疡上覆以黄色假膜
E. 病损部位有残根

7. 以下有关创伤性溃疡特点描述，错误的是（ ）
A. 常伴深大的溃疡
B. 黏膜水肿明显
C. 短期急性机械刺激
D. 局限于口腔软组织
E. 溃疡周围有炎症增生反应

8. 复发性口腔溃疡很少见于（ ）
A. 颊
B. 软腭
C. 舌
D. 唇
E. 牙龈

9. 复发性口腔溃疡与白塞病的鉴别要点是（ ）
A. 白塞病为口、眼、生殖器三联征
B. 白塞病可伴有心血管损害
C. 白塞病可伴有关节损害
D. 白塞病可伴有消化道损害
E. 白塞病有反复发作的自限性口腔溃疡

二、A_2 型题（每一道试题是以一个小案例出现，其下面有 A、B、C、D、E 五个备选答案，请从中选择一个最佳答案。）

10. 患者，男性，65 岁。以舌部溃疡 1 个月就诊，初起疼痛明显，后来只有钝痛。检查发现右侧舌缘中后部 0.5cm × 1.0cm 溃疡，外形不规则，周缘不隆起，基底不硬。检查发现溃疡处对应牙齿有残冠，边缘锐利。最可能的诊断是（ ）
A. 创伤性溃疡
B. 复发性口腔溃疡
C. 结核性溃疡

D. 梅毒下疳
E. 类天疱疮

11. 患者，女性，25 岁。口腔溃疡反复发作 5 年就诊。每月月经前 1 周口内开始出现溃疡，疼痛明显，约 1 周后疼痛减轻，10～14 天自己愈合。检查发现舌背、唇、颊黏膜各有 3～5mm 直径的溃疡 1 个，圆形，周围红晕明显。应诊断为（　）
A. 结核性溃疡
B. 创伤性溃疡
C. 复发性口腔溃疡
D. 疱疹性口炎
E. 固定药疹

12. 患者，男性，33 岁。某日感觉口腔不适，发现口腔出现米粒至黄豆大小的、圆形或者椭圆形的口疮，散在分布，似"满天星"。在吃饭和说话时突然发生火灼的疼痛，由此诊断可能是（　）
A. 口腔上火
B. 口腔疱疹
C. 口腔溃疡
D. 口腔黏膜白斑
E. 口腔发炎

13. 患者，男性，36 岁。近 3 年来反复出现口腔溃疡，间歇期为 2～4 周，每次出现 1～2 个溃疡，7～10 天可自愈。近 5 天来又发作溃疡。检查：右颊、下唇内侧黏膜、舌尖各有绿豆或黄豆大小的溃疡，圆形或椭圆形，周围有充血红晕，表面有黄色假膜。最可能的诊断是（　）
A. 轻型口疮
B. 创伤性溃疡
C. 腺周口疮
D. 溃疡型口疮
E. 单纯疱疹

第九节　牙　　痛

一、A_1 型题（每一道试题下面有 A、B、C、D、E 五个备选答案，请从中选择一个最佳答案。）

1. 根尖周病的发病阶段不正确的是（　）
A. 急性根尖周炎浆液期
B. 骨膜下脓肿阶段
C. 根尖脓肿阶段
D. 黏膜下脓肿阶段
E. 慢性根尖周炎

2. 按龋损程度可将龋分为（　）
A. 急性龋、慢性龋、静止性龋
B. 浅龋、中龋、深龋
C. 干性龋、湿性龋
D. 牙釉质龋、牙本质龋、牙骨质龋
E. 窝沟龋、平滑面龋

3. 急性根尖周炎在浆液期初期时，患牙（　）
A. 自发性阵发痛
B. 剧烈胀跳痛
C. 牙根发胀，咬紧舒服
D. 发散痛不能定位
E. 热痛冷缓解

4. 乳牙急性根尖周炎的应急处理是（　）
A. 开髓
B. 给予抗菌药物的全身治疗
C. 切开排脓
D. 建立髓腔引流
E. 以上均正确

5. 牙髓炎的典型临床特点错误的是（　）
A. 温度刺激引起或加重疼痛
B. 阵发性的自发性痛
C. 疼痛能定位，有发散性痛（沿三叉神经分布区放散）
D. 疼痛常在夜间发作或加重
E. 温度测试反应敏感或激发痛

6. 对急性牙髓炎诊断特点，说法错误的是（　）
A. 持续性痛
B. 发散性痛
C. 阵发性痛
D. 自发性痛
E. 疼痛不能定位

7. 急性龈乳头炎的主要临床特征是（　）
A. 口臭
B. 伴有全身症状
C. 牙松动
D. 牙龈乳头发红肿胀，探诊和吸吮时出血
E. 累及附着龈

8. 龋病破坏牙体硬组织而形成的龋洞，可用以下哪种方法治疗（　）
A. 再矿化治疗
B. 药物治疗
C. 自行修复
D. 充填治疗
E. 以上方法均可

9. 有关龋病深龋描述错误的是（　）
A. 有明显龋洞形成
B. 龋损进展到牙本质深层
C. 患者有明显的遇冷、热、酸、甜食品刺激敏感症状
D. 也可有食物嵌塞时的短暂疼痛症状
E. 有自发性疼痛

10. 急性牙周脓肿的临床特点错误的是（　）
A. 在患牙的唇颊侧或舌腭侧牙龈形成椭圆形或半球形的肿胀突起
B. 患牙有"浮起感"，叩痛、松动明显
C. 脓肿早期患牙疼痛较明

显，可有搏动性疼痛
D. 脓肿形成后，脓液局限，脓肿表面较软，扪诊有硬结
E. 脓肿可发生于单个牙齿，也可同时发生于多个牙齿

二、A_2型题（每一道试题是以一个小案例出现，其下面有A、B、C、D、E五个备选答案，请从中选择一个最佳答案。）

11. 患者，男性，54岁。突然牙痛，在患牙的唇颊侧或舌腭侧牙龈形成椭圆形或半球形的肿胀突起，牙龈发红、水肿、表面光亮。脓肿早期患牙疼痛较明显，有搏动性疼痛，患牙有“浮起感”，叩痛、松动明显。以上具体是哪一种牙痛的表现（ ）
A. 急性龈乳头炎
B. 龋病
C. 牙髓疾病
D. 牙周脓肿
E. 根尖周病

第十节 咽 痛

A_1型题（每一道试题下面有A、B、C、D、E五个备选答案，请从中选择一个最佳答案。）

1. 有关咽痛的临床特点错误的是（ ）
A. 咽部创伤及异物可引起咽痛
B. 咽部炎症性疾病是引起咽痛的最常见原因
C. 咽部恶性肿瘤可伴有剧烈咽痛
D. 咽部邻近器官疾病时咽部检查可无明显异常
E. 急性会厌炎起病慢

2. 引起咽痛的最常见原因是（ ）
A. 咽部创伤
B. 恶性肿瘤
C. 咽部炎症性疾病
D. 咽部异物
E. 咽部邻近器官疾病

3. 患者咽痛，发热及说话含糊不清，哪种疾病不可能发生（ ）
A. 扁桃体周脓肿
B. 急性会厌炎
C. 咽旁脓肿
D. 咽后脓肿
E. 咽食管反流

4. 咽痛伴颈侧疼痛常见于（ ）
A. 扁桃体周脓肿
B. 十二指肠溃疡
C. 胃溃疡
D. 咽食管反流
E. 急性扁桃体炎

5. 早期可无咽痛，晚期肿瘤表面坏死伴感染时，可有剧烈咽痛的疾病是（ ）
A. 咽部炎症性疾病
B. 咽部异物
C. 咽部创伤
D. 扁桃体癌
E. 咽部邻近器官疾病

6. 血常规检查白细胞增多伴中性粒细胞增多者常见于（ ）
A. 急性咽部化脓性扁桃体炎
B. 心绞痛
C. 咽食管反流
D. 亚急性甲状腺炎
E. 咽部病毒感染

7. 咽痛伴反酸、嗳气及胃灼热的症状常见于（ ）
A. 胃溃疡
B. 咽食管反流
C. 慢性胃炎
D. 十二指肠溃疡
E. 急性扁桃体炎

8. 急性扁桃体炎说法错误的是（ ）
A. 主要应用抗生素治疗
B. 属于咽部感染性炎症
C. 出现脓肿应切开引流
D. 全身症状重者应进行对症支持治疗
E. 局部应用抗生素

9. 急性会厌炎的治疗正确的是（ ）
A. 抗生素
B. 抗病毒药物
C. 抗生素+糖皮质激素
D. 糖皮质激素
E. 以上均不是

10. 咽痛的处理正确的是（ ）
A. 咽部脓肿不需切开引流
B. 咽部感染不需要应用抗生素治疗
C. 全身症状重者不需对症支持治疗
D. 局部不需应用漱口液
E. 急性会厌炎需要抗生素与糖皮质激素联合治疗

第十一节 吞咽困难

A_1型题（每一道试题下面有A、B、C、D、E五个备选答案，请从中选择一个最佳答案。）

1. 下列引起吞咽困难的病因不包括（ ）
A. 吞咽启动困难
B. 咽、食管横纹肌功能障碍
C. 炎症
D. 食管癌
E. 肝硬化

2. 口腔性吞咽困难的常见疾病不包括（ ）

A. 脑血管病变
B. 脑干肿瘤
C. 食管炎症
D. 帕金森病
E. 脊髓灰质炎

3. 吞咽困难的定义描述正确的是（　）
A. 食物在食道梗阻
B. 食物从口腔运送到胃的过程发生困难
C. 自食物从胃部到肠道过程中发生困难
D. 将食物送入口中的过程发生困难
E. 多因咽喉疾患引起

4. 有关进食哽咽、疼痛、吞咽困难的发病机制，叙述错误的是（　）
A. 反流性食管炎出现胃内酸性液体反流可造成吞咽困难
B. 食管结核增殖性病变可阻塞食管
C. 胃癌不会导致食管狭窄
D. 食管平滑肌瘤，肿瘤增大阻塞管腔
E. 主动脉瘤可压迫食管引起吞咽困难

5. 动力性吞咽困难的描述错误的是（　）
A. 延髓麻痹者饮水由鼻腔反流伴以呛咳、呼吸困难等症状
B. 吞咽反射性动力障碍者吞咽固体比液体更加困难
C. 吞咽反射性动力障碍者吞咽液体比固体食物更加困难
D. 动力性吞咽困难无液体、固体之分
E. 患者陈述的梗阻部位与食管病变的解剖部位基本吻合，有定位诊断的参考意义

6. 进行性吞咽困难是（　）
A. 反流性食管炎主要表现
B. 贲门失弛缓症
C. 食管癌主要表现
D. 功能性消化不良主要表现
E. 肝癌主要表现

7. 以下吞咽困难伴随症状，不正确的是（　）
A. 吞咽困难伴声嘶多见于食管癌纵隔浸润、主动脉瘤、淋巴结肿大及肿瘤压迫喉返神经
B. 吞咽困难伴胸骨后疼痛见于食管炎症、溃疡、异物、癌等
C. 吞咽困难伴呃逆见于食管癌
D. 吞咽困难伴呛咳见于脑神经疾病、食管憩室、贲门失弛缓症等
E. 吞咽困难伴哮喘和呼吸困难见于纵隔肿物、大量心包积液压迫

8. 胸骨后伴吞咽困难见于以下哪种疾病（　）
A. 心脏神经症
B. 支气管肺癌
C. 心肌梗死
D. 心绞痛
E. 反流性食管炎

9. 有关吞咽困难的处理，错误的是（　）
A. 手术治疗
B. 抗反流药物应用
C. 明确病因，进行相应的治疗
D. 炎症经常规抗感染治疗无明显好转，需转诊
E. 神经系统病变所致可对症治疗

第十二节　咳嗽与咳痰

一、A_1 型题（每一道试题下面有 A、B、C、D、E 五个备选答案，请从中选择一个最佳答案。）

1. 以下疾病对应的咳痰特点错误的是（　）
A. 急性左心衰——粉红色泡沫样痰
B. 细支气管肺泡癌——大量白色泡沫样痰
C. 铁锈色痰——肺炎葡萄球菌肺炎
D. 砖红色胶冻样痰——肺炎克雷伯菌肺炎
E. 脓性痰——吸入性肺脓肿

2. 以下各项，属百日咳咳嗽特点的是（　）
A. 金属调
B. 鸡鸣样吼声
C. 犬吠样
D. 声音嘶哑
E. 无声

3. 有关咳嗽不正确的是（　）
A. 慢性咳嗽持续时间>8 周
B. 亚急性咳嗽持续时间 3~8 周
C. 急性咳嗽持续时间<3 周
D. 急性咳嗽多见于急性炎症或慢性肺部疾病急性发作
E. 亚急性咳嗽多见于慢性支气管炎

4. 红色胶样痰见于（　）
A. 肺包囊虫病
B. 肺水肿
C. 肺脓肿
D. 支气管肺癌
E. 支气管哮喘

5. 嘶哑样咳嗽，可见于（　）
A. 急性喉炎
B. 胸膜炎
C. 百日咳
D. 声带麻痹
E. 支气管扩张

6. 有关咳嗽咳痰的转诊，错误的是（ ）
   A. 诊断不明确或对症治疗效果不佳的严重咳嗽需要转诊
   B. 有危险的症状或体征者需要转诊
   C. 怀疑结核或肿瘤的需要转诊
   D. 怀疑哮喘、胃食管反流、鼻窦炎等需要转诊
   E. 普通咳嗽需要转诊
7. 有关咳嗽的处理，错误的是（ ）
   A. 有体重下降应行胸部X线片、结核及HIV感染的检查
   B. 有呼吸困难、咯血等高度疑似肺炎的患者需进行指尖氧饱和度和胸部X线片的检查
   C. 伴有发热，应行血常规检查
   D. 还可行肺功能、鼻窦部CT、食管pH监测、痰培养等
   E. 应行腹部CT检查

二、A_3/A_4 型题（每个案例下设若干道试题。请根据试题所提供的信息，在每一道试题下面的A、B、C、D、E五个备选答案中选择一个最佳答案。）

（8~10题共用题干）

患者，男性，67岁。慢性咳嗽、咳痰20多年，活动后气短4年。查体：双肺散在干湿啰音，心脏正常。血WBC 9.0×10^9/L，胸片示双肺中下叶纹理增强。

8. 此患者最可能的诊断是（ ）
   A. 支气管哮喘
   B. 支气管扩张
   C. 慢性支气管炎
   D. 细菌性肺炎
   E. 支气管内膜结核
9. 该患者做胸部X线检查目的是（ ）
   A. 确定诊断
   B. 了解病情变化
   C. 帮助判定预后
   D. 作为疗效的客观指标
   E. 鉴别诊断和确定有无并发症
10. 该患者最主要的治疗措施是（ ）
   A. 应用支气管扩张药
   B. 应用糖皮质激素
   C. 低流量吸氧
   D. 控制感染
   E. 中药治疗

第十三节 咯 血

A_1 型题（每一道试题下面有A、B、C、D、E五个备选答案，请从中选择一个最佳答案。）

1. 大咯血的24小时咯血量是（ ）
   A. 100~200ml
   B. 200~300ml
   C. 300~400ml
   D. 400~500ml
   E. >500ml
2. 不属于咯血特点的是（ ）
   A. 出血前感胸闷
   B. 鲜红色血中含泡沫痰
   C. 咳嗽后咯出鲜红色血
   D. 鲜血经酸碱测定呈酸性
   E. 咯血5天后痰中仍带血
3. 有关大咯血的描述，以下不正确的是（ ）
   A. 每天咯血量超过500ml
   B. 需与呕血鉴别
   C. 最主要的危害是窒息
   D. 属急症
   E. 伴神志不清，首先要考虑失血性休克
4. 以下有关咯血的表现，错误的是（ ）
   A. 中等量以上咯血可有胸闷、喉痒、咳嗽等
   B. 小量咯血表现痰中带血，无其他症状
   C. 大量咯血有满口血液，甚至从口鼻中涌出
   D. 大量咯血短时间咯血可止
   E. 大量咯血常伴呛咳、脉搏快、呼吸急促等
5. 以下各项中，支持咯血诊断的是（ ）
   A. 经口喷出
   B. 酸性
   C. 颜色鲜红
   D. 有黑便
   E. 暗红色
6. 咯血的处理错误的是（ ）
   A. 应保持呼吸道通畅
   B. 出血部位不明，宜采用坐位或半卧位
   C. 可试用云南白药口服止血
   D. 慎重给予镇咳药
   E. 发生窒息应该取头高足低位

第十四节 呼吸困难

一、A_1 型题（每一道试题下面有A、B、C、D、E五个备选答案，请从中选择一个最佳答案。）

1. 以下哪一项不属于呼吸困难的病因分类（ ）
   A. 肺源性呼吸困难

B. 血液性呼吸困难
C. 中毒性呼吸困难
D. 心源性呼吸困难
E. 肝源性呼吸困难

2. 吸气性呼吸困难的特点是（　）
A. 鼻翼扇动
B. 三凹征
C. 吸气显著费力
D. 端坐呼吸
E. 蹲踞呼吸

3. 以下呼吸困难常伴“三凹征”的是（　）
A. 吸气性呼吸困难
B. 血源性呼吸困难
C. 心源性呼吸困难
D. 呼气性呼吸困难
E. 中毒性呼吸困难

4. 三凹征是指（　）
A. 吸气时，胸骨上窝、锁骨上窝和肋间隙明显凹陷
B. 吸气时，呼吸肌用力收缩而使胸腔压力减少
C. 呼气时，胸骨上窝、锁骨上窝和肋间隙明显凹陷
D. 呼气时，呼吸肌用力收缩而使胸腔压力减少
E. 查体呼气相延长

5. 以下哪一项是支气管哮喘呼吸困难的类型（　）
A. 呼气性
B. 阵发性
C. 混合性
D. 吸气性
E. 腹式呼吸消失

6. 吸气性呼吸困难常见于（　）
A. 支气管哮喘
B. 气管异物
C. 慢性支气管炎
D. 肺炎球菌肺炎
E. 气胸

7. 引起混合性呼吸困难的疾病是（　）
A. 支气管哮喘
B. 慢性阻塞性肺气肿
C. 气管肿瘤
D. 气胸
E. 喉头水肿

8. 下列有关呼吸困难的表述，错误的是（　）
A. COPD 后期出现劳力性呼吸困难
B. 呼吸困难往往有呼吸频率、节律和幅度的改变
C. 混合型呼吸困难的发病机制为小气道狭窄和肺泡弹性回缩力下降
D. 心源性呼吸困难最常见的原因为慢性充血性心力衰竭
E. 法洛四联症患者常常蹲踞位以缓解呼吸困难

9. 有关呼吸困难的处理错误的是（　）
A. 帮助患者采取可缓解症状的体位
B. 应休息及吸氧
C. 保持呼吸道通畅
D. 酌情给予解痉祛痰药物
E. COPD 给予高流量吸氧

二、A_2 型题（每一道试题是以一个小案例出现，其下面有 A、B、C、D、E 五个备选答案，请从中选择一个最佳答案。）

10. 某老年患者常于夜间发作哮喘。伴频繁咳嗽，咳出粉红泡沫痰，有时带血丝。双肺底闻及湿啰音。患以下哪一种疾病的可能性大（　）
A. 支气管哮喘
B. 心源性哮喘
C. 喘息性支气管炎
D. 肺癌
E. 过敏性肺炎

11. 患者，男性，60 岁。2 年来劳累后心悸、气短，并常出现夜间阵发性呼吸困难，不能平卧，咳白色泡沫样痰。查体：心律齐，心率 120 次/分，双肺哮鸣音及肺底湿啰音。诊断应首先考虑为（　）
A. 支气管哮喘
B. 支气管内膜结核
C. 急性左心衰
D. 慢性阻塞性肺疾病
E. 自发性气胸

12. 患者，女性，65 岁。以呼吸困难 5 小时入院，既往有慢支和冠心病病史，下述哪一项最有利于鉴别心源性和肺源性呼吸困难（　）
A. 快速脑利钠肽（BNP）检测
B. 呼气性呼吸困难为主
C. 肺部干啰音为主兼有少量的湿啰音
D. 心率快，偶有期前收缩
E. 静脉注射氨茶碱有效

三、A_3/A_4 型题（每个案例下设若干道试题。请根据试题所提供的信息，在每一道试题下面的 A、B、C、D、E 五个备选答案中选择一个最佳答案。）

（13~15 题共用题干）

患者，男性，40 岁。原有风湿性心脏病。主动脉瓣关闭不全。因劳累性呼吸困难 1 周就诊。查体：心脏向左下扩大，胸骨左缘第 3、4 肋间有舒张期叹气性递减型杂音。心尖部有奥斯汀·弗林特杂音（Austin-Flint）杂音。

13. 确定此患者是否曾有急性心力衰竭，下列最主要的是（　）
A. 心电图示左室高压及 T 波倒置
B. 心脏听诊有无奔马律
C. 有无水冲脉
D. 肺部有无哮鸣音
E. 有无夜间入睡后突然憋气而端坐呼吸

14. 急性左心衰的主要治疗为（　）
A. 强心、利尿、扩血管
B. 吸氧、休息、低盐饮食
C. 平喘、止咳、化痰

D. 利尿药+氯化钾
E. 极化液（GIK）

15. 应行何种检查进一步明确诊断（ ）
A. MRI
B. 心脏 CT
C. 心脏放射性核素显像
D. 心脏三位片
E. 心电图

（16~18 题共用题干）

患者，男性，65 岁。陈旧性广泛前壁心肌梗死 7 年，活动后胸闷、心悸、气短 2 年，近 1 周出现夜间阵发性呼吸困难。查体：端坐呼吸，BP 160/90mmHg，P 120 次/分；P_2亢进，心脏各瓣膜区未闻及杂音；双肺底可闻及细湿啰音，双肺散在哮鸣音；腹平软，肝脾肋下未触及，双下肢无水肿。空腹血糖 4.2mmol/L。心电图：V_1 ~ V_6 导联 ST 段压低 0.05 ~ 0.10mV。血清肌钙蛋白正常。

16. 该患者目前最可能的诊断是（ ）
A. 气道梗阻
B. 肺动脉栓塞
C. 支气管哮喘
D. 急性心肌梗死
E. 急性左心衰

17. 该患者暂不宜立即使用（ ）
A. 毛花苷 C
B. 卡维地洛
C. 硝普钠
D. 硝酸甘油
E. 呋塞米

18. 该患者心功能分级为（ ）
A. Killip 分级Ⅱ级
B. Killip 分级Ⅲ级
C. Killip 分级Ⅳ级
D. NYHA 分级Ⅴ级
E. NYHA 分级Ⅳ级

第十五节 胸 痛

一、A_1 型题（每一道试题下面有 A、B、C、D、E 五个备选答案，请从中选择一个最佳答案。）

1. 对于胸痛，以下叙述正确的是（ ）
A. 一般恶性胸痛为针刺样或锐痛
B. 胸膜性胸痛的特点是胸痛和呼吸有关
C. 胸膜性胸痛感觉来源于脏胸膜
D. 胸痛一定是生理因素造成的
E. 心绞痛只出现在心前区

2. 胸痛的常见病因不包括（ ）
A. 心脏血管疾病
B. 胸壁疾病
C. 食管疾病
D. 胸膜疾病
E. 妇科疾病

3. 青年患者胸痛，以下可能性最小的是（ ）
A. 结核性胸膜炎
B. 自发性气胸
C. 心绞痛
D. 心肌炎
E. 心肌病

4. 以下除哪一项外，均可见胸痛（ ）
A. 带状疱疹
B. 心包炎
C. 气胸
D. 肺癌
E. 哮喘

5. 以下哪一项可以引起胸壁痛（ ）
A. 自发性气胸
B. 肋间神经炎
C. 肺癌
D. 胸膜肿瘤
E. 胸膜炎

6. 以下哪一项不符合胸壁疾病所致胸痛的特点（ ）
A. 局部有压痛
B. 疼痛部位较固定
C. 举臂动作时可加剧
D. 因情绪激动而诱发
E. 深呼吸或咳嗽可加剧

二、A_3/A_4 型题（每个案例下设若干道试题。请根据试题所提供的信息，在每一道试题下面的 A、B、C、D、E 五个备选答案中选择一个最佳答案。）

（7~9 题共用题干）

患者，男性，70 岁。慢性咳嗽、咳痰 20 余年。每年持续 3~4 个月，近 2~3 年出现活动后气短。有时双下肢水肿。今日晨起突感左上胸针刺样疼痛，与呼吸有关。继之出现呼吸困难、大汗。不能平卧，来院就诊。

7. 询问病史的重点应是（ ）
A. 胸痛的部位、性质及伴随症状
B. 冠心病、心绞痛病史
C. 吸烟史
D. 近期心电图检查情况
E. 近期胸部 X 线检查情况

8. 体检重点应是（ ）
A. 肺部啰音
B. 心脏听诊
C. 胸膜摩擦音
D. 肺下界位置
E. 胸部叩诊音及呼吸音双侧对比

9. 以下检查中，最有价值的是（ ）
A. 外周血象检查
B. 心电图检查
C. 胸部 X 线检查
D. 血气分析
E. 超声检查

第十六节 心 悸

一、A_1 型题（每一道试题下面有A、B、C、D、E五个备选答案，请从中选择一个最佳答案。）

1. 心悸最常见的原因是（ ）
   A. 各种心律失常
   B. 正常人情绪激动时
   C. 心脏神经症
   D. 心脏搏动过强
   E. 精神病患者
2. 以下属于引起心悸的病理性因素的是（ ）
   A. 精神过度紧张
   B. 应用抗生素
   C. 饮酒和喝咖啡、浓茶后
   D. 甲状腺功能亢进
   E. 剧烈运动后
3. 对于心悸的特点，说法正确的是（ ）
   A. 有规律性
   B. 一定伴随心律失常
   C. 跟呼吸有关
   D. 突发突止
   E. 心率增快
4. 有关心悸说法错误的是（ ）
   A. 对于明确为心脏神经症者可适当使用镇静药
   B. 对于心脏搏动过强引起心悸的，以治疗原发病为主
   C. 对于已证实心悸是由心律失常引起的，按心律失常处理
   D. 病理状态引发的心律失常应以治疗原发病为主
   E. 对于未能排除心律失常者，如发作时伴有黑矇、头晕等，可以观察
5. 心悸发作时，（ ）是唯一能确定或排除心律失常的有效方法
   A. X线检查
   B. B超
   C. 心电图
   D. 磁共振
   E. 血气分析

二、A_2 型题（每一道试题是以一个小案例出现，其下面有A、B、C、D、E五个备选答案，请从中选择一个最佳答案。）

6. 患者，男性，68岁。活动后心悸、气短4年，突发喘憋1小时来诊，高血压病史10余年，平时血压波动于（130～150）/（70～90）mmHg。查体：血压230/100mmHg，端坐位，双肺底可闻及少许湿啰音，HR 114次/分。该患者最适宜的治疗是（ ）
   A. 口服阿替洛尔
   B. 口服硝苯地平
   C. 口服哌唑嗪
   D. 肌内注射利血平
   E. 静脉滴注硝普钠

第十七节 恶心与呕吐

一、A_1 型题（每一道试题下面有A、B、C、D、E五个备选答案，请从中选择一个最佳答案。）

1. 下列叙述错误的是（ ）
   A. 幽门梗阻多为晚上或夜间呕吐
   B. 夜间呕吐常见于肾衰竭
   C. 呕吐是一个复杂的反射动作
   D. 颅高压所致的呕吐为喷射性呕吐
   E. 神经症多致呕吐长期反复发作而营养状态不受影响
2. 呕吐与进食的关系不正确的是（ ）
   A. 集体发病，餐后近期呕吐多见于食物中毒
   B. 餐后数小时呕吐多为胃动力下降或胃排空延迟
   C. 进食中或餐后即刻呕吐多为精神性
   D. 餐后呕吐见于贲门梗阻
   E. 餐后呕吐见于幽门梗阻
3. 以下有关呕吐的叙述，正确的是（ ）
   A. 呕吐物带有粪臭味提示低位肠梗阻
   B. 呕吐物不含有胆汁提示梗阻平面在十二指肠乳头以下
   C. 呕吐物含有胆汁提示梗阻平面在十二指肠乳头以上
   D. 呕吐物为咖啡样不能提示上消化道出血
   E. 呕吐物有酸味考虑为贲门失弛缓症所致
4. 以下除哪一项外，均可出现反射性呕吐（ ）
   A. 肠梗阻
   B. 胆囊炎
   C. 消化性溃疡
   D. 急性胃炎
   E. 肺炎
5. 喷射性呕吐可见于（ ）
   A. 耳源性眩晕
   B. 尿毒症
   C. 肠梗阻
   D. 胃炎
   E. 脑炎
6. 恶心与呕吐的对症治疗不包括（ ）
   A. 严密观察
   B. 镇静药
   C. 解痉镇痛

D. 镇吐
E. 胃肠减压

7. 中枢性呕吐且呈喷射状应立即给予脱水治疗，如用20%甘露醇（ ）快速静脉滴注
A. 100ml
B. 150ml
C. 200ml
D. 250ml
E. 300ml

二、A_2型题（每一道试题是以一个小案例出现，其下面有A、B、C、D、E五个备选答案，请从中选择一个最佳答案。）

8. 患者，女性，37岁。恶心、呕吐伴乏力、少尿6小时，呕吐量大，带粪臭味，引起脱水、电解质及酸碱平衡紊乱，以及胃和食管损伤及上消化道出血。此时患者最可能出现的呕吐原因是（ ）
A. 糖尿病酮症酸中毒
B. 食物中毒
C. 十二指肠溃疡
D. 低位小肠梗阻
E. 上消化道出血

第十八节 黄 疸

A_1型题（每一道试题下面有A、B、C、D、E五个备选答案，请从中选择一个最佳答案。）

1. 不属肝细胞性黄疸特点的是（ ）
A. 尿胆原常增多
B. 尿胆红素阳性
C. 血清结合型、非结合型胆红素均增高
D. 血清仅结合型胆红素增高
E. 肝功能减退

2. 有关黄疸的分类特点，不正确的是（ ）
A. 按病因分为溶血性黄疸、肝细胞性黄疸、胆汁淤积性黄疸、先天性非溶血性黄疸
B. 血胆红素在17.1～34.2μmol/L时称隐形黄疸
C. 血液中胆红素增加而胆酸正常为高胆红素血症
D. 血液中胆红素正常而胆酸升高为胆汁淤积
E. 正常情况下血胆红素最高为34.2μmol/L

3. 以下除哪一项外，均可引起阻塞性黄疸（ ）
A. 疟疾
B. 胆道蛔虫症
C. 胰头癌
D. 胆管癌
E. 胆总管结石

4. 以下支持阻塞性黄疸的是（ ）
A. 血清结合型胆红素增高
B. 尿胆红素阴性
C. 血清结合型、非结合型胆红素均增高
D. 血清非结合型胆红素增高
E. 尿胆原增多

5. 以下有助于溶血性黄疸诊断的是（ ）
A. 尿胆红素阳性
B. 血清非结合型胆红素增高
C. 血清结合型、非结合型胆红素均增高
D. 血清结合型胆红素增高
E. 肝功能减退

6. 以下有关溶血性黄疸的叙述，正确的是（ ）
A. 血中非结合型胆红素不增加
B. 尿中结合型胆红素阴性
C. 急性发作时有血尿
D. 尿胆原阴性
E. 大便呈灰白色

7. 以下除哪一项外，常可引起肝细胞性黄疸（ ）
A. 疟疾
B. 钩端螺旋体病
C. 中毒性肝炎
D. 急性甲型肝炎
E. 肝癌

8. 显性黄疸时，血胆红素为（ ）
A. >17.1μmol/L
B. >34.2μmol/L
C. <17.1μmol/L
D. <34.2μmol/L
E. 17.1～34.2μmol/L

第十九节 腹 痛

一、A_1型题（每一道试题下面有A、B、C、D、E五个备选答案，请从中选择一个最佳答案。）

1. 有关腹痛诱发因素，正确的是（ ）
A. 油腻饮食或暴饮暴食可引发胆囊炎、胆石症
B. 腹外伤后可引起肠扭转
C. 腹部术后可引起阑尾炎
D. 剧烈运动可引起肝、脾破裂
E. 酗酒可引起肠套叠

2. 下列有关腹痛的描述，错误的是（ ）
A. 阵发性绞痛可见于胆石症或尿路结石
B. 突发、剧烈上腹刀割样痛多为消化性溃疡穿孔所致

C. 阵发性剑突下钻顶样痛是胆道蛔虫症的典型表现
D. 中上腹持续痛应考虑急性胃炎、急性胰腺炎
E. 持续性全腹痛伴腹肌紧张提示阑尾炎

3. 腹痛呈阵发性绞痛的疾病是（　）
A. 肝癌
B. 胆道结石
C. 急性胃肠穿孔
D. 急性肝炎
E. 急性腹膜炎

4. 胆道结石，常表现为（　）
A. 慢性规律性的上腹痛
B. 左上腹剧痛
C. 右上腹绞痛
D. 无规律性的上腹痛
E. 全腹剧痛

5. 腹痛伴有腹泻，多见于（　）
A. 急性肠炎
B. 急性胰腺炎
C. 输尿管结石
D. 穿孔
E. 十二指肠溃疡

6. 临床判断有无胃肠道穿孔或肠梗阻简单易行的首选检查项目是（　）
A. 腹部 B 超检查
B. 心电图检查
C. 诊断性腹腔穿刺
D. 内镜检查
E. 立位腹平片检查

7. 关于腹痛转诊指征，错误的是（　）
A. 需要手术治疗时
B. 无法提供设备做检查
C. 有休克现象
D. 有危及生命情况时
E. 明确诊断为慢性胆囊炎

8. 胃溃疡腹痛的规律是（　）
A. 无明显规律性
B. 疼痛—排便—加重
C. 进食—疼痛—缓解
D. 疼痛—进食—缓解
E. 疼痛—排便—缓解

二、A_2 型题（每一道试题是以一个小案例出现，其下面有 A、B、C、D、E 五个备选答案，请从中选择一个最佳答案。）

9. 患者，男性，50 岁。胃溃疡病史 25 年，饭后突发上腹剧痛 1 小时。为进一步明确诊断，首选的检查方法是（　）
A. 腹腔诊断性穿刺
B. 立位腹部 X 线平片
C. CT 检查
D. B 超检查
E. X 线胃肠钡餐检查

10. 患者，男性，24 岁。腹部剧烈阵发性绞痛 3 小时，伴呕吐，腹部检查发现肠鸣音 8 次/分，伴金属音。该患者最有可能的诊断为（　）
A. 急性腹膜炎
B. 机械性肠梗阻
C. 急性胃肠炎
D. 急性胃肠出血
E. 麻痹性肠梗阻

11. 患儿，男，1 岁。腹痛、哭闹、呕吐，伴果酱样血便 3 天，发热 1 天。查体：面色苍白，出汗。腹肌紧张，有压痛和反跳痛，脐右上方扪及腊肠形肿块，右下腹空虚。最佳的处理是（　）
A. 空气灌肠
B. 钡剂灌肠
C. 结肠镜检查
D. 急诊手术
E. 抗感染治疗

12. 患者，女性，32 岁。药物流产后 5 天，高热伴右下腹痛 2 天。妇科检查：白带脓性，宫颈举痛，宫体如妊娠 6 周大小，右附件区有明显压痛。本例最可能的诊断是（　）
A. 急性阑尾炎
B. 异位妊娠
C. 急性盆腔炎
D. 卵巢巧克力囊肿破裂
E. 子宫结核

13. 患者，男性，27 岁。腹痛伴恶心 5 天。5 小时前脐周疼痛伴呕吐，继而右下腹疼痛逐渐加剧。查体：右下腹部可触及一直径约 5cm 肿块，边界不清，明显触痛，最可能的诊断是（　）
A. 结肠癌
B. 克罗恩病
C. 阑尾周围脓肿
D. 溃疡性结肠炎
E. 肠结核

三、A_3/A_4 型题（每个案例下设若干道试题。请根据试题所提供的信息，在每一道试题下面的 A、B、C、D、E 五个备选答案中选择一个最佳答案。）

（14～15 题共用题干）

患者，男性，35 岁。上腹部突发刀割样剧痛 2 小时急诊入院。查体：强迫体位，板状腹，全腹压痛、反跳痛、肌紧张，以右上腹为著，肝浊音界减小，肠鸣音减弱。

14. 若行诊断性腹腔穿刺，穿刺液性质最可能是（　）
A. 草绿色、透明
B. 血性、恶臭
C. 血性、无臭、淀粉酶含量高
D. 完全为血性
E. 黄色、混浊、含胆汁或食物残渣

15. 下列非手术疗法中，不必要的是（　）
A. 禁食、胃肠减压
B. 输液，纠正电解质紊乱
C. 抗生素治疗
D. 针刺治疗
E. 抗胰酶疗法

（16～18 题共用题干）

患者，男性，25 岁。突感上腹部剧痛。查体：血压 130/80mmHg，脉搏 110 次/分，板状

腹，肠鸣音消失。Hb 120g/L，WBC 8.0×10^9/L。

16. 首先应采取的检查为（ ）
   A. 腹部立位X线平片
   B. 腹部B超
   C. 腹腔穿刺
   D. 腹部MRI
   E. 腹部CT

17. 以下提示病情危险的是（ ）
   A. 恶心、呕吐频繁
   B. 体温持续升高，寒战
   C. 脉搏加快，体温上升
   D. 腹痛加重，大汗淋漓
   E. 脉搏加快，体温下降

18. 若腹穿抽出较多液体，应尽早采取的治疗措施是（ ）
   A. 胃肠减压、输液
   B. 镇痛镇静治疗
   C. 全身应用抗生素
   D. 输液，纠正水、电解质、酸碱失衡
   E. 手术探查

第二十节 腹 泻

A_1型题（每一道试题下面有A、B、C、D、E五个备选答案，请从中选择一个最佳答案。）

1. 可表现为慢性腹泻的疾病除外（ ）
   A. 慢性细菌性痢疾
   B. 肠结核
   C. 肠道肿瘤
   D. 溃疡性结肠炎
   E. 急性中毒

2. 以下有关腹泻的描述，错误的是（ ）
   A. 腹泻伴里急后重提示肛门、直肠疾病
   B. 腹泻伴发热见于感染性疾病、炎症性肠病、肠癌、淋巴瘤、甲状腺危象等
   C. 腹泻伴明显消瘦者可见于胃肠道恶性肿瘤及吸收不良综合征
   D. 腹泻伴皮疹或皮下出血者见于伤寒或副伤寒、过敏性紫癜等
   E. 腹泻伴腹部包块常见于分泌性腹泻，如霍乱、细菌性食物中毒等

3. 有关急性腹泻的临床表现，以下说法错误的是（ ）
   A. 起病急骤，病程较短，每天排便可达十余次
   B. 粪便量多而稀薄甚至呈稀水样便
   C. 粪便中可有脓血、黏液或未消化物质
   D. 无腹痛且排便时无里急后重感
   E. 大量腹泻后，可有脱水、电解质失衡与代谢性酸中毒等

4. 以下属于急性腹泻常见病因的是（ ）
   A. 溃疡性结肠炎急性发作
   B. 甲状腺功能亢进
   C. 慢性胰腺炎
   D. 慢性萎缩性胃炎
   E. 抗肿瘤药物的应用

5. 有关腹泻的病因治疗，以下说法错误的是（ ）
   A. 乳糖不耐受症不宜用乳制品
   B. 感染性疾病应根据不同病因，选用相应的抗生素
   C. 成人乳糜泻可食麦类制品
   D. 慢性胰腺炎可补充多种消化酶
   E. 药物相关性腹泻应立即停用有关药物

6. 腹泻转诊指征不正确的是（ ）
   A. 诊断困难者应及时转诊
   B. 腹泻严重、脱水、酸中毒、休克、多器官功能衰竭者，应及时转诊
   C. 怀疑为溃疡性结肠炎、克罗恩病，须转上一级医院进行确诊
   D. 怀疑为肿瘤引起的腹泻者应及时转诊
   E. 怀疑为传染病，应就地隔离治疗

7. 急性腹泻起病急骤、病程较短，每天排便可达（ ）
   A. 4次及以上
   B. 5~10次
   C. 10余次
   D. 8~9次
   E. 7~8次

8. 胃肠功能紊乱的腹泻发病机制为（ ）
   A. 霍乱腹泻
   B. 肠炎
   C. 胃功能异常
   D. 动力性腹泻
   E. 吸收不良性腹泻

9. 下列哪项不符合分泌性腹泻的特点（ ）
   A. 胃泌素瘤引起的腹泻
   B. 大肠埃希菌感染引起的腹泻
   C. 腹泻量较大
   D. 腹痛明显，腹泻后可缓解
   E. 霍乱弧菌引起的水样腹泻

第二十一节 便秘

A$_1$ 型题（每一道试题下面有 A、B、C、D、E 五个备选答案，请从中选择一个最佳答案。）

1. 以下不属于功能性便秘的原因是（ ）
   A. 进食量少
   B. 滥用泻药，形成药物依赖
   C. 排便推动力不足
   D. 工作紧张
   E. 子宫肌瘤
2. 器质性便秘的原因错误的是（ ）
   A. 直肠与肛门病变引起肛门括约肌痉挛，造成恐惧排便
   B. 排便推动力不足，难以将粪便排出体外
   C. 全身性疾病引起的便秘
   D. 结肠完全或不完全性梗阻
   E. 应用吗啡类药物使肠肌松弛
3. 以下哪种疾病常引起便秘与腹泻交替出现（ ）
   A. 肠结核
   B. 肠道肿瘤
   C. 阿米巴痢疾
   D. 慢性菌痢
   E. 慢性非特异性溃疡性结肠炎
4. 便秘伴有呕吐、腹胀、肠绞痛多为（ ）
   A. 结肠炎
   B. 直肠癌
   C. 内痔
   D. 肠梗阻
   E. 溃疡性结肠炎
5. 新生儿严重便秘，应考虑为（ ）
   A. 先天性巨结肠
   B. 肠扭转
   C. 小儿肠套叠
   D. 肠梗阻
   E. 直肠炎
6. 中老年人便秘，进行性加重，应考虑（ ）
   A. 直肠癌
   B. 结肠癌
   C. 肠梗阻
   D. 肠扭转
   E. 肠粘连

第二十二节 呕血与便血

一、A$_1$ 型题（每一道试题下面有 A、B、C、D、E 五个备选答案，请从中选择一个最佳答案。）

1. 以下不是呕血病因的是（ ）
   A. 门脉高压
   B. 胃及十二指肠疾病
   C. 食管疾病
   D. 肠道肿瘤
   E. 胰腺癌
2. 以下各项，属呕血特点的是（ ）
   A. 血液呈碱性反应
   B. 常无黑便
   C. 血液颜色鲜红
   D. 血液中含有食物残渣
   E. 出血前常有喉部发痒、胸闷先兆
3. 引起便血的结肠疾病不包括（ ）
   A. 阿米巴痢疾
   B. 血吸虫病
   C. 肠套叠
   D. 急性细菌性痢疾
   E. 溃疡性结肠炎
4. 为明确上消化道大出血原因，首选的检查方法是（ ）
   A. 上消化道造影
   B. B 超检查
   C. 纤维内镜检查
   D. 选择性动脉造影检查
   E. 胸片
5. 下列对鉴别上下消化道出血可能有帮助的是（ ）
   A. 大便隐血阳性
   B. 血尿素氮升高
   C. 血肌酐升高
   D. 血红蛋白下降
   E. 血氨升高
6. 胃内储血量达（ ）时可出现呕血
   A. 50~100ml
   B. 100~150ml
   C. 150~200ml
   D. 250~300ml
   E. 300~500ml
7. 上消化道出血表现为呕血或黑便，主要取决于（ ）
   A. 病变的性质
   B. 出血的速度和量
   C. 出血部位的高低
   D. 胃肠蠕动情况
   E. 凝血机制
8. 黏液脓血便伴里急后重可见于（ ）
   A. 肠结核
   B. 急性细菌性痢疾
   C. 结肠癌
   D. 小肠血管畸形
   E. 消化性溃疡

二、A$_2$ 型题（每一道试题是以一个小案例出现，其下面有 A、B、C、D、E 五个备选答案，请从中选择一个最佳答案。）

9. 患者，男性，44 岁。前 1 日因车祸致颅底骨折。2 小时前突然呕吐咖啡色液 300ml，诊断

首先考虑为（ ）
A. 食管-胃底静脉曲张破裂出血
B. 慢性胃炎急性发作
C. 胃溃疡
D. 应激性溃疡或急性胃黏膜病变
E. 胃癌

10. 患者，女性，46岁。近1个月来粪便中有黏液或脓血。每天大便4~5次，肛门坠胀感。此时最先要作的检查为（ ）
A. X线钡餐灌肠造影
B. B超检查
C. 纤维结肠镜检查
D. 直肠指诊
E. 大便常规及培养

11. 患者，男性，44岁。1小时前突然呕鲜血约1500ml来院就诊，2年前诊断为慢性乙型肝炎。查体：贫血貌，BP 90/60mmHg，P 120次/分，肝肋下未触及。脾肋下4cm，血红蛋白56g/L。最有效的紧急止血措施是（ ）
A. 三腔二囊管压迫
B. 补充凝血因子
C. 口服止血药
D. 静脉注射维生素K
E. 冷盐水洗胃

12. 患者，男性，21岁。2年来右上腹部节律性疼痛，进食可缓解，伴有反酸，3天前突然疼痛加重，伴有黑便、呕咖啡色胃内容物。患者消化道出血的病因最可能是（ ）
A. 食管静脉曲张破裂出血
B. 急性糜烂性胃炎出血
C. 反流性食管炎出血
D. 食管贲门黏膜撕裂综合征
E. 消化性溃疡出血

13. 患者，男性，72岁。突发头痛10小时，昏迷8小时。头颅CT示右额叶出血。1小时呕暗红色血2次，共约350ml。无慢性肝病史。最可能的呕血原因是（ ）
A. 十二指肠溃疡
B. 胃癌
C. 贲门黏膜撕裂
D. 急性胃黏膜病变
E. 食管-胃底静脉曲张破裂

三、A_3/A_4型题（每个案例下设若干道试题。请根据试题所提供的信息，在每一道试题下面的A、B、C、D、E五个备选答案中选择一个最佳答案。）

（14~15题共用题干）

患者，男性，43岁。有慢性胃痛史，因头晕半天，黑便3次，门诊急诊。血压80/50mmHg，心率124次/分，面色苍白，冷汗。

14. 首先考虑为（ ）
A. 急性肠炎
B. 急性胃穿孔
C. 心绞痛
D. 心肌梗死
E. 上消化道出血

15. 急救措施首选（ ）
A. 抗炎补液治疗
B. 开腹探查
C. 含服硝酸甘油
D. 溶栓治疗
E. 输血、补液，纠正休克

（16~18题共用题干）

患者，男性，48岁。呕血5小时入院。查体：P 120次/分，BP 80/55mmHg。神志不清，营养状况差。巩膜明显黄染，腹壁可见静脉曲张，肝肋下可触及，质地较硬，边缘较钝，脾肋下6cm，移动性浊音阳性，肠鸣音弱。

16. 该患者呕血最可能的原因是（ ）
A. 胆石症所致胆道出血
B. 消化性溃疡出血
C. 食管-胃底曲张静脉破裂
D. 晚期胃癌出血
E. 胆管肿瘤所致胆管出血

17. 首选的检查是（ ）
A. 腹部X线片
B. 腹部B超
C. 上消化道钡餐造影
D. 腹腔动脉造影
E. 腹部CT

18. 此时不宜采取的处理措施是（ ）
A. 快速输血、输液
B. 急症手术
C. 静脉注射垂体后叶激素
D. 内镜下止血治疗
E. 试用三腔二囊管压迫止血

第二十三节 尿频、尿急与尿痛

一、A_1型题（每一道试题下面有A、B、C、D、E五个备选答案，请从中选择一个最佳答案。）

1. 尿频是指每日排尿量（ ）
A. >7次
B. <7次
C. >8次
D. <8次
E. >9次

2. 有关尿路感染的描述，错误的是（ ）
A. 尿频、尿急伴血尿和尿痛见于膀胱炎和尿道炎
B. 尿频、尿急伴血尿、午后低热、乏力盗汗见于膀胱结核
C. 尿路刺激征伴发热及腰痛见于肾盂肾炎
D. 尿频、尿急伴无痛性血尿见于膀胱癌
E. 老年男性，尿频伴尿线细，进行性排尿困难不见于前列腺增生

3. 下列选项中，前列腺增生最重

要的症状是（ ）
A. 肾功能不全的表现
B. 尿失禁
C. 尿频、尿急
D. 尿潴留
E. 进行性排尿困难

4. 以下不是尿频、尿急、尿痛的主要辅助检查的是（ ）
A. 尿常规
B. 血常规
C. 血糖
D. 尿病理找癌细胞
E. 磁共振

5. 下列各项中，哪项不是引起尿频的原因（ ）
A. 膀胱炎
B. 膀胱憩室
C. 神经源性膀胱
D. 前列腺肥大慢性尿潴留
E. 膀胱结石

二、A_2 型题（每一道试题是以一个小案例出现，其下面有 A、B、C、D、E 五个备选答案，请从中选择一个最佳答案。）

6. 患者，女性，25 岁。妊娠 7 个月，发热，腰痛伴恶心、呕吐、尿频、尿急、尿痛 1 天。查体：T 38.5℃，左肾区叩击痛阳性。血常规：WBC 11.9×10^9/L，N 0.82。尿常规：RBC 5 ~ 8 个/高倍视野，WBC 30 ~ 35 个/高倍视野，尿蛋白（±）。最可能的诊断是（ ）
A. 急性胰腺炎
B. 急性肾小球肾炎
C. 急性膀胱炎
D. 急性肾盂肾炎
E. 急性胃肠炎

7. 患者，女性，25 岁，反复尿急、尿频、尿痛已经 3 年，以尿频为甚，曾口服四环素、多西环素各 1 周无效，多次行尿细菌及结核分枝杆菌培养均为阴性，尿常规未发现明显异常，泌尿系统检查已排除下尿路感染。该患者的诊断应为（ ）
A. 膀胱炎
B. 慢性肾盂肾炎
C. 肾结核
D. 尿崩症
E. 尿道综合征

第二十四节 血 尿

一、A_1 型题（每一道试题下面有 A、B、C、D、E 五个备选答案，请从中选择一个最佳答案。）

1. 终末血尿，常见的病变部位是（ ）
A. 膀胱颈部以上
B. 肾脏
C. 膀胱三角区、后尿道
D. 尿道括约肌以上
E. 输尿管

2. 下列方法最有助于区别血尿与血红蛋白尿的是（ ）
A. 观察血尿颜色
B. 尿胆原测验
C. 尿隐血试验
D. 尿三杯试验
E. 尿沉渣镜检

3. 下列关于血尿的描述，正确的是（ ）
A. 1000ml 尿液中含有 10ml 血，方可表现为肉眼血尿
B. 尿沉渣低倍镜下视野红细胞≥3 个
C. 尿沉渣高倍镜下视野红细胞≥3 个
D. 尿沉渣高倍镜下视野红细胞≥5 个
E. 尿沉渣低倍镜下视野红细胞≥5 个

4. 初血尿一般为（ ）
A. 5 ~ 10ml
B. 10 ~ 15ml
C. 10 ~ 20ml
D. 10 ~ 30ml
E. 20 ~ 30ml

5. 尿常规检查出现红细胞管型，诊断为（ ）
A. 肾小球源性血尿
B. 尿路感染
C. 前列腺疾病
D. 泌尿系肿瘤
E. 多囊肾

二、A_2 型题（每一道试题是以一个小案例出现，其下面有 A、B、C、D、E 五个备选答案，请从中选择一个最佳答案。）

6. 患者，男性，70 岁。今日出现无痛性肉眼血尿，首先应考虑为（ ）
A. 泌尿系统肿瘤
B. 尿道畸形
C. 尿路感染
D. 尿路结石
E. 泌尿系统结核

7. 患者，中年男性。运动后出现肾绞痛及血尿来院就诊，应首先考虑的是（ ）
A. 肾肿瘤
B. 肾、输尿管结石
C. 肾下垂
D. 肾结核
E. 肾积水

第二十五节 阴道流血

一、A_1 型题（每一道试题下面有 A、B、C、D、E 五个备选答案，请从中选择一个最佳答案。）

1. 阴道流血的表现错误的是（ ）
   A. 经量增多
   B. 停经后阴道流血
   C. 持续阴道流血
   D. 周期不规则
   E. 月经期阴道流血
2. 产后出血最常见的原因为（ ）
   A. 凝血功能障碍
   B. 软产道裂伤
   C. 胎盘滞留
   D. 子宫收缩乏力
   E. 胎膜残留
3. 阴道流血的处理不正确的是（ ）
   A. 关键是明确病因，针对原发病的治疗
   B. 经处理出血不止，伴有贫血者应转诊
   C. 可疑异位妊娠、妇科肿瘤、血液疾病、肝脏疾病导致出血者应转诊
   D. 可疑先兆流产、难免流产、不全流产，无清宫条件者应转诊
   E. 诊断不清的，需要进一步检查可以观察
4. 阴道流血是指除正常月经外，来自女性生殖道任何部位出血的统称，绝大多数出血来自（ ）
   A. 子宫
   B. 宫颈
   C. 宫体
   D. 卵巢
   E. 腹部
5. 早期诊断妊娠以及与妊娠相关的疾病最重要的检查是（ ）
   A. X 线检查
   B. 宫颈细胞学检查
   C. B 超检查
   D. 血常规、凝血功能检查
   E. 妊娠试验尿或血 hCG 测定
6. 前置胎盘阴道流血的特征是（ ）
   A. 常伴有下腹阵发性疼痛
   B. 常发生在妊娠中期
   C. 阴道流血量与贫血程度不成正比
   D. 妊娠 28 周出现阴道流血多为完全性前置胎盘
   E. 妊娠 35 周出现阴道流血多为边缘性前置胎盘

二、A_2 型题（每一道试题是以一个小案例出现，其下面有 A、B、C、D、E 五个备选答案，请从中选择一个最佳答案。）

7. 患者，女性，50 岁。不规则阴道流血，性生活时亦容易出血，脓血性阴道排液半年。检查：宫颈为菜花样组织，子宫增大，变软，活动差，考虑为子宫颈癌。子宫颈癌最常见的早期症状是（ ）
   A. 接触性出血
   B. 阴道大出血
   C. 绝经后出血
   D. 血性白带
   E. 阴道水样排液

第二十六节 腰腿痛

一、A_1 型题（每一道试题下面有 A、B、C、D、E 五个备选答案，请从中选择一个最佳答案。）

1. 关于强直性脊柱炎，下列哪项是错误的（ ）
   A. 有明显的家族遗传史
   B. 发病男性明显多于女性
   C. 有起自骶髂关节，逐渐向上发展的特征
   D. 主要是关节软骨与软骨下骨病变
   E. 晨起或久坐起立时腰部发僵明显，但活动后减轻
2. 直腿抬高试验阳性表明（ ）
   A. Schmorl 结节
   B. 马尾神经损伤
   C. 慢性腰肌劳损
   D. 第 3~4 腰椎间盘膨出
   E. 第 4~5 腰椎间盘或第 5 腰椎和第 1 骶椎椎间盘突出症
3. 急性腰腿痛的临床特点不正确的是（ ）
   A. 疼痛剧烈、急骤
   B. 肌肉痉挛
   C. 活动受限
   D. 强迫体位
   E. “4”字试验阳性，直腿抬高试验阴性
4. 关于慢性腰腿痛的临床特点，不正确的是（ ）
   A. 各个年龄段均可见
   B. 病程长，多在 3 个月以上
   C. 疼痛局限
   D. 两侧疼痛交替出现
   E. 叩痛、压痛不明显
5. 以下哪一项不属于引起腰腿痛的常见疾病（ ）
   A. 强直性脊柱炎
   B. 腰肌劳损
   C. 腰椎间盘突出症
   D. 腰椎管狭窄症
   E. 上肢骨折
6. 腰椎间盘突出症最常见的部位是（ ）

A. $T_2 \sim L_1$
B. $L_1 \sim T_2$
C. $L_2 \sim T_3$
D. $L_3 \sim L_4$
E. $L_4 \sim L_5$，$L_5 \sim S_1$

7. 腰椎间盘突出症的基本病因是（　）
A. 积累性损伤
B. 腰椎间盘退行性变
C. 受凉
D. 腰椎骨折
E. 遗传因素

8. 以关节活动弹响（骨摩擦音）为特征性体征的风湿病是（　）
A. 类风湿关节炎
B. 强直性脊柱炎
C. 风湿热关节受累
D. 骨关节炎
E. 痛风性关节炎

二、A_2 型题（每一道试题是以一个小案例出现，其下面有 A、B、C、D、E 五个备选答案，请从中选择一个最佳答案。）

9. 患者，男性，24 岁。腰背痛 1 年，下腰段及骶髂关节压痛，腰椎活动明显受限。X 线片示脊柱呈“竹节样”改变，诊断为（　）
A. 化脓性脊柱炎
B. 腰肌劳损
C. 腰椎结核
D. 脊柱退变
E. 强直性脊柱炎

10. 患者，男性，60 岁。间歇性跛行 6 年。下蹲时疼痛减轻，骑自行车正常。直腿抬高试验阴性。X 线片示腰椎骨质增生明显。最可能的诊断是（　）
A. 腰椎管狭窄症
B. 腰椎间盘突出症
C. 慢性腰肌劳损
D. 棘间韧带损伤
E. 腰椎结核

11. 患者，男性，重体力劳动工人。腰腿痛，并向左下肢放射，咳嗽、喷嚏时加重。检查腰部活动明显受限，并向左倾斜，直腿抬高试验阳性。病程中无低热、盗汗、消瘦症状。首先考虑的诊断是（　）
A. 腰肌劳损
B. 腰椎管狭窄症
C. 腰椎间盘突出症
D. 强直性脊柱炎
E. 腰椎结核

三、A_3/A_4 型题（每个案例下设若干道试题。请根据试题所提供的信息，在每一道试题下面的 A、B、C、D、E 五个备选答案中选择一个最佳答案。）

（12～15 题共用题干）

患者，男性，40 岁。腰痛伴右下肢放射痛 2 个月，反复发作，与劳累有关，咳嗽、用力排便时可加重疼痛。查体：右直腿抬高试验 40° 阳性，加强试验阳性；X 线片示 $L_4 \sim L_5$ 椎间隙变窄。

12. 其最可能的诊断为（　）
A. 急性腰扭伤
B. 第 3 腰椎横突综合征
C. 腰椎管狭窄症
D. 腰椎间盘突出症
E. 梨状肌综合征

13. 可完全排除的诊断是（　）
A. 腰椎结核
B. 腰肌劳损
C. 腰椎肿瘤
D. 脊椎滑脱症
E. 腰椎管狭窄症

14. 其右下肢麻木的区域可能为（　）
A. 小腿外侧或足背
B. 大腿前侧
C. 小腿前内侧
D. 小腿后侧及足底
E. 臀部及大腿后侧

15. 对诊断有定位定性意义的检查方法是（　）
A. X 线片
B. CT
C. 心功能检查
D. 心导管检查
E. 超声心动图

第二十七节　关　节　痛

一、A_1 型题（每一道试题下面有 A、B、C、D、E 五个备选答案，请从中选择一个最佳答案。）

1. 痛风是（　）代谢紊乱或者排泄减少所引起的一组疾病
A. 嘌呤
B. 别嘌醇
C. 尿酸
D. 黄嘌呤氧化酶
E. 双氯酚酸

2. 急性关节炎描述错误的是（　）
A. 与代谢有关
B. 与自身免疫或变态反应有关
C. 与感染因素有关
D. 与肿瘤有关
E. 与弥漫性结缔组织病有关

3. 以下有关关节痛叙述错误的是（　）
A. 类风湿关节炎以双手、腕、肘和足关节的疼痛、肿胀及晨僵最为常见
B. 系统性红斑狼疮其关节表现为压痛、肿胀或积液，关节炎为侵蚀性的
C. 骨关节炎主要临床表现为慢性关节肿痛、肿胀、僵硬及活动受限
D. 强直性脊柱炎以侵犯中轴

骨骼为主

E. 风湿热其关节痛呈游走性、多发性

4. 痛风的主要临床特点不包括（ ）

A. 疼痛剧烈，初次发作常呈自限性

B. 常见于中年男性

C. 常在饮酒、劳累或高嘌呤饮食后急发关节痛，局部皮肤红肿灼热

D. 单侧第一掌指关节肿痛最为常见

E. 常于夜间痛醒

5. 不属于弥漫性结缔组织病的是（ ）

A. 反应性关节炎

B. 硬皮病

C. 系统性红斑狼疮

D. 类风湿关节炎

E. 干燥综合征

6. 骨关节结核发病率最高的部位是（ ）

A. 肩关节

B. 肘关节

C. 脊柱

D. 髋关节

E. 膝关节

7. 关于脊柱结核的描述，正确的是（ ）

A. 疼痛是最先出现的症状，以夜间痛显著

B. 骨与关节结核中发病率最低

C. 一般无脊柱畸形

D. 一般没有低热、盗汗等全身症状

E. 寒性脓肿是少数患者就诊的最早体征

8. 关节痛伴发热及局部单关节红肿热痛，多见于（ ）

A. 风湿热

B. 化脓性关节炎

C. 类风湿关节炎

D. 反应性关节炎

E. 外伤性关节炎

9. 骨关节炎疼痛最主要的特点是（ ）

A. 运动痛

B. 静止痛

C. 不定时痛

D. 阴雨天痛

E. 寒冷痛

二、A_2 型题（每一道试题是以一个小案例出现，其下面有A、B、C、D、E五个备选答案，请从中选择一个最佳答案。）

10. 患者，女性，23岁。3周来发热，四肢关节酸痛，无皮疹，胸透胸腔（双侧）少量积液。查体：体温38.5℃，心率118次/分，两下肺叩诊浊音，呼吸音减弱，肝、脾均未触及，两手掌指关节及膝关节轻度肿胀，血红蛋白100 g/L，白细胞 3×10^9/L，血小板 5×10^9/L，尿蛋白（++）。最可能的诊断是（ ）

A. 类风湿关节炎

B. 系统性红斑狼疮

C. 结核性胸膜炎

D. 病毒感染

E. 细菌感染

11. 患儿，女，9岁。5天前突然右髋疼痛，并有高热。体温39.5℃，脉搏110次/分，白细胞 22×10^9/L。中性粒细胞0.98，红细胞沉降率（血沉）30mm/h。右髋关节肿胀，不敢活动。主要考虑为（ ）

A. 急性化脓性关节炎

B. 急性风湿性关节炎

C. 类风湿关节炎

D. 髋周软组织炎

E. 髋关节结核

12. 患儿，男，8岁。左膝肿痛，急骤加重，活动剧痛，伴有高热。查体：左膝关节明显红、肿、热及压痛。X线片示关节间隙增宽。其诊断首先应考虑为（ ）

A. 膝关节结核

B. 风湿性关节炎

C. 类风湿膝关节炎

D. 化脓性关节炎

E. 痛风性关节炎

13. 患儿，女，7岁。左髋疼痛、跛行60余天，伴乏力、低热、消瘦。左腹股沟可触及3cm×3cm质软肿物，无压痛。X线片示左髋关节间隙变窄，边缘性骨质破坏。最可能的诊断是（ ）

A. 髋关节骨关节炎

B. 股骨上端慢性骨髓炎

C. 风湿性髋关节炎

D. 髋关节结核

E. 急性化脓性髋关节炎

14. 患者，男性，25岁。腰骶部疼痛6个月，活动后好转。化验：HLA-B27阳性。对诊断最有价值的检查是（ ）

A. 抗核抗体

B. 骶髂关节影像学

C. 红细胞沉降率

D. ASO

E. 类风湿因子

三、A_3/A_4 型题（每个案例下设若干道试题。请根据试题所提供的信息，在每一道试题下面的A、B、C、D、E五个备选答案中选择一个最佳答案。）

（15～16题共用题干）

患者，女性，20岁。反复高热伴游走性关节痛，口腔干燥、溃疡，脱发1月余。实验室检查：尿蛋白（++），颗粒管型5个/高倍视野，间断有血尿，类风湿因子1∶20（+），抗ds-DNA抗体阳性，抗双链DNA抗体阳性。

15. 诊断首先考虑为（ ）

A. 风湿性关节炎

B. 类风湿关节炎

C. 系统性红斑狼疮

D. 慢性肾小球肾炎急性发作

E. 干燥综合征

16. 首选治疗药物的最佳组合为（　）
A. 抗疟药+双氯芬酸
B. 非甾体抗炎药+小剂量糖皮质激素
C. 糖皮质激素+氨甲蝶呤
D. 雷公藤+柳氮磺吡啶
E. 糖皮质激素+环磷酰胺

第二十八节　头　　痛

一、A_1 型题（每一道试题下面有A、B、C、D、E五个备选答案，请从中选择一个最佳答案。）

1. 临床最常见的头痛伴剧烈呕吐多提示为（　）
A. 偏头痛
B. 颅内高压
C. 颅低压性头痛
D. 脑膜炎
E. 癫痫
2. 头痛突然发作提示为（　）
A. 蛛网膜下腔出血
B. 脓性脑膜炎
C. 脑脓肿
D. 脑积水
E. 精神性头痛
3. 偏头痛属于（　）
A. 反射性头痛
B. 肌源性头痛
C. 外伤性头痛
D. 血管性头痛
E. 精神性头痛
4. 以下有关头痛的描述，错误的是（　）
A. 鼻窦炎的头痛也常发生于清晨或上午
B. 颅脑占位性病变往往清晨加剧
C. 丛集性头痛常在晚间发生
D. 女性偏头痛与月经期无关
E. 脑肿瘤的头痛多为持续性，可有长短不等的缓解期

二、A_2 型题（每一道试题是以一个小案例出现，其下面有A、B、C、D、E五个备选答案，请从中选择一个最佳答案。）

5. 一青年患者，突然出现剧烈头痛、恶心和呕吐、意识清、四肢无瘫痪、颈项有阻力。为鉴别其为蛛网膜下腔出血，还是化脓性脑膜炎。宜采用的主要方法是（　）
A. 血白细胞总数和分类检查
B. 颅脑CT扫描
C. 反复测量体温
D. 抽血做细菌培养
E. 腰椎穿刺查脑脊液
6. 患者，男性，31岁。持续性头痛6天，自觉后枕部紧箍样疼痛，无恶心、畏声和畏光。查体：体温36.5℃，血压120/70mmHg，眼压无异常，张口颞颌关节无弹响，双颞肌和枕肌明显压痛，余神经系统检查无异常。脑MRI无异常。最可能的诊断是（　）
A. 颈椎病
B. 血管性头痛
C. 紧张性头痛
D. 无先兆偏头痛
E. 颞颌关节紊乱

第二十九节　抽　　搐

一、A_1 型题（每一道试题下面有A、B、C、D、E五个备选答案，请从中选择一个最佳答案。）

1. 引起抽搐的内因性中毒因素是（　）
A. 急性酒精中毒
B. 肝性脑病
C. 有机磷中毒
D. 一氧化碳中毒
E. 马钱子中毒
2. 下列有关抽搐的说法，错误的是（　）
A. 阿-斯综合征会引起抽搐
B. 抽搐是指全身或局部成群骨骼肌非自主的抽动或强烈收缩，常可引起关节运动或强直
C. 停药综合征不引起抽搐
D. 缺氧可引起抽搐的发生
E. 大脑神经元异常放电可引起抽搐
3. 以下导致抽搐的疾病，不属于全身性疾病的是（　）
A. 阿-斯综合征
B. 蛛网膜下腔出血
C. 热射病
D. 子痫
E. 低血糖
4. 以下导致抽搐的疾病，不属于脑部疾病的是（　）
A. 脑转移瘤
B. 败血症
C. 脑膜炎
D. 脑血栓形成
E. 蛛网膜下腔出血
5. 有关癫痫大发作的临床表现，以下不正确的是（　）
A. 突然意识丧失
B. 全身抽搐
C. 大小便失禁
D. 呼吸不规则或暂停
E. 双侧瞳孔缩小
6. 以下有关癫痫持续状态的判断和处理错误的是（　）
A. 癫痫全身性发作在两次发

作间期意识未完全恢复
B. 一次癫痫发作持续30分钟以上
C. 发生癫痫持续状态应先保证生命体征稳定
D. 首选地西泮控制发作
E. 发作控制后应继续应用地西泮巩固

二、A_2 型题（每一道试题是以一个小案例出现，其下面有A、B、C、D、E五个备选答案，请从中选择一个最佳答案。）

7. 患者，男性，25岁。发作性意识丧失伴四肢抽搐8年。2天前自行调整治疗药物，次日出现频繁发作，意识不清，应立即采取的处理措施是（ ）
A. 鼻饲苯妥英钠
B. 口服丙戊酸钠
C. 静脉注射地西泮
D. 静脉注射苯巴比妥
E. 气管切开

8. 患儿，女，1岁半。方颅，多汗，枕秃，常发生惊厥，不伴发热。血糖3.2mmol/L，血钙0.36mmol/L，血镁0.06mmol/L，血磷0.66mmol/L，首先考虑的诊断是（ ）
A. 低血糖症
B. 婴儿痉挛症
C. 低镁血症
D. 维生素D缺乏性手足搐搦症
E. 维生素D缺乏性佝偻病

第三十节 眩 晕

A_1 型题（每一道试题下面有A、B、C、D、E五个备选答案，请从中选择一个最佳答案。）

1. 以下有关眩晕的说法，错误的是（ ）
A. 眩晕可分为中枢性和周围性眩晕
B. 眩晕是位向感觉障碍
C. 血管源性属于中枢性眩晕
D. 周围性眩晕都伴听力障碍
E. 多发性硬化可引起中枢性眩晕

2. 有关耳性眩晕，以下说法错误的是（ ）
A. 周围性眩晕（耳性眩晕）指前庭神经颅内段、前庭神经核及其纤维联系、小脑、大脑等的病变所引起的眩晕
B. 患者头部处在一定位置时出现眩晕和眼球震颤，称为位置性眩晕
C. 梅尼埃病以发作性眩晕伴耳鸣、听力减退及眼球震颤为主要特点
D. 某些镇静安眠药（氯丙嗪、哌替啶等）可引起眩晕
E. 内耳药物中毒常由链霉素、庆大霉素及其同类药物中毒性损害所致

3. 引起眩晕发作的因素不包括（ ）
A. 梅尼埃病
B. 迷路炎
C. 药物中毒
D. 椎-基底动脉供血不足
E. 腹泻

4. 前庭神经元炎持续时间可达（ ），痊愈后很少复发
A. 6周
B. 5周
C. 1周
D. 2周
E. 3周

5. 引起眩晕的疾病中，下列不属于中枢性眩晕的是（ ）
A. 晕动病
B. 多发性硬化
C. 脑动脉硬化
D. 颅内肿瘤
E. 眩晕性癫痫

6. 梅尼埃病很少超过（ ）
A. 3天
B. 5天
C. 1周
D. 2周
E. 3周

第三十一节 晕 厥

A_1 型题（每一道试题下面有A、B、C、D、E五个备选答案，请从中选择一个最佳答案。）

1. 下列可引起晕厥的原因除外（ ）
A. 椎基底动脉系统缺血
B. 锁骨下缺血综合征
C. 一侧颈动脉缺血
D. 双侧颈动脉缺血
E. 急性心肌缺血

2. 下列哪一项为血管舒缩障碍引起的晕厥（ ）
A. 颈动脉窦综合征
B. 阿-斯综合征
C. 严重心律失常
D. 脑动脉粥样硬化
E. 主动脉狭窄

3. 晕厥的分类除外以下哪种（ ）
A. 直立性低血压晕厥
B. 反射性晕厥

C. 心源性晕厥
D. 脑血管性晕厥
E. 器质性晕厥

4. 关于血管迷走性晕厥，下列说法不正确的是（　）
A. 多见于年轻体弱女性
B. 发作常有明显诱因
C. 表现为在体位骤变（主要由卧位或蹲位突然站起）时发生晕厥
D. 晕厥前期有头晕、眩晕、恶心、上腹不适、面色苍白、肢体发软、坐立不安和焦虑等
E. 常伴有血压下降、脉搏微弱，持续数秒或数分钟后可自然苏醒，无后遗症

5. 血管迷走性晕厥的发生机制是由于各种刺激通过迷走神经反射，引起短暂的血管床（　），回心血量（　）、心输出血量（　）、血压下降导致脑供血不足所致
A. 收缩、增多、增多
B. 扩张、减少、减少
C. 收缩、增多、减少
D. 扩张、增多、减少
E. 收缩、减少、减少

6. 阿-斯综合征，主要表现是在心搏停止（　）出现晕厥，停搏（　）以上可出现抽搐，偶有大小便失禁
A. 5 秒、10 秒
B. 5~10 秒、15 秒
C. 10 秒、30 秒
D. 1~5 秒、5 秒
E. 3 秒、10~15 秒

7. 晕厥常发生于以下哪种瓣膜病变（　）
A. 二尖瓣狭窄
B. 主动脉瓣狭窄
C. 二尖瓣关闭不全
D. 主动脉瓣关闭不全
E. 三尖瓣关闭不全

8. 颈动脉窦综合征的特点是（　）
A. 可伴有抽搐
B. 在体位骤变时发生晕厥
C. 晕厥于咳嗽时发生
D. 心率明显加快
E. 血压升高

9. 咳嗽性晕厥的特点是（　）
A. 常伴有血钙降低
B. 常伴有贫血
C. 常伴有低血糖
D. 有慢性肺部疾病者剧烈咳嗽后发生
E. 常伴有血压升高

第三十二节　意识障碍

一、A_1 型题（每一道试题下面有 A、B、C、D、E 五个备选答案，请从中选择一个最佳答案。）

1. 有关急性脑病综合征的意识障碍表现，错误的是（　）
A. 错觉
B. 幻觉
C. 被害妄想
D. 关系妄想
E. 逻辑障碍

2. 以下哪种情况脑膜刺激征常消失（　）
A. 脑膜炎
B. 脑膜转移瘤
C. 脑疝
D. 深昏迷
E. 蛛网膜下腔出血

3. 有关意识障碍的分度，错误的是（　）
A. 昏睡是接近于人事不省的意识状态
B. 意识模糊是意识水平轻度下降，较嗜睡为深的一种意识障碍
C. 嗜睡是最轻的意识障碍
D. 昏迷是严重的意识障碍，表现为意识持续的中断或完全丧失
E. 昏迷分为轻度、中度、深度和极重度

4. 以下有关意识障碍说法错误的是（　）
A. 意识障碍只是意识清醒水平的障碍
B. 颅内局灶病变一般不引起意识障碍
C. 清醒意识必须包括特异性和非特异性上行投射系统完整
D. 浅昏迷时眼球有水平或垂直的自发性游动
E. 意识障碍是一组神经功能缺失综合征

5. 在以下疾病中，哪一项不会导致意识障碍（　）
A. 出血
B. 一度房室传导阻滞
C. 窒息
D. 一氧化碳中毒
E. 休克

6. 以下哪一项不属于外源性中毒导致的患者意识障碍（　）
A. 一氧化碳中毒
B. 吗啡中毒
C. 低氯性碱中毒
D. 酒精中毒
E. 安眠药中毒

7. 轻刺激能唤醒，醒后能进行简短而正确的交谈的意识障碍属（　）
A. 嗜睡
B. 中度昏迷
C. 浅昏迷
D. 昏睡
E. 深昏迷

8. 有关意识障碍者的检查与处

理，以下说法错误的是（　）
A. 意识障碍者需进行头颅CT检查，对寻找病因有重要价值
B. 意识障碍者首先要观察意识状态和生命体征是否平稳
C. 心电图、心肌酶、心肌坏死标志物等检查对于鉴别心血管疾病引起的意识障碍有重要价值，必要时行24小时动态心电图检查
D. 对于意识障碍者禁止服用任何饮料或药物
E. 意识障碍者无须进行神经系统体检

二、A_2 型题（每一道试题是以一个小案例出现，其下面有A、B、C、D、E五个备选答案，请从中选择一个最佳答案。）

9. 患者，男性，40岁。因“急性广泛前壁心肌梗死”送急诊室就诊。送诊期间曾出现心室颤动，急诊医师接诊时检查发现患者呼之不应，压眶反应存在。瞳孔对光反射存在，此时该患者的意识状态为（　）
A. 深度昏迷
B. 轻度昏迷
C. 昏睡
D. 意识模糊
E. 嗜睡

10. 患者，女性，32岁。糖尿病史1年，4天前因感冒发热，食欲缺乏而停用胰岛素。恶心、呕吐1天，查体：睡眠状态，大声呼唤可醒，但醒觉反应不完全，醒时答话含糊，该患者意识障碍属于（　）
A. 无意识障碍
B. 昏睡
C. 嗜睡
D. 昏迷
E. 意识丧失

第三十三节　失　　眠

一、A_1 型题（每一道试题下面有A、B、C、D、E五个备选答案，请从中选择一个最佳答案。）

1. 正常人每日所需睡眠时间常随年龄增长而逐渐减少，新生儿平均约（　）
A. 16小时
B. 13小时
C. 12小时
D. 10小时
E. 8小时

2. 以下属于躯体疾病导致失眠的是（　）
A. 抑郁症
B. 蚊虫叮咬
C. 鼻塞不通
D. 焦虑症
E. 饮用浓茶

3. 有关失眠的说法，错误的是（　）
A. 长期失眠会影响身体健康
B. 失眠是正常的事情，无须理会
C. 偶尔失眠关系不大，长期失眠必须及时治疗
D. 失眠不可怕，只要采用科学方法治疗，一般都能改善或痊愈
E. 失眠可以分为原发性失眠和继发性失眠

4. 有关失眠的叙述，以下说法错误的是（　）
A. 失眠时切忌盲目使用镇静安眠药
B. 神经系统疾病导致的失眠临床可有智力减退症状
C. 精神疾病导致的失眠常有较多自觉症状
D. 催眠药物不会产生耐药性和依赖性
E. 巴比妥类服后常有宿醉未醒、晨起头昏等不良反应

二、A_3/A_4 型题（每个案例下设若干道试题。请根据试题所提供的信息，在每一道试题下面的A、B、C、D、E五个备选答案中选择一个最佳答案。）

（5~7题共用题干）

患者，女性，50岁。入睡困难，多梦易醒1个月，每周至少3次。同时感到精力疲乏，工作效率下降，对睡眠产生恐惧感，担心免疫力下降，否认情绪低落和消极观念。

5. 该患者最可能的诊断是（　）
A. 疑病症
B. 神经衰弱
C. 焦虑症
D. 恐惧症
E. 失眠症

6. 对该患者应选择的治疗药物是（　）
A. 苯巴比妥
B. 艾司唑仑
C. 氟西汀
D. 奥氮平
E. 喹硫平

7. 该患者使用药物治疗的原则是（　）
A. 大剂量冲击疗法
B. 小剂量按需服用
C. 足剂量短疗程
D. 小剂量长疗程
E. 足剂量按需服用

第三章 常见病与多发病

第一单元 呼吸系统

第一节 急性上呼吸道感染

一、A_1 型题（每一道试题下面有 A、B、C、D、E 五个备选答案，请从中选择一个最佳答案。）

1. 引起上呼吸道感染最常见的病原体是（ ）
   A. 病毒
   B. 衣原体
   C. 支原体
   D. 细菌
   E. 真菌
2. 常见的引起急性上呼吸道感染的病毒是（ ）
   A. 腺病毒
   B. 呼吸道合胞病毒
   C. 鼻病毒
   D. 流感病毒
   E. 以上都是
3. 急性上呼吸道感染后可继发细菌感染，最常见的细菌是（ ）
   A. 金黄色葡萄球菌
   B. 流感嗜血杆菌
   C. 肺炎球菌
   D. 肺炎支原体
   E. 溶血性链球菌
4. 小儿急性上呼吸道感染最常见的原因是（ ）
   A. 病毒感染
   B. 支原体感染
   C. 真菌感染
   D. 细菌感染
   E. 螺旋体感染
5. 急性上呼吸道感染分为 5 型，不包括（ ）
   A. 普通感冒
   B. 急性咽-扁桃体炎
   C. 急性咽喉炎
   D. 咽结膜热
   E. 食管炎
6. 以下哪种疾病不属于急性上呼吸道感染引起的并发症（ ）
   A. 手足口病
   B. 风湿热
   C. 中耳炎
   D. 急性肾炎
   E. 肺炎
7. 有关急性上呼吸道感染，以下描述正确的是（ ）
   A. 年长儿症状重，而婴幼儿较轻
   B. 婴幼儿不易出现并发症
   C. 多由细菌感染引起
   D. 婴幼儿全身症状轻
   E. 特殊类型的上感包括疱疹性咽峡炎和咽结合膜热
8. 急性上呼吸道感染临床表现错误的是（ ）
   A. 可有阵发性肠痉挛或肠系膜淋巴结炎
   B. 早期可有阵发性脐周痛
   C. 婴幼儿局部症状重而全身症状不显著
   D. 肠道病毒感染可有不同形态的皮疹
   E. 病程两三天至一周
9. 链球菌性上呼吸道感染后 2～3 周可引起以下哪种疾病（ ）
   A. 中耳炎
   B. 川崎病
   C. 咽后壁脓肿
   D. 颈淋巴结炎
   E. 急性肾小球肾炎
10. 小儿急性上呼吸道感染中细菌感染最常见的是（ ）
   A. 流感嗜血杆菌
   B. 大肠埃希菌
   C. 溶血性链球菌
   D. 肺炎链球菌
   E. 志贺菌
11. 急性上呼吸道感染转诊指征错误的是（ ）
   A. 脱水征
   B. 明显的气促表现
   C. 并发肺炎
   D. 并发急性咽-扁桃体炎
   E. 持续高热 2～3 天不退
12. 小儿急性上呼吸道感染应转诊上级医疗机构的情况错误的是（ ）
   A. 发热伴皮疹
   B. 高热惊厥
   C. 热程长
   D. 咽痛
   E. 出现并发症

二、A_2 型题（每一道试题是以一个小案例出现，其下面有 A、B、C、D、E 五个备选答案，请从中选择一个最佳答案。）

13. 患儿，男，10 个月，近日突发上呼吸道感染，与其临床表现不符的是（ ）
   A. 发热
   B. 流涕
   C. 食欲缺乏

D. 前囟膨隆

E. 咽部不适

14. 患儿，男，3岁半，因“发热2天，咳嗽伴腹痛1天”就诊。查体：T 38.3℃，神志清，扁桃体Ⅱ度肿大，颈软，颈部可触及黄豆大淋巴结3~4个，活动度好，有触痛。心肺（-），腹稍胀，质软，全腹痛，以脐周为主，无腹肌紧张和固定压痛点。血常规：WBC 11.2×10^9/L，N 0.65，L 35%，Hb 12.8g/L。可能的诊断是（ ）

A. 梅克尔憩室炎

B. 上呼吸道感染并肠系膜淋巴结炎

C. 肠套叠

D. 急性阑尾炎

E. 急性胰腺炎

15. 8个月婴儿，发热2天，烦躁、流涎1天。查体：一般状态可，前囟平坦，咽部充血，咽峡及软腭部可见直径2~3mm的疱疹及溃疡，颈部无抵抗，心、肺听诊正常，诊断为上呼吸道感染。其病原体最可能为（ ）

A. 腺病毒

B. 溶血性链球菌

C. 副流感病毒

D. 流感杆菌

E. 柯萨奇病毒A组

16. 患儿2岁，夏季发病，急性起病，高热天，食欲缺乏，咽痛，检查：咽部充血，在咽弓、悬雍垂黏膜上可见数个2~4mm大小灰白色小疱疹，周围有红晕，血常规白细胞4×10^9/L，分类正常。则患儿诊断为（ ）

A. 咽结合膜炎

B. 疱疹性口炎

C. 急性咽炎

D. 疱疹性咽峡炎

E. 流行性感冒

三、A_3/A_4型题（每个案例下设若干道试题。请根据试题所提供的信息，在每一道试题下面的A、B、C、D、E五个备选答案中选择一个最佳答案。）

（17~21题共用题干）

患者，男性，20岁。2天前突发明显咽痛、发热，扁桃体表面有灰白色疱疹及浅表溃疡，周围伴红晕。

17. 根据表现出来的症状可判断疾病是（ ）

A. 急性疱疹性咽峡炎

B. 急性病毒性喉炎

C. 感冒

D. 急性咽结膜炎

E. 急性咽扁桃体炎

18. 急性疱疹性咽峡炎的病程为（ ）

A. 1~3天

B. 3~5天

C. 5天左右

D. 7天左右

E. 10~15天

19. 引起急性疱疹性咽峡炎的病毒是（ ）

A. 呼吸道合胞病毒

B. 腺病毒

C. 流感及副流感病毒

D. 鼻病毒

E. 柯萨奇病毒

20. 急性疱疹性咽峡炎多发于（ ）

A. 冬春季

B. 秋季

C. 夏季

D. 冬季

E. 春秋季

21. 急性疱疹性咽峡炎多见于（ ）

A. 成年人

B. 小儿

C. 老年人

D. 女性

E. 孕妇

第二节 急性支气管炎

一、A_1型题（每一道试题下面有A、B、C、D、E五个备选答案，请从中选择一个最佳答案。）

1. 急性支气管炎的病因为（ ）

A. 感染因素

B. 生物因素

C. 变态反应

D. 理化因素

E. 以上全是

2. 诊断急性支气管炎的主要依据是（ ）

A. 症状+胸部X线检查

B. 阳性体征

C. 心电图改变

D. 胸部X线检查

E. 肺功能检查

3. 以下有关急性支气管炎的临床表现不正确的是（ ）

A. 主要表现为咳嗽、咳痰

B. 肺部听诊散在干、湿啰音

C. 鼻咽部症状较明显

D. 胸部X线片可正常或肺纹理增粗

E. 白细胞分类和计数多无明显改变

4. 关于急性支气管炎，以下选项错误的是（ ）

A. 起病急，常发生于上呼吸道感染后

B. 全身症状较重，常有高热

C. 查体可无明显阳性表现

D. X线检查大多为肺纹理增粗

E. 如迁延不愈，可演变成慢性支气管炎

5. 急性支气管炎与流行性感冒的鉴别要点为（　）
   A. 发热程度
   B. 白细胞计数
   C. 胸部X线片
   D. 病毒分离和血清学检查
   E. 支气管镜

6. 怀疑肺炎的患者需要哪种实验室检查来进一步诊断（　）
   A. CRP
   B. 便常规
   C. 尿常规
   D. 血常规
   E. 血气分析

7. 咳嗽有痰而不易咳出者不宜选用的方法是（　）
   A. 口服氨溴索
   B. 雾化祛痰
   C. 口服桃金娘油
   D. 口服喷托维林
   E. 口服溴己新

8. 具有止咳化痰作用的中成药是（　）
   A. 喷托维林
   B. 右美沙芬
   C. 咳特灵胶囊
   D. 溴己新
   E. 桃金娘油

9. 咳嗽、咳痰，鼻部症状较轻，血白细胞计数增多，胸部X线片常见肺纹理增多。以上描述是下列哪一种病症的症状（　）
   A. 急性气管、支气管炎
   B. 急性传染病前驱症状
   C. 流行性感冒
   D. 变应性鼻炎
   E. 急性病毒性喉炎

二、A_2型题（每一道试题是以一个小案例出现，其下面有A、B、C、D、E五个备选答案，请从中选择一个最佳答案。）

10. 患者，男性，71岁。咳嗽、咳痰20年。气短2天，高血压病史20年。查体：T 37.5℃，BP 150/90mmHg，半坐位。口唇发绀，呼吸相延长，双肺可闻及干啰音。心界向左下扩大，心率：120次/分，律齐。为改善患者的临床症状，下列药物应首选的是（　）
   A. 毛花苷C
   B. 氨茶碱
   C. 肾上腺素
   D. 吗啡
   E. 呋塞米

第三节　慢性阻塞性肺疾病

一、A_1型题（每一道试题下面有A、B、C、D、E五个备选答案，请从中选择一个最佳答案。）

1. 慢性阻塞性肺疾病（COPD）的临床症状不包括（　）
   A. 慢性咳嗽
   B. 喘息、胸闷
   C. 气短或呼吸困难
   D. 咳痰
   E. 咳粉红色泡沫样痰

2. 以下属COPD Ⅱ级（中度）的主要依据是
   A. $FEV_1/FVC<70\%$，$FEV_1\geq 80\%$预计值
   B. $FEV_1/FVC<70\%$，$50\%\leq FEV_1<80\%$预计值
   C. $FEV_1/FVC<70\%$，$30\%\leq FEV_1<50\%$预计值
   D. $FEV_1/FVC<70\%$，$FEV_1<30\%$预计值
   E. $FEV_1/FVC<50\%$，$FEV_1<30\%$预计值

3. 诊断COPD的主要依据是（　）
   A. 病史和症状
   B. 心电图改变
   C. 胸部X检查
   D. 阳性体征
   E. 肺功能检查

4. COPD并发肺心病急性加重时，采取的治疗措施中最重要的是（　）
   A. 应用利尿药
   B. 应用血管扩张药
   C. 控制肺部感染
   D. 应用呼吸兴奋药
   E. 应用强心药

5. 正常青年人胸部一般不会出现的叩诊音是（　）
   A. 鼓音
   B. 浊音
   C. 实音
   D. 清音
   E. 过清音

6. 肺功能检查时，阻塞性通气功能障碍最主要的指标是（　）
   A. 气流指数>1.0
   B. 残气量增加
   C. 肺活量降低
   D. 肺总量降低
   E. 第一秒用力呼气肺容积降低

7. 慢性阻塞性肺疾病最常见的并发症不包括（　）
   A. 慢性肺源性心脏病
   B. 慢性呼吸衰竭
   C. 自发性气胸
   D. 支气管扩张
   E. 右心功能不全

8. 慢性阻塞性肺疾病患者，稳定期治疗措施不恰当的是（　）
   A. 抗生素
   B. 支气管扩张药
   C. 祛痰药
   D. 糖皮质激素
   E. 长期家庭氧疗

9. 下列不是阻塞性肺气肿诊断依据的是（ ）
A. 在慢性支气管炎基础上出现逐渐加重的呼吸困难
B. 口唇和甲床发绀
C. 两肺叩诊过清音，呼吸音减低
D. 有阻塞性通气功能障碍
E. 双肺弥漫性湿啰音

10. 慢性阻塞性肺疾病急性发作最常见的原因是（ ）
A. 气候变化
B. 接触香烟烟雾
C. 接触变应原
D. 空气污染
E. 感染

11. 诊断阻塞性肺气肿最有价值的检查是（ ）
A. 心电图
B. 胸部X线片
C. 肺功能检查
D. 动脉血气分析
E. 胸部超声检查

12. 慢性阻塞性肺疾病最主要的发病危险因素是（ ）
A. 吸烟
B. 寒冷气候
C. 呼吸道感染
D. 空气污染
E. 变态反应

13. 肺源性心脏病的患者会出现烦躁不安者，使用镇静药禁用的是（ ）
A. 哌替啶
B. 安乃近
C. 异丙嗪
D. 氯氮草
E. 水合氯醛

二、A_2型题（每一道试题是以一个小案例出现，其下面有A、B、C、D、E五个备选答案，请从中选择一个最佳答案。）

14. 患者，男性，62岁。胆结石手术后第8天突发呼吸困难2小时，有COPD病史20余年。查体：BP 110/80mmHg，端坐呼吸，烦躁不安，大汗，口唇发绀，双肺可闻及少量干湿啰音，HR 130次/分。该患者呼吸困难最可能的原因是并发（ ）
A. 急性呼吸窘迫综合征
B. 急性左心衰
C. 自发性气胸
D. 左心衰竭
E. 继发肺部感染

15. 患者，男性，68岁。反复咳嗽、咳痰20年，气短10年，喘息加重2天。吸烟30年，每日约1包。查体：神志清楚，呼吸急促，端坐位，口唇发绀。桶状胸，左下肺呼吸音明显减弱，右肺可闻及哮鸣音和湿啰音。WBC 6.3×10^9/L，N 0.85。为进一步诊治，首选的检查是（ ）
A. 肺功能检查
B. 血气分析
C. 痰培养
D. 心电图
E. 胸部X线片

16. 患者，女性，60岁。活动后气短3年，轻微咳嗽，咳少量黏液痰。查体：呼吸急促，双肺叩诊呈过清音，呼吸音减弱，无啰音。X线胸片显示双肺野透亮度增加，膈肌低平。该病例诊断应为（ ）
A. 慢性支气管炎
B. 慢性阻塞性肺疾病（气肿型）
C. 支气管哮喘
D. 慢性阻塞性肺疾病（支气管炎型）
E. 慢性肺源性心脏病

17. 患者，男性，58岁。反复咳嗽、咳痰15年，心悸、气短3年。查体：双肺叩诊呈过清音，呼吸音减弱，肺底部有湿啰音，剑突下心尖搏动明显，该处可闻及3/6级收缩期杂音，肺动脉瓣区第二心音亢进。该例最可能的诊断为（ ）
A. 慢性支气管炎（慢支）
B. 慢支+肺气肿
C. 慢支+肺气肿+肺心病
D. 慢支+风湿性心瓣膜病
E. 慢支+右心功能不全

18. 患者，男性，68岁。气短，神志恍惚，面色潮红，球结膜充血水肿，心率120次/分，律不齐，肝右肋下3cm，双下肢水肿，尿蛋白（+）。为判断病情首要的检查应选择（ ）
A. 肝功能
B. 心电图
C. 血尿素氮
D. 动脉血气分析
E. 电解质

19. 患者，男性，55岁。吸烟20余年，慢性咳嗽、咳痰15年。近2年来劳累时有气短。查体：两肺呼吸音减弱，肺下界下移，两肺底有细小湿啰音。最可能的诊断是（ ）
A. 大叶性肺炎
B. COPD
C. 胸腔积液
D. 支气管哮喘
E. 气胸

20. 患者，男性，54岁。慢性咳嗽、咳痰10年，气短3年，逐渐加重。X线胸片示肋间隙增宽，双肺透亮度增加，右上圆形透亮区，双下肺纹理增粗、紊乱，诊断应先考虑（ ）
A. 支气管哮喘
B. 自发性气胸
C. 支气管扩张
D. 慢性阻塞性肺疾病
E. 慢性支气管炎

21. 患者，男性，75岁。慢性阻塞性肺疾病急性加重反复出

现，抗感染治疗时，为覆盖铜绿假单胞菌，下列抗菌药物中宜首选的是（　）
A. 莫西沙星
B. 阿米卡星
C. 头孢他啶
D. 阿奇霉素
E. 阿莫西林

三、A_3/A_4 型题（每个案例下设若干道试题。请根据试题所提供的信息，在每一道试题下面的A、B、C、D、E五个备选答案中选择一个最佳答案。）

（22～23题共用题干）

患者，男性，72岁。活动后突发左侧胸痛伴呼吸困难1天。既往慢性阻塞性肺疾病病史10余年。查体：R 26次/分，BP 95/60mmHg。口唇发绀，左肺呼吸音明显减弱，心率102次/分，律齐。

22. 该患者最可能的诊断为（　）
A. 急性心肌梗死
B. 阻塞性肺不张
C. 肺栓塞
D. 胸腔积液
E. 自发性气胸

23. 为明确诊断，应先采取的检查措施是（　）
A. CT肺动脉造影
B. 胸部X线检查
C. 胸腔穿刺
D. 心电图
E. 支气管镜

（24～26题共用题干）

患者，男性，63岁。确诊慢性阻塞性肺疾病近10年，因呼吸困难一直需要家人护理和照顾起居。今晨起大便时突然气短显著加重，伴胸痛，送来急诊。

24. 采集病史时应特别注意询问（　）
A. 胸痛部位、性质和伴随症状
B. 冠心病、心绞痛病史
C. 吸烟史
D. 近期胸部X线检查情况
E. 近期服药史如支气管扩张药、抗生素等

25. 体检重点应是（　）
A. 肺下界位置及肺下界移动度
B. 肺部啰音
C. 病理性支气管呼吸音
D. 胸部叩诊音及呼吸音的双侧比较
E. 颈动脉充盈

26. 确诊最有价值的辅助检查是（　）
A. B超
B. 心电图
C. X线透视或摄片
D. MRI
E. 核素肺扫描

（27～29题共用题干）

患者，男性，66岁。吸烟30年，每日1包，慢性咳嗽、咳痰15年，多为白黏痰，每年发作3个月左右，近半年来出现上两三层楼就气短，偶有喘鸣音，近期无明显加重，为明确诊断而就诊。检查：血白细胞计数7.5×10^9/L，分叶细胞0.72，淋巴细胞0.26，嗜酸性粒细胞0.02，尿常规正常。

27. 下列检查中不应作为常规检查的是（　）
A. 血气分析
B. 肺功能检查
C. 心电图
D. 胸部X线片
E. 肺CT

28. 肺部X线片最可能的表现是（　）
A. 双肺纹理增多、紊乱，伴双下肺片絮状阴影
B. 双上肺纤维索条状阴影，伴左上肺厚壁空洞
C. 肋间隙变窄，双肺透亮度减低，心脏扩大
D. 肋骨走向变平，双肺透亮度增加，横膈降低，心影狭长
E. 气管向左移位，右肺可见大片密度增高影

29. 为明确疾病的严重程度及监测病情变化，最有价值的检查是（　）
A. 胸部X线片
B. 肺CT
C. 肺功能检查
D. 磁共振检查
E. 血气分析

（30～32题共用题干）

患者，男性，50岁。咳嗽、咳痰史10多年，每年持续3个月以上，活动后气短2年，病情加重3天，呼吸困难。查体：双肺叩诊过清音，听诊双肺干湿啰音。

30. 该患者的诊断应首先考虑（　）
A. 慢性支气管炎急性加重期
B. 慢性阻塞性肺疾病急性加重期
C. 支气管哮喘急性发作期
D. 慢性支气管炎缓解期
E. 慢性阻塞性肺疾病缓解期

31. 为明确诊断应做下列哪项检查（　）
A. 胸部X线片
B. 痰细菌学检查
C. 肺功能检查
D. 血常规
E. 血肝肾功能检查

32. 该患者主要的治疗是（　）
A. 抗生素应用
B. 祛痰止咳药
C. 吸氧
D. 雾化吸入
E. β_2受体激动药

第四节 支气管哮喘

一、A_1 型题（每一道试题下面有A、B、C、D、E五个备选答案，请从中选择一个最佳答案。）

1. 对支气管哮喘有诊断意义的检查是（ ）
   A. 肺功能呈阻塞性通气功能障碍
   B. 支气管舒张试验阳性
   C. 痰中找到嗜酸性粒细胞
   D. 弥散功能减低
   E. 血IgE及嗜酸细胞阳离子蛋白增加

2. 根据以下哪一项可以诊断支气管哮喘（ ）
   A. 动脉血气分析有呼吸性酸中毒
   B. X线检查双肺过度充气，透亮度增加
   C. 反复发作呼气性呼吸困难伴弥漫性哮鸣音可自行缓解或治疗后缓解
   D. 氨茶碱治疗有效
   E. 双肺布满湿啰音

3. 以下各项，不属于支气管哮喘诊断标准的是（ ）
   A. 症状可缓解
   B. 发作时可闻及以呼气相为主的哮鸣音
   C. 反复发作喘息
   D. 残气量增加
   E. 支气管舒张试验呈阳性

4. 关于哮喘的治疗，以下哪一项正确（ ）
   A. 抗生素是哮喘急性发作时治疗的关键
   B. 缓解期不需要抗感染治疗
   C. 所有有特异质的患者都可以使用脱敏治疗
   D. 仅在急性发作时需要支气管舒张药治疗
   E. 发作期和缓解期均需要抗感染治疗

5. 预防及治疗支气管哮喘最有效的药物是（ ）
   A. 糖皮质激素
   B. 抗胆碱药
   C. 茶碱类
   D. $β_2$受体激动药
   E. 色甘酸钠

6. 治疗支气管哮喘的缓解性药物不包括（ ）
   A. 短效$β_2$受体激动药
   B. 短效吸入型抗胆碱药
   C. 短效茶碱
   D. 白三烯受体阻断药
   E. 全身用糖皮质激素

7. 支气管哮喘发作时，最有诊断意义的体征是（ ）
   A. 胸廓饱满
   B. 肋间隙增宽
   C. 听诊双肺广泛哮鸣音
   D. 触诊胸部语颤减弱
   E. 呼吸音增强

8. 危重症哮喘患者的临床表现，下列选项不正确的是（ ）
   A. 呈腹式呼吸
   B. 双肺哮鸣音响亮
   C. 血压下降
   D. 常出现奇脉
   E. 意识模糊

9. 导致哮喘反复发作的最重要的原因是（ ）
   A. 气道慢性炎症
   B. 气道黏膜水肿
   C. 支气管平滑肌功能失调
   D. 气道内黏液栓
   E. 气道高反应

10. 诊断支气管哮喘的主要依据是（ ）
    A. 有阻塞性通气功能障碍
    B. 血嗜酸性粒细胞增多
    C. 反复发作的呼吸困难
    D. 气道激发试验阳性
    E. 血清特异性IgE升高

11. 重度至危重度哮喘发作时应静脉滴注（ ）
    A. 酮替芬
    B. 丙酸倍氯米松
    C. 色甘酸钠
    D. 氨茶碱或沙丁胺醇
    E. 异丙托溴铵

12. 支气管哮喘的特征性临床表现是（ ）
    A. 反复发作性呼气性呼吸困难，可自行缓解或行治疗后缓解
    B. 咳嗽、胸痛
    C. 咳大量脓痰或反复咯血
    D. 午后低热、乏力、盗汗、食欲缺乏、消瘦
    E. 高热、咳嗽

二、A_2 型题（每一道试题是以一个小案例出现，其下面有A、B、C、D、E五个备选答案，请从中选择一个最佳答案。）

13. 患者，男性，26岁。住院患者，反复发作性喘息13年，经常门诊就医，用抗生素、支气管解痉药，症状可控制，近2天因受凉感冒，喘息加重并咳少量白痰。检查体温36.8℃，两肺散在哮鸣音。以下治疗原则，哪一项是错误的（ ）
    A. α受体激动药
    B. β受体激动药
    C. 抗胆碱能类制剂
    D. 肾上腺皮质激素类
    E. 钙拮抗药

14. 患者，女性，23岁。喘息、呼吸困难发作6小时，询问患者得知以前曾多次发作。查体：气促、发绀，双肺满布哮鸣音，心率130次/分，律齐，无杂音。院外用氨茶碱、特布他林治疗无效。除吸氧外，对

该患者应首先给予以下哪种治疗（ ）
A. 给予抗生素
B. 5%碳酸氢钠静脉滴注
C. 二丙酸倍氯米松雾化吸入
D. 琥珀酸氢化可的松静脉滴入
E. 给予沙丁胺醇雾化吸入

15. 患者，男性，68岁。患高血压及支气管哮喘病，以下药物中不宜使用的是（ ）
A. 卡托普利
B. 吲达帕胺
C. 普萘洛尔
D. 复方利血平片
E. 硝苯地平

16. 患者，男性，25岁。春季旅游途中突感胸闷，呼吸困难，大汗。查体：口唇稍发绀，呼吸急促，听诊双肺布满干啰音，心率96次/分。既往有类似发作，有时休息后可缓解。应首先考虑的是（ ）
A. 过敏性休克
B. 支气管哮喘
C. 喘息性支气管炎
D. 心源性哮喘
E. 癔症

17. 患者，女性，29岁。出现心悸，多食，消瘦近半年。经查体及实验检查确诊为Graves病，患者幼年时有哮喘史。下述何种药物应禁忌（ ）
A. 普萘洛尔
B. 甲硫氧嘧啶
C. 卡比马唑
D. 甲状腺素片
E. 甲巯咪唑

18. 患者，男性，23岁。2天前不明原因出现干咳、胸闷，继之明显喘憋。给予静脉滴注青霉素治疗无效。近3年来，患者常于秋季出现发作性咳嗽、气短。查体：端坐呼吸，呼吸急促，皮肤黏膜轻度发绀，双肺呼吸音减低，散在哮鸣音，心界不大，脉搏120次/分，无杂音，有奇脉。诊断应首先考虑为（ ）
A. 慢性支气管炎
B. 支气管哮喘
C. 肺源性心脏病
D. 心源性哮喘
E. 急性心包炎

19. 患者，男性，42岁。1年前迁入新居后常出现夜间干咳，上班后症状较轻；近1个月咳嗽症状明显，偶感喘憋。查体未发现阳性体征。胸片示心肺未见活动性病变。为明确诊断，应首先进行的检查是（ ）
A. 纤维支气管镜检查
B. 心脏负荷试验
C. 支气管激发试验
D. 外周血嗜酸性粒细胞计数
E. 胸部CT检查

20. 患者，女性，16岁。自幼反复发作性气喘，诊断为支气管哮喘。本次因急性发作而住院，经治疗症状消失，体征无异常，准备出院。出院后应采取的措施是（ ）
A. 不需用药
B. 规则吸入糖皮质激素，必要时吸入长效 β_2 受体激动药
C. 必要时吸入糖皮质激素
D. 规则口服糖皮质激素
E. 规则口服 β_2 受体激动药

21. 肺心病慢性呼吸衰竭患者，血气分析结果示：pH 7.188，$PaCO_2$ 75mmHg，PaO_2 50mmHg，HCO_3^- 27.6mmol/L，BE 5mmol/L。其酸碱失衡类型是（ ）
A. 代谢性酸中毒
B. 呼吸性酸中毒
C. 呼吸性酸中毒合并代谢性酸中毒
D. 代谢性碱中毒
E. 呼吸性酸中毒合并代谢性碱中毒

22. 患者，男性，20岁。咳嗽40天，多为夜间、清晨和运动后咳嗽，无痰，无发热。曾用阿奇霉素、头孢克洛等治疗效果不佳。PPD试验（-），胸片未见异常。其母有变应性鼻炎。最可能的诊断是（ ）
A. 变应性鼻炎
B. 咳嗽变异性哮喘
C. 支气管炎
D. 支气管肺炎
E. 原发性肺结核

23. 患者，男性，20岁。因反复喘息而求医，常在春季发病，为突然发作呼吸困难、咳嗽，凌晨加重，咳出白色黏痰后气短减轻，喘息停止。血常规检查有嗜酸性粒细胞增多，IgE增高，X线胸片正常，应首先考虑诊断为（ ）
A. 支气管哮喘
B. 慢性支气管炎急性加重
C. 肺嗜酸性粒细胞增多性浸润
D. 药物性肺损伤
E. 急性左心衰

24. 患者，男性，40岁。发作性喘息6年，再发1天就诊。查体：T 38.1℃，BP 150/80mmHg，呼吸急促，咽红（+），双肺布满哮鸣音。WBC $6.3\times10^9/L$，N 0.78。该患者最可能的诊断是（ ）
A. 急性咽喉炎
B. 急性左心衰
C. 原发性支气管肺癌
D. 支气管哮喘急性发作
E. 慢性喘息性支气管炎急性发作

25. 患者，男性，25岁。反复发作喘息、呼吸困难、咳嗽2年。查体：双肺散在哮鸣音，心脏无异常。为明确诊断最有效的检查是（ ）
A. 最大呼气流量显著降低
B. 一秒钟用力呼气容积降低

C. 最大呼气中段流量降低
D. 支气管舒张试验阳性
E. X线胸片显示肺纹理稍多

三、A_3/A_4 型题（每个案例下设若干道试题。请根据试题所提供的信息，在每一道试题下面的A、B、C、D、E五个备选答案中选择一个最佳答案。）

（26~29题共用题干）

患者，女性，24岁。在春季旅游中途觉胸闷、呼吸困难，全身大汗。查体：唇稍发绀，呼吸急促。双肺满布干啰音。心率90次/分，律齐。过去曾有类似发作。休息后自行缓解。

26. 下列诊断可能性最大的是（ ）
A. 过敏性休克
B. 支气管哮喘
C. 喘息性支气管炎
D. 心源性哮喘
E. 变态反应性肺浸润

27. 用下列哪一种药物治疗最合适（ ）
A. 毛花苷C
B. 呋塞米
C. 氨茶碱
D. 阿托品
E. 山莨菪碱（654-2）

28. 经处理后仍无明显缓解，且连续发作一天多。可能发生的情况是（ ）
A. 气胸
B. 哮喘持续状态
C. 过敏性肺炎
D. 急性左心衰
E. 纵隔气肿

29. 下列处理不适当的是（ ）
A. 氧疗
B. 氨茶碱+激素静脉滴注
C. 立即静脉注射毛花苷C
D. 排痰保持气道通畅
E. 纠正酸碱失衡

（30~32题共用题干）

患者，女性，19岁。反复发作呼吸困难、胸闷、咳嗽2年，每年秋、冬季发作，可自行缓解，此次已发作半天，症状仍继续加重而来就诊。查体：双肺满布哮鸣音，心率90次/分，律齐，无杂音。

30. 该患者的诊断应首先考虑为（ ）
A. 慢性支气管炎
B. 阻塞性肺气肿
C. 慢性支气管炎并肺气肿
D. 支气管哮喘
E. 心源性哮喘

31. 对该患者的治疗应选用的药物为（ ）
A. β受体激动药
B. β受体阻断药
C. α受体激动药
D. α受体阻断药
E. 抗生素类药物

32. 如果给予足量特布他林和氨茶碱治疗2天，病情仍无好转，呼吸困难严重，口唇发绀，心率120次/分。此时应采取（ ）
A. 原有药物加大剂量再用24小时
B. 应用琥珀酸氢化可的松静脉滴注
C. 大剂量丙酸倍氯米松气雾吸入
D. 静脉滴注第三代头孢菌素
E. 静脉滴注5%碳酸氢钠

（33~34题共用题干）

患者，女性，45岁。支气管哮喘急性发作3天。查体：呼吸30次/分，两肺叩诊过清音、闻及广泛哮鸣音。心率110次/分，律齐。

33. 此时行肺功能检查，最可能的表现是（ ）
A. 限制性通气功能障碍
B. 阻塞性通气功能障碍伴弥散功能障碍
C. 混合性通气功能障碍
D. 弥散功能障碍
E. 阻塞性通气功能障碍

34. 为判断病情严重度，应选的检查是（ ）
A. 痰涂片和培养
B. 血白细胞
C. 胸片
D. 动脉血气分析
E. 血清IgG

第五节 肺 炎

一、A_1 型题（每一道试题下面有A、B、C、D、E五个备选答案，请从中选择一个最佳答案。）

1. 小儿重症肺炎常合并以下哪种情况（ ）
A. 中毒性脑病
B. 肾衰竭
C. 气胸
D. 败血症
E. 肝衰竭

2. 院内感染所致的肺炎中，主要病原体是（ ）
A. 金黄色葡萄球菌
B. 革兰阴性杆菌
C. 肺炎链球菌
D. 病毒
E. 真菌

3. 小儿肺炎病理生理变化中，最重要的改变为（ ）
A. 脏器功能异常
B. 毒血症
C. 机体缺氧
D. 酸碱代谢失衡
E. 肺水肿

4. 肺炎链球菌肺炎痰呈铁锈色与哪一病理分期有关（ ）
A. 水肿期

B. 充血期
C. 灰色肝变期
D. 消散期
E. 红色肝变期

5. 克雷伯菌肺炎的典型临床表现是（　）
A. 起病缓慢
B. 可早期出现休克
C. 多见于青壮年
D. 持续低热
E. 咳胶冻样棕红色脓痰

6. 支气管肺炎一般用鼻前庭导管，氧流量为
A. 0.25～0.50L/min
B. 0.5～1.0L/min
C. 1～2L/min
D. 2～3L/min
E. 3～4L/min

7. 重症肺炎合并心力衰竭的治疗不包括（　）
A. 镇静，给氧
B. 限制水、钠摄入
C. 应用多巴酚丁胺
D. 应用洋地黄类药物
E. 应用肾上腺皮质激素

8. 医院获得性肺炎是指患者入院时不存在，也不处于潜伏期，而于入院（　）小时后在医院内发生的肺炎
A. 12
B. 24
C. 36
D. 48
E. 60

9. 肺炎的病程一般为（　）天
A. 7～10
B. 1～3
C. 3～7
D. 15～20
E. 30～60

10. 以下不属于肺炎的常见发病诱因的是（　）
A. 受凉
B. 淋雨
C. 劳累
D. 细菌感染
E. 病毒感染

11. 以下肺炎情况不需要转诊的是（　）
A. 严重急性呼吸综合征、新型冠状病毒肺炎
B. 胸片显示的新发病灶不能以普通细菌感染加重进行解释
C. 患者意识障碍，呼吸频率大于30次/分，血压小于90/60mmHg
D. 并发肺脓肿、脓气胸、大咯血、心律失常等严重并发症者
E. 感染性休克需要血管收缩剂治疗

12. （　）为婴儿时期重要的常见病，被列为小儿四病防治之一
A. 肺炎
B. 百日咳
C. 黄疸
D. 肠绞痛
E. 小儿急疹

13. 急性支气管肺炎是累及支气管壁和肺泡的急性炎症，为小儿最常见的肺炎，（　）儿童多发
A. 1岁以内
B. 5岁以上
C. 2岁以内
D. 2岁以上
E. 3岁以上

14. 导致肺炎感染的最常见细菌是（　）
A. 克雷伯菌
B. 葡萄球菌
C. 支原体
D. 肺炎链球菌
E. 革兰阴性杆菌

15. 以下不能导致肺炎感染的病毒是（　）
A. 呼吸道合胞病毒
B. 腺病毒
C. 流感及副流感病毒
D. 鼻病毒
E. 柯萨奇病毒

16. 以下不是小儿支气管肺炎的高危因素的是（　）
A. 营养不良
B. 黄疸
C. 维生素D缺乏性佝偻病
D. 先天性心脏病
E. 低出生体重儿

17. 以下对于糖皮质激素的应用适应证，描述错误的是（　）
A. 全身中毒症状明显
B. 严重喘憋或呼吸衰竭
C. 合并感染性休克
D. 胸腔无渗出
E. 伴有脑水肿、中毒性脑病等

18. 肺炎链球菌肺炎可出现以下体征，不包括（　）
A. 急性热面容
B. 肋间带状疱疹
C. 双颊绯红
D. 病变部位湿啰音
E. 肺实变体征

19. 对耐甲氧西林金黄色葡萄球菌（MRSA）引起的肺炎，首选抗生素是（　）
A. 青霉素G
B. 头孢唑啉
C. 苯唑西林
D. 万古霉素
E. 头孢呋辛酯

20. 治疗金黄色葡萄球菌肺炎，首选的抗生素是（　）
A. 红霉素
B. 青霉素
C. 氨苄西林
D. 苯唑西林钠
E. 头孢菌素

21. 引起小儿急性毛细支气管肺炎的病原体，最主要的为（　）
A. 腺病毒
B. 呼吸道合胞病毒
C. 金黄色葡萄球菌
D. 支原体
E. 肺炎球菌

22. 某肺炎患儿在治疗期间出现

严重腹胀，肠鸣音消失是由于（　）
A. 消化功能紊乱
B. 低钠血症
C. 中毒性肠麻痹
D. 低钾血症
E. 中毒性脑病

23. 引起小儿病毒性肺炎占首位的为（　）
A. 流感病毒
B. 腺病毒
C. 呼吸道合胞病毒
D. 副流感病毒
E. 肠道病毒

24. 引起急性上呼吸道感染的主要病原体为（　）
A. 真菌
B. 病毒
C. 细菌
D. 原虫
E. 螺旋体

25. 婴幼儿时期最常见的肺炎是（　）
A. 支气管肺炎
B. 毛细支气管肺炎
C. 间质性肺炎
D. 大叶性肺炎
E. 节段性肺炎

26. 支气管肺炎患儿停用抗生素的时间是（　）
A. 抗生素用至体温正常后7~9天
B. 抗生素用至体温正常后5~7天
C. 抗生素用至体温正常后2~3天
D. 抗生素用至体温正常后1~2周
E. 抗生素用至体温正常后9~11天

27. 支气管肺炎合并心力衰竭时，应立即给予的处理是（　）
A. 静脉给予心肌营养剂
B. 口服地高辛
C. 静脉给予酚妥拉明
D. 静脉给予地塞米松
E. 静脉给予毒毛花苷K制剂

28. 支原体肺炎应用抗生素的疗程应是（　）
A. 体温正常后停药
B. 症状基本消失后
C. 1周
D. 2~3周
E. 4~6周

29. 支气管肺炎与支气管炎的主要区别点是（　）
A. 发热、频咳
B. 气短、喘憋
C. 呼吸音减弱
D. 肺部可闻及固定湿啰音
E. 白细胞计数增多

二、A_2型题（每一道试题是以一个小案例出现，其下面有A、B、C、D、E五个备选答案，请从中选择一个最佳答案。）

30. 患儿，男，10个月。3天前发热、流涕、干咳。体温逐渐增高，面、颈部见少许红色斑丘疹，今晨开始四肢厥冷、嗜睡、气促、皮疹消退而来诊。查体：T 40℃，P 169次/分，皮肤呈花斑状，结膜充血，颊黏膜充血、粗糙，隐约可见白色膜状物，心音较弱。两肺散在细湿啰音，肝肋下2cm，脑膜刺激征（-）。以下哪种诊断可能性最大（　）
A. 病毒性肺炎并休克
B. 支气管肺炎并休克
C. 麻疹合并肺炎、心力衰竭
D. 金黄色葡萄球菌肺炎、败血症
E. 以上都不是

31. 患者，男性，58岁。嗜酒，急起高热，咳嗽，咳红色胶冻样痰，量多，胸痛。胸部X线片示右上肺叶实变，有多个蜂窝状空洞，叶间隙下坠，以下哪一项诊断可能性最大（　）
A. 急性肺脓肿
B. 克雷伯菌肺炎
C. 肺炎链球菌肺炎
D. 病毒性肺炎
E. 肺炎支原体肺炎

32. 患儿，女，8个月。体温38℃，咳嗽、喘憋明显。查体：呼吸急促，鼻翼扇动，三凹征明显，双肺听诊满布哮鸣音，偶有闻及中、小水泡音。胸部X线片：双侧肺纹理增强，可见小片状阴影，肺气肿改变明显。可诊断为（　）
A. 呼吸道合胞病毒肺炎
B. 肺炎支原体肺炎
C. 腺病毒肺炎
D. 金黄色葡萄球菌肺炎
E. 衣原体肺炎

33. 患儿，男，10个月。咳嗽4天，发热伴气短1天。查体：呼吸急促，口周略发青，咽部充血，双肺闻及中小水泡音，心、腹（-），WBC 10×10^9/L，N 0.65，L 0.35。其最可能的诊断是（　）
A. 支气管炎
B. 支气管哮喘
C. 原发型肺结核
D. 支气管肺炎
E. 毛细支气管炎

34. 8个月患儿。发热、咳嗽2天，以肺炎收入院。入院第2天，突然烦躁不安、呼吸急促，发绀。查体：体温38℃，呼吸70次/分，心率186次/分，心音低钝，两肺细湿啰音增多，肝肋下3.5cm。该患儿治疗措施最关键的是（　）
A. 大剂量使用镇静药
B. 间断吸氧
C. 使用利尿药
D. 使用快速洋地黄制剂
E. 吸痰清理呼吸道

35. 患儿，男，6个月。咳嗽伴发热5天，加重2天。查体：T 38.5℃，

P 160 次/分，R 54 次/分，热病容，憋喘、烦躁不安，可见三凹征；双肺哮鸣音为主，可闻及少量细湿啰音；腹软，肝肋下 2.5cm。最可能的诊断是（　）
A. 金黄色葡萄球菌肺炎
B. 腺病毒肺炎
C. 呼吸道合胞病毒肺炎
D. 肺炎链球菌肺炎
E. 肺炎支原体肺炎

36. 患儿，男，5 个月。因咳喘 4 天，诊断为支气管肺炎，体温持续 39~40℃，近 2 小时来两眼上翻，惊厥多次，神志半昏迷，前囟门紧张。可能合并（　）
A. 癫痫
B. 高热惊厥
C. 中毒性脑病
D. 婴儿手足搐搦症
E. 低血糖

37. 患儿，女，1 岁半。由于皮肤脓疱疹破溃感染后出现咳嗽，弛张热 4 天，喘息 1 天。查体：精神状态极差，呼吸快，右上肺闻及细湿啰音，右肺叩诊浊音。血常规：WBC 28×10^9/L，中性粒细胞 0.88。胸片检查：多发性脓肿。该诊断为（　）
A. 支原体肺炎合并胸腔积液
B. 腺病毒肺炎合并胸腔积液
C. 金黄色葡萄球菌肺炎合并脓气胸
D. 金黄色葡萄球菌肺炎合并脓胸
E. 呼吸道合胞病毒肺炎合并脓胸

38. 患儿，男，10 个月。咳嗽 4 天，发热伴气短 1 天。查体：呼吸急促，口周略发青，咽部充血，双肺闻及中小水泡音，心、腹（-）。WBC 10×10^9/L，N 0.65，L 0.35。其最可能的诊断是（　）
A. 支气管炎
B. 支气管哮喘
C. 原发性肺结核
D. 支气管肺炎
E. 毛细支气管炎

39. 患儿，男，2 岁。高热，呼吸困难，双肺散在小水泡音，诊断为支气管肺炎。青霉素试敏（+），宜用（　）
A. 氯霉素
B. 四环素
C. 头孢唑啉
D. 磺胺嘧啶
E. 红霉素

三、A_3/A_4 型题（每个案例下设若干道试题。请根据试题所提供的信息，在每一道试题下面的 A、B、C、D、E 五个备选答案中选择一个最佳答案。）

（40~41 题共用题干）

患者，女性，31 岁。受凉后发热咳嗽、咳痰 1 周，气短 3 天，意识模糊 1 小时。查体：T 39.5℃，BP 70/50mmHg，口唇发绀，双肺可闻及较多湿啰音，HR 115 次/分，未闻及杂音，四肢冷，血常规 WBC 21×10^9/L，N 0.90。

40. 该患者最可能的诊断是（　）
A. 中枢神经系统感染
B. 急性左心衰
C. 重症肺炎
D. 干酪性肺炎
E. 肺栓塞

41. 患者经过抗感染等综合治疗后症状有所改善，血压 100/60mmHg，动脉血气分析（面罩吸氧）示：PaO_2 50mmHg，$PaCO_2$ 28mmHg，HCO_3^- 16mmol/L，此时首选措施是（　）
A. 静脉滴注糖皮质激素
B. 静脉滴注呼吸兴奋剂
C. 静脉滴注丙种球蛋白
D. 静脉滴注碳酸氢钠
E. 机械通气

（42~44 题共用题干）

患儿，男，7 岁。咳嗽 1 周，喘 3 天，无发热，门诊就诊。

42. 哪一项检查对诊断最有帮助（　）
A. 血常规
B. 冷凝集试验
C. X 线正位片
D. 病毒分离
E. OT 试验

43. 患儿治疗，哪一项不必要（　）
A. 抗生素
B. 平喘
C. 镇咳祛痰
D. 输血
E. 适当镇静

44. 为证实患肺炎，以下哪一项检查最有价值（　）
A. 心音是否低钝，有无奔马律
B. 有无三凹征
C. 肝是否增大
D. 观察一般状态，生命体征
E. 肺部有无水泡音

（45~46 题共用题干）

患者，女性，35 岁。平素健康，淋雨后突发寒战、高热、头痛，第 2 天出现右侧胸痛、咳嗽、咳痰。胸片示右上肺大片实变影。

45. 最可能诊断为（　）
A. 胸膜增厚
B. 肺脓肿
C. 肺结核
D. 肺梗死
E. 大叶性肺炎

46. 体检不会出现的体征是（　）
A. 右上肺叩诊浊音
B. 气管向左侧偏移
C. 脉率增快
D. 急性病容
E. 右上肺语音震颤增强

（47~48 题共用题干）

患者，男性，40 岁。因发热、右侧胸痛、咳嗽 4 天入院。查体：体温 39.5℃，右锁骨下可闻及支气管呼吸音。

47. 最可能的诊断是（　）

A. 肺结核
B. 肺癌
C. 胸膜炎
D. 大叶性肺炎
E. 自发性气胸合并感染

48. 该患者右上肺叩诊音可能出现（ ）
A. 清音
B. 浊音
C. 实音
D. 鼓音
E. 过清音

第六节 肺结核

一、A_1 型题（每一道试题下面有A、B、C、D、E五个备选答案，请从中选择一个最佳答案。）

1. 结核病最重要的传染源是（ ）
A. 血行播散型肺结核患者
B. 原发性肺结核患者
C. 干酪性肺结核患者
D. 慢性纤维空洞性肺结核患者
E. 浸润性肺结核患者

2. 结核分枝杆菌的易感人群不包括（ ）
A. 肾移植术后2年者
B. HIV感染者
C. 青壮年
D. 胃大部切除术后者
E. 硅沉着病

3. 人群结核分枝杆菌感染率高而发病率低的主要原因是（ ）
A. 接种过卡介苗
B. 人有先天免疫力
C. 入侵细菌数量少毒力小
D. 抗结核药有效
E. 初次感染后获得免疫力

4. 以下哪种类型肺结核较易发生气胸（ ）
A. 干酪性肺炎
B. 空洞性肺结核
C. 原发复合征
D. 继发性肺结核
E. 结核性胸膜炎

5. 不符合肺结核活动期特点的是（ ）
A. 痰涂片找到抗酸杆菌
B. 空洞形成
C. 病灶边缘模糊
D. X线片可见病灶扩大
E. 病灶密度高，边界清楚

6. 肺结核临床表现错误的是（ ）
A. 发热，午后明显，可伴盗汗、乏力
B. 咳嗽、咳痰可伴胸痛、咯血、气短等症状
C. 儿童结核菌素皮肤试验：硬结直径4mm左右
D. 可伴食欲缺乏、体重减轻、月经失调
E. 体征常不明显

7. 浸润型肺结核与慢性纤维空洞型肺结核分型的最主要鉴别依据是（ ）
A. 结核中毒症状
B. 红细胞沉降率
C. 痰菌检查
D. 肺实变体征
E. X线胸片改变

8. 结核菌素试验阴性的临床意义，下列不正确的是（ ）
A. 表示身体未受过结核感染
B. 结核感染后4~8周内
C. 已受过结核分枝杆菌感染，但无活动病灶
D. 粟粒型肺结核
E. 肾病综合征泼尼松治疗中

9. 肺结核在实施短程或初治化疗方案中，必须包括的两种杀菌药物是（ ）
A. 异烟肼与利福平
B. 链霉素与吡嗪酰胺
C. 利福平与吡嗪酰胺
D. 异烟肼与乙胺丁醇
E. 异烟肼与链霉素

10. 结核病化疗原则，下列不正确的是（ ）
A. 应坚持早期、联合、大量、规律、全程用药
B. 临床有结核诊断症状，X线片示病灶有炎性成分，需要化疗
C. 对病灶部分硬结，痰菌阴性者，可先观察，暂不化疗
D. 利福平对杀灭被吞噬的结核分枝杆菌有效
E. 初治病例如条件允许，尽量采用短程化疗

11. 结核病联合化疗的主要目的是（ ）
A. 减少并发症
B. 避免发生耐药性，增加疗效
C. 避免副作用
D. 可完全杀灭结核分枝杆菌
E. 避免后遗症

12. 继发性肺结核最常见的类型是（ ）
A. 原发复合征
B. 血行播散型肺结核
C. 浸润型肺结核
D. 纤维空洞型肺结核
E. 结核性胸膜炎

13. 急性血行播散型肺结核的X线表现是（ ）
A. 肺内病灶细小如粟粒，大小相等，密度相同，均匀分布于两肺
B. 肺内病灶呈结节状，分布密集，以中下及内中带为多
C. 肺内病灶大小不等，新旧均一，对称分布于两肺上中部

D. 两肺下部弥漫性、大小不等的结节状阴影
E. 肺内病灶大小、新旧不等，较对称地分布于两肺上中部

14. 结核性胸膜炎患者，出院带异烟肼和利福平，医师嘱其出院后坚持服药，同时门诊应定期进行的检查是（　）
A. 血常规
B. 肝功能
C. 肾功能
D. 尿常规
E. 心肌酶

15. 抗结核化疗药物应用的原则是（　）
A. 早期
B. 适量
C. 规律
D. 早期、联合、规律、适量、全程
E. 全程

16. 对细胞的结核分枝杆菌无效的是（　）
A. 异烟肼
B. 乙胺丁醇
C. 链霉素
D. 吡嗪酰胺
E. 利福平

17. 结核病最重要的传染源是（　）
A. 原发性肺结核患者
B. 血行播散型肺结核患者
C. 干酪型肺结核患者
D. 继发性肺结核患者
E. 浸润型肺结核患者

18. 原发性肺结核的典型X线影像特点为（　）
A. 胸壁空洞，内见液平
B. 哑铃形阴影
C. 胸膜凹陷征
D. 孤立性团块影
E. 团块有毛刺

19. 下列抗结核药物中哪项不是杀菌剂（　）
A. 异烟肼
B. 利福平
C. 链霉素
D. 乙胺丁醇
E. 吡嗪酰胺

20. 下列检查结果对确诊肺结核最有价值的是（　）
A. 痰培养示结核分枝杆菌阳性
B. 血清结核抗体阳性
C. 痰结核分枝杆菌PCR阳性
D. 胸部X线片示肺部空洞性病变
E. 结核菌素试验阳性

21. 判断肺结核有无传染性最主要的依据是（　）
A. 结核菌素试验阳性
B. 红细胞沉降率增快
C. 反复痰中带血
D. 胸部X线片有空洞
E. 痰结核分枝杆菌检查阳性

22. 结核中毒症状是指（　）
A. 反复发作性呼气性呼吸困难，可自行缓解或行治疗后缓解
B. 咳嗽、胸痛
C. 咳大量脓痰或反复咯血
D. 午后低热、乏力、盗汗、食欲缺乏、消瘦
E. 高热、咳嗽

23. 观察小儿结核菌素试验结果的时间是（　）
A. 72~96小时
B. 48~72小时
C. 24~48小时
D. 12~23小时
E. 1~11小时

24. OT试验第三天，注射局部可见硬结直径为2.2cm，可判断为（　）
A. (+)
B. (++)
C. (+++)
D. (++++)
E. (-)

25. 预防结核病最有效的方法是（　）
A. 隔离患者
B. 禁止随地吐痰
C. 口服抗结核药
D. 接种卡介苗
E. PPD试验

二、A_2型题（每一道试题是以一个小案例出现，其下面有A、B、C、D、E五个备选答案，请从中选择一个最佳答案。）

26. 患者，男性，32岁。咳嗽1个月余，伴低热、痰中带血10天。胸片示右肺上叶尖段炎症，伴有空洞形成。最可能的诊断是（　）
A. 肺脓肿
B. 浸润型肺结核
C. 支气管扩张
D. 癌性空洞伴感染
E. 金黄色葡萄球菌肺炎

27. 患者，女性，33岁，职员。乏力伴少量咯血2个月。查体：浅表淋巴结无肿大。右上肺有少量湿啰音。胸片示右上肺密度不均匀片状阴影。诊断首先考虑为（　）
A. 结核球
B. 原发性肺结核
C. 肺脓肿
D. 结节病
E. 浸润型肺结核

28. 患者，女性，35岁。因系统性红斑狼疮于3个月前行甲泼尼龙冲击治疗。其后一直每天口服泼尼松30mg，病情稳定。2周前出现发热，体温38.5~39.0℃，伴干咳、气短。胸片示两肺弥漫性细小结节状影，约0.8mm，分布较均匀，其中部分融合。该患者最可能发生的情况是（　）
A. 并发真菌感染
B. 发生狼疮肺炎
C. 并发继发性肺间质纤维化
D. 并发血行播散型肺结核

E. 发生转移癌

29. 患者，女性，32岁。低热3个月，原因待查。做5单位PPD试验，72小时后皮肤硬结24mm×25mm。下列意见正确的是（　）
A. 可明确诊断结核病
B. 试验性抗结核治疗
C. 有结核病可能，应进一步寻找病变部位
D. PPD试验无临床意义
E. 复查一次PPD试验

30. 患者，男性，30岁。低热、盗汗、咳嗽、血痰1个月。胸片示右上肺小片状浸润影，密度不均。确诊应选择的检查是（　）
A. PPD试验
B. 痰TB-DNA
C. 血清中结核抗体
D. 痰检抗酸杆菌
E. 红细胞沉降率

31. 患者，女性，28岁。干咳、低热、盗汗半个月，今日突然咯血而就诊。查体：左上肺可闻及湿啰音。首先考虑的诊断是（　）
A. 肺炎链球菌肺炎
B. 支气管扩张
C. 肺脓肿
D. 肺结核
E. 肺癌

32. 患者，男性，30岁。咳嗽3个月，偶有咳痰带血，乏力，体重下降，伴低热。查体：双侧颈淋巴结蚕豆大，稍硬，无触痛，右上肺少许湿啰音。最可能的诊断是（　）
A. 肺癌
B. 肺结核
C. 肺炎
D. 肺脓肿
E. 支气管扩张

三、A_3/A_4型题（每个案例下设若干道试题。请根据试题所提供的信息，在每一道试题下面的A、B、C、D、E五个备选答案中选择一个最佳答案。）

（33~35题共用题干）

患者，女性，23岁。乏力、低热1个月，5天来高热，体温39.5℃，伴右胸痛，咳嗽，咳少量白痰。X线胸片示：右上肺大片密度增高阴影、密度不均。末梢血白细胞计数：8.9×10^9/L。红细胞沉降率：56mm/h，痰找结核分枝杆菌阳性。

33. 胸部的体征是（　）
A. 右上肺叩诊呈浊音，双肺弥漫性哮鸣音
B. 右上肺叩诊呈浊音，语颤增强
C. 无异常体征
D. 双肺可闻及湿啰音
E. 左肺叩诊呈过清音

34. 药物治疗主要是给予（　）
A. 亚胺培南+万古霉素+丁胺卡那
B. 链霉素+异烟肼+乙胺丁醇
C. 红霉素+泼尼松+环丙沙星
D. 头孢唑啉+对症治疗+体位引流
E. 糖皮质激素+青霉素+甲硝唑

35. 该患者进行联合用药的主要目的在于（　）
A. 增加患者依从性
B. 防止耐药菌的发生
C. 使病变组织药物浓度高
D. 减少药物的不良反应
E. 减少每种药物的用量

第二单元　心血管系统

第一节　慢性心力衰竭

一、A_1型题（每一道试题下面有A、B、C、D、E五个备选答案，请从中选择一个最佳答案。）

1. 属于慢性左心衰竭体征的是（　）
A. 主动脉瓣区第二心音亢进
B. 舒张早期奔马律
C. 第一心音增强
D. 水冲脉
E. 颈静脉怒张

2. 心力衰竭一般治疗措施是（　）
A. 适当运动
B. 维持水盐平衡
C. 积极控制心律失常
D. 避免使用负性肌力药
E. 以上均是

3. 有关右心衰竭的说法，以下错误的是（　）
A. 以体循环静脉淤血的表现为主
B. 以肺淤血的表现为主
C. 右心室显著扩大，有三尖瓣收缩期杂音
D. 颈静脉怒张和/或肝-颈静脉回流征阳性
E. 下垂部位凹陷性水肿

4. 以下各项，对左心衰竭没有诊断意义的是（　）
A. 咳吐粉红色泡沫样痰

B. X 线检查见肺门蝶状阴影
C. 端坐呼吸
D. 漂浮导管检查 PCWP >18mmHg
E. 心电图Ⅱ导联 P 波高尖，≥0.25mV

5. 在慢性心力衰竭肺淤血表现中，最严重的是（　）
A. 颈静脉怒张
B. 水肿
C. 夜间阵发性呼吸困难
D. 心源性哮喘
E. 运动后哮喘

6. 有关心力衰竭分期及心功能分级，以下说法错误的是（　）
A. Ⅰ级患者患有心脏病，日常活动量不受限制，一般活动不引起疲乏、心悸、呼吸困难或心绞痛
B. Ⅱ级心脏病患者的体力活动受到轻度限制，休息时有自觉症状
C. Ⅱ级心脏病患者平时一般活动下可出现疲乏、心悸、呼吸困难或心绞痛
D. Ⅲ级心脏病患者体力活动明显受限，小于平时一般活动即引起上述症状
E. Ⅳ级心脏病患者不能从事任何体力活动，休息状态下也有心衰的症状，体力活动后加重

7. 下列病变时，心界叩诊变化错误的是（　）
A. 左室增大——向左下扩大
B. 右室增大——同时向两侧扩大，以左为主
C. 心包积液——立卧位心界叩诊不一致
D. 心包积液——相对浊音界扩大，绝对浊音界缩小
E. 左房增大——心腰部突出

8. 可以导致心力衰竭加重的因素应除外（　）
A. 感染
B. 心律失常
C. 回心血量不足
D. 肺栓塞
E. 大剂量激素

9. 心力衰竭患者应当如何控制活动量（　）
A. 避免一切体力活动
B. 逐步增加运动量
C. 活动不受任何限制
D. 鼓励无氧运动
E. 完全卧床休息

10. 心功能按 NYHA 分级，心功能在Ⅰ、Ⅱ级时其治疗措施是（　）
A. 应用洋地黄制剂加强心肌收缩力
B. 应用利尿药减轻心脏前负荷
C. 应用血管扩张剂减轻心脏后负荷
D. 适当休息，避免体力劳动，防治原发病与心力衰竭诱发因素
E. 应用非洋地黄类的正性肌力药物（如多巴胺）

11. 急性心力衰竭伴快速房颤的患者首先应当考虑的治疗是（　）
A. 控制呼吸道感染
B. 控制心室率
C. 纠正电解质紊乱
D. 控制液体入量
E. 加强利尿

12. 判断洋地黄中毒最可靠的诊断是（　）
A. 服用期间出现恶心症状
B. 服用期间出现肾功能异常
C. 服用期间新出现各种心律失常，以异位快速心律失常伴传导阻滞为特征
D. 服用期间心力衰竭不改善
E. 服用期间出现肝功能异常，地高辛常规用量为 0.125～0.250mg qd

13. 提示左心衰竭最有诊断意义的体征是（　）
A. 左心扩大
B. 心尖区听到舒张期奔马律
C. 心率增快
D. 心脏有杂音
E. 肺部闻及哮鸣音

14. 右心衰竭所致肝大和水肿与肝硬化所致者最主要的鉴别点是（　）
A. 前者无大量腹水
B. 前者有颈静脉怒张，中心静脉压增高，后者无此征象
C. 前者无脾大，后者有脾大
D. 前者血浆蛋白正常，后者血浆蛋白降低
E. 前者无黄疸，后者有黄疸

15. 下列不是心力衰竭的发病因素的是（　）
A. 肺动脉高压
B. 高血压
C. 摄盐不足
D. 室间隔缺损
E. 心肌病

二、A_2 型题（每一道试题是以一个小案例出现，其下面有 A、B、C、D、E 五个备选答案，请从中选择一个最佳答案。）

16. 患者，男性，70 岁。高血压 30 年，夜间阵发性呼吸困难 10 年，间断双下肢水肿、少尿 5 年。近 1 个月上述症状加重，伴食欲缺乏和腹胀。查体：血压 180/100mmHg，端坐位，心界向两侧扩大。心率 110 次/分，心律绝对不齐。双下肺可闻及中小水泡音；肝肋下 4cm，质软，有压痛，移动性浊音阳性；肝颈静脉回流征阳性；双下肢有可凹性水肿。该患者最恰当的心功能评价为（　）
A. 全心衰竭
B. 右心衰竭，失代偿
C. 心功能Ⅱ级（NYHA 分级）
D. 心功能Ⅲ级（NYHA 分级）
E. 心功能Ⅳ级（NYHA 分级）

17. 患者，男性，68岁。陈旧性前壁心肌梗死5年，劳累后心悸、气短3年，双下肢水肿半年，近1周气短加重，体力活动明显受限，从事一般家务活动即感喘憋，入院时心电图与2个月前相比无变化。该患者的心功能分级为（　）
A. NYHA分级Ⅱ级
B. NYHA分级Ⅲ级
C. Killip分级Ⅱ级
D. Killip分级Ⅲ级
E. Killip分级Ⅳ级

18. 患者，男性，64岁。慢性左心衰竭，经休息、限盐、利尿、扩血管和使用洋地黄制剂后出现食欲缺乏、视物模糊、神情淡漠等表现，最可能的原因是（　）
A. 慢性脑部缺氧
B. 洋地黄化
C. 心力衰竭加重
D. 电解质紊乱
E. 洋地黄中毒

19. 患者，女性，45岁。2年前发生心肌梗死，近1个月活动后喘憋、口唇发绀、下肢水肿、双肺底可闻及湿啰音。该患者可能存在的病理生理学改变有（　）
A. 交感神经系统抑制
B. 肾素-血管紧张素-醛固酮系统抑制
C. 心输出量增加
D. 水钠潴留
E. 脑钠肽分泌降低

20. 患者，男性，50岁。活动后心悸、气短伴双下肢水肿10余年，每于“着凉”后症状加重，不能平卧。查体：颈静脉怒张，双肺可闻及细湿啰音，心界向两侧扩大，心率110次/分，无杂音，肝颈静脉回流征阳性，双下肢凹陷性水肿。目前该患者心力衰竭的类型是（　）
A. 急性右心衰竭
B. 急性左心衰竭
C. 慢性左心衰竭
D. 全心衰竭
E. 慢性右心衰竭

三、A_3/A_4型题（每个案例下设若干道试题。请根据试题所提供的信息，在每一道试题下面的A、B、C、D、E五个备选答案中选择一个最佳答案。）

（21~22题共用题干）

患者，男性，71岁。2周来反复胸痛，发作与劳累及情绪有关。休息可以缓解。3小时前出现持续性疼痛，进行性加剧，气短，不能平卧，血压110/70mmHg，心率120次/分，律齐，心尖部可闻及3/6级收缩期杂音。双肺散在哮鸣音及湿啰音。

21. 根据上述临床表现，该患者的诊断最可能是（　）
A. 风湿性心脏病二尖瓣关闭不全
B. 扩张型心肌病
C. 支气管哮喘
D. 支气管肺炎
E. 急性心肌梗死并发左心衰竭

22. 应首选检查（　）
A. X线胸片
B. 心电图
C. 超声心动图
D. 血清心肌酶
E. 心肌放射性核素显像

第二节　心律失常

一、A_1型题（每一道试题下面有A、B、C、D、E五个备选答案，请从中选择一个最佳答案。）

1. 以下不是室性心动过速临床症状的是（　）
A. 低血压
B. 气促
C. 晕厥
D. 多尿
E. 可无临床症状

2. 室性心动过速最常见于以下哪种器质性心脏病（　）
A. 冠心病心肌梗死
B. 心力衰竭
C. 心瓣膜病
D. 二尖瓣脱垂
E. 心肌病

3. 阵发性房颤的治疗原则是（　）
A. 预防复发，发作时控制房率
B. 抗凝治疗，发作时控制室率
C. 抗凝治疗，发作时转复窦律
D. 转复窦律，发作时控制室率
E. 预防复发，发作时控制室率

4. 对于无器质性心脏病无症状的室性期前收缩的患者，应采取的治疗是（　）
A. 地尔硫䓬
B. 胺碘酮
C. 维拉帕米
D. 普罗帕酮
E. 去除病因和诱因

5. 阵发性室上性心动过速的临床特点不包括（　）
A. 可见于各种年龄
B. 多数心脏无器质性病变
C. 突发、突止
D. 症状轻重与发作时的速率、持续时间长短无关
E. 心率150~240次/分

6. 房颤发生后易引起的并发症是（　）
A. 严重心力衰竭
B. 肺内感染
C. 意识模糊
D. 体循环动脉栓塞
E. 抽搐
7. 下列关于心电图确诊室性心动过速，其最重要的依据是（　）
A. P 与 QRS 波升高
B. P-P 间期相等
C. 可见心室夺获波与室性融合波
D. R-R 间期相等
E. 心室率 120~220 次/分
8. 阵发性室上性心动过速不伴有心力衰竭者首选（　）
A. 静脉滴注利多卡因
B. 静脉注射维拉帕米
C. 口服苯妥英钠
D. 静脉滴注 10%氯化钾
E. 口服美西律
9. 室性心动过速伴严重血流动力学障碍时，终止发作的首选方法是（　）
A. 利多卡因
B. 胺碘酮
C. 同步电复律
D. 人工起搏超速抑制
E. 压迫颈动脉窦
10. 不属于阵发性室上性心动过速临床特点的是（　）
A. 突发突止
B. 心率 150 次/分
C. 心律绝对规则
D. 第一心音强弱不等
E. 可见于各种年龄
11. 心室颤动电除颤应首选直流电（　）
A. 150J 非同步除颤
B. 200~300J 同步除颤
C. 200~360J 非同步除颤
D. 360J 同步除颤
E. 360J 非同步除颤

二、A_2 型题（每一道试题是以一个小案例出现，其下面有 A、B、C、D、E 五个备选答案，请从中选择一个最佳答案。）

12. 某冠心病患者血压为 80/60mmHg，心尖部第一心音强弱不等；心电图示心房率慢于心室率，QRS 波增宽为 0.12 秒，可见心室夺获和室性融合波。其诊断为（　）
A. 心房扑动
B. 心房颤动
C. 多发性室性期前收缩
D. 阵发性室性心动过速
E. 房性期前收缩
13. 患者，男性，45 岁，有高血压病史。因阵发性心悸 2 天来诊。查体：BP 120/70mmHg，HR 180 次/分，律齐，心音正常，无杂音。1 分钟后心率降至 80 次/分，律齐。30 秒后又回复至 180 次/分。最可能的诊断为（　）
A. 窦性心动过速
B. 阵发性心房颤动
C. 阵发性室上性心动过速
D. 阵发性心房扑动
E. 三度房室传导阻滞
14. 患者，男性，28 岁。阵发性心悸 3 年，每次心悸突然发生，持续半小时至 3 小时不等。本次发作时心律齐，200 次/分，按摩颈动脉窦心率能突然减慢至正常；心电图 QRS 波形态正常，P 波不明显。其诊断为（　）
A. 心房扑动
B. 窦性心动过速
C. 心房颤动（房颤）
D. 阵发性室上性心动过速
E. 心室颤动（室颤）
15. 患者，男性，37 岁。健康查体时 ECG 发现偶发房性期前收缩。既往体健。查体：心界不大，心率 80 次/分，心脏各瓣膜区未闻及杂音。该患者最佳的处理方法是（　）
A. 口服普罗帕酮
B. 口服美西律
C. 静脉注射利多卡因
D. 寻找病因，定期随诊
E. 口服胺碘酮
16. 患者，女性，48 岁。有心脏病史 4 年，最近感到心悸，听诊发现心率 100 次/分，律不齐，第一心音强弱不等，心尖部有舒张期隆隆样杂音。听诊发现的最可能的诊断是（　）
A. 房性期前收缩
B. 室性期前收缩
C. 窦性心动过速
D. 窦性心律不齐
E. 心房颤动
17. 患者，女性，65 岁。因持续心悸 3 天入院。既往体健。查体：BP142/80mmHg，心界不大，心率 132 次/分，心律不齐。心电图：P 波消失，代之以 f 波，心室律绝对不规则。控制心室率首选的药物是（　）
A. 华法林
B. 腺苷
C. 普罗帕酮
D. 胺碘酮
E. 比索洛尔
18. 患者，女性，30 岁。反复突发心悸、胸闷伴尿频 5 年。今无诱因症状又现，持续 1 小时来院急诊。心电图示：心率 150~250 次/分。P 波在Ⅱ、Ⅲ、aVF 导联倒置。QRS 波群时限及形态均正常并与 P 波保持固定关系。其诊断应是（　）
A. 阵发性室上性心动过速
B. 窦性心动过速
C. 快速心房颤动
D. 快速心房扑动
E. 短阵室性心动过速
19. 患者，女性，65 岁。冠心病心绞痛史 8 年。无高血压史，夜间突发心前区疼痛 8 小时入院。入院时血压为 150/90mmHg。经心电图检查，诊断为急性前壁心肌梗死。上

述患者出现频发室性期前收缩，有时呈短暂室速，最恰当的处理是（　）
A. 静脉滴注维拉帕米
B. 口服美西律
C. 静脉使用利多卡因
D. 口服普鲁卡因
E. 静脉滴注硝酸酯类药物

20. 患者，男性，35岁。患风湿性心脏病多年，近感心悸。查体：心率120次/分，心律完全不整，心音强弱不等，脉率80次/分。最可能的心律失常是（　）
A. 窦性心律不齐
B. 心房扑动
C. 心房颤动
D. 室性期前收缩
E. 房室传导阻滞

21. 风湿性心脏病联合瓣膜病伴快速型心房颤动3年，地高辛治疗1个月后出现以下哪种情况，需立即停用洋地黄类药物（　）
A. 胸骨左缘第3~4肋间出现收缩期吹风样杂音
B. 肺动脉区舒张期吹风样杂音增强
C. 夜间尿量增多
D. 心电图S-T段呈斜形下移
E. 心率56次/分，节律规整

22. 患者，男性，25岁。无诱因突发心悸1小时来诊。查体：BP 130/80mmHg，HR 240次/分，律齐。压迫颈动脉窦后心率突然降至70次/分，律齐。该患者最可能的诊断是（　）
A. 阵发性室上性心动过速
B. 心动过缓-心动过速综合征
C. 室性心动过速
D. 窦性心动过速
E. 心房扑动

23. 患者，女性，68岁。1年前于坐位早餐时无明显诱因突感心悸，随之意识丧失、跌倒，数分钟后意识恢复，无大汗、肢体抽搐、口吐白沫和大小便失禁。1年来反复发作上诉症状3次，发作与体位和运动无关。查体：BP 130/70mmHg，HR 48次/分。心电图示二度Ⅱ型房室传导阻滞。该患者意识丧失最可能的原因是（　）
A. 低血糖
B. 迷走神经张力增高
C. 癫痫发作
D. 直立性低血压
E. 心律失常

24. 患者，男性，65岁。心悸、头晕10分钟。血压75/40mmHg，心电图提示室性心动过速。最恰当的治疗是立即使用（　）
A. 胺碘酮
B. 索他洛尔
C. 普罗帕酮
D. 利多卡因
E. 直流电复律

25. 患者，女性，33岁。健康体检时心电图发现偶发房性期前收缩，既往体健。查体：心界不大，心率80次/分，心脏各瓣膜区未闻及杂音。该患者最恰当的处理措施是（　）
A. 寻找病因，定期随诊
B. 口服普罗帕酮
C. 口服美西律
D. 口服胺碘酮
E. 静脉注射利多卡因

三、A_3/A_4型题（每个案例下设若干道试题。请根据试题所提供的信息，在每一道试题下面的A、B、C、D、E五个备选答案中选择一个最佳答案。）

（26~29题共用题干）

患者，男性，30岁。10年来阵发性心悸，每次心悸突然发作，持续半小时至3小时不等，此次发作持续半小时就诊。查体：血压90/60mmHg，心率200次/分，心律绝对规则，无杂音，肺（-）。

26. 估计此次心律失常最可能的是（　）
A. 2∶1心房扑动
B. 阵发性室性心动过速
C. 窦性心动过速
D. 阵发性室上性心动过速
E. 心房颤动

27. 最佳治疗措施是（　）
A. 静脉注射苯妥英钠
B. 静脉注射利多卡因
C. 静脉滴注氯化钾
D. 静脉注射毛花苷C
E. 静脉注射利巴韦林

28. 心电图示QRS波群宽0.14~0.16秒，起始部粗钝，R-R间期绝对不等，此时心律失常最大可能是（　）
A. 预激综合征伴心房颤动
B. 阵发性室性心动过速
C. 心房颤动伴室内差异性传导
D. 心房颤动伴束支传导阻滞
E. 心房颤动伴室内差异性传导

29. 此时最佳治疗方案为（　）
A. 静脉注射毛花苷C
B. 静脉注射苯妥英钠
C. 静脉注射利多卡因
D. 静脉滴注氯化钾
E. 电复律

（30~31题共用题干）

患者，女性，32岁。心脏病病史4年，最近感到心悸，听诊：心率100次/分，律不齐，第一心音强弱不等，心尖部有舒张期隆隆样杂音。

30. 听诊的发现最可能是（　）
A. 房性期前收缩
B. 室性期前收缩
C. 窦性心律不齐
D. 心房颤动
E. 窦性心动过速

31. 为进一步检查心律失常性质应首选（　）
A. 心电图检查
B. 超声心动图

C. X线胸片
D. 嘱患者左侧卧位听诊
E. 嘱患者屏气后听诊

（32~33题共用题干）

患者，女性，38岁。突发心悸伴烦躁和胸闷30分钟，四肢发凉，曾出现黑矇，收入急诊监护病房。查体：BP 70/50mmHg，P 180次/分，心律绝对不齐，心音强弱不等，心脏各瓣膜区未闻及杂音。心电图提示"预激综合征伴心房颤动"。

32. 该患者最适宜的处理是（　）
A. 静脉注射胺碘酮
B. 静脉注射维拉帕米
C. 电复律
D. 静脉注射毛花苷C
E. 静脉注射普罗帕酮

33. 在诊疗过程中，该患者突然意识丧失，全身发绀，肢体抽搐。血压测不到，心音消失。心电图QRS-T波完全消失，代之以大小不等、极不均齐的低小波。该患者需立即采取的治疗措施是（　）
A. 心室超速起搏治疗
B. 同步直流电转复
C. 非同步直流电除颤
D. 植入永久起搏器
E. 植入临时起搏器

（34~35题共用题干）

患者，男性，64岁。突发心悸4小时就诊。心电图示：P波消失，代之以f波，心室率130次/分，节律绝对不规则。

34. 该患者最可能的心律失常为（　）
A. 阵发性室上性心动过速
B. 窦性心律不齐
C. 心房颤动
D. 频发室性期前收缩
E. 心房扑动

35. 为减慢心室率，应选择的药物是（　）
A. 美托洛尔
B. 阿托品
C. 沙丁胺醇
D. 利多卡因
E. 新斯的明

第三节　原发性高血压

一、A_1型题（每一道试题下面有A、B、C、D、E五个备选答案，请从中选择一个最佳答案。）

1. 我国高血压最常见的并发症是（　）
A. 肾衰竭
B. 冠心病、心肌梗死
C. 糖尿病
D. 眼底出血
E. 脑血管意外

2. 有关原发性高血压临床表现的描述，不正确的是（　）
A. 大多数起病缓慢，缺乏特殊临床表现
B. 常见的症状有头晕、头痛、颈项板紧等
C. 心脏听诊可有主动脉瓣第二心音亢进、收缩期杂音或收缩早期喀啦音
D. 典型的高血压头痛在血压下降后即可消失
E. 只有继发性高血压才会出现视物模糊、鼻出血等症状

3. 有关原发性高血压高度危险组标准，正确的是（　）
A. 高血压3级不伴危险因素
B. 高血压2级伴2个危险因素
C. 高血压2级伴1个危险因素
D. 高血压1级伴2个危险因素
E. 高血压1级伴1个危险因素

4. 伴有痛风的高血压病患者，应禁用的降压药物是（　）
A. 利尿药
B. β受体阻断药
C. 钙通道阻滞药
D. 血管紧张素转化酶抑制药
E. α受体阻断药

5. 以下选项不符合随诊高血压转诊条件的是（　）
A. 血压控制平稳的患者，再度血压升高并难以控制
B. 出现新的临床疾病
C. 血压波动较大基层医生处理困难
D. 按治疗方案用药半年血压不达标
E. 出现不能解释或难以处理的药物不良反应

6. 高血压伴有低血钾应首先考虑为（　）
A. 主动脉缩窄
B. 原发性醛固酮增多症
C. 嗜铬细胞瘤
D. 继发于慢性肾炎的高血压
E. 肾动脉狭窄

7. 高血压伴心绞痛及哮喘患者，出现肾功能不全时，下列最适合的治疗药物是（　）
A. 卡托普利
B. 普萘洛尔
C. 硝苯地平
D. 氢氯噻嗪
E. 哌唑嗪

8. 恶性高血压与急进型高血压的区别要点是（　）
A. 眼底有无视盘水肿
B. 舒张压的高低程度
C. 有无肾功能不全
D. 有无心功能不全
E. 有无脑功能障碍

二、A_2 型题（每一道试题是以一个小案例出现，其下面有 A、B、C、D、E 五个备选答案，请从中选择一个最佳答案。）

9. 患者，男性，63 岁。高血压病史 5 余年，既往有气喘病史，昨日突然出现神志不清。左侧肢体瘫痪，测血压 200/120mmHg，血糖 11.2mmol/L、血胆固醇 7.8mmol/L。此患者，平素口服降压药，不应选择以下哪种药物（ ）
   A. 索他洛尔
   B. 硝苯地平
   C. 甲基多巴
   D. 卡托普利
   E. 哌唑嗪
10. 患者，男性，68 岁。高血压病史 7 年，今晨起床后突然头痛、烦躁、多汗、面色苍白，血压 250/125mmHg，心率 125 次/分，律齐，双肺布满中、小水泡音和少量哮鸣音，肝脾未及，双下肢无水肿。此患者目前的合适诊断（ ）
    A. 高血压 3 级，合并肺部感染
    B. 支气管哮喘急性发作
    C. 高血压 3 级，极高危组
    D. 高血压 3 级并急性左心衰竭
    E. 扩张型心肌病
11. 患者，男性，47 岁。高血压病史 8 年，今日剧烈头痛、眩晕、恶心、呕吐。查体：无肢体活动障碍，血压 200/120mmHg。为快速降压，应选择以下哪种药物（ ）
    A. 硝普钠
    B. 降压灵
    C. 硝苯吡啶
    D. 普萘洛尔
    E. 复方利血平片
12. 患者，男性，61 岁。患有高血压，同时伴有 2 型糖尿病，尿蛋白（+）。选择最佳降压药物为（ ）
    A. 利尿药
    B. 钙通道阻滞药
    C. ACEI
    D. α 受体阻断药
    E. β 受体阻断药
13. 患者，男性，26 岁。上肢血压（180～200）/（100～110）mmHg，下肢血压 140/80 mmHg，查体：肩胛间区可闻及血管杂音，伴震颤，尿 17-酮、17-羟类固醇正常，尿苦杏仁酸正常。其高血压原因应考虑为继发于（ ）
    A. 皮质醇增多症
    B. 主动脉狭窄
    C. 嗜铬细胞瘤
    D. 原发性醛固酮增多症
    E. 单侧肾动脉狭窄
14. 患者，男性，62 岁。高血压多年，近日由于精神刺激，突然感到头痛、头晕、烦躁，呕吐两次，手足抽搐，查体：血压 260/130mmHg，心率 80 次/分，颈无抵抗，神志清，视盘水肿。其诊断为（ ）
    A. 急进性高血压
    B. 高血压危象
    C. 高血压脑病
    D. 脑血管意外
    E. 高血压 3 级
15. 患者，女性，24 岁。血压 220/120mmHg，无高血压家族史，体检时在右上腹可闻及血管杂音。其高血压最可能的病因是（ ）
    A. 高血压
    B. 嗜铬细胞瘤
    C. 急进型高血压
    D. 肾动脉狭窄
    E. 原发性醛固酮增多症
16. 患者，男性，73 岁。活动中突发右侧肢体活动不利，口角右偏，言语不清，血压 220/130mmHg，头颅 CT 显示左侧底节区脑出血。下列说法正确的是（ ）
    A. 静脉使用降压药物使血压在 2 小时内降至正常水平
    B. 适当降压使血压不低于 160/100mmHg
    C. 严密监测下尽快使血压降至正常
    D. 血压控制目标为小于 160/100mmHg
    E. 不必降压治疗以防进一步减少脑组织血流灌注
17. 患者，女性，40 岁。高血压病史 5 年，血压为（160～170）/100mmHg，常感乏力、心悸，间断服用卡托普利治疗，效果不佳。此次实验室检查血钾为 3.0mmol/L，未用其他降压药物治疗。其最可能的诊断是（ ）
    A. 原发性醛固酮增多症
    B. 肾上腺皮质功能减退症
    C. 高血压
    D. 肾动脉狭窄
    E. 嗜铬细胞瘤
18. 患者，男性，60 岁。患高血压病 30 余年，糖尿病 10 余年，发现双侧肾动脉狭窄 2 年，该患者禁用的药物是（ ）
    A. 血管紧张素Ⅱ受体阻断药
    B. 利尿药
    C. 钙通道阻滞药
    D. α 受体阻断药
    E. β 受体阻断药
19. 高血压患者，突感心悸、气短，咳粉红色泡沫痰。查体：血压 200/124mmHg，心率 136 次/分，下列药物中首选（ ）
    A. 肾上腺皮质激素
    B. 硝苯地平
    C. 美托洛尔
    D. 硝普钠
    E. 氢氯噻嗪

20. 患者，男性，77 岁。高血压病史 1 年，血压最高为 160/65mmHg。肾功能、血钾浓度、血脂水平、血糖水平及尿常规等均在正常范围。该患者的收缩压控制目标值至少应低于（　）
    A. 140mmHg
    B. 130mmHg
    C. 150mmHg
    D. 120mmHg
    E. 160mmHg
21. 患者，女性，69 岁。高血压病史 11 年，糖尿病病史 8 年。查体：血压 150/95mmHg，心率 70 次/分。血清肌酐 103μmol/L，血钾 4.2mmol/L，尿蛋白（+）。该患者首选的降压药为（　）
    A. 袢利尿药
    B. 血管紧张素转换酶抑制药
    C. 钙通道阻滞药
    D. 噻嗪类利尿药
    E. β 受体阻断药

三、A_3/A_4 型题（每个案例下设若干道试题。请根据试题所提供的信息，在每一道试题下面的 A、B、C、D、E 五个备选答案中选择一个最佳答案。）

（22～24 题共用题干）

患者，男性，70 岁。既往无高血压病史，有失眠史。体检发现血压为 180/85mmHg。3 天后复查血压为 165/86mmHg，超声心动图正常，肝、肾功能正常。

22. 本例诊断应考虑是（　）
    A. 临界高血压
    B. 混合型高血压
    C. 收缩期高血压
    D. 肾动脉硬化性高血压
    E. 神经性高血压
23. 本例血压增高的可能原因是（　）
    A. 正常人年龄差异
    B. 心脏顺应性降低
    C. 大动脉弹性减退，顺应性降低
    D. 老年性肾素增高
    E. 失眠导致神经紧张
24. 经降压药物治疗，某日排便后起来突觉头晕、短暂黑矇来诊。查体：神志清楚，血压 150/85mmHg，心率 70 次/分。应考虑有（　）
    A. 排便所致迷走神经张力过高
    B. 机体反射性调节血压功能减退
    C. 降压药过量
    D. 窦房结功能减退
    E. 心功能不全

第四节　冠状动脉粥样硬化性心脏病

一、A_1 型题（每一道试题下面有 A、B、C、D、E 五个备选答案，请从中选择一个最佳答案。）

1. 对冠心病有确诊价值的辅助检查是（　）
    A. 超声心动图
    B. 心电图
    C. 心电图连续动态监测
    D. 冠脉 CT 造影
    E. 冠状动脉造影
2. 有关稳定型心绞痛的临床表现，错误的是（　）
    A. 发作性胸痛
    B. 持续数分钟，经停止活动或含服硝酸甘油后缓解
    C. 疼痛性质为压迫性
    D. 没有放射痛
    E. 症状严重时可伴出汗
3. 冠心病最常见的类型是（　）
    A. 隐匿型
    B. 缺血性心肌病
    C. 猝死
    D. 心肌梗死
    E. 心绞痛和心肌梗死
4. 采用 β 受体阻断药治疗心绞痛，以下哪一项叙述正确（　）
    A. 与硝酸酯类药物有拮抗作用，需加大剂量
    B. 易产生耐药性，不宜长期应用
    C. 多数患者对本药的耐受性较强
    D. 宜用小剂量来治疗心绞痛
    E. 突然停药有诱发急性心肌梗死的可能
5. 以下哪一项最有助于区别心绞痛与心肌梗死（　）
    A. 心电图变化
    B. 有无发热
    C. 疼痛性质
    D. 疼痛部位
    E. 有无心率增快
6. 以下各项，不符合典型心绞痛症状特点的是（　）
    A. 休息或舌下含服硝酸甘油可缓解
    B. 常由体力劳动或情绪激动所诱发
    C. 疼痛部位主要在胸骨中下部之后方以及左前胸部
    D. 持续时间常达 15 分钟以上
    E. 胸痛常为压迫性、发闷或紧缩性
7. 急性心肌梗死患者并发阵发性室性心动过速治疗首选的药物是（　）
    A. 维拉帕米
    B. 地高辛
    C. 利多卡因
    D. 普罗帕酮
    E. 刺激迷走神经药
8. 心脏性猝死最主要的病因是

( )
A. 二尖瓣脱垂
B. 心肌病
C. 主动脉瓣狭窄
D. 冠心病及其并发症
E. 急性心肌炎

9. 对于急性心梗出现室性期前收缩，治疗首选（ ）
A. 洋地黄
B. 普萘洛尔
C. 奎尼丁
D. 利多卡因
E. 普鲁卡因

10. 关于冠心病的一级预防，不包括（ ）
A. 不吸烟
B. 饮食调整
C. 增加体力活动
D. 积极治疗高血压、糖尿病、血脂异常
E. 长期服用阿司匹林等药物

11. 以下关于冠状动脉粥样硬化的易患因素，不包括（ ）
A. 高血压
B. 高胆固醇血症
C. 糖尿病
D. 肥胖
E. 甲状腺功能亢进症

12. 心绞痛发作时心电图的改变，最常见的是（ ）
A. P 波高尖
B. 异常 Q 波
C. ST 段水平压低 0.1mV 以上
D. 完全性右束支传导阻滞
E. P-R 间期延长

13. 心绞痛发作时可出现（ ）
A. 体温升高
B. 红细胞沉降率增快
C. 血清心脏标志物升高
D. 出现房性或室性期前收缩
E. 四肢冰冷

14. 冠心病心绞痛疼痛的性质为（ ）
A. 针刺样疼痛
B. 刀割样疼痛
C. 压迫性疼痛
D. 跳痛
E. 隐痛

15. 变异性心绞痛发作时的心电图改变为（ ）
A. 有关导联 ST 段降低
B. 有关导联 ST 段抬高
C. 有关导联原来倒置的 T 波变直立
D. 有关导联 T 波倒置
E. 有关导联 T 波低平

二、A_2 型题（每一道试题是以一个小案例出现，其下面有 A、B、C、D、E 五个备选答案，请从中选择一个最佳答案。）

16. 患者，男性，40 岁。因心前区剧痛 12 小时诊断为急性前壁心肌梗死住院。心电监护示频发室性期前收缩和短阵室性心动过速。首选的抗心律失常药物是（ ）
A. 胺碘酮
B. 利多卡因
C. 溴苄胺
D. 美托洛尔
E. 美西律

17. 患者，男性，40 岁。半年来剧烈活动时诱发胸骨后疼痛，休息数分钟可自行缓解，近 3 天来发作频繁，且于上楼或步行时均可诱发，夜间也有发作。BP 130/80mmHg，P 60 次/分。该患者的最佳治疗方案是（ ）
A. 硝酸甘油静脉滴注+肝素静脉滴注
B. 硝酸异山梨酯+美托洛尔+阿司匹林口服
C. 硝酸异山梨酯+硝苯地平口服
D. 尿激酶溶栓治疗
E. 主动脉内球囊反搏泵

18. 患者，男性，56 岁。每日吸烟 20 支，1 年来反复发作胸骨后疼痛，持续 10~15 分钟，发作与劳力无关，常于凌晨发作，含服硝酸甘油可使疼痛缓解。休息时心电图正常。最近一次发作时心电图呈 V_1 ~ V_3 导联 ST 段抬高，Ⅱ、Ⅲ、aVF 导联 ST 段压低，发作后恢复正常。可能的诊断是（ ）
A. 恶化型劳力性心绞痛
B. 急性心肌梗死
C. 变异性心绞痛
D. 心绞痛合并急性心包炎
E. 卧位型心绞痛

19. 患者，男性，49 岁。晚上饱餐饮酒后突然出现胸骨后压榨性疼痛，持续半小时不缓解，伴出汗、恶心、呕吐来诊。首先采用的诊断方法是（ ）
A. 腹部 B 超
B. 胸部 X 线检查
C. 化验血常规
D. 心电图
E. 尿淀粉酶检查

20. 患者，男性，48 岁。发作性胸痛 1 个月，每次发作含硝酸甘油后缓解，考虑冠心病心绞痛。最常用的检查方法是（ ）
A. 心脏 X 线片
B. 心电图运动负荷试验
C. 放射性核素检查
D. 动态心电图
E. 超声心动图

三、A_3/A_4 型题（每个案例下设若干道试题。请根据试题所提供的信息，在每一道试题下面的 A、B、C、D、E 五个备选答案中选择一个最佳答案。）

（21~22 题共用题干）

患者，男性，66 岁。高血压病史 10 年。劳力性心前区疼痛 2 年。平时活动量稍大或上三楼时出现胸部疼痛，休息缓解。近 1 个月发作频繁。1~2 次/天。约 15 分/次。休息时也有发作。发作时做心电图示 ST 段压低。

21. 该患者应该诊断为（　）
   A. 心肌梗死
   B. 主动脉夹层
   C. 变异性心绞痛
   D. 稳定型心绞痛
   E. 不稳定型心绞痛

22. 具有确诊意义的检查是（　）
   A. 运动心电图
   B. 24 小时动态心电图
   C. 心肌放射性核素显像
   D. 超声心动图
   E. 冠状动脉造影

（23~24 题共用题干）

患者，女性，70 岁。突发胸闷、喘憋 10 小时入院。既往高血压病史 12 年，糖尿病病史 5 年。查体：血压 160/90mmHg，端坐呼吸，双肺可闻及广泛湿啰音及散在哮鸣音，心率 128 次/分，心律齐，心脏各瓣膜区未闻及杂音。心电图示：V_1 ~ V_6 导联 ST 段抬高。动脉血气分析：pH 7.35，PaO_2 71mmHg，$PaCO_2$ 40mmHg。

23. 该患者目前喘憋最可能的病因是（　）
   A. 肺动脉栓塞
   B. 支气管哮喘
   C. 糖尿病酮症酸中毒
   D. 急性心肌梗死
   E. 肺部感染

24. 最恰当的药物治疗是（　）
   A. 口服华法林
   B. 静脉滴注糖皮质激素
   C. 静脉推注毛花苷 C
   D. 静脉滴注硝酸甘油
   E. 静脉滴注抗生素

第三单元　消化系统

第一节　胃食管反流病

一、A_1 型题（每一道试题下面有 A、B、C、D、E 五个备选答案，请从中选择一个最佳答案。）

1. 有关胃食管反流病内镜检查的描述，不正确的是（　）
   A. 内镜检查是反流性食管炎最准确的方法
   B. 可判断反流性食管炎有无并发症
   C. 可判断反流性食管炎的严重程度
   D. 结合活检可与其他食管病变做鉴别
   E. 内镜检查无食管炎表现可排除胃食管反流病

2. 对于有典型胃食管反流病症状而内镜检查阴性的患者，以下哪种方法有助于诊断和治疗（　）
   A. 24 小时胃食管 pH 监测
   B. 胃镜
   C. B 超
   D. 腹部 B 超
   E. 用质子泵抑制药做试验性治疗

3. 以下哪一项辅助检查，在内镜检查无果后，有助于确定胃食管反流病的是（　）
   A. 食管测压
   B. 活检
   C. 24 小时胃食管 pH 监测
   D. 食管滴酸试验
   E. 用质子泵抑制药做试验性治疗

4. 以下哪一项不属于胃食管反流病患者的抗反流防御机制异常（　）
   A. 夜间胃酸分泌过多
   B. 胃排空异常
   C. 异常的食管下括约肌一过性松弛
   D. 食管下括约肌压力降低
   E. 食管酸廓清能力下降

5. 胃食管反流病的特征性食管症状是（　）
   A. 进食后腹痛
   B. 胸骨后痛
   C. 胃灼热、反酸
   D. 饥饿时腹痛
   E. 吞咽困难

6. 有关反流性食管炎的分级，不正确的是（　）
   A. 一个或一个以上食管黏膜破损，长径小于 5mm 是 A 级
   B. 食管黏膜没有破损是正常分级
   C. 一个或一个以上食管黏膜破损，长径大于 5mm，有融合性改变是 B 级
   D. 食管黏膜破损有融合，但小于 75% 的食管周径是 C 级
   E. 食管黏膜破损有融合，至少 75%的食管周径是 D 级

7. 诊断胃食管反流病的“PPI 试验”正确的是（　）
   A. PPI 1 片/QD 连用 7~14 天
   B. PPI 1 片/BID+甲硝唑连用 7~14 天
   C. PPI 1 片/BID+克拉霉素+阿莫西林连用 7~14 天
   D. PPI 1 片/BID+H_2受体阻断药连用 7~14 天
   E. PPI 1 片/BID 连用 7~

14天

二、A_2 型题（每一道试题是以一个小案例出现，其下面有 A、B、C、D、E 五个备选答案，请从中选择一个最佳答案。）

8. 患者，男性，45岁。反酸、胃灼热、上腹胀3年余。2个月前行胃镜检查无明显异常。对明确诊断有帮助的是（　）
   A. 胃排空试验
   B. H_2受体阻断药试验治疗
   C. 上消化道钡剂造影
   D. 黏膜保护药试验治疗
   E. 质子泵抑制药试验治疗
9. 患者，男性，39岁。肥胖，诊断为胃食管反流病，经过正规内科治疗，症状明显缓解。以下有关胃食管反流病胃灼热的描述，错误的是（　）
   A. 腹压增高时可加重
   B. 常在餐后半小时出现
   C. 胃灼热是指胸骨后或剑突下烧灼感
   D. 弯腰时可加重
   E. 卧位可加重
10. 患者，女性，32岁。反酸、烧灼感半年余，胃镜检查诊断为反流性食管炎，经质子泵抑制药和促动力剂治疗3个月后症状缓解，对于其随后的维持治疗，目前首先推荐（　）
   A. 不需要维持治疗
   B. 质子泵抑制药
   C. H_2受体阻断药
   D. 促动力药
   E. 制酸剂
11. 患者，男性，52岁。胸骨后异物感伴反酸3个月，胃镜提示反流性食管炎，以下不正确的是（　）
   A. 戒烟、禁酒
   B. 控制体重
   C. 睡前进食碱性食物
   D. 避免应用降低食管下括约肌压的药物
   E. 症状缓解后需维持治疗
12. 患者，男性，47岁。反酸、烧灼感、胸痛、咳嗽，无吞咽困难。最可能的诊断是（　）
   A. 消化性溃疡
   B. 胸膜炎
   C. 贲门失弛缓症
   D. 胃食管反流病
   E. 食管癌
13. 患者，男性，48岁。反酸、烧灼感5个月。胃镜检查：反流性食管炎伴溃疡形成。最佳的治疗药物是（　）
   A. 铝碳酸镁
   B. 枸橼酸铋钾
   C. 雷尼替丁
   D. 奥美拉唑
   E. 硫糖铝
14. 患者，女性，39岁。肥胖，诊断为胃食管反流病，经过正规内科治疗，症状明显缓解。下列有关胃食管反流病胃灼热的描述，错误的是（　）
   A. 胃灼热是指胸骨后或剑突下烧灼感
   B. 弯腰时可加重
   C. 腹压增高时可加重
   D. 常在餐后半小时出现
   E. 卧位可加重

第二节　急性胃炎

一、A_1 型题（每一道试题下面有 A、B、C、D、E 五个备选答案，请从中选择一个最佳答案。）

1. 急性糜烂出血性胃炎的常见病因不包括（　）
   A. 脑外伤
   B. 非甾体抗炎药
   C. 乙醇
   D. 幽门螺杆菌感染
   E. 严重烧伤
2. 急性胃炎的表现为（　）
   A. 进行性吞咽困难
   B. 慢性、周期性、节律性上腹疼痛
   C. 大量呕吐隔夜食物
   D. 进食污染食物后急性呕吐，上腹不适伴腹痛
   E. 右下腹痛，常在进食后诱发，大便后缓解
3. 以下不符合急性胃炎的治疗原则的是（　）
   A. 停用不必要的药物，如阿司匹林
   B. 应用抑酸药和硫酸铝
   C. 适当限制饮食
   D. 止血并补充血容量
   E. 对病程持续或反复发作者行胃大部切除术
4. 关于急性胃炎治疗原则，不正确的是（　）
   A. 停用不必要的药物
   B. 进食易消化食物
   C. 应用抑酸药、抗酸药
   D. 应用胃黏膜保护药
   E. 必须使用抗生素

二、A_2 型题（每一道试题是以一个小案例出现，其下面有 A、B、C、D、E 五个备选答案，请从中选择一个最佳答案。）

5. 患者，男性，40岁。服用阿司匹林后出现胃痛，今晨呕吐咖啡色胃内容物300ml就诊，既往无胃病史。应首选下列的检查是（　）
   A. 胃液分析
   B. 急诊胃镜检查
   C. B超
   D. X线上消化道钡餐
   E. 血清促胃液素测定
6. 患者，男性，71岁。饮酒1小时后呕咖啡样物100ml，后排

黑便100g。既往体健。查体：P 110次/分，BP 90/50mmHg。首选的治疗药物是（　）

A. 多巴胺
B. 吗啡
C. 红霉素
D. 三唑仑
E. 氢氧化铝

三、A_3/A_4 型题（每个案例下设若干道试题。请根据试题所提供的信息，在每一道试题下面的A、B、C、D、E五个备选答案中选择一个最佳答案。）

（7~8题共用题干）

患者，男性，76岁。饮酒后呕咖啡样物1次，量约150ml。患有冠状动脉粥样硬化性心脏病，近3个月来口服小剂量阿司匹林治疗，查体：脉搏80次/分，血压128/68mmHg，神清，腹软，剑突下轻压痛，未触及包块，肝、脾肋下未触及。

7. 患者最可能诊断为（　）

A. 食管贲门黏膜撕裂综合征
B. 反流性食管炎
C. 十二指肠炎
D. 急性胃黏膜病变
E. 胃癌

8. 本病应首选的治疗是（　）

A. 静脉滴注氨甲苯酸
B. 静脉滴注 H_2 受体阻断药
C. 静脉滴注质子泵抑制药
D. 口服胃黏膜保护药
E. 口服云南白药

第三节　慢性胃炎

一、A_1 型题（每一道试题下面有A、B、C、D、E五个备选答案，请从中选择一个最佳答案。）

1. 慢性胃炎的特异症状是（　）

A. 饥饿时上腹痛
B. 进食后中上腹疼痛
C. 呕吐苦水
D. 反复上消化道出血
E. 以上都不是

2. 诊断慢性胃炎最可靠的依据是（　）

A. 胃酸降低
B. 慢性上腹部疼痛
C. X线钡剂造影检查
D. 胃脱落细胞检查
E. 胃镜检查及胃黏膜活检

3. 关于慢性浅表性胃炎的临床表现，下列哪一项是错误的（　）

A. 可以引起恶性贫血
B. 可出现上腹部烧灼感
C. 有时症状酷似消化性溃疡
D. 胃酸分泌量偏低
E. 易出现嗳气、反酸、腹胀等症状

4. 与消化性溃疡和慢性胃炎有密切关系的病原菌是（　）

A. 大肠埃希菌
B. 空肠弯曲菌
C. 厌氧菌
D. 幽门螺杆菌
E. 鼠伤寒沙门菌

二、A_2 型题（每一道试题是以一个小案例出现，其下面有A、B、C、D、E五个备选答案，请从中选择一个最佳答案。）

5. 患者，女性，48岁。上腹饱胀不适5年，伴无规律性隐痛及嗳气，无反酸，胃镜检查见胃窦。黏膜苍白，皱襞变细而平坦，活检示有重度不典型增生。首选治疗措施是（　）

A. 外科手术切除
B. 定期胃镜追踪观察
C. 口服β-胡萝卜素、维生素C和维生素E
D. 抗酸药+胃动力药
E. 抗酸药

6. 患者，男性，45岁。间断性上腹不适12年，近来有饱胀感、嗳气、食欲缺乏。胃镜及病理检查诊断：慢性胃炎伴轻度肠上皮化生，^{14}C-尿素呼气试验阳性。最主要的治疗是（　）

A. 抑酸药
B. 中药
C. 促胃动力药
D. 根除幽门螺杆菌
E. 胃黏膜保护药

7. 患者，男性，25岁。因反复上腹痛而间断服用 H_2 受体阻断药治疗。停药数周后症状再发，医师建议其行内镜检查，在检查前1周自服PPI治疗，症状改善。胃镜提示：十二指肠球部溃疡变形，Hp尿素酶试验（-）。下列哪项叙述最恰当（　）

A. 该患者患Hp（-）的十二指肠溃疡
B. 该患者应行 ^{13}C-尿素呼气试验
C. 应从胃窦和胃体取活检标本行病理学Hp染色
D. 该患者仅用PPI可能不能完全治愈
E. 应行血清学Hp抗体检查

8. 患者，男性，45岁。间断上腹部疼痛、腹胀伴嗳气8年。胃镜：胃窦黏膜粗糙，以白色为主，黏膜活检提示慢性萎缩性胃炎伴中到重度肠上皮化生，快速尿素酶试验阳性。治疗首选（　）

A. 质子泵抑制药
B. 促胃肠动力剂
C. 抗幽门螺杆菌
D. 应用抗酸剂
E. 临床密切观察，必要时手术切除

9. 患者，男性，43 岁。反复上腹部疼痛、嗳气 3 年，无其他不适。查体：上腹部轻压痛。胃镜：胃窦黏膜光滑，散在条状、片状红斑。最可能的诊断为（ ）
   A. 十二指肠溃疡
   B. 慢性萎缩性胃炎
   C. 胃溃疡
   D. 慢性非萎缩性胃炎
   E. 十二指肠球炎

10. 患者，男性，43 岁。上腹不适 5 年，近 1 个月来进食后饱胀感、嗳气，近 3 日来便隐血（++），胃酸正常，血清抗壁细胞抗体阴性。胃镜：幽门区可见黏膜下血管网。下列诊断哪项是正确的（ ）
   A. 非萎缩性胃窦炎
   B. 萎缩性胃窦炎合并出血
   C. 慢性胃体炎
   D. 慢性萎缩性胃窦炎
   E. 急性胃炎

第四节 消化性溃疡

一、A_1 型题（每一道试题下面有 A、B、C、D、E 五个备选答案，请从中选择一个最佳答案。）

1. 不属于消化性溃疡病因的（ ）
   A. Hp 感染
   B. 服用非甾体抗炎药
   C. 胃酸
   D. 遗传
   E. 胆汁淤积

2. 空腹疼常见于（ ）
   A. 胃溃疡
   B. 十二指肠溃疡
   C. 胰腺炎
   D. 胆囊炎
   E. 溃疡性结肠炎

3. 以下治疗消化性溃疡的药物中，抑酸最强、疗效最佳的是（ ）
   A. 硫糖铝
   B. 阿托品
   C. 西咪替丁
   D. 奥美拉唑
   E. 胶态次枸橼酸铋

4. 易发生幽门梗阻的溃疡是（ ）
   A. 胃角溃疡
   B. 幽门管溃疡
   C. 胃窦溃疡
   D. 球后溃疡
   E. 胃多发溃疡

5. 有关消化性溃疡的并发症不正确的是（ ）
   A. 幽门梗阻
   B. 癌变
   C. 上消化道出血
   D. 穿孔
   E. 肝性脑病

6. 对胃溃疡以下哪种说法是正确的（ ）
   A. 胃溃疡可能恶变故均有手术指征
   B. 与十二指肠溃疡相反，胃溃疡不易出血
   C. 饮食疗法也可以促进溃疡愈合
   D. 通常胃酸正常或降低
   E. 常表现为夜间痛

7. 以下各项，不是胃溃疡并发症的是（ ）
   A. 幽门梗阻
   B. 癌变
   C. 出血
   D. 穿孔
   E. 慢性萎缩性胃炎

8. 抗幽门螺杆菌四联治疗中不含（ ）
   A. 克拉霉素
   B. 替硝唑
   C. 甲硝唑
   D. 阿莫西林
   E. 氢氧化铝

9. 下列情况出现肝浊音界消失的是（ ）
   A. 气胸
   B. 急性重型肝炎
   C. 急性胃肠穿孔
   D. 肝癌
   E. 肺气肿

10. 关于消化性溃疡的治疗，正确的说法是（ ）
   A. X 线钡餐是确诊消化性溃疡首选的检查方法
   B. 消化道大出血并生命体征不稳定者也可使用胃镜
   C. H_2受体阻断药是治疗消化性溃疡的主要药物之一，其疗效较好，用药方便，价格适中，不良反应较少
   D. 功能性消化不良主要表现为上腹痛、饱胀、反酸、呕吐等，部分患者可有类似消化性溃疡的症状，内镜检查有助于鉴别诊断
   E. 铋剂在碱性溶液中呈胶体状

11. 胃溃疡外科手术的适应证是（ ）
   A. 幽门螺杆菌反复感染
   B. 腹痛周期性发作
   C. 年龄小于 45 岁
   D. 有严重并发症者
   E. 溃疡直径小于 1cm

12. 下列不是十二指肠溃疡并发症的是（ ）
   A. 慢性穿孔
   B. 急性穿孔
   C. 出血
   D. 癌变
   E. 幽门梗阻

13. 下列关于消化性溃疡预防复发的叙述，错误的是（ ）

A. 注意劳逸结合
B. 与精神压力无关
C. 根据情况应用抑酸剂
D. 改善饮食习惯
E. 戒烟酒

14. 消化性溃疡最主要的症状是（　）
A. 嗳气、反酸、恶心
B. 节律性上腹痛
C. 无规律性上腹痛
D. 呕吐
E. 无规律性下腹痛

15. 胃溃疡节律性疼痛的特点是（　）
A. 餐后 0.5～1.0 小时出现疼痛
B. 空腹痛
C. 餐时痛
D. 夜间痛
E. 餐后 3～4 小时出现疼痛

二、A_2 型题（每一道试题是以一个小案例出现，其下面有 A、B、C、D、E 五个备选答案，请从中选择一个最佳答案。）

16. 患者，女性，29 岁。因反复上腹痛而间断服用 H_2RA 治疗。停药数周后症状再发，医师建议其行内镜检查，在检查前 1 周自服 PPI 治疗，症状改善。胃镜提示：十二指肠球部溃疡变形，Hp 尿素酶试验（-）。以下哪一项叙述最恰当（　）
A. 该患者应行 ^{13}C-尿素呼气试验
B. 该患者患 Hp（-）的十二指肠溃疡
C. 应从胃窦和胃体取活检标本行病理学 Hp 染色
D. 该患者仅用 PPI 可能不能完全治愈
E. 应行血清学 Hp 抗体检查

17. 患者，男性，35 岁。上腹部灼痛 1 年，饥饿时加重，进食后可缓解，伴泛酸。查体：上腹部稍偏右有压痛。应首先考虑的是（　）
A. 慢性胃炎
B. 胰腺炎
C. 十二指肠溃疡
D. 慢性胆囊炎
E. 胃癌

18. 患者，男性，36 岁。反复上腹隐痛伴反酸 3 年。胃镜检查示十二指肠球部溃疡，^{14}C-尿素呼气试验阳性。治疗方案首选 PPI 加（　）
A. 一种有效抗生素
B. 两种有效抗生素
C. 促胃动力药
D. 保护胃黏膜药物
E. 镇痛药

19. 患者，女性，54 岁。间断上腹痛 8 个月，进食半小时为重，近 2 个月来转为持续性上腹胀痛伴恶心，贫血、营养不良，恶病质，持续大便隐血试验强阳性。首先考虑的诊断是（　）
A. 十二指肠溃疡
B. 胃癌
C. 应激性溃疡
D. 门静脉高压症
E. 慢性胃炎

20. 患者，男性，56 岁。上腹痛多年，间断黑便伴消瘦 4 个月。对诊断最有价值的检查是（　）
A. 质子泵抑制药实验治疗
B. 腹部 CT 检查
C. ^{13}C 或 ^{14}C 尿素呼气试验
D. 胃镜及活检病理检查
E. 腹部 B 超检查

21. 患者，男性，52 岁。头颈部、双上肢浅Ⅱ度烧伤，伤后第 3 天出现黑便，量约 700ml。查体：脉搏 107 次/分，血压 85/60mmHg。最可能的原因是（　）
A. 慢性胃炎出血
B. 胆道出血
C. 消化性溃疡出血
D. 食管溃疡出血
E. 应激性溃疡出血

22. 患者，男性，30 岁。上腹痛 4 年，加重 5 天，4 小时前呕血 200ml，伴心悸、乏力。查体：贫血貌，P 110 次/分，BP 90/60mmHg。下列错误的处理方式是（　）
A. 急诊胃镜
B. 禁食
C. 静脉注射奥美拉唑
D. 口服凝血酶
E. 静脉注射生长抑素

23. 患者，男性，40 岁。胃溃疡病史 10 余年，1 小时前进食后突发剧烈上腹痛，持续性加重，并迅速波及全腹。查体：BP 80/55mmHg，P 125 次/分，T 38.8℃，板状腹，上腹部压痛、反跳痛及肌紧张，肠鸣音减弱，肝浊音界消失。最可能的诊断是（　）
A. 胃黏膜脱垂
B. 复合性溃疡
C. 溃疡癌变
D. 溃疡穿孔
E. 胃泌素瘤

三、A_3/A_4 型题（每个案例下设若干道试题。请根据试题所提供的信息，在每一道试题下面的 A、B、C、D、E 五个备选答案中选择一个最佳答案。）

（24～27 题共用题干）

患者，男性，37 岁。中上腹饥饿性隐痛反复发作 7 年，伴反酸、嗳气，进食和服用抑酸药可缓解。

24. 该患者最可能的疾病是（　）
A. 胃癌
B. 胃-食管反流病
C. 消化性溃疡
D. 慢性胆囊炎
E. 慢性胰腺炎

25. 患者 4 小时前突然出现右上腹

剧痛且腹痛持续存在，该患者可能发生的并发症是（ ）
A. 急性胰腺炎并发出血坏死
B. 食管穿孔
C. 胃癌并发幽门梗阻
D. 消化性溃疡并发急性穿孔
E. 急性胆囊炎并发胆汁性腹膜炎

26. 如进行腹部检查，最具诊断价值的体征是（ ）
A. 腹肌紧张
B. 腹壁柔韧感
C. 肠鸣音亢进
D. 肝浊音界消失或缩小
E. 墨菲征阳性

27. 为确诊应选择的检查手段是（ ）
A. 血清淀粉酶测定
B. 癌胚抗原测定
C. 胃镜检查
D. 腹部X线片
E. 中腹部B超

（28~30题共用题干）

患者，男性，43岁。有慢性“胃痛”史，因头晕半天、黑便3次来急诊。查体：BP 80/50mmHg，P 124次/分，面色苍白，冷汗。

28. 首先考虑（ ）
A. 急性肠炎
B. 急性胃穿孔
C. 心绞痛
D. 心肌梗死
E. 上消化道出血

29. 急救措施首选（ ）
A. 抗感染补液治疗
B. 开腹探查
C. 含服硝酸甘油
D. 溶栓治疗
E. 输血、补液，纠正休克

30. 最能尽快明确诊断的检查是（ ）
A. 超声心动图
B. CT
C. 血生化、心肌酶
D. 胸片
E. 胃镜

（31~33题共用题干）

患者，男性，28岁。空腹突发上腹剧痛4小时，随即出现右下腹痛。查体：上腹及右下腹压痛明显，轻度腹肌紧张，肝浊音界消失，肠鸣音消失。血常规：白细胞计数及中性粒细胞计数均增多。

31. 该患者最可能的诊断是（ ）
A. 急性阑尾炎
B. 胃十二指肠溃疡穿孔
C. 肝脓肿
D. 胆囊穿孔
E. 急性胰腺炎

32. 为明确诊断，最好的检查方法是（ ）
A. 立位腹部X线平片
B. 血生化
C. 腹部B超
D. 腹部CT
E. 血常规

33. 最佳的治疗方法是（ ）
A. 阑尾切除术
B. 胃大部切除术
C. 脓肿引流术
D. 胆囊切除术
E. 穿孔修补术

第五节 肝硬化

一、A_1型题（每一道试题下面有A、B、C、D、E五个备选答案，请从中选择一个最佳答案。）

1. 对判断肝硬化患者预后意义不大的指标是（ ）
A. 腹水
B. 凝血酶原时间
C. 血清电解质
D. 白蛋白
E. 肝性脑病

2. 肝硬化早期诊断最可靠的方法是（ ）
A. B型超声
B. 肝功能检查
C. 腹腔镜直视下活检
D. CT
E. 食管钡餐透视

3. 肝硬化患者肝功能减退的临床表现不包括（ ）
A. 牙龈出血
B. 水肿
C. 黄疸
D. 脾大
E. 肝掌

4. 以下表现中，符合肝脏解毒功能下降的是（ ）
A. 黄疸
B. 凝血因子减少
C. 氨中毒
D. 食管静脉曲张
E. 男性乳腺发育

5. 反映肝储备功能试验的是（ ）
A. 血白蛋白测定
B. 血胆红素测定
C. 吲哚菁绿清除试验
D. ALT测定
E. 免疫球蛋白测定

6. 有关肝硬化腹水形成的因素，不正确的是（ ）
A. 低白蛋白血症
B. 原发性醛固酮增多
C. 门静脉压力增高
D. 肝淋巴液生成过多
E. 抗利尿激素分泌过多

7. 男性肝硬化患者性欲减退、睾丸萎缩、肝掌的原因是（ ）
A. 肾上腺皮质激素过多
B. 雄激素过多
C. 雌激素过多
D. 甲状腺激素过多
E. 醛固酮过多

8. 肝硬化代偿期可出现（ ）
A. 出血倾向和贫血
B. 肝缩小
C. 食管静脉曲张
D. 腹水
E. 肝脾大

9. 肝硬化腹水治疗，一般不主张采用（ ）
A. 卧床休息
B. 低盐饮食
C. 高蛋白饮食
D. 强烈利尿
E. 腹水浓缩回输

10. 原发性肝癌早期转移途径为（ ）
A. 肺内转移
B. 淋巴转移
C. 直接浸润转移
D. 肝内转移
E. 骨转移

11. 下列关于肝硬化失代偿期诊断主要依据是（ ）
A. 乏力，食欲缺乏
B. 消瘦
C. 腹胀、腹泻
D. 腹水
E. 肝掌

12. 血小板增多不会见于（ ）
A. 慢性粒细胞性白血病
B. 脾切除术后
C. 脾功能亢进
D. 急性溶血
E. 创伤

13. 下列是肝硬化腹水形成的决定性因素的是（ ）
A. 门静脉压力增高
B. 原发性醛固酮增多
C. 低白蛋白血症
D. 肝淋巴液生成过多
E. 抗利尿激素分泌过多

14. 关于肝硬化的叙述中，正确的是（ ）
A. 门腔侧支循环开放是肝硬化失代偿期最突出的表现
B. 病变特点是肝细胞坏死、纤维组织增生和假小叶形成
C. 脾脏不会因门静脉高压增大
D. 一般与长期大量喝酒无关
E. 肝硬化不发生癌变

15. 下列不属于肝硬化患者肝功能减退的临床表现的是（ ）
A. 牙龈出血
B. 脾大
C. 黄疸
D. 水肿
E. 肝掌

16. 门静脉高压症手术治疗最主要的目的是（ ）
A. 消除脾功能亢进
B. 治疗食管胃底静脉破裂出血
C. 降低门静脉压力以减少腹水
D. 增加门静脉向肝灌注血流以减少肝性脑病的发生
E. 治疗门静脉血液淤滞所致的胃黏膜病变

17. 关于肝性脑病，下列治疗正确的是（ ）
A. 患者狂躁不安时使用水合氯醛灌肠
B. 肥皂水灌肠清除肠腔积血
C. 静脉使用甲硝唑抑制肠道细菌生长
D. 低蛋白饮食
E. 口服乳果糖

18. 肝硬化腹水患者经治疗后，血钾为 2.4mmol/L，尿钾 40mmol/L，此患者低钾原因最大可能是（ ）
A. 食欲缺乏
B. 低盐饮食
C. 放腹水
D. 呕吐
E. 利尿治疗

二、A_2 型题（每一道试题是以一个小案例出现，其下面有 A、B、C、D、E 五个备选答案，请从中选择一个最佳答案。）

19. 患者，男性，47 岁。肝硬化腹水，尿少，四肢水肿。心率 125 次/分。呼吸 40 次/分，端坐，有脐疝。治疗应首选（ ）
A. 毛花苷 C 静脉滴注
B. 口服甘露醇
C. 放腹水
D. 氢氯噻嗪口服
E. 硫酸镁导泻

20. 患者，男性，54 岁。肝硬化腹胀，肝胆脾超声显示肝硬化、腹水、腹腔游离液体深度 5.1cm。以下有关肝硬化患者腹水形成的原因，不正确的是（ ）
A. 门静脉压力增加
B. 血浆胶体渗透压下降
C. 淋巴回流受阻
D. 醛固酮减少
E. 有效循环血量减少

21. 患者，男性，49 岁。肝硬化病史 6 年，半年来腹胀加重，伴有双下肢水肿。下面治疗措施不当的是（ ）
A. 卧床休息
B. 低蛋白饮食
C. 低盐限水
D. 定期补充白蛋白
E. 快速、大量利尿以加快腹水消退

22. 患者，男性，54 岁。2 个月前出现食欲缺乏，乏力，右上腹胀痛。查体：巩膜黄染，肝肋下 5cm，表面凸凹不平，脾肋下 3cm。以下诊断可能性不大的是（ ）
A. 乙肝后肝硬化
B. 淤血性肝硬化
C. 酒精性肝硬化
D. 原发性肝癌
E. 原发性胆汁性肝硬化

23. 患者，男性，43 岁，患肝硬化，血清免疫学检查，发现免疫球蛋白的 IgM 显著增加，血清抗线粒体抗体强阳性（1：128），下列最可能的诊

断是（ ）
A. 酒精性肝硬化
B. 原发性胆汁性肝硬化
C. 肝炎后肝硬化
D. 血吸虫性肝硬化
E. 血色病所致肝硬化

24. 肝硬化患者，近2周来发热、腹痛，腹水明显增加。腹水检查：淡黄，比重1.017，蛋白35g/L，白细胞 500×10^6/L，以中性粒细胞为主。最可能并发（ ）
A. 结核性腹膜炎
B. 自发性腹膜炎
C. 门静脉血栓形成
D. 腹腔出血
E. 肝肾综合征

三、A_3/A_4 型题（每个案例下设若干道试题。请根据试题所提供的信息，在每一道试题下面的A、B、C、D、E五个备选答案中选择一个最佳答案。）

（25~26题共用题干）

患者，女性，50岁。腹胀、腹部持续性隐痛、发热1周，“肝炎”史10年，近3年来乏力、食欲缺乏，面色晦暗，间断性牙龈出血。查体：腹部膨隆，无肌紧张，全腹压痛及反跳痛，肝未触及，脾肋下4cm，移动性浊音阳性。

25. 最可能的诊断是（ ）
A. 腹腔转移癌
B. 肝硬化合并自发性腹膜炎
C. 肝硬化合并肝肾综合征
D. 布-加综合征
E. 直肠癌转移

26. 为明确诊断，最有价值的检查是（ ）
A. 腹水常规、生化及细菌培养
B. X线结肠钡剂造影
C. 腹部CT
D. 腹部X线平片
E. 肝功能

（27~28题共用题干）

患者，男性，55岁。有饮酒史20年，自诉“每日半斤白酒”，2年来间断上腹隐痛，腹胀乏力，大便不成形，双下肢水肿。B超示肝脏回声不均匀增强，脾大，少量腹水。

27. 该患者最可能的诊断是（ ）
A. 慢性胰腺炎
B. 胰腺癌
C. 酒精性肝硬化
D. 慢性胆囊炎
E. 胃癌

28. 为明确诊断，最有价值的检查方法是（ ）
A. 腹部CT
B. ERCP造影
C. 肝脏穿刺
D. 腹部磁共振
E. 静脉胆囊造影

第六节　急性阑尾炎

一、A_1 型题（每一道试题下面有A、B、C、D、E五个备选答案，请从中选择一个最佳答案。）

1. 关于辅助诊断急性阑尾炎的体征，错误的是（ ）
A. 闭孔内肌试验
B. 腰大肌试验
C. 结肠充气试验
D. 颈强直
E. 直肠指检

2. 急性阑尾炎术后最常见的并发症是（ ）
A. 粘连性肠梗阻
B. 切口感染
C. 出血
D. 阑尾残株炎
E. 粪瘘

3. 妊娠期急性阑尾炎的临床特点是（ ）
A. 炎症进展易致流产或早产，故选择保守治疗
B. 压痛和腹痛部位上移
C. 腹膜炎不易扩散
D. 右下腹压痛明显
E. 显著腹肌紧张

4. 急性阑尾炎穿孔最易形成弥漫性腹膜炎者为（ ）
A. 老年人
B. 儿童
C. 孕妇
D. 慢性阑尾炎急性发作
E. 全身抵抗力低下者

5. 急性阑尾炎最严重的并发症是（ ）
A. 阑尾穿孔腹膜炎
B. 门静脉炎
C. 膈下脓肿
D. 盆腔脓肿
E. 肠间脓肿

6. 急性阑尾炎常见的最典型临床表现是（ ）
A. 阵发性右下腹痛
B. 腰大肌试验阳性
C. 发热
D. 转移性腹痛
E. 恶心、呕吐

7. 妊娠6个月的急性阑尾炎，不宜采用的治疗措施是（ ）
A. 围术期加孕酮
B. 行阑尾切除术
C. 可应用广谱抗生素
D. 手术切口应偏低
E. 尽量不用腹腔引流

8. 阑尾周围脓肿非手术治疗治愈，择期行阑尾切除的时间为（ ）
A. 治愈后2周
B. 治愈后3周
C. 治愈后1个月
D. 治愈后2个月

E. 治愈后 3 个月

二、A_2 型题（每一道试题是以一个小案例出现，其下面有 A、B、C、D、E 五个备选答案，请从中选择一个最佳答案。）

9. 患者，男性，68 岁。腹部疼痛 6 天，以右下腹为重，伴呕吐。检查：急性病容，右下腹饱满压痛，肌紧张，血白细胞 $14.5\times10^9/L$，腹部透视可见少量气液平面。最可能的诊断为（　）
   A. 阑尾周围脓肿
   B. 急性肠梗阻
   C. 急性胰腺炎
   D. 急性胆囊炎
   E. 急性化脓性胆管炎
10. 患者，女性，45 岁。脐周痛 12 小时伴恶心、呕吐，呕吐物为胃内容物，量少，2 小时前扩散至全腹痛，右下腹部压痛、反跳痛，腹肌紧张，以右下腹为著，结肠充气试验（+），白细胞计数 $26\times10^9/L$，应考虑（　）
   A 急性胰腺炎
   B. 急性胆囊炎
   C. 右输尿管结石
   D. 右输卵管妊娠破裂
   E. 急性阑尾炎穿孔
11. 患者，女性，35 岁。因急性阑尾炎穿孔行阑尾切除，术后 5 天出现发热、下腹坠胀、里急后重。首选的检查是（　）
   A. 腹部 B 超
   B. 立位腹部 X 线平片
   C. 腹部 CT
   D. 腹部 MRI
   E. 直肠指检

三、A_3/A_4 型题（每个案例下设若干道试题。请根据试题所提供的信息，在每一道试题下面的 A、B、C、D、E 五个备选答案中选择一个最佳答案。）

（12~14 题共用题干）

患者，女性，43 岁。右下腹持续性疼痛 5 天，伴恶心、呕吐，呕出物为胃内容物。体温 38.5℃。体检发现右下腹 5.0cm×5.5cm 大小肿块，触痛明显。

12. 最可能的诊断是（　）
   A. 粪块所致肠梗阻
   B. 盲肠肿瘤
   C. 急性化脓性阑尾炎
   D. 阑尾周围脓肿
   E. 盲肠扭转
13. 此时较合适的处理是（　）
   A. 急诊行阑尾切除术
   B. 急诊手术脓肿引流
   C. 肠道准备后行右半结肠切除术
   D. X 线钡灌肠
   E. 暂不手术，保守治疗
14. 如果急诊手术，最合适的手术方式是（　）
   A. 脓肿引流
   B. 切除肿块
   C. 常规切除阑尾
   D. 右半结肠切除
   E. 一期肠吻合

（15~17 题共用题干）

患者，男性，29 岁。转移性右下腹痛伴发热 36 小时入院，诊断为急性阑尾炎。

15. 医师查体时，让患者仰卧，测试右下腹压痛，有反跳痛，提示其阑尾位置是（　）
   A. 位于右上腹部
   B. 在右下腹麦氏点深面
   C. 靠近闭孔内肌
   D. 位于腰大肌前方
   E. 靠近脐部
16. 入院后腹痛加重，伴有寒战，体温 40℃，巩膜轻度黄染，剑突下压痛，右下腹肌紧张，右下腹明显压痛、反跳痛。最可能的诊断是（　）
   A. 急性阑尾穿孔
   B. 阑尾炎合并胃穿孔
   C. 腹膜炎引起溶血性黄疸
   D. 门静脉炎
   E. 阑尾与结肠形成内瘘
17. 若患者不能接受急症行阑尾切除术，且伴存其他严重器质性疾病有手术禁忌，可选择的主要措施是（　）
   A. 腹部 B 超
   B. 盆腔 CT
   C. 直肠镜
   D. 镇静药灌肠
   E. 选择有效的抗生素和补液治疗，或经肛门直肠内给予抗生素栓剂

第七节　胆　石　症

一、A_1 型题（每一道试题下面有 A、B、C、D、E 五个备选答案，请从中选择一个最佳答案。）

1. 胆囊结石临床表现各异，主要取决于（　）
   A. 结石的大小、部位、梗阻与否、有无感染
   B. 结石的大小及部位、嵌顿与否
   C. 体位的改变或静卧状态
   D. 进油腻食物后
   E. 结石嵌顿于胆囊颈部
2. 腹腔镜胆囊切除术的适应证错误的是（　）
   A. 胆囊壁钙化或瓷性胆囊
   B. 结石直径≥2cm
   C. 伴有胆囊息肉，≥1cm
   D. 胆囊壁增厚>3mm，即伴有慢性胆囊炎
   E. 急性胰腺炎
3. 关于胆囊结石描述，下列选项

中错误的是（ ）
A. 胆囊结石均有症状
B. 进食油腻食物后症状加重
C. 大的单发结石不易发生嵌顿
D. 结石嵌顿于胆囊壶腹后，导致急性胆囊炎
E. 胆绞痛向右肩部放射

4. 下列疾病以Charcot三联征为典型表现的是（ ）
A. 急性出血性胰腺炎
B. 急性憩室炎
C. 急性胆囊炎
D. 急性胆管炎
E. 十二指肠憩室

5. 如果胆道梗阻未能解除，胆管炎未被控制，可发生（ ），患者可在查科三联征的基础上出现休克、意识障碍的症状，即雷诺（Reynolds）五联征
A. 急性梗阻性化脓性胆管炎
B. 胰头癌伴阻塞性黄疸
C. 伴随剧烈绞痛的胆囊管结石嵌顿
D. 肝内、肝外胆管结石
E. 十二指肠乳头癌伴阻塞性黄疸

二、A_2型题（每一道试题是以一个小案例出现，其下面有A、B、C、D、E五个备选答案，请从中选择一个最佳答案。）

6. 患者，女性，45岁。胆囊结石5年，曾胆绞痛发作3次，B超示胆囊结石5枚，直径1～2cm。首选的治疗方法是（ ）
A. 胆囊切除
B. 溶石治疗
C. 体外震波碎石治疗
D. 抗感染治疗
E. 排石治疗

7. 患者，男性，70岁。健康体检时B超发现胆囊内有一直径约0.8cm结石，随体位活动，口服胆囊造影显示充盈缺损不明显。既往无胃病史，无胆囊炎发作史，无心脏病、糖尿病史。目前的治疗建议是（ ）
A. 观察、随诊
B. 溶石疗法
C. 中药排石
D. 择期行胆囊切除术
E. 择期行腹腔镜胆囊切除术

8. 患者，女性，54岁。有胆囊结石病史8年。上腹剧痛2天，向腰部放射，伴恶心、呕吐，血淀粉酶升高2倍，以下最有价值的检查是（ ）
A. 腹部平片
B. 上消化道钡餐
C. 心电图
D. 腹部CT
E. 胃镜

9. 患者，女性，43岁。突发右上腹剧痛并阵发性加剧3天，伴寒战高热、恶心呕吐。查体：全身黄染，体温39℃，脉搏120次/分，血压80/60mmHg，谵妄，神志不清，剑突偏左腹肌紧张，肝肋下2cm。血常规白细胞计数15×10^9/L，中性粒细胞0.8，血清总胆红素50μmol/L。本例治疗首选（ ）
A. 抗休克，抗感染治疗
B. 胆囊切除，腹腔引流术
C. 胆囊造口术
D. 胆总管减压引流
E. 溃疡病穿孔缝合

10. 患者，男性，38岁。餐后2小时突然腹痛、恶心、呕吐，伴发热，次日出现黄疸，查血淀粉酶及胆红素明显增高。其发生黄疸的最可能原因是（ ）
A. 肿大的胰腺压迫胆管所致
B. 肝细胞性黄疸
C. 胆结石并胰腺炎
D. 胆总管下端狭窄
E. 胆囊炎所致

第八节 急性胆囊炎

一、A_1型题（每一道试题下面有A、B、C、D、E五个备选答案，请从中选择一个最佳答案。）

1. 急性胆囊炎最严重的并发症是（ ）
A. 胆囊积脓
B. 细菌性肝脓肿
C. 胆囊坏疽穿孔引起胆汁性腹膜炎
D. 并发急性胰腺炎
E. 胆囊十二指肠内瘘

2. 以下急性结石性胆囊炎的临床表现特点中，错误的是（ ）
A. Murphy征阴性
B. 常在进食油腻食物后发病
C. 穿孔致弥漫性腹膜炎或穿至邻近脏器形成胆内瘘，可引起胆源性肝脓肿
D. 右上腹剧烈绞痛，阵发性加重，向右肩背部放射
E. 伴恶心、呕吐等消化道症状，严重者可有畏寒、发热、黄疸

3. 右腹痛伴高热寒战，继而出现黄疸，见于以下哪种疾病（ ）
A. 慢性肝炎
B. 急性肝炎
C. 急性胆囊炎
D. 急性梗阻性化脓性胆管炎
E. 急性阑尾炎

4. 急性单纯性胆囊炎一般不采用以下哪种治疗措施（ ）
A. 胃肠减压
B. 胆囊切除术
C. 禁食
D. 抗感染

E. 输液

5. 以下有关急性胆囊炎需要急症手术的适应证，不正确的是（　）
   A. 发病在72小时以内者
   B. 急性胰腺炎早期
   C. 合并有胆囊穿孔
   D. 经非手术治疗无效且病情恶化者
   E. 合并有弥漫性腹膜炎
6. 下列需要急行胆道减压的疾病是（　）
   A. 急性胆囊炎
   B. 胆囊结石
   C. 肝内胆管结石
   D. 急性梗阻性化脓性胆管炎
   E. 胆囊结石嵌顿
7. 急性重症胆管炎并发休克，最重要的治疗措施是（　）
   A. 大量使用有效抗生素
   B. 应用升压药
   C. 补充血容量
   D. 解除胆管梗阻，通畅引流
   E. 纠正水、电解质平衡紊乱

二、A_2 型题（每一道试题是以一个小案例出现，其下面有A、B、C、D、E五个备选答案，请从中选择一个最佳答案。）

8. 患者，女性，35岁。右上腹痛2天，伴恶心、呕吐，今起疼痛阵发性加剧，伴畏寒、发热。查体：体温38℃，巩膜无黄染，右上腹有压痛，诊断首先考虑为（　）
   A. 急性阑尾炎
   B. 急性胆囊炎
   C. 急性胰腺炎
   D. 胃十二指肠溃疡穿孔
   E. 胆总管结石、胆管炎
9. 患者，女性，45岁。反复腹痛、发热、黄疸1年，近3天上述症状加重，高热、黄疸不退。入院体温40℃，脉搏120次/分，血压70/50mmHg，该患者首选的治疗为（　）
   A. 大剂量抗生素治疗感染后择期手术
   B. 全胃肠外营养后手术
   C. 立即手术
   D. 积极抗休克同时及早手术
   E. 应用血管收缩剂，血压升至正常后及早手术
10. 患者，女性，54岁。有胆囊结石病史8年。上腹剧痛2天，向腰部放射，伴恶心、呕吐，血淀粉酶升高2倍。以下最有价值的检查是（　）
   A. 腹部X线片
   B. 上消化道钡餐
   C. 心电图
   D. 腹部CT
   E. 胃镜
11. 患者，男性，45岁。右上腹痛2天，伴恶心、呕吐，今起疼痛阵发性加剧，伴畏寒、发热。查体：体温38℃，巩膜无黄染，右上腹有压痛。诊断首先考虑（　）
   A. 急性阑尾炎
   B. 急性胆囊炎
   C. 急性胰腺炎
   D. 胃十二指肠溃疡
   E. 胆囊癌

三、A_3/A_4 型题（每个案例下设若干道试题。请根据试题所提供的信息，在每一道试题下面的A、B、C、D、E五个备选答案中选择一个最佳答案。）

（12~14题共用题干）

患者，女性，54岁。发作性剑突下及右上腹绞痛2天伴寒战，8个月前曾有过类似发作史。查体：体温39℃，脉搏110次/分，血压140/85mmHg。血常规：WBC $12\times10^9/L$，N 0.80。意识清楚，皮肤、巩膜轻度黄染。右肋缘下扪及肿大的胆囊，触痛。

12. 最可能的诊断是（　）
   A. 细菌性肝脓肿
   B. 急性化脓性胆囊炎
   C. 急性梗阻性化脓性胆管炎
   D. 肝内胆管结石并胆管炎
   E. 肝外胆管结石并胆管炎
13. 首选检查方法是（　）
   A. B超
   B. CT
   C. MRCP
   D. PTC
   E. ERCP
14. 治疗过程中，患者出现嗜睡，BP 80/55mmHg，最有效的治疗措施是（　）
   A. 应用多巴胺等药物维持血压
   B. 全胃肠外营养后手术
   C. 大剂量抗生素治疗感染后择期手术
   D. 应用收缩剂，血压升至正常后及早手术
   E. 积极抗休克同时及早手术

（15~18题共用题干）

患者，男性，30岁。餐后突发右上腹及剑突下痛，放射至右肩及后背部，2小时后疼痛剧烈，伴恶心，并吐出所进食物，仍不缓解，急诊就医。患者有数年胃病史及胆石症历史，间有胆绞痛发作。查体：痛苦病容；体温37℃，呼吸28次/分，浅快，律齐；全腹胀，上腹肌紧张，压痛、反跳痛（+），移动性浊音（±）；WBC $12\times10^9/L$，Hb 125g/L，尿淀粉酶400U/L（温氏法正常值32U/L）。

15. 应该考虑以下的初步诊断，不包括（　）
   A. 胃十二指肠溃疡穿孔
   B. 急性胆囊炎
   C. 急性肠梗阻
   D. 急性胰腺炎
   E. 急性胃肠炎
16. 排除该项诊断最主要的根据是（　）
   A. 患者有持续腹痛
   B. 尿淀粉酶轻度升高
   C. 上腹部存在肌紧张及反

跳痛
D. 患者体温轻度高
E. 患者有腹胀

17. 为了确立诊断可考虑进行以下检查，不包括（ ）
A. 急诊B超检查
B. 立位腹部X线检查
C. 血淀粉酶检查
D. 诊断性腹腔穿刺检查
E. 急诊上消化道钡餐检查

18. 早期处理中错误的是（ ）
A. 使用抗生素
B. 为缓解疼痛，肌内注射哌替啶 50mg
C. 安放胃肠减压管
D. 为监测尿量，安放导尿管
E. 静脉输液

第九节 急性胰腺炎

一、A_1 型题（每一道试题下面有A、B、C、D、E五个备选答案，请从中选择一个最佳答案。）

1. 急性胰腺炎患者禁食及胃肠减压的目的是（ ）
A. 减少淀粉酶分泌
B. 减少脂肪酸分泌
C. 减少胃蛋白酶分泌
D. 减少胃酸分泌
E. 减少小肠液的分泌

2. 急性胰腺炎血清淀粉酶升高是在发病后（ ）
A. 6~10 小时
B. 2~12 小时
C. 10~12 小时
D. 4~8 小时
E. 5~15 小时

3. 急性胰腺炎临床症状正确的是（ ）
A. 有暴饮暴食史，上腹偏左剧痛，呕吐，伴轻度休克
B. 上腹部有明显肌紧张，呈板状强直
C. 排便后晕厥，5%~10%的患者需要进行外科手术治疗
D. 晚间或下午呕吐大量不含胆汁的宿食
E. 阵发性腹痛、呕吐

4. 有关急性胰腺炎时淀粉酶的说法错误的是（ ）
A. 重症胰腺炎的淀粉酶值可正常或低于正常
B. 胰源性胸腔积液和腹水中的淀粉酶值亦明显升高
C. 尿淀粉酶值受患者尿量的影响
D. 部分急腹症的淀粉酶一般不超过正常值的2倍
E. 血淀粉酶的高低反映病情轻重

5. 急性胰腺炎解痉镇痛不宜应用（ ）
A. 吗啡
B. 阿托品
C. 哌替啶
D. 异丙嗪
E. 普鲁卡因

6. 下列说法正确的是（ ）
A. 只有血、尿淀粉酶增高才能诊断急性胰腺炎
B. 血清淀粉酶在8小时达峰值
C. 血清淀粉酶超过正常2倍可确诊急性胰腺炎
D. 淀粉酶的高低并不一定反映病情的严重程度
E. 尿淀粉酶增高可持续2~4周

7. 鉴别轻症和重症急性胰腺炎，下列意义不大的是（ ）
A. 血清淀粉酶增高
B. 血钙降低
C. 血清正铁血红蛋白阳性
D. 胁腹部及脐周皮肤出现紫色瘀斑
E. 发病后很快出现休克

8. 我国胰腺炎最常见的病因为（ ）
A. 暴饮暴食
B. 胆道疾病
C. 高脂血症
D. 过量饮酒
E. 十二指肠液反流

9. 下列不属于预防急性胰腺炎的措施的是（ ）
A. 积极治疗胆道疾病
B. 戒酒
C. 常用抑制胰酶活性的药物
D. 避免服用引起急性胰腺炎的药物
E. 避免暴饮暴食

10. 下列不属于急性胰腺炎一般治疗原则的是（ ）
A. 解痉镇痛
B. 营养支持
C. 中药
D. 防治感染
E. 生长抑素类似物奥曲肽静脉滴注

11. 怀疑胰腺癌首选的检查方法是（ ）
A. MRI
B. B超
C. CT
D. X线气钡双重造影
E. 血尿淀粉酶测定

12. 下列关于急性坏死性胰腺炎的特点，叙述正确的是（ ）
A. 上腹部持续性刀割样疼痛
B. 脐周或胁腹部皮肤青紫色
C. 黄疸
D. 中等程度发热
E. 恶心、呕吐

二、A_2 型题（每一道试题是以一个小案例出现，其下面有A、B、C、D、E五个备选答案，请从中选择一个最佳答案。）

13. 患者，男性，22 岁。饮酒后突发中上腹持续性疼痛，阵发加剧，伴恶心、呕吐。血、尿淀粉酶均明显高于正常。该患者最可能的诊断是（ ）
A. 急性肠梗阻
B. 急性阑尾炎
C. 急性心肌梗死
D. 急性胃肠炎
E. 急性胰腺炎
14. 患者，女性，35 岁。有胆囊结石病史 8 年。1 天前出现左上腹剧烈疼痛，向腰背部放射，伴恶心、呕吐，但无发热、无血尿、无黄疸。为明确诊断，首选的实验室检查是（ ）
A. 大便常规和隐血试验
B. 血清转氨酶
C. 血清淀粉酶检查
D. 尿常规
E. 腹部 B 超
15. 患者，女性，45 岁。疑胆总管结石行 ERCP 检查，4 小时后剑突下出现持续性疼痛伴呕吐。查体：体温 38℃，剑突下压痛，无反跳痛及肌紧张。最可能的诊断是（ ）
A. 急性十二指肠炎
B. 急性胆管炎
C. 急性胆囊炎
D. 急性胰腺炎
E. 急性胃炎
16. 患者，男性，35 岁。突发上腹刀割样剧痛 2 小时来诊。既往有十二指肠溃疡病史 5 年。查体：患者表情痛苦，腹式呼吸消失，腹肌紧张呈板状腹，全腹压痛并反跳痛，以右上腹最明显。听诊肠鸣音消失。首选检查是（ ）
A. 立位 X 线腹部透视
B. 腹部 B 超
C. 腹部 CT
D. 急诊胃镜检查
E. 诊断性腹腔灌洗
17. 患者，女性，29 岁。上腹痛半天，呕吐，腹胀，血清淀粉酶 750U/L（苏氏单位），血压 80/50mmHg，脉搏 120 次/分。最可能的诊断为（ ）
A. 急性肾衰竭
B. 急性胰腺炎
C. 急性心肌梗死
D. 急性胃炎
E. 急性肝炎
18. 患者，男性，36 岁。工作中弯腰捡物时突然出现右上腹疼痛，12 小时后出现上腹疼痛持续性，向腰背部放射，束带感，腹胀，豆油色尿，最可能的诊断是（ ）
A. 急性胆囊炎
B. 急性胰腺炎
C. 肾绞痛
D. 高位阑尾穿孔
E. 肠系膜血管栓塞
19. 患者，男性，38 岁。持续性上腹痛 12 小时，腹胀、呕吐，5 年前行阑尾切除术。查体：上腹压痛，胁腹皮肤呈灰紫色斑，血清淀粉酶 250U/L（温氏单位），最可能的诊断是（ ）
A. 急性肠梗阻
B. 急性胰腺炎水肿型
C. 消化性溃疡急性穿孔
D. 急性心肌梗死
E. 急性出血坏死性胰腺炎

三、A_3/A_4 型题（每个案例下设若干道试题。请根据试题所提供的信息，在每一道试题下面的 A、B、C、D、E 五个备选答案中选择一个最佳答案。）

（20~22 题共用题干）
患者，男性，55 岁。2 天前酒后出现上腹痛，进行性加重，并向腰背部放射，曾呕吐 1 次，为胃内容物，呕吐后腹痛未减轻，稀便 2 次。既往有“胆石症”病史 10 年，无高血压、糖尿病病史。查体：体温 37.3℃，脉搏 80 次/分，呼吸 20 次/分，血压 120/80 mmHg，巩膜无黄染，心肺未见异常，腹平软，上腹部轻压痛，肝脾肋下未触及。
20. 对该患者最可能的诊断是（ ）
A. 急性胃肠炎
B. 急性胆囊炎
C. 十二指肠球后溃疡
D. 急性胰腺炎
E. 急性胆囊穿孔
21. 为明确诊断，应首先进行的检查是（ ）
A. 血、尿淀粉酶
B. 大便常规和隐血
C. 腹部 CT
D. 胃镜
E. 腹部 B 超
22. 对该患者最基本的治疗是（ ）
A. 解痉镇痛
B. 禁食补液
C. 抑制胃酸
D. 静脉注射抗生素
E. 手术治疗

（23~25 题共用题干）
患者，男性，35 岁。1 天前饮酒后出现上腹剧烈疼痛，伴恶心、呕吐及腹胀，大小便正常。查体：上腹偏左腹肌紧张，明显压痛，腹平片膈下未见游离气体。
23. 最可能的诊断是（ ）
A. 肠梗阻
B. 胆石症
C. 消化性溃疡穿孔
D. 急性阑尾炎
E. 急性胰腺炎
24. 下列检查应首选（ ）
A. 血、尿常规
B. 尿淀粉酶测定
C. 胸腹部 X 线平片
D. 血清淀粉酶测定
E. 腹部 B 超
25. 治疗过程中，提示病情尚未加

重的是（ ）
A. 出现脐周皮肤发绀
B. 出现两侧腰腹部蓝棕色斑
C. 测血钙2.5mmol/L
D. 测血压80/60mmHg，脉搏110次/分
E. 测血糖14mmol/L

第四单元 泌尿与生殖系统

第一节 尿路感染

一、A_1型题（每一道试题下面有A、B、C、D、E五个备选答案，请从中选择一个最佳答案。）

1. 尿路感染中最常见的致病菌为（ ）
A. 葡萄球菌
B. 病毒
C. 大肠埃希菌
D. 真菌
E. 肺炎链球菌

2. 以下各项，除哪一项外均为尿路感染的共同表现（ ）
A. 淋沥涩痛
B. 腰部酸痛
C. 小便频急
D. 尿血而痛
E. 小腹拘急

3. 对鉴别上、下尿路感染最有意义的是（ ）
A. 尿路刺激症状
B. 中段尿细菌培养阳性
C. 畏寒、发热、腰痛
D. 肾小管浓缩功能正常
E. 尿中白细胞管型

4. 判断尿路感染患者是复发还是重新感染，通常以患者前次治疗停药后几个月再发为依据（ ）
A. 半个月
B. 1个月
C. 1个半月
D. 2个月
E. 3个月

5. 鉴别尿路感染与尿道综合征的最根本点是（ ）
A. 尿白细胞的多少
B. 尿红细胞的多少
C. 尿白细胞管型的有无
D. 追问病情
E. 真性细菌尿的有无

6. 关于肾盂肾炎的说法，不正确的是（ ）
A. 由细菌感染引起
B. 男性发病率稍高
C. 大肠埃希菌感染最为常见
D. 可分为上行性感染和血源性感染
E. 表现为化脓性间质性肾炎

7. 关于急性肾盂肾炎的治疗，正确的是（ ）
A. 接诊后立即给予抗生素治疗
B. 先做尿培养及细菌敏感试验，根据报告选用敏感抗生素
C. 留尿培养标本后，立即根据经验给予抗生素治疗
D. 根据血白细胞计数及分类立即给予抗生素治疗
E. 做血培养，待结果报告后选用抗生素

8. 鉴别肾盂肾炎和下尿路感染最有意义的是（ ）
A. 尿频、尿急、尿痛
B. 高热、腰痛
C. 尿细菌培养阳性
D. 尿中白细胞管型
E. 血尿

9. 最常见的肾盂肾炎病原菌是（ ）
A. 葡萄球菌
B. 肠球菌
C. 大肠埃希菌
D. 变形杆菌
E. 白念珠菌

10. 有关慢性肾盂肾炎的临床表现，以下哪一项是不正确的（ ）
A. 尿路刺激症状可不典型
B. 可反复急性发作
C. 可有低热
D. 可有高血压
E. 肾小管功能正常

11. 诊断慢性肾盂肾炎的可靠依据是（ ）
A. 临床症状迁延不愈超过半年
B. 反复发作超过半年
C. 中段尿细菌培养多次阳性
D. 尿常规中有蛋白及红、白细胞
E. 静脉肾盂造影示肾盂、肾盏变形或双肾大小不一

12. 下列是慢性肾盂肾炎的易感因素的是（ ）
A. 胸膜炎
B. 胃炎
C. 甲状腺功能亢进
D. 糖尿病
E. 药物性皮炎

13. 克雷伯菌引起的尿路感染，有临床诊断意义的最低菌落计数为（ ）
A. 清洁中段尿培养，菌落计数为1000/ml
B. 清洁中段尿培养，菌落计

数为100/ml

C. 清洁中段尿培养，菌落计数为10^4/ml

D. 清洁中段尿培养，菌落计数为5×10^4/ml

E. 清洁中段尿培养，菌落计数为10^5/ml

14. 下列哪一种喹诺酮类药是尿路感染的首选药物（　）

A. 诺氟沙星

B. 吡哌酸

C. 依诺沙星

D. 环丙沙星

E. 培氟沙星

二、A_2型题（每一道试题是以一个小案例出现，其下面有A、B、C、D、E五个备选答案，请从中选择一个最佳答案。）

15. 患者，女性，32岁。突然寒战、高热，伴腰痛、尿频、尿急、尿痛3天就诊。查体：肾区有叩击痛。实验室检查：尿蛋白（+）。镜检：白细胞满视野，白细胞管型0~2个/高倍视野。最可能的诊断是（　）

A. 急性肾小球肾炎

B. 慢性肾小球肾炎急性发作

C. 急性肾盂肾炎

D. 慢性肾盂肾炎隐匿型

E. 慢性肾盂肾炎

16. 患者，女性，30岁。因尿急、尿痛3天入院，尿常规白细胞15~20/高倍视野，红细胞2~3/高倍视野，双肾B超正常，清洁中段尿培养（+）。其治疗下述描述正确的是（　）

A. 应选用两种有效抗菌药物连续治疗2~4周

B. 应选用单种有效抗菌药物连续治疗2周

C. 应选用低剂量抗菌药物抑菌疗法

D. 应选用单种有效抗菌药物常规剂量3日疗法

E. 应选用常规剂量有效抗菌药物

17. 患者，女性，40岁。尿频、尿急、尿痛伴肉眼血尿1天，既往体健。查体无异常。尿亚硝酸盐阳性，尿沉渣镜检红、白细胞满视野。抗生素疗程一般为（　）

A. 3天

B. 5天

C. 7天

D. 10天

E. 14天

三、A_3/A_4型题（每个案例下设若干道试题。请根据试题所提供的信息，在每一道试题下面的A、B、C、D、E五个备选答案中选择一个最佳答案。）

（18~19题共用题干）

患者，女性，30岁。1周来发热、尿频、尿急、尿痛伴腰痛，既往无类似病史。查体：体温38.3℃，心肺检查未见异常，腹软，肝脾肋下未触及，双肾区有叩击痛。实验室检查：尿蛋白（+），白细胞30~50个/高倍视野，可见白细胞管型。

18. 对该患者最可能的诊断是（　）

A. 急性肾小球肾炎

B. 急性尿道炎

C. 急性膀胱炎

D. 急性肾盂肾炎

E. 慢性肾盂肾炎

19. 一般用药的疗程是（　）

A. 3天

B. 7天

C. 14天

D. 20天

E. 21天

第二节　慢性肾小球肾炎

一、A_1型题（每一道试题下面有A、B、C、D、E五个备选答案，请从中选择一个最佳答案。）

1. 慢性肾小球肾炎患者，理想血压应控制在（　）

A. 120/70 mmHg以下

B. 125/75 mmHg以下

C. 130/80 mmHg以下

D. 140/90 mmHg以下

E. 150/90 mmHg以下

2. 慢性肾小球肾炎伴有高血压病的首选药是（　）

A. ACEI/ARB

B. CCB

C. β受体阻断药

D. 利尿药

E. α受体阻断药

3. 肾小球肾炎的主要临床表现是（　）

A. 血尿

B. 高血压

C. 水肿

D. 蛋白尿

E. 以上均是

4. 慢性肾小球肾炎治疗的主要目的为（　）

A. 消除尿红细胞

B. 改善营养状况

C. 消除轻微蛋白尿

D. 消除管型尿

E. 防止或延缓肾功能恶化

二、A_2型题（每一道试题是以一个小案例出现，其下面有A、B、C、D、E五个备选答案，请从中选择一个最佳答案。）

5. 患者，男性，32岁。3年来乏力，易疲倦，腰部不适，有时下肢水肿，未检查。4个月来加重，伴食欲缺乏，血压增高为150/100mmHg，下肢轻度水肿。尿蛋白（+），尿沉渣RBC 5~10个/高倍视野，偶见颗粒管型。实验室检查：Hb 90g/L，血肌酐400μmol/L。最可能的诊断是（ ）

A. 慢性肾盂肾炎
B. 慢性肾小球肾炎
C. 肾病综合征
D. 狼疮肾炎
E. 急进性肾炎

6. 患者，男性，38岁。间歇性水肿10余年，伴恶心、呕吐1周。查血红蛋白80g/L，血压155/110mmHg，尿蛋白（++），颗粒管型2~3个/高倍视野，尿比重1.010~1.012。可能的诊断是（ ）

A. 肝炎后肝硬化
B. 原发性高血压
C. 慢性肾盂肾炎
D. 慢性肾小球肾炎
E. 肾病综合征

7. 患者，男性，47岁。水肿6个月。查体：血压120/70mmHg，尿蛋白定量2.5g/d，尿红细胞20~30个/高倍视野，血清白蛋白32g/L，血肌酐141μmol/L。临床诊断为（ ）

A. 急性肾小球肾炎
B. 慢性肾小球肾炎
C. 急进性肾小球肾炎
D. 肾病综合征
E. 无症状性蛋白尿和/或血尿

三、A_3/A_4 型题（每个案例下设若干道试题。请根据试题所提供的信息，在每一道试题下面的A、B、C、D、E五个备选答案中选择一个最佳答案。）

（8~9题共用题干）

患者，男性，41岁。间歇性水肿10余年，伴恶心、呕吐10天。血压160/110mmHg，血常规：血红蛋白80g/L。尿常规：尿蛋白（++），颗粒管型2~3个/高倍视野。血肌酐490μmol/L。

8. 原发病的诊断可能是（ ）

A. 隐匿性肾炎
B. 原发性高血压
C. 慢性肾盂肾炎
D. 慢性肾小球肾炎
E. 肾病综合征

9. 为了判断上述患者是否为慢性肾功能不全，应首选的检查是（ ）

A. 肾穿刺
B. 静脉肾盂造影
C. 肾脏CT
D. 肾脏MRI
E. 肾脏B超

（10~11题共用题干）

患者，男性，30岁。头晕、乏力2年，血压160/100mmHg，血红蛋白80g/L，尿比重1.014，尿蛋白（++），颗粒管型0~2个/高倍视野，BUN 16.4mmol/L，血肌酐309.4μmol/L，眼底视网膜动脉细窄迂曲。

10. 可能性最大的诊断是（ ）

A. 高血压3级
B. 肾性高血压
C. 慢性肾小球肾炎尿毒症晚期
D. 慢性肾小球肾炎氮质血症期
E. 慢性肾盂肾炎

11. 最佳治疗方案是（ ）

A. 血液透析
B. 腹膜透析
C. 应用降血压药
D. 应用促红细胞生成素
E. 饮食和对症治疗等非透析综合治疗

第三节 慢性肾衰竭

一、A_1 型题（每一道试题下面有A、B、C、D、E五个备选答案，请从中选择一个最佳答案。）

1. 我国现在引起慢性肾功能不全的病因最常见的是（ ）

A. 慢性肾盂肾炎
B. 慢性肾小球肾炎
C. 肾小动脉硬化
D. 肾结核
E. 急性肾小球肾炎

2. 慢性肾衰竭的分期错误的是（ ）

A. 肾损害GFR正常或升高[≥90ml/（min·1.73m²）]
B. 肾损害伴GFR轻度下降[60~90ml/（min·1.73m²）]
C. GFR重度下降[15~29ml/（min·1.73m²）]
D. GFR中度下降[30~59ml/（min·1.73m²）]
E. 肾衰竭[GFR<30ml/（min·1.73m²）]

3. 慢性肾衰竭高钾血症的用药正确的是（ ）

A. 降钾树脂
B. 呋塞米
C. 促红细胞生成素
D. 碳酸氢钠
E. 活性维生素D

4. 慢性肾衰竭贫血的用药正确的是（ ）

A. 口服碳酸钙
B. 补充1，25-（OH）VitD
C. 做血液滤过治疗
D. 静脉滴注碳酸氢钠
E. 皮下注射促红细胞生成素

5. CKD指肾损害或GFR<60ml/（min·1.73m²），持续时间至少为（ ）

A. 1个月
B. 3个月

C. 5个月
D. 6个月
E. 1年

二、A_2型题（每一道试题是以一个小案例出现，其下面有A、B、C、D、E五个备选答案，请从中选择一个最佳答案。）

6. 患者，男性，37岁。反复水肿伴血压高5年，近半年来夜尿增多，有时牙龈出血，口渴，气短，面色逐渐苍白，曾化验血红蛋白为65g/L，1天前稀便多次后逐渐神志不清。2年前曾患急性甲型肝炎已愈。为明确昏迷原因，除全面查体外，首选的检查是（ ）
A. 肝功能
B. 血肌酐
C. 血糖
D. 骨髓穿刺
E. 血氨

7. 慢性肾炎合并高血压尿毒症，肌酐清除率为15ml/min，同时又有水肿，应选用下列何种药物（ ）
A. 氢氯噻嗪
B. 甘露醇
C. 呋塞米
D. 氨苯蝶啶
E. 氨甲蝶呤

8. 患者，女性，36岁。间断出现眼睑、双下肢水肿2年，头晕、乏力1周。查体：BP155/95mmHg，睑结膜苍白，眼睑及双下肢轻度水肿。化验尿常规示尿蛋白（++），隐血（++），红细胞15个/高倍视野，血红蛋白101g/L，血尿素氮11.2mmol/L，血肌酐240mmol/L，对于该患者饮食治疗不正确的是（ ）
A. 低蛋白饮食加用必需氨基酸
B. 低蛋白饮食
C. 低磷饮食
D. 低盐饮食
E. 高蛋白饮食

9. 患者，男性，61岁。高血压病史11年，血压一直维持（130～140）/（85～95）mmHg。近1年来尿蛋白（+）。发现糖耐量异常。降压药的最佳选择是（ ）
A. 利尿药
B. 钙通道阻滞药
C. β受体阻断药
D. 转换酶抑制剂
E. 血管扩张药

10. 患者，男性，40岁。慢性肾衰竭患者，饮食控制欠佳。突发抽搐，意识丧失，心搏骤停。死亡原因最可能是（ ）
A. 代谢性酸中毒
B. 高血压
C. 心功能不全
D. 高钾血症
E. 尿毒症脑病

三、A_3/A_4型题（每个案例下设若干道试题。请根据试题所提供的信息，在每一道试题下面的A、B、C、D、E五个备选答案中选择一个最佳答案。）

（11～13题共用题干）

患者，男性，50岁。1年来头晕、乏力，半个月来加重伴心悸、食欲缺乏、恶心，血压增高为165/105mmHg。化验尿蛋白（++），沉渣RBC 4～8个/高倍视野，血Hb 80g/L，Scr 610μmol/L，BUN 25mmol/L。

11. 根据国际公认的“肾脏病生存质量指导”（K/DOQI）的分期，该例慢性肾脏疾病的分期是（ ）
A. 1期
B. 2期
C. 3期
D. 4期
E. 0期

12. 根据肾功能损害程度，该患者符合（ ）
A. 肾贮备能力下降期
B. 氮质血症期
C. 肾衰竭期
D. 尿毒症期
E. 代偿期

13. 该患者可能出现的电解质紊乱是（ ）
A. 低镁血症
B. 高钠血症
C. 高钙血症
D. 高钾血症
E. 低磷血症

（14～15题共用题干）

患者，女性，47岁。发热、咳黄痰6天，水肿伴恶心、呕吐、呼吸困难4天，1天前突发抽搐、昏迷。既往IgA肾病4年。查体：BP 190/120mmHg，贫血貌，深大呼吸，双中下肺野闻及湿啰音，心率120次/分，双下肢水肿，肌无力。Hb 70g/L，Scr 1400μmol/L。

14. 患者意识障碍最可能的病因是（ ）
A. 脑血管病
B. 高血压脑病
C. 低钙血症
D. 尿毒症脑病
E. 贫血

15. 目前最有效的治疗措施是（ ）
A. 抗感染
B. 血液透析
C. 大剂量利尿药
D. 输血
E. 降压

第四节 前列腺增生

一、A_1 型题（每一道试题下面有 A、B、C、D、E 五个备选答案，请从中选择一个最佳答案。）

1. 良性前列腺增生最重要的症状是（ ）
   A. 尿频
   B. 尿痛
   B. 尿急
   D. 尿潴留
   E. 进行性排尿困难
2. 老年男性急性尿潴留常见的病因是（ ）
   A. 前列腺增生
   B. 尿道结石
   C. 尿道外伤
   D. 膀胱异物
   E. 尿道肿瘤

二、A_2 型题（每一道试题是以一个小案例出现，其下面有 A、B、C、D、E 五个备选答案，请从中选择一个最佳答案。）

3. 患者，男性，70 岁。进行性排尿困难 10 年，夜尿 3～4 次，从未药物治疗。直肠指检：前列腺体积增大，中央沟消失，表面尚光滑，质地中等。B 超：双肾无积水，输尿管未见扩张。最大尿流率 10ml/s。首先考虑的疾病是（ ）
   A. 膀胱结石
   B. 膀胱颈部挛缩
   C. 前列腺癌
   D. 前列腺增生
   E. 神经源性膀胱
4. 患者，男性，63 岁。因渐进性排尿困难，夜尿增多就诊，医师询问病史后给患者做检查。关于直肠指诊，下述哪项不正确（ ）
   A. 直肠指检在排尿后进行
   B. 前列腺位于直肠前壁外
   C. 了解肛管括约肌功能
   D. 了解前列腺大小、质地、有无结节及中间沟情况
   E. 直肠指检前列腺越大梗阻症状越重
5. 患者，男性，70 岁。进行性排尿困难 7 年。夜尿 3～4 次，尿流变细、费力，经非那雄胺治疗症状改善不明显。B 超检查示前列腺 54mm×45mm×38mm，残余尿 100ml，双肾无积水。最大尿流率 8ml/s。心、肺、肝、肾功能正常。下一步首选的治疗方案是（ ）
   A. 经尿道前列腺切除术
   B. 膀胱穿刺造瘘
   C. 耻骨上经膀胱前列腺切除术
   D. 加用 α 受体阻断药
   E. 改用口服雌激素
6. 患者，男性，68 岁。进行性排尿困难 5 年，夜尿 4～5 次。近期曾发生急性尿潴留 2 次，既往体健。心肺功能正常。前列腺 Ⅱ 度肿大，血清 PSA 3.1μg/L，膀胱残余尿 80ml，首选的手术方法是（ ）
   A. 双侧睾丸切除
   B. 经会阴前列腺切除
   C. 经尿道前列腺切除
   D. 耻骨上前列腺切除
   E. 耻骨后前列腺切除

三、A_3/A_4 型题（每个案例下设若干道试题。请根据试题所提供的信息，在每一道试题下面的 A、B、C、D、E 五个备选答案中选择一个最佳答案。）

（7～8 题共用题干）

患者，男性，65 岁。饮酒后不能自行排尿 5 小时急诊住院，体检见耻骨上包块，有轻压痛。

7. 该患者最可能的病因是（ ）
   A. 前列腺增生
   B. 尿道狭窄
   C. 膀胱肿瘤
   D. 尿道结石
   E. 神经性膀胱
8. 要确诊病因，最简便的影像学检查是（ ）
   A. CT
   B. MRI
   C. B 超
   D. KUB
   E. 膀胱造影检查

第五节 尿路结石

一、A_1 型题（每一道试题下面有 A、B、C、D、E 五个备选答案，请从中选择一个最佳答案。）

1. 输尿管结石多见于输尿管（ ）
   A. 上 1/4 处
   B. 上 1/3 处
   C. 中 1/3 处
   D. 下 1/3 处
   E. 下 1/4 处
2. 排尿中断的症状常见那种疾病（ ）
   A. 输尿管结石
   B. 阴茎癌
   C. 膀胱癌
   D. 膀胱结石
   E. 肾结石
3. 尿路结石的保守治疗的适用范围错误的是（ ）
   A. 表面光滑
   B. 结石直径<0.6cm

C. 无远端尿路梗阻和感染
D. 以上条件的输尿管结石
E. 以上均正确

4. 体外冲击碎石的主要禁忌证错误的是（　）
A. 妊娠期
B. 结石远端尿路梗阻
C. 出血性疾病
D. 青光眼
E. 严重的心脑血管疾病

5. 右肾绞痛伴有镜下血尿，进一步检查应先进行（　）
A. 膀胱镜
B. 腹部X线片
C. 尿脱落细胞检查
D. CT
E. 中段尿培养

二、A_2 型题（每一道试题是以一个小案例出现，其下面有A、B、C、D、E五个备选答案，请从中选择一个最佳答案。）

6. 中年男性，运动后出现肾绞痛及血尿来院就诊，应首先考虑到（　）
A. 肾下垂
B. 肾、输尿管结石
C. 肾结核
D. 肾肿瘤
E. 肾积水

7. 患者，男性，35岁。左腰部胀痛反复发作2年，经B超及X线检查发现左肾盂结石2.7cm×2.5cm，左肾大且肾功能差。治疗应首选（　）
A. 针灸
B. 总攻疗法
C. 口服尿石合剂
D. 手术取石
E. 给予抗感染药物

8. 患者，男性，45岁。阵发性右腹绞痛1天，伴恶心、呕吐，无发热，腹痛发作时向右下腹放射，伴尿频、尿痛等症状。查体：腹软，右下腹有压痛，无反跳痛，膀胱区不胀，血WBC正常，尿常规WBC 0～1个/高倍视野、RBC 7～10个/高倍视野。最可能的诊断是（　）
A. 阑尾炎
B. 肾肿瘤
C. 肾结石
D. 肾结核
E. 输尿管结石

9. 患者，男性，30岁。右肾盂结石1.5cm，静脉尿路造影左肾轻度积水，肾功能正常。该患者首选的治疗方法是（　）
A. 药物治疗
B. 体外冲击波碎石
C. 经输尿管镜碎石
D. 经皮肾镜碎石
E. 肾盂切开取石

10. 患儿，男性，10岁。1年来时有尿频、尿急、尿痛和排尿困难、尿流中断，改变体位后又能继续排尿。首先应考虑（　）
A. 急性膀胱炎
B. 前列腺炎
C. 尿道狭窄
D. 膀胱结石
E. 输尿管结石

11. 患者，男性，50岁。右肾鹿角状结石，直径1～2cm，轻度肾积水，结石密度低，首选哪种治疗方法（　）
A. 非手术疗法
B. 肾盂切开取石术
C. 肾切开取石术
D. 体外冲击波碎石术
E. 肾镜取石术或碎石术

第六节　异位妊娠

一、A_1 型题（每一道试题下面有A、B、C、D、E五个备选答案，请从中选择一个最佳答案。）

1. 有关输卵管妊娠，以下哪一项是正确的（　）
A. 必须有停经史
B. 妊娠试验阳性，可排除输卵管妊娠
C. 后穹隆穿刺阴性，可排除输卵管妊娠
D. 迟早一定发生内出血，陷入休克
E. 病程迁延较久者，可因血液凝固与周围器官粘连形成包块

2. 诊断异位妊娠破裂以下哪一项指标简单、最可靠（　）
A. 病史，腹部检查及阴道检查
B. 尿妊娠试验
C. 诊断性刮宫
D. B型超声检查
E. 后穹隆穿刺

3. 异位妊娠最常见的着床部位是（　）
A. 卵巢
B. 宫颈
C. 输卵管
D. 宫角
E. 腹腔

4. 关于输卵管妊娠子宫变化，叙述错误的是（　）
A. 子宫内膜出现蜕膜反应
B. 子宫增大
C. 子宫变软
D. 大于妊娠周数
E. 内膜反应多样性

5. 异位妊娠体征不包括（　）
A. 宫颈举痛
B. 触诊子宫增大变硬
C. 阴道后穹隆饱满
D. 子宫漂浮感
E. 子宫一侧有触痛包块

二、A_2 型题（每一道试题是以一个小案例出现，其下面有A、

B、C、D、E五个备选答案，请从中选择一个最佳答案。)

6. 患者，女性，30岁。停经43天，阴道少量出血伴下腹隐痛2天。行吸宫术，病理报告为蜕膜组织。首先应考虑的疾病是（ ）
   A. 闭经
   B. 先兆流产
   C. 月经
   D. 功能失调性子宫出血（功血）
   E. 异位妊娠
7. 患者，女性，28岁，已婚。停经50天突觉右下腹剧痛伴休克，面色苍白。确诊最简便、有效的辅助诊断方法是（ ）
   A. 阴道后穹隆穿刺
   B. 尿妊娠试验
   C. B超检查
   D. 宫腔镜检查
   E. 腹腔镜检查
8. 患者，女性，28岁。停经43天，阴道少量流血2天，突感下腹部剧痛，伴肛门坠胀、恶心、呕吐。查体：面色苍白，BP 80/40mmHg，后穹隆穿刺抽出不凝血5ml，诊断为异位妊娠，失血性休克。最佳处理是（ ）
   A. 静脉输液，输血
   B. 纠正休克同时手术
   C. 待血压正常手术
   D. 自体输血及抗感染治疗
   E. 保守治疗
9. 患者月经后12天进行输卵管结扎，术后3周阴道少量出血，2天后排出粉色膜状物，下腹突然剧痛，向肛门放射，腹部有明显压痛、反跳痛、移动性浊音，后穹隆饱满，宫颈举痛，可能诊断是（ ）
   A. 不全流产
   B. 盆腔感染
   C. 黄体破裂
   D. 痛经
   E. 输卵管妊娠破裂
10. 患者，女性，30岁。月经规律，尿妊娠试验阳性，子宫附件区出现肿块，首先应考虑（ ）
    A. 输卵管妊娠
    B. 附件炎性肿块
    C. 卵巢黄素囊肿
    D. 输卵管卵巢囊肿
    E. 卵巢肿瘤
11. 患者，女性，27岁。停经46天后出现阴道少量流血伴右下腹隐痛。今晨起床时突然右下腹剧痛来院。检查：BP 90/60mmHg，面色苍白，下腹稍膨隆，右下腹压痛明显，肌紧张不明显，叩诊移动性浊音（±）。妇科检查：子宫稍大稍软，右附件区触及有压痛包块。恰当诊断应是（ ）
    A. 急性肠胃炎
    B. 输卵管妊娠流产
    C. 右侧卵巢肿瘤蒂扭转
    D. 急性阑尾炎
    E. 急性输卵管炎

三、A_3/A_4型题（每个案例下设若干道试题。请根据试题所提供的信息，在每一道试题下面的A、B、C、D、E五个备选答案中选择一个最佳答案。)

（12~13题共用题干）

患者，女性，32岁。已婚，一年半前人流1次，平素月经正常。因停经35天后少量阴道流血1周，下腹隐痛4天来诊。妇科检查，子宫颈口闭、举痛（+），子宫如正常大小，左侧扪及3cm×3cm×2cm大小的包块，有触痛。尿HCG（+）。

12. 最可能的诊断是（ ）
    A. 月经失调
    B. 附件炎
    C. 异位妊娠
    D. 先兆流产
    E. 不全流产
13. 最合理的处理方式是（ ）
    A. 后穹隆穿刺
    B. 随访子宫大小
    C. 随访尿HCG
    D. 腹腔镜检查
    E. 诊断性刮宫

（14~16题共用题干）

患者，女性，25岁，已婚。急诊入院时已处于休克状态。查体见腹部膨隆。妇科检查：后穹隆饱满，子宫软，正常大小，有漂浮感，双附件触诊不满意。

14. 首先应向家属询问的是（ ）
    A. 有无外伤史
    B. 避孕史
    C. 有无停经史
    D. 有无腹痛
    E. 有无性生活史
15. 下列哪一项体征对进一步处理最有意义（ ）
    A. 子宫软硬度
    B. 宫颈着色程度
    C. 黑格征是否存在
    D. 宫颈口开大程度
    E. 宫颈摇摆痛
16. 首选的处理是（ ）
    A. 给予大量止血药
    B. 边抗休克边剖腹探查
    C. 边抗休克边清宫
    D. 急抗休克，待休克好转后清宫
    E. 急查B超，以明确出血原因

第七节　阴　道　炎

一、A_1 型题（每一道试题下面有 A、B、C、D、E 五个备选答案，请从中选择一个最佳答案。）

1. 外阴阴道假丝酵母菌的主要传播途径为（　）
   A. 垂直传播
   B. 内源性传染
   C. 性交传播
   D. 接触传播
   E. 呼吸道传播
2. 滴虫性阴道炎的传播方式不包括（　）
   A. 公共浴池传播
   B. 性交传播
   C. 衣物传播
   D. 母婴垂直传播
   E. 不洁器械和敷料传播
3. 有关外阴阴道假丝酵母菌病，以下哪种说法不正确（　）
   A. 多发生在育龄妇女
   B. 可经性生活传播
   C. 表现为外阴阴道炎症充血，白带增多，呈豆腐渣样
   D. 伴剧烈瘙痒
   E. 阴道分泌物直接涂片镜检查到孢子可以确诊
4. 有关外阴阴道假丝酵母菌病，叙述正确的是（　）
   A. 阴道假丝酵母菌可分布于正常人消化道、阴道等部位，适于碱性环境
   B. 假丝酵母菌感染主要为外源性感染，如接触污染的衣物等
   C. 白假丝酵母菌是条件致病菌，存在于每位女性体内
   D. 来自肠道的自身假丝酵母菌感染是该病反复感染的主要原因
   E. 酵母相是该病急性发作时假丝酵母菌的主要形态
5. 细菌性阴道病的诊断标准不包括（　）
   A. 胺试验阳性
   B. 检出线索细胞
   C. 阴道 pH>4.5
   D. 均质、稀薄的阴道分泌物
   E. 阴道分泌物，放于盛有10%氢氧化钾玻片上，在光镜下找到芽孢和假菌丝
6. 滴虫性阴道炎的治愈标准是（　）
   A. 连续 3 次月经后检查滴虫阴性
   B. 局部用药 3 个疗程
   C. 临床症状消失
   D. 连续 3 次月经前检查滴虫阴性
   E. 培养结果阴性

二、A_2 型题（每一道试题是以一个小案例出现，其下面有 A、B、C、D、E 五个备选答案，请从中选择一个最佳答案。）

7. 患者，女性，48 岁。糖尿病病史 9 年。外阴瘙痒 2 个月余，白带无异味。妇科检查：阴道黏膜充血，白带多，呈凝乳块状。本例最可能的诊断是（　）
   A. 细菌性阴道炎
   B. 萎缩性阴道炎
   C. 外阴硬化性苔藓
   D. 滴虫性阴道炎
   E. 外阴阴道假丝酵母菌病
8. 患者，女性，54 岁。白带增多，均匀稀薄，有臭味，阴道黏膜无明显充血，阴道 pH 为 5.0。最可能的诊断是（　）
   A. 急性淋病
   B. 细菌性阴道炎
   C. 滴虫性阴道炎
   D. 外阴阴道假丝酵母菌病
   E. 萎缩性阴道炎
9. 患者，女性，30 岁。出现阴道分泌物增多，伴有鱼腥味，性生活后加重。妇科检查：外阴阴道口及尿道口无充血，分泌物灰白色，稀薄，黏附于阴道壁，该患者诊断应考虑为（　）
   A. 滴虫性阴道炎
   B. 外阴阴道假丝酵母菌病
   C. 急性淋病
   D. 萎缩性阴道炎
   E. 细菌性阴道炎
10. 患者，女性，28 岁。因“外阴瘙痒伴分泌物增多 3 天”就诊。妇科检查见外阴及阴道黏膜充血，阴道内有大量豆腐渣状分泌物。应给予的处理是（　）
   A. 常规阴道冲洗
   B. 甲硝唑治疗
   C. 抗真菌治疗
   D. 克林霉素治疗
   E. 雌激素治疗
11. 患者，女性，52 岁。盆浴后白带多，外阴瘙痒伴尿频，阴道黏膜有散在出血点，后穹隆有多量黄色泡沫状分泌物，诊断为（　）
   A. 萎缩性阴道炎
   B. 外阴阴道假丝酵母菌病
   C. 淋菌性阴道炎
   D. 滴虫性阴道炎
   E. 细菌性阴道炎
12. 患者，女性，46 岁。患肺部感染于内科治疗，长期应用抗生素，患者出现外阴瘙痒，阴道黏膜发红、有白色膜状物。最可能诊断为（　）
   A. 宫颈炎
   B. 外阴阴道假丝酵母菌病
   C. 滴虫性阴道炎
   D. 萎缩性阴道炎
   E. 淋菌性阴道炎

三、A_3/A_4 型题（每个案例下设若干道试题。请根据试题所提供的信息，在每一道试题下面的A、B、C、D、E五个备选答案中选择一个最佳答案。）

（13~15题共用题干）

患者，女性，32岁。外阴瘙痒伴多量阴道分泌物4~5天。妇科检查：阴道黏膜散在红色斑点，阴道内多量脓性泡沫状分泌物，有臭味。

13. 在对此患者进行检查时，不正确的操作是（　）
A. 取分泌物前不做双合诊
B. 取分泌物前应先行碱性液体冲洗阴道
C. 取分泌物行悬滴法检查
D. 可疑患者多次悬滴法阴性时应做培养
E. 检查标本应注意保暖

14. 此患者确切的诊断是（　）
A. 细菌性阴道炎
B. 外阴阴道假丝酵母菌病
C. 滴虫性阴道炎
D. 淋球菌性阴道炎
E. 外阴瘙痒症

15. 此患者治疗原则中应首选（　）
A. 局部用药
B. 全身用药
C. 使用碱性液体冲洗阴道可提高疗效
D. 症状消失者复查分泌物转阴应即为治愈
E. 男方不易感染，无须用药治疗

（16~17题共用题干）

患者，女性，36岁。因急性盆腔炎静脉滴注抗生素2周，近3天开始外阴瘙痒，白带多，呈豆渣样。

16. 下一步检查应为（　）
A. 悬滴法查滴虫
B. 悬滴法查孢子及菌丝
C. 细菌培养
D. 阴道镜
E. 阴道涂片细胞学检查

17. 下一步治疗应为（　）
A. 酸性溶液冲洗阴道
B. 制霉菌素栓阴道用
C. 甲硝唑栓阴道用
D. 甲硝唑片口服
E. 抗生素口服

第八节　痛　　经

一、A_1 型题（每一道试题下面有A、B、C、D、E五个备选答案，请从中选择一个最佳答案。）

1. 有关痛经不正确的叙述是（　）
A. 症状严重影响生活质量
B. 指行经前后或月经期出现下腹部疼痛、坠胀
C. 原发性痛经占痛经不足10%
D. 痛经为常见的妇科症状之一
E. 痛经分为原发性痛经和继发性两类

2. 有关痛经的描述正确的是（　）
A. 继发痛经与子宫内膜合成和释放的前列腺素增加有关
B. 凡在行经前后出现的下腹痛者均为痛经
C. 继发痛经系由盆腔器质性疾病引起
D. 痛经不受精神、神经因素影响
E. 宫颈检查是最有价值的辅助诊断方法

3. 原发性痛经疼痛多自月经来潮后开始，最早出现在经前12小时，以行经（　）疼痛最剧烈
A. 第1日
B. 第2日
C. 第3日
D. 第4日
E. 最后1日

4. 关于原发性痛经的发生机制，下列说法错误的是（　）
A. $PGF_{2\alpha}$ 含量升高是造成痛经的主要原因
B. $PGF_{2\alpha}$ 含量高可引起子宫平滑肌过强收缩，血管痉挛，造成子宫缺血、缺氧状态而出现痛经
C. 血管升压素、内源性缩宫素以及β-内啡肽等物质的增加也与原发性痛经有关
D. 原发性痛经还受精神、神经因素影响
E. 原发性痛经的发生主要与月经时子宫内膜前列腺素（$PGF_{2\alpha}$）含量降低有关

5. 原发性痛经可伴有的临床症状是（　）
A. 恶心
B. 腹泻
C. 头晕
D. 乏力
E. 以上都是

6. 以下不是治疗痛经的有效药物的是（　）
A. 酮洛芬
B. 布洛芬
C. 甲氯芬那酸
D. 泼尼松
E. 双氯芬酸

二、A_2 型题（每一道试题是以一个小案例出现，其下面有A、B、C、D、E五个备选答案，请从中选择一个最佳答案。）

7. 患者，女性，16岁。15岁初潮，周期5/24~30天，近半年来经期腹痛伴恶心、呕吐，第

1 天为重。检查子宫正常大小，双附件正常，诊断为原发性痛经。最合理的方案是（　）

A. 应用性激素周期疗法

B. 月经来潮即用前列腺素合成酶抑制药

C. 宫颈扩张，以利经血流出

D. 应用雄激素周期疗法

E. 应用镇痛效果好的哌替啶或吗啡类

8. 患者，女性，19 岁，未婚。月经来潮 3 小时，下腹疼痛不能平卧 2 小时，呕吐 1 次。既往有类似情况，疼痛多发于月经期第 1 天，第 2 天自然缓解。盆腔超声检查：子宫及双侧附件未见明显异常。最可能的诊断是（　）

A. 子宫内膜炎、子宫肌炎

B. 子宫腺肌病

C. 子宫肌瘤

D. 原发性痛经

E. 输卵管炎

9. 患者，女性，35 岁。考虑为原发性痛经，下列哪项最适合用于该患者的治疗（　）

A. 口服避孕药抑制排卵

B. 口服止血剂

C. 卧床休息

D. 补充脂溶性维生素

E. 理疗

10. 患者，女性，16 岁。诊断为原发性痛经，发生本病的主要原因是（　）

A. 子宫组织中 PG 含量增高

B. 血中 P 含量增高

C. 血中 PRL 含量增高

D. 血中 E_2 含量增高

E. 血中 LH 含量增高

第五单元　血液、代谢、内分泌系统

第一节　缺铁性贫血

一、A_1 型题（每一道试题下面有 A、B、C、D、E 五个备选答案，请从中选择一个最佳答案。）

1. 缺铁性贫血好发人群包括（　）

A. 妊娠妇女

B. 儿童

C. 婴幼儿

D. 月经期妇女

E. 以上均是

2. 以下各项，可作为缺铁性贫血缺铁诊断依据的是（　）

A. 铁粒幼红细胞>15%

B. 总铁结合力<64. 4μmol/L

C. 转铁蛋白饱和度>15%

D. 血清铁蛋白<12μg/L

E. 血清铁>8. 95μmol/L

3. 在缺铁性贫血的实验室检查中，最先降低的实验室指标是（　）

A. 红细胞体积

B. 总铁结合力

C. 血清铁蛋白

D. 血清铁

E. 骨髓铁粒幼细胞

4. 缺铁性贫血诊断正确的是（　）

A. 血清铁蛋白 15μg/L

B. 男性 Hb130g/L

C. 血清铁 9μmol/L

D. 女性 Hb120g/L

E. 孕妇 Hb90g/L

5. 较少合并缺铁性贫血的是（　）

A. 胃切除术后

B. 妊娠

C. 月经过多

D. 急性病毒性肝炎

E. 萎缩性胃炎

6. 以下哪种贫血是由于造血原料不足或利用障碍引起的（　）

A. 炎症性贫血

B. 缺铁性贫血

C. 阵发性睡眠性血红蛋白尿（PNH）

D. 再生障碍性贫血

E. 遗传性球形红细胞增多症

7. 以下疾病，一般不会引起出血时间延长的是（　）

A. 血小板无力症

B. 维生素 C 缺乏症

C. 血管性血友病

D. 缺铁性贫血

E. 弥散性血管内凝血

8. 下列不符合缺铁性贫血表现的是（　）

A. 疲乏、无力、精神萎靡

B. 皮肤、黏膜苍白

C. 心血管系统表现如活动后心悸、气短

D. 神经系统表现如头痛、头晕、耳鸣、易倦以及注意力不集中

E. 局部增生灶见巨核细胞增多

9. 关于口服铁剂治疗缺铁性贫血，不正确的是（　）

A. 常用口服铁剂有硫酸亚铁、富马酸亚铁、琥珀酸亚铁等

B. 与 B 族维生素同服可增强疗效

C. 口服铁剂后 5～10 天网织红细胞计数开始增多，7～12 天达高峰，其后开

始下降

D. 2周后血红蛋白开始上升，一般2个月左右恢复正常

E. 血红蛋白正常后，至少再继续服药4~6个月，以补充储存铁，待血清铁蛋白正常后停药

10. 下列不是缺铁性贫血的临床表现的是（ ）

A. 异食癖

B. 反甲

C. 舌炎

D. 杵状指

E. 吞咽困难

11. 缺铁性贫血是（ ）

A. 大细胞性贫血

B. 正细胞正色素性贫血

C. 小细胞低色素性贫血

D. 小细胞正色素性贫血

E. 大细胞低色素性贫血

二、A_2 型题（每一道试题是以一个小案例出现，其下面有 A、B、C、D、E 五个备选答案，请从中选择一个最佳答案。）

12. 患者，女性，30岁。月经量多已2年，近3天来感头晕、乏力、心悸，查血红蛋白65g/L，白细胞 $6.0\times10^9/L$，血小板 $140\times10^9/L$。骨髓象结果提示：中性粒细胞与红细胞比例为1∶1，红细胞增生活跃，中晚幼红细胞0.45，体积小，胞质偏蓝。下列治疗方案最合适的是（ ）

A. 输血

B. 切脾

C. 口服铁剂

D. 口服叶酸

E. 注射铁剂

13. 患者，女性，36岁。月经过多2年，Hb70g/L，WBC$7.0\times10^9/L$，PLT$160\times10^9/L$，网织红细胞0.015，血涂片可见红细胞中心淡染区扩大。以下选项中对辅助诊断没有意义的是（ ）

A. 血清铁测定

B. 血清铁蛋白测定

C. 总铁结合力测定

D. 51铬红细胞半寿期测定

E. 骨髓铁染色检查

14. 患儿，女，11个月。面色苍白伴萎靡不振1个月。生后混合喂养，未添加辅食。查体：皮肤黏膜苍白，肝肋下3cm，脾肋下1cm，心肺无异常。实验室检查：Hb 85g/L，RBC $3.5\times10^{12}/L$，平均红细胞容积68fl，血清铁蛋白降低。最可能的诊断是（ ）

A. 再生障碍性贫血

B. 维生素 B_{12} 缺乏性巨幼细胞贫血

C. 溶血性贫血

D. 叶酸缺乏性巨幼细胞贫血

E. 缺铁性贫血

15. 患者，女性，29岁。1年前因胃出血行胃大部切除术，近1年半来头晕、乏力，面色逐渐苍白，平时月经量稍多。实验室检查：Hb 76g/L，RBC $3.5\times10^{12}/L$，WBC $5.3\times10^9/L$，网织红细胞0.015。针对该患者的入院检查，不可能出现的体征是（ ）

A. 皮肤干燥，毛发干燥易脱落

B. 心尖部收缩期吹风样杂音

C. 口腔炎，舌乳头萎缩

D. 指甲变脆、变平或反甲

E. 行为异常、烦躁、易怒

16. 患者，女性，33岁。月经量多3年，近1个月来感乏力、头晕、心悸。实验室检查：血红蛋白60g/L，白细胞 $6.0\times10^9/L$。血小板 $140\times10^9/L$。骨髓象：粒细胞/红细胞为1∶1，红细胞增生活跃，中晚幼红细胞0.45，体积小，胞质偏蓝。治疗首选（ ）

A. 肌内注射维生素 B_1

B. 口服铁剂

C. 输血

D. 脾切除

E. 补充维生素 B_{12}

17. 患者，女性，42岁。月经过多4年。血红蛋白55g/L，红细胞 $2.1\times10^{12}/L$，白细胞 $4\times10^9/L$，血小板 $90\times10^9/L$，血清铁300μg/L，总铁结合力4500μg/L。最可能的诊断是（ ）

A. 溶血性贫血

B. 铁粒幼红细胞贫血

C. 缺铁性贫血

D. 慢性感染性贫血

E. 再生障碍性贫血

18. 患者，男性，56岁。食欲缺乏半年，肝肋下及边。血红蛋白80g/L，红细胞 $3.1\times10^{12}/L$。网织红细胞0.02。骨髓象示幼红细胞增生活跃，中晚幼红细胞为主，幼红细胞体积小、胞质少、边缘不整，粒细胞系及巨核细胞系正常。可能的诊断是（ ）

A. 巨幼细胞贫血

B. 缺铁性贫血

C. 溶血性贫血

D. 再生障碍性贫血

E. 肝病性贫血

19. 患者，男性，45岁。便血、面色苍白3个月。血常规：Hb 60g/L，MCV 72fl，MCHC 27%，WBC $8.0\times10^9/L$，PLT $138\times10^9/L$，网织红细胞0.025。最可能出现的特有临床表现是（ ）

A. 酱油色尿

B. 反甲

C. 皮肤瘀斑

D. 肝脾大

E. 巩膜黄染

20. 患儿，男，1岁。因长期腹泻引起营养性缺铁性贫血，近1个月来患支气管肺炎，Hb 40g/L，RBC $2.5\times10^{12}/L$，应

首先采用哪项措施（　）
A. 硫酸亚铁口服
B. 肌内注射右旋糖酐铁
C. 增加富含铁质的饮食
D. 抗感染治疗
E. 输血

21. 患者，女性，28 岁。患缺铁性贫血。膳食中应注意选择含铁丰富且吸收率高的食物尤其是（　）
A. 猪肝、瘦肉
B. 牛奶、鸡蛋
C. 大豆及豆制品
D. 鱼虾
E. 蔬菜、水果

22. 患儿，男，1 岁。以面色苍白 1 个月入院。查体：心率 138 次/分，心尖区闻及Ⅳ级收缩期杂音。血常规：Hb 50g/L，RBC 2.54×10^{12}/L，临床诊断为缺铁性贫血，该患儿的贫血程度如何判定（　）
A. 正常血象
B. 轻度贫血
C. 中度贫血
D. 重度贫血
E. 极重度贫血

23. 患儿，9 个月。牛乳喂养，未添加辅食，近 2 个月出现面色苍白、食欲缺乏的症状，经检查诊断为缺铁性贫血，拟用铁剂治疗，下列说法正确的是（　）
A. 忌与维生素 C 同服
B. 不宜在两餐之间服用
C. 首选二价铁
D. 与牛奶同服
E. 贫血纠正后即停铁剂

三、A_3/A_4 型题（每个案例下设若干道试题。请根据试题所提供的信息，在每一道试题下面的 A、B、C、D、E 五个备选答案中选择一个最佳答案。）

（24~25 题共用题干）

患者，男性，45 岁。逐渐心悸、乏力 2 个月，病后上腹部不适，进食正常，体重略有下降，大小便正常，既往体健。查体：贫血貌，皮肤未见出血点，浅表淋巴结不大，巩膜无黄染，心肺腹部检查未见异常。实验室检查：Hb 78g/L，MCV 75fl，MCHC 0.29，WBC 7.2×10^9/L，分类中性粒细胞 0.7，淋巴细胞 0.3，PLT 260×10^9/L，大便隐血试验阳性。

24. 该患者最可能的诊断是（　）
A. 肾性贫血
B. 慢性病性贫血
C. 缺铁性贫血
D. 再生障碍性贫血
E. 白血病

25. 下列实验室检查结果与本病不符合的是（　）
A. 血清铁蛋白降低
B. 血清铁降低
C. 总铁结合力降低
D. 转铁蛋白饱和度下降
E. 骨髓有核红细胞内铁减少

（26~27 题共用题干）

患者，女性，29 岁。长期乏力求医。血红蛋白 77g/L，平均红细胞血红蛋白浓度 26%，平均红细胞体积 63fl。网织红细胞计数 0.02，血清铁 5μmol/L，总铁结合力 4980μg/L。

26. 该患者最可能的诊断是（　）
A. 溶血性贫血
B. 再生障碍性贫血
C. 缺铁性贫血
D. 慢性炎症性贫血
E. 巨幼细胞贫血

27. 治疗最恰当的措施是（　）
A. 糖皮质激素
B. 雄激素
C. 肌内注射铁剂
D. 口服铁剂
E. 口服叶酸，肌内注射维生素 B_{12}

（28~29 题共用题干）

患者，女性，75 岁。近期常有头晕、头胀、颈部扳住感、耳鸣、眼花、健忘、失眠、烦闷、乏力。经了解该患者半年多来，至 2 个月前，已先后拔掉全口牙齿，饮食较困难，肉类与蔬菜的摄入较少。

28. 该女性患者最可能缺乏的是（　）
A. 维生素 B_1
B. 维生素 B_2
C. 蛋白质
D. 铁
E. 锌

29. 需要进一步进行检查的应是（　）
A. 血红蛋白
B. 血清锌
C. 血清白蛋白
D. 全血谷胱甘肽还原酶活力系数
E. 全血转酮醇酶

第二节　原发免疫性血小板减少症

一、A_1 型题（每一道试题下面有 A、B、C、D、E 五个备选答案，请从中选择一个最佳答案。）

1. 下述有关 ITP 病因和发病机制错误的一项是（　）
A. 雌激素抑制血小板生成
B. 肝、脾对血小板清除作用加强
C. 免疫因素致血小板生成或破坏过多
D. 单核吞噬细胞对血小板清除增强

E. 毛细血管脆性减弱

2. 原发免疫性血小板减少症可有（ ）
A. 凝血时间延长
B. 骨髓巨核细胞消失
C. 血小板寿命缩短
D. 网织红细胞绝对值降低
E. Coomb's 试验（+）

3. 过敏性紫癜与原发免疫性血小板减少症鉴别的关键点是（ ）
A. 紫癜的部位、性质与特点不同
B. 发病年龄与性别不同
C. 并发症不同
D. 出、凝血的功能状态不同
E. 血小板计数结果不同

4. 血小板减少可出现的临床表现是（ ）
A. 皮肤、鼻腔等处发生坏死性溃疡
B. 进行性贫血
C. 皮肤、黏膜出血
D. 频繁性呕吐
E. 胸骨压痛

5. 原发免疫性血小板减少症的常用治疗方法不包括（ ）
A. 骨髓移植
B. 肾上腺皮质激素
C. 脾切除
D. 大剂量丙种球蛋白静脉注射
E. 免疫抑制药

6. 原发免疫性血小板减少症治疗首选（ ）
A. 血小板悬液输注
B. 酚磺乙胺
C. 糖皮质激素
D. 脾切除
E. 雄激素

7. 血小板减少的常见病因不包括（ ）
A. 生成减少
B. 破坏过多
C. 消耗过多
D. 血小板分布异常
E. 失血过多

8. 原发免疫性血小板减少症患者当血小板 $<20\times10^9/L$ 时，有明显出血倾向者，应首选的操作是（ ）
A. 血小板成分输注
B. 测定血清叶酸
C. 血红蛋白电泳
D. 静脉滴注止血药
E. 立即手术

9. 原发免疫性血小板减少症较少出现（ ）
A. 口腔黏膜出血
B. 鼻出血
C. 皮肤瘀点
D. 月经过多
E. 肌肉血肿

10. 下列是血小板消耗过多导致的血小板减少性疾病的是（ ）
A. 原发免疫性血小板减少症
B. 弥散性血管内凝血
C. 白血病
D. 病毒感染
E. 再生障碍性贫血

11. 原发免疫性血小板减少症的主要临床表现是出血倾向，常见的不包括（ ）
A. 皮肤出血点
B. 鼻出血
C. 牙龈出血
D. 严重内脏出血
E. 月经过多

12. 当血小板（ ）时，轻度损伤即可有出血倾向，手术后可出血不止
A. $>50\times10^9/L$
B. $<50\times10^9/L$
C. $<20\times10^9/L$
D. $<10\times10^9/L$
E. $>10\times10^9/L$

二、A_2 型题（每一道试题是以一个小案例出现，其下面有 A、B、C、D、E 五个备选答案，请从中选择一个最佳答案。）

13. 患者，女性，21 岁。1 年来反复下肢紫癜，病前无服药史，脾肋下 1cm，肝未及，血红蛋白 100g/L，白细胞 $5.4\times10^9/L$，血小板 $25\times10^9/L$，骨髓增生活跃，可见 31 个巨核细胞，其中幼稚型 6 个，颗粒型 25 个，产板型未见，PAIgG 增高。最可能的诊断是（ ）
A. 再生障碍性贫血
B. 巨幼细胞贫血
C. 原发免疫性血小板减少症
D. 脾功能亢进
E. 系统性红斑狼疮

三、A_3/A_4 型题（每个案例下设若干道试题。请根据试题所提供的信息，在每一道试题下面的 A、B、C、D、E 五个备选答案中选择一个最佳答案。）

（14~15 题共用题干）

患者，女性，24 岁。1 年来反复下肢紫癜，月经过多，肝脾不大，血红蛋白 100g/L，白细胞 $4.5\times10^9/L$，血小板 $15\times10^9/L$，骨髓增生活跃，巨核细胞可见 200 个，产板型减少。

14. 最可能的诊断是（ ）
A. 再生障碍性贫血
B. ITP 急症
C. 原发免疫性血小板减少症
D. 脾功能亢进
E. 系统性红斑狼疮

15. 以下措施对该患者不适宜的是（ ）
A. 大剂量泼尼松龙
B. 血小板输注
C. 静脉输注丙种球蛋白
D. 血浆置换
E. 脾切除

（16~18 题共用题干）

患者，女性，30 岁。半个月来月经增多，皮肤瘀斑，伴牙龈出血，无药物过敏史和口腔溃疡。查体：脾脏肋下刚触及。实验室

检查：血红蛋白 85g/L，红细胞 $4.0\times10^{12}/L$，白细胞 $5.1\times10^{9}/L$，血小板 $25\times10^{9}/L$。骨髓检查：粒红比例正常，全片见巨核细胞 138 个，其中产板型 4 个。

16. 最可能的诊断是（　）
A. 再生障碍性贫血
B. 原发免疫性血小板减少症（ITP）
C. 脾功能亢进
D. 过敏性紫癜
E. 骨髓增生异常综合征（MDS）

17. 最有助于诊断的进一步检查是（　）
A. 血小板抗体
B. 腹部 B 超
C. 骨髓活检
D. 骨髓干细胞培养
E. 凝血因子检查

18. 该患者治疗首选的药物是（　）
A. 雄激素
B. 集落刺激因子
C. 免疫抑制剂
D. 糖皮质激素
E. 丙种球蛋白

（19~20 题共用题干）

患者，女性，26 岁。间歇性牙龈出血伴月经过多 1 年。查体：双下肢可见散在出血点及紫癜，肝脾不大。血红蛋白 120g/L，红细胞 $4.6\times10^{12}/L$，白细胞 $5.5\times10^{9}/L$，分类正常，血小板 $25\times10^{9}/L$。

19. 若确诊首先应进行（　）
A. 出血时间测定
B. D-二聚体测定
C. 血小板相关抗体测定
D. 骨髓象检查
E. 血 vWF 测定

20. 若骨髓穿刺结果示：骨髓增生活跃，中性粒细胞：红细胞=3：1，颗粒巨核细胞及以上阶段的原始巨核细胞或幼稚巨核细胞明显增生，而产血小板巨核细胞明显减少，则最符合的诊断为（　）
A. 脾功能亢进
B. 原发免疫性血小板减少症
C. 过敏性紫癜
D. 骨髓增生异常综合征
E. 再生障碍性贫血

（21~23 题共用题干）

患者，女性，26 岁。10 天来全身皮肤出血点伴牙龈出血来诊。化验：PLT $35\times10^{9}/L$，巨核细胞明显增多，颗粒型比例增高，临床诊断为原发免疫性血小板减少症。

21. 下列体征支持 ITP 诊断的是（　）
A. 皮肤有略高出皮面的紫癜
B. 面部蝶形红斑
C. 下肢肌肉血肿
D. 口腔溃疡
E. 脾脏不大

22. 下列支持 ITP 诊断的实验室检查是（　）
A. 凝血时间延长
B. 血块收缩良好
C. 抗核抗体阳性
D. 骨髓巨核细胞增多，产板型增多
E. 骨髓巨核细胞增多，幼稚、颗粒型增多

23. 该患者的首选治疗是（　）
A. 糖皮质激素
B. 脾切除
C. 血小板输注
D. 长春新碱
E. 达那唑

第三节　甲状腺功能亢进症

一、A_1 型题（每一道试题下面有 A、B、C、D、E 五个备选答案，请从中选择一个最佳答案。）

1. 甲状腺功能亢进（简称甲亢）患者出现的症状不包括（　）
A. 多食善饥、怕热多汗
B. 心悸气短、心动过速
C. 多言好动、紧张焦虑
D. 便秘
E. 月经减少或闭经

2. 诊断甲亢最有价值的体征是（　）
A. 阵发性心房颤动
B. 皮肤湿润多汗、手颤
C. 甲状腺肿大伴震颤和血管杂音
D. 收缩压升高，舒张压降低，脉压增大
E. 窦性心动过速

3. 以下除哪一项外，均为甲状腺功能亢进症的表现（　）
A. 甲状腺肿大
B. 肝大
C. 周围血管体征
D. 情绪激动
E. 心动过缓

4. Graves 病的诊断标准正确的是（　）
A. 甲亢诊断成立
B. 甲状腺呈弥漫性肿大
C. 伴浸润性突眼
D. 胫前黏液性水肿
E. 以上中有 A、B 就可诊断

5. 以下有关甲状腺功能亢进症的诊断错误的是（　）
A. 高代谢症状和体征
B. 甲状腺肿，伴或不伴血管杂音
C. 血清总甲状腺素和血清游离甲状腺素增高，TSH 降低
D. T_3型甲亢仅血清总三碘甲

状原氨酸增高
E. 胫前黏液性水肿

6. 以下有关甲状腺功能亢进症的叙述，正确的是（ ）
A. T_4、T_3 均降低时，才能诊断
B. T_4、T_3 均增高时，才能诊断
C. 仅有 T_3 增高即可诊断
D. T_3 增高时，T_4 则降低
E. 甲状腺肿大即可诊断

7. 抗甲状腺药物治疗的主要副作用是（ ）
A. 粒细胞缺乏和肝脏损害
B. 甲亢恶变成甲状腺癌
C. 甲减
D. 心力衰竭
E. 肾脏损害

8. 关于甲亢手术治疗的适应证，不正确的是（ ）
A. 高功能腺瘤
B. 中度以上原发性甲亢
C. 甲状腺肿大有压迫症状
D. 抗甲状腺药物或放射性 ^{131}I 治疗无效者
E. 少年儿童患者

9. 手术前和甲状腺危象可应用（ ）
A. 术后用冬眠合剂镇静
B. 吸氧
C. 术后给予氢化可的松
D. 应用复方碘化钠溶液
E. 术前使基础代谢率降至正常范围

10. 下列关于防治甲亢危象的说法错误的是（ ）
A. 可以使用大剂量碘剂，不耐受碘剂者可长时间使用碳酸锂
B. 首选 PTU 抑制甲状腺激素的合成
C. 紧急透析或血浆置换来清除循环甲状腺激素
D. 可以应用普萘洛尔降低儿茶酚胺效应
E. 糖皮质激素可提高应激能力，抑制 T_4 转变为 T_3

二、A_2 型题（每一道试题是以一个小案例出现，其下面有 A、B、C、D、E 五个备选答案，请从中选择一个最佳答案。）

11. 患者，男性，32 岁。患甲状腺功能亢进症，突然出现双下肢不能动。查体：双下肢膝腱反射减退，无肌萎缩。血钾测定 2.3mmol/L，最为可能的诊断是（ ）
A. 慢性甲亢性肌病
B. 周期性瘫痪
C. 周围神经炎
D. 重症肌无力
E. 癔症

12. 患者，女性，16 岁。心悸、多汗、手颤 2 个月。无明显突眼。甲状腺Ⅰ度弥漫性肿大。血游离 T_3、T_4 增高。TSH 降低。肝、肾功能正常，血 WBC 6.8×10^9/L。诊断为甲亢。既往无甲亢病史。治疗选择（ ）
A. 核素 ^{131}I 治疗
B. 甲状腺部分切除术
C. 抗甲状腺药物治疗
D. 抗甲状腺药物治疗后手术治疗
E. 抗甲状腺药物治疗后核素 ^{131}I 治疗

13. 患者，女性，38 岁。因患甲亢曾接受 ^{131}I 治疗，近 2 年来自觉乏力、畏寒，眼睑及下肢水肿，其水肿最可能的原因是（ ）
A. 营养不良性水肿
B. 肾源性水肿
C. 甲状腺功能减退
D. 心源性水肿
E. 低蛋白性水肿

14. 患者，男性，55 岁。间断发作心悸、大汗、手抖 7 个月余，发作时伴饥饿感，无黑矇、眩晕等。查体：血压 140/90mmHg，睑结膜无苍白，心率 78 次/分，律齐。发作时测血压与平素无明显变化，心悸反复发作最可能的病因是（ ）
A. 急性心肌炎
B. 冠心病
C. 低血糖症
D. 贫血
E. 甲状腺功能亢进症

15. 患者，女性，41 岁。Graves 病病史 10 年，因抗甲状腺药物治疗不规则，病情长期未获满意控制。近半个月来出现心悸、气短、多汗而入院检查，诊断为甲状腺功能亢进性心脏病（房颤）。其心脏病治疗的关键措施是（ ）
A. 电转复
B. 大剂量普萘洛尔
C. 卧床休息，镇静药
D. 毛花苷 C 治疗
E. 正规的抗甲状腺药物治疗，控制甲状腺功能亢进症

三、A_3/A_4 型题（每个案例下设若干道试题。请根据试题所提供的信息，在每一道试题下面的 A、B、C、D、E 五个备选答案中选择一个最佳答案。）

（16～18 题共用题干）

患者，女性，27 岁。发现心悸、盗汗、易怒 1 年，伴有饮食量增加、消瘦。查体：BP 110/80mmHg，重度突眼，甲状腺弥漫性肿大，深入胸骨后上纵隔内，心率 116 次分。测血 T_3、T_4 值高于参考值上限 1 倍。

16. 该患者诊断是（ ）
A. Graves 病
B. 高功能腺瘤
C. 结节性甲状腺肿
D. 亚急性甲状腺炎
E. 慢性淋巴细胞性甲状腺炎

17. 对患者应尽早手术治疗，其适应证是（ ）
A. TSH 增高

B. T_3、T_4值显著升高
C. 甲状腺弥漫性肿大
D. 甲状腺位于胸骨后
E. 重度突眼

18. 该患者术前最适合的药物准备是（　）
A. 丙硫氧嘧啶
B. 碘剂
C. 抗甲状腺药+碘剂
D. 抗甲状腺药+普萘洛尔
E. 普萘洛尔

第四节　甲状腺功能减退症

一、A_1 型题（每一道试题下面有 A、B、C、D、E 五个备选答案，请从中选择一个最佳答案。）

1. 甲状腺功能减退症的最常见原因是（　）
A. 原发性甲状腺功能减退症
B. 放射
C. 垂体肿瘤
D. 手术
E. 下丘脑病变

2. 甲状腺功能减退症的表现是（　）
A. FT_3正常、FT_4正常、TSH降低
B. FT_3正常、FT_4正常、TSH正常
C. FT_3降低、FT_4降低、TSH降低
D. FT_3降低、FT_4降低、TSH增高
E. FT_3正常、FT_4降低、TSH增高

3. 有关甲状腺功能减退症的说法错误的是（　）
A. 90%以上为原发性甲减
B. 周围组织对甲状腺激素缺乏反应
C. 甲状腺激素分泌或合成不足
D. 功能减退起始于胎儿期的称呆小病
E. T_3、T_4正常，TSH增高不能诊断甲减

4. 甲减的治疗错误的是（　）
A. 替代治疗首选左甲状腺素
B. 永久性甲减需要终身服药
C. 一旦确诊应给予甲状腺制剂替代治疗
D. 出现贫血者需要根据贫血类型进行治疗
E. 亚临床甲减不需处理

5. 下列关于甲状腺功能减退黏液性水肿的说法，正确的是（　）
A. 黏液水肿性昏迷须立即抢救治疗
B. 黏液水肿性昏迷需先查明病因
C. 黏液性水肿不能用药物治疗
D. 黏液性水肿患者抗休克治疗是防止昏迷的关键
E. 黏液性水肿不严重

6. 甲减黏液性水肿性昏迷的治疗原则错误的是（　）
A. 补充甲状腺激素
B. 氢化可的松 200～300mg/d 持续静脉滴注
C. 保暖、给氧、保证呼吸道通畅
D. 保持水、电解质平衡
E. 使用镇静药、麻醉药物

7. 甲状腺功能减退的治疗目标（　）
A. 甲减的症状消失和体征消失
B. 血清TT_4升高
C. 血清 TSH 升高
D. 血清FT_4升高
E. 血清TT_4降低

二、A_2 型题（每一道试题是以一个小案例出现，其下面有 A、B、C、D、E 五个备选答案，请从中选择一个最佳答案。）

8. 患者，女性，38 岁。10 年前分娩后出现无乳，闭经，食欲缺乏，畏寒，面色苍白，毛发脱落。最可能的诊断是（　）
A. 腺垂体功能减退症
B. 原发性甲状腺功能减退症
C. 神经性厌食症
D. 肾上腺皮质功能减退症
E. 卵巢功能早衰症

9. 患者，女性，31 岁。2 年前分娩时发生失血性休克，至今无月经。目前畏寒、嗜睡、性欲低下。妇科检查提示子宫明显小于正常。引起该患者闭经的病变部位在（　）
A. 甲状腺
B. 子宫
C. 卵巢
D. 垂体
E. 下丘脑

10. 患者，女性，52 岁。乏力、畏寒、便秘，伴声音嘶哑 1 年，体重增加 8kg，经检查诊断为甲状腺功能减退症，拟用左甲状腺素替代治疗。最适宜的起始剂量为（　）
A. 125μg
B. 100μg
C. 75μg
D. 50μg
E. 25μg

11. 患儿，男，6 岁。表情呆滞，智力低下，畏寒，食欲缺乏，头发干、黄、稀，颜面臃肿，呈睡容，鼻根扁平，眼距宽，舌体宽厚，常伸出口外，腹胀便秘，四肢短。为协助诊断应首选（　）
A. 尿三氯化铁试验
B. 血钙、磷检测
C. 血 T_3、T_4、TSH 测定

D. 染色体核型分析
E. TRH兴奋试验

12. 患者，男性，58岁。因声音嘶哑、反应迟缓、水肿入院，诊断为慢性淋巴性甲状腺炎、甲减，有黏液性水肿、心包积液。经左甲状腺素钠($L\text{-}T_4$)每日25μg起始、逐渐递增剂量治疗后，上述症状、体征已基本消失。调整剂量是依据（　）
A. TSH
B. TT_3
C. TT_4
D. FT_3
E. FT_4

13. 患儿，女，1岁。查血：T_4降低、TSH升高。应用左甲状腺素治疗，剂量为每日50μg。近几天患儿烦躁不安、多汗、腹泻。此时应（　）
A. 先密切观察不做特殊处理
B. 改用甲状腺干粉片
C. 立即停药
D. 减少剂量
E. 增加剂量

14. 患儿，女，3岁。因生长迟缓伴智力低下来诊。查体：身高75cm，体重13kg，表情呆板，毛发稀少，皮肤粗糙，塌鼻梁，舌体宽厚，心音略低钝，腹胀，有脐疝。最有诊断价值的检查是（　）
A. 甲状腺功能检查
B. 尿有机酸分析
C. 染色体核型分析
D. 骨龄测定
E. 头颅CT

三、A_3/A_4型题（每个案例下设若干道试题。请根据试题所提供的信息，在每一道试题下面的A、B、C、D、E五个备选答案中选择一个最佳答案。）

（15～16题共用题干）

患儿，男，6岁。身高80cm，智力低下，仅能数1～20。查体：皮肤粗糙，眼距宽，鼻梁宽平，舌宽厚，常伸于口外，毛发枯干，发际低，骨龄摄片仅有4枚骨化核。

15. 为确诊应做的检查是（　）
A. 智力测定
B. 尿三氯化铁实验
C. 尿黏多糖分析
D. 血清T_3、T_4、TSH测定
E. 生长激素测定

16. 患儿确诊后治疗应选用（　）
A. 低苯丙氨酸饮食
B. 甲状腺素
C. 生长激素
D. 低铜饮食
E. 脑活素、吡拉西坦

第五节　糖　尿　病

一、A_1型题（每一道试题下面有A、B、C、D、E五个备选答案，请从中选择一个最佳答案。）

1. 有关糖尿病的分型不正确的是（　）
A. 1型糖尿病
B. 妊娠糖尿病
C. 特殊类型糖尿病
D. 2型糖尿病
E. 糖尿病酮症酸中毒

2. 有关糖尿病的诊断，正确的是（　）
A. 尿糖阳性就可诊断糖尿病
B. 空腹血糖正常就可排除糖尿病
C. 空腹血糖>7.0mmol/L就可诊断糖尿病
D. 随机血糖>11.1mmol/L
E. OGTT中2小时血糖≥11.1mmol/L

3. 有关糖尿病的描述，以下哪一项正确（　）
A. 尿糖检查一定阳性
B. 三多一少症状是诊断糖尿病必须具备的条件
C. 空腹血糖不一定升高
D. 全天任何时候血糖>10mmol/L即可诊断
E. 所有患者都需行葡萄糖耐量试验进行诊断

4. 以下不属于糖尿病慢性并发症的是（　）
A. 糖尿病肾病
B. 大血管病变
C. 糖尿病性神经病变
D. 糖尿病性视网膜病变
E. 感染

5. 对于双胍类口服降糖药，其最严重的副作用是（　）
A. 胃肠道反应
B. 过敏性皮疹
C. 腹泻
D. 低血糖
E. 乳酸酸中毒

6. 不可用于治疗糖尿病的药物是（　）
A. 磺脲类
B. 胰岛素
C. α-糖苷酶抑制剂
D. 双胍类
E. 硫脲类

7. 能反应采血前2～3周血糖水平的（　）
A. 果糖胺
B. 葡萄糖耐量
C. 尿糖
D. 糖化血红蛋白
E. 空腹血糖

8. 有关糖尿病的胰岛素治疗，正确的是（　）
A. 1型糖尿患者可不用胰岛素治疗
B. 肥胖的糖尿患者较适宜用

胰岛素治疗
C. 清晨高血糖而半夜有饥饿感、出冷汗的糖尿患者应增加胰岛素剂量
D. 因感染发热而厌食的糖尿患者应将胰岛素剂量加倍
E. 经一段时间的胰岛素治疗后，可产生胰岛素抗体

9. 胰岛素治疗过程中，最常见的副作用是（　）
A. 低血糖反应
B. 轻度水肿
C. 视力改变
D. 局部脂肪萎缩
E. 骨质疏松

10. 糖尿病治疗的“五驾马车”不包括（　）
A. 糖尿病教育
B. 合理用药
C. 运动治疗
D. 饮食治疗
E. 自我保健

11. 对于糖尿病患者的运动，说法错误的是（　）
A. 运动总是使糖尿病患者的血糖降低
B. 有大血管和微血管并发症者应在医师指导下运动
C. 1 型糖尿病患者的运动宜在餐后进行
D. 糖尿病患者应进行有规律的合适运动
E. 胰岛功能很差者，应先给予胰岛素补充治疗后再开始运动

12. 磺酰脲类降血糖药物的降糖作用机制是（　）
A. 增加外周组织对葡萄糖的摄取和利用
B. 延缓肠道碳水化合物的吸收
C. 增加胰岛素的分泌
D. 减少肝脏葡萄糖的输出
E. 激活过氧化物酶增殖体活化因子受体

13. 下列可应用磺酰脲类药物治疗的是（　）
A. 糖尿病合并高热
B. 不太肥胖的 2 型糖尿病患者
C. 糖尿病酮症酸中毒
D. 胰岛素依赖型糖尿病
E. 重症糖尿病

14. 关于 1 型糖尿病的特点，描述正确的是（　）
A. 起病隐匿缓慢，症状不明显，甚至无任何症状
B. 起病较急，病情较重，症状明显
C. 患者体型均较肥胖
D. 患者均有不同程度的胰岛素抵抗和胰岛素分泌缺陷
E. 遗传易感性强

15. 关于胰岛素治疗适应证，不正确的是（　）
A. 1 型糖尿病不能使用胰岛素治疗
B. 口服降糖药效果不良的 2 型糖尿病
C. 合并重症感染
D. 糖尿病妊娠期或妊娠糖尿病患者
E. 全胰腺切除引起的继发性糖尿病

16. 下列是胰岛 B 细胞分泌激素的是（　）
A. 胰高糖素
B. 胰岛素
C. 促胃液素
D. 胰多肽
E. 生长抑素

17. 下列最易引起严重低血糖不良反应的是（　）
A. 磺酰脲类口服降糖药
B. 双胍类口服降糖药
C. α-葡萄糖苷酶抑制药
D. 格列奈类药物
E. 胰岛素增敏剂

18. 糖尿病性视网膜病变是导致患者失明的主要原因之一，按（　）可分为早期非增殖型视网膜病变和晚期增殖型视网膜病变
A. 患病早晚
B. 视网膜病变程度
C. 眼底受损程度
D. 增殖性与否
E. 危险性程度

19. 延缓碳水化合物吸收的药物是（　）
A. 二甲双胍
B. 阿卡波糖
C. 吡格列酮
D. 罗格列酮
E. 格列齐特

20. 促进胰岛素分泌的药物是（　）
A. 二甲双胍
B. 阿卡波糖
C. 吡格列酮
D. 罗格列酮
E. 格列齐特

二、A_2 型题（每一道试题是以一个小案例出现，其下面有 A、B、C、D、E 五个备选答案，请从中选择一个最佳答案。）

21. 患者，女性，36 岁。身高 171cm，体重 85kg。口服葡萄糖耐量试验血糖结果：空腹 6.7mmol/L，1 小时 9.8mmol/L，2 小时 7.0mmol/L。结果符合（　）
A. 正常曲线
B. 空腹血糖受损
C. 糖耐量减低
D. 1 型糖尿病
E. 2 型糖尿病

22. 患者，男性，42 岁。轻度肥胖，无明显口渴、多饮和多尿现象，空腹血糖 6.9mmol/L。为确定是否有糖尿病，应检查（　）
A. 糖基化血红蛋白
B. 24 小时尿糖定量
C. 口服葡萄糖耐量试验
D. 复查空腹血糖
E. 餐后 2 小时血糖

23. 患者，女性，27岁。2年来多尿、多饮、多食，体重减轻，常觉软弱、乏力，伴皮肤瘙痒、肢体麻木、外阴瘙痒，应考虑为（　）
A. 糖尿病
B. 阴道炎
C. 冠心病
D. 心血管疾病
E. 胰岛素瘤

24. 患者，男性，59岁。2型糖尿病12年，口服降血糖药物治疗，空腹血糖5.6mmol/L，餐后2小时血糖14.6mmol/L，糖化血红蛋白7.6%。3年前眼底检查可见微血管瘤和出血。近2个月来视力明显减退，眼底检查可见新生血管和玻璃体积血。目前糖尿病性视网膜病变已进展为（　）
A. Ⅱ期
B. Ⅲ期
C. Ⅳ期
D. Ⅴ期
E. Ⅵ期

25. 患者，男性，40岁。患糖尿病10余年，尿蛋白阴性，近1个月感下腹部胀，排尿不畅伴尿失禁。B超示“膀胱扩大，尿潴留”。其原因应考虑为（　）
A. 糖尿病自主神经病变
B. 糖尿病合并尿路感染
C. 糖尿病合并慢性前列腺炎
D. 糖尿病肾病
E. 糖尿病合并尿路结石

26. 患者，女性，51岁。体重79kg，身高161cm，因多饮、多尿确诊为2型糖尿病。经饮食治疗和运动锻炼，2个月后空腹血糖为8.8mmol/L。餐后2小时血糖13.0mmol/L。进一步治疗应选择（　）
A. 加磺酰脲类降血糖药物
B. 加双胍类降血糖药物
C. 加胰岛素治疗
D. 加口服降糖药和胰岛素
E. 维持原饮食治疗和运动

27. 患者，女性，28岁。患有糖尿病，极度消瘦，既往有酮症酸中毒病史，血糖波动大。其治疗应首选（　）
A. 饮食疗法
B. 饮食疗法+短效胰岛素
C. 饮食疗法+运动治疗
D. 饮食疗法+长效胰岛素
E. 饮食疗法+二甲双胍

28. 患者，男性，56岁。确诊2型糖尿病2年，予合理饮食和运动治疗并口服二甲双胍500mg，每日3次。查体：身高173cm，体重78kg，血压130/90mmHg，心、肺和腹部检查未见异常。复查空腹血糖5.2mmol/L，三餐后2小时血糖分别为11.4 mmol/L、13.1 mmol/L和12.6mmol/L，下一步最合理的治疗是（　）
A. 二甲双胍加大剂量
B. 改用胰岛素
C. 改用磺酰脲类降血糖药
D. 加用磺酰脲类降血糖药
E. 加用α-葡萄糖苷酶抑制药

29. 患者，女性，66岁。糖尿病病史8年，因双足趾端麻木，大腿皮肤刺痛3月余就诊。查体：双手骨间肌萎缩，肌力4级，病理反射（-）。空腹血糖14mmol/L，血酮（-）。应考虑的糖尿病慢性并发症是（　）
A. 周围神经病变
B. 自主神经病变
C. 视网膜病变
D. 脑血管病变
E. 肝硬化

30. 患者，女性，68岁。因呕吐、腹泻、意识障碍2天入院，既往有糖尿病病史。查体：血压170/110mmHg，脉搏120次/分，体温37℃，皮肤松弛，腱反射极弱。血糖43.9mmol/L，二氧化碳结合力15.4mmol/L，血尿素氮17.9mmol/L，尿糖（+++），尿酮体（+）。下列最适合的治疗措施是（　）
A. 大剂量胰岛素静脉滴注
B. 大量低渗盐水（0.45%）快速静脉滴注
C. 大量等渗盐水静脉滴注
D. 等渗盐水并用小剂量胰岛素静脉滴注
E. 低渗盐水并用大剂量胰岛素静脉滴注

31. 患者，女性，36岁。患糖尿病1个月，胰岛素治疗过程中出现全身性轻度水肿。此水肿发生的原因是（　）
A. 胰岛素过敏
B. B族维生素缺乏
C. 蛋白质缺乏
D. 水钠潴留
E. 特发性水肿

32. 患者，女性，30岁。患1型糖尿病，出现恶心、食欲缺乏3天，神志不清2小时。查体：面色潮红，呼吸深快，意识障碍。诊断方面最可能是（　）
A. 糖尿病酮症酸中毒
B. 糖尿病高渗性昏迷
C. 乳酸性酸中毒
D. 糖尿病合并尿毒症酸中毒
E. 肺部感染

三、A_3/A_4型题（每个案例下设若干道试题。请根据试题所提供的信息，在每一道试题下面的A、B、C、D、E五个备选答案中选择一个最佳答案。）

（33~34题共用题干）

患者，女性，37岁。糖尿病12年，每日皮下注射混合胰岛素治疗，早餐前30U，晚餐前24U，每日进餐规律，主食量300g。近来空腹血糖12.5mmol/L，餐后血糖7.6~9.0mmol/L。

33. 为确定空腹高血糖的原因，最有意义的检查是（ ）
A. 多次测定空腹血糖
B. 多次测定餐后血糖
C. 测定糖化血红蛋白
D. 夜间血糖监测
E. 口服葡萄糖耐量试验

34. 最可能的情况是（ ）
A. 索莫吉反应或黎明现象
B. 晚餐主食过多或过少
C. 未加口服降糖药物
D. 餐后血糖控制不住
E. 存在胰岛素抵抗

（35~36题共用题干）

患者，男性，78岁。因腹泻5天，昏睡4小时来急诊。既往高血压病史35年，无糖尿病病史。查体：血压90/50mmHg，意识模糊，检查时手足乱动，配合欠佳，皮肤弹性差，心率106次/分，呼吸22次/分，双肺未闻及干湿啰音。腹软，肝脾未扪及，双下肢胫前轻度可凹性水肿，血尿素氮18mmol/L，血肌酐168μmol/L，尿糖（++++），尿酮（+），尿蛋白（+）。

35. 首先应考虑的诊断是（ ）
A. 糖尿病肾病尿毒症昏迷
B. 糖尿病并发脑出血
C. 糖尿病非酮症高渗性昏迷
D. 糖尿病酮症酸中毒
E. 糖尿病并发感染性休克

36. 除测定血糖外还应优先选择的急诊检查是（ ）
A. 电解质
B. 颅脑CT或MRI
C. 24小时尿蛋白定量
D. 血酮体定量
E. 便常规和细菌培养

（37~39题共用题干）

患者，女性，39岁。因易乏力、间歇头晕2个月就诊，伴肢端麻木，无多尿、口渴。查体：身高165cm，体重75kg，血压140/92mmHg，心肺无异常，双膝反射减弱。

37. 为明确诊断，下一次最需要做的检查是（ ）
A. EKG，以确定有无冠心病
B. 头部CT，以确定有无脑梗死
C. 肾功能
D. 再验血糖，或考虑做OGTT
E. 检查下肢神经传导速度

38. 本例最适宜考虑用的药物是（ ）
A. 甲苯磺丁脲
B. 格列本脲
C. 格列喹酮
D. 二甲双胍
E. 卡托普利

39. 半个月后患者来复诊，并诉说曾到附近诊所诊治，给加用每日一片（2.5mg）格列本脲。服药后常有心悸、出汗，四肢软弱，复查空腹血糖为7.2mmol/L，餐后血糖11.1mmol/L。下一步最适宜的处理措施是（ ）
A. 加用另一种降血糖药物
B. 加大用药剂量至每日2片（5mg）
C. 停药观察
D. 改用胰岛素
E. 停用格列本脲，改用阿卡波糖或二甲双胍治疗

（40~42题共用题干）

患者，男性，42岁。近半个月感口渴，饮水量增至每天2000ml。身高166cm，体重81kg，空腹血糖10.0mmol/L，餐后血糖14.0mmol/L，系初次发现血糖高，过去无糖尿病病史。

40. 给患者的治疗建议是（ ）
A. 饮食及运动治疗
B. 双胍类降血糖药
C. 磺脲类降血糖药
D. α-葡萄糖苷酶抑制药
E. 胰岛素

41. 按以上建议治疗3个月后空腹血糖为8.6mmol/L，餐后血糖为12.5mmol/L。进一步治疗建议是（ ）
A. 氯磺丙脲
B. 格列齐特
C. 二甲双胍
D. 阿卡波糖
E. 胰岛素

42. 4年后该患者被发现有浸润型肺结核，降血糖治疗宜（ ）
A. 原降血糖药增加剂量
B. 改用降血糖作用更强的口服降血糖药
C. 增加一种口服降血糖药
D. 双胍类、磺酰脲类、α-葡萄糖苷酶抑制药联合使用
E. 胰岛素治疗

（43~44题共用题干）

患者，男性，54岁。2型糖尿病病史15年，长期口服格列本脲，10mg/d。查体：血压140/90mmHg，心、肺和腹部检查未见异常，双下肢无水肿。眼底检查：视网膜病变Ⅳ期。空腹血糖6.8mmol/L，餐后2小时血糖10.6mmol/L，血尿素氮6.2mmol/L，血肌酐92.5μmol/L。尿常规检查尿糖5.0mmol/L，尿蛋白阴性。

43. 为排除糖尿病肾病，最需要的实验室检查是（ ）
A. 尿酸化功能试验
B. 尿相差显微镜检
C. 肌酐清除率
D. 尿微量白蛋白
E. 24小时尿蛋白定量

44. 糖尿病治疗应选择（ ）
A. 磺脲类降血糖药加量
B. 双胍类降血糖药
C. α-葡萄糖苷酶抑制药
D. 噻唑烷二酮类
E. 胰岛素

（45~47题共用题干）

患者，男性，54岁。2型糖尿病15年，长期口服格列苯脲，10mg/d。查体：血压140/90mmHg，心、肺和腹部检查未见

异常，双下肢无水肿。眼底检查：视网膜病变Ⅲ期。空腹血糖6.8mmol/L，餐后2小时血糖10.6mmol/L，血尿素氮1.2mmol/L，血肌酐92.5μmol/L。尿常规检查尿糖5.0mmol/L，蛋白阴性。

45. 为排除糖尿病肾病，最需要的实验室检查是（ ）
   A. 尿酸化功能试验
   B. 尿相差显微镜检查
   C. 肌酐清除率
   D. 尿微量白蛋白
   E. 24小时尿蛋白定量

46. 糖尿病治疗应选择（ ）
   A. 磺脲类降血糖药加量
   B. 双胍类降血糖药
   C. α-葡萄糖苷酶抑制药
   D. 噻唑烷二酮类
   E. 胰岛素

47. 经检查为糖尿病早期肾病，治疗应首选（ ）
   A. 利尿药
   B. 血管紧张素转换酶抑制药
   C. α受体阻断药
   D. β受体阻断药
   E. 钙通道阻滞药

第六节 血脂异常

一、A_1型题（每一道试题下面有A、B、C、D、E五个备选答案，请从中选择一个最佳答案。）

1. 根据《中国心血管病防治指南》，心血管极高危患者包括（ ）
   A. 高血压伴糖尿病
   B. 陈旧性心肌梗死
   C. 冠心病伴糖尿病
   D. 陈旧性脑梗死
   E. 急性冠脉综合征

2. 以下药物中能显著降低总胆固醇和低密度脂蛋白胆固醇的是（ ）
   A. 贝特类药物
   B. 胆固醇吸收抑制药
   C. 他汀类
   D. 烟酸
   E. 普罗布考

3. 有致动脉粥样硬化的作用的脂蛋白是（ ）
   A. 低密度脂蛋白（LDL）
   B. 极低密度脂蛋白（VLDL）
   C. 乳糜微粒（CM）
   D. 中密度脂蛋白（IDL）
   E. 高密度脂蛋白（HDL）

4. 调血脂药是（ ）
   A. 多黏菌素
   B. 法莫希丁
   C. 二甲双胍
   D. 卡托普利
   E. 辛伐他汀

5. 以下说法正确的是（ ）
   A. GPT、GOT升高至正常2倍以上时停止使用他汀类药物
   B. GPT、GOT升高至正常1倍以上时停止使用他汀类药物
   C. GPT、GOT升高至正常3倍以上时停止使用他汀类药物
   D. GPT、GOT升高至正常4倍以上时停止使用他汀类药物
   E. GPT、GOT升高至正常5倍以上时停止使用他汀类药物

6. 血脂异常的治疗药物中描述错误的是（ ）
   A. 甘油三酯明显升高者为防止发生急性胰腺炎应该积极治疗
   B. 药物治疗主要以减低低密度脂蛋白胆固醇为主
   C. 他汀类药物能显著降低总胆固醇、低密度脂蛋白胆固醇水平
   D. 贝丁酸类主要降低甘油三酯和提高高密度脂蛋白胆固醇水平
   E. 烟酸类属于B族维生素，小剂量时有降脂作用

7. 符合高脂血症患者饮食治疗的是（ ）
   A. 每日胆固醇入量<300mg
   B. 饱和脂肪酸占每日脂肪入量的8%~10%
   C. 每日脂肪入量<30%总热量
   D. 内源性高甘油三酯血症应限制总热量及糖类
   E. 以上均是

二、A_3/A_4型题（每个案例下设若干道试题。请根据试题所提供的信息，在每一道试题下面的A、B、C、D、E五个备选答案中选择一个最佳答案。）

（8~10题共用题干）

患者，男性，45岁。体检发现空腹血糖8mmol/L，餐后2小时血糖13mmol/L，血清甘油三酯3.5mmol/L，低密度脂蛋白胆固醇3.6mmol/L。无明显不适，半年内体重下降10kg。查体：BP 160/110mmHg，体重指数（BMI）28，心肺查体无阳性发现。

8. 首选的降血糖药物是（ ）
   A. 阿卡波糖
   B. 瑞格列奈
   C. 罗格列酮
   D. 二甲双胍
   E. 格列本脲

9. 降血压首选的治疗药物是（ ）
   A. α受体阻断药
   B. 血管紧张素转化酶抑制药
   C. 钙通道阻滞药
   D. 利尿药

E. β受体阻断药

10. 该患者首选的调脂药物是( )

A. 他汀类

B. 多烯酸乙酯

C. 贝特类

D. 维生素 E

E. 烟酸类

第六单元 精神、神经系统

第一节 脑血管疾病

一、A_1 型题（每一道试题下面有A、B、C、D、E五个备选答案，请从中选择一个最佳答案。）

1. 脑梗死临床表现中，不应有的症状或体征( )

A. 意识不清

B. 抽搐

C. 头痛

D. 肢体瘫痪

E. 脑膜刺激征

2. 有关 TIA，以下说法不正确的是( )

A. 发作突然，历时短暂

B. 多发于 50~70 岁

C. 颈动脉系统 TIA 以发作偏瘫或单肢轻瘫最常见

D. 椎基底动脉系统 TIA 以阵发性眩晕最为常见

E. 症状恢复不完全，留有神经功能受损

3. 特征性的颈内动脉系统 TIA 症状是( )

A. 眼动脉交叉瘫

B. 双眼视力障碍发作

C. 短暂性全面性遗忘症

D. 跌倒发作

E. 平衡失调伴耳鸣

4. 以下有关脑血栓的说法，不正确的是( )

A. 大多数患者意识清楚

B. 多在剧烈活动后发

C. 以中老年人多见

D. 发病前可有短暂性脑缺血发作

E. 脑脊液检查多正常

5. 以下有关脑血栓急性昏迷期治疗错误的是( )

A. 调节血压

B. 不能进食病后立即给予口鼻饲养

C. 保持呼吸道通畅

D. 翻身拍背、活动肢体

E. 溶血栓治疗

6. 脑血栓形成后可以溶栓的时间窗为( )

A. 3 小时以内

B. 4 小时以内

C. 5 小时以内

D. 6 小时以内

E. 24 小时以内

7. 蛛网膜下腔出血患者，脑膜刺激征明显，常在蛛网膜下腔出血后( )内出现。

A. 1~2 天

B. 1~3 天

C. 2~3 天

D. 3~4 天

E. 3~5 天

8. 以下有关蛛网膜下腔出血的描述，错误的是( )

A. 发病突然，有异常剧烈全头痛（不能缓解或进行性加重）、项背痛或下肢疼痛、恶心、呕吐

B. 发病前多数患者有情绪激动、过度用力、排便、咳嗽等诱因

C. 半数患者可出现精神症状，如烦躁不安、意识模糊、定向力障碍等

D. 以患侧动眼神经麻痹常见

E. 眼底检查可见玻璃体膜下片块状出血，发病后 4 小时内即可出现

9. 蛛网膜下腔出血时，常表现为波动性的轻偏瘫或失语的并发症为( )

A. 急性或亚急性脑积水

B. 脑血管痉挛

C. 再出血

D. 颅内压增高

E. 偏瘫

10. 蛛网膜下腔出血时，头痛剧烈者的治疗措施，错误的是( )

A. 镇痛

B. 应用甘露醇

C. 保持大便通畅

D. 镇静药

E. 多喝水

11. 下列选项中，有关短暂性脑缺血发作的定义，错误的是( )

A. 脑动脉一过性供血不足

B. 发作性症状，持续数秒钟、数分钟或数小时

C. 24 小时内完全恢复，不遗留阳性体征

D. 24 小时内不能完全恢复

E. 动脉粥样硬化是最重要的原因

12. 脑出血患者出现瞳孔不等大，昏迷加深，常提示( )

A. 脑室出血

B. 小脑出血

C. 合并蛛网膜下腔出血
D. 脑疝形成
E. 血肿形成

13. 脑出血最重要的内科治疗是（　）
A. 控制脑水肿
B. 止血剂
C. 迅速降血压
D. 抗生素治疗
E. 吸氧

14. 下列属于脑桥出血临床表现的是（　）
A. 小脑性高热
B. 共济失调性偏瘫
C. 短暂性意识丧失
D. CT 示脑实质内低密度病灶
E. 上肢瘫

15. 下列关于脑出血的治疗中错误的是（　）
A. 降低血压，血压低于平时血压为宜
B. 急性期绝对卧床，保持生命体征平稳
C. 控制脑水肿，预防脑疝
D. 加强护理，注意水与电解质平衡
E. 情况允许的条件下可手术清除血肿

二、A_2 型题（每一道试题是以一个小案例出现，其下面有 A、B、C、D、E 五个备选答案，请从中选择一个最佳答案。）

16. 患者，女性，54 岁。脑动脉硬化症病史 3 年，突感眩晕、呕吐、言语不清。查体：声音嘶哑、吞咽困难、言语含混，左眼裂小、瞳孔小、水平眼震、左面部及右半身痛觉减退，左侧指鼻试验不准，诊断为（　）
A. 左侧大脑前动脉血栓形成
B. 右侧颈内动脉血栓形成
C. 左侧颈内动脉血栓形成
D. 右侧小脑后下动脉血栓形成
E. 左侧小脑后下动脉血栓形成

17. 患者，男性，44 岁。因创伤致心脏呼吸骤停，经复苏后恢复，继而出现体温升高、抽搐、惊厥。患者可能并发（　）
A. 肺水肿
B. 心力衰竭
C. 肾衰竭
D. 脑水肿
E. 脑死亡

18. 患者，男性，65 岁。活动中突感头痛，右侧肢体不能活动 1 天。高血压病史 10 年。查体发现左侧中枢性面舌瘫，左侧肢体完全瘫痪，左侧偏身感觉减退，左侧偏盲。该患者最可能的诊断是（　）
A. 脑室出血
B. 脑叶出血
C. 脑桥出血
D. 小脑出血
E. 基底节出血

19. 患者，男性，65 岁。有高血压、糖尿病史多年。1 天前发现左侧上、下肢活动受限，吐字不清，神志清楚，无明显头痛、呕吐。检查发现左侧上、下肢肌力 3 级，左侧偏身感觉减退，头颅 CT 未见异常。临床上考虑可能性最大的疾病是（　）
A. 脑出血
B. 脑栓塞
C. 短暂性脑缺血发作
D. 蛛网膜下腔出血
E. 脑血栓形成

20. 患者，男性，52 岁。高血压脑出血 1 天入院。浅昏迷状态，生命体征尚可，心肾功能良好，头颅 CT 示颞叶出血约 50ml。最合适的治疗是（　）
A. 手术清除血肿
B. 使用止血药
C. 使用降颅压药物
D. 使用降压药
E. 鼻饲以保证营养

21. 患者，男性，64 岁。既往有糖尿病病史 20 余年。今晨起发现左侧肢体不能活动，且进行性加重，急来医院，头颅 CT 未见明显异常。下列处理错误的是（　）
A. 抗凝治疗
B. 脱水降颅压
C. 静脉滴注止血药
D. 保持呼吸道通畅
E. 溶栓治疗

22. 患者，男性，55 岁。在上课时突然发生右眼失明，左上肢无力，2 天后右眼视力好转，但左侧肢瘫加重，查体：血压 180/100mmHg，意识清楚，左侧中枢性面舌瘫，左侧上、下肢偏瘫，左侧偏身感觉障碍，其阻塞血管为（　）
A. 右侧大脑中动脉皮层支
B. 右侧颈内动脉
C. 右侧大脑中动脉主干
D. 右侧大脑前动脉深穿支
E. 右侧大脑中动脉深穿支

三、A_3/A_4 型题（每个案例下设若干道试题。请根据试题所提供的信息，在每一道试题下面的 A、B、C、D、E 五个备选答案中选择一个最佳答案。）

（23～24 题共用题干）

患者，男性，56 岁，心房颤动患者，突然发生命名困难。2 周来共发生 5 次，每次持续 2～15 秒。查体示无神经系统异常。头颅 CT 未见异常。

23. 可能的诊断是（　）
A. 脑动脉瘤
B. 脑血栓形成
C. 脑出血
D. 脑血管畸形

E. 短暂性脑缺血发作

24. 最适宜的预防治疗是（　）
    A. 阿司匹林
    B. 低分子右旋糖酐
    C. 丙戊酸钠
    D. 胞磷胆碱
    E. 降纤酶

（25~27 题共用题干）

患者，男性，65 岁。高血压病史 5 年，于活动中突然出现右侧肢体无力，伴吐字不清和呕吐，2 小时后来急诊。查体：BP 220/120mmHg，心律齐，不能讲话，右侧肢体完全偏瘫。

25. 此患者可能的诊断为（　）
    A. 脑栓塞
    B. 脑出血
    C. 脑血栓形成
    D. 上矢状窦血栓形成
    E. 短暂性脑缺血发作

26. 首选的检查是（　）
    A. 脑电图
    B. 头颅 MRI
    C. 头颅 CT
    D. 经颅多普勒超声
    E. 脑血管造影

27. 住院 1 小时后，患者出现昏迷，查体发现一侧瞳孔散大，对光反射消失。提示存在（　）
    A. 海马沟回疝
    B. 脑血管痉挛
    C. 小脑扁桃体疝
    D. 展神经麻痹
    E. 脑桥中央溶解

（28~29 题共用题干）

患者，男性，58 岁。高血压病史，演讲时突发头痛、呕吐、右侧偏瘫，行头颅 CT 检查示左基底节区高密度影。

28. 最可能的诊断是（　）
    A. 脑出血
    B. 蛛网膜下腔出血
    C. 动脉瘤破裂
    D. 短暂性脑缺血发作
    E. 脑血栓形成

29. 此时应迅速给予（　）
    A. 止血治疗
    B. 降血压治疗
    C. 降颅压治疗
    D. 维持生命体征
    E. 防治血管痉挛

（30~31 题共用题干）

患者，男性，71 岁。8 小时前于日常活动中出现右侧肢体无力，且逐渐加重。查体：BP 160/98mmHg，神志清，右鼻唇沟浅，右侧肢体肌力 4 级，右侧巴宾斯基（Babinski）征阳性，右偏身痛觉减退，头颅 CT 未见异常。

30. 最可能的诊断是（　）
    A. 脑血栓形成
    B. 脑出血
    C. 短暂性脑缺血发作
    D. 脑肿瘤
    E. 蛛网膜下腔出血

31. 对该患者最适宜的治疗措施是（　）
    A. 溶栓治疗
    B. 积极降压
    C. 抗血小板聚集
    D. 止血治疗
    E. 加强脱水

第二节　癫　　痫

一、A_1 型题（每一道试题下面有 A、B、C、D、E 五个备选答案，请从中选择一个最佳答案。）

1. 诊断癫痫通常主要依靠（　）
    A. 脑电图检查
    B. 神经系统体检
    C. 头颅 CT
    D. 临床表现
    E. 脑脊液检查

2. 对各型癫痫都有一定疗效的药物是（　）
    A. 乙琥胺
    B. 苯妥英钠
    C. 卡马西平
    D. 丙戊酸钠
    E. 苯巴比妥

3. 症状性癫痫的定义是指（　）
    A. 临床上不能分类的癫痫
    B. 从婴儿起始的癫痫
    C. 抗癫痫药物无法控制的癫痫
    D. 脑部无病损或代谢异常的癫痫
    E. 脑部有病损或代谢异常的癫痫

4. 复杂部分性发作的病损在（　）
    A. 中央前回
    B. 黑质-纹状体
    C. 颞叶
    D. 枕叶
    E. 小脑

5. 下列选项中，关于癫痫的说法，错误的是（　）
    A. 强直发作是一种发作性僵直的强烈的肌收缩
    B. 失张力癫痫发作时全身肌张力突然消失致猝倒，同时意识丧失
    C. 癫痫按照病因可分为特发性癫痫和症状性癫痫
    D. 精神性发作主要表现为各种类型的遗忘症、情感异常、错觉、复杂幻觉
    E. 失神发作患者意识短暂中断，发作突然，缓慢停止，每日可发作数次至数百次，事后对发作有记忆

6. 癫痫患者做脑电图检查可以（　）
    A. 发现病变部位

B. 找出最佳的治疗方案
C. 支持临床诊断，但不能否定临床诊断
D. 判断有无智力低下
E. 估计下次发作时间到来

7. 抗癫痫药物治疗的原则是（　）
A. 大剂量、突击、静脉用药
B. 按发作类型短期用药，随时改变品种
C. 按发作类型长期、规则用药
D. 长期、规则用药，禁酒
E. 大剂量、短期，合并用药

二、A_2 型题（每一道试题是以一个小案例出现，其下面有 A、B、C、D、E 五个备选答案，请从中选择一个最佳答案。）

8. 患儿，男，7 岁。午餐时突发神志丧失，手中持碗失落，碗打碎后即醒。脑电图示 3 周/秒棘慢波规律性和对称性发放。最可能的诊断是（　）
A. 复杂部分发作
B. 部分性发作
C. 杰克逊（Jackson）癫痫
D. 失神发作
E. 不能分类的癫痫发作

9. 患儿，男，11 个月。体重 10kg，头围 45cm，方颅，前囟 1.5cm，平坦，今晨突然抽搐 1 次，持续 1~2 分钟缓解。当时测体温 38.5℃，抽搐后即入睡。醒后活动如常。查血钙 1.75mmol/L，血磷 45mmol/L。最可能的惊厥原因是（　）
A. 脑积水，脑发育不良
B. 低血糖症发作
C. 癫痫阵挛性发作
D. 低钙惊厥
E. 高热惊厥

10. 患者，某日突然出现阵发性抽搐，表现意识丧失，眼球上窜，瞳孔散大，口唇青紫，全身抽搐，有舌咬伤，尿失禁，持续约 3 分钟。发作后入睡，意识清醒后对上述情况不能回忆。初步考虑为（　）
A. 癔症痉挛发作
B. 杰克逊（Jackson）癫痫
C. 去大脑强直
D. 癫痫强直-阵挛发作
E. 帕金森病

11. 患者，男性，16 岁。发作性意识丧失伴四肢抽搐 5 年，每年 10 余次。脑电图：广泛痫性放电。应给予最恰当的治疗是（　）
A. 按发作类型选用单药治疗
B. 联合使用抗癫痫药
C. 外科手术治疗
D. 症状控制后立即停药
E. 随意选用单药治疗

三、A_3/A_4 型题（每个案例下设若干道试题。请根据试题所提供的信息，在每一道试题下面的 A、B、C、D、E 五个备选答案中选择一个最佳答案。）

（12~14 题共用题干）

患者，男性，24 岁，突然意识不清跌倒，全身强直数秒后抽搐，咬破舌。2 分钟后抽搐停止。醒后活动正常。

12. 首先应考虑的疾病是（　）
A. 脑出血
B. 脑血栓
C. 蛛网膜下腔出血
D. 癫痫
E. 脑栓塞

13. 应进一步做的检查是（　）
A. 头颅 X 线片
B. 脑电图
C. 脑脊液检查
D. 脑血管造影
E. 经颅超声多普勒

14. 治疗的首选药物是（　）
A. 降颅压
B. 溶栓治疗
C. 止血药
D. 扩血管药
E. 抗癫痫药

（15~16 题共用题干）

患者，女性，24 岁。2 年来有发作性神志丧失，四肢抽搐，服药不规则。今日凌晨开始又有发作，意识一直不清醒。来院后又有一次四肢抽搐发作。

15. 首先应选用的治疗药物是（　）
A. 地西泮 10mg 静脉注射
B. 苯妥英钠 0.25g 肌内注射
C. 地西泮 20mg 肌内注射
D. 副醛 5ml 灌肠
E. 苯巴比妥 0.5g 肌内注射

16. 患者目前处于下列哪一种状态（　）
A. 癫痫持续状态
B. 癫痫强直-阵挛发作
C. 单纯部分发作继全面性发作
D. 复杂部分发作继全面性发作
E. 癫痫发作后昏睡期

（17~18 题共用题干）

患者，男性，18 岁。在车上突然发生口似咀嚼某物，双手不断搓捏衣角，10 秒钟即过，过后不能回忆此事，类似发作 10 次。脑电图呈双侧额颞叶区阵发性慢波，棘慢波。

17. 可能的癫痫发作类型是（　）
A. 单纯性部分发作
B. 失神发作
C. 全面发作
D. 复杂部分性发作
E. 全身性阵挛发作

18. 最佳选用的治疗药物为（　）
A. 乙琥胺
B. 扑米酮
C. 氯硝西泮
D. 卡马西平
E. 水合氯醛

（19~20 题共用题干）

患儿，女，6 岁。发作性意识丧失，动作中止，发作中脑电图可见 3Hz 棘-慢波，智力基本正常。

19. 该患儿的发作类型是（　）
    A. 部分性发作
    B. 典型失神发作
    C. 非典型失神发作
    D. 复杂部分性发作
    E. 肌阵挛发作

20. 该患儿的首选治疗药物是（　）
    A. 卡马西平
    B. 苯妥英钠
    C. 乙琥胺
    D. 托吡酯
    E. 苯巴比妥

第三节　精神分裂症

一、A_1 型题（每一道试题下面有 A、B、C、D、E 五个备选答案，请从中选择一个最佳答案。）

1. 思维形式障碍不包括（　）
    A. 思维散漫
    B. 赘述症
    C. 持续语言
    D. 思维中断
    E. 思维化声

2. 幻觉的定义为（　）
    A. 人脑接受各种客观刺激所产生的知觉
    B. 人脑在没有客观刺激的情况下所产生的知觉体验
    C. 客观刺激作用于各感觉器官后所产生的知觉
    D. 人脑对各种客观刺激分析综合后所得出的知觉体验
    E. 人脑对客观事物的歪曲和错误的知觉

3. 思维贫乏常见于（　）
    A. 抑郁症
    B. 强迫性神经症
    C. 急性精神分裂症
    D. 慢性精神分裂症
    E. 癔症性精神病

4. 关于妄想，下列说法正确的是（　）
    A. 在意识障碍时出现的杂乱思维
    B. 在智力缺损时出现的离奇想法
    C. 在意识清晰的情况下的病理性歪曲信念
    D. 是可被说服的不现实想法
    E. 在意识中占主导地位的错误观念

5. 关于精神分裂症的临床特点，错误的是（　）
    A. 最突出的感知障碍是幻觉
    B. 部分患者情感淡漠
    C. 失语是重要的早期表现
    D. 多数患者的意志减退甚至缺乏
    E. 多数患者出现认知功能障碍

6. 不属于思维内容障碍的是（　）
    A. 被害妄想
    B. 关系妄想
    C. 影响妄想
    D. 思维破裂
    E. 嫉妒妄想

7. 不属于精神分裂症阳性症状的是（　）
    A. 思维奔逸
    B. 妄想
    C. 幻觉
    D. 意志行为减退
    E. 行为紊乱

8. 精神分裂症的临床症状通常不包括（　）
    A. 意识障碍
    B. 情感障碍
    C. 感知障碍
    D. 思维障碍
    E. 行为障碍

9. 关于精神分裂症偏执型不正确的说法是（　）
    A. 妄想结构比较松散
    B. 不常伴幻觉
    C. 妄想内容比较荒谬
    D. 缓慢发病者多
    E. 及时治疗效果好

10. 紧张综合征主要见于（　）
    A. 精神分裂症紧张型
    B. 精神分裂症青春型
    C. 癔症
    D. 神经衰弱
    E. 躁狂症

11. 下列何种症状对精神分裂症最有诊断意义（　）
    A. 自罪妄想
    B. 嫉妒妄想
    C. 牵连观念
    D. 被控制感
    E. 夸大妄想

12. 精神分裂症的情感障碍主要表现为（　）
    A. 情绪低落
    B. 情绪不稳
    C. 情绪高涨
    D. 情感不协调
    E. 欣快感

二、A_2 型题（每一道试题是以一个小案例出现，其下面有 A、B、C、D、E 五个备选答案，请从中选择一个最佳答案。）

13. 患者，男性，18 岁。近 1 年来对家人亲友变得冷淡，不去上学，不洗澡，不主动更换衣服，对与自己有关的各种事情表现得无动于衷。最可能的诊断是（　）
    A. 人格障碍
    B. 精神分裂症
    C. 抑郁症
    D. 恐惧症
    E. 创伤后应激障碍

14. 患者，男性，26 岁。该患者入院后每日总站在窗前愤怒

地向外大骂，问其原因，答道："我听到单位许多同事站在外面议论我，说我作风不好。"此症状是（ ）
A. 错觉
B. 感觉障碍
C. 联想障碍
D. 幻听
E. 情感障碍

15. 患者，女性，29岁。10个月前起病，言语错乱，别人难以理解，骂人毁物，逐渐言语活动减少，不能与周围人沟通。近3个月来呆坐少语，自笑，认为自己的事别人都能知晓，有人要害自己。查体：意识清，目光表情呆滞，耳边有命令性幻听，被害妄想，被洞悉感，有思维中断，躯体及神经系统检查未见显著体征。该患者诊断为（ ）
A. 抑郁症
B. 精神分裂症
C. 脑肿瘤所致精神障碍
D. 内分泌疾病所致精神障碍
E. 偏执性精神障碍

16. 患者，男性，23岁。3个月前起病，说话语无伦次，常自言自语，说自己是神仙，是伟人，对异性有非分之想，攻击亲人。查体：意识清晰，兴奋躁动，思维破碎，内容离奇，难以理解，认为门外有人要杀他，有一台电脑在影响他的大脑，使大脑在不停地转。躯体及神经系统检查未见显著体征，该患者诊断是（ ）
A. 躁狂症
B. 抑郁症
C. 精神分裂症
D. 心因性精神障碍
E. 神经症

17. 患者，男性，40岁。近5年来觉得有人跟踪自己，有人在吃的饭里放了毒药而不敢吃饭，常听见有人在谈论如何对付他，因而表现闷闷不乐，闭门不出，到处写告状信。此患者可能的诊断为（ ）
A. 精神分裂症
B. 痴呆
C. 人格改变
D. 脑器质性精神障碍
E. 精神发育迟滞

18. 患者，男性，54岁。饮酒史20年。因被家人禁止饮酒，次日出现不识家人，随地便溺，双手粗大震颤，下肢站立不稳，无法行走。检查时将医师认作科学家，把病室当成派出所，感到自己被抓进来做人体试验，不时用手拍打墙面，声称看见有许多臭虫、蟑螂在爬，神色惊恐，大量出汗。首选药物是（ ）
A. 地西泮
B. 氯丙嗪
C. 氯氮平
D. 氯米帕明
E. 阿司匹林

19. 患者，男性，17岁。高三学生。既往学习成绩一贯优良，品德良好。据父母反映该生近半年来，可能因为学习任务太重，高考压力太大，出现学习成绩明显下降，且变得孤僻不与人交往，对父母态度冷漠又粗暴，失眠，有时自语自笑。精神检查时，该学生回答问题语词单调，对上述表现回答说压力太大、脑子变得空白、听不进老师讲课、记忆力变差，回答时面无表情。该学生最可能的诊断是（ ）
A. 焦虑症
B. 抑郁症
C. 精神分裂症
D. 神经衰弱
E. 帕金森病

三、A_3/A_4型题（每个案例下设若干道试题。请根据试题所提供的信息，在每一道试题下面的A、B、C、D、E五个备选答案中选择一个最佳答案。）

（20~23题共用题干）

患者，男性，30岁。1年前下岗。近5个月来觉得邻居都在议论他，常不怀好意地盯着他，有时对着窗外大骂，自语、自笑，整天闭门不出，拨打110电话要求保护。

20. 该病例最可能的诊断是（ ）
A. 反应性精神病
B. 躁狂抑郁症
C. 偏执性精神病
D. 分裂样精神病
E. 精神分裂症

21. 该患者不存在（ ）
A. 幻听
B. 关系妄想
C. 被害妄想
D. 情绪低落
E. 行为退缩

22. 有诊断意义的症状还包括（ ）
A. 思维奔逸
B. 意识障碍
C. 木僵
D. 自杀
E. 妄想

23. 治疗应首先选用（ ）
A. 碳酸锂
B. 三环类抗抑郁药
C. 电休克
D. 苯二氮䓬类
E. 氯丙嗪

（24~25题共用题干）

患者，男性，18岁。学生。不出门怕见人，不去上课，纠缠父母出钱给自己做美容手术半年。原因是半年来反复照镜子发现自己的鼻子比以前变大了，难看了。说班上的同学都讥笑他，出门就感觉别人在说他，别人的眼光看他时很特别，能使他头痛。父母不愿出钱就说父母不关心他，不是父母亲生的孩子，曾说要去做亲子鉴定。

24. 该患者的精神症状中不存在（ ）
   A. 关系妄想
   B. 物理影响妄想
   C. 非血统妄想
   D. 被控制妄想
   E. 夸大妄想

25. 如给予药物治疗，下列不属抗精神病药的是（ ）
   A. 氟哌啶醇
   B. 奋乃静
   C. 氟西汀
   D. 氯氮平
   E. 三氟拉嗪

第四节 抑郁症

一、A_1 型题（每一道试题下面有 A、B、C、D、E 五个备选答案，请从中选择一个最佳答案。）

1. 抑郁发作的主要症状不包括（ ）
   A. 性欲、食欲改变
   B. 体重下降
   C. 睡眠紊乱
   D. 精神运动性迟滞
   E. 情绪不稳定

2. （ ）是抑郁症最常见的伴随症状
   A. 消瘦
   B. 焦虑
   C. 甲减
   D. 失眠
   E. 健忘

3. 对抑郁症患者特别要注意的问题是（ ）
   A. 因拒食导致营养不良
   B. 因运动少而引起的合并感染
   C. 因自责而产生的自伤、自杀观念
   D. 症状波动昼重夜轻
   E. 因身体不适而产生的疑病观念

4. 诊断抑郁症的首要症状是（ ）
   A. 精力明显减退、疲乏
   B. 思维困难、联想缓慢
   C. 情绪低落、兴趣下降
   D. 自卑、自责、自杀观念
   E. 失眠、早醒、体重减轻

5. 关于抑郁患者的木僵，哪项是错误的（ ）
   A. 面无表情
   B. 不吃不喝
   C. 意识障碍
   D. 对体内外刺激无反应
   E. 呆坐呆立

6. 关于重症抑郁发作的睡眠障碍，主要特点是（ ）
   A. 入睡困难
   B. 易惊醒
   C. 多梦
   D. 睡眠减少
   E. 早醒

二、A_2 型题（每一道试题是以一个小案例出现，其下面有 A、B、C、D、E 五个备选答案，请从中选择一个最佳答案。）

7. 患者，男性，35 岁。每年有 1～2 个月情绪低落，严重时有厌世及自杀行为。近来又出现明显的情绪低落。该患者主要症状还包括（ ）
   A. 攻击行为
   B. 毁物
   C. 早醒
   D. 伤人
   E. 失眠

8. 患者，女性，41 岁。近 3 周出现兴趣缺乏，易疲劳，言语少，动作迟缓，自觉脑子笨，没有以前聪明，早醒、食欲缺乏、腹胀、便秘、全身酸痛，有时感心悸、气短。总觉自己患了不治之症，给家庭带来许多麻烦。你认为该患者最可能的诊断是（ ）
   A. 焦虑症
   B. 神经衰弱
   C. 疑病症
   D. 抑郁发作
   E. 癔症

9. 某抑郁症患者，27 岁，复发情绪抑郁、悲观厌世，认为自己是历史罪人，只有死路一条，反复自杀未遂。首选的治疗方法为（ ）
   A. 心理治疗
   B. 电抽搐治疗
   C. 丙咪嗪
   D. 氟西汀
   E. 舒必利

10. 患者，女性，27 岁。1 个月前出现失眠、难以入睡。食欲较差，体重减轻 2kg，常常感觉自己没有价值，没有人关心，对未来也不抱任何希望，有时可出现生不如死的想法。目前患者存在的突出症状为（ ）
   A. “三自”症状
   B. 睡眠障碍
   C. 思维迟缓
   D. “三无”症状
   E. 消极观念

11. 患者，男性，44 岁。近 2 个月来头痛、乏力、早醒、坐立不安，常担心家人会出事，怀疑自己得了不治之症，给家庭带来麻烦，悲观失望。最可能的诊断是（ ）
   A. 神经衰弱
   B. 焦虑症
   C. 抑郁症
   D. 疑病症
   E. 帕金森病

三、A_3/A_4 型题（每个案例下设若干道试题。请根据试题所提供的信息，在每一道试题下面的A、B、C、D、E五个备选答案中选择一个最佳答案。）

（12~14题共用题干）

患者，女性，38岁。近4个月来，情绪低落，兴趣索然，自觉"高兴不起来，生不如死"，自己的脑子不灵了，"像是生了锈的机器"，认为自己成了家庭和社会的累赘，"成了废物"，有胸闷、心悸的症状，觉得是得了心脏病。主动性言语及活动明显减少，生活被动，愿独处。曾多次自杀未遂，睡眠不好，早醒。

12. 该患者的精神症状不包括（　）
   A. 情绪低落
   B. 思维迟缓
   C. 自责自罪观念
   D. 夸大妄想
   E. 意志活动减退

13. 该患者的思维表现不包括（　）
   A. 思维云集
   B. 思维迟缓
   C. 自杀企图
   D. 疑病观念
   E. 自责自罪观念

14. 该患者首要注意的问题是防止（　）
   A. 活动少而引起的合并感染
   B. 拒食导致营养不良
   C. 自杀行为
   D. 冲动伤人
   E. 症状波动的规律

第七单元　运动系统

第一节　颈　椎　病

一、A_1 型题（每一道试题下面有A、B、C、D、E五个备选答案，请从中选择一个最佳答案。）

1. 颈椎病中发病率最高的是（　）
   A. 神经根型颈椎病
   B. 椎动脉型颈椎病
   C. 脊髓型颈椎病
   D. 神经根型颈椎病兼交感神经型颈椎病
   E. 交感神经型颈椎病

2. 颈椎病脊髓型描述正确的是（　）
   A. 颈痛，活动受限，病情进行性加重，出现上运动神经元瘫
   B. 单侧或双侧温痛觉丧失，而触觉或深感觉完整或相对正常，肌萎缩明显
   C. 四肢麻木、无力、僵硬不灵活
   D. 颈肩痛延颈神经根放射，咳嗽加重，握力减退
   E. 头晕、耳鸣、猝倒、颈侧弯时头晕加重

3. 神经根型颈椎病的体征不包括（　）
   A. 上肢神经功能检查
   B. 颈项肌肉受累节段多可找到压痛点
   C. 颈强直阳性
   D. 臂丛牵拉试验阳性
   E. 压头试验阳性

4. 椎动脉型颈椎病的临床特点为（　）
   A. 四肢瘫痪和大小便失控
   B. 四肢麻木、无力、僵硬不灵活
   C. 颈肩痛，后放射到前臂和手指
   D. 局部可出现感觉过敏、麻木，上肢无力和肌肉萎缩
   E. 头颅旋转引起眩晕

5. 符合颈椎病主要体征的是（　）
   A. "4"字试验阳性
   B. Eaton试验阳性
   C. Lasegue试验阳性
   D. Mills征阳性
   E. Dugas征阳性

6. 下列选项中，关于颈椎病的治疗，说法错误的是（　）
   A. 椎动脉型需手术治疗
   B. 牵引的目的主要是制动、解除颈肌痉挛和缓解椎间盘内部压力
   C. 脊髓型进行性加重后需手术治疗
   D. 颌枕带牵引不适于脊髓型
   E. 神经根型反复发作者需手术治疗

二、A_2 型题（每一道试题是以一个小案例出现，其下面有A、B、C、D、E五个备选答案，请从中选择一个最佳答案。）

7. 患者，女性，40岁。颈肩痛3个月，伴右手麻木，无视物模糊、步态不稳和眩晕。查体：颈部压缩，伴右上肢放射痛，压头试验阳性，右手"虎口区"麻木，右侧伸腕肌肌力减弱，霍夫曼（Hoffmann）征阳性，考虑颈椎病。最可能的类型是（　）
   A. 神经根型

B. 交感神经型
C. 椎动脉型
D. 脊髓型
E. 复合型

8. 患者，女性，52 岁。平时常有头痛、头晕、视物模糊、转头时突然跌倒。经检查临床诊断为颈椎病，其最可能的类型是（　）
A. 椎动脉型
B. 脊髓型
C. 交感神经型
D. 神经根型
E. 腰椎型

9. 患者，女性，49 岁。颈肩痛 5 年余，出现四肢麻木、无力半年，行走步态不稳。查体见双手尺侧以下皮肤感觉减退，双下肢肌张力增高，肌力 3~4 级，X 线片见颈椎骨质明显退行性改变，其诊断可能为（　）
A. 颈椎增生
B. 神经根型颈椎病
C. 脊髓型颈椎病
D. 交感神经型颈椎病
E. 椎管内肿瘤

10. 患者，男性，56 岁。颈肩痛 1 个月，并向右手放射，右手拇指痛觉减弱，肱二头肌肌力弱。初步诊断是（　）
A. 颈椎病
B. 肩周炎
C. 肩袖综合征
D. 臂丛神经炎
E. 颈部劳损

11. 患者，男性，35 岁。外伤后腰痛伴右下肢麻木 1 周。查体：腰部活动受限，右小腿外侧感觉减退，最有诊断价值的检查方法是（　）
A. X 线片
B. 透视
C. CT
D. MRI
E. 肌电图

12. 老年患者，颈部疼痛、四肢无力 2 年，检查时发现第 2 肋间以下感觉障碍，对其诊断最有意义的检查（　）
A. 胸椎的 X 线正、侧位平片
B. 颈椎的 X 线正、侧位平片
C. 胸椎的 MRI
D. 颈椎的 MRI
E. 诱发电位检查

三、A_3/A_4 型题（每个案例下设若干道试题。请根据试题所提供的信息，在每一道试题下面的 A、B、C、D、E 五个备选答案中选择一个最佳答案。）

（13~14 题共用题干）

男性矿工，井下作业时发生塌方砸伤背部，当即倒于地上，下肢无力不能行走，立即来诊。检查见胸腰段后凸畸形并压痛，双下肢不全瘫，感觉异常平面位于双侧腹股沟水平。

13. 为明确诊断应首选的辅助检查是（　）
A. 肌电图
B. X 线片
C. CT
D. MRI
E. B 超

14. 患者伤后预后良好，但半年后出现头痛、视物模糊、眼后部胀痛、流泪、瞳孔扩大或缩小，血压增高，手指发红，四肢发冷，一侧多汗症状，其最可能是（　）
A. 颈椎外伤
B. 交感神经型颈椎病
C. 脊髓震荡
D. 脊髓挫伤
E. 神经根型颈椎病

（15~16 题共用题干）

患者，女性，45 岁。四肢无力，站立不稳，进行性加重半年，无外伤史。查体：双下肢肌张力高，腱反射亢进，Hoffmann 征（+），Babinski 征（+）。

15. 其诊断为（　）
A. 脊髓型颈椎病
B. 神经根型颈椎病
C. 椎动脉型颈椎病
D. 交感神经型颈椎病
E. 混合型颈椎病

16. 应首先选择的治疗方法是（　）
A. 理疗
B. 手术治疗
C. 推拿按摩
D. 颌枕带牵引
E. 带围领和颈托

第二节　粘连性肩关节囊炎

一、A_1 型题（每一道试题下面有 A、B、C、D、E 五个备选答案，请从中选择一个最佳答案。）

1. 有关粘连性肩关节炎描述错误的是（　）
A. 好发于 50 岁以上患者，亦称“五十肩”
B. 本病有自限性，病程一般在 6~24 个月，可自愈
C. 本病男性较女性多见
D. X 线见肩关节结构正常，可有不同程度骨质疏松
E. MRI 见关节囊增厚，可有渗出

2. 粘连性肩关节囊炎的肩关节活动受限最重的方向错误的是（　）
A. 外旋
B. 后伸
C. 内旋
D. 外展

E. 前伸

3. 关于粘连性肩关节炎的治疗原则，正确的是（ ）
A. 目的是缓解疼痛，恢复功能，避免肌肉萎缩
B. 不宜推拿按摩
C. 应避免肩关节活动
D. 疼痛导致夜间难以入睡时，应使用吗啡镇痛
E. 早期应手术治疗

4. 关于粘连性肩关节囊炎，下列说法错误的是（ ）
A. 外展外旋后伸受限明显
B. 临床上为肩痛，关节活动受限
C. 是关节周围多种软组织的慢性炎症
D. 病理改变为关节外软组织粘连
E. 具有自限性

二、A_2 型题（每一道试题是以一个小案例出现，其下面有A、B、C、D、E五个备选答案，请从中选择一个最佳答案。）

5. 患者，女性，50岁。左肩痛半年，活动受限，近来自觉梳头都感到困难。查体：右肩活动受限。肩周肌肉萎缩，局部明显压痛，X线片无异常。考虑为（ ）
A. 肩关节结核
B. 肩周炎
C. 类风湿关节炎
D. 肩部肿瘤
E. 骨关节炎

6. 患者，女性，60岁。左肩部疼痛6个月，梳头、洗面困难，肩袖间隙区明显压痛，部位局限，肩关节活动受限，X线未见明显异常。不正确的处理是（ ）
A. 使用激素类药物局部注射
B. 使用非甾体抗炎药
C. 早期给予理疗、按摩
D. 手术治疗
E. 保持肩关节主动活动

第三节 类风湿关节炎

一、A_1 型题（每一道试题下面有A、B、C、D、E五个备选答案，请从中选择一个最佳答案。）

1. “晨僵”是以下哪个病证的特征性表现（ ）
A. 风寒湿痹
B. 脑卒中后遗症
C. 尪痹
D. 风湿热痹
E. 蝶疮流注

2. 有关类风湿关节炎的诊断及病情监测，最重要的影像学检查是（ ）
A. CT
B. MRI
C. 全身骨扫描
D. X线平片
E. 心电图

3. 对于类风湿关节炎关节畸形的产生，下述有误的是（ ）
A. 重症患者可呈纤维强直
B. 手指可形成天鹅掌畸形
C. 多见于晚期患者
D. 可完全丧失关节功能
E. 腕关节强直是常见畸形

4. 类风湿关节炎常见的关节表现是（ ）
A. 对称性近端指间、掌指和腕关节持续性肿痛
B. 膝、髋和踝关节非对称，持续肿痛
C. 膝关节单侧或双侧肿痛，休息后好转
D. 单侧第1跖趾关节剧烈肿痛
E. 单侧第2跖趾关节剧烈肿痛

5. 除有关节肿痛外，对类风湿关节炎诊断最有意义的表现是（ ）
A. 足跟、足掌部位痛
B. 关节隆起部与受压部皮下出现无痛性结节
C. 弥漫性肺间质病变
D. 胸腔积液（糖含量正常）
E. 腕、掌指、近指关节肿至少2周

6. 下列与类风湿关节炎活动无关的是（ ）
A. 晨僵
B. 关节畸形
C. 类风湿结节
D. 红细胞沉降率增快
E. 抗Sm抗体阳性

7. 类风湿关节炎常累及的关节不包括（ ）
A. 腕关节
B. 远端指间关节
C. 肘关节
D. 近端指间关节
E. 掌指关节

8. 类风湿关节炎的关节X线检查结果属Ⅲ期的特点是（ ）
A. 关节周围软组织肿胀阴影
B. 关节间隙狭窄
C. 关节半脱位和骨性强直
D. 关节面出现虫蚀样破坏性改变
E. 关节端的骨质疏松

9. 类风湿关节炎（RA）患者中可以查到类风湿因子（RF），因此RF（ ）
A. 是诊断RA的必备条件
B. 一旦出现，将不会发生改变
C. 可随疾病的变化而变化
D. 正常人不会出现
E. 以上均正确

10. 类风湿关节炎的主要表现是（ ）
A. 游走性大关节肿痛
B. 全身关节肿痛伴发热、皮疹
C. 对称性小关节肿痛伴晨僵
D. 多关节肿痛伴四肢末梢感觉障碍
E. 腰骶痛伴晨僵

11. 除了关节肿痛之外，对类风湿关节炎的诊断最有意义的临床表现是（ ）
A. 肘膝部肌腱附着端痛与足跟、脚掌痛
B. 关节隆起与受压部位有无痛性皮下结节
C. 小腿出现紫红色痛性皮下结节
D. 弥漫性肺间质改变伴肺内结节
E. 双侧渗出性胸腔积液，其糖定量正常

12. 以滑膜炎为基本病理改变的风湿病是（ ）
A. 痛风性关节炎
B. 骨性关节炎
C. 类风湿关节炎
D. 风湿性关节炎
E. 强直性脊柱炎

二、A_2 型题（每一道试题是以一个小案例出现，其下面有 A、B、C、D、E 五个备选答案，请从中选择一个最佳答案。）

13. 患者，女性，50 岁。对称性多关节肿痛伴晨僵 1 年余，血 RF 1∶40（+），ESR 100mm/h，本患者目前暂不考虑的治疗措施是（ ）
A. 非甾体抗炎药
B. 泼尼松
C. 环磷酰胺
D. 氨甲蝶呤
E. 关节手术

14. 患者，男性，67 岁。双手和膝关节肿痛伴晨僵 2 年。查体：肘部可及皮下结节，质硬，无触痛。诊断首先考虑（ ）
A. 系统性硬化症
B. 骨关节炎
C. 痛风
D. 类风湿关节炎
E. 骨结核

15. 患者，中年女性。双手不能紧握，关节痛半年。见双手对称性指关节肿胀、压痛，首选诊断是（ ）
A. 退行性关节炎
B. 痛风关节炎
C. 强直性脊柱炎
D. 类风湿关节炎
E. 风湿热关节炎

三、A_3/A_4 型题（每个案例下设若干道试题。请根据试题所提供的信息，在每一道试题下面的 A、B、C、D、E 五个备选答案中选择一个最佳答案。）

（16～17 题共用题干）

患者，女性，45 岁。双手和膝关节肿痛伴晨僵 1 年。查体：肘部可及皮下结节，质硬，无触痛。

16. 诊断首先考虑（ ）
A. 系统性硬化症
B. 骨关节炎
C. 痛风
D. 类风湿关节炎
E. 风湿性关节炎

17. 最有助于确定诊断的是（ ）
A. 关节影像检查
B. 滑液检查
C. 抗核抗体
D. ESR
E. CRP

（18～19 题共用题干）

患者，女性，40 岁。反复手关节痛 1 年，曾诊断为类风湿关节炎。间断使用理疗和非甾体抗炎药，症状有缓解。近 1 个月来低热，关节痛加重。肘后出现多个皮下结节，实验室检查 ESR 40mm/h，心脏彩超发现小量心包积液。考虑为类风湿关节炎活动。

18. 对疾病活动诊断最有意义的检查是（ ）
A. C 反应蛋白
B. 心包积液病理
C. 类风湿因子效价
D. 关节影像学
E. 补体

19. 最适宜的治疗措施是（ ）
A. 维持原治疗方案
B. 改用皮质激素
C. 加用青霉素
D. 选用慢作用抗风湿药
E. 应用皮质激素加慢作用抗风湿药

（20～21 题共用题干）

患者，女性，40 岁。手、膝关节痛 1 年，RF（+），见双手多个近指关节肿胀、压痛，双膝关节活动弹响。

20. 该患者最可能的诊断是（ ）
A. 大骨节病
B. 痛风性关节炎
C. 风湿性关节炎
D. 类风湿关节炎
E. 强直性脊柱炎

21. 对上述诊断帮助最大的检查是（ ）
A. ESR 检查
B. 抗 Sm 抗体
C. 抗 SSB 抗体
D. 膝关节 X 线检查
E. 双手 X 线检查

第四节 骨关节炎

一、A_1型题（每一道试题下面有A、B、C、D、E五个备选答案，请从中选择一个最佳答案。）

1. 有关骨关节炎的描述，错误的是（ ）
   A. 骨关节炎是关节的炎症
   B. 过高的体重增加对关节软骨的压力
   C. 骨关节炎是关节的变性
   D. 老年人软骨发生了不可逆的生化特性改变
   E. 骨骼畸形致关节面应力改变
2. 对于骨关节炎的治疗原则，下列描述错误的是（ ）
   A. 治疗目的是缓解或解除疾病
   B. 骨关节炎经治疗后，其病理学改变可逆转
   C. 骨关节炎经治疗后，其病理学改变不可逆转
   D. 治疗目的是延缓关节退变
   E. 治疗目的是最大限度地保持和恢复患者的日常生活
3. 关于骨关节炎的药物治疗，错误的是（ ）
   A. 可口服全身镇痛药物
   B. 局部可用非甾体抗炎药（NSAIDs）局部外用药
   C. 可向关节腔反复注射糖皮质激素
   D. 可向关节腔注射透明质酸钠
   E. 以上均不是
4. 关于骨关节炎的症状与体征，描述错误的是（ ）
   A. 受累关节疼痛，僵直，活动障碍
   B. 受累关节红肿热痛
   C. 骨关节炎呈慢性进展，逐渐加重
   D. 疼痛在活动时加重，休息后可减轻
   E. 关节有压痛，有时可触及增生的骨赘
5. 骨关节炎康复治疗的目的不包括（ ）
   A. 促进软骨生长
   B. 恢复功能
   C. 改善症状
   D. 延缓进展
   E. 缓解疼痛

二、A_2型题（每一道试题是以一个小案例出现，其下面有A、B、C、D、E五个备选答案，请从中选择一个最佳答案。）

6. 患者，女性，66岁。手关节痛伴晨僵3年。查体：双手近端和远端指间关节压痛，无软组织肿胀，远端指间关节变形，可见多个赫伯登（HeBerden）结节。实验室检查：ESR 22mm/h，类风湿因子22U/L（正常），抗CCP抗体阴性。X线片示远端指间关节半脱位。最可能的诊断是（ ）
   A. 强直性脊柱炎
   B. 骨关节炎
   C. 类风湿关节炎
   D. 风湿性关节炎
   E. 银屑病关节炎
7. 患者，男性，60岁。反复双膝关节疼痛多年并逐渐加重，活动时关节有弹响。查体：双膝关节骨摩擦音（+），但无明显红肿及压痛，WBC 5.7×10^9/L，ESR 18mm/h，RF 13.6U/L（正常值范围0~15U/L），首先考虑的诊断是（ ）
   A. 强直性脊柱炎
   B. 反应性关节炎
   C. 系统性红斑狼疮
   D. 骨关节炎
   E. 类风湿关节炎
8. 患者，男性，67岁。近半年来右膝关节疼痛，活动时有关节摩擦感，白天活动后加重。X线片示双膝关节间隙变窄，关节边缘有骨赘形成。考虑诊断为（ ）
   A. 痛风
   B. 类风湿关节炎
   C. 风湿性关节炎
   D. 骨关节炎
   E. 感染

第八单元 小儿疾病

第一节 先天性心脏病

一、A_1型题（每一道试题下面有A、B、C、D、E五个备选答案，请从中选择一个最佳答案。）

1. 房间隔缺损X线检查表现为（ ）
   A. 右房右室大
   B. 左室右室大
   C. 左室左房大
   D. 右室左房大

E. 右房左房大
2. 室间隔缺损血流动力学改变引起（　）
A. 右心室增大
B. 左、右心室增大
C. 左心房增大
D. 主动脉扩张
E. 肺动脉扩张
3. 室间隔缺损的先天性心脏病的主要杂音是（　）
A. 第2肋间Ⅱ级柔和的收缩期杂音
B. 第4肋间Ⅱ级柔和的舒张期杂音
C. 第2肋间Ⅱ级柔和的舒张期杂音
D. 第4肋间Ⅳ级粗糙的收缩期杂音
E. 第4肋间Ⅳ级粗糙的舒张期杂音
4. 有关室间隔缺损，正确的说法是（　）
A. X线显示右心室、左心室甚至伴左心房的增大
B. X线显示肺动脉段的突出，主动脉弓增大
C. X线显示肺门影增浓，肺野清晰，无肺门舞蹈征
D. 肺动脉瓣第二音亢进、伴有固定性分裂
E. 胸骨左缘有响亮粗糙的机器样杂音
5. 右向左分流型先天性心脏病包括（　）
A. 房间隔缺损
B. 室间隔缺损
C. 动脉导管未闭
D. 法洛四联症
E. 肺动脉狭窄
6. 动脉导管解剖上关闭时间在生后（　）
A. 1年内
B. 半年内
C. 3个月内
D. 1个月内
E. 24个月内
7. 肺循环血量增多，并伴左心房、左心室血量增多的先天性心脏病应是（　）
A. 原发性房间隔缺损
B. 继发性房间隔缺损
C. 动脉导管未闭
D. 室间隔缺损
E. 法洛四联症
8. 动脉导管未闭时不会出现的改变是（　）
A. 左心室增大
B. 右心房增大
C. 肺门舞蹈征
D. 肺动脉凸出
E. 左心房增大
9. 临床上可出现肺动脉段凹陷的先天性心脏病是（　）
A. 法洛四联症
B. 完全性大动脉转位
C. 动脉导管未闭
D. 房间隔缺损
E. 室间隔缺损
10. 需要鼓励经常饮水的先天性心脏病是（　）
A. 房间隔缺损
B. 室间隔缺损
C. 动脉导管未闭
D. 法洛四联症
E. 肺动脉狭窄
11. 法洛四联症杂音响度主要取决于（　）
A. 左、右室之间压力差
B. 肺动脉瓣狭窄程度
C. 室间隔缺损大小
D. 主动脉骑跨程度
E. 右室肥厚程度
12. 法洛四联症患者青紫的程度主要取决于（　）
A. 肺动脉狭窄的程度
B. 室间隔缺损的大小
C. 室间隔缺损的部位
D. 主动脉骑跨的程度
E. 右心室肥厚的程度
13. 胸部X线片显示肺动脉段凹陷的先天性心脏病是（　）
A. 法洛四联症
B. 室间隔缺损
C. 肺动脉狭窄
D. 动脉导管未闭
E. 房间隔缺损
14. 先天性心脏病，室间隔缺损（　）
A. 右心房、右心室增大，肺血少，无肺门舞蹈征
B. 右心室、左心房增大，肺充血，有肺门舞蹈征
C. 右心室、右心房增大，肺充血，有肺门舞蹈征
D. 右心房、右心室增大，肺淤血，无肺门舞蹈征
E. 右心房、左心室增大，肺淤血，无肺门舞蹈征
15. 先天性心脏病，法洛四联症常见的心脏杂音是（　）
A. 胸骨左缘第2、3肋间收缩期杂音，肺动脉瓣听诊区第二心音亢进
B. 胸骨左缘第2、4肋间收缩期杂音，肺动脉瓣听诊区第二心音减弱
C. 胸骨右缘3、4肋间收缩期杂音，肺动脉瓣听诊区第二心音亢进
D. 胸骨右缘3、4肋间收缩期杂音，肺动脉瓣听诊区第二心音减弱
E. 胸骨左缘第2、3、4肋间收缩期杂音，肺动脉听诊区第二心音亢进
16. 心脏体征示P_2分裂固定的是（　）
A. 动脉导管未闭
B. 房间隔缺损
C. 小型室间隔缺损
D. 法洛四联症
E. 大型室间隔缺损
17. 胸部X线片示肺血多，右心房、右心室增大的是（　）
A. 动脉导管未闭
B. 房间隔缺损
C. 小型室间隔缺损
D. 法洛四联症

E. 大型室间隔缺损

二、A_2型题（每一道试题是以一个小案例出现，其下面有A、B、C、D、E五个备选答案，请从中选择一个最佳答案。）

18. 患儿，男，9岁。胸骨左缘第3、4肋间听到响亮而粗糙的收缩期杂音，应考虑为（　）
    A. 室间隔缺损
    B. 主动脉瓣狭窄
    C. 二尖瓣关闭不全
    D. 动脉导管未闭
    E. 肺动脉瓣狭窄
19. 患儿，女，10岁。肺动脉瓣区听到3/6级收缩期杂音，同时听到不受呼吸影响的明显第二心音分裂。该患者可能是（　）
    A. 正常人
    B. 肺动脉瓣狭窄
    C. 房间隔缺损
    D. 二尖瓣狭窄
    E. 肺动脉瓣关闭不全
20. 患儿，女，10岁。学校常规体检时发现胸骨左缘第2肋间可闻及Ⅲ级收缩期杂音，经心脏彩超诊断为房间隔缺损，这一鉴定结果与动脉导管未闭的区别是（　）
    A. 心脏杂音部位
    B. 心脏震颤
    C. 肺野充血与否
    D. 有无肺门舞蹈征
    E. X线检查表现
21. 患儿，10个月。体检时发现胸骨左缘第2~3肋间闻及3/6级连续机器样杂音，向颈部、锁骨下传导，可触及震颤。胸部X线示左心房、左心室增大，肺血管影增多，肺动脉段突出，主动脉弓增大。此患儿最可能的诊断是（　）
    A. 房间隔缺损
    B. 室间隔缺损
    C. 肺动脉狭窄
    D. 法洛四联症
    E. 动脉导管未闭
22. 患儿，男，5月龄。其母诉2个月前出现面色晦暗，哭闹及吃奶时发绀。查体：较瘦，口周发绀，心前区可闻及3/6级收缩期喷射音。X线检查：右心室肥大，肺动脉段凹陷，心脏呈靴形，肺野清晰。患儿最可能诊断为（　）
    A. 房间隔缺损
    B. 动脉导管未闭
    C. 肺动脉狭窄
    D. 室间隔缺损
    E. 法洛四联症

第二节　小儿腹泻

一、A_1型题（每一道试题下面有A、B、C、D、E五个备选答案，请从中选择一个最佳答案。）

1. 关于低渗性脱水的特点，不包括（　）
    A. 多见于营养不良伴腹泻的患儿
    B. 主要是细胞外液减少，重点为低钠血症
    C. 易高热、烦渴
    D. 易脱水、休克
    E. 易嗜睡、昏迷
2. 关于高渗性脱水的特点，不包括（　）
    A. 烦躁不安、肌张力高、惊厥
    B. 高热、出汗多而饮水不足
    C. 细胞内、外液均减少
    D. 无明显口渴
    E. 可出现脑出血或脑血栓形成
3. 低渗性脱水补液应选择（　）
    A. 5%葡萄糖溶液
    B. 等张含钠溶液
    C. 1/2张含钠溶液
    D. 1/3张含钠溶液
    E. 2/3张含钠溶液
4. 哪项不是导致小儿腹泻病的感染因素（　）
    A. 抗生素
    B. 寄生虫
    C. 病毒
    D. 细菌
    E. 饮食
5. 关于小儿腹泻第一天补液方法，下述错误的是（　）
    A. 等渗性脱水用2∶3∶1溶液
    B. 高渗性脱水用3∶2∶1溶液
    C. 低渗性脱水用4∶3∶2溶液
    D. 脱水性质不明用2∶3∶1溶液
    E. 同时见尿补钾4~6天
6. 小儿腹泻轻度酸中毒时，早期诊断的可靠依据是（　）
    A. 脱水程度
    B. 呕吐、腹泻次数
    C. 酸中毒症状
    D. 呼吸症状
    E. 精神不振、唇红、呼吸深大、呼出气凉而有丙酮味
7. 关于婴儿腹泻，下列不正确的是（　）
    A. 肠道外感染也可引起本病
    B. 分轻型和重型腹泻
    C. 轻型腹泻主要表现为胃肠道症状
    D. 重型腹泻多伴脱水
    E. 急性腹泻连续病程为2周至2个月
8. 配制2∶1等张含钠溶液120ml

需（　）
A. 0.9% NaCl　80ml，5% $NaHCO_3$ 40ml
B. 0.9% NaCl　80ml，1.8% $NaHCO_3$ 40ml
C. 0.9% NaCl　80ml，10% GS 40ml
D. 0.9% NaCl　40ml，5% $NaHCO_3$ 80ml
E. 0.9% NaCl　80ml，1.4% $NaHCO_3$ 40ml

9. 小儿腹泻应用2：1等张含钠液的适应证是（　）
A. 重度脱水有明显周围循环障碍者
B. 补充生理需要量
C. 补充继续损失量
D. 中度脱水无循环衰竭者
E. 高渗性脱水

10. 有关小儿腹泻的临床表现，错误的是（　）
A. 多为黄色水样或蛋花样，含有少量黏液
B. 大便每日数次至数十次
C. 食欲缺乏，常有呕吐，严重者可吐咖啡色液体
D. 重型腹泻常有较明显的脱水、电解质紊乱和全身中毒症状
E. 多有赤白脓血便

11. 小儿腹泻重度脱水，第一天静脉补液总量（ml/kg）为（　）
A. 90~120ml/kg
B. 60~90ml/kg
C. 120~150ml/kg
D. 150~180ml/kg
E. 180~210ml/kg

12. 关于婴儿腹泻的饮食治疗，下列哪一项不正确（　）
A. 腹泻严重者应禁食
B. 病毒性肠炎应暂停乳类，改为豆制代乳品
C. 双糖酶显著缺乏者慎用糖类食品
D. 母乳喂养者可继续哺乳，暂停辅食
E. 人工喂养者，可给等量米汤或水稀释的牛奶，或脱脂奶

13. 关于婴儿腹泻治疗原则，下列哪一项除外（　）
A. 纠正水、电解质紊乱
B. 调整和适当限制饮食
C. 加强护理，防止并发症
D. 控制肠道内外感染
E. 长期应用广谱抗生素

14. 婴儿腹泻重度脱水的主要诊断依据是（　）
A. 皮肤弹性极差
B. 眼眶、前囟深凹
C. 哭无泪，尿量极少
D. 精神极度萎靡
E. 外周循环衰竭

15. 婴儿腹泻轻型与重型最主要的区别是（　）
A. 腹泻每日10次以上
B. 大便有腥臭味
C. 大便镜检有大量白细胞
D. 伴水、电解质、酸碱平衡紊乱
E. 伴发热、白细胞增多

16. 关于中度脱水的临床表现，下述哪一项错误（　）
A. 眼窝及前囟明显凹陷
B. 精神萎靡或烦躁不安
C. 哭时泪少，尿量明显减少
D. 四肢厥冷，血压下降
E. 皮肤干燥，弹性明显差

17. 下列关于重度脱水的临床表现，错误的是（　）
A. 四肢厥冷
B. 口腔黏膜极干燥
C. 失水量为50~100ml/kg
D. 尿量极少或无尿
E. 眼窝和前囟深陷

18. 小儿腹泻时，以下处理不正确的是（　）
A. 确定病因，针对病因治疗
B. 采用口服补液
C. 首选止泻药治疗
D. 应用活菌制剂
E. 通过静脉补充液体

19. 急性腹泻是指病程在（　）
A. 3天内
B. 7天内
C. 10天内
D. 2周内
E. 3周内

20. 小儿腹泻重度低渗性脱水，伴有周围循环衰竭，第1天补液，首先用哪种液体（　）
A. 2：1等张含钠液
B. 4：3：2含钠液
C. 3：2：1含钠液
D. 2：3：1含钠液
E. 2：6：1含钠液

21. 关于轮状病毒肠炎的特点，不正确的是（　）
A. 夏季多见
B. 多见于6~24个月
C. 大便呈蛋花汤样
D. 常出现脱水
E. 常伴有发热

22. 婴儿腹泻重度脱水的主要诊断依据是（　）
A. 皮肤弹性差
B. 哭无泪，尿量少
C. 眼眶及前囟凹陷
D. 外周循环衰竭
E. 精神萎靡

23. 小儿重度脱水有明显周围循环障碍，扩容液输注时间为（　）
A. 10~20分钟
B. 30~60分钟
C. 70~90分钟
D. 100~120分钟
E. 130~150分钟

二、A_2型题（每一道试题是以一个小案例出现，其下面有A、B、C、D、E五个备选答案，请从中选择一个最佳答案。）

24. 患儿，男，1岁。平常体重10kg，1天来腹泻伴中度脱水，该患儿液体丢失约为（　）

A. 300ml
B. 400ml
C. 750ml
D. 1200ml
E. 2000ml

25. 患儿，男，9个月。3天来腹泻，6~8次/天，为黄色水样便，呕吐3~5次/天，为胃内容物，尿量减少，哭时少泪。查体：精神萎靡，口唇干燥，呼吸略深长，皮肤弹性差，眼窝及前囟明显凹陷，血清钠132mmol/L。最可能的诊断是（　）
A. 重度低渗性脱水
B. 重度等渗性脱水
C. 中度低渗性脱水
D. 轻度等渗性脱水
E. 中度等渗性脱水

26. 10个月小儿，腹泻1周，前囟、眼窝明显凹陷，血清钠135mmol/L，患儿补充累计量首选的液体是（　）
A. 2∶3∶1液
B. 4∶3∶2液
C. 2∶1等张含钠液
D. 1∶1液
E. 1/3液

27. 患儿，男，3个月。母乳喂养，腹泻2个月。大便5~6次/日，稀或糊便，无脓血，食欲好，面有湿疹，体重5.6kg。最可能诊断是（　）
A. 迁延性腹泻
B. 慢性腹泻
C. 生理性腹泻
D. 饮食性腹泻
E. 感染性腹泻

28. 患儿，男，6岁。在夏季突发高热5小时，大便次数多，量少，排脓血便伴里急后重，神志不清，面色苍白，心率加快，手足湿冷，BP 60/45mmHg。为明确诊断，首选检查是（　）
A. 外周血白细胞计数及分类
B. 血培养
C. 肛管取粪便，做细菌培养检查
D. 脑脊液检查
E. 头颅CT检查

29. 患儿，6个月。腹泻20余天，每日10余次稀水样便，体重5.3kg，精神萎靡，皮肤弹性极差，前囟及眼窝明显凹陷，四肢凉，血压偏低，轻度口渴，尿量极少，血清钠125mmol/L，考虑诊断为（　）
A. 中度等渗脱水
B. 重度等渗脱水
C. 中度低渗脱水
D. 重度低渗脱水
E. 重度高渗脱水

30. 患儿，男，2岁。秋季发病，低热伴腹泻2天，为蛋花汤样，每天10余次，无腥臭味，粪便常规偶见白细胞。最可能的病原体是（　）
A. 冠状病毒
B. 肠道腺病毒
C. 柯萨奇病毒
D. 诺沃克病毒
E. 轮状病毒

31. 患儿，2月龄。腹泻2天，每天排便10余次，蛋花汤样，呕吐，尿少，精神萎靡，拒奶，面色苍白，前囟明显凹陷，粪便镜检每高倍视野2~3个白细胞，pH 7.25，BE -4mmol/L，应考虑小儿腹泻伴有（　）
A. 休克
B. 酸中毒
C. 低钾血症
D. 食物中毒
E. 败血症

三、A_3/A_4型题（每个案例下设若干道试题。请根据试题所提供的信息，在每一道试题下面的A、B、C、D、E五个备选答案中选择一个最佳答案。）

（32~34题共用题干）

患儿，男，8个月。腹泻4天，每日10余次，稀水样，少许黏液，尿少，精神萎靡。查体：呼吸深长，皮肤花纹，弹性差。前囟、眼窝明显凹陷，肢冷，脉弱，心率160次/分，心音低钝。

32. 其可能的诊断为（　）
A. 重度脱水+酸中毒
B. 中度脱水+酸中毒+心力衰竭
C. 轻度脱水+低钾血症
D. 中度脱水+低钾血症
E. 重度脱水+高钾血症+心力衰竭

33. 根据其脱水程度，其失水量为体重的（　）
A. 1%~5%
B. 6%~9%
C. 10%~15%
D. 16%~20%
E. >20%

34. 为了纠正循环衰竭和改善肾血流，扩容阶段用2∶1等张含钠溶液的正确方法是（　）
A. 20ml/kg，于30~60分钟内静脉推注
B. 20ml/kg，速度为每小时8~10ml/kg，静脉滴注
C. 20ml/kg，速度为每小时3~5ml/kg，静脉滴注
D. 20ml/kg，8~12小时静脉滴注完
E. 立即皮下注射，20ml/kg

第三节　小儿急性肾小球肾炎

一、A_1 型题（每一道试题下面有A、B、C、D、E五个备选答案，请从中选择一个最佳答案。）

1. 关于急性肾炎的治疗，不正确的是（　）
   A. 一般有自愈倾向可不治疗
   B. 需应用抗生素控制感染
   C. 应常规应用糖皮质激素治疗
   D. 有时需急诊透析治疗
   E. 应低盐饮食
2. 不宜应用糖皮质激素治疗的肾脏疾病是（　）
   A. 急性肾炎
   B. 急进性肾炎
   C. 微小病变肾炎
   D. 急性过敏性间质性肾炎
   E. 狼疮性肾炎
3. 具有肾病综合征表现的急性肾炎需与下列哪种疾病相鉴别（　）
   A. 慢性肾炎急性发作
   B. 急性尿路感染
   C. IgA 肾病
   D. 原发性肾病综合征
   E. 急进性肾小球肾炎
4. 小儿急性肾小球肾炎多见于（　）
   A. 1~3 岁
   B. 2 岁以下
   C. 5~14 岁
   D. 7~10 岁
   E. 10~14 岁
5. 对于急性肾炎实验室检查，不正确的为（　）
   A. 起病前有皮肤或呼吸道链球菌感染史
   B. 可能有其他部位链球菌感染
   C. 临床表现为急性起病
   D. 有血尿、水肿、少尿、高血压
   E. 血清 C3 升高
6. 以下各项，属于小儿急性肾小球肾炎典型表现的是（　）
   A. 水肿，少尿，血尿，高血压
   B. 水肿，少尿，血尿，低白蛋白血症
   C. 水肿，少尿，蛋白尿，高血压
   D. 水肿，少尿，血尿，水钠潴留
   E. 水肿，少尿，蛋白尿，高胆固醇血症
7. 以下哪一项不是急性肾炎的临床特征（　）
   A. 病程早期常有高血压
   B. 多数患者都有血尿
   C. 部分病例可出现急性肾功能不全
   D. 血压急剧升高时可出现高血压脑病
   E. 水肿为可凹性、上行性
8. 有关小儿急性肾小球肾炎的临床表现与治疗，以下说法错误的是（　）
   A. 急性期血清 ASO 滴度升高
   B. 典型表现为水肿，高血压和血尿
   C. 有链球菌感染灶者应用青霉素 7 天，以彻底清除体内病灶中残余细菌，减轻抗原抗体反应
   D. 水肿、尿少、高血压时可口服氢氯噻嗪
   E. 明显循环充血患者可用呋塞米
9. 急性肾炎限盐饮食每日供盐（　）
   A. 2~3g
   B. 1~2g
   C. <1.0g
   D. 3~4g
   E. 4~5g
10. 急性肾炎急性期需卧床休息（　）
    A. 1~2 周
    B. 2~3 周
    C. 3~4 周
    D. 4~5 周
    E. 5~6 周
11. 急性肾炎小儿恢复上学的指标是（　）
    A. 补体 C3 正常
    B. 血压正常
    C. 红细胞沉降率正常
    D. 血尿消失
    E. Addis 计数正常
12. 急性肾炎一般起病前有（　）的前驱感染史
    A. 3 周左右
    B. 2 周内
    C. 1~2 天内
    D. 2~3 周
    E. 1~4 周
13. 急性肾炎经控制水、盐入量后仍水肿、少尿者可用氢氯噻嗪，无效时用（　）
    A. 环磷酰胺
    B. 呋塞米
    C. 青霉素
    D. 双嘧达莫
    E. 吲哚美辛
14. 急性肾炎难治病例可用（　）
    A. 免疫抑制剂
    B. 中药
    C. 血液透析或腹膜透析治疗
    D. 肾上腺皮质激素+免疫抑制剂
    E. 中药+免疫抑制剂
15. 引起急性肾小球肾炎的常见致病菌为（　）
    A. 皮肤或呼吸道链球菌
    B. 甲型溶血性链球菌
    C. 金黄色葡萄球菌

D. 梭状芽孢杆菌
E. 变形杆菌

16. 关于治疗急性肾炎的措施，不正确的为（ ）
A. 红细胞沉降率接近正常可恢复上学
B. 卧床休息，水肿消退，肉眼血尿消失
C. 尿 Addis 计数正常才能正常活动
D. 水肿及高血压的患儿应限制钠盐摄入
E. 初期给予青霉素治疗至少2周

17. 关于治疗原发性肾病综合征，不正确的为（ ）
A. 应用激素期间给予钙及维生素 D
B. 给予高蛋白饮食，蛋白质摄入量应每日>4g/kg
C. 有高血压和水肿时应低盐饮食
D. 预防接种应在使用激素半年至1年后进行
E. 严重水肿者给予利尿药

18. 诊断小儿肾病综合征的必备条件是（ ）
A. 大量蛋白尿，高脂血症
B. 明显水肿，高脂血症
C. 大量蛋白尿，明显水肿
D. 低蛋白血症，明显水肿
E. 低蛋白血症，大量蛋白尿

19. 对于严重水肿或高血压者，下列叙述正确的是（ ）
A. 需无盐饮食，水分不限
B. 无需控制水、盐摄入
C. 低盐饮食
D. 直接应用呋塞米
E. 直接应用硝苯地平

二、A_2 型题（每一道试题是以一个小案例出现，其下面有 A、B、C、D、E 五个备选答案，请从中选择一个最佳答案。）

20. 患儿，男，10岁。半个月前曾患“脓皮病”，近3天晨起眼睑水肿，且逐日加重，尿少，尿色深。查体：BP 140/90mmHg，HR 114次/分，肝肋下1.5cm，轻压痛。首选的治疗是（ ）
A. 卡托普利
B. 泼尼松
C. 强心剂
D. 利尿药
E. 吸氧

21. 患儿，男，10岁。水肿、少尿3天，近1天来诉头痛、头晕、呕吐并抽搐1次。查体：体温37.3℃，血压165/115mmHg，血 BUN 7.8mmol/L。尿常规示：尿蛋白（++），红细胞>100个/高倍视野，白细胞30个/高倍视野。该患儿准确的诊断为（ ）
A. 急性肾炎，高血压脑病
B. 慢性肾炎急性发作
C. 肾炎性肾病，高血压脑病
D. 急进性肾炎
E. 急性肾炎，颅内出血

22. 患儿，男，8岁。因水肿、尿少5天入院。体检：眼睑水肿。尿检：尿蛋白（+），红细胞（++）。血压140/105mmHg。可能诊断为（ ）
A. 急性肾炎
B. 尿路感染
C. 单纯性肾病
D. 肾炎性肾病
E. 急进性肾炎

23. 患儿，男，10岁。诊断为急性链球菌感染后肾炎。入院第2天尿少加剧、心悸气短、频咳、烦躁。查体：双肺可闻及湿啰音，心率130次/分，肝右肋下2.5cm。此时，错误的治疗是（ ）
A. 严格卧床休息
B. 严格控制液体入量
C. 严格限制盐的摄入量
D. 使用呋塞米利尿
E. 使用甘露醇脱水利尿

24. 患儿，5岁。诊断为“肾病综合征”，因水肿、尿少，给予利尿消肿治疗，患儿发生腹胀、乏力、膝反射减弱，心音低钝，心电图出现U波。治疗中需及时补充（ ）
A. 钠盐
B. 钾盐
C. 钙剂
D. 镁剂
E. B族维生素

25. 患儿，男，8岁。因水肿、尿少1周来门诊，查体可见全身明显水肿，下肢指压痕明显，阴囊水肿较重，血压105/75mmHg，尿蛋白（++++），尿中RBC 0~4个/高倍视野，此患儿水肿的原因主要是（ ）
A. 肾小球滤过率下降
B. 低蛋白血症
C. 抗利尿激素（ADH）分泌增多
D. 醛固酮分泌增多
E. 肾小管对钠的重吸收增多

三、A_3/A_4 型题（每个案例下设若干道试题。请根据试题所提供的信息，在每一道试题下面的 A、B、C、D、E 五个备选答案中选择一个最佳答案。）

（26~27题共用题干）

患儿，女，8岁。3周前曾患脓疱病，水肿、少尿、肉眼血尿3天，BP 150/105mmHg。尿常规：蛋白（+），大量红细胞，管型1~2个/高倍视野，ASO升高，红细胞沉降率增快，血补体C3下降。

26. 最可能的诊断是（ ）
A. 急性肾小球肾炎
B. 急进性肾小球肾炎
C. 肾病综合征
D. 急性膀胱炎
E. 肾炎性肾病

27. 应限制钠盐摄入直到（ ）
A. 红细胞沉降率正常
B. 尿常规正常

C. 水肿消退，血压正常
D. 补体恢复正常
E. 肉眼血尿消失

（28～29 题共用题干）

患儿，9 岁。眼睑水肿 4 天，近 2 日加重，水肿渐及全身，尿少，今晨感觉上腹部不适，频咳，气短。查体：体温 37.5℃，眼睑及下肢水肿，血压 150/100mmHg，心率 116 次/分钟，心音低钝，双肺闻及水泡音，肝肋下 2.0cm。尿常规：蛋白（++），红细胞 20～30 个/高倍视野，血尿素氮 6mmol/L。

28. 诊断考虑为（　）
A. 急性肾炎伴肺炎
B. 急性肾炎伴肾功能不全
C. 急性肾炎伴循环充血
D. 急性肾炎伴高血压脑病
E. 急性肾炎伴心肌炎

29. 该病急性期应卧床休息至（　）
A. 红细胞沉降率降至正常
B. 抗“O”恢复正常
C. 肉眼血尿消失，血压正常
D. 镜下血尿消失，水肿消退
E. 尿 Addis 计数正常

（30～31 题共用题干）

患儿，男，6 岁。水肿、尿色红 2 天入院，半月前患过扁桃体炎。查体：颜面眼睑水肿，心肺听诊无异常。尿常规有红细胞（+++），蛋白（+）。

30. 首先考虑该患儿的诊断是（　）
A. 急性尿路感染
B. 单纯性肾病
C. 肾炎性肾病
D. 急进性肾小球肾炎
E. 急性肾小球肾炎

31. 若患儿在病程中出现血压升高，精神萎靡，水肿加重，尿量减少，氮质血症，血钾增高和代谢性酸中毒，首先应考虑并发（　）
A. 高血压脑病
B. 急性心功能不全
C. 急性肾功能不全
D. 急性肝功能不全
E. 急性肺炎

（32～33 题共用题干）

患儿，10 岁。水肿、尿少 3 天入院，神清，眼睑水肿明显，双下肢非凹陷性水肿，血压 145/96mmHg，心肺无异常。

32. 该患儿最可能的诊断是（　）
A. 急性泌尿系感染
B. 急性肾小球肾炎
C. 急进性肾小球肾炎
D. 肾炎性肾病
E. 单纯性肾病

33. 假若该患儿出现剧烈头痛、呕吐、抽搐，首先应考虑出现（　）
A. 中毒性脑病
B. 颅内出血
C. 化脓性脑膜炎
D. 低钠性脑水肿
E. 高血压脑病

第四节　营养性维生素 D 缺乏性佝偻病

一、A_1 型题（每一道试题下面有 A、B、C、D、E 五个备选答案，请从中选择一个最佳答案。）

1. 维生素 D 缺乏性佝偻病最早出现的骨骼改变是（　）
A. 肋骨串珠
B. O 形腿
C. 手镯、足镯
D. 方颅
E. 颅骨软化

2. 以下哪一项不是维生素 D 缺乏性佝偻病的初期表现（　）
A. 枕秃
B. 多汗
C. 烦躁多哭
D. 方颅
E. 血清总钙正常值降低或正常

3. 关于维生素 D 缺乏性佝偻病，预防措施不正确的是（　）
A. 适当多晒太阳
B. 提倡母乳喂养
C. 孕母补充维生素 D 及钙剂
D. 及时添加辅食
E. 早产儿 2 个月开始补充维生素 D

4. 维生素 D 缺乏性手足搐搦症发生惊厥是由于血清中（　）
A. 钾离子浓度降低
B. 钠离子浓度降低
C. 氯离子浓度降低
D. 钙离子浓度降低
E. 磷离子浓度降低

5. 维生素 D 缺乏性佝偻病发生颅骨软化的年龄多见于（　）
A. 1～2 个月
B. 3～6 个月
C. 7～9 个月
D. 10～12 个月
E. 1～2 岁

6. 维生素 D 缺乏性佝偻病时，由骨样组织增生所致的骨骼改变为（　）
A. 方颅
B. 肋膈沟（赫氏沟）
C. 鸡胸或漏斗胸
D. O 形腿或 X 形腿
E. 脊椎后突或侧弯

7. 预防佝偻病应特别强调的是（　）
A. 合理喂养
B. 经常口服鱼肝油
C. 经常口服钙片
D. 经常晒太阳
E. 多吃含维生素 D 的食物

8. 7～8 个月婴儿患维生素 D 缺乏性佝偻病，下列选项中常见的

骨骼改变是（ ）
A. 颅骨软化
B. 肋骨串珠
C. 方颅
D. 鸡胸
E. 肋膈沟

9. 维生素D缺乏性佝偻病与维生素D缺乏性手足搐搦症发病机制的相同点在于（ ）
A. 钙吸收代谢障碍
B. 磷吸收代谢障碍
C. 甲状旁腺功能不足
D. 维生素D缺乏
E. 神经系统兴奋性增高

二、A_2型题（每一道试题是以一个小案例出现，其下面有A、B、C、D、E五个备选答案，请从中选择一个最佳答案。）

10. 患儿，男，3个月。冬季出生，足月顺产，单纯牛奶喂养，未添加辅食。近半个月来较烦躁，夜里哭闹不安、多汗。查体：体重6kg，有颅骨软化。最可能的诊断是（ ）
A. 营养不良
B. 亚临床维生素A缺乏症
C. 维生素D缺乏性佝偻病
D. 婴儿肠痉挛
E. 维生素PP缺乏

11. 患儿，男，1岁。自幼营养欠佳，较瘦小，可见方颅、肋膈沟和O形腿。查体：血钙略低，血磷降低。X线检查：干骺端临时钙化带呈毛刷样。患儿最可能诊断为（ ）
A. 营养不良
B. 营养性维生素D缺乏性佝偻病
C. 软骨营养不良
D. 抗维生素D佝偻病
E. 维生素D缺乏性手足搐搦症

三、A_3/A_4型题（每个案例下设若干道试题。请根据试题所提供的信息，在每一道试题下面的A、B、C、D、E五个备选答案中选择一个最佳答案。）

（12~15题共用题干）

患儿，女，9个月。生后一直牛奶喂养，未添加辅食。近1周来患儿每日腹泻5~6次，质稀。伴吵闹不安，睡眠差，出汗多。尚不能扶站，未出牙。考虑为维生素D缺乏性佝偻病。

12. 体检时最可能存在的体征是（ ）
A. 鸡胸
B. 肌张力正常
C. 颅骨软化
D. 方颅及前囟增大
E. O形腿

13. 若化验检查示血钙2mmol/L，钙磷乘积为25，X线长骨检查示骨骺软骨明显增宽，干骺端临时钙化带消失，呈毛刷状及杯口样改变，则应属维生素D缺乏性佝偻病的（ ）
A. 初期
B. 激期
C. 恢复期
D. 后遗症期
E. 恢复期与后遗症期的过渡阶段

14. 若该患儿在住院过程中突然抽搐1次，表现为四肢抽动，肌张力增高，双眼上翻凝视，口吐白沫，持续1分钟后自行缓解。随后神志清楚，精神正常，但体温（肛温）为38℃。为明确抽搐原因，应首选查（ ）
A. 血常规
B. 血糖
C. 血钙、磷及镁
D. 脑脊液常规
E. 头颅CT或MRI检查

15. 若该患儿仍反复抽搐，应给予（ ）
A. 静脉滴注钙剂
B. 静脉注射高渗葡萄糖
C. 肌内注射维生素D_3
D. 静脉注射甘露醇
E. 肌内注射硫酸镁

第五节 新生儿黄疸

一、A_1型题（每一道试题下面有A、B、C、D、E五个备选答案，请从中选择一个最佳答案。）

1. 可造成新生儿黄疸重度贫血的是（ ）
A. Rh溶血
B. 新生儿败血症
C. 新生儿肝炎
D. ABO溶血
E. 母乳性黄疸

2. 关于病理性黄疸，以下错误的是（ ）
A. 黄疸程度较重
B. 黄疸出现时间较早
C. 黄疸持续时间较短
D. 黄疸进展快
E. 有伴随症状

3. 以下各项，不属新生儿病理性黄疸临床特点的是（ ）
A. 黄疸持续时间过长
B. 血清胆红素值过高或上升过快
C. 黄疸出现过早
D. 黄疸退而复现
E. 早产儿黄疸消退最长达3~4周

4. 下列疾病中，可导致新生儿胆红素生成过多的是（ ）
A. 新生儿败血症
B. 新生儿窒息

C. 先天性胆道闭锁
D. 先天性甲状腺功能减退症
E. 胆汁黏稠综合征

二、A_2 型题（每一道试题是以一个小案例出现，其下面有 A、B、C、D、E 五个备选答案，请从中选择一个最佳答案。）

5. 患儿，女，足月顺产。生后3天后出现皮肤轻度黄染，吃奶好，无发热。肝脾不大，脐无分泌物，血清总胆红素175μmol/L，母血型为“O”，子血型为“A”。应考虑为（　）
A. 新生儿溶血病
B. 新生儿败血症
C. 新生儿肝炎
D. 生理性黄疸
E. 新生儿胆道闭锁

6. 足月儿，生出7天。近2天发现面部及前胸皮肤黄染，手足心不黄。母乳喂养，吃奶好，无发热，大便黄色，每日2~3次。化验血清胆红素156μmol/L。最恰当的诊断是（　）
A. 生理性黄疸
B. 病理性黄疸
C. 胆红素脑病
D. 新生儿溶血病
E. 新生儿败血病

7. 患儿，足月女婴，生后24小时内出现黄疸，拒哺。查体：嗜睡，面色苍白，血红蛋白90g/L，血清未结合胆红素342μmol/L。此患婴的可能诊断是（　）
A. 新生儿肝炎
B. 新生儿胆管发育不佳
C. 新生儿溶血病
D. 新生儿败血症
E. 新生儿硬肿症

三、A_3/A_4 型题（每个案例下设若干道试题。请根据试题所提供的信息，在每一道试题下面的 A、B、C、D、E 五个备选答案中选择一个最佳答案。）

（8~9题共用题干）

患儿，男，日龄5天，自然分娩。出生后1天出现明显黄疸，胎便已排，吃奶减少，查体：反应迟钝，全身皮肤黄染，心、肺、腹未发现异常，患儿握持反射减弱，经皮胆红素测定为30mg/dl。

8. 该患儿的黄疸可判断为（　）
A. 生理性黄疸
B. 黄疸持续时间过长
C. 先天性甲状腺功能减退症
D. 经皮胆红素测定读数值未超标
E. 黄疸出现过早

9. 下列处理措施中，最恰当的是（　）
A. 回家观察
B. 输血治疗
C. 蓝光照射
D. 停喂母乳
E. 紧急转诊

第六节　小儿热性惊厥

一、A_1 型题（每一道试题下面有 A、B、C、D、E 五个备选答案，请从中选择一个最佳答案。）

1. 下面有关热性惊厥的描述哪一项不正确（　）
A. 发作前后一般状况良好
B. 病因尚不完全清楚，但有明显遗传性
C. 惊厥多发生于发热早期体温骤升阶段
D. 感染和发热两方面因素特征是惊厥的内在基础
E. 发病年龄为6个月至5岁

2. 小儿热性惊厥首选治疗药物是（　）
A. 硫喷妥钠
B. 苯妥英钠
C. 苯巴比妥
D. 地西泮
E. 甘露醇

3. 以下哪一项不是单纯性热性惊厥的特点（　）
A. 短暂发作，多<10分钟
B. 在热性惊厥中约占70%
C. 少有惊厥持续状态
D. 惊厥发作多为局灶性或不对称
E. 神经系统检查阴性

二、A_2 型题（每一道试题是以一个小案例出现，其下面有 A、B、C、D、E 五个备选答案，请从中选择一个最佳答案。）

4. 足月新生儿。出生后1分钟Apgar评分3分，复苏后出现嗜睡，频繁惊厥。为控制惊厥首选药物是（　）
A. 地西泮
B. 苯巴比妥钠
C. 副醛
D. 水合氯醛
E. 异丙嗪

5. 夏季，3岁小儿突然高热，体温40℃，惊厥1次。体检：神清，面色红，咽红，心、肺、腹（-），神经系统未见异常，最可能的诊断是（　）
A. 高热惊厥
B. 中毒性痢疾
C. 流行性脑膜炎
D. 结核性脑膜炎
E. 脑脓肿

6. 患儿，男，11个月。咳嗽1天，发热3小时，体温39.3℃，就诊过程中突然双眼上翻，肢体强直，持续1分钟。查体：咽红，心肺腹及神经系统无异常，半年前也有相同病

史，最可能的诊断是（ ）
A. 癫痫
B. 低钙惊厥
C. 中毒性脑病
D. 化脓性脑膜炎
E. 高热惊厥

7. 男婴，6个月。高热3天，惊厥2次，呕吐2次，不伴腹泻。查体：心、肺均无异常。血WBC 18×10^9/L，N 0.85。查体最应注意的体征是（ ）
A. 前囟隆起
B. 颈强直
C. Babinski征（+）
D. Brudzinski征（+）
E. Kernig征（+）

8. 患儿，女，1岁。高热3小时，体温39℃，惊厥1次，为全身性发作。为控制惊厥首选的药物及用药方法是（ ）
A. 肌内注射苯巴比妥
B. 肌内注射地西泮
C. 静脉注射苯妥英钠
D. 静脉注射副醛
E. 静脉注射地西泮

9. 患儿，女，6个月。流涕、咳嗽3天，近半天高热，体温39.4℃，抽搐1次，约3分钟自行缓解。查体：精神萎靡，前囟平，咽充血，双肺未闻及中小水泡音，脑膜刺激征阴性。血常规：白细胞 5×10^9/L。该患儿诊断最可能是（ ）
A. 肺炎，高热惊厥
B. 上呼吸道感染，高热惊厥
C. 中毒性脑病
D. 手足搐搦症
E. 脑炎

第七节 常见发疹性疾病

一、A_1型题（每一道试题下面有A、B、C、D、E五个备选答案，请从中选择一个最佳答案。）

1. 麻疹早期诊断最有意义的临床表现是（ ）
A. 发热、流涕、咳嗽
B. 接触过上呼吸道感染者
C. 耳后淋巴结肿大
D. 手、足出现红色斑丘疹
E. 麻疹黏膜斑

2. 典型麻疹的出疹顺序是（ ）
A. 先耳后、颈部，延及额面部，而后躯干、四肢
B. 先耳后，四肢，后躯干、手掌、脚心
C. 先额部，面部，后躯干、四肢
D. 先躯干，后四肢，最后头面部
E. 先前胸，后背部，延及四肢、手心、足底

3. 不符合水痘皮疹特点的是（ ）
A. 皮疹呈向心性分布
B. 皮疹最初形态为斑丘疹
C. 黏膜处也可见皮疹
D. 丘疹、疱疹、结痂可同时存在
E. 皮疹不伴瘙痒

4. 出疹（ ）后，皮疹按出疹的先后顺序渐消退，疹退后留有棕褐色色素沉着伴糠麸样脱屑。体温开始下降。症状明显减轻。如不出现并发症，可自愈
A. 3~4天
B. 6~7天
C. 21~30天
D. 10~15天
E. 8~10天

5. 麻疹是麻疹病毒引起的急性发疹性传染病，患者是唯一的传染源。在出疹前、后（ ）均有传染性
A. 14天
B. 5天
C. 21天
D. 10天
E. 7天

6. 典型麻疹的出疹时间与发热的关系是（ ）
A. 发热2~3天出疹，出疹时伴低热
B. 发热3~4天出疹，出疹时热退
C. 发热1~2天出疹，出疹时热退
D. 发热3~4天出疹，出疹时热更高
E. 发热1~2天出疹，出疹时热更高

7. 发热、咽峡炎、全身弥漫性鲜红色皮疹和疹退后明显脱屑的疾病是（ ）
A. 猩红热
B. 麻疹
C. 幼儿急疹
D. 水痘
E. 风疹

8. 猩红热少数患者患病后由于变态反应而出现（ ）的损害
A. 心、肾、关节
B. 血液
C. 肺部
D. 四肢及皮肤
E. 咽喉

9. 猩红热一年四季都有发生，尤以（ ）发病为多
A. 夏季
B. 夏秋季
C. 冬春季
D. 秋冬季
E. 春夏季

10. 麻疹黏膜斑（Koplik斑）的特点是（ ）
A. 颊黏膜白色斑块，大小不等高出皮面

B. 颊黏膜充血、肿胀并伴有小出血点
C. 第二磨牙的颊黏膜出现针头帽大小白色斑点
D. 颊黏膜蓝黑色色素沉着
E. 颊黏膜瘀斑

11. 猩红热临床表现潜伏期（　）天，也可少至1天，多至7天
A. 1~2
B. 2~3
C. 3~4
D. 2~5
E. 5~7

12. 起病急剧，突然高热、头痛、咽痛、恶心、呕吐等。若细菌是从咽部侵入的，则扁桃体红肿，可有灰白色易被擦去的渗出性膜，软腭黏膜充血，有点状红斑及散在性瘀点。以上是哪一种疾病的临床表现（　）
A. 猩红热
B. 麻疹
C. 幼儿急疹
D. 水痘
E. 风疹

13. 以下哪一种疾病具有“杨莓舌”的临床表现（　）
A. 水痘
B. 风疹
C. 幼儿急疹
D. 猩红热
E. 麻疹

14. 猩红热发病（　）之后舌被白苔变为“杨莓舌”
A. 1~2天
B. 2~3天
C. 3~4天
D. 2~5天
E. 5~7天

15. 水痘最常见的并发症是（　）
A. 心肌炎
B. 急性脑炎
C. 关节炎
D. 急性喉炎
E. 败血症

16. 幼儿急疹可能会出现的并发症是（　）
A. 肺炎
B. 败血症
C. 小儿癫痫
D. 咳嗽、高热不退、惊厥
E. 中毒性心肌炎

17. 不符合幼儿急疹临床特点的是（　）
A. 高热时可有惊厥
B. 红色斑丘疹，颈部及躯干多见
C. 可有耳后淋巴结肿大
D. 高热3~5天
E. 出疹期热度更高

18. 幼儿急疹又称婴儿玫瑰疹，是感染人类疱疹病毒6型所引起的急性传染病，临床特征是持续高热（　）
A. 1~2天
B. 1~3天
C. 3~5天
D. 2~3天
E. 5~7天

19. 有关幼儿急疹，以下说法错误的是（　）
A. 多发生于2岁以上的婴幼儿
B. 出疹期，持续3~5天体温骤退，同时出疹
C. 突起高热，体温39~40℃，持续3~5天可伴有惊厥
D. 皮疹主要分布于颈部、躯干、上肢。皮疹出现1~3天后即消退，疹退后无脱屑及色素沉着斑
E. 可见咽峡部充血、头颈部淋巴结轻度肿大，轻度腹泻

20. 麻疹患儿解除隔离的指标是（　）
A. 隔离至热退
B. 皮疹完全消退后
C. 出疹后5天
D. 出疹后10~14天
E. 出疹后3~4天

21. 麻疹病毒在发病之初常常通过以下哪种途径传播（　）
A. 消化道
B. 血液
C. 排泄物
D. 呼吸道
E. 虫媒

二、A_2型题（每一道试题是以一个小案例出现，其下面有A、B、C、D、E五个备选答案，请从中选择一个最佳答案。）

22. 某幼儿园发现一麻疹患儿。为了控制麻疹进一步蔓延，不应采取的措施是（　）
A. 暂不接受其他易感儿入托
B. 整个幼儿园中小儿使用抗生素治疗
C. 易感者接触麻疹后应隔离检疫3周
D. 体弱多病的易感儿应立即肌内注射丙种球蛋白
E. 体健易感儿接触后2天内应急接种麻疹疫苗

23. 患儿，女，2岁。发热、流涕、咳嗽3天，皮疹6小时。查体：精神萎靡，前额及耳后有浅红色斑丘疹，眼结膜充血，口腔黏膜粗糙，双肺呼吸音粗。最可能的诊断是（　）
A. 麻疹
B. 幼儿急疹
C. 风疹
D. 小儿皮肤黏膜淋巴结综合征（川崎病）
E. 咽结合膜热

24. 患儿，男，10个月。发热3天，体温39℃。查体：一般情况良好，咽充血，耳后淋巴结肿大，心肺无异常，肝脾未触及。若患儿热退后，伴皮疹出现。可能的诊断是（　）
A. 风疹

B. 麻疹
C. 水痘
D. 猩红热
E. 幼儿急疹

25. 患儿，女，4岁。先有轻微卡他症状，数小时至1天迅速出现皮疹，先见于面颈部，24小时遍及全身，为斑疹或斑丘疹，大小不一，可融合成片，耳后淋巴结肿大并有压痛。最可能的诊断是（ ）
A. 风疹
B. 麻疹
C. 水痘
D. 猩红热
E. 幼儿急疹

26. 患儿，男，2岁。高热4天，发现面部、躯干红色皮疹。出疹后第3天突发惊厥1次，伴呕吐3次。查体：体温38.5℃，嗜睡，全身皮肤可见红色斑丘疹，疹间皮肤正常，心音有力，肺部无啰音，脑膜刺激征（+）。最可能的诊断是（ ）
A. 麻疹脑炎
B. 麻疹并发热性惊厥
C. 化脓性脑膜炎
D. 风疹并发热性惊厥
E. 风疹脑炎

27. 患儿，6岁。昨日开始发热，咽痛，腹痛，自诉“口服速效感冒胶囊”，热退，今晨又发热。查体：颜面潮红，口周苍白，咽部充血，双侧扁桃体肿大，躯干皮肤见红色细小丘疹，压之褪色，心肺正常。诊断最可能为（ ）
A. 麻疹
B. 风疹
C. 药疹
D. 肠道病毒感染
E. 猩红热

28. 患儿，女，8个月。高热4天，今日热退但躯干部出现红色斑丘疹，皮疹间有正常皮肤，最可能的诊断是（ ）
A. 麻疹
B. 风疹
C. 幼儿急疹
D. 水痘
E. 猩红热

29. 患儿，2岁。发热1天出现皮疹，为红色斑丘疹，由面部开始1天遍及全身，伴枕部、耳后及颈部淋巴结肿大，诊断最可能为（ ）
A. 麻疹
B. 风疹
C. 幼儿急疹
D. 猩红热
E. 荨麻疹

30. 患儿，女，4岁。高热1天，第2天发现皮疹就诊。患儿全身皮肤弥漫性充血发红，可见密集均匀的红色细小丘疹，面部潮红，唇周苍白，咽扁桃体充血水肿，舌乳头红肿突起。临床上最可能的诊断是（ ）
A. 风疹
B. 麻疹
C. 水痘
D. 猩红热
E. 幼儿急疹

31. 患儿，4个月。近2天两侧耳后出现密集分布的粟粒大小丘疹，伴有小水疱，并逐渐出现渗出和糜烂，边界不清，可能的诊断为（ ）
A. 郁积性湿疹
B. 亚急性湿疹
C. 耳部湿疹
D. 慢性湿疹
E. 急性湿疹

三、A_3/A_4 型题（每个案例下设若干道试题。请根据试题所提供的信息，在每一道试题下面的A、B、C、D、E五个备选答案中选择一个最佳答案。）

（32～33题共用题干）

患儿，男，2岁。发热4天，体温达40℃，伴流涕、鼻塞、咳嗽，眼结合膜充血，眼泪较多。皮疹呈向心性分布，躯干最多。

32. 最可能的诊断为（ ）
A. 麻疹
B. 风疹
C. 水痘
D. 幼儿急疹
E. 猩红热

33. 下列有关皮疹的皮肤传染病不正确的是（ ）
A. 风疹起于面部，疹间皮肤正常，疹退无色素沉着及脱屑
B. 猩红热耳后起出皮疹，全身皮肤充血发红基础上弥漫性针头大小鲜红色点状红斑，压之褪色，疹退后脱皮
C. 流行性脑脊髓膜炎皮肤黏膜出现鲜红色或紫红色瘀点或瘀斑，病理征阳性
D. 伤寒躯干出现玫瑰疹，伴有脾大，肥达反应阳性
E. 麻疹出现斑丘疹、丘疹、水疱、结痂，皮疹呈向心性分布，躯干最多

第九单元　传染病与性病、寄生虫病

第一节　病毒性肝炎

一、A_1 型题（每一道试题下面有A、B、C、D、E五个备选答案，请从中选择一个最佳答案。）

1. 诊断病毒性肝炎最可靠的根据是（　）
A. 发病季节
B. 起病方式
C. 症状及体征
D. 接触史
E. 病原学及肝功能检查

2. 有关急性甲型肝炎的治疗，以下哪一项是最主要的（　）
A. 休息
B. 保肝
C. 降酶
D. 抗病毒
E. 调节免疫

3. 不属于乙肝传播途径的是（　）
A. 血液传播
B. 消化道传播
C. 性传播
D. 血液制品传播
E. 垂直传播

4. 治疗慢性丙型肝炎的最佳方案是（　）
A. 普通干扰素合利巴韦林
B. 聚乙二醇干扰素合利巴韦林
C. 聚乙二醇干扰素合恩替卡韦
D. 聚乙二醇干扰素合拉米夫定
E. 普通干扰素合拉米夫定

5. 下列疾病中，可通过胎盘传播的是（　）
A. 流行性乙型脑炎
B. 脊髓灰质炎
C. 乙型肝炎
D. 甲型肝炎
E. 狂犬病

6. 有关丙型肝炎，以下哪一项是正确的（　）
A. 抗-HCV属保护性抗体
B. 丙型肝炎病毒只能通过输血传播
C. 丙型肝炎黄疸发生率较高
D. 丙型肝炎极易演变为慢性
E. 急性丙型肝炎的治疗不应使用干扰素

7. 有关肝炎病毒血清学标志物的描述，以下哪一项不正确（　）
A. HBsAg阳性表明患者有传染性
B. 抗-HAV IgM阳性可诊断为急性HAV感染
C. 慢性HBV感染抗-HBc IgM也可阳性
D. 抗-HCV阳性为HCV既往感染
E. 抗-HBs是保护性抗体

8. 乙型肝炎五项是临床常用的乙型肝炎免疫学检查，包括HBsAg、HBsAb、HBeAg、HBeAb和HBcAb。如果（　）阳性，其余两项阴性，俗称大三阳，如肝酶正常，为乙型肝炎病毒携带状态，传染性相对较强
A. HBsAg、HBeAg、HBcAb
B. HBsAb、HBeAg、HBeAb
C. HBeAg、HBeAb、HBsAg
D. HBeAb、HBsAb、HBsAg
E. HBcAb、HBeAg、HBeAb

9. 乙型肝炎五项是临床常用的乙型肝炎免疫学检查，包括HBsAg、HBsAb、HBeAg、HBeAb和HBcAb。如果（　）阳性，其余两项阴性，俗称小三阳，如转氨酶正常，为乙型肝炎病毒携带状态，部分患者有传染性
A. HBsAg、HBeAg、HBcAb
B. HBsAb、HBeAg、HBeAb
C. HBeAg、HBeAb、HBsAg
D. HBeAb、HBsAb、HBsAg
E. HBcAb、HBsAg、HBeAb

10. 乙型肝炎五项是临床常用的乙型肝炎免疫学检查，包括HBsAg、HBsAb、HBeAg、HBeAb和HBcAb。如果（　）阳性，其余三项阴性，说明急性HBV感染或乙型肝炎病毒携带者，传染性弱
A. HBsAg、HBcAb
B. HBeAg、HBeAb
C. HBeAg、HBsAg
D. HBeAb、HBsAb
E. HBcAb、HBsAg

11. 乙型肝炎五项是临床常用的乙型肝炎免疫学检查，包括HBsAg、HBsAb、HBeAg、HBeAb和HBcAb。如果（　）阳性，有几种可能性：①既往感染。②恢复期抗-HBs尚未出现。③无症状乙型肝炎病毒携带者
A. HBsAg
B. HBsAb
C. HBeAg
D. HBeAb
E. HBcAb

12. 乙型肝炎五项是临床常用的乙型肝炎免疫学检查，包括

HBsAg、HBsAb、HBeAg、HBeAb和HBcAb。如果（ ）阳性，其余两项阴性，说明是感染的恢复期，已有一定的免疫力

A. HBsAg、HBeAg、HBcAb
B. HBsAb、HBeAg、HBeAb
C. HBeAg、HBeAb、HBsAg
D. HBeAb、HBsAb、HBcAb
E. HBcAb、HBeAg、HBeAb

13. 乙型肝炎五项是临床常用的乙型肝炎免疫学检查，包括HBsAg、HBsAb、HBeAg、HBeAb和HBcAb。如果（ ）阳性，其余四项阴性，说明：曾经注射过乙型肝炎疫苗并产生了抗体，有免疫力；曾经有过乙型肝炎病毒的感染，现具有一定的免疫力

A. HBsAg
B. HBsAb
C. HBeAg
D. HBeAb
E. HBcAb

14. 根据有无黄疸、病情轻重和病程长短，下列选项中不属于肝炎临床分类的是（ ）

A. 慢性肝炎
B. 重型肝炎
C. 轻型肝炎
D. 黄疸型肝炎
E. 以上均不正确

15. 甲型肝炎的典型病例不包括（ ）

A. 食欲缺乏
B. 乏力
C. 恶心
D. 眩晕
E. 呕吐

16. 在甲型肝炎的血清免疫学检查中，抗 HAV IgG（ ）以上的升高有确诊价值

A. 1倍
B. 2倍
C. 3倍
D. 4倍
E. 5倍

17. 在药物治疗中可因地制宜选用适当的保肝药物（包括西药和中药），但用药种类不宜多，时间不宜太长。不主张常规使用（ ）

A. 葡萄糖
B. 维生素
C. 氨基酸
D. 利尿药
E. 肾上腺皮质激素

18. 乙型肝炎患者血清中，检出抗-HBs，说明（ ）

A. 患者获得免疫，疾病已恢复
B. 肝炎病毒在体内复制
C. 病毒变异，仅查出抗-HBs
D. 免疫耐受，病情迁延不愈
E. 血清中可同时检出HBsAg

19. 下列哪一选项不是感染丙型肝炎病毒后的表现（ ）

A. 食欲缺乏
B. 呕吐
C. 黄疸
D. 肝大及叩击痛
E. 乏力

二、A_2 型题（每一道试题是以一个小案例出现，其下面有A、B、C、D、E五个备选答案，请从中选择一个最佳答案。）

20. 某医师在给乙型肝炎病毒（HBV）携带者注射时，不慎被患者用过的针头刺伤手指。为预防乙型肝炎病毒感染，应首先采取的措施是（ ）

A. 注射抗生素
B. 注射丙种球蛋白
C. 注射乙型肝炎疫苗
D. 注射乙肝免疫球蛋白
E. 注射α干扰素

21. 患者，男性，50岁。呕血2小时，量约600ml。慢性乙型肝炎病史10年。查体：脾肋下2cm。出血病因首先考虑是（ ）

A. 胃血管畸形破裂
B. 食管-胃底静脉曲张破裂
C. 胃癌
D. 消化性溃疡
E. 食管贲门黏膜撕裂综合征

22. 患者，男性，38岁。既往无肝病，2个月前因手术输血600ml，近日出现腹胀、乏力，丙氨酸氨基转移酶（ALT）200U/L，化验抗-HAV（-），HBsAg（-），抗-HBC（-），抗-HBs（+），抗-HCV（+），诊断应首先考虑为（ ）

A. 戊型肝炎
B. 甲型肝炎
C. 乙型肝炎
D. 丁型肝炎
E. 丙型肝炎

23. 患者，男性，38岁。患慢性乙肝，化验乙肝五项指标，HBsAg（+），抗 HBc（+），HBeAg（+），ALT120U/L，其意义（ ）

A. 病毒无复制，无传染性
B. 病毒有复制，肝脏有损伤
C. 有传染性
D. 肝脏有损伤，无传染性
E. 病毒有复制，有传染性，肝脏有损害

24. 患者，男性，29岁，一次体检中发现HBsAg阳性，当时无症状及体征，肝功正常。次年5月，因突然乏力、恶心、食欲缺乏、尿黄而入院。化验：ALT500U/L，血清总胆红素85μmol/L，HAVAb IgM（+）。该患者诊断为（ ）

A. 乙型肝炎，慢性活动型，既往感染过甲型肝炎
B. 乙型肝炎，慢性迁延型，既往感染过甲型肝炎
C. 急性甲型黄疸型肝炎，乙型肝炎病毒携带者
D. 急性乙型肝炎，合并甲型肝炎
E. 急性黄疸型肝炎，甲、乙型肝炎病毒混合感染

三、A_3/A_4 型题（每个案例下设若干道试题。请根据试题所提供的信息，在每一道试题下面的A、B、C、D、E五个备选答案中选择一个最佳答案。）

（25~26题共用题干）

某患者近日因食欲缺乏、乏力、巩膜黄染等就医，经检查肝功能不正常，"两对半"检测结果为：HBsAg（+），HBeAg（+），抗HBc IgM（-），抗HBc IgG（-），抗-HBs（-），抗-HBe（-）。传染病院将其收治入院，疾病预防控制中心在24小时内对患者家庭及其环境进行了彻底的消毒。

25. 根据临床表现及检验结果表明该患者处于（ ）
   A. 急性乙肝早期
   B. 急性乙肝后期
   C. 急性乙肝恢复期
   D. 慢性乙肝急性发作期
   E. 慢性乙肝期

26. 疾病预防控制中心所实施的消毒属（ ）
   A. 及时消毒
   B. 疫源地消毒
   C. 随时消毒
   D. 终末消毒
   E. 预防性消毒

第二节 流行性脑脊髓膜炎

一、A_1 型题（每一道试题下面有A、B、C、D、E五个备选答案，请从中选择一个最佳答案。）

1. 流行性脑脊髓膜炎（流脑）最常见的临床类型是（ ）
   A. 普通型
   B. 暴发型混合型
   C. 暴发型脑膜脑炎型
   D. 轻型
   E. 暴发型休克型

2. 流行性脑脊髓膜炎的主要临床特征是（ ）
   A. 急起高热、惊厥、呼吸衰竭
   B. 急起高热、头痛、呕吐、昏迷、呼吸衰竭
   C. 急起高热、头痛、呕吐、昏迷、脑膜刺激征
   D. 缓慢起病，发热不明显，头痛剧烈，无休克
   E. 急起高热、头痛、呕吐、皮肤黏膜瘀点、瘀斑、脑膜刺激征

3. 确诊流行性脑脊髓膜炎最重要的实验室检查是（ ）
   A. 脑脊液涂片阳性
   B. 血白细胞总数增高
   C. 脑脊液呈化脓性改变
   D. 脑脊液培养阳性
   E. 咽拭子培养阳性

4. 不支持流行性脑脊髓膜炎诊断的脑脊液检查的是（ ）
   A. 蛋白质含量高
   B. 外观浑浊呈脓性
   C. 细胞数<0.5×10^9/L，以单个核细胞为主
   D. 糖含量明显减少
   E. 氯化物含量减少

5. 流行性脑脊髓膜炎脑膜脑炎期的病变部位主要为（ ）
   A. 软脑膜
   B. 脑实质
   C. 脑神经
   D. 硬脑膜
   E. 蛛网膜

6. 高热、头痛、呕吐，全身皮肤散在瘀点，颈项强直，最可能的诊断是（ ）
   A. 结核性脑膜炎
   B. 流行性脑脊髓膜炎
   C. 流行性乙型脑炎
   D. 中毒性细菌性痢疾
   E. 伤寒

7. 关于流行性脑脊髓膜炎隔离和转诊说法不正确的是（ ）
   A. 流行期间做好卫生宣传工作，对疑似病例早发现、早诊断、早报告、早期就地呼吸道隔离和转诊治疗
   B. 一般隔离至临床症状消失3天
   C. 对与患者接触者，医学观察10天
   D. 暴发型流脑的病情凶险，变化迅速
   E. 多数患者死于入院后12小时或转诊途中

8. 流行性脑脊髓膜炎的病原菌是（ ）
   A. 革兰阴性杆菌
   B. 抗酸杆菌
   C. 革兰阴性球菌
   D. 革兰阳性球菌
   E. 革兰阴性弧菌

9. 流行性脑脊髓膜炎的平均潜伏期是（ ）
   A. 2~3天
   B. 10~15天
   C. 16~20天
   D. 21~30天
   E. 1月以上

10. 结核性脑膜炎早期症状的特点不包括（ ）
   A. 表情淡漠，好哭，嗜睡
   B. 低热，盗汗，食欲缺乏
   C. 便秘，性情改变
   D. 头痛，呕吐
   E. 反复惊厥

11. 流行性脑脊髓膜炎普通型约占全部病例的90%，病程分为四期，下列不属于普通型的是（ ）
   A. 上呼吸道感染期
   B. 败血症期
   C. 脑膜炎期
   D. 混合期

E. 恢复期

二、A_2 型题（每一道试题是以一个小案例出现，其下面有A、B、C、D、E五个备选答案，请从中选择一个最佳答案。）

12. 患儿，男，11岁，学生，1月底因突起高热、剧烈头痛、恶心伴非喷射性呕吐1次入院。体检：神清，全身皮肤散在瘀点、瘀斑，颈项抵抗，心率120次/分，两肺无异常，腹软无压痛。化验检查：血白细胞计数 20×10^9/L，中性粒细胞0.89，淋巴细胞0.05，单核细胞0.06，首先考虑的诊断是（　）
    A. 流行性脑脊髓膜炎
    B. 流行性乙型脑炎
    C. 病毒性脑炎
    D. 伤寒
    E. 结核性脑膜炎
13. 患儿，男，8岁。发热，头痛3天，伴神志不清6小时，2天前入院。既往体健。体检：T 39.9℃，BP 110/70mmHg，浅昏迷，双侧瞳孔等大正圆，球结膜水肿。四肢可见散在的瘀点，颈抵抗（+），克氏征（+）。血WBC 20×10^9/L，中性粒细胞0.92，淋巴细胞0.08，Hb 157g/L。腰椎穿刺脑脊液检查：压力250mmH₂O，WBC 2600×10^6/L，多核细胞0.88，单核细胞0.12，蛋白3.3g/L，糖0.8mmol/L，氯化物91mmol/L；最可能的诊断是（　）
    A. 中毒型痢疾
    B. 败血症
    C. 肾综合征出血热
    D. 流行性乙型脑炎
    E. 流行性脑脊髓膜炎
14. 患儿，6岁。发热、头痛、恶心、呕吐2天，嗜睡1天。查体：体温39.5℃，浅昏迷，瞳孔等大，对光反应良好，颈强直（+），凯尔尼格征（+），胸腹部多个出血点。脑脊液化验：WBC 19×10^9/L，N 0.85。最可能的诊断为（　）
    A. 结核性脑膜炎
    B. 流行性脑脊髓膜炎
    C. 流行性乙型脑炎
    D. 肾综合征出血热
    E. 疟疾
15. 患者，男性，20岁。发热伴明显头痛、呕吐2天，神志恍惚半天就诊，平日生活条件较差。查体：体温39.5℃，P 120次/分，BP 130/80mmHg，神志恍惚，烦躁，皮肤散在皮疹，压之不褪色，颈抵抗，Kernig征（+）。实验室检查：WBC 21×10^9/L，N 0.89。CSF检查：压力200mmH_2O，有核细胞 25×10^9/L，多核0.95，蛋白升高，糖、氯化物降低。首先考虑的诊断是（　）
    A. 隐球菌性脑膜炎
    B. 病毒性脑膜炎
    C. 结核性脑膜炎
    D. 流行性脑脊髓膜炎
    E. 流行性乙型脑炎
16. 患儿，女，5岁。因发热、头痛、呕吐2天。查体：神志恍惚，口唇单纯疱疹，皮肤上有大小不等的瘀斑，少数融合成片。本病例的诊断应首先考虑（　）
    A. 流行性乙型脑炎
    B. 钩端螺旋体病脑膜脑炎型
    C. 肾综合征出血热
    D. 脑型疟疾
    E. 流行性脑脊髓膜炎

第三节　狂　犬　病

A_1 型题（每一道试题下面有A、B、C、D、E五个备选答案，请从中选择一个最佳答案。）

1. 对狂犬病前驱期描述正确的是（　）
    A. 会出现共济失调
    B. 会有恐水现象
    C. 会有发作性咽肌痉挛
    D. 对声、光、风、痛敏感
    E. 患者会表现为极度恐惧
2. 有关狂犬病的预防，错误的是（　）
    A. 击毙的狂犬应该焚毁
    B. 注射狂犬病疫苗
    C. 捕杀野犬
    D. 伤口紧急缝合及包扎
    E. 使用抗狂犬病血清
3. 对于狂犬病疫苗接种程序的描述，哪一项是正确的（　）
    A. 一般咬伤者于1、3、7、14和28天各注射狂犬病疫苗1个剂量
    B. 于0、4、8、16和28天各注射狂犬病疫苗1个剂量
    C. 注射当天剂量加倍，第3、7、14和30天各注射狂犬病疫苗1个剂量
    D. 2岁以下的儿童每针次均接种0.5个剂量
    E. 暴露前预防适用于所有人群
4. 以下选项中，不属于狂犬病前驱期典型症状的是（　）
    A. 食欲缺乏
    B. 高热
    C. 恶心、头痛
    D. 倦怠
    E. 全身不适
5. 以下选项中，不属于狂犬病兴

奋期突出表现的是（　）
A. 恐怖、恐水、怕风
B. 多汗流涎
C. 发作性咽肌痉挛
D. 呼吸困难
E. 尿频尿急

6. 以（　）为主要表现的“麻痹型”或“静型”，也称哑狂犬病
A. 恶心
B. 呕吐
C. 呼吸困难
D. 瘫痪
E. 高热

第四节　艾滋病

一、A_1 型题（每一道试题下面有A、B、C、D、E五个备选答案，请从中选择一个最佳答案。）

1. 以下情况哪种不属艾滋病分期内容（　）
A. 无症状感染期血中可检测出病毒及抗体
B. 前驱期无明显症状
C. 急性感染期以发热最为常见
D. 艾滋病期可并发各种机会性感染和恶性肿瘤
E. 艾滋病期部分患者可表现为神经精神症状

2. 以下有关艾滋病的叙述，不正确的是（　）
A. 即获得性免疫缺陷综合征
B. 是人类免疫缺陷病毒引起的
C. 人群对本病普遍易感
D. 是性接触传染病
E. HIV主要侵犯和破坏部分B淋巴细胞

3. 以下有关HIV病原学特点不正确的是哪一项（　）
A. 为RNA病毒
B. 有HIV-Ⅰ、HIV-Ⅱ两个型
C. 属反转录病毒科
D. 主要侵犯$CD8^+$T淋巴细胞
E. 慢病毒亚科

4. HIV感染后，临床分为3期，有关急性期的描述，下列哪项错误（　）
A. 大多数患者临床症状轻微
B. 患者出现发热、淋巴结肿大
C. 血清中可以检测到p24抗原
D. 出现无菌性脑膜炎或外周神经病变
E. $CD4^+$T细胞明显增加

5. 下列选项中，关于艾滋病的临床表现，说法正确的是（　）
A. 窗口期出现在无症状感染期
B. 艾滋病潜伏期为2周
C. 无症状感染期一般持续2~5年
D. 艾滋病期无感染发生
E. 艾滋病潜伏期为2周至6个月

6. 关于艾滋病，下列错误的说法是（　）
A. 艾滋病的病原体是艾滋病病毒
B. 艾滋病的潜伏期长
C. 艾滋病病毒感染者人数明显高于艾滋病患者数
D. 艾滋病只通过同性恋传播
E. 艾滋病是性病的一种

7. 下列不是艾滋病传播途径的是（　）
A. 性传播
B. 垂直传播
C. 血液传播
D. 日常生活传播
E. 吸毒传播

8. 艾滋病防治的行为干预措施不包括（　）
A. 早期发现感染者和有助于危险行为改变的自愿咨询检测措施
B. 规范、方便的性病诊疗措施
C. 未经同意公布艾滋病患者的病情以引起社会对艾滋病的重视和关注
D. 针对垂直传播艾滋病的抗病毒药物预防和人工代乳品喂养措施
E. 健康教育措施

9. 艾滋病的传染源是（　）
A. 猪
B. 蚊
C. 鼠
D. 人
E. 螨

二、A_2 型题（每一道试题是以一个小案例出现，其下面有A、B、C、D、E五个备选答案，请从中选择一个最佳答案。）

10. 患者，男性，32岁。腹泻3个月，大便每日7~10次，稀便，无脓血及黏液。有吸毒史2年。查体：体温37.5℃，消瘦，神志清楚，肛门周围可见疱疹。实验室检查：粪便镜检偶见白细胞。为明确诊断，最重要的检查是（　）
A. 抗单纯疱疹病毒IgM
B. 抗EBV IgM
C. 结核抗体
D. 抗CMV IgM
E. 抗HIV

11. 患者，男性，31岁。不规则发热、咳嗽半年，间断腹泻，大便无脓血，病后体重由75kg降到60kg，3年前曾到非洲工作，1年前回国，诊断该病的实验室检查是（　）

A. 便培养
B. 检测抗 HIV
C. 胸部 X 线片
D. 取血分离 HIV
E. 查血疟原虫

12. 某地区志愿者组织为艾滋病孤儿建立爱心学校，为他们提供教育和生活赞助，并定期为他们进行体格检查，这些做法体现了我国艾滋病预防控制策略的（ ）
A. 治“本”措施
B. 治“标”措施
C. “标本”兼治措施
D. 消除社会歧视措施
E. 社会动员措施

13. 患者，男性，35 岁。近 1 年来反复出现发热，曾因反复不愈的“化脓性扁桃体炎”在多家医院就诊，此后仍经常发热。查体：体温 38.4℃，脉搏 110 次/分，呼吸 31 次/分，血压 110/70mmHg。多部位可触及数个肿大的淋巴结。曾有婚外性生活史。患者应高度警惕的疾病是（ ）
A. 艾滋病
B. 化脓性扁桃体炎
C. 淋巴结炎
D. 肺部感染
E. 先天性胸腺发育不全

14. 患者，男性，40 岁。曾在国外居住多年，3 年前回国，近半年持续低热，伴乏力，周身淋巴结肿大，口腔黏膜反复感染，大量抗生素治疗效果不佳，近来体重减轻，血常规示白细胞减少和贫血。此时应注意哪种疾病更合适（ ）
A. 结核病
B. 白塞病
C. 传染性单核细胞增多症
D. 艾滋病
E. 亚急性变应性败血症

15. 患者，男性，39 岁，商人。有冶游史，1 周来发热、头痛、全身不适、食欲缺乏，全身淋巴结均肿大，无痛。白细胞计数 3.5×10^9/L，CD4/CD8 为 1.0，其他无特殊。此病例哪种疾病可能性大（ ）
A. 传染性单核细胞增多症
B. 急性淋巴结炎
C. 艾滋病
D. 霍奇金病
E. 钩端螺旋体病

第五节　性传播疾病

一、A_1 型题（每一道试题下面有 A、B、C、D、E 五个备选答案，请从中选择一个最佳答案。）

1. 女性慢性淋病引起不孕的主要原因是（ ）
A. 急性输卵管炎
B. 子宫内膜炎
C. 输卵管卵巢脓肿
D. 输卵管狭窄或闭塞
E. 盆腔腹膜炎

2. 以下关于硬下疳的描述，错误的是（ ）
A. 浅溃疡
B. 基底部有软骨样硬度
C. 无明显自觉症状
D. 边缘潜行
E. 表面无红热

3. 以下关于三期梅毒损害的描述，正确的是（ ）
A. 表现为结节性梅毒疹、树胶肿等及全身各系统受累
B. 发生于感染后 7~10 周
C. 皮疹表现为掌跖部、躯干、四肢的斑疹、丘疹、斑丘疹、脓疱及肛周扁平湿疣等
D. 掌跖部铜红色鳞屑斑丘疹具有特征性
E. 生殖器部位形成一无痛性溃疡，软骨样硬度

4. 以下药物，不用于梅毒治疗的是（ ）
A. 苄星青霉素
B. 普鲁卡因青霉素
C. 红霉素
D. 四环素类
E. 高锰酸钾

5. 以下不能用于妊娠期梅毒的药物是（ ）
A. 苄星青霉素
B. 普鲁卡因青霉素
C. 红霉素
D. 青霉素 G
E. 四环素类

6. 生殖器疱疹主要由以下哪种病毒引起（ ）
A. HSV-Ⅰ
B. HSV-Ⅱ
C. HPV
D. HIV
E. CMV

7. 尖锐湿疣与扁平湿疣的主要鉴别要点在于（ ）
A. 皮损形态
B. 累及部位
C. 醋酸白试验
D. 自觉症状
E. 不良生活史

二、A_2 型题（每一道试题是以一个小案例出现，其下面有 A、B、C、D、E 五个备选答案，请从中选择一个最佳答案。）

8. 患者，男性，45 岁，商人。有不洁性交史 5 天，1 天前尿道疼痛出脓。查体：尿道口可见大量黄色脓性分泌物。下列各种检查既便捷又准确的是（ ）
A. 淋球菌涂片

B. 淋球菌培养
C. HIV 分离
D. 血清抗 HIV
E. RPR

9. 患者，女性，34 岁。离异，服务业人员。外阴起丘疹、肿物 1 个月，皮疹逐渐扩大，无明显不适感。查体：大小阴唇可见鸡冠状肿物，表面呈乳头状，实验室检查醋酸白试验阳性，诊断应首选（　）
A. 梅毒
B. 扁平湿疣
C. 尖锐湿疣
D. 淋病
E. 生殖器疱疹

10. 患者，女性，27 岁。有不洁性交史。查体：外阴有一硬结节状物。荧光密螺旋体抗体吸收试验阳性，应选择的治疗措施是（　）
A. 静脉滴注甲硝唑
B. 肌内注射青霉素
C. 口服多西环素
D. 口服阿莫西林
E. 口服红霉素

11. 患者，女性，32 岁。发热、腰痛、尿频、尿急 1 个月，近 3 天全身关节酸痛，尿频、尿急加重。查体：体温 39.5℃。白细胞 13×10^9/L，中性粒细胞 0.86，尿培养大肠埃希菌阳性，诊断为大肠埃希菌性尿路感染，应首选（　）
A. 青霉素
B. 红霉素
C. 灰黄霉素
D. 头孢曲松
E. 林可霉素

12. 患儿，男，2 个月。根据头皮、臀部及躯干红铜色浸润性斑块，掌跖大片脱屑，考虑为早期先天梅毒，最终经哪一项检查确定该病诊断（　）
A. 梅毒螺旋体血清试验
B. 皮肤病理组织检查
C. 脑脊液检查
D. 胸部 X 线片
E. 醋酸白试验

第六节　肠道寄生虫病

一、A_1 型题（每一道试题下面有 A、B、C、D、E 五个备选答案，请从中选择一个最佳答案。）

1. 蛲虫病的主要特征是（　）
A. 食欲异常
B. 夜寐磨牙
C. 腹部有移动包块
D. 夜间肛门奇痒
E. 阵发性腹痛

2. 关于胆道蛔虫病的描述，正确的是（　）
A. 突发上腹部剑突下钻顶样剧痛
B. 右上腹阵发性绞痛并向右肩、背部放射
C. 进食油腻后出现右上腹剧痛
D. 转移性右下腹疼痛
E. 右上腹持续隐痛伴右肩部放射痛

3. 蛔虫感染引起胆道蛔虫病主要是由于（　）
A. 以半消化物为食
B. 钻孔习性
C. 寄生于小肠
D. 幼虫在肺部发育
E. 幼虫在人体内移行

4. 肠道蛔虫的最常见并发症是（　）
A. 肠道穿孔
B. 胆囊炎
C. 胆道蛔虫病
D. 肠炎
E. 肠梗阻

5. 可用于蛔虫病、蛲虫病的是（　）
A. 多潘立酮
B. 阿苯达唑
C. 色甘酸钠
D. 山莨菪碱
E. 特比萘芬

6. 关于蛲虫病，以下说法错误的是（　）
A. 约有 2/3 的蛲虫感染者可完全无症状，或有极轻微的症状，有症状者主要表现为肛周和会阴部瘙痒，以夜间为甚
B. 雌虫在夜间移行至宿主肛门周围及其附近皮肤上产卵，引起肛门和会阴部皮肤瘙痒，以及继发性炎症
C. 患者常有烦躁不安、失眠、食欲缺乏、夜惊等表现。有时可有、腹痛、消化不良、恶心及呕吐等消化道症状
D. 蛲虫在回盲部寄生可引起局部刺激和卡他性炎症或微小的溃疡
E. 重度感染时可伴有腹泻、粪便中黏液增多或稍带血丝。蛲虫寄生于阑尾中可引起炎症、出血、坏死或类似阑尾炎的临床症状，女性患者可出现阴道炎、子宫内膜炎和输卵管炎

二、A_2 型题（每一道试题是以一个小案例出现，其下面有 A、B、C、D、E 五个备选答案，请从中选择一个最佳答案。）

7. 患儿，女，14 岁。半天来突发右上腹钻顶样剧烈绞痛，伴恶心、呕吐，间歇期完全缓解。查体：腹软，无局限性压痛。

最可能诊断为（ ）
A. 急性胃炎
B. 急性胆囊炎
C. 胆道蛔虫病
D. 急性肝脓肿
E. 急性胰腺炎

8. 患儿，男，9岁。突发剑突下剧烈绞痛1小时，疼痛呈钻顶样，辗转不安。查体：腹肌柔软，右上腹部轻微压痛，首先考虑的诊断是（ ）
A. 急性胆囊炎
B. 胆总管结石
C. 胆道蛔虫病
D. 急性胰腺炎
E. 急性胃炎

9. 患者，男性，15岁。突发心窝部阵发性钻顶样疼痛6小时，疼痛时大汗淋漓，辗转不安，痛止时又平息如常。查体：剑突偏右方有深部压痛，无腹肌紧张及反跳痛，为明确诊断应采用简单安全的方法是（ ）
A. B超
B. 右上腹X线平片
C. 淀粉酶检查
D. 十二指肠引流液检查
E. ERCP

第十单元 五官、皮肤及其他

第一节 结 膜 炎

一、A_1型题（每一道试题下面有A、B、C、D、E五个备选答案，请从中选择一个最佳答案。）

1. 根据结膜炎的发病快慢可分为急性和慢性结膜炎，一般病程少于（ ）者为急性结膜炎，而超过者为慢性结膜炎
A. 1周
B. 2周
C. 3周
D. 4周
E. 5周

2. 以下不属于结膜炎的临床表现的是（ ）
A. 耳前淋巴结肿大
B. 乳头增生
C. 结膜分泌物
D. 睫状充血
E. 滤泡形成

3. 急性结膜炎常引起脓性分泌物的病原菌为（ ）
A. 淋球菌和脑膜炎球菌
B. 肺炎链球菌
C. 大肠埃希菌
D. 病毒或衣原体
E. 真菌

4.（ ）是各种急性结膜炎共有的体征，分泌物的性质可为脓性、黏液脓性或浆液性、水样等
A. 球结膜水肿
B. 滤泡
C. 乳头增生
D. 结膜分泌物
E. 耳前淋巴结

5. 确诊是何种病因所致的结膜炎需要（ ）
A. 临床检查
B. 实验室检查
C. 根据症状即可判断
D. 结膜刮片检查
E. CT或MRI检查

6. 以下哪一项临床症状和体征的特点，对结膜炎的鉴别诊断没有帮助（ ）
A. 上、下睑结膜沙眼的炎症严重程度
B. 耳前淋巴结是否肿大
C. 结膜滤泡和乳头出现的位置、形态、大小
D. 是否有结膜分泌物
E. 是否伴有角膜炎，是否出现角膜血管翳

7. 为了病因诊断和正确治疗，有时必须进行病原学检查。如无菌生长，则应考虑衣原体或病毒可能，需做（ ）
A. 结膜分泌物涂片
B. 细菌和真菌的培养
C. 分离鉴定
D. 结膜刮片检查
E. 药物敏感试验

8. 不同病原体引起的结膜炎，其细胞反应也不相同。结膜分泌物涂片有助于临床诊断，对鉴别诊断颇有意义。细菌性结膜炎涂片（ ）占多数，病毒性结膜炎（ ）占多数，衣原体性结膜炎涂片（ ）和淋巴细胞一样多，过敏性结膜炎标本中可见（ ）
A. 淋巴细胞、中性粒细胞、嗜酸和嗜碱性粒细胞、多形核白细胞
B. 中性粒细胞、淋巴细胞、多形核白细胞、嗜酸和嗜碱性粒细胞
C. 嗜酸和嗜碱性粒细胞、多形核白细胞、淋巴细胞、中性粒细胞
D. 多形核白细胞、淋巴细胞、中性粒细胞、嗜酸和嗜碱性粒细胞
E. 中性粒细胞、嗜酸和嗜碱

性粒细胞、多形核白细胞、淋巴细胞、

9. 出现充血体征，但表现为睫状体充血，并且会出现较严重的疼痛、畏光、流泪等症状，同时视力下降，检查时可发现角膜混浊，以上是（　）的典型症状
   A. 病毒性结膜炎
   B. 细菌性结膜炎
   C. 衣原体性结膜炎
   D. 过敏性结膜炎
   E. 角膜炎

10. 出现充血的体征，但表现为睫状体充血，并且会出现较严重的疼痛、畏光、流泪等症状，同时视力下降，检查时可出现角膜后沉着物、前房混浊、瞳孔缩小等体征，以上是（　）的典型症状
   A. 细菌性结膜炎
   B. 过敏性结膜炎
   C. 虹膜睫状体炎
   D. 衣原体性结膜炎
   E. 病毒性结膜炎

11. 重症的微生物性结膜炎患者，可考虑多种抗生素混合滴用。急性期结膜炎应频繁滴眼，每（　）1次
   A. 半小时
   B. 1~2小时
   C. 2~3小时
   D. 1小时
   E. 3~5小时

二、A_3/A_4型题（每个案例下设若干道试题。请根据试题所提供的信息，在每一道试题下面的A、B、C、D、E五个备选答案中选择一个最佳答案。）

（12~13题共用题干）

新生儿，生后第3天，家长发现患儿双眼发红流泪，且伴有大量脓性分泌物。查体：双眼睑高度水肿，结膜充血水肿，结膜囊可见大量黄绿色脓性分泌物，角膜清，余检查不配合。

12. 该患儿最可能的诊断是（　）
   A. 春季结膜炎
   B. 新生儿淋球菌性结膜炎
   C. 病毒性结膜炎
   D. 新生儿包涵体性结膜炎
   E. 过敏性结膜炎

13. 本病的治疗原则不包括（　）
   A. 急性期应包扎患眼
   B. 滴眼液滴眼
   C. 眼膏涂眼
   D. 必要时结膜囊冲洗
   E. 根据病情选用全身治疗

第二节　中　耳　炎

一、A_1型题（每一道试题下面有A、B、C、D、E五个备选答案，请从中选择一个最佳答案。）

1. 急性化脓性中耳炎多为通过（　）
   A. 咽鼓管、鼓膜穿孔途径感染
   B. 直接感染
   C. 淋巴感染
   D. 血行感染
   E. 外耳道感染

2. 对中耳胆脂瘤描述错误的是（　）
   A. 慢性化脓性中耳炎者可有长期持续耳流脓，常伴特殊恶臭
   B. 不伴感染的胆脂瘤，早期可无任何症状
   C. 听力下降一般为较重的传导性听力损失
   D. 若毒素侵入中耳则可有混合性听力下降
   E. 中耳胆脂瘤易引起颅内、外并发症

3. 急性化脓性中耳炎早期最有效的治疗是（　）
   A. 抗生素加激素全身应用
   B. 抗生素全身应用
   C. 咽鼓管吹张
   D. 2%酚甘油滴耳
   E. 抗生素溶液滴耳

4. 急性化脓性中耳炎的治疗原则不包括（　）
   A. 镇痛
   B. 通畅引流
   C. 预防并发症
   D. 控制感染
   E. 祛除病因

5. 分泌性中耳炎治疗原则错误的是（　）
   A. 给予全身应用糖皮质激素
   B. 给予全身应用抗生素
   C. 鼻腔短期使用减充血剂
   D. 咽鼓管吹张
   E. 尽早手术治疗

6. 鼓气耳镜检查和鼓膜穿刺术是诊断（　）的“金标准”
   A. 化脓性中耳炎
   B. 分泌性中耳炎
   C. 慢性中耳炎
   D. 中耳胆脂瘤
   E. 特殊类型中耳炎

7. 化脓性中耳炎耳源性颅内、外并发症最常见的侵犯传播途径是（　）
   A. 血行途径
   B. 循破坏、缺损的骨壁
   C. 正常的解剖途径
   D. 尚未闭合的骨缝
   E. 上述都不是

8. 慢性化脓性中耳炎是细菌侵入中耳乳突的黏膜、骨膜、骨质后引起的持续（　）以上的慢性化脓性炎症
   A. 1周
   B. 3周

C. 6周
D. 1个月
E. 3个月

9. 耳镜检查可见鼓膜松弛部或紧张部后上边缘性穿孔，自穿孔处可见鼓室内有灰白色或豆渣样无定形物质，奇臭。这是（ ）的临床症状
A. 急性化脓性中耳炎
B. 分泌性中耳炎
C. 慢性化脓性中耳炎
D. 中耳胆脂瘤伴慢性化脓性中耳炎
E. 特殊类型中耳炎

10. 急性化脓性中耳炎患者，鼓膜穿孔后立即停用2%苯酚甘油滴耳，是因为苯酚甘油（ ）
A. 对股室黏膜及鼓膜有腐蚀作用
B. 油剂不易经穿孔进入中耳
C. 仅有止痛作用
D. 没有抗生素水溶液效果佳
E. 上述都不是

11. 若失聪后，经检查医师认为耳的结构没有受到损伤，那么可能发病的部位是（ ）
A. 听神经和神经中枢
B. 鼓膜
C. 中耳
D. 内耳
E. 听小骨

二、A_3/A_4 型题（每个案例下设若干道试题。请根据试题所提供的信息，在每一道试题下面的A、B、C、D、E五个备选答案中选择一个最佳答案。）

（12~13题共用题干）

患者，女性，32岁。右耳断续流脓、流水、疼痛，鼓膜穿孔、听力下降5年，时有耳聋，豆渣样渗出物。

12. 诊断首先应考虑（ ）
A. 急性中耳炎
B. 慢性化脓性中耳炎（胆脂瘤型）
C. 慢性单纯性中耳炎
D. 外耳道炎
E. 外耳道疖

13. 本病的最佳治疗方案是（ ）
A. 抗感染
B. 清理外耳道积脓
C. 耳滴药物
D. 乳突根治术清除胆脂瘤和病灶
E. 75%乙醇擦外耳皮肤

第三节 鼻炎与鼻窦炎

一、A_1 型题（每一道试题下面有A、B、C、D、E五个备选答案，请从中选择一个最佳答案。）

1. 急性鼻炎是（ ）
A. 鼻中隔向一侧偏曲并有鼻塞
B. 鼻前庭皮肤弥漫性炎症
C. 由病毒引起的鼻腔黏膜的急性炎症
D. 鼻前庭或鼻尖的毛囊、皮脂腺或汗腺的局限性化脓性炎症
E. 鼻前庭皮肤红肿

2. 急性鼻炎最常见的致病微生物是（ ）
A. 腺病毒
B. 鼻病毒
C. 流感病毒
D. 冠状病毒
E. 柯萨奇病毒

3. 急性鼻窦炎最常见的原因是（ ）
A. 继发于急性鼻炎
B. 继发于变应性鼻炎
C. 继发于扁桃体炎
D. 鼻腔内填塞物留置时间过久
E. 鼻旁窦气压骤变

4. 急性鼻窦炎治疗原则错误的是（ ）
A. 控制感染
B. 解除鼻腔鼻窦引流和通气障碍
C. 根除病因
D. 手术治疗
E. 预防并发症

5. 慢性肥厚性鼻炎的鼻塞特点为（ ）
A. 间歇性
B. 寒冷时加重
C. 持续性
D. 交替性
E. 居上位的鼻腔通气

6. （ ）主要表现为鼻塞、多涕，或伴有闭塞性鼻音、嗅觉减退、耳鸣或耳闭塞感、咽干、咽痛等。鼻腔黏膜充血肿胀，以下鼻甲最明显，轻者下鼻甲表面光滑、有弹性；重症者下鼻甲黏膜表面不平呈结节或桑葚状，触之无凹陷。鼻腔分泌物为黏液性或黏脓性
A. 萎缩性鼻炎
B. 慢性鼻炎
C. 急性鼻炎
D. 慢性鼻窦炎
E. 变应性鼻炎

7. （ ）发作时以鼻痒、阵发性喷嚏、大量清水样涕、鼻塞为主要特征，并有不同程度的嗅觉减退。鼻腔黏膜苍白、水肿，以下鼻甲变化最明显，鼻腔有大量清涕
A. 萎缩性鼻炎
B. 慢性鼻炎
C. 急性鼻炎
D. 慢性鼻窦炎
E. 变应性鼻炎

8. 下列关于急性鼻炎的说法不正

确的是（　）

A. 继发细菌感染后，鼻涕变为黏液性、黏脓性或脓性

B. 鼻痒、喷嚏、鼻塞、水样涕、嗅觉减退和闭塞性鼻音

C. 急性鼻炎的潜伏期为2周

D. 可有发热、头痛、倦怠，小儿可出现高热、惊厥

E. 鼻腔黏膜充血、肿胀，下鼻甲肿大，总鼻道或鼻底有较多分泌物，初为水样，后渐变为黏液性、黏脓性或脓性

9. 变应性鼻炎鼻分泌物涂片检查可见（　）

A. 较多嗜酸性粒细胞

B. 白细胞多见

C. 红细胞多见

D. 淋巴细胞多见

E. 以上都不多见

10. 关于慢性鼻窦炎的鼻窦炎症状说法错误的是（　）

A. 鼻窦炎症状持续超过3天以上即为慢性鼻窦炎

B. 慢性鼻窦炎主要表现为鼻塞、脓涕、嗅觉减退，头痛多不明显或为钝痛，偶有眼部并发症如视力减退或失明

C. 鼻黏膜呈慢性充血、肿胀、肥厚

D. 中鼻甲肥大或息肉样变，中鼻道狭窄、黏膜水肿或息肉形成

E. 前组鼻窦炎时，中鼻道可见有脓性分泌物流出，后组鼻窦炎脓液可位于嗅裂或蓄积于鼻腔后端流入鼻咽部

11. 变应性鼻炎变态反应的类型是（　）型

A. Ⅰ

B. Ⅱ

C. Ⅲ

D. Ⅳ

E. Ⅴ

二、A_2型题（每一道试题是以一个小案例出现，其下面有A、B、C、D、E五个备选答案，请从中选择一个最佳答案。）

12. 患者，男性，28岁。近1年来常出现鼻痒、阵发性喷嚏、大量清水样涕、鼻塞，自我感觉嗅觉减退。查体见鼻腔黏膜苍白、水肿，以下鼻甲变化最明显，鼻腔有大量清涕。该患者最可能的诊断是（　）

A. 急性鼻炎

B. 慢性鼻炎

C. 变应性鼻炎

D. 急性鼻窦炎

E. 慢性鼻窦炎

第四节　牙　周　炎

一、A_1型题（每一道试题下面有A、B、C、D、E五个备选答案，请从中选择一个最佳答案。）

1. 判断有无牙周炎的重要指征是（　）

A. 龈红肿

B. 附着丧失

C. 龈袋超过3mm

D. 龈出血

E. 龈乳头增生

2. 以下不是牙周炎的四大症状的是（　）

A. 牙槽骨吸收

B. 牙龈炎症

C. 牙周袋形成

D. 牙移位

E. 牙松动

3. 关于早期牙周炎与牙龈炎的鉴别，正确的是（　）

A. 牙周炎的牙周袋是真性牙周袋，牙龈炎的牙周袋可为假性的

B. 牙周炎的牙周袋是假性牙周袋，牙龈炎的牙周袋是真性的

C. 牙龈炎没有牙龈炎症、出血症状

D. 牙周炎没有牙龈炎症、出血症状

E. 牙龈炎预后不良

4. 关于牙周炎，说法错误的是（　）

A. 牙周炎是由幽门螺杆菌引起的口腔疾病

B. 牙石、不良修复体、食物嵌塞、牙排列不齐、解剖形态的异常都能加重菌斑滞留

C. 食物嵌塞可成为牙周炎的局部促进因素，加重和加速牙周炎的进展

D. 牙周炎会导致牙周袋形成和炎症、附着丧失和牙槽骨吸收，最后可导致牙齿的丧失

E. 牙周炎是由牙菌斑微生物引起的牙周组织感染性疾病

5. 牙周袋形成，探诊深度超过（　），且能探到釉质牙骨质界，说明是慢性牙周炎

A. 1mm

B. 2mm

C. 3mm

D. 4mm

E. 5mm

6. 牙周炎最常见的类型是（　）

A. 侵袭性牙周炎

B. 慢性牙周炎

C. 急性牙周炎

D. 亚急性牙周炎

E. 以上均不是

7. 关于侵袭性牙周炎，下列说法

不正确的是（ ）
A. 发病年龄一般不超过35岁
B. 牙周组织破坏程度与局部刺激物的量不成比例
C. 菌斑、牙石量很少
D. 常有大量牙石
E. 有家族聚集性

8. 牙周炎的诊断标准正确的是（ ）
A. 探诊深度少于3mm且能探到釉质牙骨质界，并有炎症
B. 探诊深度超过3mm且能探到釉质牙骨质界，并有炎症
C. 邻面临床附着丧失>3mm
D. 邻面临床附着丧失>2mm
E. 早期牙齿松动

二、A_2型题（每一道试题是以一个小案例出现，其下面有A、B、C、D、E五个备选答案，请从中选择一个最佳答案。）

9. 患者，男性，45岁。刷牙时牙龈出血10年，检查见牙石（++），菌斑量多，牙龈红肿明显，探诊出血，袋深普遍4～6mm，附着丧失普遍2～4mm。X线片示牙槽骨有水平吸收。最可能的诊断是（ ）
A. 坏死性龈炎
B. 边缘性龈炎
C. 增生性龈炎
D. 慢性牙周炎
E. 快速进展性牙周炎

10. 患者，男性，54岁。为成人牙周炎患者，牙周基础治疗后6周复查时，多数牙牙颈部有菌斑，但无牙石，牙龈边缘仍有轻度充血、水肿，影响其疗效的主要因素是（ ）
A. 釉突
B. 颌创伤
C. 未做手术治疗
D. 洁治不彻底
E. 自我菌斑控制不佳

11. 患者，女性，40岁。要求牙洁治。检查：牙石（++），牙龈缘及乳头中度红，探诊出血，探诊深度普遍4～5mm，可探及釉牙骨质界，牙无松动。最可能的诊断是（ ）
A. 边缘性龈炎
B. 妊娠期龈炎
C. 慢性牙周炎
D. 药物性牙龈增生
E. 快速进展性牙周炎

第五节 过敏性皮肤病

一、A_1型题（每一道试题下面有A、B、C、D、E五个备选答案，请从中选择一个最佳答案。）

1. 接触性皮炎是指（ ）接触刺激物或致敏物后，在接触部位所发生的炎症反应
A. 呼吸道
B. 皮肤或黏膜
C. 口腔
D. 外耳道
E. 四肢

2. 接触性皮炎的病因不包括（ ）
A. 动物性
B. 植物性
C. 化学性
D. 物理性
E. 以上均不是

3. 变态反应性接触性皮炎在临床上多见，指在第一次接触某种物质后经过（ ）致敏期，再次接触可在24～48小时内发病
A. 1～2天
B. 2～3天
C. 3～4天
D. 4～5天
E. 5～6天

4. 关于变态反应性接触性皮炎，以下说法错误的是（ ）
A. 在接触部位发生红斑、丘疹、丘疱疹、水疱、大疱
B. 严重者可出现溃疡、坏死，皮疹境界清楚
C. 自觉瘙痒、灼热
D. 发生在组织疏松处如眼睑、包皮等可出现明显肿胀
E. 病程有自限性，致敏物去除后，1～2天可痊愈，再次接触可再发

5. （ ）是诊断接触性皮炎最可靠和最简单的方法
A. X线检查
B. 隐血试验
C. 纤维支气管镜活检
D. 斑贴试验
E. 特异性抗原检测

6. 过敏性皮肤病的治疗原则为寻找病因，避免再次接触，积极对症处理。外用药治疗可选用（ ），内用药治疗则选用（ ）
A. 3%硼酸溶液、抗生素
B. 炉甘石洗剂、抗组胺类药
C. 抗生素、糖皮质激素
D. 氧化锌油或糊剂
E. 抗生素、3%硼酸溶液

7. 以下哪一项不是湿疹的常见病因（ ）
A. 人为因素
B. 慢性病灶
C. 遗传因素
D. 食物、吸入物、日常生活用品、环境因素
E. 神经精神因素

8. 对治疗湿疹有效的药物是（ ）
A. 氯苯那敏
B. 红霉素

C. 咪康唑
D. 甲硝唑
E. 青霉素

9. 病程长，时轻时重。皮疹浸润肥厚，表面粗糙，苔藓样化，多见于手足、小腿、肘窝、股部、乳房、外阴及肛门等处。瘙痒剧烈。以上是哪一种湿疹的临床表现（　）
A. 急性湿疹
B. 慢性湿疹
C. 干燥性湿疹
D. 钱币状湿疹
E. 亚急性湿疹

10. 对于湿疹的治疗，以下说法错误的是（　）
A. 尽可能寻找湿疹病因，避免各种诱发加重因素如搔抓、热水洗等，注意少饮酒、劳逸结合、情绪稳定等
B. 可使用 H_1 受体阻断药如苯海拉明、氯苯那敏等，但易引起困倦
C. 第一代 H_1 受体阻断药和第二代 H_1 受体阻断药可联合应用
D. 非特异性抗过敏治疗包括10%葡萄糖酸钙、维生素 C、硫代硫酸钠、钙剂等
E. 糖皮质激素一般不宜使用，仅在皮疹泛发，渗出显著者可考虑短期使用

11. 以下哪一项不是荨麻疹的常见病因（　）
A. 食物、吸入物、接触物、药物
B. 体内感染病灶
C. 物理因素、精神因素、遗传因素
D. 内分泌改变
E. 人为因素

12. 关于急性荨麻疹的症状，下列说法不正确的是（　）
A. 突然发病，风团数分钟或数小时后消退，不留痕迹，此起彼伏，反复发生，自觉瘙痒
B. 基本皮疹为风团，苍白色或红色、周围有红晕、边界清楚、大小不等、形态不一、散在或融合
C. 发生在组织疏松处如眼睑、包皮等可出现明显肿胀
D. 消化道受累可出现恶心、呕吐、腹痛、腹泻，喉头及支气管受累
E. 可出现胸闷、气短、呼吸困难甚至窒息

13. 慢性荨麻疹病程持续（　）以上，风团时多时少，反复发生，全身症状轻，自觉瘙痒
A. 1 周
B. 2 周
C. 3 周
D. 5 周
E. 6 周

14. 血管性水肿又称巨大性荨麻疹，在眼睑、口唇、包皮等组织疏松部位，突然发生局限性肿胀，边缘不清，持续（　）自行消退，常反复发作
A. 1~2 天
B. 1~2 周
C. 3~7 天
D. 5~8 天
E. 6~10 天

15. 与外科急腹症相比，伴有腹痛的荨麻疹的不同之处在于（　）
A. 腹痛显著
B. 有压痛、反跳痛等体征
C. 白细胞总数增多
D. 皮肤、黏膜小血管扩张及渗透性增加
E. 中性粒细胞增多

二、A_2 型题（每一道试题是以一个小案例出现，其下面有 A、B、C、D、E 五个备选答案，请从中选择一个最佳答案。）

16. 患者，女性，26 岁。皮肤瘙痒难忍，起病急，发展快，局部出现大小不等的红色风团，呈椭圆形、圆形或不规则形状，用钝器以适当压力划过，可出现皮肤划痕试验阳性，数小时内水肿减轻，应考虑为以下哪一种疾病（　）
A. 急性荨麻疹
B. 急性湿疹
C. 急性接触性皮炎
D. 带状疱疹
E. 银屑病

17. 患者，女性，20 岁。从某地旅游时购买一个吊坠挂在胸前，4 天后胸部出现红斑、丘疹、丘疱疹，自觉瘙痒、灼热感。应考虑的诊断是（　）
A. 接触性皮炎
B. 湿疹
C. 荨麻疹
D. 真菌性皮肤病
E. 神经性皮炎

三、A_3/A_4 型题（每个案例下设若干道试题。请根据试题所提供的信息，在每一道试题下面的 A、B、C、D、E 五个备选答案中选择一个最佳答案。）

（18~19 题共用题干）

患者，女性，20 岁。反复头面、四肢皮疹伴痒感两月余，加重 3 天。患者反复于头面、四肢出现红斑、丘疹、丘疱疹等皮疹，自用激素类药膏外涂后可减轻，但易反复。3 天前饮酒后皮疹再次加重伴剧烈瘙痒。查体：头面、四肢、手等部位对称性红斑、丘疹、丘疱疹、抓痕，耳垂、手部大量渗出。

18. 根据患者的临床表现，最可能的诊断是（　）
A. 急性湿疹
B. 自身敏感性皮炎
C. 传染性湿疹样皮疹

D. 水痘
E. 麻疹

19. 患者渗出部位应采取的外用药方案为（　）
A. 软膏
B. 乳膏
C. 湿敷
D. 洗剂
E. 油剂

（20~21题共用题干）
患者，男性，44岁。右腰部红斑、大疱1天。患者5天前因右侧腰痛开始局部贴敷活血镇痛膏，2天前局部出现红斑，伴瘙痒感，今日在红斑基础上出现水疱。查体：右腰部见一长方形红斑，边界清楚，红斑基础上见一枚直径约2cm张力性水疱，疱壁紧张。

20. 根据病史及临床表现，该患者应诊断为（　）
A. 虫咬皮炎
B. 接触性皮炎
C. 疱疹样皮炎
D. 天疱疮
E. 带状疱疹

21. 为进一步明确病因，可采取的检查方法是（　）
A. 斑贴试验
B. 狼疮带试验
C. 疱液培养
D. 真菌检查
E. 变应原检查

第六节　真菌性皮肤病

A_1型题（每一道试题下面有A、B、C、D、E五个备选答案，请从中选择一个最佳答案。）

1. 关于体癣，下列说法错误的是（　）
A. 春夏季节多发
B. 皮损边缘不断向外扩展为界限清楚的环状
C. 皮损初起为大水疱
D. 自觉瘙痒
E. 肥胖多汗、糖尿病、慢性病及长期使用激素治疗者多见

2. 头癣多见于（　），可通过密切接触患者或患病的动物直接传染，也可通过共用污染的理发用具、帽子等物品间接传染
A. 儿童
B. 青少年
C. 妇女
D. 老年人
E. 婴儿

3. 以下不是头癣类型的是（　）
A. 黄癣
B. 白癣
C. 体癣
D. 黑点癣
E. 脓癣

4. 黄癣直接镜检病灶内可见菌丝，黄癣痂可见菌丝和孢子，滤过紫外线灯检查呈（　）荧光
A. 暗绿色
B. 淡粉色
C. 亮黄色
D. 大红色
E. 深蓝色

5. 甲真菌病的全身治疗采用（　）间歇冲击疗法：成人，每次0.2g，2次/日，餐后口服，服药1周停3周为1个疗程，指甲真菌病连用2~3个疗程，趾甲真菌病连用3~4个疗程，用药前需检查肝功能
A. 伊曲康唑
B. 咪康唑
C. 酮康唑
D. 40%尿素软膏
E. 克霉唑

6. 关于黑点癣以下说法不正确的是（　）
A. 黑点癣皮疹早期为点状鳞屑斑，逐渐扩大
B. 病发刚长出头皮即折断，残根留在毛孔内，外观呈黑点状
C. 预后遗留点状瘢痕及永久性秃发斑
D. 直接镜检可见病发内链状排列的孢子
E. Wood灯检查呈亮绿色荧光

7. 关于脓癣以下说法不正确的是（　）
A. 脓癣多由黄癣发展而来
B. 皮疹炎症明显，呈群集性毛囊丘疹
C. 毛囊性脓疱，可有脓液溢出，病发松动，易拔除，预后遗留瘢痕及永久性秃发斑
D. 自觉轻度疼痛，直接镜检可见病发内或病发外孢子
E. Wood灯检查可有亮绿色荧光或无荧光

8. 关于头癣的治疗原则，说法不正确的是（　）
A. 头癣的治疗原则为综合治疗，坚持服药
B. 灰黄霉素是一种有效治疗头癣的药品
C. 可选择20%~30%硫软膏搽药治疗
D. 勤于洗头、剪发、消毒
E. 注意患者隔离，防止传播

9.（　）不易切开
A. 黄癣
B. 白癣
C. 体癣
D. 黑点癣
E. 脓癣

10. 体癣、股癣主要致病真菌为（　），通过直接接触或间接

接触传染，或自身的手癣、足癣等感染蔓延而致

A. 红色毛癣菌
B. 许兰毛癣菌
C. 犬小孢子菌
D. 断发毛癣菌
E. 紫色毛癣菌

11. 足癣发病与足部多汗、汗液挥发不畅、局部过于温暖潮湿等因素有关，临床分3型。以下是（　）的主要症状：病程长，多见于足跖、足跟，局部角质增厚，粗糙、干燥、脱屑，易出现皲裂。自觉不同程度瘙痒

A. 水疱型
B. 浸渍糜烂型
C. 角化过度型
D. 白色浅表型
E. 全甲毁损型

12. 手癣和足癣的主要致病菌为（　）

A. 红色毛癣菌
B. 许兰毛癣菌
C. 犬小孢子菌
D. 断发毛癣菌
E. 紫色毛癣菌

13. 甲真菌病是指皮肤癣菌（如红色毛癣菌）、酵母菌、霉菌感染甲板或甲下组织所致，多由手、足癣传染而来。临床根据甲板受损部位和程度分为4型，除了（　）

A. 白色浅表型
B. 远端侧位甲下型
C. 近端甲下型
D. 角化过度型
E. 全甲毁损型

第七节　浅表软组织急性化脓性感染

一、A_1 型题（每一道试题下面有A、B、C、D、E五个备选答案，请从中选择一个最佳答案。）

1. 疖俗称疔疮，是单个毛囊及其周围组织的急性细菌性化脓性炎症，大多为（　）感染

A. 金黄色葡萄球菌
B. 红色毛癣菌
C. 许兰毛癣菌
D. 犬小孢子菌
E. 断发毛癣菌

2. 以下哪一项不是疖常发生的部位（　）

A. 颈、头、面部
B. 背部
C. 腰腹部
D. 小腿
E. 腋部、腹股沟部和会阴部

3. 关于疖，下列说法不正确的是（　）

A. 疖一般都会出现明显的全身症状
B. 发生在血液丰富的部位，或全身抵抗力减弱时，可引起不适、畏寒、发热、头痛和食欲缺乏等毒血症状
C. 上唇周围和鼻部被称为“危险三角区”
D. 在某些情况下可能会引起化脓性海绵状静脉窦炎
E. 眼部及其周围组织有可能会出现进行性红肿和硬结，伴疼痛和压痛，并有头痛、寒战、高热甚至昏迷等，病情十分严重，死亡率很高

4. 关于疖的局部处理，操作错误的是（　）

A. 可选用热敷、超短波、红外线等理疗
B. 可敷贴中药金黄散、玉露散或鱼石脂软膏
C. 可用苯酚或碘酊涂脓点
D. 可挤压出脓后敷以呋喃西林湿纱条
E. 可用针尖或小刀头将脓栓剔出

5. 下列关于脓性指头炎的说法，不正确的是（　）

A. 手指末节掌面的化脓性感染
B. 切开排脓为末节指侧面做横切口，远侧不超过甲沟的1/2，近侧不超过指节横纹，剪去突出的脂肪使脓液引流通畅
C. 治疗初期悬吊前臂平置患手，避免下垂
D. 最常见致病菌为金黄色葡萄球菌
E. 有疼痛、肿胀，全身症状

6. 关于痈，说法不正确的是（　）

A. 痈是多个相邻的毛囊及其所属皮脂腺或汗腺的急性化脓性感染
B. 或由多个疖融合而成
C. 致病菌为红色毛癣菌
D. 中医称为疽，项部痈俗称“对口疮”，背部痈俗称“搭背”
E. 痈多见于成年人，常发生在项、背等厚韧皮肤部

7.（　）因白细胞功能不良，较易患痈

A. 糖尿病患者
B. 肝炎患者
C. 黄疸患者
D. 甲状腺功能亢进（甲亢）患者
E. 原发免疫性血小板减少症患者

8. 在稍微隆起的紫红色浸润区中央部形成“火山口”特征的是（　）

A. 疖
B. 痈

C. 蜂窝织炎
D. 丹毒
E. 脓性指头炎

9. 关于痈的治疗，下列叙述正确的是（ ）
A. 初期只有红肿热痛时可热敷治疗
B. 切口边缘应达到病变边缘皮肤
C. 做“+”形切口切开引流
D. 表面紫褐色或已破溃流脓时，不必切开引流
E. 切口应深达深筋膜深面

10. 下列关于蜂窝织炎的描述，错误的是（ ）
A. 主要由溶血性链球菌和金黄色葡萄球菌引起
B. 以淋巴细胞弥漫浸润组织为主
C. 病变呈马蜂窝状
D. 皮肤、肌肉和阑尾是好发部位
E. 病变弥漫与细菌透明质酸酶和链激酶有关

11. 关于丹毒，下列哪项是正确的（ ）
A. 是急性管状淋巴管炎
B. 是急性网状淋巴管炎
C. 病变边缘与正常皮肤不清楚
D. 多为金黄色葡萄球菌感染所致
E. 常有组织化脓

12. 丹毒的主要病因病机是（ ）
A. 风温夹痰凝结经络
B. 风温湿热蕴结肌肤
C. 外邪侵犯，血分有热，郁于肌肤
D. 经络阻塞，气血凝滞
E. 暑湿热毒流注肌间

13. 下列关于丹毒的临床表现中，错误的是（ ）
A. 皮肤局部鲜红
B. 境界清楚
C. 常形成脓肿
D. 淋巴结肿大
E. 起水疱

二、A_2型题（每一道试题是以一个小案例出现，其下面有A、B、C、D、E五个备选答案，请从中选择一个最佳答案。）

14. 患者，女性，31岁。右下肢局部皮肤红肿热痛，中央部缺血、坏死，流出脓液稀释，粉红色。其致病菌是（ ）
A. 金黄色葡萄球菌
B. 乙型溶血性链球菌
C. 大肠埃希菌
D. 铜绿假单胞菌
E. 粪球菌

15. 患者，女性，23岁。右示指甲沟炎加剧1周，发热，指头剧烈肿胀、跳痛。最恰当的处置是（ ）
A. 热盐水浸泡，每次30分钟
B. 全身应用抗生素
C. 患指局部注射抗生素
D. 患指侧面纵行切开
E. 患指头做鱼口状切开

16. 患者，男性，60岁。唇部疖肿3天，如脓头被挤破，最可能发生的危险是（ ）
A. 面颈部蜂窝织炎
B. 眼球化脓性感染
C. 上颌骨骨髓炎
D. 化脓性海绵状静脉窦炎
E. 脑脓肿

17. 患者，女性，50岁。背部皮肤红肿5天，初期为小片皮肤硬肿，中央多个脓点，范围6cm左右，随后肿胀范围扩大，疼痛加重，伴畏寒、发热。糖尿病病史10年。最可能的诊断是（ ）
A. 痈
B. 疖
C. 丹毒
D. 皮脂腺囊肿感染
E. 蜂窝织炎

第八节 急性乳腺炎

一、A_1型题（每一道试题下面有A、B、C、D、E五个备选答案，请从中选择一个最佳答案。）

1. 急性乳腺炎最常发生在产后（ ）
A. 第3个月
B. 第4个月
C. 第5个月
D. 第1个月
E. 第2个月

2. 急性乳腺炎的病因不包括（ ）
A. 乳房挤压
B. 乳汁淤积
C. 乳头皲裂和擦伤
D. 乳房淋巴管阻塞
E. 乳头发育不良

3. 急性乳腺炎的致病菌主要是（ ）
A. 白色葡萄球菌
B. 表皮葡萄球菌
C. 金黄色葡萄球菌
D. 腐生葡萄球菌
E. 溶血性链球菌

4. 乳房脓肿临床治疗方法主要是（ ）
A. 应用足量抗生素
B. 停止哺乳
C. 乳罩托起乳房
D. 局部理疗
E. 切开引流

5. 急性乳腺炎的腋下淋巴结特点为（ ）
A. 相对比较柔软
B. 与皮肤粘连
C. 肿大而质硬

D. 用手推之不活动
E. 与周围组织粘连
6. 判断急性乳腺炎首选的检查方法是（ ）
A. 血常规和乳腺B超
B. 乳腺MRI
C. 钼靶摄片
D. PET-CT
E. CT

二、A_2型题（每一道试题是以一个小案例出现，其下面有A、B、C、D、E五个备选答案，请从中选择一个最佳答案。）

7. 患者，初产妇，25岁。产术哺乳，若产后4~6个月确诊为急性乳腺炎，下列错误的处置是（ ）
A. 全身应用抗生素
B. 饮食宜清淡，易消化，忌辛辣
C. 停止患侧哺乳，以吸乳器吸出乳汁
D. 炎症初期婴儿可以继续哺乳，若哺乳，喂奶前后应清洁乳头、婴儿的口腔及乳头周围
E. 已形成脓肿，应切开排脓，切口应包绕乳头呈环状
8. 患者，女性，26岁。初产后1周哺乳，右乳房外上象限红、肿、痛，压痛（+），皮温高，发热，波动感不明显，判断乳房内有无脓液，选何种检查最佳（ ）
A. 乳房B超
B. 乳房红肿明显处试穿
C. 乳房CT
D. 试验性抗生素治疗
E. 观察病情变化
9. 患者，女性，38岁。左乳房无痛性肿物2月余。查体：左乳外上象限有一1.5cm×1.0cm×1.0cm肿块，表面不光滑，界限不清，活动度尚可。明确性质最确切的检查是（ ）
A. CT
B. 乳腺B超
C. 钼靶X线检查
D. 红外线扫描
E. 肿物完整切除病理检查
10. 一哺乳患者，右乳内发现直径4cm大硬块，疼痛已2天，多为（ ）
A. 乳腺癌
B. 炎性乳腺癌
C. 急性乳腺炎
D. 肉瘤
E. 乳房囊性增生病
11. 患者，女性，产后10天，左乳胀痛发热。查体：体温38.7℃，左乳外上象限皮温高，红肿有压痛，肿块约5cm×5cm大小，中心有波动感。最可能的诊断是左乳（ ）
A. 炎性乳癌
B. 脂肪坏死液化
C. 急性乳腺炎未成脓
D. 乳腺脓肿
E. 乳房囊性增生病
12. 患者，女性，26岁。产后第3周出现右乳胀痛，皮肤红肿，伴发热，体温38℃，查体时无波动感。此时最好的治疗是（ ）
A. 停止哺乳，局部热敷
B. 全身用抗生素
C. 暂停哺乳，用吸乳器吸尽乳汁，局部理疗，全身应用抗生素
D. 继续哺乳，全身使用抗生素
E. 切开引流

三、A_3/A_4型题（每个案例下设若干道试题。请根据试题所提供的信息，在每一道试题下面的A、B、C、D、E五个备选答案中选择一个最佳答案。）

（13~15题共用题干）

患者，女性，28岁，哺乳期。左乳房胀痛、发热2天。查体：T 39.4℃，P 106次/分。左乳房外上象限6cm×4cm范围红肿，有明显压痛和波动感。急行切开引流术。

13. 根据患者症状，考虑为（ ）
A. 急性乳腺炎
B. 急性细菌性化脓性炎症
C. 炎性乳癌
D. 胸部蜂窝织炎
E. 丹毒
14. 对于该患者错误的手术措施是（ ）
A. 脓腔切开引流
B. 根据脓肿深浅及部位判断切口方式
C. 可行对口引流
D. 如有数个脓肿相邻或内有纤维间隔，应将间隔打通
E. 切开扩张的乳腺导管充分引流
15. 术后抗感染治疗针对的主要致病菌是（ ）
A. 白色葡萄球菌
B. 表皮葡萄球菌
C. 金黄色葡萄球菌
D. 腐生葡萄球菌
E. 溶血性链球菌

第九节 腹股沟疝

一、A_1型题（每一道试题下面有A、B、C、D、E五个备选答案，请从中选择一个最佳答案。）

1. 腹股沟斜疝的特点是（ ）
A. 多发生在老年
B. 疝块呈半球形，基底较宽

C. 发生嵌顿的机会较多
D. 疝囊颈在腹壁下动脉内侧
E. 精索在疝囊的前外方

2. 腹股沟直疝的特点不包括（　）
A. 疝囊颈在腹壁下动脉内侧
B. 多发生在老年
C. 发生嵌顿的机会较多
D. 疝块呈半球形，基底较宽
E. 精索在疝囊的前外方

3. 腹股沟直疝发生的部位是（　）
A. 外伤处
B. 小网膜孔
C. 脐血管穿过的脐环
D. 腹股沟内侧端、耻骨结节上外方
E. 愈合不良的手术切口

4. 嵌顿疝与绞窄疝的鉴别要点是（　）
A. 深（内）环口的大小
B. 有无休克
C. 不能还纳的时间
D. 有无肠梗阻
E. 绞窄疝在穿孔时反而疼痛暂时有所缓解

5. 鉴别腹股沟斜疝与直疝最有价值的临床特点是（　）
A. 疝块的形状
B. 疝块的位置
C. 是否进入阴囊及是否发生嵌顿
D. 是否疼痛不止
E. 发生年龄

6. 腹股沟斜疝的特点为（　）
A. 经海氏（Hesselbach）三角突出
B. 腹股沟区包块明显，并穿过浅环甚或进入阴囊
C. 回纳疝块后压住深环疝块仍可突出
D. 疝囊颈在腹壁下动脉内侧
E. 多见于老年人

7. 儿童出现绞窄性腹股沟斜疝应行（　）
A. Ferguson 疝修补术
B. Bassini 疝修补术
C. McVay 疝修补术
D. 疝囊高位结扎术
E. Shouldice 修补术

8. 绞窄性疝的特点为（　）
A. 疝内容物易回纳入腹腔
B. 疝内容物不能完全回纳入腹腔
C. 会出现疼痛减轻而包块仍存在的现象
D. 疝内容物被疝环卡住不能还纳，但无动脉性循环障碍
E. 疝内容物为部分肠壁

9. 易复性疝的特点为（　）
A. 疝内容物易回纳入腹腔
B. 疝内容物不能完全回纳入腹腔
C. 疝内容物有动脉性血循环障碍
D. 疝内容物被疝环卡住不能还纳，但无动脉性循环障碍
E. 疝内容物为部分肠壁

10. 嵌顿性疝的特点为（　）
A. 疝内容物易回纳入腹腔
B. 疝内容物不能完全回纳入腹腔
C. 疝内容物有动脉性血循环障碍
D. 疝内容物紧张发硬，且有明显触痛，伴有机械性肠梗阻的临床表现
E. 疝内容物为部分肠壁

11. 难复性疝的特点为（　）
A. 疝内容物易回纳入腹腔
B. 疝内容物不能完全回纳入腹腔
C. 疝内容物有动脉性血循环障碍
D. 疝内容物被疝环卡住不能还纳，但无动脉性循环障碍
E. 疝内容物为部分肠壁

二、A_2 型题（每一道试题是以一个小案例出现，其下面有 A、B、C、D、E 五个备选答案，请从中选择一个最佳答案。）

12. 患儿，男，6 个月。哭闹时，右侧腹股沟隆起肿块，平静时肿块自行消失。最佳处理方法是（　）
A. 尽早施行疝囊高位结扎术
B. 绷带压住腹股沟深环，观察
C. 施行无张力疝修补术
D. 施行加强前壁的疝修补术
E. 施行加强后壁的疝修补术

13. 患者，男性，74 岁。左腹股沟可复性包块 10 年，不能回纳 8 小时，以左腹股沟斜疝嵌顿急诊手术，术中见部分嵌顿小肠肠管色暗，无蠕动，行部分肠切除。此时可能出现的情况是（　）
A. 脓毒症
B. 腹胀
C. 伤口愈合能力低
D. 继发手术感染
E. 术后发生上呼吸道感染

14. 患者，男性，80 岁。右腹股沟斜疝 6 小时来诊，既往有可复性腹股沟肿物史 30 年。查体：右侧腹股沟至阴囊 10cm×6cm 嵌顿疝，皮肤无红肿。首选的治疗方法是（　）
A. 疝带或疝卡
B. 手术复位并行疝囊高位结扎
C. 手术复位并行加强腹股沟管疝修补术
D. 手术复位并行无张力疝修补
E. 经腹腔镜疝修补术

15. 患者，女性，50 岁。半小时前因咳嗽突发右下腹疼痛，右腹股沟区出现肿块。查体：全腹轻压痛、无腹肌紧张，肠鸣音亢进，右侧腹股、沟韧带下方呈半球形隆起，不能回纳，有轻压痛。正确的处理措施是（　）

A. 应用抗生素、止痛剂观察
B. 急诊手术复位，行 McVay 法修补术
C. 及时手法复位，密切观察
D. 急诊手术复位，行 Ferguson 法修补术
E. 密切观察，病情加重则及时手术

16. 患者，男性，60 岁。左侧腹股沟突出半球形包块，不降入阴囊，咳嗽冲击试验阴性，易还纳。诊断考虑为（　）
A. 混合疝
B. 隐睾
C. 股疝
D. 斜疝
E. 直疝

17. 患者，男性，26 岁。右侧腹股沟区发现可复性肿块 4 年，6 小时前患者发现肿块突然增大、剧烈疼痛。查体：右侧腹股沟区有 6cm×5cm 椭圆形肿块，触痛明显，腹部无压痛、反跳痛、腹肌紧张。首选的有效治疗是（　）
A. 禁食、补液
B. 手法复位
C. 应用镇痛药或镇静药
D. 急诊手术
E. 应用抗生素

18. 患者，女性，49 岁。因右腹股沟斜疝行手术治疗，术中发现疝囊壁的一部分由盲肠组成，此时的诊断为（　）
A. Richter 疝
B. Littre 疝
C. 滑动性疝
D. 易复性疝
E. 嵌顿疝

19. 患者，男性，65 岁。发现右腹股沟可复性球形肿块 2 年，逐渐增大。查体：站立时右耻骨结节外上方可见一球形肿物，未进入阴囊，平卧时可自行回纳，压迫腹股沟韧带中点上方 2cm 处，站立时肿物复出，应诊断为（　）
A. 右侧精索鞘膜积液
B. 交通性鞘膜积液
C. 右腹股沟斜疝
D. 右侧腹股沟直疝
E. 右侧股疝

第十节　痔

一、A_1 型题（每一道试题下面有 A、B、C、D、E 五个备选答案，请从中选择一个最佳答案。）

1. 下面哪一项是Ⅱ期内痔的特点（　）
A. 痔核大，呈灰白色，便时痔核经常脱出肛外，甚至行走、咳嗽、喷嚏、站立时也会脱出肛门
B. 平时或腹压稍大时，痔核即脱出肛外，手托亦常不能复位
C. 痔核不能自行还纳，须用手托、平卧休息或热敷后方能复位
D. 痔核较大，便时痔核能脱出肛外，便后能自行还纳
E. 无明显自觉症状，便时粪便带血，量少，无痔核脱出

2. 内痔的好发部位为截石位（　）
A. 1、2 点
B. 3、7、11 点
C. 6、21 点
D. 7、31 点
E. 11 点

3. 下列关于痔的说法，不正确的是（　）
A. 应及早采取治疗
B. 可出现便血，鲜红色，轻者便纸染血，排便或下蹲肛门用力时滴血、喷射出血。
C. 可出现肛门不适、瘙痒
D. 单纯或早期内痔无疼痛
E. 可脱出

4. 下列属于内痔早期症状的是（　）
A. 里急后重
B. 内痔脱出
C. 排便时疼痛
D. 肛门瘙痒
E. 排便时出血

5. 下列属于血栓性外痔典型表现的是（　）
A. 肛周紫色不规则肿块、有压痛
B. 肛周白色圆形肿块、有压痛
C. 肛周紫色不规则肿块、无压痛
D. 肛周暗紫色圆形肿块、有压痛
E. 肛周白色圆形肿块、无压痛

二、A_2 型题（每一道试题是以一个小案例出现，其下面有 A、B、C、D、E 五个备选答案，请从中选择一个最佳答案。）

6. 患儿，男，7 岁。便血 10 天。大便时见粪便表面附有鲜血，有时在大便后有鲜血滴出，无腹痛，大便次数正常，粪便形状正常，首先考虑的诊断是（　）
A. 肛裂
B. 内痔
C. 直肠脱垂
D. 肛窦炎
E. 直肠息肉

7. 患者，男性，40 岁。排便后肛

门外剧烈疼痛，并出现一触痛性明显的肿块，最可能的诊断是（ ）
A. 内痔脱出嵌顿
B. 直肠息肉脱出
C. 肛周脓肿
D. 血栓性外痔
E. 肛裂并前哨痔

8. 患者，男性，45岁。排便后痛，昨日突然加剧，肛门口可触及一肿块，直径1.5cm，紫色，触痛。应诊断为（ ）
A. 直肠癌
B. 直肠息肉脱出
C. 内痔脱出
D. 血栓性外痔脱出
E. 肛瘘

第十一节 破伤风

一、A_1型题（每一道试题下面有A、B、C、D、E五个备选答案，请从中选择一个最佳答案。）

1. 破伤风是（ ）
A. 败血症
B. 脓血症
C. 毒血症
D. 菌血症
E. 脓毒血症

2. 破伤风被动免疫叙述正确的是（ ）
A. 适用于破伤风首次患病患者
B. 未接受或未完成全程主动免疫注射，伤口污染、清创不当以及严重的开放性损伤患者
C. 注射破伤风类毒素作为抗原，使人体产生抗体以达到免疫目的
D. 适用于破伤风二次患病患者
E. 以上均不是

3. 破伤风梭菌作用于人体后会产生一种外毒素，使人体表现出来的症状主要为局部和全身性肌强直、痉挛和抽搐。潜伏期长短不一，往往与以下因素有关除了（ ）
A. 是否打过预防针
B. 创伤的性质
C. 创伤的部位
D. 创伤的面积
E. 伤口的处理

4. 破伤风潜伏期通常（ ），但也有仅1~2日或长达几个月或数年
A. 2~3天
B. 4~5天
C. 7天左右
D. 10~20天
E. 15天左右

5. 破伤风发作期典型症状是在肌紧张性收缩（肌强直、发硬）的基础上，阵发性强烈痉挛，通常最先受影响的肌群是咀嚼肌，随后顺序为（ ）
A. 腹肌-四肢肌-膈肌-面部表情肌-颈肌-背肌
B. 面部表情肌-颈肌-背肌-腹肌-四肢肌-膈肌
C. 颈肌-背肌-面部表情肌-腹肌-膈肌-四肢肌
D. 膈肌-面部表情肌-腹肌-四肢肌-颈肌-背肌
E. 四肢肌-膈肌-面部表情肌-颈肌-背肌-腹肌

6. 破伤风发作期口角下缩、咧嘴"苦笑"，形成"角弓反张"或"侧弓反张"，（ ）受影响后，发作时面唇青紫，通气困难，可出现呼吸暂停
A. 膈肌
B. 颈肌
C. 腹肌
D. 四肢肌
E. 面部表情肌

7. 破伤风病程一般为3~4周，如积极治疗、不发生特殊并发症者，发作的程度可逐步减轻，缓解期平均（ ）
A. 3天
B. 5天
C. 7天
D. 10天
E. 12天

8. 注射破伤风类毒素作为抗原，使人体产生抗体以达到免疫目的，采用类毒素基础免疫通常需注射（ ）
A. 2次
B. 3次
C. 4次
D. 5次
E. 6次

9. 破伤风抗毒素（TAT）是最常用的被动免疫制剂，有抗原性可致敏。被动免疫法不适用于（ ）类患者
A. 清创不当
B. 伤口污染
C. 未接受或未完成全程主动免疫注射
D. 严重的开放性损伤
E. 已完全全程主动免疫注射

10. 破伤风免疫力在首次注射后（ ）内产生，30天后能达到有效保护的抗体浓度
A. 1天
B. 3天
C. 5天
D. 8天
E. 10天

11. 下列对破伤风梭菌的描述，不正确的是（ ）
A. 能耐煮沸
B. 革兰阴性梭状芽孢杆菌
C. 厌氧环境有利于破伤风梭

菌生长繁殖

D. 可产生外毒素

E. 对环境有很强的抵抗力

二、A_2 型题（每一道试题是以一个小案例出现，其下面有 A、B、C、D、E 五个备选答案，请从中选择一个最佳答案。）

12. 患者，男性，17 岁。1 周前右足底被铁钉刺伤，未做清创处理。近日感头痛、咬肌紧张酸胀，诊断为破伤风，其发病机制中错误的是（　）
   A. 破伤风梭菌产生的内毒素引起症状
   B. 痉挛毒素是引起症状的主要毒素
   C. 溶血毒素引起组织局部坏死和心肌损害
   D. 破伤风是一种毒血症
   E. 破伤风梭菌产生大量外毒素

13. 破伤风患者典型的症状是在肌紧张性收缩的基础上，发生阵发性肌肉强烈痉挛，通常最先受影响的肌群是（　）
   A. 面部表情肌
   B. 咀嚼肌
   C. 颈部肌群
   D. 背部肌群
   E. 四肢肌

14. 患者，男性，21 岁。足底被生锈铁钉刺伤 8 天，四肢抽搐 2 天，发作时颈部强直，牙关紧闭，口唇青紫。该患者最严重的并发症是（　）
   A. 肺部感染
   B. 心力衰竭
   C. 咀嚼无力
   D. 窒息
   E. 尿潴留

15. 患者，男性，23 岁。1 个月前不慎左手被长水泥钉戳穿，经久不愈，近日感觉咀嚼无力、张口不便，时有肌肉抽搐。以下何种因素不会引起破伤风阵发性痉挛（　）
   A. 震动
   B. 光
   C. 气温稍高
   D. 声
   E. 饮水

16. 患者，男性，37 岁。右脚心被铁钉刺伤 24 小时，伤处红肿、剧痛，周围边界不清，创口中心皮肤坏死。最可能感染的致病菌是（　）
   A. 梭状芽孢杆菌
   B. 表皮葡萄球菌
   C. 肺炎链球菌
   D. 金黄色葡萄球菌
   E. 乙型溶血性链球菌

第十一单元　常见肿瘤

第一节　肺　　癌

一、A_1 型题（每一道试题下面有 A、B、C、D、E 五个备选答案，请从中选择一个最佳答案。）

1. 中年以上男性持续或间断咳血痰或少量咯血，最大可能是（　）
   A. 肺炎
   B. 肺脓肿
   C. 肺气肿
   D. 肺癌
   E. 肺梗死

2. 肺癌诊断的一个重要手段是（　）
   A. 痰细胞学检查
   B. X 线检查
   C. 胸腔积液检查
   D. 纵隔镜检查
   E. 正电子发射断层扫描

3. 关于周围型肺癌的 X 线表现，下列哪项是错误的（　）
   A. 肺野内有类圆形阴影
   B. 常可见呈分叶状
   C. 边缘可见切迹或毛刺
   D. 圆形影，边缘较光滑，常可见钙化灶
   E. 可见到偏心上空洞

4. 下列哪项不是肺癌局部扩展所引起的表现（　）
   A. 咳嗽
   B. 胸痛
   C. 吞咽困难
   D. 声音嘶哑
   E. 上腔静脉压迫综合征

5. 杵状指（趾）最常见于以下哪种疾病（　）
   A. 流行性感冒
   B. 急性支气管炎
   C. 肺癌
   D. 支气管哮喘
   E. 自发性气胸

6. 喉返神经受侵犯表现为（　）
   A. 吞咽困难
   B. 声音嘶哑
   C. 皮肤红紫
   D. 上臂痛
   E. 颈后淋巴结

7. 食管压迫表现为（　）
   A. 吞咽困难
   B. 声音嘶哑
   C. 皮肤红紫
   D. 上臂痛

E. 颈后淋巴结

8. 上腔静脉阻塞综合征表现为（　）
A. 吞咽困难
B. 声音嘶哑
C. 面颈、上部胸壁肿胀和静脉曲张，皮肤红紫
D. 上臂痛
E. 颈后淋巴结

9. 肺尖癌肿可侵犯臂神经丛，表现为（　）
A. 吞咽困难
B. 声音嘶哑
C. 面颈、上部胸壁肿胀和静脉曲张，皮肤红紫
D. 上臂痛，皮肤感觉异常及上臂不能抬举
E. 颈后淋巴结

10. 霍纳综合征（Horner syndrome）的临床表现为（　）
A. 同侧上睑下垂、瞳孔缩小、眼球下陷和一侧面部皮肤发白、汗闭
B. 声音嘶哑
C. 面颈、上部胸壁肿胀和静脉曲张，皮肤红紫
D. 上臂痛，皮肤感觉异常及上臂不能抬举
E. 颈后淋巴结

11. 心包和胸膜转移可引起（　）
A. 同侧上眼睑下垂、瞳孔缩小
B. 血性心包积液和胸腔积液
C. 面颈、上部胸壁肿胀和静脉曲张
D. 皮肤感觉异常及上臂不能抬举
E. 颈后淋巴结

12. 骨转移可引起（　）
A. 一侧面部皮肤发白、汗闭
B. 血性心包积液和胸腔积液
C. 皮肤红紫
D. 上臂痛，皮肤感觉异常及上臂不能抬举
E. 病理性骨折及骨痛

13. 脑转移可引起（　）
A. 一侧面部皮肤发白、汗闭
B. 血性心包积液和胸腔积液
C. 各种神经症状及体征
D. 上臂痛，皮肤感觉异常及上臂不能抬举
E. 病理性骨折及骨痛

14. 当癌肿侵及壁层胸膜和胸壁时还应注意（　）
A. 同侧腋下淋巴结
B. 血性心包积液和胸腔积液
C. 各种神经症状及体征
D. 皮肤是否感觉异常
E. 是否存在病理性骨折及骨痛

15. 鉴别良性肿瘤和恶性肿瘤最重要的方法是（　）
A. X线片上肿块边缘是否清楚
B. 病理组织检查
C. 生长速度快慢
D. 局部有无疼痛
E. 局部皮肤有无发热

16. 肿瘤放疗易损伤皮肤，应采取的措施是（　）
A. 外用药物治疗
B. 外敷消肿药膏
C. 按摩
D. 肥皂水清洗
E. 保持皮肤清洁干燥

二、A_2型题（每一道试题是以一个小案例出现，其下面有A、B、C、D、E五个备选答案，请从中选择一个最佳答案。）

17. 患者，男性，60岁。咳嗽、痰中带血1个月，服用抗生素症状有所缓解，首先应做哪项检查排除肺部肿瘤（　）
A. 痰细胞学检查
B. 纤维支气管镜检查
C. 胸部X线检查
D. 胸部CT
E. B超

18. 患者，男性，45岁。发热、咳嗽1周，曾少量咳痰伴痰中带血3次。胸片示右中叶3cm×3cm类圆形阴影，中间可见空洞，无液平。痰找结核菌1次，结果为阴性，胸部CT示空洞为偏心空洞，部分洞壁有结节状隆起。进一步的检查应首先考虑（　）
A. 重复痰找结核菌试验
B. 试验性抗感染治疗
C. 试验性抗结核治疗
D. 纤维支气管镜活检
E. 肿瘤标志物检查

19. 患者，男性，50岁。干咳2个月，痰中带血7天，无发热及咳痰，吸烟史20年。查体：双肺呼吸音清，杵状指（+）。最可能的诊断是（　）
A. 支气管扩张症
B. 肺间质纤维化
C. 支气管肺癌
D. 浸润型肺结核
E. 慢性支气管炎

20. 患者，男性，64岁。近1个月来出现低热、胸痛、咳嗽、咳痰，有时痰中带有血丝。查体：消瘦，左锁骨上可触及一团质硬、固定肿大的淋巴结。胸部X线平片及胸部CT显示左上肺不张。最可能的临床诊断是（　）
A. 肺结核
B. 肺炎
C. 肺脓肿
D. 支气管扩张
E. 支气管肺癌

21. 患者，男性，50岁。咳嗽伴痰中带血3个月，右锁骨上窝触及一个肿大的淋巴结，质硬无压痛。提示该患者的诊断是（　）
A. 喉炎
B. 肺癌
C. 胃癌
D. 鼻咽癌
E. 肺结核

22. 患者，男性，60岁。慢性咳

嗽12年，近半个月来出现阵发性干咳，持续痰中带血。X线胸片显示左肺下叶不张。为明确诊断最有意义的检查方法为（　）

A. 纤维支气管镜检查
B. 痰细菌培养
C. 结核菌素试验
D. 肺功能测定
E. 血清癌胚抗原测定

23. 患者，男性，65岁。干咳2周入院，无发热、咯血及呼吸困难。查体：心肺未见异常，双手可见杵状指。胸部X线片显示右下肺直径约3cm的类圆形阴影，其内可见小空洞。首先考虑（　）

A. 肺结核
B. 慢性肺脓肿
C. 肺囊肿继发感染
D. 支气管肺癌
E. 韦氏（Wegener）肉芽肿病

24. 患者，男性，65岁。咳嗽2个月，痰中有时有血丝，伴消瘦。胸片发现肺部有一团块状阴影，考虑为肺癌。近来出现颜面、颈部及上肢水肿，但下肢无水肿。其水肿最可能的原因是（　）

A. 副癌综合征
B. 肺癌转移引起心包积液
C. 肺癌头颈部转移
D. 肺癌压迫上腔静脉
E. 肺癌转移引起胸腔积液

三、A_3/A_4 型题（每个案例下设若干道试题。请根据试题所提供的信息，在每一道试题下面的A、B、C、D、E五个备选答案中选择一个最佳答案。）

（25~27题共用题干）

患者，男性，63岁，吸烟40年。刺激性咳嗽3个月，伴痰中带血丝，X线胸片示右上肺不张。

25. 体格检查，下列哪组体征符合该患者的表现（　）

A. 两肺散在干湿啰音，以肺底及后背为多，咳嗽后减少或消失
B. 局限性吸气性哮鸣音，局部呈浊音或呼吸音减弱。
C. 患侧呼吸运动减弱，肩胛间区叩诊浊音，有支气管肺泡呼吸音，咳嗽后出现湿啰音
D. 患侧呼吸运动增强，叩诊浊音，呼吸音及语音传导减弱或消失
E. 患侧叩诊浊音，呼吸音减弱，有支气管呼吸音及湿啰音

26. 如要明确诊断，最佳的检查方法是（　）

A. 胸部CT检查
B. 胸部MRI检查
C. 正电子发射断层显像检查
D. 纤维支气管镜检查
E. 以上都不是

27. 首先考虑的治疗方案是（　）

A. 抗感染治疗
B. 抗炎止血治疗
C. 手术治疗
D. 抗结核治疗
E. 门诊随访

（28~30题共用题干）

患者，男性，66岁。痰中带血1个月余。吸烟20年。胸部X线片：右肺门肿块影伴右上肺不张，支气管镜见右上叶开口内新生物。

28. 初步诊断首先考虑的肺癌类型是（　）

A. 周围型
B. 弥漫型
C. 结节型
D. 中心型
E. 混合型

29. 该患者肺癌的病理类型最可能是（　）

A. 鳞癌
B. 腺癌
C. 小细胞癌
D. 大细胞癌
E. 腺鳞癌

30. 该患者首选的下一步检查是（　）

A. 头颅CT
B. 全身骨扫描
C. 肝、肾、肾上腺B超
D. 胸部CT
E. 腹部CT

第二节　食　管　癌

一、A_1 型题（每一道试题下面有A、B、C、D、E五个备选答案，请从中选择一个最佳答案。）

1. 食管癌的病因中致癌性强的是（　）

A. 缺锌
B. 亚硝胺
C. 真菌
D. 嗜好吸烟
E. 食物过硬、过热

2. 以下各项中哪一项是食管癌最典型的临床症状（　）

A. 咽下困难
B. 上消化道出血
C. 进行性咽下困难
D. 食管反流
E. 消瘦、恶病质

3. 食管癌的X线表现不包括（　）

A. 黏膜皱襞增粗
B. 管壁僵硬
C. 黏膜呈串珠样改变
D. 黏膜皱襞断裂
E. 充盈缺损或龛影

4. Barret 食管是指以下哪一种（　）
   A. 黏膜固有层乳头向表面延伸
   B. 食管鳞状上皮增生
   C. 上皮层内中性粒细胞和淋巴细胞浸润
   D. 黏膜糜烂或溃疡形成
   E. 食管下段的复层鳞状上皮被单层柱状上皮所替换
5. 关于食管癌的体格检查注意事项，下列描述不正确的是（　）
   A. 肝有无肿块
   B. 左侧锁骨上有无肿大淋巴结
   C. 有无腹水
   D. 有无胸腔积液
   E. 有无腹部压痛
6. 以下哪一项不是食管癌高发区的共同特点（　）
   A. 缺乏维生素 A
   B. 缺乏动物蛋白
   C. 缺钙
   D. 缺乏维生素 C
   E. 缺乏水果摄入
7. 以下哪一项与食管癌的发生无关（　）
   A. 长期饮烈性酒、嗜好吸烟
   B. 食物过硬、过热、进食过快
   C. 龋齿或口腔不洁
   D. 慢性刺激、炎症、创伤
   E. 嗜食辛辣
8. 食管癌体格检查时应特别注意（　）症状
   A. 左侧锁骨上有无肿大淋巴结、肝有无肿块及有无腹水、胸腔积液
   B. 骨后或肩背等区域是否间歇性或持续性钝痛
   C. 咽下困难是否呈持续和进行性加重
   D. 反流和呕吐物是否带有腐臭味
   E. 食物通过时局部是否有异物感或摩擦感
9. 食管癌侵及（　）可出现呕血和黑便，以溃疡型多见，肿瘤外侵至胸主动脉可造成致死性大出血
   A. 肝
   B. 肾
   C. 血管
   D. 肺
   E. 胃
10. 食管癌患者出现持续性胸背痛，多表示（　）
   A. 有远处血行转移
   B. 癌已侵犯食管外组织
   C. 癌肿部有炎症
   D. 癌肿较长
   E. 食管气管瘘
11. 以下选项属于食管癌病因学预防的是（　）
   A. 积极治疗食管上皮增生
   B. 应用预防药物
   C. 防霉去毒
   D. 应用维生素 A 酸类化合物
   E. 处理癌前病变
12. 以下选项属于食管癌发病学预防的是（　）
   A. 防霉去毒
   B. 改良饮水中亚硝胺及其他有害物质
   C. 改变不良生活习惯
   D. 积极治疗食管上皮增生
   E. 应用亚硝胺阻断剂等化学药物

二、A_2 型题（每一道试题是以一个小案例出现，其下面有 A、B、C、D、E 五个备选答案，请从中选择一个最佳答案。）

13. 患者，男性，63 岁。进食哽噎、烧灼感 2 个月，食管钡餐造影检查见食管下段黏膜紊乱、断裂，管壁僵硬，应该考虑（　）
   A. 食管炎
   B. 食管癌
   C. 贲门失弛缓症
   D. 食管静脉曲张
   E. 食管平滑肌瘤
14. 患者，男性，49 岁。3 个月前发现进食哽噎感，其后症状逐渐加重，近 3 周只能进全流质食物。体重减轻，体力下降。查体：脉搏 85 次/分，血压 127/90mmHg，体温 36.5℃，消瘦，颈、锁骨上淋巴结未触及，化验正常。食管钡剂造影，于食管中、下段见 8cm 狭窄，黏膜破坏。其诊断是（　）
   A. 贲门失弛缓症
   B. 食管良性肿瘤
   C. 腐蚀性食管灼伤
   D. 食管炎
   E. 食管癌
15. 患者，男性，58 岁。进行性吞咽困难 2 个月余，上消化道 X 线钡餐造影见食管下段黏膜紊乱，部分管壁僵硬。为明确诊断，首选的检查是（　）
   A. PET-CT
   B. 食管镜
   C. 食管超声
   D. 胸部增强 CT
   E. 食管拉网
16. 患者，男性，50 岁。进行性吞咽困难半年，X 线钡餐透视诊断为食管癌。该患者最初期症状应是（　）
   A. 食管内异物感
   B. 吞咽困难
   C. 持续性胸背部痛
   D. 声音嘶哑
   E. 饮水时呛咳

第三节 胃 癌

一、A_1型题（每一道试题下面有A、B、C、D、E五个备选答案，请从中选择一个最佳答案。）

1. 引发胃癌的主要因素之一是（ ）
A. 饮食生活
B. 地域环境
C. 幽门螺杆菌（Hp）感染
D. 慢性疾病和癌前病变
E. 遗传和基因

2. 可以转变成胃癌的疾病不包括（ ）
A. 慢性萎缩性胃炎
B. 胃息肉
C. 胃部分切除后的残胃
D. 急性胃炎
E. 胃黏膜上皮的异型增生

3. 胃癌普查筛选的重点人群描述不正确的是（ ）
A. 有胃癌家族史或原有胃病史的人群
B. 40岁以上有上消化道症状而无胆道疾病者
C. 原因不明的慢性消化道出血者
D. 确诊为急性胃炎的患者
E. 短期内体重明显减轻，食欲缺乏者

4. 多环芳烃对人体的主要危害是（ ）
A. 刺激作用
B. 致敏作用
C. 致畸胎作用
D. 对肝肾的损害
E. 致癌作用

5. 胃癌的主要转移途径是（ ）
A. 肝转移
B. 肺转移
C. 骨转移
D. 淋巴转移
E. 腹腔种植转移

6. Hp阳性者胃癌发生的危险性是Hp阴性者的（ ）倍
A. 1~2
B. 2~3
C. 3~6
D. 4~7
E. 5~9

7. 有胸骨后疼痛和进食梗阻感的是以下哪一种癌症（ ）
A. 胃癌
B. 贲门癌
C. 肺癌
D. 食管癌
E. 直肠癌

8. 以下哪一项属于胃癌前病变（ ）
A. 胃黏膜上皮中度以上非典型增生
B. Hp相关性胃炎
C. 胃溃疡
D. 残胃炎
E. 慢性萎缩性胃炎

9. （ ）对诊断和鉴别诊断有较大价值，但早期胃癌仍易漏诊
A. 超声和CT检查
B. 磁共振
C. X线钡餐检查上消化道气钡双重造影
D. 超声内镜检查
E. 大便隐血试验

10. （ ）持续阳性对胃癌的诊断有参考价值
A. 超声内镜检查
B. X线钡餐检查
C. 超声和CT检查
D. 大便隐血试验
E. 磁共振

11. （ ）有助于了解胃癌侵犯胃壁的深度和周围淋巴结转移情况
A. 超声内镜检查
B. X线钡餐检查
C. B超和CT检查
D. 大便隐血试验
E. 磁共振

二、A_2型题（每一道试题是以一个小案例出现，其下面有A、B、C、D、E五个备选答案，请从中选择一个最佳答案。）

12. 患者，男性，69岁。间断上腹痛10余年，2个月来加重伴饱胀，体重下降7kg，Hb 90g/L。最可能的诊断是（ ）
A. 慢性胰腺炎
B. 慢性肝炎
C. 胃癌
D. 消化性溃疡
E. 功能性消化不良

13. 患者，男性，55岁。近3个月出现上腹痛，服用镇痛片和奥美拉唑后，无明显改变，上腹痛时轻时重，体重下降约5.5kg，既往有胃溃疡病史5年。今日来诊，应首选的检查是（ ）
A. 血清促胃液素测定
B. B超检查
C. X线胃肠钡餐
D. 胃镜检查
E. 胃液分析

14. 患者，女性，50岁。间断上腹痛8个月，以进食后半小时为重，近2个月来转为持续性上腹胀痛伴恶心，持续大便隐血试验强阳性。首先考虑的诊断是（ ）
A. 十二指肠溃疡
B. 胃癌
C. 应激性溃疡
D. 门静脉高压
E. 慢性胃炎

15. 患者，男性，60岁。近日出现上腹不适、疼痛，进食后加重，消瘦、贫血，应高度警

惕的是（　）
A. 消化性溃疡
B. 慢性胃炎
C. 胃癌
D. 肝癌
E. 胰腺炎

16. 患者，男性，46岁。有上腹隐痛不适伴嗳气、反酸3年余，加重3个月。行上消化道气钡双重造影检查，其结果见胃黏膜紊乱，有大小不一的龛影，周围皱襞中断，胃壁僵硬，胃蠕动减弱。该患者最可能的诊断是（　）
A. 胃溃疡
B. 胃癌
C. 十二指肠球部溃疡
D. 胃、十二指肠球部复合性溃疡
E. 食管癌

第四节　结、直肠癌

一、A_1型题（每一道试题下面有A、B、C、D、E五个备选答案，请从中选择一个最佳答案。）

1. 以下哪种疾病与结肠癌无关（　）
A. 家族性息肉病
B. 结肠腺瘤
C. 溃疡型结肠炎
D. 增生型肠结核
E. 结肠血吸虫性肉芽肿

2. 有关结肠癌的描述，不正确的是（　）
A. 溃疡型癌多见于右半结肠
B. 浸润型癌一般不易引起肠腔狭窄
C. 肿块型癌主要临床表现以全身症状、贫血、腹部包块为特点
D. 不同部位的结肠癌有不同的临床特点
E. 左半结肠癌以肠梗阻、便秘、腹泻、便血为特点

3. 发现早期直肠癌最有意义的方法是（　）
A. 纤维结肠镜
B. 钡灌肠
C. B超
D. 大便隐血检查
E. CT

4. 长期腹泻、明显消瘦、腹部发现包块，首先考虑（　）
A. 结肠癌
B. 胃肠炎
C. 溃疡性结肠炎
D. 食物中毒
E. 阿米巴痢疾

二、A_2型题（每一道试题是以一个小案例出现，其下面有A、B、C、D、E五个备选答案，请从中选择一个最佳答案。）

5. 患者，男性，38岁。直肠癌肝转移，出现尿路刺激症状和持续疼痛，还伴黄疸、腹水、贫血、消瘦等表现，说明直肠癌现处哪个阶段（　）
A. 中晚期
B. 早中期
C. 早期
D. 中期
E. 晚期

6. 患者，男性，58岁，进行性贫血，消瘦、乏力半年，有时右腹隐痛，无腹泻。查体：右中腹部扪及肿块，肠鸣音活跃。下列各项检查可明确诊断的是（　）
A. 纤维结肠镜
B. CEA
C. CT
D. B超
E. X线钡餐检查

7. 患者，女性，60岁。全腹胀痛3个月，伴渐进性排便困难，从每日1次到2～3天大便1次，大便有黏液或带血。查体：贫血貌，腹膨隆、未见肠型、肠鸣音亢进、未扪及肿块。其诊断最可能是（　）
A. 回盲部结核
B. 粘连性肠梗阻
C. 溃疡性结肠炎
D. 降结肠癌
E. 家族性息肉病

8. 患者，男性，45岁。进行性消瘦、贫血、乏力、右下腹扪及包块，大便隐血试验阳性。最可能的诊断是（　）
A. 降结肠癌
B. 结肠息肉
C. 溃疡性结肠炎
D. 升结肠癌
E. 慢性细菌性痢疾

9. 患者，男性，39岁。近1个月来经常排鲜血便，血量少不与粪便混合，伴里急后重，不发热，无腹痛，最可能的诊断是（　）
A. 直肠癌
B. 肠结核
C. 胃癌
D. 急性坏死性肠炎
E. Crohn病

10. 患者，女性，45岁。乏力、低热3个月。查体：贫血貌，腹平坦，右侧中腹部触及5cm×3cm肿块，可推动。血常规：Hb 70g/L，WBC 7.0×10^9/L，N 0.60，PLT 205×10^9/L。最可能的诊断是（　）
A. 右肾肿瘤
B. 十二指肠肿瘤
C. 升结肠癌
D. 右输尿管肿瘤
E. 小肠肿瘤

11. 患者，男性，65岁。排便习惯改变、腹胀、乏力、消瘦2个月，直肠指检（-），粪便隐血阳性，为明确诊断最适宜的检查是（ ）
    A. 腹部X线平片
    B. CEA
    C. 腹部B超
    D. 腹腔镜
    E. 结肠镜

三、A_3/A_4 型题（每个案例下设若干道试题。请根据试题所提供的信息，在每一道试题下面的A、B、C、D、E五个备选答案中选择一个最佳答案。）

（12～13题共用题干）

患者，男性，54岁。反复脓血便半年，每天3～4次，在当地曾按痢疾治疗无明显效果。近1个月出现腹胀，伴阵发性腹痛。查体：消瘦，腹稍胀、软，下腹轻压痛。右下腹可扪及一肿块，质较硬，尚可活动。

12. 根据上述资料，应诊断为（ ）
    A. 慢性细菌性痢疾
    B. 溃疡性结肠炎
    C. 结肠息肉
    D. 肠结核
    E. 结肠癌
13. 首选的辅助检查是（ ）
    A. 大便细菌培养
    B. CT
    C. 钡餐检查
    D. 纤维结肠镜检查
    E. B超

（14～15题共用题干）

患者，女性，65岁。腹部胀痛，腹泻便秘交替1个月余伴里急后重感，无鲜血便。查体：腹平软，未及包块，左锁骨上，腹股沟淋巴结未触及。

14. 该患者可能的诊断是（ ）
    A. 直肠癌
    B. 乙状结肠癌
    C. 降结肠癌
    D. 升结肠癌
    E. 盲肠癌
15. 进一步检查应首先采用（ ）
    A. 肛门指检、直肠镜检
    B. 大便常规加涂片
    C. 腹部B超
    D. 腹部X线片
    E. 钡剂灌肠

（16～18题共用题干）

患者，男性，52岁。近2个月来大便次数增多，有肛门坠胀感及里急后重，大便变细。常有黏液血便，经抗生素治疗症状可缓解，但不久又复发，且呈进行性加重。

16. 首先应进行的检查是（ ）
    A. 直肠指检
    B. 钡灌肠检查
    C. 腹部CT
    D. 直（乙状结）肠镜检
    E. B超检查
17. 若经病理检查证实为直肠腺癌，肿瘤下缘距肛门约12cm，肿块直径约4cm。最佳手术方式应选择（ ）
    A. Miles手术
    B. 乙状结肠造口术
    C. Hartmann手术
    D. Dixon手术
    E. 局部切除
18. 术后可不追加化疗的条件是（ ）
    A. Dukes A期
    B. Dukes B期
    C. Dukes C_1 期
    D. Dukes C_2 期
    E. Dukes D期

第五节 乳 腺 癌

一、A_1 型题（每一道试题下面有A、B、C、D、E五个备选答案，请从中选择一个最佳答案。）

1. 以下哪一项不是乳腺癌的临床表现（ ）
    A. 癌块表面皮肤凹陷
    B. 肿块生长速度较快
    C. 肿块表面光滑，活动度良好
    D. 橘皮样外观
    E. 最早表现为无痛，单发小肿块
2. 乳腺癌的临床症状正确的是（ ）
    A. 多为哺乳期妇女
    B. 疼痛随月经周期性改变
    C. 乳房橘皮样改变
    D. 好发于18～20岁青年女性
    E. 无乳头溢液
3. 以下各项，不属于乳腺癌局部典型体征的是（ ）
    A. 肿块表面不光滑
    B. 肿块活动
    C. 橘皮样变
    D. 乳头内陷
    E. 肿块质地坚硬
4. 以下哪一种癌症恶性程度低，经常被错认为皮肤科疾病而延误诊断（ ）
    A. 硬癌
    B. 单纯癌
    C. 导管内癌
    D. 黏液腺癌
    E. 乳头湿疹样癌

二、A_2 型题（每一道试题是以一个小案例出现，其下面有A、B、C、D、E五个备选答案，请从中选择一个最佳答案。）

5. 患者，女性，56岁。右乳头脱屑、结痂半年，去除右乳头表面痂皮，可见鲜红色糜烂创面。涂片细胞学检查见大而异

形，胞质透明细胞，这种细胞称为（ ）

A. 佩吉特（Paget）细胞
B. R-S 细胞
C. 印戒细胞
D. 浆细胞
E. 类上皮细胞

6. 患者，女性，37 岁。月经正常，右乳腺根治术后。病理报告为非哺乳期乳腺炎，乳房肿块多位于乳晕周围，肿块表面皮肤红肿、皮温可增高，伴有明显疼痛。确诊方法为（ ）

A. 乳腺影像学检查
B. 磁共振
C. B 超
D. X 线
E. 病理活检

7. 患者，女性，36 岁。右乳外上象限触及一个 4cm×4cm 肿块，质硬，与皮肤粘连，表面皮肤呈橘皮样改变。最可能的诊断是（ ）

A. 乳腺癌
B. 乳腺囊性增生病
C. 乳腺纤维腺瘤
D. 乳腺囊肿
E. 肉芽肿性乳腺炎

8. 患者，女性，38 岁，已婚。右乳外上象限可触及一直径 4cm 包块，同侧腋窝触到肿大淋巴结，其他器官系统未见异常。在询问病史时，对诊断帮助最小的是（ ）

A. 家族中有乳腺癌病史
B. EB 病毒感染史
C. 结婚年龄
D. 生育史
E. 月经史

三、A_3/A_4 型题（每个案例下设若干道试题。请根据试题所提供的信息，在每一道试题下面的 A、B、C、D、E 五个备选答案中选择一个最佳答案。）

（9~10 题共用题干）

患者，女性，28 岁。左乳皮肤水肿、发红 2 个月，口服抗生素未见好转。查体：T 37.0℃，左乳皮肤发红、水肿，呈“橘皮样”，乳头内陷，乳房质地变硬，无触痛，未扪及肿块。左腋下扪及多个肿大淋巴结、质硬、融合，无触痛。血常规：WBC 8.0×10^9/L，N 0.67。

9. 首先应考虑的诊断是（ ）

A. 乳汁淤积
B. 急性乳腺炎
C. 乳腺囊性增生病
D. 乳房后脓肿
E. 炎性乳腺癌

10. 最佳治疗方案是（ ）

A. 局部按摩
B. 静脉应用广谱抗生素
C. 穿刺活检后行左乳切除术
D. 局部热敷、理疗
E. 穿刺活检后化疗

（11~13 题共用题干）

患者，女性，29 岁。右乳红肿 3 个月。查体：右乳皮肤红肿，呈橘皮样改变，未触及肿块，右腋窝可触及多个肿大、质硬、融合淋巴结。皮肤活检在真皮淋巴管内查见癌栓，ER、PR 阳性，HER-2 阴性。

11. 最可能的诊断是（ ）

A. 乳头状癌
B. 鳞样癌
C. 乳头湿疹样乳腺癌
D. 绒线癌
E. 炎性乳腺癌

12. 最佳综合治疗措施顺序是（ ）

A. 化疗、手术、放疗、内分泌治疗
B. 放疗、手术、化疗、内分泌治疗
C. 手术、化疗、放疗、内分泌治疗
D. 内分泌治疗、手术、放疗、化疗
E. 手术、放疗、化疗、内分泌治疗

13. 关于本病的预防，下列说法错误的是（ ）

A. 病因尚不清楚，目前没有效果明确的预防措施
B. 定期体检有利于早期发现
C. 乳腺癌发病高危因素的女性更应注意定期体检
D. 早期诊断、早期治疗有利于改善患者预后
E. 发现、治疗的早晚对患者病情无明显影响

（14~15 题共用题干）

患者，女性，55 岁。发现右乳腺肿物 1 周入院。查体：右乳外上象限肿物 1.5cm×1.0cm，质硬，活动度小。

14. 确定肿瘤性质最可靠的方法是（ ）

A. B 超
B. 钼靶 X 线
C. 针吸细胞学
D. 活组织切片送病理
E. 同位素扫描

15. 最可能的诊断是（ ）

A. 乳腺炎
B. 乳腺癌
C. 乳腺纤维腺瘤
D. 乳腺囊性增生病
E. 乳腺结核

（16~17 题共用题干）

患者，女性，45 岁。左乳房肿块 2 个月，无疼痛、发热。查体：左乳外上象限 5.5cm×3.0cm 肿块，质硬，边界不清楚，无压痛，与皮肤轻度粘连，与胸肌无粘连；左腋窝扪及一枚 2cm×1cm 质硬淋巴结，孤立，活动，无触痛；颈及锁骨上未扪及肿大淋巴结。胸片及肝脏 B 超未见异常。

16. 该患者初步诊断为（ ）

A. 乳腺囊性增生病
B. 乳腺纤维腺瘤
C. 乳腺结核
D. 乳腺脓肿
E. 乳腺癌

17. 为明确诊断，最佳的检查方法是（　）
A. 手术切除活检
B. 乳腺 B 超
C. 细针针吸细胞学
D. 空心针穿刺活检
E. 血清肿瘤标志物检测

第六节　宫　颈　癌

一、A_1 型题（每一道试题下面有 A、B、C、D、E 五个备选答案，请从中选择一个最佳答案。）

1. 下述哪一项是早期宫颈癌的症状（　）
A. 反复阴道流血
B. 阴道大量排液
C. 接触性阴道流血
D. 大腿及腰骶部疼痛
E. 恶病质
2. 子宫颈癌的临床表现不包括（　）
A. 不规则阴道流血
B. 阴道排液
C. 接触性阴道流血
D. 不孕
E. 血性白带
3. 子宫颈癌的临床分期依据（　）
A. B 超
B. 术中探查结果
C. 有无淋巴结转移
D. 盆腔三合诊
E. 病理检查
4. 诊断子宫颈癌时有关碘试验，不正确的是（　）
A. 鳞状上皮含糖原丰富
B. 若不染色为阳性
C. 本试验对癌有特异性
D. 主要识别宫颈病变危险区
E. 提高诊断率
5. 下列不属于子宫颈癌相关危险因素的是（　）
A. 多个性伴侣
B. 吸烟
C. 未生育
D. 不洁性行为
E. 过早性生活

二、A_2 型题（每一道试题是以一个小案例出现，其下面有 A、B、C、D、E 五个备选答案，请从中选择一个最佳答案。）

6. 患者，女性，39 岁。妇科普查时，宫颈刮片细胞学检查结果为 CIN Ⅲ级。首先应做的检查项目为（　）
A. 连续重复宫颈刮片细胞学检查
B. 宫颈碘试验
C. 阴道镜检查
D. 阴道镜指导下宫颈活检
E. 宫颈锥形切除送病理检查
7. 患者，女性，48 岁。白带多、接触性出血半年。妇科检查：宫颈柱状上皮外移，阴道外观正常，子宫正常大小，双侧附件区无明显增厚。首选确诊检查是（　）
A. 宫颈锥切术
B. 阴道镜指导下宫颈和宫颈管活检
C. 宫颈涂片检查
D. 阴道镜检查
E. 宫颈碘试验
8. 患者，女性，65 岁。绝经 10 年，反复阴道流血 4 次，量中等，平时白带少许，查体：子宫体略大。首先考虑的诊断是（　）
A. 输卵管癌
B. 子宫内膜癌
C. 子宫颈癌
D. 子宫内膜炎
E. 萎缩性阴道炎
9. 患者，女性，60 岁。原发不孕、绝经 6 年，高血压病史，阴道少量不规则流血 1 个月。妇科检查：子宫增大如妊娠 6 周，余均正常。确诊方法应是（　）
A. B 超检查
B. 血清 CA125 测定
C. 盆腔磁共振成像
D. 宫颈细胞学检查
E. 分段诊刮术
10. 患者，女性，53 岁。接触性出血 1 个月。妇科检查：宫颈后唇有一菜花样新生物，接触性出血阳性，宫体正常大小，附件（+）。该患者最可能的诊断是（　）
A. 子宫内膜癌
B. 急性宫颈炎
C. 宫颈肌瘤
D. 宫颈癌
E. 慢性宫颈炎
11. 患者，女性，45 岁。房事后出血半年。宫颈细胞学检查结果为低度鳞状上皮内病变（LSIL）。为明确诊断，下一步应首选的处理是（　）
A. 宫颈冷刀锥切
B. 宫颈电热圈切除术
C. 阴道镜下活检
D. 宫颈管搔刮术
E. HPV-DNA 检测
12. 患者，女性，33 岁。阴道接触性出血半年，初步诊断为“宫颈癌”。宫颈刮片多次检查为阳性，而宫颈活检为阴性。为确诊需做的进一步检查为（　）
A. 不做任何处理，1 个月后再次活检
B. CT
C. 宫颈锥切术
D. MRI

E. 诊断性刮宫

13. 患者，女性，35岁。性生活后阴道流血1周。妇科检查见宫颈轻度糜烂样改变，触之易出血。下一步首选的处理是（ ）
A. 子宫颈刮片细胞学检查
B. 宫颈锥切术
C. 阴道镜检查
D. 子宫颈活组织检查
E. 分段诊断性刮宫

14. 患者，女性，60岁。自述绝经后阴道不规则流血半年，近2个月阴道排液增多，呈血性。妇科检查示宫颈管肥大，触之易出血。为明确诊断，最可靠的确诊方法是（ ）
A. 白带涂片检查
B. 子宫颈和宫颈管活组织检查
C. 子宫颈刮片细胞学检查
D. B超检查
E. MRI检查

三、A_3/A_4 型题（每个案例下设若干道试题。请根据试题所提供的信息，在每一道试题下面的A、B、C、D、E五个备选答案中选择一个最佳答案。）

（15~16题共用题干）

患者，女性，38岁。接触性出血半年。妇科检查：外阴、阴道无异常，宫颈轻度压痛，触之易出血。子宫正常大小，双侧附件未触及异常。

15. 首选的检查方法是（ ）
A. 阴道镜检查
B. LEEP锥切术
C. 宫颈活检
D. 宫颈冷刀锥切术
E. 宫颈细胞学检查

16. 如检查结果为鳞状上皮内高度病变（HSIL），首选的处理方法是（ ）
A. 阴道镜下活检
B. 宫颈锥切术
C. 宫颈碘试验
D. 分段诊刮术
E. 子宫颈刮片细胞学检查

（17~19题共用题干）

患者，女性，58岁。白带多、接触性出血3个月余，5年前曾因宫颈炎行宫颈冷冻治疗。妇科检查：外阴、阴道未见异常，宫颈肥大、柱状上皮外移、质脆，子宫及双附件未见异常。

17. 为明确诊断，首选检查项目应是（ ）
A. 分段诊刮
B. 宫腔镜检查
C. 宫颈碘试验
D. 宫颈锥切术
E. 宫颈多点活检

18. 检查结果证实为宫颈上皮内瘤样病变，异型细胞占宫颈上皮全层2/3以上，伴HPV感染。此例应诊断为（ ）
A. CINⅠ
B. CINⅡ
C. CINⅢ
D. 慢性宫颈炎
E. 原位癌

19. 此例的合适治疗为（ ）
A. 随诊
B. 激光治疗3个月后复查
C. 宫颈切除术
D. 行子宫全切术
E. 局部用药+口服消炎药

（20~21题共用题干）

患者，女性，42岁。接触性出血2个月余，白带有恶臭，偶有血性白带。妇科检查：宫颈前唇有5cm大小的质脆赘生物，易出血，子宫正常大，三合诊（-）。

20. 最可能的诊断是（ ）
A. 子宫颈息肉
B. 子宫颈结核
C. 子宫颈癌
D. 子宫内膜异位症
E. 宫颈乳头状癌

21. 为确定诊断，最可靠的诊断方法为（ ）
A. 子宫颈刮片细胞学检查
B. 碘试验
C. 阴道镜检查
D. 氮激光肿瘤固有荧光诊断法
E. 宫颈活检

（22~24题共用题干）

患者，女性，56岁。孕5产5，绝经8年，阴道不规则流血1个月。妇科检查：外阴、阴道正常，宫颈肥大、糜烂，触之易出血，子宫后屈、稍大，双侧附件未见异常。

22. 该患者绝经后最可能的出血原因是（ ）
A. 子宫颈炎
B. 子宫颈癌
C. 子宫内膜癌
D. 子宫颈尖锐湿疣
E. 子宫内膜炎

23. 进一步确诊时需做（ ）
A. B超检查
B. 子宫颈刮片细胞学检查
C. 子宫颈活组织检查
D. 检查血CA125
E. 阴道镜检查

24. 若以上检查未发现可疑病灶，下一步最恰当的处理是（ ）
A. 分段刮宫
B. 宫腔镜+子宫内膜活检
C. 宫颈激光
D. 宫颈锥切术
E. 3~6个月后复查

第四章 合理用药

一、A_1 型题（每一道试题下面有A、B、C、D、E五个备选答案，请从中选择一个最佳答案。）

1. 以下不属于氨基糖苷类抗生素主要不良反应的是（ ）
   A. 神经肌肉阻断
   B. 肾损害
   C. 耳毒性
   D. 肌痉挛
   E. 变态反应
2. WHO1997年公布合理用药的生物医学标准不包括（ ）
   A. 用药对象适宜，无禁忌证，不良反应小
   B. 剂量、用法、疗程适宜
   C. 用药对象适宜，无禁忌证，无不良反应
   D. 药品调配及提供给患者的药品信息无误
   E. 用药指征适宜
3. 有关合理用药的以下说法中，不正确的是（ ）
   A. 能被充分、快速吸收而无刺激性的药物，可在饭前口服
   B. 对症下药是合理用药的首要原则
   C. 一种药物的用量，是经过严格的科学实验和大量的临床研究确定的
   D. OTC标志为处方药，需凭医师或其他有处方权的医疗专业人员开具处方才能购买
   E. 孕期及哺乳期妇女用药要注意禁忌证
4. 以下哪一种喹诺酮类药是尿路感染的首选药
   A. 依诺沙星
   B. 环丙沙星
   C. 诺氟沙星
   D. 培氟沙星
   E. 吡哌酸
5. 哪一项是与用药剂量无关的不良反应（ ）
   A. 后遗效应
   B. 毒性反应
   C. 副作用
   D. 变态反应
   E. 以上都是
6. 有关氯霉素的描述，以下说法错误的是（ ）
   A. 氯霉素易透过血—眼屏障
   B. 氯霉素易透过血—脑屏障
   C. 氯霉素具有良好的组织体液穿透性
   D. 氯霉素在国内外的应用非常广泛
   E. 氯霉素对伤寒沙门菌、立克次体等细胞内病原菌有效
7. 有关特殊人群用药原则与禁忌的描述，以下说法错误的是（ ）
   A. 应根据患儿年龄选择剂型
   B. 喹诺酮类抗菌药对骨骼发育可能产生不良影响，该类药物禁用于18岁以下儿童
   C. 某些药物在乳汁中排泄量较大，如红霉素、地西泮、磺胺甲噁唑和巴比妥类等，母亲服用时应考虑对哺乳婴儿的危害，尽量避免使用
   D. 老年人用药应从小剂量开始，以成人用量的1/2、2/3、3/4顺序逐渐增加至个体最合适的获得满意疗效的治疗剂量
   E. 利巴韦林可用于妊娠或将妊娠的患者
8. 有关吗啡的不良反应，以下说法错误的是（ ）
   A. 瞳孔极度缩小
   B. 呼吸深度抑制
   C. 耐受性和依赖性
   D. 瞳孔散大
   E. 血压下降
9. 糖皮质激素不用于以下哪种疾病的治疗（ ）
   A. 原发免疫性血小板减少症
   B. 中毒性休克
   C. 脑（腺）垂体前叶功能减退
   D. 急性粟粒性肺结核
   E. 骨质疏松
10. 关于药品的适应证，下列说法错误的是（ ）
    A. 适应证指某一种药物或治疗方法所能治疗的疾病范围
    B. 适应证应在药品说明书中明确说明
    C. 药品说明书对于合理使用药物具有指导作用
    D. 医师、药师指导患者用药可以不完全依照药品说明书
    E. 特别要关注药物的慎用、禁用、注意事项和药物间的相互作用
11. 出现最佳治疗作用的药物剂量叫作（ ），即“常用量”
    A. 最大治疗量
    B. 极量
    C. 中毒量
    D. 治疗量
    E. 致死量
12. 不同给药途径对药物吸收速度快慢的影响不同，下列选项错误的是（ ）
    A. 静脉注射>吸入给药>肌内注射
    B. 吸入给药>肌内注射>皮下注射

C. 皮下注射>直肠黏膜给药>口服给药
D. 肌内注射>直肠黏膜给药>皮下注射
E. 直肠黏膜给药>口服给药>皮肤给药

13. 服药时间里 qid 是（ ）的缩写
A. 每日1次
B. 每日2次
C. 每日3次
D. 每日4次
E. 每周1次

14. 一般三餐前后服药的时间缩写为（ ）
A. qd
B. bid
C. tid
D. qid
E. qw

15. 以下哪一种药物的服用时间应严格每8小时（平均间隔时间）服用1次，以保证血液中有足够的药物浓度（ ）
A. 阿卡波糖
B. 降压药
C. 阿仑膦酸钠
D. 抗癫痫药
E. 格列喹酮

16. 下列药物中，属于浓度依赖型抗菌药物的是（ ）
A. 罗红霉素
B. 头孢呋辛
C. 青霉素G
D. 左氧氟沙星
E. 克林霉素

17. 以下哪一种药物的服用时间与二甲双胍片一致（ ）
A. 缓控释制剂
B. 降压药
C. 氨甲蝶呤
D. 抗癫痫药
E. 格列喹酮

18. 抗菌药是指对细菌有抑制或杀灭作用，主要用于防治细菌感染性疾病的一类药物。抗菌药物按化学结构主要分为（ ）
A. 3类
B. 5类
C. 8类
D. 10类
E. 12类

19. 肺炎时，应用肾上腺皮质激素的禁忌证是（ ）
A. 中毒症状明显
B. 合并水痘
C. 严重喘憋
D. 中毒性脑病
E. 感染性休克

二、A_2型题（每一道试题是以一个小案例出现，其下面有A、B、C、D、E五个备选答案，请从中选择一个最佳答案。）

20. 患者，女性，50岁。有十二指肠溃疡病史20年，因患类风湿关节炎需要服用非甾体抗炎药，则最佳选用（ ）
A. 阿司匹林
B. 吲哚美辛
C. 索米痛片
D. 塞来昔布
E. 安乃近

21. 患者，女性，30岁。低热伴关节肿痛3个月，轻度贫血，抗核抗体（+），抗双链DNA抗体（+），疑为系统性红斑狼疮，治疗首选的药物是（ ）
A. 非甾体抗炎药
B. 糖皮质激素
C. 免疫抑制剂
D. 抗生素
E. 柳氮磺吡啶

22. 患儿，男，3岁。高热，呼吸困难，双肺散在小水泡音，诊断为支气管肺炎，青霉素皮试（+），宜用（ ）
A. 氯霉素
B. 磺胺嘧啶
C. 头孢唑林
D. 四环素
E. 红霉素

23. 患者，女性，28岁。发热、咳嗽2个月，胸部X线片示左上肺不规则片状阴影，给予抗结核治疗一月余。查体：T 36.5℃，巩膜稍黄染，双肺未闻及干湿啰音。WBC 4.3×10^9/L，N 0.55。肝功能检查示：ALT、AST正常，总胆红素40.6μmol/L，直接胆红素17.8μmol/L。该患者现停用的药物是（ ）
A. 利福平
B. 异烟肼
C. 吡嗪酰胺
D. 乙胺丁醇
E. 链霉素

24. 患者，男性，52岁。冬季咳嗽、咳痰、气喘20年，胸闷、气短6年，反复发作，本次于1周前受凉后加重入院。查体：桶状胸，双侧呼吸音减弱，双肺可闻及干湿啰音。下列哪项处理不合适（ ）
A. 青霉素静脉滴注
B. 溴己新口服
C. 氨茶碱口服
D. 可待因口服
E. 雾化吸入

25. 患者，女性，妊娠32周。可以应用的解热镇痛药是（ ）
A. 阿司匹林
B. 对乙酰氨基酚
C. 布洛芬
D. 吲哚美辛
E. 塞来昔布

26. 患者，男性，35岁。发现高血压7个月，未服药，改善生活行为后血压为（140~150）/（90~95）mmHg。心率为56次/分。该患者治疗首选的药物是（ ）
A. 培哚普利
B. 利血平
C. 维拉帕米

D. 比索洛尔
E. 哌唑嗪

27. 患者，男性，40岁。陈旧性心肌梗死3年，高血压病史4年。查体：BP 150/95mmHg，P 90次/分，降压治疗宜首选（ ）
A. α受体阻断药
B. β受体阻断药
C. 利尿药
D. 二氢吡啶类钙通道阻滞药
E. 神经节阻断药

三、A_3/A_4型题（每个案例下设若干道试题。请根据试题所提供的信息，在每一道试题下面的A、B、C、D、E五个备选答案中选择一个最佳答案。）

（28~29题共用题干）

患者，男性，45岁。体检发现血糖升高，空腹血糖7.6mmol/L，餐后2小时血糖13.6mmol/L，HbA1c 7.8%。查体：BP 150/100 mmHg，BMI 28，心、肺、腹查体未见明显异常。

28. 在控制饮食和运动基础上首选的降血糖药是（ ）
A. 二甲双胍
B. 阿卡波糖
C. 罗格列奈
D. 吡格列酮
E. 格列苯脲

29. 该患者首选的降血压药是（ ）
A. 氨氯地平
B. 美托洛尔
C. 哌唑嗪
D. 氢氯噻嗪
E. 氯沙坦

第五章 急诊与急救

第一单元 急、危、重症

第一节 休 克

一、A_1型题（每一道试题下面有A、B、C、D、E五个备选答案，请从中选择一个最佳答案。）

1. 不是休克诊断要点的是（ ）
A. 四肢湿冷
B. 脉细数
C. 收缩压<140mmHg
D. 收缩压<90mmHg
E. 脉压<20mmHg

2. 有关休克的对症治疗，以下说法错误的是（ ）
A. 使中心静脉压上升到6~10 cmH_2O
B. 扩容使脉压>30mmHg
C. 在补足血容量的基础上纠正酸中毒
D. 不宜一次完全纠正pH，主张宁碱勿酸
E. 使血浆二氧化碳结合力维持在18~20mmol/L

3. 以下不符合抗休克治疗扩容目标的是（ ）
A. 微循环好转
B. 动脉血压接近正常低水平，脉压>30mmHg
C. 尿量>30mL/h
D. 中心静脉压上升到6~10mmH_2O
E. 心率100~110次/分

4. 以下有关休克的一般监测，不正确的是（ ）
A. 皮肤色泽
B. 体重
C. 精神状态
D. 脉搏和血压
E. 尿量

5. 血压下降是（ ）
A. 诊断休克的唯一依据
B. 休克最常见的临床表现
C. 估计休克程度的最重要指标
D. 反映组织细胞缺氧的重要指标
E. 以上都是

6. 经大量输液后，休克患者应用强心剂的指征是（ ）
A. 中心静脉压低，动脉压低
B. 中心静脉压低，动脉压正常
C. 中心静脉压高，动脉压低
D. 中心静脉压高，动脉压正常
E. 中心静脉压正常，动脉压低

7. 急性失血量大于多少时易出现失血性休克（ ）
A. 300ml
B. 500ml
C. 800ml
D. 900ml
E. 1200ml

8. 休克患者的体位应选择（ ）
A. 半卧位
B. 头低脚高位
C. 半高坐位
D. 上身抬高20°~30°，下肢

抬高15°~20°

E. 自由体位

9. 判断休克患者微循环效能较可靠的依据是（ ）

A. 血压

B. 脉搏

C. 呼吸

D. 神志

E. 尿量

10. 休克的预防措施中不正确的是（ ）

A. 镇痛

B. 止血

C. 抗过敏

D. 积极有效地控制感染

E. 早期应用升压药

11. 决定休克患者补液量较可靠的依据是（ ）

A. 血压

B. 尿量

C. 中心静脉压

D. 脉搏

E. 精神状态

12. 不属于外科范围的休克是（ ）

A. 肝脾破裂

B. 青霉素过敏

C. 多发性骨折

D. 绞窄性肠梗阻

E. 溃疡出血

13. 下列选项中，绞窄性肠梗阻所致的休克是（ ）

A. 失血性休克

B. 感染性休克

C. 心源性休克

D. 创伤性休克

E. 神经性休克

14. 肝脾破裂所致的休克是（ ）

A. 失血性休克

B. 感染性休克

C. 心源性休克

D. 创伤性休克

E. 神经性休克

15. 多发性骨折所致的休克是（ ）

A. 失血性休克

B. 感染性休克

C. 心源性休克

D. 创伤性休克

E. 神经性休克

二、A_2 型题（每一道试题是以一个小案例出现，其下面有A、B、C、D、E五个备选答案，请从中选择一个最佳答案。）

16. 休克患者经扩容后，测中心静脉压 $20cmH_2O$，血压80/50mmHg。应考虑（ ）

A. 血容量严重不足

B. 动-静脉短路开放

C. 心功能不全

D. 容量血管收缩过度

E. 容量血管扩张过度

17. 患者，男性，体重60kg。当急性失血致患者休克时，提示失血量大于（ ）

A. 200ml

B. 600ml

C. 800ml

D. 1200ml

E. 2000ml

三、A_3/A_4 型题（每个案例下设若干道试题。请根据试题所提供的信息，在每一道试题下面的A、B、C、D、E五个备选答案中选择一个最佳答案。）

（18~19题共用题干）

患者，男性，35岁。汽车撞伤左季肋区4小时，意识模糊，体温37.5℃，脉搏细弱，血压60/40mmHg，全腹压痛，无反跳痛，无尿。

18. 首先考虑的诊断是（ ）

A. 神经源性休克

B. 感染性休克

C. 中度低血容量性休克

D. 重度低血容量性休克

E. 过敏性休克

19. 首选的治疗措施是（ ）

A. 静脉用强心药物

B. 立即手术治疗

C. 迅速补充平衡盐溶液

D. 利尿药改善肾功能

E. 应用抗生素

第二节 气 胸

一、A_1 型题（每一道试题下面有A、B、C、D、E五个备选答案，请从中选择一个最佳答案。）

1. 支气管哮喘患者突发胸痛、气短、呼吸困难，应考虑（ ）

A. 肺炎

B. 胸膜炎

C. 自发性气胸

D. 左心衰竭

E. 急性心肌梗死

2. 下列选项中，呼吸困难伴一侧胸痛见于（ ）

A. 心包积液

B. 阻塞性肺气肿

C. 肺栓塞

D. 肺间质纤维化

E. 支气管哮喘

3. 诊断张力性气胸最充分的根据是（ ）

A. 呼吸困难并伴有皮下气肿

B. 伤侧胸部叩诊呈高调鼓音

C. 伤侧呼吸音消失

D. X线所见纵隔向健侧移位

E. 胸膜腔抽出高压气体

4. 单纯性气胸又被称为（ ）

A. 张力性气胸

B. 高压性气胸

C. 交通性气胸

D. 闭合性气胸

E. 自发性气胸

5. 以下哪项不是自发性气胸的诱因（ ）

A. 抬举重物等用力动作

B. 用力咳嗽、喷嚏
C. 屏气
D. 高喊、大笑、剧烈运动
E. 勃然大怒

6. 有关自发性气胸，以下哪一项是错误的（　）
A. 自发性气胸是指创伤因素导致脏胸膜和肺泡破裂，肺内气体通过裂口进入胸膜腔而产生的气胸
B. 自发性气胸是指非人工因素导致脏胸膜和肺泡破裂，肺内气体通过裂口进入胸膜腔而产生的气胸
C. 外伤造成壁胸膜破裂，外面空气通过裂口进入胸膜腔而产生的气胸
D. 按病因自发性气胸可分为原发性气胸和继发性气胸
E. 按胸膜裂口自发性气胸可分为闭合性气胸、开放性气胸和张力性气胸

7. 有关气胸，以下说法错误的是（　）
A. 张力性气胸患者表情紧张、胸闷，甚至心律失常，常挣扎坐起，烦躁不安，有发绀、冷汗，甚至昏迷
B. 小量闭合性气胸可有气短，但数小时后逐渐平稳
C. 交通性气胸患者常在伤后迅速出现严重呼吸困难，心悸、血压下降，甚至休克，可见创口，并可听到空气随呼吸进出的“嘶嘶”声
D. 气胸量大时，气管向患侧移位
E. 局限性气胸须转动体位透视检查方能发现

8. 有关气胸的治疗，以下说法错误的是（　）
A. 如肺压缩<15%，无呼吸困难，临床稳定，可密切观察
B. 胸膜对于气体的吸收能力约每日吸收1.25%。吸氧可提高吸收率3~4倍
C. 肺压缩>15%，可行胸腔穿刺抽气
D. 胸刺点常选在患侧胸部锁骨中线第2肋间的中间点，而局限性气胸应根据胸部X线片定位选择最佳穿刺点。每次抽气不宜超过100ml
E. 胸腔闭式引流是最常用的治疗方法

9. 自发性气胸的保守治疗要求（　）复查胸片
A. 3~6小时
B. 6~8小时
C. 12~24小时
D. 24~36小时
E. 12~48小时

10. 自发性气胸的保守治疗中，如气胸无明显加重，则绝大部分胸腔内气体可自行吸收。胸膜对于气体的吸收能力约每日吸收1.25%。吸氧可提高吸收率（　）
A. 1~2倍
B. 2~3倍
C. 3~4倍
D. 4~5倍
E. 5~6倍

11. 关于自发性气胸的胸腔闭式引流，下列说法错误的是（　）
A. 胸腔闭式引流是最常用的治疗方法，适合于反复气胸、交通性气胸、张力性气胸和部分心肺功能差而症状较重的闭合性气胸者
B. 插管部位通常在患侧胸部锁骨中线第2肋间或腋前线第4或第5肋间
C. 如单纯负压排气无效或慢性气胸，可予持续负压引流，负压维持在8~12mmHg
D. 观察2~3天后胸片证实气胸未再复发，即可拔管
E. 如负压吸引6小时肺仍不复张，应寻找原因

12. 自发性气胸最常用的治疗方法是（　）
A. 持续负压引流
B. 胸腔穿刺抽气
C. 胸腔闭式引流
D. 保守治疗
E. 吸氧治疗

13. 自发性气胸的预防治疗后（　）内应保持大便通畅，避免剧烈的运动、搬提重物、用力咳嗽、搭乘飞机等易引起气胸复发的因素
A. 1个月
B. 2个月
C. 3个月
D. 4个月
E. 5个月

14. 自发性气胸，胸腔穿刺抽气每次不宜超过（　）
A. 500ml
B. 600ml
C. 700ml
D. 800ml
E. 1000ml

二、A_2型题（每一道试题是以一个小案例出现，其下面有A、B、C、D、E五个备选答案，请从中选择一个最佳答案。）

15. 某患者，因支气管哮喘住院治疗10余天，今晨突感左上胸短暂刺痛，逐渐感呼吸困难。不能平卧。心率120次/分，心律不齐，左肺呼吸音减弱，此患者首先考虑并发下列何种情况（　）
A. 支气管哮喘急性发作
B. 心绞痛
C. 自发性气胸
D. 肺不张
E. 急性心力衰竭

16. 某患者，28岁，瘦高体型，

半年前体检时胸片可见右肺尖部胸膜下肺大疱，今晨突感右上胸短暂刺痛，逐渐感呼吸困难，不能平卧。心率120次/分，律不齐，右肺呼吸音减弱，此患者首先考虑并发下列何种情况（　）
A. 支气管哮喘急性发作
B. 心绞痛
C. 原发性自发性气胸
D. 肺不张
E. 急性心力衰竭

17. 患者，男性，22岁。突发右胸痛2天，无发热、咳嗽。查体：体温37.2℃，右胸廓稍饱满，语音震颤减弱，叩诊呈鼓音，呼吸音消失。该患者最可能的诊断是（　）
A. 肺不张
B. 胸腔积液
C. 肺炎
D. 肺气肿
E. 气胸

18. 患者，男，17岁。打篮球时突感右胸部闷痛、气促1小时。查体：体温36.8℃，脉搏85次/分，呼吸22次/分，血压125/75mmHg。右肺触觉语颤减弱，叩诊呈鼓音，呼吸音减弱；左肺叩诊呈清音，呼吸音增强；双肺均未闻及干湿啰音。心律齐，各瓣膜听诊区未闻及病理性杂音。为明确诊断应进行的检查是（　）
A. 超声心动图
B. 胸部X线
C. 心电图
D. 动脉血气分析
E. 心肌坏死标志物

19. 患者，男性，35岁。半小时前被自行车撞伤左胸，伤后疼痛，活动后加重，呼吸困难逐渐加重。查体：脉搏110次/分，气管向右移位，皮下气肿（+），其诊断可能性最大的为（　）
A. 闭合性气胸
B. 张力性气胸
C. 肋骨骨折
D. 肋骨骨折并气胸
E. 肋骨骨折并张力性气胸

三、A_3/A_4型题（每个案例下设若干道试题。请根据试题所提供的信息，在每一道试题下面的A、B、C、D、E五个备选答案中选择一个最佳答案。）

（20~23题共用题干）

患者，男性，40岁。慢性咳嗽、咳痰史10年，突发左侧胸痛1天，呈针刺样疼痛，向左肩部放射，伴有胸闷及气短、干咳，无发热。吸烟约10年，1包/天。查体：消瘦，神志清楚，气管居中，无颈静脉怒张，左下肺叩诊鼓音，左下肺呼吸音明显降低，右肺散在少量干啰音，心界叩诊不清，心率92次/分，律齐，无病理性杂音，双下肢不肿。

20. 最可能的疾病是（　）
A. 左侧气胸
B. 肺栓塞
C. 急性心肌梗死
D. 慢性阻塞性肺疾病（COPD）
E. 胸膜炎

21. 在体检过程中患者突然自觉右侧胸部剧烈疼痛，呼吸受限，呼吸困难更加严重，发绀。此时患者可能并发（　）
A. 急性心肌梗死
B. 胸膜炎
C. 呼吸衰竭
D. 肺不张
E. 自发性气胸

22. 为了进一步明确上述推测，应该进行下列哪一项检查（　）
A. 胸透或者拍摄胸片
B. 心电图
C. 胸部CT
D. 超声心动图
E. 胸腔穿刺

23. 根据上述的推测与检查结果，如果证实为气胸，紧急的处理是（　）
A. 吸入β_2受体激动药
B. 吸氧
C. 吸痰
D. 胸膜腔穿刺抽气减压
E. 呼吸机辅助呼吸

（24~25题共用题干）

患者，男性，29岁。车祸40分钟，胸闷，极度呼吸困难，颈胸部皮下气肿，右侧胸部叩诊鼓音。呼吸音消失。

24. 最可能的诊断是（　）
A. 心脏压塞
B. 闭合性气胸
C. 张力性气胸
D. 进行性血胸
E. 连枷胸

25. 紧急处理应（　）
A. 面罩吸氧
B. 气管插管
C. 胶布固定
D. 开胸探查
E. 右胸腔排气

第三节　气道异物

A_1型题（每一道试题下面有A、B、C、D、E五个备选答案，请从中选择一个最佳答案。）

1. 鼻石属于（　）
A. 内源性异物
B. 外源性异物

C. 植物性异物
D. 动物性异物
E. 非生物性异物

2. 异物进入鼻腔或鼻腔外伤史中植物性异物多见，如豆类、果核等，并在（　）中发病率较高
A. 儿童
B. 老年人
C. 残疾人
D. 成年人
E. 婴儿

3. 有关喉异物，以下说法错误的是（　）
A. 喉异物多发生在5岁以上的幼儿
B. 较大异物嵌在声门或声门下可在数分钟内引起窒息死亡
C. 异物进入喉腔立即引起剧烈咳嗽，伴有呼吸困难、发绀等症状
D. 完全堵塞的喉异物，剧烈咳嗽后伴有不同程度的呼吸困难、喉喘鸣等
E. 喉镜检查可发现喉部异物

4. 鼻腔异物的现场急救描述错误的是（　）
A. 动物性异物须先用1%丁卡因麻醉鼻腔黏膜，再用鼻钳取出
B. 可用镊子夹取异物
C. 可用头端是钩状或环状的器械，从前鼻孔轻轻进入，绕至异物后方再向前钩出
D. 无症状的细小金属异物若不在危险部位，可定期观察，不必急于取出
E. 可以根据异物大小、形状、部位和性质的不同，采用不同的异物取出方法

5. 有关喉异物的现场急救，以下说法错误的是（　）
A. 间接喉镜下异物取出术适用于声门上区异物，成人或较大儿童能配合者
B. 1岁以下的婴儿不可行海姆立克急救法
C. 直接喉镜下异物取出术适用于儿童及成人的各类异物
D. 纤维喉镜下异物取出术适用于大的喉异物
E. 异物较大、气道阻塞严重、有呼吸困难的病例，估计难以迅速在直接喉镜下取出时，可先行气管切开术

6. 对透光性差的鼻腔异物，最适合的检查方法是（　）
A. B超
B. X线和CT检查定位
C. MRI扫描
D. 磁共振
E. 超声内镜检查

7. 根据异物大小、形状、部位和性质的不同，采用不同的异物取出方法。针对动物性异物，下列方法正确的是（　）
A. 用头端是钩状或环状的器械，从前鼻孔轻轻进入，绕至异物后方再向前钩出
B. 用镊子夹取
C. 先用1%丁卡因麻醉鼻腔黏膜，再用鼻钳取出
D. 用医学专用鼻钳取出
E. 定期观察，不必急于取出

8. 若细小金属异物进入鼻腔，暂时无症状且不在危险部位，可选择的异物处理办法是（　）
A. 用头端是钩状或环状的器械，从前鼻孔轻轻进入，绕至异物后方再向前钩出
B. 用镊子夹取
C. 先用1%丁卡因麻醉鼻腔黏膜，再用鼻钳取出
D. 用医学专用鼻钳取出
E. 定期观察，不必急于取出

9. 动物性异物需先用（　）丁卡因麻醉鼻腔黏膜，再用鼻钳取出
A. 0.1%
B. 0.5%
C. 1%
D. 2%
E. 10%

10. 以下不属于鼻腔异物的转诊指征的是（　）
A. 没有良好的照明设备及专用工具
B. 医护人员没有取鼻腔异物的经验
C. 异物较大嵌顿、鼻腔后部异物估计取出时有可能落入咽部
D. 鼻腔异物为细小金属者
E. 鼻腔异物需手术取出者

11. 当喉刺激症状明显，出现呼吸困难和发绀时，应采取（　）
A. 直接喉镜下异物取出术
B. 间接喉镜下异物取出术
C. 纤维喉镜下异物取出术
D. 气管切开术
E. 转诊

12. 气管、支气管异物多具有典型的异物吸入史，气管、支气管异物有内源性及外源性两类。下列哪一项属于内源性支气管异物（　）
A. 瓜子仁、花生米、各种豆类
B. 呼吸道内的假膜、干痂、血凝块
C. 小的玩具
D. 食物
E. 呕吐物

13. 下列关于气管、支气管异物的临床表现，说法不正确的是（　）
A. 先出现剧烈呛咳、面色青紫，随后出现阵发性咳嗽
B. 检查时气管异物患者可在颈部听到拍击声，听诊器可听到撞击声
C. 支气管异物并发肺气肿、肺不张时双肺听诊患侧呼吸音减低或消失

D. 并发吸入性肺炎时，可有咳嗽、咳黄色痰、发热、呼吸困难、心悸、胸闷等
E. 引起剧烈咳嗽，伴有呼吸困难、发绀等症状。

14. 气管、支气管异物是危及患者生命的急重症，应尽早取出异物，保持呼吸道通畅。气管、支气管异物的现场急救中部分活动的气管异物适用于以下哪种方法（　）
A. 自行咳出异物
B. 直接喉镜异物取出术
C. 支气管镜异物取出术
D. 纤维支气管镜异物取出术
E. 电子支气管镜异物取出术

15. 气管、支气管异物可能会引发的并发症不包括（　）
A. 纵隔摆动
B. 肺气肿
C. 自发性气胸
D. 肺不张
E. 肺部感染

16. 支气管异物时，出现有咳嗽、咳黄色痰、发热、呼吸困难、心悸、胸闷等现象说明并发了（　）
A. 吸入性肺炎
B. 肺气肿
C. 自发性气胸
D. 肺不张
E. 肺部感染

第四节　心搏骤停

A_1型题（每一道试题下面有A、B、C、D、E五个备选答案，请从中选择一个最佳答案。）

1. 发生心搏骤停后，应首先进行的抢救措施是（　）
A. 胸外按压
B. 清理呼吸道
C. 心前区撞击
D. 注射肾上腺素
E. 人工呼吸

2. 心室颤动时初次直流电单相除颤的能量是（　）
A. 360 J
B. 100 J
C. 150 J
D. 200 J
E. 300 J

3. 以下各项，不属心搏呼吸骤停临床表现的是（　）
A. 突然昏迷
B. 呼吸停止或严重呼吸困难
C. 心音消失
D. 大动脉搏动消失
E. 瞳孔缩小

4. 有关心搏骤停的现场急救，以下说法错误的是（　）
A. 口对口人工呼吸禁用于开放性结核、艾滋病活动期患者
B. 胸外按压放松时保证胸廓充分回弹，手掌应离开患者胸壁
C. 胸外按压速率为100~120次/分，按压幅度为5~6cm
D. 开放气道后立即开始2次人工呼吸
E. 进行电除颤时，除颤仪应选择“非同步”状态

5. 以下哪一项心搏骤停紧急处理原则是错误的（　）
A. 立即开放静脉输液通路
B. 待心电图确诊后开始心脏按压
C. 迅速开始人工呼吸
D. 心内注射加强心肌张力的药物
E. 准备好电击除颤

6. 最简单的判断心搏骤停的方法是（　）
A. 触摸大动脉搏动
B. 测量血压
C. 人工呼吸及心脏按压
D. 非同步直流电除颤
E. 同步直流电除颤

7. 心搏骤停的判断包括意识判断、呼吸的判断和大动脉搏动判断，上述三项总用时不超过（　）
A. 3秒钟
B. 5秒钟
C. 10秒钟
D. 15秒钟
E. 30秒钟

8. 胸外按压患者去枕平卧，取其胸骨下段1/2，一只手掌根紧贴胸骨，另一只手重叠放置在这只手的手背上，手指不能触碰患者胸壁。以（　）为支点，肩-肘-手掌连线与患者胸壁垂直，按压时肘关节保持固定伸直状态
A. 手腕
B. 肘关节
C. 肩关节
D. 髋关节
E. 手掌

9. 对于心搏骤停的胸外按压注意事项，操作错误的是（　）
A. 患者去枕平卧
B. 在胸骨上段1/2处操作
C. 一只手掌根紧贴胸骨，另一只手重叠放置在这只手的手背上，手指不能触碰患者胸壁
D. 按压时肘关节保持固定伸直状态
E. 肩-肘-手掌连线与患者胸壁垂直

10. 心搏骤停的胸外按压，按压速率为（　）次/分
A. 60~80
B. 80~100

C. 100~120
D. 120~140
E. 140~160

11. 心搏骤停的胸外按压，按压幅度为（ ）cm
A. 3~4
B. 4~5
C. 5~6
D. 6~7
E. 7~8

12. 心搏骤停的胸外按压，按压与呼气比例为（ ）
A. 1∶1
B. 1∶2
C. 10∶1
D. 3∶10
E. 30∶2

13. 心搏骤停胸外按压的操作要点：垂直向下按压；下压和放松时间相等；放松时手掌不可离开患者胸壁；最大限度避免中断胸外按压；每（ ）更换心外按压操作者
A. 半分钟
B. 1分钟
C. 2分钟
D. 10分钟
E. 半小时

14. 所有心搏骤停的患者均需立即就地进行（ ）
A. 药物治疗
B. 心肺复苏术
C. 电除颤
D. 人工呼吸
E. 胸外按压

15. 关于人工呼吸，以下说法不正确的是（ ）
A. 开放气道后立即开始2次人工呼吸
B. 口对口人工呼吸是指操作者用置于前额的拇指和示指捏住患者鼻孔，正常吸气后用口唇把患者口唇全部包住，匀速向患者口中吹气，每次吹气应持续1秒钟，确保有明显的胸廓起伏。患者被动呼气时，开放鼻道。禁用于开放性结核、艾滋病活动期患者
C. 口对鼻人工呼吸是指操作者用置于下颌的手指使患者口部闭合，正常吸气后，用口唇把患者鼻孔全部包住，匀速向患者口中吹气，每次吹气应持续1秒钟，确保有明显的胸廓起伏。患者被动呼气时，开放口部。禁用于开放性结核、艾滋病活动期患者
D. 球囊面罩辅助呼吸：面罩完全覆盖患者口鼻，单人操作时操作者用一手拇指和示指固定，另外3指抬举下颌，另一只手挤压气囊。双人操作球囊面罩辅助通气时，一人双手拇指和示指固定面罩，双手另外3指抬举下颌。另一人单手挤压气囊进行通气
E. 胸外按压与人工呼吸比例为10∶2，避免过度通气

16. 患者表现突发意识丧失，若伴有局部或全身抽搐称为（ ）
A. 严重心脏瓣膜病
B. 阿-斯综合征
C. 扩张型心肌病
D. 急性重症心肌炎
E. 遗传性心律失常综合征

17. 单次除颤后立即开始心肺复苏术，5个循环的心肺复苏术后再判断心律是否需要再次电除颤。5个循环的心肺复苏术大概需要的时间为（ ）
A. 12分钟
B. 10分钟
C. 半小时
D. 2分钟
E. 5分钟

18. 心搏骤停的药物治疗可用肾上腺素，用量为（ ）静脉推注，每3~5分钟可重复给药
A. 0.1mg
B. 10mg
C. 0.5mg
D. 2mg
E. 1mg

第五节 急性心肌梗死

一、A_1 型题（每一道试题下面有A、B、C、D、E五个备选答案，请从中选择一个最佳答案。）

1. 急性心肌梗死时，下列特异性最高的血清标志物是（ ）
A. SGOT
B. α-HBDH
C. LDH
D. cTnI
E. CK-MB

2. 治疗急性心肌梗死的首要目标是（ ）
A. 控制血压
B. 缓解疼痛
C. 尽快再灌注治疗，开通梗死相关血管
D. 抗心力衰竭治疗
E. 抗心律失常治疗

3. 急性心肌梗死发病早期（6小时内），最积极、最有效的限制梗死面积扩大的措施是（ ）
A. 抗凝治疗
B. 抗血小板治疗
C. 溶栓疗法
D. 绝对卧床
E. 静脉应用硝酸甘油

4. 以下符合急性心肌梗死诊断的是（　）
   A. 多个导联出现明显缺血性ST段下移及T波倒置
   B. 心电图2个以上相邻导联出现ST段单相曲线性抬高
   C. 无诱因长时间的缺血性胸痛、含硝酸甘油不能缓解
   D. 血清心肌坏死标志物升高超过正常3倍以上并有动态改变
   E. 以上都是
5. 急性心肌梗死的一般治疗包括下述几方面，除了（　）
   A. 卧床休息
   B. 吸氧
   C. 心肺复苏术
   D. 硝酸盐制剂
   E. 功能锻炼
6. 使急性闭塞的冠状动脉再通，心肌得到再灌注，缩小心肌梗死面积的治疗措施是（　）
   A. 卧床休息
   B. 镇静镇痛
   C. 静脉滴注硝酸甘油
   D. 口服阿司匹林
   E. 溶解血栓疗法

二、A_2型题（每一道试题是以一个小案例出现，其下面有A、B、C、D、E五个备选答案，请从中选择一个最佳答案。）

7. 患者，男性，48岁。急性前壁心肌梗死15小时，合并急性左心功能不全，BP 170/100mmHg。治疗其心功能不全应首选（　）
   A. β受体阻断药
   B. 地高辛
   C. 硝普钠
   D. α受体阻断药
   E. 卡托普利
8. 患者，男性，67岁。2周来反复胸痛，发作与劳累及情绪有关，休息可以缓解。2小时前出现持续性疼痛，进行性加剧，并气短，不能平卧，血压110/70mmHg，心率120次/分，律齐，心尖部可闻及Ⅲ级收缩期杂音，双肺散在哮鸣音及湿啰音。下列应首选的治疗方案是（　）
   A. β受体阻断药预防室性心律失常
   B. 抗生素控制感染
   C. 洋地黄类药物治疗
   D. 肾上腺皮质激素减轻支气管痉挛
   E. 吗啡和利尿药治疗
9. 患者，男性，49岁。4小时前突然出现胸骨后闷痛，呈持续性，向左肩放射，伴恶心、出汗。查体：腹软，无压痛。ECG示Ⅱ、Ⅲ、aVF导联ST段弓背向上抬高0.2mV。最可能的诊断是（　）
   A. 急性心肌炎
   B. 初发劳力性心绞痛
   C. 急性心肌梗死
   D. 急性心包炎
   E. 急性肺血栓栓塞症
10. 患者，男性，70岁。糖尿病10年，既往无心悸、胸痛史，今日早餐后1小时突然胸闷明显，面色苍白、烦躁、出汗、恐惧感，2小时未缓解。查体：心率100次/分，血压86/70mmHg，最可能诊断为（　）
   A. 糖尿病酸中毒
   B. 不典型心绞痛
   C. 低血糖
   D. 变异型心绞痛
   E. 急性心肌梗死
11. 某急性广泛前壁心肌梗死患者，胸闷、憋气明显，心率140次/分，双肺可闻及弥漫性小水泡音，首选最佳处理应是（　）
   A. 给予补液，以补充循环血容量
   B. 给予钙通道阻滞药，以缓解冠状动脉痉挛
   C. 给予血管扩张药，以降低心脏前后负荷
   D. 给予β受体阻断药，以降低心室率
   E. 给予洋地黄制剂，以增加心肌收缩力

三、A_3/A_4型题（每个案例下设若干道试题。请根据试题所提供的信息，在每一道试题下面的A、B、C、D、E五个备选答案中选择一个最佳答案。）

（12～15题共用题干）

患者，男性，47岁。1年来每于剧烈活动时或饱餐后发作剑突下疼痛，向咽部放射，持续数分钟可自行缓解。2周来发作频繁且有夜间睡眠中发作。2小时来疼痛剧烈，不能缓解，向胸部及后背部放射，伴憋闷、大汗。

12. 该患者首先考虑的诊断是（　）
   A. 主动脉夹层分离
   B. 自发性气胸
   C. 急性胰腺炎
   D. 急性肺动脉栓塞
   E. 急性心肌梗死
13. 此时最有助诊断的辅助检查是（　）
   A. 超声心动图
   B. 胸部X线
   C. 心电图
   D. 心肌酶谱
   E. CT
14. 首选的治疗方法是（　）
   A. 硝酸甘油静脉滴注
   B. 溶栓治疗
   C. 吗啡皮下注射
   D. 肝素静脉滴注
   E. 卡托普利口服
15. 下列哪一项引起的胸痛会出现以下特征：吸气与咳嗽可使疼痛加重，伴有发热、气短、心包摩擦音（　）

A. 主动脉夹层
B. 急性肺栓塞
C. 气胸
D. 急性心包炎
E. 心肌梗死

（16～17题共用题干）

患者，男性，50岁。1周前心前区剧烈疼痛，随后心悸、气短，怀疑急性心肌梗死。

16. 为确诊最有帮助的酶学检查是（　）
A. 乳酸脱氢酶（LDH）
B. 谷草转氨酶（GOT）
C. 肌酸激酶（CK）
D. 肌钙蛋白
E. CK同工酶

17. 第2日患者出现胸闷、大汗、面色苍白，体检：心率126次/分，律齐，血压80/50mmHg。双肺满布中小水泡音。以下哪一项此时不宜用（　）
A. 主动脉内气囊反搏术
B. 静脉注射呋塞米
C. 静脉滴注多巴胺
D. 静脉滴注多巴酚丁胺
E. 皮下注射低分子量肝素

（18～20题共用题干）

患者，女性，44岁。4周来反复胸痛，发作与劳累及情绪有关，休息可以缓解。4小时前出现持续性疼痛，进行性加重，并气短，不能平卧。血压110/70mmHg，心率130次/分，律齐，心尖部可闻及3/6级收缩期杂音，双肺散在哮鸣音及湿啰音。

18. 根据上述临床表现，该患者的诊断最可能是（　）
A. 风湿性心脏病二尖瓣关闭不全
B. 扩张型心肌病
C. 支气管哮喘
D. 肺部感染
E. 急性心肌梗死并发左心衰竭

19. 首选检查为（　）
A. X线胸片
B. 心电图
C. 超声心动图
D. 造影
E. 心肌核素扫描

20. 首选治疗方案应为（　）
A. β受体阻断药预防室性心律失常
B. 抗生素控制感染
C. 洋地黄类药物
D. 肾上腺皮质激素减轻支气管痉挛
E. 吗啡和利尿药

（21～23题共用题干）

患者，男性，64岁。因阵发性胸闷9年，持续胸痛7小时收入院。入院时血压为150/90mmHg，诊断为急性前壁心肌梗死。

21. 支持诊断的心电图改变为下列哪一项（　）
A. Ⅱ、Ⅲ、aVF导联出现异常Q波，伴ST段弓背向上抬高
B. V_3～V_5导联出现异常Q波伴ST段弓背向上抬高
C. Ⅰ、aVL导联出现肺性P波
D. 频发室性期前收缩
E. 浅而宽的Q波，ST段降低，T波抬高

22. 此时最具特征性的实验室改变是（　）
A. 血清LDH上升
B. 血清GOT上升
C. 血清GPT上升
D. 血清CK-MB上升
E. 白蛋白下降

23. 上述患者出现频发室性期前收缩，伴短阵室性心动过速，此时最恰当的处理是（　）
A. 静脉推注毛花苷C
B. 口服美西律
C. 静脉注射利多卡因
D. 口服普鲁卡因胺
E. 观察

第六节　高血压急症

一、A_1型题（每一道试题下面有A、B、C、D、E五个备选答案，请从中选择一个最佳答案。）

1. 改善急性左心衰症状最有效的药物是（　）
A. 利尿药
B. 洋地黄
C. 钙通道阻滞药
D. 肾上腺素能受体阻断药
E. 质子泵抑制药

2. 有关硝普钠治疗高血压急症描述错误的是（　）
A. 常用剂量3μg/（kg · min）
B. 连续使用不宜超过3天
C. 最大剂量不超过10μg/（kg · mm）
D. 不良反应为心动过速、恶心、呕吐、肌颤
E. 以上均不正确

3. 以下哪一项不是高血压急症的内科治疗静脉常用药（　）
A. 硝普钠
B. 乌拉地尔
C. 酚妥拉明
D. 硝酸甘油
E. 吗啡

4. 以下哪一项不属于高血压急症的现场急救（　）
A. 监测生命体征
B. 迅速评价靶器官受累情况
C. 静脉注射利多卡因
D. 控制血压
E. 根据靶器官的受损情况给

予相应的处理

5. 高血压急症中评价靶器官受累情况不包括（ ）
   A. 询问有无胸痛及疼痛性质
   B. 查看患者意识是否清楚、对答是否确切、肢体活动是否良好
   C. 听诊心脏有无奔马律
   D. 双肺有无湿啰音
   E. 测量双侧上臂血压
6. 高血压急症需要控制血压，最初数分钟至1小时内血压控制目标为平均动脉压降低幅度不超过治疗前水平的（ ）
   A. 10%
   B. 15%
   C. 25%
   D. 30%
   E. 50%
7. 高血压急症中控制血压，需要在（ ）内逐步降至安全水平，一般为160/100mmHg左右
   A. 1~2小时
   B. 半小时
   C. 2~3小时
   D. 2~6小时
   E. 4~5小时
8. 主动脉夹层患者，如能耐受，收缩压应降至（ ）mmHg
   A. 60~70
   B. 80~90
   C. 90~100
   D. 100~110
   E. 120~130
9. 在高血压性脑出血急性期，最威胁患者生命的疾病是（ ）
   A. 出血后血肿形成
   B. 昏迷后肺感染
   C. 出血后并发脑水肿
   D. 出血后并发脑疝
   E. 昏迷后电解质紊乱

二、A_2型题（每一道试题是以一个小案例出现，其下面有A、B、C、D、E五个备选答案，请从中选择一个最佳答案。）

10. 患者，男性，49岁。突然出现头痛、恶心、呕吐、喘憋、胸痛、身体感觉或运动障碍，血压180/120mmHg，可判断为（ ）
   A. 高血压急症
   B. 冠心病
   C. 脑梗死
   D. 高血压亚急症
   E. 急性胰腺炎
11. 患者，女性，60岁。突起呼吸困难，咳粉红色泡沫痰，血压190/100mmHg，诊断为急性左心衰，该患者的最佳治疗是（ ）
   A. 毛花苷C
   B. 氨茶碱
   C. 硝普钠
   D. 多巴酚丁胺
   E. 氯化钾
12. 患者，男性，56岁。有高血压病史10年，急起言语不清，口角歪斜，左侧肢体活动障碍3小时。为明确诊断，首选哪项辅助检查（ ）
   A. 头颅CT
   B. 腰椎穿刺脑脊液检查
   C. 脑电图检查
   D. 经颅多普勒超声（TCD）检查
   E. 脑干诱发电位
13. 患者，男性，52岁。突发脑出血，头痛、呕吐、昏迷，血压190/110mmHg，应迅速给予的治疗是（ ）
   A. 止血治疗
   B. 降压治疗
   C. 降颅压治疗
   D. 维持生命体征
   E. 防治脑血管痉挛
14. 患者，女性，73岁。高血压病史20余年，进餐时与家人争吵，随后突然剧烈头痛、头晕、呕吐，继之出现“三偏征”就诊，拟诊断为脑出血，确诊首选的检查方法是（ ）
   A. 头颅CT
   B. 脑脊液检查
   C. 脑血管造影
   D. 凝血功能
   E. 脑血流图

三、A_3/A_4型题（每个案例下设若干道试题。请根据试题所提供的信息，在每一道试题下面的A、B、C、D、E五个备选答案中选择一个最佳答案。）

（15~17题共用题干）

患者，男性，45岁。经常头痛、头晕近10年，2天来头痛加重，伴有恶心、呕吐，送往急诊。查体：意识模糊，血压210/110mmHg，尿蛋白（++），尿糖（+）。

15. 最可能的诊断是（ ）
   A. 糖尿病酮症酸中毒
   B. 高血压危象
   C. 高血压脑病
   D. 恶性高血压
   E. 肾性高血压
16. 诊断已确立，其发病机制是（ ）
   A. 心房利钠因子减少
   B. 肾素活性增高
   C. 交感神经过度兴奋
   D. 周围小动脉痉挛
   E. 脑血管自身调节障碍
17. 入院治疗，神志清，但血压仍200/110mmHg，且气短不能平卧。查体：心率108次/分，期前收缩3次/分，双肺底有湿啰音。此时正确的治疗是（ ）
   A. 毛花苷C静脉注射
   B. 硝普钠静脉滴注
   C. 利多卡因静脉滴注
   D. 普罗帕酮静脉注射
   E. 快速利尿药静脉注射

第七节　急性左心衰

一、A_1 型题（每一道试题下面有 A、B、C、D、E 五个备选答案，请从中选择一个最佳答案。）

1. 急性左心衰主要表现为（　）
   A. 体循环充血
   B. 肺循环充血
   C. 双下肢浮肿
   D. 颈静脉怒张
   E. 刺激性干咳
2. 急性左心衰时，患者需采取的体位是（　）
   A. 平卧位
   B. 头高脚高位
   C. 头高脚低位
   D. 半卧位
   E. 坐位，两腿下垂
3. 抢救急性左心衰引起的肺水肿时，下列措施中错误的是（　）
   A. 静脉注射毛花苷 C
   B. 静脉注射呋塞米
   C. 低流量间断给氧
   D. 取下肢下垂坐位
   E. 安慰患者，稳定情绪

二、A_2 型题（每一道试题是以一个小案例出现，其下面有 A、B、C、D、E 五个备选答案，请从中选择一个最佳答案。）

4. 患者，男性，71 岁。因“急性广泛前壁心肌梗死”住院，突发急性左心衰，测血压 160/100mmHg。下列药物中，不宜应用的是（　）
   A. 呋塞米
   B. 吗啡
   C. 硝酸甘油
   D. 硝普钠
   E. β 受体阻断药

三、A_3/A_4 型题（每个案例下设若干道试题。请根据试题所提供的信息，在每一道试题下面的 A、B、C、D、E 五个备选答案中选择一个最佳答案。）

（5~6 题共用题干）

患者，男性，70 岁。既往有高血压病史 15 年，每日服用琥珀酸美托洛尔 47.5mg。今日凌晨突然出现胸闷、气促，不能平卧。查体：口唇发绀，血压 190/100mmHg，脉搏 107 次/分，双肺可闻及湿啰音和哮鸣音，心律绝对不齐，心率 146 次/分，第一心音强弱不等，双下肢无水肿。

5. 该患者目前应诊断为（　）
   A. 急性左心衰
   B. 急性支气管肺炎
   C. 急性心肌梗死
   D. 变异型心绞痛
   E. 支气管哮喘
6. 迅速缓解患者症状最有效的措施是（　）
   A. 吸氧，给予氨茶碱、地高辛
   B. 取坐位，给予吗啡、呋塞米、去乙酰毛花苷、硝普钠
   C. 取坐位，给予多巴酚丁胺、普萘洛尔
   D. 呼吸机辅助通气
   E. 静脉注射泼尼松

第八节　糖尿病酮症酸中毒

一、A_1 型题（每一道试题下面有 A、B、C、D、E 五个备选答案，请从中选择一个最佳答案。）

1. 以下哪一项不属于糖尿病酮症酸中毒的诱因（　）
   A. 胰岛素治疗中断
   B. 感染
   C. 饮食不当
   D. 黄疸
   E. 创伤、手术及妊娠分娩
2. 糖尿病酮症酸中毒的实验室检查中血 pH<（　）
   A. 6.5
   B. 5.5
   C. 9.0
   D. 7.2
   E. 8.4
3. 临床上要根据糖尿病酮症酸中毒的病情严重程度加不同量胰岛素静脉滴注，以降低血糖和消除尿酮体。常规用小剂量胰岛素持续静脉滴注［0.1U/(kg·min)］，至血糖降至 13.9mmol/L 时开始输入 5% 葡萄糖液（　）加胰岛素 6~8U
   A. 100ml
   B. 200ml
   C. 300ml
   D. 400ml
   E. 500ml
4. 糖尿病酮症酸中毒最典型的早期临床表现是（　）
   A. 多饮、口渴、多尿
   B. 意识改变
   C. 视物模糊
   D. 恶心、呕吐
   E. 血压下降
5. 关于糖尿病酮症酸中毒的治疗，下列最关键的措施为（　）
   A. 补充液体
   B. 补钾
   C. 纠正酸中毒
   D. 小剂量胰岛素治疗
   E. 处理诱因

二、A_2 型题（每一道试题是以一个小案例出现，其下面有 A、B、C、D、E 五个备选答案，请

从中选择一个最佳答案。)

6. 患者，女性，35岁。烦渴、多尿2年，不规律用胰岛素治疗，食欲缺乏、呕吐2天。查体：T 36.1℃，呼吸深大有异味。血糖17.1mmol/L，尿糖（++++），酮体（++）。最可能的诊断为（　）
   A. 急性肠炎+代谢性碱中毒
   B. 急性肠炎+代谢性酸中毒
   C. 糖尿病酮症酸中毒
   D. 乳酸酸中毒
   E. 高渗性非酮症性糖尿病昏迷

三、A_3/A_4型题（每个案例下设若干道试题。请根据试题所提供的信息，在每一道试题下面的A、B、C、D、E五个备选答案中选择一个最佳答案。)

（7~8题共用题干）

患者，男性，22岁。神志不清2小时入院，既往患1型糖尿病5年，长期皮下注射胰岛素，近3天因腹泻而停用。查体：血压70/50mmHg，皮肤中度失水征，呼吸深大，有烂苹果味。

7. 最可能与诊断无关的检查是（　）
   A. 血气分析
   B. 血电解质测定
   C. 血糖
   D. 尿糖、尿酮
   E. 血培养
8. 最可能的诊断是（　）
   A. 糖尿病非酮症高渗性昏迷
   B. 糖尿病酮症酸中毒
   C. 糖尿病乳酸性酸中毒
   D. 低血糖昏迷
   E. 感染性休克

第九节　低血糖症

一、A_1型题（每一道试题下面有A、B、C、D、E五个备选答案，请从中选择一个最佳答案。)

1. 有关低血糖症的论述中，正确的是（　）
   A. 口服α-葡萄糖苷酶抑制药易发生低血糖
   B. 低血糖可伴有精神症状
   C. 部分2型糖尿病可表现为低血糖
   D. 胰岛素瘤较少出现空腹低血糖
   E. 腺垂体功能减低时血胰岛素升高
2. 低血糖出现交感神经兴奋症状是由于释放大量（　）
   A. 肾上腺素
   B. 醛固酮
   C. 胰高血糖素
   D. 血管升压素
   E. 糖皮质激素
3. 有关低血糖的描述，以下说法错误的是（　）
   A. 糖尿病患者出现出汗、恶心、饥饿感、轻微颤动和焦虑，以及快速有力的心跳，为低血糖的警示症状
   B. 糖尿病治疗过程中，可能发生药物性严重低血糖，会引发心脑血管病而死亡
   C. 血糖持续下降，可能出现意识模糊、言语不清和类似醉态的动作不稳，乃至抽搐
   D. 糖尿病患者血糖值≤3.9mmol/L，就属于低血糖范畴
   E. 非糖尿病患者低血糖的标准为<3.9mmol/L
4. 容易引起严重低血糖的药物是（　）
   A. 格列奈类
   B. 噻唑烷二酮类
   C. α-葡萄糖苷酶抑制药
   D. 磺脲类
   E. 双胍类
5. 重者和疑似低血糖昏迷的患者应及时测定毛细血管血糖，甚至无须血糖结果；及时给予50%葡萄糖（　）静脉注射，继以5%~10%葡萄糖液静脉滴注。神志不清者，切忌喂食以免发生窒息
   A. 10~20ml
   B. 20~30ml
   C. 30~40ml
   D. 40~60ml
   E. 50~70ml

二、A_3/A_4型题（每个案例下设若干道试题。请根据试题所提供的信息，在每一道试题下面的A、B、C、D、E五个备选答案中选择一个最佳答案。)

（6~7题共用题干）

患者，女性，55岁。糖尿病病史1年，服用二甲双胍治疗，出现明显胃肠道反应，改为格列奇特缓释片30mg/d治疗6个月，复查空腹血糖6.5mmol/L，餐后2小时血糖10mmol/L，HbA1c 7.5%，时有午餐前心悸、出汗。查体：BP 150/90mmHg，双下肢水肿，BMI 30。

6. 该患者心悸、出汗的原因最可能是（　）
   A. 低血糖
   B. 变态反应
   C. 高血压
   D. 焦虑
   E. 心律失常
7. 该患者目前最合理的治疗是改用（　）
   A. 瑞格列奈
   B. 阿卡波糖
   C. 吡格列酮
   D. 甘精胰岛素
   E. 格列吡嗪

第十节　癫痫持续状态

一、A_1 型题（每一道试题下面有 A、B、C、D、E 五个备选答案，请从中选择一个最佳答案。）

1. 症状性癫痫的定义是指（　）
   A. 临床上不能分类的癫痫
   B. 从婴儿起始的癫痫
   C. 抗癫痫药物无法控制的癫痫
   D. 脑部无病损或代谢异常的癫痫
   E. 脑部有病损或代谢异常的癫痫
2. 癫痫持续状态通常指的是（　）
   A. 一侧肢体抽搐不止
   B. 精神运动发作持续数日
   C. 抽搐频繁发作，发作间期意识不清
   D. 长期用药仍不时发作
   E. 连续小发作
3. 有关癫痫持续状态的现场急救，以下说法错误的是（　）
   A. 地西泮（安定）为终止癫痫发作的首选药物
   B. 需防止抽搐时强力按压致肢体骨折
   C. 地西泮单次最大剂量为40mg
   D. 利多卡因可用于地西泮注射无效者
   E. 氯硝西泮对各型癫痫状态均有效
4. 以下哪一项符合癫痫转诊注意事项（　）
   A. 将患者平卧或侧卧，头部偏向一侧，防止口腔分泌物误吸
   B. 转诊过程中，要有专人护理，注意生命体征监测
   C. 防止抽搐时强力按压致肢体骨折
   D. 给予氧气吸入，就近转入有条件的医院
   E. 以上都正确

二、A_2 型题（每一道试题是以一个小案例出现，其下面有 A、B、C、D、E 五个备选答案，请从中选择一个最佳答案。）

5. 患者，女性，25 岁。2 年以来和丈夫吵架或遇到不高兴的事后，即出现四肢强直和抽搐样表现。发作时能听清楚家人的呼唤但不予回答。无唇舌咬伤和大小便失禁，瞳孔无散大，对光反射存在。该患者最可能的诊断是（　）
   A. 癫痫
   B. 创伤后应激障碍
   C. 癔症
   D. 神经衰弱
   E. 适应性障碍
6. 患者，男性，16 岁。发作性意识丧失伴四肢抽搐 5 年，每年 10 余次。脑电图示广泛痫性放电。该患者最恰当的治疗是（　）
   A. 联合使用抗癫痫药
   B. 随意使用单药治疗
   C. 按发作类型选用单药治疗
   D. 暂不治疗
   E. 外科手术治疗
7. 患者，男性，68 岁。某日突然尖叫一声，跌倒在地，眼球向上凝视，瞳孔散大，全身肌肉强直，上肢伸直或屈曲，手握拳，下肢伸直，头转向一侧或后仰，口吐白沫，大小便失禁、不省人事等，抽搐停止后患者进入昏睡、昏迷状态。该患者最可能的诊断是（　）
   A. 脑梗死
   B. 持续全面强直-阵挛发作
   C. 帕金森病
   D. 老年精神分裂症
   E. 冠心病
8. 患者，男性，25 岁。发作性意识丧失伴四肢抽搐 8 年。2 天前自行调整治疗药物，次日出现频繁发作，意识不清，应立即采取的处理措施是（　）
   A. 鼻饲苯妥英钠
   B. 口服丙戊酸钠
   C. 静脉注射地西泮
   D. 肌内注射苯巴比妥
   E. 气管切开

第二单元　常见损伤与骨折

第一节　颅脑损伤

一、A_1 型题（每一道试题下面有 A、B、C、D、E 五个备选答案，请从中选择一个最佳答案。）

1. 头皮损伤不包括（　）
   A. 头皮擦伤
   B. 头皮血肿
   C. 头皮裂伤
   D. 头皮挫伤
   E. 硬膜外血肿

2. 有关脑挫裂伤的临床表现，以下说法错误的是（　）
   A. 可能并发颅内血肿
   B. 颅内压增高
   C. 一侧运动区损伤时有对侧偏瘫
   D. 意识障碍较重
   E. 血压、脉搏和呼吸相对稳定
3. 有关颅脑损伤，以下说法错误的是（　）
   A. 患者伤后出现明显的意识和生命体征改变、偏瘫、失语等，均属重型颅脑损伤
   B. 伤后高热是下丘脑损伤或颅内感染的表现
   C. 伤后有中间清醒期或好转期，呼吸、脉搏、血压的“两慢一高”改变，提示有颅内血肿
   D. 意识障碍的程度和变化，是判断病情的重要方面
   E. 初次CT检查未发现颅内血肿，以后又出现颅内压增高等迟发性血肿征象者，无须再次行CT复查
4. 有关脑震荡的临床表现，以下说法错误的是（　）
   A. 清醒后不能回忆受伤当时乃至伤前一段时间内的情况
   B. 伤后立即昏迷，一般不超过半小时
   C. 意识障碍较重，昏迷时间较长
   D. 伤后短时间内出现面色苍白、出汗、血压下降等表现
   E. 脑脊液压力正常
5. 有关开放性颅脑损伤，以下说法错误的是（　）
   A. 锐器或钝器造成的头皮、颅骨、脑膜和深达脑组织的损伤，称为开放性颅脑损伤
   B. 重伤员早期常出现呼吸障碍，表现为呼吸深慢、紧迫或间歇性呼吸
   C. 颅后凹血肿早期很少出现瞳孔改变而生命体征变化较明显
   D. 伤员由现高热除下丘脑损伤外，要警惕有颅内感染、肺炎和泌尿系炎症等并发症发生
   E. 脑干损伤时瞳孔一定缩小
6. 以下不属于颅脑损伤现场急救的是（　）
   A. 保持呼吸道通畅
   B. 制止活动性外出血
   C. 维持有效的循环功能
   D. 处理局部创面
   E. 服用镇痛药物
7. 患者表现出意识障碍加重，血肿侧瞳孔先缩小，后散大，光反应也随之减弱而消失的症状，最可能的原因是（　）
   A. 脑挫伤
   B. 脑内血肿
   C. 脑水肿
   D. 硬脑膜下积液
   E. 硬脑膜外血肿

二、A_2 型题（每一道试题是以一个小案例出现，其下面有A、B、C、D、E五个备选答案，请从中选择一个最佳答案。）

8. 患者，男性，65岁，2个月前有头外伤史，现头痛，头颅CT示右额颞顶新月状低密度影像，诊断是（　）
   A. 急性硬膜外血肿
   B. 急性硬膜下血肿
   C. 慢性硬膜下血肿
   D. 脑内血肿
   E. 高血压脑出血
9. 患者，男性，21岁。车祸头部外伤，昏迷30分钟后清醒，查体：神志清楚，右颞头皮血肿，神经系统检查无阳性发现。入院观察5小时后又转入昏迷，伴右侧瞳孔逐渐散大，左侧肢体瘫痪。临床诊断首先考虑是（　）
   A. 脑挫伤
   B. 脑内血肿
   C. 脑水肿
   D. 急性硬脑膜下积液
   E. 急性硬脑膜外血肿
10. 患者，男性，28岁。从1m高处坠落，伤后不省人事约20分钟。清醒后述头痛、恶心、呕吐，3小时后再次昏迷。首先考虑的诊断是（　）
   A. 脑挫伤
   B. 硬脑膜外血肿
   C. 脑震荡
   D. 硬脑膜下血肿
   E. 脑内血肿
11. 患者，女性，27岁。后仰摔倒左枕部着地，伤后昏迷，检查发现患者左枕部头皮血肿，右侧瞳孔5mm，光反射消失，左侧瞳孔2mm，左侧肢体偏瘫，右侧肢体有自主动作。正确诊断是（　）
   A. 左额颞硬膜下血肿并脑疝
   B. 左额颞硬膜外血肿并脑疝
   C. 左枕头皮血肿并右额颞硬膜外血肿
   D. 左枕头皮血肿并左额颞硬膜下血肿
   E. 右额颞硬脑膜下血肿并脑疝
12. 患者，男性，27岁。头部受伤后立即昏迷，5分钟后清醒，3小时后再度昏迷。X线示颅骨线状骨折且骨折线越过脑膜中动脉沟，提示为（　）
   A. 脑挫伤
   B. 急性硬膜外血肿
   C. 急性硬膜下血肿
   D. 外伤性脑内血肿
   E. 脑水肿

三、A_3/A_4 型题（每个案例下设若干道试题。请根据试题所提供的信息，在每一道试题下面的

A、B、C、D、E 五个备选答案中选择一个最佳答案。）

（13～14 题共用题干）

患者，女性，24 岁。3 小时前跌伤后昏迷 6 分钟，清醒后步行回家。1 小时前因剧烈头痛、呕吐 3 次来诊。查体：昏迷，P 64 次/分，BP 180/90mmHg，R 18 次/分，左瞳 3mm，右瞳 2mm，右上、下肢肌力Ⅲ级。

13. 诊断应考虑为（　）
    A. 脑震荡
    B. 脑挫伤
    C. 急性硬膜外血肿
    D. 急性硬膜下血肿
    E. 急性脑内血肿

14. 应立即采取的检查方法是（　）
    A. 脑电图
    B. 脑血管造影
    C. 头部 CT
    D. 眼底检查
    E. 心电图

（15～16 题共用题干）

患儿，男，8 岁。枕部着地，昏迷 5 分钟后清醒，并自己回到家中，其后出现头痛并呈逐渐加重伴呕吐，1 小时后不省人事，急送医院。查体：BP 130/90mmHg，P 65 次/分，R 15 次/分。浅昏迷，右枕部头皮挫伤，左侧瞳孔 4mm，对光反应消失；右侧瞳孔 2.5mm，对光反应存在。

15. 最可能的诊断是（　）
    A. 脑梗死
    B. 蛛网膜下腔出血
    C. 颅内血肿
    D. 脑挫伤
    E. 颅脑肿瘤

16. 最好的诊断措施是（　）
    A. 头颅超声检查
    B. 脑电图
    C. 头颅 MRI
    D. 头颅 CT
    E. 头颅 X 线片

第二节　腹部损伤

一、A_1 型题（每一道试题下面有 A、B、C、D、E 五个备选答案，请从中选择一个最佳答案。）

1. 下列哪项不是肾损伤的主要临床表现（　）
    A. 休克
    B. 腹部肿块
    C. 疼痛
    D. 血尿
    E. 排尿困难

2. 针对腹部损伤现场急救错误的是（　）
    A. 所有诊断和怀疑腹部损伤的患者，初期一律禁饮食
    B. 及时使用镇痛药物缓解疼痛
    C. 及时开放静脉输液通道
    D. 对于腹壁破裂导致腹腔内脏器脱出者，不能现场将脱出内脏放回腹腔
    E. 严密观察，监测病情，给予相应对症处理

3. 对于腹部损伤的现场急救，以下说法错误的是（　）
    A. 应及时开放静脉输液通道，及时补充生理盐水、平衡盐等液体，以扩充血容量
    B. 所有诊断和怀疑腹部损伤的患者，初期处置一律禁饮食
    C. 对于腹痛患者在诊断未完全明确、治疗方案没有确定之前，不宜使用强力镇痛药物
    D. 对于腹壁破裂导致腹腔内脏器脱出者，应现场将脱出内脏放回腹腔
    E. 疑有空腔脏器破裂或明显腹胀者，应进行胃肠减压

4. 膀胱破裂的临床特点中，正确的是（　）
    A. 在腹部损伤中罕见
    B. 腹痛和腹膜刺激征较轻
    C. 中央型破裂不易继发肝脓肿
    D. 弥漫性腹部疼痛、压痛、反跳痛和腹肌紧张
    E. 被膜下破裂更易继发肝脓肿

5. 腹部闭合性损伤中有恶心、呕吐、便血、气腹者表明受损伤的实质性器官是（　）
    A. 胃肠
    B. 胰腺
    C. 肾
    D. 脾
    E. 肝

二、A_2 型题（每一道试题是以一个小案例出现，其下面有 A、B、C、D、E 五个备选答案，请从中选择一个最佳答案。）

6. 患者，女性，34 岁。车祸致伤。查体：骨盆挤压和分离试验阳性，下腹部压痛，腹肌紧张。对腹腔脏器损伤诊断最有价值的检查方法是（　）
    A. 血常规
    B. 腹部 X 线平片
    C. 腹部 CT
    D. 腹腔穿刺
    E. 腹部 B 超

7. 患者，男性，35 岁。3 小时前从 5 m 高处跌下，左腰部撞到石块上，当时无昏迷，现血压正常，感左腰部疼痛伴轻压痛，尿常规 RBC（+），最可能的诊断是（　）
    A. 肾挫伤
    B. 肾部分裂伤
    C. 肾全层裂伤

D. 肾蒂断裂
E. 肾蒂伤伴输尿管损伤

8. 患者，男性，21岁。骑跨式会阴部外伤后，不能自行排尿。会阴部青紫并阴囊血肿，导尿管不能插入膀胱，多为（　）
A. 阴囊损伤
B. 阴茎部尿道损伤
C. 尿道球部损伤
D. 后尿道损伤
E. 膀胱损伤

9. 患者，男性，32岁。上腹部被挤压2小时，上腹部疼痛、恶心、腹胀，为排除胰腺损伤，最有价值的检查为（　）
A. 腹腔动脉造影
B. 诊断性腹腔灌洗术
C. B超
D. 腹部X线片
E. 血尿淀粉酶

10. 患者，男性，34岁。腹部砸伤4小时，查体：四肢湿冷，腹肌紧张，全腹压痛、反跳痛，有移动性浊音，肠鸣音消失，该患者目前应进行的处理不包括（　）
A. 诊断性腹腔穿刺
B. 密切监测基本生命征
C. 补充血容量，抗休克治疗
D. 给予镇痛药和镇静药
E. 抗感染治疗

11. 患者，男性，30岁。由5m高处跌下2小时。腹痛、腹肌紧张，有压痛和反跳痛，肠鸣音弱。血压104/70mmHg，脉率120次/分。血红蛋白80g/L。X线检查：右侧第9、10肋骨骨折，右侧膈肌升高。最可能的诊断是（　）
A. 肝破裂
B. 胃破裂
C. 脾破裂
D. 横结肠破裂
E. 胰腺破裂

12. 患者，男性，35岁。3周前上腹部被自行车把撞伤。近5天来上腹持续性胀痛，餐后加重，伴恶心、呕吐。查体：体温38.5℃，上腹偏左明显膨隆，可扪及边界不清的痛性肿块，不活动。首选的检查是（　）
A. X线胸腹部透视
B. 胃肠道钡餐透视
C. 纤维十二指肠镜检查
D. 腹部B超检查
E. 腹腔动脉造影

13. 患者，男性，25岁。腹部被倒墙压伤，中腹部剧痛伴呕吐3小时。查体：BP 120/86mmHg，T 38℃，腹胀，肌紧张、压痛、反跳痛阳性，肠鸣音消失。最可能的诊断是（　）
A. 腹壁挫伤
B. 腹膜后血肿
C. 肝破裂
D. 小肠破裂
E. 右肾挫伤

14. 患者，男性，33岁。交通事故伤及左季肋部，自述左季肋部疼痛，后疼痛缓解，3天后突发腹痛加剧，出现失血性休克。查体：全腹压痛、反跳痛及肌紧张。最可能的诊断是（　）
A. 肾损伤
B. 肝破裂
C. 肠穿孔
D. 延迟性脾破裂
E. 肠癌

第三节　常见的骨折

一、A_1型题（每一道试题下面有A、B、C、D、E五个备选答案，请从中选择一个最佳答案。）

1. 骨折的专有体征是（　）
A. 畸形
B. 疼痛与压痛
C. 局部肿胀
D. 功能障碍
E. 血运不良

2. 关节扭伤、脱位及关节附近骨折晚期最易发生（　）
A. 骨肉瘤
B. 损伤性骨化
C. 骨结核
D. 骨髓炎
E. 腱鞘炎

3. 骨折的治疗原则中，除复位、固定还有（　）
A. 抗感染
B. 功能锻炼
C. 内外用药
D. 物理治疗
E. 镇痛镇静

4. 伸直型肱骨髁上骨折多见于（　）
A. 老年女性
B. 老年男性
C. 儿童
D. 中年女性
E. 中年男性

5. 股骨颈骨折的体征不包括（　）
A. 患肢常有外旋畸形
B. 患肢短缩
C. 大转子突出
D. 患髋轴向叩痛
E. Bryant三角底边延长

6. 稳定型股骨颈骨折是（　）
A. 头下骨折
B. 经颈骨折
C. 基底骨折
D. 内收骨折
E. 外展骨折

7. 易发生缺血性坏死的骨折是（　）

A. 骨盆骨折
B. 肱骨髁上骨折
C. 股骨颈骨折
D. 锁骨骨折
E. Colles 骨折

8. 运动系统最主要和最基本的检查方法是下列哪种检查（　）
A. X 线片
B. CT
C. MRI
D. 肌电图
E. 物理学

9. 肱骨干部位是指（　）
A. 肱骨大、小结节交界处
B. 肱骨中上 1/3 交界处
C. 肱骨头周围环型沟
D. 肱骨上端之骨端
E. 肱骨外科颈远端 1cm 以下至肱骨髁部上方 2cm 以上

10. 肱骨干骨折多见于（　），好发于中部，其次股骨颈骨折为下部，上部最少
A. 体弱者
B. 妇女
C. 少年儿童
D. 青壮年
E. 中老年

11. 幼儿锁骨青枝骨折最适宜的治疗方法是（　）
A. 八字绷带固定
B. 三角巾悬吊
C. 锁骨带固定
D. 手术钢板固定
E. 外固定架固定

12. 伸直型桡骨下端骨折的畸形是（　）
A. 垂腕型
B. 银叉型
C. 尺偏型
D. 爪型
E. 僵硬型

13. “餐叉”畸形见于下列哪种骨折（　）
A. 肱骨髁上骨折
B. 尺骨上端骨折
C. 尺骨下端骨折
D. 桡骨下端骨折
E. 股骨上端骨折

14. 患者，女性，23 岁。摔倒右手背着地，右腕部肿胀、疼痛，X 线示桡骨远端向掌侧、桡侧移位，首先考虑的诊断是（　）
A. Barton 骨折
B. Colles 骨折
C. Chance 骨折
D. Smith 骨折
E. Jefferson 骨折

15. 骨盆骨折后最基本和最重要的是（　）
A. 镇痛，保持呼吸道通畅
B. 加压包扎
C. 面罩吸氧
D. 辅助检查骨盆正位 X 线片
E. 预防并发症

16. 股骨颈骨折引起股骨头坏死的主要原因是（　）
A. 骨折畸形愈合
B. 骨质疏松
C. 长期卧床
D. 患者年龄大
E. 股骨头血供受损

17. 肱骨干骨折下 1/3 骨折易发生（　）
A. 桡神经损伤
B. 感染
C. 骨折畸形愈合
D. 骨不连
E. 关节退行性变

18. 肱骨干骨折最经常发生的部位是（　）
A. 中部
B. 中上部
C. 中下部
D. 上部
E. 下部

19. 下列属于稳定性股骨颈骨折的是（　）
A. 外展骨折
B. 内收骨折
C. 经颈骨折
D. 基底骨折
E. 头下骨折

20. 骨折的急救不包括（　）
A. 抢救休克
B. 创口包扎
C. 妥善固定
D. 迅速运输
E. 开放骨折复位

21. 下列关于骨折复位的说法，正确的是（　）
A. 允许成人下肢骨折存在与关节活动方向垂直的侧方成角
B. 若无骨骺损伤，可允许儿童下肢骨折短缩 2cm 以内
C. 骨折部分的旋转移位、分离移位不必完全矫正
D. 骨折断端必须解剖复位
E. 复位后骨折断端的对位对线必须完全良好

22. 股骨颈外展型骨折是指 Pauwel 角小于（　）
A. 10°
B. 15°
C. 20°
D. 25°
E. 30°

23. 巴顿（Barton）骨折是指桡骨远端（　）
A. 单纯性压缩骨折
B. 骨折-脱位
C. 屈曲-牵拉性损伤
D. 稳定性爆破性骨折
E. 关节面纵斜型骨折

24. 若外伤后有血性脑脊液自鼻腔溢出，应采取的处置是（　）
A. 鼻腔填塞压迫止血
B. 鼻腔冲洗
C. 给予抗生素治疗
D. 腰椎穿刺放血性脑脊液
E. 头低位以利引流

25. 左胫腓骨闭合性骨折后以管形石膏外固定后数小时左小腿出现胀痛，并持续加重，足趾麻木，被动牵拉痛，则首要的处理是（　）

A. 给予镇痛药、继续观察
B. 立即拆除石膏
C. 给予脱水药、继续观察
D. 给予抗生素治疗
E. 不需处理、继续观察

二、A_2 型题（每一道试题是以一个小案例出现，其下面有 A、B、C、D、E 五个备选答案，请从中选择一个最佳答案。）

26. 患者，男性，35 岁。因车祸右小腿受伤，经拍 X 线片，诊断为右胫骨中下 1/3 交界处斜形骨折，其易发生（ ）
A. 骨筋膜室综合征
B. 脂肪栓塞
C. 延迟愈合或不愈合
D. 血管损伤
E. 神经损伤

27. 患者，男性，65 岁。3 年前右股骨颈骨折，三翼钉内固定，1 年前右髋关节疼痛，近来加重，X 线片可见右股骨头明显变形，诊断为（ ）
A. 创伤性关节炎
B. 股骨头缺血性坏死
C. 继发髋关节结核
D. 骨折畸形愈合
E. 髋关节退行性变

28. 患者，男性，35 岁。因车祸右小腿受伤，经拍 X 线片，诊断为右胫骨中下 1/3 交界处斜形骨折，下列哪一项不属于重点注意事项（ ）
A. 检查组织损伤的范围和程度
B. 检查有无神经、血管损伤
C. 检查是否存在胫骨上段骨折和腓骨颈骨折
D. 注意是否合并转子间骨折
E. 注意腘动脉和腓总神经损伤的可能

29. 患者，男性，35 岁。从高处跳下时，双下肢顿时感到无力。在急诊室骨科首先做的影像学检查是（ ）
A. MRI
B. CT
C. 核素骨扫描
D. X 线
E. B 超

30. 若不慎摔倒，左髋部着地，当即左髋剧痛，不能站立，急诊来院。查体见左下肢缩短，外旋畸形。则最可能的诊断是（ ）
A. 左髋关节前脱位
B. 左髋关节后脱位
C. 左髋关节中心脱位
D. 左股骨颈骨折
E. 左股骨干骨折

31. 肘伤后肿痛、活动障碍 48 小时。查体见肘关节半屈位，肿胀重，压痛重，手指主动活动丧失，桡动脉搏动弱，手指凉、麻木，X 线片示肱骨髁上骨折，移位重，应诊断为肱骨髁上骨折合并（ ）
A. 广泛软组织挫伤
B. 主要浅表静脉破损
C. 桡、尺、正中神经损伤
D. 肱动脉损伤
E. 肌肉断裂

32. 建筑工人不慎坠楼，腰部剧痛，双下肢感觉运动障碍，二便功能障碍，经 X 线检查，诊断为胸腰段压缩型骨折，高度怀疑脊髓损伤。下列各项检查最有价值的是（ ）
A. MRI
B. CT
C. ECT
D. 脊髓造影
E. X 线断层摄影

33. 患者，男性，15 岁。于 3 小时前干农活时被铡草机绞伤右手，拇指骨折，皮肤及软组织损伤严重，对其正确的做法是（ ）
A. 骨折可以暂不处理
B. 清创从浅层到深层进行
C. 清创不用止血带
D. 肌腱神经损伤必须一期修复
E. 清创不迟于 24 小时

34. 患者，女性，50 岁。汽车撞伤左小腿，局部肿痛畸形，反常活动，有片状皮肤擦伤出血，现场紧急处理时最重要的是（ ）
A. 创口消毒
B. 创口包扎
C. 创口缝合
D. 夹板固定
E. 迅速运送医院，由医院处理

三、A_3/A_4 型题（每个案例下设若干道试题。请根据试题所提供的信息，在每一道试题下面的 A、B、C、D、E 五个备选答案中选择一个最佳答案。）

（35~36 题共用题干）

患者，女性，29 岁。半小时前从高处跌落，右下肢疼痛，活动受限。查体：神志清楚，右侧大腿、小腿压痛（+），畸形，异常活动。

35. 为明确诊断，首先应进行的检查是（ ）
A. B 超
B. 肌电图
C. MRI
D. X 线片
E. CT

36. 若患者生命体征平稳，现场急救首选的处理是（ ）
A. 切开复位
B. 皮牵引
C. 临时固定
D. 闭合复位
E. 镇静镇痛

（37~38 题共用题干）

一臀位娩出婴儿，生后发现左大腿肿胀、缩短畸形，并有异常活动。

37. 为确定诊断首选的检查是（ ）
A. 血常规

B. 出、凝血时间
C. X线片
D. CT
E. MRI

38. 如经检查诊断为左股骨干骨折，其首选的治疗方法应该是（　）
A. 切开复位内固定手术
B. 手法复位，小夹板外固定
C. 垂直悬吊牵引
D. 蛙位石膏外固定
E. 将伤肢用绷带固定于胸腹部

（39~40题共用题干）

患儿，男，6岁。摔倒时左手撑地。即出现左肘部疼痛、肿胀，桡动脉搏动减弱。

39. 最可能的诊断是（　）
A. 桡骨头半脱位
B. 桡骨头骨折
C. 肱骨髁上骨折
D. 肱骨干骨折
E. 尺骨鹰嘴骨折

40. 该患者伤后有垂腕表现，可能是（　）
A. 肌损伤
B. 正中神经损伤
C. 桡神经损伤
D. 尺神经损伤
E. 缺血性肌挛缩

（41~42题共用题干）

老年患者，2小时前遇到重物打击头颈或肩背部，感受伤局部疼痛，颈部活动障碍，腰背部肌肉痉挛，不能翻身起立。骨折局部可扪及局限性后突畸形。

41. 应考虑属于哪一种骨折（　）
A. 桡骨骨折
B. 尺神经损伤
C. 脊柱骨折
D. 股骨骨折
E. 头骨折伤

42. 最易出现的并发症是（　）
A. 骨筋膜室综合征
B. 急性骨萎缩
C. 坠积性肺炎
D. 脊髓休克、器官功能衰竭及感染
E. 神经血管损伤

（43~44题共用题干）

患者，女性，65岁。在地上滑倒，造成股骨近端骨折。

43. 下列骨折类型预后最差的是（　）
A. 头下型
B. 经颈型
C. 基底型
D. 粗隆间
E. 粗隆下

44. 患者伤后不可能出现的状态是（　）
A. 髋部疼痛，下肢活动受限
B. 不能站立和行走
C. 伤后并不立即出现活动障碍，仍能行走
D. 腰背部肌肉痉挛，不能翻身起立
E. 数天后髋部疼痛加重，逐渐出现活动后疼痛更加重

第四节　关节脱位

一、A_1型题（每一道试题下面有A、B、C、D、E五个备选答案，请从中选择一个最佳答案。）

1. 下列对关节脱位描述不正确的是（　）
A. 肩、肘关节脱位最常见
B. 部分失去正常的对合关系，称为半脱位
C. 新鲜脱位是指脱位发生未满3周
D. 关节脱位特殊表现有畸形、弹性固定、关节盂空虚
E. 关节脱位有功能障碍，但无肿胀、疼痛

2. 关节脱位的分类不正确的是（　）
A. 按原因分类：外伤性脱位、生理性脱位、病理性脱位、习惯性脱位等
B. 按脱位发生时间分类：新鲜脱位和陈旧性脱位
C. 按远侧骨端移位方向分类：前脱位、后脱位、侧方脱位和中央脱位等
D. 按脱位程度分类：全脱位和半脱位
E. 按关节腔是否与外界相同分类：闭合脱位和开放性脱位

3. 髋关节后脱位的典型畸形是髋关节（　）
A. 屈曲、内收、内旋
B. 屈曲、内收、外旋
C. 屈曲、外展、内旋
D. 屈曲、外展、外旋
E. 屈曲、外旋

4. 肘关节脱位的特有体征是（　）
A. 患肘肿痛、不能活动
B. 以健侧手托患侧前臂
C. 肘后三角关系正常
D. 肘后三角关系异常
E. 肘关节处于半伸直位

5. 下列最易发生脱位的关节是（　）
A. 肘关节
B. 髋关节
C. 膝关节
D. 肩关节
E. 踝关节

6. 肩关节脱位时，肱骨头最容易脱出的方向是（　）
A. 外侧
B. 前方
C. 内侧
D. 上方

E. 后方

7. 外伤后髋关节屈曲、内收、内旋畸形，可能的诊断是（　）
A. 髋关节中心脱位
B. 骨干骨折
C. 髋关节后脱位
D. 股骨颈骨折
E. 髋关节前脱位

8. 在肩关节脱位时，特有的临床表现为（　）
A. 功能障碍
B. 反常活动
C. 肩部瘀斑
D. 肿胀压痛
E. Dugas 征阳性

二、A_2 型题（每一道试题是以一个小案例出现，其下面有 A、B、C、D、E 五个备选答案，请从中选择一个最佳答案。）

9. 患者，男性，28 岁。2 小时前摔倒后左肩受伤，X 线片示左盂肱关节失去正常对应关系，未见骨折征象。给予手法复位，复位成功的标志是（　）
A. 弹性固定
B. 肩胛盂处有空虚感
C. 方肩
D. Mills 征阴性
E. Dugas 征阴性

10. 一成年男性，右肩部摔伤活动受限，来诊时见其以左手托右侧前臂，方肩畸形，将其右手搭在左侧肩部，则右肘不能靠近胸壁。应首先考虑的诊断是（　）
A. 肩关节脱位
B. 肩锁关节脱位
C. 锁骨骨折
D. 肩关节周围炎
E. 肩部骨折

11. 患者，男性，21 岁。车祸致左髋关节受伤，出现左髋部疼痛，外展、外旋、屈曲畸形，弹性固定，正确的诊断是（　）
A. 股骨颈骨折
B. 髋关节后脱位
C. 骨盆骨折
D. 髋关节中心性脱位
E. 髋关节前脱位

12. 患者，男性，55 岁。右膝疼痛 9 年，加重半年。查体：右膝肿胀，屈曲内翻畸形。X 线片见关节间隙严重狭窄，关节边缘大量骨赘形成。最佳治疗方案是（　）
A. 制动和理疗
B. 关节融合术
C. 人工关节置换术
D. 口服非甾体抗炎药
E. 观察

13. 患者，女性，37 岁。交通事故中右下肢受伤 3 小时。查体：右下肢缩短，右髋关节呈屈曲、内收、内旋畸形，右足背麻木，背屈无力。最可能的诊断是（　）
A. 髋关节中心脱位，坐骨神经损伤
B. 髋关节前脱位，坐骨神经损伤
C. 髋关节前脱位，闭孔神经损伤
D. 髋关节后脱位，股神经损伤
E. 髋关节后脱位，坐骨神经损伤

第三单元　意　　外

第一节　急性农药中毒

一、A_1 型题（每一道试题下面有 A、B、C、D、E 五个备选答案，请从中选择一个最佳答案。）

1. 有机磷农药中毒的毒蕈碱样症状，错误的是（　）
A. 多汗
B. 尿频
C. 腹泻
D. 流泪，流涎
E. 肌束颤动

2. 治疗有机磷农药中毒毒蕈碱样症状的药物是（　）
A. 阿托品
B. 甲硝唑（灭滴灵）
C. 利多卡因
D. 氯解磷定
E. 双复磷

3. 以下哪项不是阿托品化表现（　）
A. 抽搐消失
B. 心率增快
C. 瞳孔较前增大
D. 颜面潮红
E. 口干、皮肤干燥

4. 病室有蒜臭气味多见于（　）
A. 瘟疫发生
B. 肾衰竭
C. 脏腑衰败
D. 溃腐疮疡
E. 有机磷中毒

二、A_2 型题（每一道试题是以一个小案例出现，其下面有 A、B、C、D、E 五个备选答案，请从中选择一个最佳答案。）

5. 患者，女性，35 岁。误服有机磷农药 50ml，立即被其家人送

往医院，该患者抢救成功的关键是（　）
A. 彻底洗胃
B. 早期应用解磷定
C. 早期应用阿托品
D. 解磷定与阿托品合用
E. 静脉注射毛花苷C

6. 患者，女性，24岁。误服敌敌畏10ml半小时后昏迷来院，诊断急性有机磷中毒。下列哪一项属烟碱样症状（　）
A. 多汗
B. 肌纤维束颤动
C. 瞳孔缩小
D. 流涎
E. 肺水肿

7. 一农民师傅诊断为急性有机磷农药中毒，该患者的临床表现除哪一项外，均可诊断为重度中毒（　）
A. 昏迷
B. 肺水肿
C. 呼吸麻痹
D. 瞳孔缩小
E. 脑水肿

8. 患者，女性，22岁。口服不详农药60ml后，呕吐，流涎，走路不稳，视物模糊，呼吸困难，口中有大蒜气味。最重要的实验室检查是（　）
A. 血液胆碱酯酶活力
B. 血电解质
C. 尿中磷分解产物检测
D. 肝、肾功能检查
E. 血气分析

9. 患者，女性，26岁。服农药约20ml后咳嗽、出汗多，继之先咳白色泡沫痰后呈粉红色，抽搐，呼之不应。查体：呼吸26次/分，血压110/80mmHg，双侧瞳孔小似针尖大小，双肺满布湿啰音，心率80次/分，律齐。衣服上有呕吐物，大蒜气味。下列选项中，本病例应立即首先给予（　）
A. 洗胃
B. 吸入经乙醇湿化的高浓度氧气
C. 毛花苷C静脉注射
D. 静脉注射阿托品
E. 氨茶碱静脉注射

10. 患者，男性，29岁。因头晕、头痛、多汗、呕吐、腹痛、腹泻半小时来诊。半小时前午餐曾吃青菜和肉类。查体：呼吸18次/分，脉搏100次/分，血压120/70mmHg，多汗，瞳孔缩小，肺部偶有湿啰音，心脏无杂音，心律齐。最可能的诊断是（　）
A. 细菌性食物中毒
B. 可溶性钡盐中毒
C. 有机磷农药中毒
D. 中暑
E. 肠炎

第二节　急性一氧化碳中毒

一、A_1型题（每一道试题下面有A、B、C、D、E五个备选答案，请从中选择一个最佳答案。）

1. 一氧化碳中毒缺氧主要因为（　）
A. 血液运氧功能障碍
B. 组织利用氧功能障碍
C. 空气中氧含量减少
D. 血液循环障碍
E. 肺通气量减少

2. 人体吸入气体中一氧化碳含量超过（　），有急性中毒的危险
A. 2%
B. 1%
C. 0.1%
D. 0.05%
E. 0.01%

3. 下列哪项不是急性一氧化碳中毒的临床表现（　）
A. 昏迷
B. 口唇黏膜呈樱桃红色
C. 贫血
D. 呼吸困难
E. 抽搐

4. 以下有关一氧化碳的叙述，错误的是（　）
A. 与血红蛋白结合能力远强于氧气
B. 是一种无色、无臭、无味的气体
C. 中毒早期查血可以查到碳氧血红蛋白明显降低
D. 可引起机体组织出现缺氧
E. 中毒患者皮肤黏膜出现樱桃红色

5. 一氧化碳中毒最具特征的表现是（　）
A. 头痛、头晕
B. 恶心、呕吐
C. 口唇黏膜呈樱桃红色
D. 四肢乏力
E. 意识障碍

6. 以下有关CO中毒的治疗，错误的是（　）
A. 迅速将患者搬离中毒现场
B. 促进脑细胞恢复
C. 防治脑水肿
D. 纠正缺氧
E. 禁止高压氧治疗

7. 一氧化碳中毒时，最先受累的器官是（　）
A. 肾
B. 脑
C. 肺
D. 肝
E. 胃肠

8. 关于一氧化碳中毒的现场急救，说法不正确的是（　）
A. 应尽快让患者离开中毒环

境，流通空气

B. 患者应安静休息，避免活动后加重心、肺负担及增加氧的消耗量

C. 充分给予最高流量氧气吸入

D. 对于病情危重者尽早建立静脉通道

E. 现场人工呼吸

二、A_2 型题（每一道试题是以一个小案例出现，其下面有A、B、C、D、E五个备选答案，请从中选择一个最佳答案。）

9. 患者，男性，26岁。因急性一氧化碳中毒入院，治疗1周后症状消失出院，2个月后突然出现意识障碍。既往无高血压及脑血管病病史。最可能的诊断是（　）

A. 脑出血

B. 脑梗死

C. 肝性脑病

D. 中毒迟发脑病

E. 中间综合征

10. 患者，女性，70岁。家中浴室洗澡2小时后，被发现昏迷在浴室内，室内燃气炉取暖，门窗紧闭。查体：昏迷，呼吸不规则，BP 110/70mmHg。现场急救首要措施是（　）

A. 搬离现场

B. 吸入高浓度氧气

C. 给予气管插管呼吸机辅助呼吸

D. 口对口人工呼吸

E. 保持呼吸道通畅

11. 患者，男性，50岁。被发现昏倒在煤气热水器浴室内。查体：浅昏迷，血压160/90mmHg，口唇呈樱桃红色，四肢无瘫痪，尿糖（++），尿酮体（-），最可能的诊断是（　）

A. 脑出血

B. 脑梗死

C. 急性心肌梗死

D. 急性一氧化碳中毒

E. 糖尿病酮症酸中毒

三、A_3/A_4 型题（每个案例下设若干道试题。请根据试题所提供的信息，在每一道试题下面的A、B、C、D、E五个备选答案中选择一个最佳答案。）

（12~14题共用题干）

患者，女性，28岁。被人发现昏迷且休克，屋内有火炉，且发现有敌敌畏空瓶。查体：T 36℃，BP 90/60mmHg，四肢厥冷，腱反射消失。心电图示一度房室传导阻滞，尿糖（+），尿蛋白（+），血液的COHb为60%。

12. 考虑最可能的疾病诊断是（　）

A. 急性巴比妥类中毒

B. 急性有机磷农药中毒

C. 急性CO中毒

D. 糖尿病酮症酸中毒

E. 急性亚硝酸盐中毒

13. 首要的治疗方法是（　）

A. 20%甘露醇250ml快速静脉滴注

B. 冬眠疗法

C. 血液透析

D. 能量合剂

E. 氧气疗法

14. 下列哪项并发症最不常见（　）

A. 肺水肿

B. 心律失常

C. 上消化道出血

D. 中毒性肝炎

E. 肾衰竭

第三节　急性酒精中毒

A_1 型题（每一道试题下面有A、B、C、D、E五个备选答案，请从中选择一个最佳答案。）

1. 以下哪种表现不属于急性酒精中毒程度临床分级的中度表现（　）

A. 处于昏睡或昏迷状态

B. 具有经语言或心理疏导不能缓解的躁狂或攻击行为

C. 具有错觉、幻觉或惊厥发作

D. 出现微循环灌注不足表现

E. 在轻度中毒基础上并发脏器功能明显受损表现如与酒精中毒有关的心律失常

2. 当一人饮酒后出现健谈、饶舌、情绪不稳定、自负、易激惹，可有粗鲁行为或攻击行动，也可能沉默、孤僻的表现时，说明其血液乙醇浓度超过（　）

A. 11mmol/L

B. 16mmol/L

C. 17mmol/L

D. 19mmol/L

E. 22mmol/L

3. 当血液乙醇浓度达到22mmol/L时，会出现以下哪种情形（　）

A. 健谈、饶舌、情绪不稳定、自负、易激惹

B. 有粗鲁行为或攻击行动

C. 沉默、孤僻

D. 驾车易发生车祸

E. 头痛、欣快、兴奋

4. 以下不属于急性酒精中毒共济失调期的表现的是（　）

A. 血液乙醇浓度达到33mmol/L

B. 肌肉运动不协调、恶心、呕吐

C. 行动笨拙，言语含糊不清

D. 眼球震颤，视物模糊，复视，步态不稳

E. 昏睡、瞳孔散大、体温

降低

5. 以下不属于急性酒精中毒昏迷期表现的是（ ）
   A. 患者表现昏睡、瞳孔散大、体温降低
   B. 患者陷入深昏迷，心率快、血压下降
   C. 出现明显共济失调
   D. 血液乙醇浓度升至54mmol/L
   E. 呼吸慢而有鼾音，可出现呼吸、循环抑制而危及生命
6. 重度酒精中毒时，处于昏迷状态 Glasgow 评分（ ）
   A. 5分
   B. <5分
   C. ≤5分
   D. >5分≤8分
   E. <8分
7. 治疗急性酒精中毒选用（ ）
   A. 甘露醇
   B. 纳洛酮
   C. 细胞色素 C
   D. 安易醒
   E. 抗生素
8. 以下对于酒精中毒的处理错误的是（ ）
   A. 急性中毒吸入中毒者应立即脱离现场
   B. 急性中毒口服者在 60 分钟内可催吐
   C. 慢性中毒者彻底戒酒，加强营养，治疗贫血和肝功能损伤，给与其他对症治疗措施
   D. 戒断综合征应安静休息，保证睡眠。加强营养，补充 B 族维生素。
   E. 重症戒断综合征患者可以适当给予镇静药物控制
9. 严重急性中毒时可用（ ）促使体内乙醇排出
   A. 洗胃
   B. 血液透析
   C. 药用炭
   D. 催吐
   E. 静脉滴注镇静药

第四节 镇静催眠药中毒

A₁型题（每一道试题下面有A、B、C、D、E五个备选答案，请从中选择一个最佳答案。）

1. 出现意识障碍有周期性波动，有抗胆碱神经症状，如瞳孔散大等症状证明是（ ）
   A. 巴比妥类中毒
   B. 水合氯醛中毒
   C. 格鲁米特中毒
   D. 甲喹酮中毒
   E. 甲丙氨酯中毒
2. 甲丙氨酯中毒的主要表现为（ ）
   A. 瞳孔散大
   B. 有明显的呼吸抑制
   C. 意识障碍有周期性波动
   D. 肌张力增强
   E. 常有血压下降
3. 以下哪一项不是镇静催眠药物（ ）
   A. 安定
   B. 苯妥英钠
   C. 阿托品
   D. 眠尔通
   E. 水合氯醛
4. 治疗镇静催眠药物中毒选用（ ）
   A. 甘露醇
   B. 纳洛酮
   C. 细胞色素 C
   D. 安易醒
   E. 抗生素
5. 长期服用大剂量镇静催眠药患者，突然停药或迅速减少药量时，可发生（ ）
   A. 戒断综合征
   B. 肾病综合征
   C. 红人综合征
   D. 代谢综合征
   E. 帕金森病
6. 长期滥用大量催眠药的患者可发生慢性中毒，除有轻度中毒症状外，常伴有精神症状，以下说法错误的是（ ）
   A. 出现一时性躁动不安或意识模糊状态
   B. 言语低落、无力、易疲乏
   C. 伴有震颤、咬字不清和步态不稳等
   D. 记忆力、计算力和理解力均有明显下降
   E. 患者丧失进取心，对家庭和社会失去责任感
7. 吩噻嗪类中毒的常见药物有氯丙嗪、奋乃静等，最常见的为锥体外系反应，不是其临床表现的是（ ）
   A. 静坐不能
   B. 共济失调
   C. 帕金森病
   D. 吞咽困难
   E. 直立性低血压
8. 长期服用大剂量镇静催眠药患者，突然停药或迅速减少药量时，可发生戒断综合征。主要表现为（ ）
   A. 意识障碍和轻躁狂状态
   B. 自主神经兴奋性增高，轻重度神经和精神异常
   C. 由嗜睡到深昏迷，呼吸抑制由呼吸浅而慢到呼吸停止
   D. 脑膜刺激征、偏瘫和发绀
   E. 震颤和谵妄
9. 巴比妥类中毒的常用药物包括苯巴比妥、戊巴比妥及硫喷妥等，一次性摄入大剂量巴比妥类可引起中枢神经系统抑制，症状严重程度与（ ）有关
   A. 药物来源
   B. 药物种类

C. 剂量
D. 服用药物时间
E. 自身体质

10. 镇静催眠药急性中毒的急救中，促进意识恢复可给予葡萄糖、维生素 B_1 和（　）
A. 纳洛酮
B. 苯二氮䓬类药物
C. 地西泮
D. 吩噻嗪
E. 氯氮䓬

第五节　中　　暑

一、A_1 型题（每一道试题下面有A、B、C、D、E五个备选答案，请从中选择一个最佳答案。）

1. 中暑的原因不包括（　）
A. 环境温度过高
B. 散热障碍
C. 体型偏瘦
D. 从事重体力劳动
E. 汗腺功能障碍

2. 中暑最常见的临床类型为（　）
A. 热射病
B. 中暑衰竭
C. 中暑痉挛
D. 先兆中暑
E. 日射病

3. 给高热患者使用冰帽的散热方式属于（　）
A. 辐射散热
B. 对流散热
C. 传导散热
D. 蒸发散热
E. 传导和蒸发散热

4. 中暑是指在高温环境下人体体温调节功能紊乱而引起的（　）和循环系统障碍为主要表现的急性疾病
A. 中枢神经系统
B. 血液系统
C. 皮肤和四肢
D. 心血管系统
E. 呼吸系统

5. 以下哪一项不属于中暑诱因（　）
A. 高温、烈日暴晒
B. 工作强度过大、时间过长
C. 气候变化
D. 睡眠不足
E. 过度疲劳

6. 以下哪一种中暑不会危及生命（　）
A. 热痉挛
B. 热衰竭
C. 先兆中暑
D. 日射病
E. 热射病

7. 以下哪一种中暑不属于重症中暑（　）
A. 热痉挛
B. 热衰竭
C. 先兆中暑
D. 日射病
E. 热射病

8. 在高温环境中从事体力劳动的时间较长，身体产热过多而散热不足，导致体温急剧升高，昏迷伴四肢抽搐；严重者可产生脑水肿、肺水肿、心力衰竭等。以上是（　）的主要症状
A. 热痉挛
B. 热衰竭
C. 先兆中暑
D. 日射病
E. 热射病

9. 因为大量出汗及口渴，导致饮水多而盐分补充不足，肌肉发生阵发性痉挛的疼痛。以上是（　）的主要症状
A. 热痉挛
B. 热衰竭
C. 先兆中暑
D. 日射病
E. 热射病

10. 多出现在老人及一时未能适应高温的人，症状为头晕、头痛、心悸、口渴、恶心、呕吐、皮肤湿冷、血压下降、晕厥或意识模糊。此时的体温正常或稍微偏高。以上是（　）的主要症状
A. 热痉挛
B. 热衰竭
C. 先兆中暑
D. 日射病
E. 热射病

11. 直接受烈日长久暴晒，日光穿透头部皮肤及颅骨引起脑细胞受损，进而造成脑组织的充血、水肿，症状为剧烈头痛、恶心、呕吐、烦躁不安，继而可出现昏迷及抽搐。以上是（　）的主要症状
A. 热痉挛
B. 热衰竭
C. 先兆中暑
D. 日射病
E. 热射病

12. 轻症中暑者的体温往往在（　）以上
A. 37.9℃
B. 37.5℃
C. 38℃
D. 39℃
E. 40℃

13. 对于重症高热患者，降温速度决定预后，应在（　）内使直肠温度降至37.8~38.9℃
A. 半小时
B. 1小时
C. 15分钟
D. 1个半小时
E. 3小时

14. 热射病的首要治疗措施为（　）

A. 降温
B. 治疗脑水肿
C. 抗休克
D. 吸氧
E. 纠正水、电解质紊乱

15. 物理降温无效时可采用药物降温应用，患者出现寒战时可应用（　）25~50mg 加入生理盐水 500ml 中静脉输注 1~2 小时
A. 纳洛酮
B. 苯二氮䓬类药物
C. 地西泮
D. 吩噻嗪
E. 氯丙嗪

16. 物理降温无效时可采用药物降温应用，用药过程中应监测（　）
A. 体温
B. 血糖
C. 血压
D. 呼吸
E. 脉搏

二、A_2 型题（每一道试题是以一个小案例出现，其下面有 A、B、C、D、E 五个备选答案，请从中选择一个最佳答案。）

17. 患者，男性，19 岁。在烈日下踢足球 1 小时，大量出汗，出现头晕、胸闷、心悸、恶心，左侧小腿肌肉痉挛。查体：腋温 38℃，脉搏 105 次/分，血压 90/50mmHg，神志清楚，双肺未闻及干湿啰音，心率 105 次/分，律齐。最可能的诊断是（　）
A. 热痉挛
B. 热休克
C. 热虚脱
D. 热衰竭
E. 劳力性热射病

第六节　窒　　息

A_1 型题（每一道试题下面有 A、B、C、D、E 五个备选答案，请从中选择一个最佳答案。）

1. 以下有关窒息的临床表现，不正确的是（　）
A. 瞳孔可能散大
B. 一定不能呼吸
C. 脸会短时间内变成红色或青紫色
D. 可有咳嗽
E. 患者可发生昏迷

2. 以下不属于病理性窒息的是（　）
A. 新生儿窒息
B. CO 中毒导致组织缺氧造成的窒息
C. 脑循环障碍引起的中枢性呼吸停止
D. 空气中缺氧的窒息
E. 肺炎引起的呼吸面积的丧失

3. 机械性窒息的患者不会出现（　）
A. 昏迷或者半昏迷状态
B. 心跳加快而微弱
C. 强烈的咳嗽
D. 发绀明显
E. 瞳孔散大，对光反射消失

4. 以下哪一项属于机械性窒息（　）
A. 新生儿窒息
B. 患急性喉头水肿造成的窒息
C. 脑循环障碍引起的中枢性呼吸停止
D. 溺水和肺炎等引起的呼吸面积的丧失
E. 空气中缺氧的窒息

5. 以下哪一项不属于病理性窒息（　）
A. 新生儿窒息
B. 患急性喉头水肿造成的窒息
C. 脑循环障碍引起的中枢性呼吸停止
D. 溺水和肺炎等引起的呼吸面积的丧失
E. 空气中缺氧的窒息

6. 婴儿机械窒息急救法中，拍击背部时，要将患儿的身体前屈倾斜（　）
A. 10°
B. 30°
C. 45°
D. 60°
E. 75°

7. 海姆利希（Heimlich）急救法中的坐位法适用于（　）
A. 1~5 岁儿童
B. 老年妇女
C. 残疾人
D. 1~3 岁婴幼儿
E. 年老体弱者

8. 窒息的并发症不包括（　）
A. 昏迷、一氧化碳中毒
B. 肺水肿、吸入性肺炎
C. 颈部骨折
D. 甲状腺及颈部血管损伤
E. 高血压、冠心病

9. 机械性窒息表现为呼吸（　），心跳（　），瞳孔（　），对光反射消失
A. 减慢、减慢、缩小
B. 加快、减慢、缩小
C. 减慢、减慢、散大
D. 加快、加快、缩小
E. 减慢、加快、散大

10. 关于常规成人和儿童的 Heimlich 急救法，下列说法不正确的是（　）
A. 施救者站在患者对面
B. 从背后抱住其腹部，双臂围绕其腰腹部
C. 一手握拳，拳心向内按压

于对方肚脐和肋骨之间的部位

D. 另一手按在拳头之上，双手急速用力向内向上挤压

E. 反复实施数次，直至阻塞物吐出为止

第七节 淹溺

A_1型题（每一道试题下面有A、B、C、D、E五个备选答案，请从中选择一个最佳答案。）

1. 淹溺是指（ ）
   A. 液体充塞呼吸道及肺泡或反射性引起喉痉挛，发生窒息和缺氧
   B. 大量水进入呼吸道后导致神志丧失
   C. 液体充塞呼吸道及肺泡，导致肺泡水肿
   D. 高碳酸血症和低氧血症
   E. 呛咳发生喉痉挛，导致窒息
2. 浸没后暂时性窒息，尚有大动脉搏动，经处理后至少存活（ ）或浸没后经紧急心肺复苏存活者称近乎淹溺
   A. 3小时
   B. 6小时
   C. 12小时
   D. 24小时
   E. 36小时
3. 淹溺后综合征是急性呼吸窘迫综合征（ARDS）的一种类型，继发于肺泡毛细血管内皮损伤和渗漏致肺部炎症反应，引起肺泡表面活性物质减少或灭活，见于（ ）内近乎淹溺患者
   A. 72小时
   B. 48小时
   C. 12小时
   D. 24小时
   E. 36小时
4. 淹溺后综合征主要的病理生理改变为（ ）
   A. 高碳酸血症和高氧血症
   B. 低碳酸血症和低氧血症
   C. 高碳酸血症和低氧血症
   D. 低碳酸血症和高氧血症
   E. 以上都不对
5. 以下哪一项不属于淹溺的分类（ ）
   A. 湿性淹溺
   B. 淹没综合征
   C. 干性淹溺
   D. 淡水淹溺
   E. 海水淹溺
6. 对于发生淹溺但是没有心搏的患者应首先使用的现场急救措施是（ ）
   A. 控水
   B. 气管插管
   C. 心肺复苏术
   D. 保暖
   E. 面罩吸氧
7. 有关淹溺，以下说法错误的是（ ）
   A. 湿性淹溺占淹溺者的80%~90%
   B. 淹溺分为湿性淹溺和干性淹溺
   C. 按溺水环境分为淡水淹溺和海水淹溺
   D. 淹溺后短暂恢复数分钟到数日，最终死于淹溺并发症者为近乎淹溺
   E. 浸没冰水后的猝死称为淹没综合征
8. 海水淹溺和淡水淹溺均会出现以下哪一项改变（ ）
   A. 缺氧
   B. 血容量骤增
   C. 血浆渗透压降低
   D. 血浆渗透压升高
   E. 溶血
9. 有关淹溺的现场急救，以下说法错误的是（ ）
   A. 通过观察并大声呼唤及拍打患者肩部的方法确认患者的意识状态
   B. 对意识丧失但有呼吸心搏患者的现场急救除保暖外，主要是供氧
   C. 除了炎热的夏季，在其他季节抢救溺水患者时都应采取保暖措施
   D. 对有心搏无呼吸的淹溺患者最佳的方法是抡臂人工呼吸
   E. 对无心搏的淹溺患者应立即行心肺复苏术
10. 对意识丧失但有呼吸心跳患者的现场急救除保暖外，主要是供氧，最好使用呼吸机通过面罩高流量供氧。对于呼吸微弱同时有发绀表现的患者实施呼吸支持，如无呼吸机及面罩时，可采取口对口人工呼吸。对呼吸正常的患者要保持呼吸道通畅，同时应使患者保持（ ），这样可以防止患者因呕吐物造成呼吸道堵塞
    A. 平卧位
    B. 侧卧位
    C. 俯卧位
    D. 站立位
    E. 坐立位

第八节　热　烧　伤

一、A_1 型题（每一道试题下面有 A、B、C、D、E 五个备选答案，请从中选择一个最佳答案。）

1. 关于热烧伤说法错误的一项是（　）
   A. 热烧伤主要是指由热力引起的皮肤及其深部组织的损伤
   B. 可根据病因分为酸烧伤、碱烧伤、电烧伤和放射烧伤等
   C. 电、化学物质和放射性物质所致皮肤损伤不属于烧伤
   D. 热液包括热水、热汤、热油，炽热的铁水和钢水等
   E. 水蒸气、火焰、高温气体、灼热固体等直接接触可引起皮肤烧伤
2. 以下不是烧伤早期局部及全身变化的是（　）
   A. 皮肤组织潮红、苍白和水肿
   B. 表皮脱落，大量浆液性渗出
   C. 因渗出过多或疼痛所致的低血容量性休克
   D. 血压上升、多尿
   E. 低蛋白血症、代谢性酸中毒
3. 烧伤后期可出现感染的表现，烧伤创面会有脓性分泌物，全身表现有（　）
   A. 体温升高，呼吸增快，心率增快
   B. 体温降低，呼吸减慢，心率增快
   C. 体温升高，呼吸减慢，心率增快
   D. 体温降低，呼吸减慢，心率减慢
   E. 体温升高，呼吸增快，心率减慢
4. 烧伤后期可出现（　）的表现
   A. 心力衰竭
   B. 窒息
   C. 呼吸衰竭
   D. 脓毒血症
   E. 自发性气胸
5. 烧伤后创面的渗出在受伤后（　）最快，36～48 小时渗出量最大
   A. 3～4 小时
   B. 6～8 小时
   C. 36～48 小时
   D. 12～24 小时
   E. 24～48 小时
6. Ⅰ度烧伤损伤程度达（　）
   A. 真皮深层
   B. 表皮浅层
   C. 皮下脂肪层
   D. 皮肤全层及肌肉
   E. 表皮生发层和真皮乳头层
7. 以下属于热烧伤的是（　）
   A. 电烧伤
   B. 碱烧伤
   C. 酸烧伤
   D. 放射烧伤
   E. 水蒸气烧伤
8. 以下浅Ⅱ度烧伤的表现，哪一项正确（　）
   A. 创面蜡白、无水疱、无感觉
   B. 有水疱，水疱下创面红白相间、感觉稍迟钝
   C. 有水疱，水疱下创面鲜红、湿润、剧痛
   D. 有水疱，水疱下创面红白相间、无痛觉、拔毛也无痛
   E. 皮肤发红、灼痛、无水疱
9. 有关烧伤的现场急救，以下说法错误的是（　）
   A. 烧伤后疼痛是很剧烈的，必须及时予镇痛药
   B. 磷烧伤时，用过锰酸钾液浸湿的布掩盖口鼻能防止磷化物吸入呼吸道
   C. 热力致伤者，可行“创面冷却疗法”
   D. 合并呼吸道烧伤或颅脑损伤者忌用吗啡，以免抑制呼吸
   E. 烧伤出现大水疱可在高位剪破引流或用空针抽出泡液

二、A_2 型题（每一道试题是以一个小案例出现，其下面有 A、B、C、D、E 五个备选答案，请从中选择一个最佳答案。）

10. 成年女性，背部、会阴和双臀部烧伤时，烧伤面积估计是（　）
   A. 22%
   B. 24%
   C. 16%
   D. 18%
   E. 20%
11. 患者，男性，18 岁。右足和右小腿被开水烫伤，有水疱伴剧痛，创面基底部肿胀发红。该患者烧伤面积和深度的诊断为（　）
   A. 5%浅Ⅱ度
   B. 5%深Ⅱ度
   C. 10%浅Ⅱ度
   D. 10%深Ⅱ度
   E. 30%浅Ⅱ度

第九节 冻 伤

A_1型题（每一道试题下面有A、B、C、D、E五个备选答案，请从中选择一个最佳答案。）

1. 以下不属于Ⅰ度冻伤表现的是（ ）
   A. 伤及表皮层
   B. 表皮干脱而愈
   C. 有发热、痒、刺痛的感觉
   D. 局部红肿
   E. 局部可成痂
2. Ⅲ度冻伤不需采用以下全身治疗措施的是（ ）
   A. 用改善血循环的药物如小分子右旋糖酐
   B. 注射破伤风抗毒素
   C. 不必使用抗生素
   D. 给予患者高价营养
   E. 防治多系统衰竭
3. 有关冻伤的现场急救，以下说法错误的是（ ）
   A. 快速复温后，应在22~25℃室内继续保暖，卧床休息
   B. 快速复温，使用38~42℃恒温水浸泡伤肢，冻僵者全身浸泡
   C. Ⅰ度冻伤应保持创面干燥，数日可愈
   D. Ⅲ度、Ⅳ度冻伤使用干敷料保暖性包扎
   E. 对Ⅱ度以上冻伤需全身治疗
4. Ⅲ度冻伤伤及皮肤全层及皮下组织。局部由苍白转为黑褐色，可出现血性水疱，知觉消失。（ ）后，坏死组织脱落形成肉芽创面，愈合缓慢，留有瘢痕
   A. 1~2周
   B. 2~3周
   C. 3~4周
   D. 4~6周
   E. 5~8周
5. 治愈后多留有功能障碍或残疾的是（ ）
   A. Ⅰ度冻伤
   B. Ⅱ度冻伤
   C. Ⅲ度冻伤
   D. Ⅳ度冻伤
   E. 全身冻伤
6. 冻伤的现场急救首先应该快速复温，使用（ ）恒温水浸泡伤肢，冻僵者全身浸泡。15~30分钟后，使体温迅速提高而接近正常，指端甲床潮红且有温感
   A. 35~39℃
   B. 36~41℃
   C. 38~42℃
   D. 40~45℃
   E. 41~42℃
7. 对于冻伤患者，不能口服者可静脉输入加温至（ ）的葡萄糖溶液、能量合剂等，并防治休克
   A. 35℃
   B. 37℃
   C. 39℃
   D. 40℃
   E. 42℃
8. 复温后水疱无菌抽液，干敷料保暖性包扎，或外涂冻伤膏后暴露，以上是哪一级冻伤的局部创面处理（ ）
   A. Ⅰ度冻伤
   B. Ⅱ度冻伤
   C. Ⅲ度冻伤
   D. Ⅳ度冻伤
   E. 全身冻伤
9. 对Ⅱ度以上冻伤需全身治疗，不包括（ ）
   A. 应用抗生素和破伤风抗毒素血清
   B. 冻伤常继发肢体血液循环不良，可用低分子右旋糖酐、妥拉唑林、罂粟碱等，也可用中药活血化瘀改善血液循环
   C. 给予高热量、高蛋白、高维生素饮食
   D. 保持创面干燥，数日可愈
   E. 冻僵者复温后应重点防治多系统器官衰竭

第十节 坠 落 伤

A_1型题（每一道试题下面有A、B、C、D、E五个备选答案，请从中选择一个最佳答案。）

1. 以下对于高空坠落伤的描述中，错误的是（ ）
   A. 体表损伤轻，而内脏和骨质损伤重
   B. 既可见于着地部位，也可以见于远离着力点的部位损伤
   C. 一次外力往往在头、胸、腹、骨盆、脊柱及四肢同时发生损伤
   D. 坠落伤符合减速运动损伤的特点
   E. 损伤部位常较广泛，同时内外轻重一致
2. 发生高空坠落后，不应立即进行的处理是（ ）
   A. 检查伤者身上是否有硬物
   B. 检查是否意识丧失
   C. 检查呼吸、心搏是否停止
   D. 检查是否有出血
   E. 检查是否有四肢及脊柱

骨折

3. 对坠落伤的患者，现场救治中不正确的是（ ）
   A. 口腔异物无法清除的患者应行气管切开
   B. 创伤局部妥善包扎，疑有脑脊液漏的患者也应进行填塞
   C. 去除伤员身上的用具和口袋中的硬物
   D. 平仰卧位，保持呼吸道通畅
   E. 有条件的应给予静脉补液
4. 有关坠落伤，以下说法错误的是（ ）
   A. 体表损伤主要是大片状擦伤及挫伤
   B. 损伤发生的部位常较广泛但内轻外重
   C. 坠落伤的损伤程度受坠落高度、体重、坠落中有无阻挡物、人体着地方式、着地部位，以及接触地面与其他物体性状等因素的影响
   D. 坠落伤常伤及生命的重要器官，因此死亡率很高
   E. 坠落伤既可见于人体着地部位，也可发生于远离着力点的部位
5. 对于高空坠落后的颌面部伤员，说法错误的是（ ）
   A. 首先应保持呼吸道畅通，撤除义齿
   B. 清除移位的组织碎片、血凝块、口腔分泌物等
   C. 同时松解伤员的颈、胸部纽扣
   D. 若舌已后坠或口腔内异物无法清除时，可用 2 号粗针穿刺环甲膜
   E. 维持呼吸，尽可能早做气管切开
6. 周围血管伤，压迫伤部以上动脉干。直接在伤口上放置厚敷料，绷带加压包扎以不出血和不影响肢体血液循环为宜。当上述方法无效时可慎用止血带，原则上尽量缩短使用时间。一般以不超过（ ）为宜，做好标记，注明上止血带时间
   A. 半小时
   B. 1 小时
   C. 1 个半小时
   D. 2 小时
   E. 3 小时
7. 高空坠落患者的转诊注意事项中不正确的是（ ）
   A. 快速平稳地将患者送到医院救治
   B. 在搬运和转送过程中，颈部和躯干不能前屈或扭转
   C. 一个抬肩一个抬腿尽快送治
   D. 应使脊柱伸直
   E. 注意搬法，以免发生或加重截瘫
8. 高空坠落复合伤要求（ ），保持呼吸道畅通，解开衣领扣
   A. 俯卧位
   B. 左侧卧位
   C. 平仰卧位
   D. 坐立位
   E. 右侧卧位
9. 坠落伤损伤发生的部位常较广泛但（ ）
   A. 内重外轻
   B. 骨质和内脏损伤较轻
   C. 比较少分布在裸露部位
   D. 外重内轻
   E. 多是挫裂创面
10. 坠落伤患者急救措施的第一步是（ ）
   A. 针对呼吸、心搏骤停及致命的外出血，给予心肺复苏术及恰当的止血方法救治
   B. 创伤局部妥善包扎
   C. 去除伤员身上的用具和口袋中的硬物
   D. 快速平稳地将患者送到医院救治
   E. 保持呼吸道通畅，解开衣领扣

第十一节 电 击 伤

A_1 型题（每一道试题下面有 A、B、C、D、E 五个备选答案，请从中选择一个最佳答案。）

1. 电击伤可以是全身性损伤和局部损伤，后者又称电灼伤，（ ）低压交流电触电最为常见
   A. 120～220V
   B. 220～380V
   C. 120～380V
   D. 220～440V
   E. 380～440V
2. 电击伤可以是全身性损伤和局部损伤，后者又称电灼伤，可引起触电者因（ ）而死亡
   A. 呼吸停止
   B. 心室颤动
   C. 心搏骤停
   D. 心房颤动
   E. 心力衰竭
3. 有关电击伤的介绍，哪一项不正确（ ）
   A. 出现头痛、头晕、心悸
   B. 出现痛性肌肉收缩、惊恐、面色苍白
   C. 出现心律失常，心搏骤停
   D. 出现呼吸极微弱呈“假死状态”，呼吸停止
   E. 电击伤部位有出血表现
4. 有关电击伤的叙述哪一项不正

确（ ）
A. 高频交流电危害性较低频交流电为大
B. 电流引起肌肉强烈收缩
C. 交流电的危害性较直流电为大
D. 电击伤引起心室颤动
E. 电击伤累及脑干，呼吸、心搏迅速停止

5. 可导致严重烧伤或引起呼吸暂停的电压是（ ）
A. >400V
B. >500V
C. >600V
D. >800V
E. >1000V

6. 有关电击伤，以下说法错误的是（ ）
A. 接触高压电后被弹出，可有肢体骨折和内脏损伤等表现
B. 220～380V 低压交流电触电最为常见，可导致触电者因心室颤动而死亡
C. 电击伤分为全身性损伤和局部损伤
D. 低压电灼伤局部表现常较轻微，仅表现为白色或黄色烧焦皮肤的斑点
E. 高压电引起的电灼伤常表现为有多个进口和一个出口

7. 高压电流引起呼吸中枢麻痹时，患者昏迷、呼吸停止，但心跳仍存在，患者全身发绀，可于（ ）内心脏停搏
A. 1 分钟
B. 3 分钟
C. 5 分钟
D. 8 分钟
E. 10 分钟

8. 当伤员脱离电源后，应立即检查伤员全身情况，特别是呼吸和心跳，发现呼吸、心脏停搏时，应立即就地抢救，进行（ ）
A. 药物治疗
B. 心肺复苏术
C. 电除颤
D. 人工呼吸
E. 胸外按压

9. 电击伤轻症的处理方式是（ ）
A. 伤员就地平卧，严密观察，暂时不要站立或走动，防止继发休克或心力衰竭
B. 就地平卧解松衣扣，通畅气道，立即口对口人工呼吸，有条件的可气管插管，加压氧气人工呼吸
C. 立即做胸外心脏按压
D. 在胸外心脏按压的同时施行人工呼吸，以建立循环和呼吸，恢复全身器官的氧供应
E. 同时处理外伤、灼伤

10. 触电后可能出现的并发症是（ ）
A. 颅脑外伤
B. 血气胸
C. 内脏破裂
D. 四肢骨折
E. 以上都是

11. 电击伤的转诊注意事项：要尽快转往上级医院进行进一步救治，不要随意移动伤员，若确需移动时，抢救中断时间不应超过（ ）
A. 5 秒
B. 15 秒
C. 20 秒
D. 30 秒
E. 60 秒

12. 电击伤患者抢救时首先进行（ ）
A. 心脏停搏可静脉注射肾上腺素，同时胸外心脏按压
B. 呼吸微弱、不规整或停止者，立即进行人工呼吸
C. 呼吸微弱、不规整或停止者，立即气管插管
D. 迅速将患者脱离电源
E. 心电图证实心室颤动时用肾上腺素后行非同步直流电除颤

第十二节 毒蛇咬伤

A_1 型题（每一道试题下面有 A、B、C、D、E 五个备选答案，请从中选择一个最佳答案。）

1. 毒蛇与无毒蛇的区别在于（ ）
A. 毒蛇头部略成三角形
B. 毒蛇身上有色彩鲜明的花纹
C. 毒蛇上颌长有成对的毒牙
D. 无毒蛇头部略成三角形
E. 无毒蛇身上有色彩鲜明的花纹

2. 以下以神经毒为主的毒蛇是（ ）
A. 金环蛇
B. 眼镜蛇
C. 蝮蛇
D. 竹叶青
E. 龟壳花蛇

3. 银环蛇咬伤致死的主要原因是（ ）
A. 循环衰竭
B. 肾衰竭
C. 呼吸衰竭
D. DIC
E. 肝功能衰竭

4. 有关被毒蛇咬伤后的处理方法，不正确的是（ ）
A. 需要尽快吸出毒液
B. 必须及时火灼伤口

C. 需要近心端结扎，过一段时间需放松一下
D. 蛇药外敷
E. 在绑扎的同时用冰块敷于伤肢

5. 毒蛇咬伤患肢结扎时间应间隔多少时间放松一次（　）
A. 2 分钟
B. 5 分钟
C. 10 分钟
D. 15 分钟
E. 20 分钟

6. 以下关于血液毒致伤的表现，说法不正确的是（　）
A. 咬伤的局部迅速肿胀，并不断向近侧发展
B. 伤口剧痛，流血不止
C. 伤口周围的皮肤常伴有水疱或血疱，皮下瘀斑，组织坏死
D. 在伤后半小时后，出现头晕、嗜睡、恶心、呕吐及乏力
E. 个别患者还会出现胸腔、腹腔出血及颅内出血，最后导致失血性休克

7. 混合毒致伤的表现兼有神经毒及血液毒的症状。从局部伤口看类似（　），如局部红肿、瘀斑、血泡、组织坏死及淋巴结炎等。从全身来看，又类似（　）。此类伤员死亡原因仍以（　）为主
A. 血液毒致伤；血液毒致伤；神经毒致伤
B. 血液毒致伤；神经毒致伤；血液毒致伤
C. 血液毒致伤；神经毒致伤；神经毒致伤
D. 神经毒致伤；血液毒致伤；血液毒致伤
E. 神经毒致伤；血液毒致伤；神经毒致伤

8. 关于如何判断是否为毒蛇咬伤，下列说法错误的是（　）
A. 主要靠特殊的牙痕、局部伤情及全身表现来区别
B. 毒蛇咬伤后，伤口局部常留有 1 对或 3~4 对毒牙痕迹
C. 伤口周围明显肿胀及疼痛或麻木感
D. 局部有瘀斑、水疱或血疱，全身症状也较明显
E. 无毒蛇咬伤后，局部可留 1 对或 3~4 对锯齿形牙痕

9. 被咬伤后，蛇毒在（　）内就迅速进入体内，应尽早地采取有效措施，防止毒液的吸收，如有毒牙，要先拔出毒牙
A. 1~2 分钟
B. 2~3 分钟
C. 3~5 分钟
D. 4~8 分钟
E. 5~10 分钟

10. 待伤口得到彻底清创处理和服用蛇药片（　）后，才能解除绑带
A. 1~2 小时
B. 2~3 小时
C. 3~4 小时
D. 4~5 小时
E. 5~6 小时

11. 银环蛇咬伤致死的主要原因是（　）
A. 循环衰竭
B. 呼吸衰竭
C. 弥散性血管内凝血（DIC）
D. 肾衰竭
E. 肝衰竭

第十三节　蜂　蜇　伤

A_1 型题（每一道试题下面有 A、B、C、D、E 五个备选答案，请从中选择一个最佳答案。）

1. 如果游客被蜂蜇伤，导游人员不能采取的方法是（　）
A. 使用马齿苋等药物捣烂敷患处
B. 设法将毒刺拔出
C. 使用肥皂和清水冲洗伤口
D. 食用含有酒精的食物或饮品
E. 有严重变态反应的患者可以使用地塞米松静脉滴注

2. 有关蜂蜇伤的描述，错误的是（　）
A. 蜂蜇伤不会使人死亡
B. 严重时可出现组织坏死
C. 重者引起局部和/或全身的中毒反应
D. 轻者引起局部过敏样反应，数小时后症状即消失
E. 局部出现瘀点、红肿、水疱

3. 以下不是重度蜇伤者的临床表现的是（　）
A. 全身中毒症状
B. 数小时后症状即可消失、自愈
C. 发热、头痛、呕吐、腹痛、腹泻、烦躁不安
D. 肌肉痉挛、昏迷，甚至休克、肺水肿及急性肾衰竭
E. 因心脏、呼吸麻痹而死亡

4. 以下说法错误的是（　）
A. 蜜蜂的毒液呈酸性，被蜜蜂蜇后，可迅速在伤处外敷弱碱液中和毒素
B. 镊子或其他东西轻压蜂针附近部位，把皮肤稍微压下，使针露出较长部分，用镊子将它夹出来
C. 野外如果找不到镊子，也可以用指甲剪小心将针取出
D. 马蜂的蜂毒为碱性，因此

可在蜇伤部位用醋酸水或食醋等酸性液体涂抹，以中和毒液

E. 取下针之后，应先挤出毒血，再用肥皂和清水冲洗伤口，必要时用尿液冲洗伤口

5. 被蜂群严重蜇伤，或者被蜇者对蜂毒过敏，成人立即皮下注射1∶1000肾上腺素（　）ml，还可选用氢化可的松或地塞米松静脉滴注，可酌情口服或肌内注射抗组胺药

A. 0.1~0.3

B. 0.3~0.9

C. 1~3

D. 2~5

E. 0.3~3.5

6. 关于蜂蜇伤的转诊注意事项，以下说法错误的是（　）

A. 一旦蜂蜇伤为重度、蜂毒过敏者一定要分秒必争，尽快将患者送往医院抢救，稍有延迟，很可能有生命危险

B. 转运中应注意对休克、血红蛋白尿、急性肾衰竭和呼吸循环衰竭的检测和对症处理

C. 途中需密切观察患者的呼吸、血压、脉搏（或心率）、意识状况、尿量

D. 保持呼吸道通畅

E. 送医过程中应该解开衣物，通风散热

7. 冰块冰敷或用毛巾冷敷可减轻蜂蜇伤红肿。如果被蜇者觉得口渴，可以喝清凉的饮料或开水，但绝不能食用含酒精的食物或饮品，否则血液循环加速，毒性扩散得更快，危险性也会更高，有时还会引起（　），引发死亡

A. 心脏停搏

B. 冠心病

C. 心力衰竭

D. 呼吸困难

E. 窒息

8. 被蜂蜇伤之后，下列做法错误的是（　）

A. 喝清凉的饮料或开水

B. 在伤口处涂抹橙汁或柠檬汁

C. 用醋酸水或食醋等酸性液体涂抹蜜蜂蜇伤口

D. 用马齿苋、夏枯草、野菊花中的任何一种，捣烂敷患处

E. 绝不能食用含酒精的食物或饮品

第六章　基本技能

第一节　病史采集

A_1型题（每一道试题下面有A、B、C、D、E五个备选答案，请从中选择一个最佳答案。）

1. 病史采集一定要以（　）为重点，先把其问深、问透，然后再针对与鉴别诊断相关的其他症状进行询问

A. 阴性症状

B. 伴随症状

C. 主诉症状

D. 次诉症状

E. 阳性症状

2. 在病史采集过程中，患者所谈的内容一定要紧密围绕病情，以免离题太远，影响病史采集效果。这里面有一个重要的问题，就是（　），这是能做到紧密围绕病情询问的重要保证

A. 医患沟通的技巧问题

B. 医疗机构的硬件设施问题

C. 医师的知识技能问题

D. 患者的病情严重程度问题

E. 医疗用品的安全保障问题

第二节　体格检查

A_1型题（每一道试题下面有A、B、C、D、E五个备选答案，请从中选择一个最佳答案。）

1. 下列不属于周围血管征的是（　）

A. 水冲脉

B. 短绌脉

C. 毛细血管搏动征

D. 股动脉枪击音

E. Duroziez血管杂音

2. 关于蜘蛛痣正确的说法是（　）

A. 是一种似蜘蛛状的红痣

B. 与体内性激素的多少有关

C. 大多出现于上腔静脉回流区

D. 妇女在妊娠期间皆可出现，但分娩后即消失

E. 有蜘蛛痣，即可诊断为肝硬化

3. 下列胸膜摩擦音听诊特点不正确的是（　）

A. 屏气时消失
B. 深呼吸摩擦音强度增加
C. 强弱与心音强弱有关
D. 可随体位变化而强度发生改变
E. 最清楚地听诊部位是前下侧胸壁

第三节 操作项目

A₁型题（每一道试题下面有A、B、C、D、E五个备选答案，请从中选择一个最佳答案。）

1. 心肺复苏术是指针对心脏、呼吸骤停所采取的急救措施，包括基础生命支持和高级生命支持，其目的是尽快恢复患者（ ），减少重要器官损害
   A. 心跳
   B. 脉搏
   C. 自主循环及呼吸
   D. 意识
   E. 神志
2. 基础生命支持的顺序为（ ），如果存在心室颤动，应尽早进行电除颤
   A. 胸外按压-人工呼吸-打开气道
   B. 胸外按压-打开气道-人工呼吸
   C. 打开气道-胸外按压-人工呼吸
   D. 打开气道-人工呼吸-胸外按压
   E. 人工呼吸-胸外按压-打开气道
3. 对于所有心脏、呼吸骤停的患者，应该立即识别心搏骤停，并启动急救系统。意识的判断、呼吸的判断及大动脉搏动，上述3项总用时不超过（ ）
   A. 5秒
   B. 10秒
   C. 15秒
   D. 30秒
   E. 1分钟
4. 胸外按压的按压速率为（ ）次/分，按压幅度为5～6cm，按压与呼吸比例为30∶2
   A. 30～40
   B. 80～90
   C. 100～120
   D. 120～150
   E. 50～70
5. 胸外按压的操作要点：垂直向下按压时下压和放松时间相等，放松时手掌不可离开患者胸壁，最大限度避免中断胸外按压，每（ ）更换胸外按压操作者
   A. 1分钟
   B. 2分钟
   C. 3分钟
   D. 5分钟
   E. 10分钟
6. 口对口人工呼吸：操作者用置于前额的拇指和示指捏住患者鼻孔，正常吸气后用口唇把患者口唇全部包住，匀速向患者口中吹气，每次吹气应持续（ ），确保有明显的胸廓起伏。患者被动呼气时，开放鼻道
   A. 1秒
   B. 3秒
   C. 5秒
   D. 10秒
   E. 15秒
7. 胸外按压与人工呼吸比例为（ ），避免过度通气
   A. 1∶1
   B. 1∶2
   C. 30∶15
   D. 30∶2
   E. 30∶1
8. 单次除颤后立即开始心肺复苏，（ ）循环的心肺复苏（2分钟）后再判断心律是否需要再次电除颤
   A. 5个
   B. 4个
   C. 3个
   D. 2个
   E. 1个
9. 下列选项中属于外科手术中打结错误的是（ ）
   A. 外科结
   B. 方结
   C. 单结
   D. 滑结
   E. 三重结
10. 打结后剪线时，（ ）留1～2mm，（ ）留3～4mm，（ ）留5～6mm
    A. 尼龙线和肠线、体外的丝线、体内的丝线
    B. 体外的丝线、尼龙线和肠线、体内的丝线
    C. 体内的丝线、尼龙线和肠线、体外的丝线
    D. 尼龙线和肠线、体内的丝线、体外的丝线
    E. 体内的丝线、体外的丝线、尼龙线和肠线
11. 四肢出血，使用止血带最长不能连续超过（ ）
    A. 20分钟
    B. 30分钟
    C. 1小时
    D. 1个半小时
    E. 2小时

第七章　中医辨证施治和适宜技术应用

第一单元　中医学基本概念

第一节　整体观念

A_1型题（每一道试题下面有A、B、C、D、E五个备选答案，请从中选择一个最佳答案。）

1. 下列除哪项外，均属于中医整体观念的内容（　）
   A. 人体是有机的整体
   B. 自然界是一个整体
   C. 人与社会环境的统一性
   D. 人体的结构互相联系
   E. 人和自然环境的统一性
2. 中医学基本概念中的整体是指（　）
   A. 若干对象按照一定的结构形式构成的有机统一体
   B. 完整性和统一性
   C. 有机统一
   D. 由事物的各内在要素相互联系构成的有机统一体及其发展的全过程
   E. 由部分组成，相对部分而言的概念

第二节　辨证论治

A_1型题（每一道试题下面有A、B、C、D、E五个备选答案，请从中选择一个最佳答案。）

1. 证候的概念是（　）
   A. 四诊所得症状，内外致病因素，疾病的特征、性质和在此阶段的主要症结的高度概括
   B. 是对疾病症状与体征的分析概括
   C. 是对疾病症状与体征的鉴别概括
   D. 对疾病表现症状的综合概括
   E. 对阴阳气血失调临床表现的概括
2. 机体阴阳失调后的一个完整的异常生命过程，指的是（　）
   A. 疾病
   B. 病症
   C. 症状
   D. 证候
   E. 体征
3. 疾病过程中某一阶段或某一类型的病理概括，指的是（　）
   A. 疾病
   B. 病症
   C. 症状
   D. 证候
   E. 体征
4. 以下表述中属于证的是（　）
   A. 胸痛
   B. 水痘
   C. 恶心
   D. 风热感冒
   E. 恶寒发热
5. 以下表述中不属于症的是（　）
   A. 胸闷
   B. 发热
   C. 口苦
   D. 恶寒
   E. 消渴
6. 以下各项，属于证候的是（　）
   A. 肢冷腰痛
   B. 阴虚火旺
   C. 头痛如劈
   D. 感冒咽痛
   E. 舌红发热
7. 证候不包括以下哪种（　）
   A. 四诊检查所得
   B. 疾病的性质
   C. 疾病的特征
   D. 内外致病因素
   E. 疾病的全过程
8. 中医建立治则治法的主要依据是（　）
   A. 疾病
   B. 证候
   C. 症状
   D. 病因
   E. 病机

第三节 阴 阳

A_1型题（每一道试题下面有A、B、C、D、E五个备选答案，请从中选择一个最佳答案。）

1. 阴阳的概念是（ ）
   A. 古代的两点论
   B. 相互对立的两个事物
   C. 矛盾
   D. 一个事物内部相互对立的两个方面
   E. 对自然界相互关联的某些事物或现象对立双方属性的概括
2. 下列除哪项外，均能组成一对阴阳关系（ ）
   A. 津液与阴血
   B. 炎热与寒冷
   C. 白昼与黑夜
   D. 安静与躁动
   E. 晦暗与明亮
3. 下列不属于事物或现象的阴阳属性的是（ ）
   A. 普遍性
   B. 相关性
   C. 相对性
   D. 整体性
   E. 可分性
4. 下列各项中，属于阴的是（ ）
   A. 脉象洪大
   B. 面色鲜明
   C. 迟脉
   D. 脉象滑数
   E. 声高
5. 下列选项中，属性属于阳的是（ ）
   A. 面色晦暗
   B. 声低无力
   C. 脉象沉细
   D. 心烦不宁
   E. 精神萎靡

第四节 五 脏

A_1型题（每一道试题下面有A、B、C、D、E五个备选答案，请从中选择一个最佳答案。）

1. 在五脏中，（ ）为“君主之官”
   A. 心
   B. 肺
   C. 脾
   D. 肝
   E. 肾
2. 心在体合（ ），其华在（ ）
   A. 毛；面
   B. 面；筋
   C. 皮；毛
   D. 脉；面
   E. 筋；肉
3. 肺在体合（ ）
   A. 毛
   B. 面
   C. 皮
   D. 肉
   E. 筋
4. 脾在液为（ ）
   A. 唾
   B. 涎
   C. 泪
   D. 痰
   E. 汗
5. （ ）为“将军之官”
   A. 心
   B. 肺
   C. 脾
   D. 肝
   E. 肾
6. 肝藏（ ）
   A. 神
   B. 魂
   C. 魄
   D. 意
   E. 志
7. 具有调节血量作用的脏是（ ）
   A. 心
   B. 脾
   C. 肝
   D. 肾
   E. 肺
8. 肾在体合（ ），其华在（ ）
   A. 骨；发
   B. 脉；筋
   C. 皮；毛
   D. 筋；脉
   E. 骨；肉
9. 在血液生成与运行方面的相互为用、相互协同的两脏是（ ）
   A. 心与脾
   B. 脾与肾
   C. 肾与肝
   D. 肝与肺
   E. 肺与肾
10. 有精神互用关系的两脏是（ ）
    A. 心与肺
    B. 心与肾
    C. 肺与脾
    D. 脾与肝
    E. 肺与肝
11. 在气的生成和津液代谢方面关系密切的两脏是（ ）
    A. 心与肺
    B. 心与肾
    C. 肺与脾
    D. 脾与肝
    E. 肺与肝

12. 有精血同源、藏泄互用关系的两脏是（　）
A. 心与肺
B. 肺与肾
C. 肝与肾
D. 肝与脾
E. 脾与心

第二单元　诊　　法

第一节　望　　诊

一、A_1 型题（每一道试题下面有A、B、C、D、E五个备选答案，请从中选择一个最佳答案。）

1. 以下哪一项不是面色发黑所属病证（　）
A. 肾虚
B. 湿证
C. 水饮
D. 寒证
E. 瘀血

2. 以下各项中，不属于病色表现的是（　）
A. 面色淡青
B. 面色红赤
C. 面色淡白
D. 面色淡黄
E. 红黄隐隐

3. 以下不属于五色中白色主病的是（　）
A. 气虚
B. 阳虚
C. 寒邪
D. 血虚
E. 湿邪

4. 主水饮，肾虚水泛，气血受困的面色特点是（　）
A. 眼眶黑
B. 面色黧黑
C. 面色白
D. 面色紫黑
E. 黄如烟熏

5. 虚热证的面色表现是（　）
A. 面青颊赤
B. 两颧潮红
C. 满面通红
D. 面黄晦暗
E. 面赤如妆

6. 实热证面色常见（　）
A. 面色萎黄
B. 面色红赤
C. 面色青紫
D. 面色淡白
E. 面色黧黑

7. 面色淡黄，枯槁无华称为（　）
A. 阴黄
B. 萎黄
C. 黄胖
D. 阳黄
E. 黄疸

8. 面色黄而虚浮，多见于（　）
A. 寒湿郁滞
B. 气血两虚
C. 脾虚湿蕴
D. 湿热交蒸
E. 以上都不是

9. 肾虚水饮的面色特征是（　）
A. 面色暗淡
B. 面色黧黑
C. 眼眶周围色黑
D. 面黑干焦
E. 面色晦暗如烟熏

10. 气血两虚证的舌象是（　）
A. 舌体淡瘦
B. 舌暗有瘀点
C. 舌尖芒刺
D. 舌淡有齿痕
E. 舌红有裂纹

11. 以下不是望舌质的内容是（　）
A. 舌神
B. 舌态
C. 舌形
D. 舌色
E. 偏全

12. 下列哪项是青色与黑色的共同主病（　）
A. 温证、瘀血、惊风
B. 寒证、痛证、瘀血
C. 寒证、湿证、虚证
D. 水饮、瘀血、痛证
E. 惊风、痛证、寒证

13. 舌体胖大有齿痕常见于（　）
A. 心血不足
B. 肾阴不足
C. 肺阴不足
D. 肝血亏虚
E. 脾虚湿盛

14. 舌色淡红中泛现青紫多为（　）
A. 寒凝血瘀
B. 脾胃湿热
C. 瘀血内阻
D. 酒毒内蕴
E. 肺气壅滞

15. 表示热极津枯的舌象多为（　）
A. 苔灰而润
B. 苔灰而干
C. 苔黄干燥
D. 苔黑燥裂
E. 苔黑而润

16. 阴虚内热的舌象为（　）
A. 舌红绛苔黄腻
B. 舌红绛苔灰而干

C. 舌红绛苔黄而燥
D. 舌红绛苔黑而干
E. 舌红绛少苔或无苔

17. 阳虚湿盛的舌象是（　）
A. 舌边红苔黑润
B. 舌淡嫩苔白滑
C. 舌红苔白厚而干
D. 舌红瘦苔黑
E. 舌绛苔黏腻

18. 舌色白，几无血色者，称为（　）
A. 枯白舌
B. 胖嫩舌
C. 淡白舌
D. 淡红舌
E. 薄白舌

19. 舌体局部出现青紫色斑点，大小不等，不高于舌面者，称为（　）
A. 斑点舌
B. 淡紫舌
C. 紫红舌
D. 绛紫舌
E. 点刺舌

20. 舌质淡白而有裂纹，其临床意义是（　）
A. 阴液亏虚
B. 寒邪凝滞
C. 脾虚湿侵
D. 热盛伤津
E. 血虚不润

21. 脓腐苔主病是
A. 食积
B. 湿热
C. 内痈
D. 痰饮
E. 顽痰

22. 以下各项，不属于望苔质内容的是（　）
A. 腐腻
B. 润燥
C. 厚薄
D. 裂纹
E. 剥落

23. 舌苔苔质粗大疏松而厚，揩之易去为（　）
A. 腻苔
B. 糙苔
C. 滑苔
D. 腐苔
E. 无根苔

24. 外感秽浊不正之气，热毒内盛的初期舌苔是（　）
A. 白腻苔
B. 灰黑苔
C. 积粉苔
D. 黄腻苔
E. 白碱苔

25. 苔白如积粉，扪之不燥者多见于（　）
A. 湿浊中阻
B. 风热表证
C. 食积化热
D. 脾肾阳虚
E. 外感瘟疫

26. 舌体小，有裂纹，舌鲜红少苔，其临床意义是（　）
A. 虚热证
B. 风热表证
C. 热极津伤
D. 湿热证
E. 寒邪入里化热

27. 舌上黏厚一层，有如疮脓，称为（　）
A. 白腻苔
B. 灰黑苔
C. 脓腐苔
D. 黄腻苔
E. 白碱苔

28. 舌苔干燥，扪之无津，甚则干裂的舌象是（　）
A. 糙苔
B. 燥苔
C. 滑苔
D. 润苔
E. 腻苔

29. 有关真苔、假苔，以下说法错误的是（　）
A. 病之初期，舌见真苔且厚，为胃气壅实，病较深重
B. 舌苔不紧贴舌面，苔易刮脱，刮后无垢而舌质光洁者，称为无根苔，即是假苔
C. 久病见真苔，说明胃气匮乏，病情危重
D. 新病出现假苔，乃邪浊渐聚，病情较轻
E. 久病出现假苔，是胃气匮乏，病情危重

30. 有关黄苔，以下说法错误的是（　）
A. 淡黄苔为热轻，深黄苔为热甚，焦黄苔为热极
B. 一般来说，苔色愈黄，说明热邪愈甚
C. 舌苔由白转黄，或呈黄白相兼，为外感表证处于化热入里、表里相兼阶段
D. 苔黄而干燥，甚至苔干而硬，颗粒粗大，扪之糙手者，称黄糙苔
E. 苔黄黑相兼，如烧焦的锅巴，称黄瓣苔

31. 阳气暴脱患者的面色是（　）
A. 面白无华
B. 面色淡白
C. 面色苍白
D. 面色青紫
E. 面色青黑

32. 主实热、阴虚的舌色常为（　）
A. 淡白舌
B. 淡红舌
C. 红舌
D. 绛舌
E. 青紫舌

二、A_2 型题（每一道试题是以一个小案例出现，其下面有 A、B、C、D、E 五个备选答案，请从中选择一个最佳答案。）

33. 患者，女性，27 岁。2 个月来眼眶周围发黑，苔白滑，脉沉弦，此属于（　）
A. 肾精亏虚
B. 肾阳虚
C. 肾虚水泛
D. 瘀血内停

E. 肾阴虚

34. 患者，女性，30岁。危重患者，面色苍白，但时而泛红如妆，嫩红带白，属于（ ）
A. 戴阳证
B. 血虚
C. 气血两虚
D. 阴虚
E. 湿证

35. 患者，男性，36岁。腹部痞胀，纳呆呕恶，肢体困重，身热起伏，汗出热不解，尿黄便溏。其舌象应是（ ）
A. 舌红苔黄腻
B. 舌绛苔少而润
C. 舌绛苔少而干
D. 舌红苔黄糙
E. 舌红苔白而干

三、A_3/A_4 型题（每个案例下设若干道试题。请根据试题所提供的信息，在每一道试题下面的A、B、C、D、E五个备选答案中选择一个最佳答案。）

（36~37题共用题干）

患者，女性，32岁。平素性情急躁易怒，月经不调，因胃痛1周就诊，胃脘灼痛，痛势急迫，胃灼热泛酸，口苦口干，舌红苔黄，脉弦。

36. 该患者舌红提示属于（ ）
A. 虚寒证
B. 实热证
C. 虚热证
D. 瘀血证
E. 痰湿证

37. 该患者弦脉提示病位相关之脏是（ ）
A. 肝
B. 心
C. 脾
D. 肺
E. 肾

第二节　闻　　诊

一、A_1 型题（每一道试题下面有A、B、C、D、E五个备选答案，请从中选择一个最佳答案。）

1. 咳声重浊沉闷的病机是（ ）
A. 阴虚肺燥
B. 痰湿阻肺
C. 热邪犯肺，肺津被灼
D. 久病肺气虚损，失于宣降
E. 寒痰湿浊停聚于肺，肺失肃降

2. 咳声轻清低微的病机是（ ）
A. 阴虚肺燥
B. 痰湿阻肺
C. 热邪犯肺，肺津被灼
D. 久病肺气虚损，失于宣降
E. 寒痰湿浊停聚于肺，肺失肃降

3. 咳声不扬，痰稠色黄，不易咯出的病机是（ ）
A. 阴虚肺燥
B. 痰湿阻肺
C. 热邪犯肺，肺津被灼
D. 久病肺气虚损，失于宣降
E. 寒痰湿浊停聚于肺，肺失肃降

4. 咳有痰声，痰多易咯的病机是（ ）
A. 阴虚肺燥
B. 痰湿阻肺
C. 热邪犯肺，肺津被灼
D. 久病肺气虚损，失于宣降
E. 寒痰湿浊停聚于肺，肺失肃降

5. 干咳无痰或少痰的病机是（ ）
A. 阴虚肺燥
B. 痰湿阻肺
C. 热邪犯肺，肺津被灼
D. 久病肺气虚损，失于宣降
E. 寒痰湿浊停聚于肺，肺失肃降

6. 导致出现咳声如犬吠，声音嘶哑，吸气困难的病因是（ ）
A. 风邪与痰热搏结
B. 寒痰湿浊停肺
C. 燥邪犯肺
D. 久病肺气虚损
E. 肺肾阴虚，疫毒攻喉

7. 咳嗽阵发，连声不绝，咳嗽终止时有一声深吸气声，如鹭鸶叫，这是（ ）
A. 燥咳
B. 顿咳
C. 白喉
D. 寒咳
E. 痰饮

8. 以下哪一项不是实喘的特征（ ）
A. 息粗声高
B. 呼吸深长
C. 发作急骤
D. 深吸为快
E. 呼出为快

9. 带下臭秽而黄稠的临床意义是（ ）
A. 湿热
B. 实寒
C. 实热
D. 寒湿
E. 虚热

10. 嗳声低沉断续，无酸腐气味，兼见纳呆食少者，为（ ）
A. 寒邪犯胃
B. 肝气犯胃
C. 宿食内停
D. 胃虚气逆
E. 胃阳亏虚

11. 食后嗳气，得温症减，并无酸腐气味者为（ ）
A. 寒邪客胃
B. 肝气犯胃
C. 胃热上逆
D. 湿困脾胃
E. 食滞胃脘

12. 嗳气、呕吐的共同病机是（　）
A. 肺气上逆
B. 肝郁气滞
C. 胃气上逆
D. 肝气上逆
E. 脾失健运
13. 胃热患者，其口气为（　）
A. 酸臭
B. 腥臭
C. 臭秽
D. 奇臭
E. 腐臭
14. 以下除哪一项外，均可出现口臭（　）
A. 胃热
B. 心火
C. 龋齿
D. 宿食
E. 内痈
15. 大便泄泻臭如败卵，多为（　）
A. 伤食
B. 脾胃虚寒
C. 阴血亏虚
D. 肝失疏泄
E. 肠中郁热
16. 症见咳嗽无力，喘息短气，呼多吸少，属于（　）
A. 肾气不固证
B. 肺肾气虚证
C. 肺肾阴虚证
D. 肺气虚证
E. 肺脾气虚证

二、A_2 型题（每一道试题是以一个小案例出现，其下面有 A、B、C、D、E 五个备选答案，请从中选择一个最佳答案。）

17. 患者，女性，32 岁。吐势较猛，声音壮厉，呕吐出黏稠黄水，或酸或苦，因（　）所致
A. 热伤胃津，胃失濡养
B. 脾胃阻虚，胃气上逆
C. 热扰神明，胃失濡养
D. 食滞胃脘，胃气上逆
E. 饮邪停胃，胃气上逆
18. 患者，女性，25 岁。嗳气酸腐，兼脘腹胀满，多因（　）所致
A. 寒邪犯胃
B. 宿食内停
C. 胃阳亏虚
D. 胃虚气逆
E. 饮邪停胃

第三节　问　诊

一、A_1 型题（每一道试题下面有 A、B、C、D、E 五个备选答案，请从中选择一个最佳答案。）

1. 小儿夏季长期发热，秋凉自愈，其病机是（　）
A. 气虚
B. 气血两虚
C. 阴虚
D. 血虚
E. 气阴两虚
2. 风寒表证的特征是（　）
A. 恶寒重发热轻
B. 发热重恶寒重
C. 发热重恶寒轻
D. 恶寒轻发热轻
E. 发热轻而恶风自汗
3. 疾病初期恶寒与发热同时并见，其证属（　）
A. 表热里寒证
B. 外感表证
C. 风寒表证
D. 半表半里证
E. 表寒里热证
4. 外感热病中，正邪相争，提示病变发展转折点的是（　）
A. 战汗
B. 冷汗
C. 盗汗
D. 自汗
E. 热汗
5. 自觉身冷，得衣近火则缓解者为（　）
A. 寒厥
B. 寒栗
C. 畏寒
D. 恶寒
E. 寒战
6. 湿温潮热的特点是（　）
A. 午后发热，入夜尤甚
B. 身热不扬，午后热甚
C. 至夏则热，秋凉则止
D. 入夜发热，天明热退
E. 长期发热，劳必益甚
7. 寒热往来，发无定时，伴口苦、咽干、目眩、胁痛、脉弦，属于（　）
A. 疟疾
B. 外感表证
C. 少阳病
D. 湿温病
E. 阳明病
8. 以下何证可以出现自汗与盗汗并见（　）
A. 气虚证
B. 血瘀证
C. 阴虚证
D. 气滞证
E. 气阴两虚证
9. 自汗的病机是（　）
A. 气虚
B. 痰盛
C. 血虚
D. 阴虚
E. 气滞
10. 疼痛不剧，尚可忍耐，绵绵不休，此为（　）
A. 空痛
B. 隐痛
C. 酸痛
D. 窜痛
E. 胀痛
11. 以下哪一项是血瘀致痛的特

点（　）
A. 重痛
B. 刺痛
C. 胀痛
D. 空痛
E. 走窜痛

12. 前额头痛连及眉棱骨属于（　）
A. 阳明头痛
B. 太阳头痛
C. 厥阴头痛
D. 少阳头痛
E. 太阴头痛

13. 胁痛与以下哪一项无关（　）
A. 饮停胸胁
B. 肝郁气滞
C. 肝胆火盛
D. 寒滞肝脉
E. 肝胆湿热

14. 情志郁结不舒所致胸痛的特点是（　）
A. 胸痛咯血
B. 胸痛喘促
C. 胸背彻痛
D. 胸痛走窜
E. 胸部刺痛

15. 胸痛憋闷，痛引肩臂者为（　）
A. 胸痹
B. 肺胀
C. 肺痈
D. 真心痛
E. 肺痨

16. 肾精不足所致头痛的特点是（　）
A. 重痛
B. 刺痛
C. 胀痛
D. 绞痛
E. 空痛

17. 少阳经头痛的特征是（　）
A. 后头部连项痛
B. 两侧太阳穴处痛
C. 前额连眉棱骨痛
D. 头痛连齿
E. 头痛晕沉

18. 以下各项，属痰湿内阻头晕临床表现的是（　）
A. 头晕眼花
B. 头晕昏沉
C. 头晕胀痛
D. 头晕耳鸣
E. 头晕欲仆

19. 以下哪一项不是目眩的常见原因（　）
A. 风热上袭
B. 肝阳上亢
C. 肝火上炎
D. 痰蒙清窍
E. 肝阳化风

20. 以下不可导致失眠的是（　）
A. 心神失养
B. 食滞内停
C. 胆郁痰扰
D. 心脾两虚
E. 肺阴不足

21. 以下可导致嗜睡的是（　）
A. 营血亏虚
B. 心肾阳衰
C. 心脾两虚
D. 心肾不交
E. 胆郁痰扰

22. 消谷善饥的病机为（　）
A. 胃火炽盛
B. 脾阳虚衰
C. 脾胃虚弱
D. 胃阴不足
E. 脾胃湿热

23. 口中泛酸，属于（　）
A. 脾胃湿热
B. 肝胆湿热
C. 脾胃虚寒
D. 胃肠积滞
E. 肝胃郁热

24. 以下各项，口苦的临床意义是（　）
A. 心血不足
B. 痰热内盛
C. 湿热蕴脾
D. 心火上炎
E. 胃火炽盛

25. 口渴多饮，小便量多，而形体消瘦者，此属（　）
A. 消渴病
B. 水肿
C. 泄泻
D. 癃闭
E. 痰饮

26. 以下各项，可见口干但欲漱水不欲咽症状的是（　）
A. 阴虚
B. 湿热
C. 痰饮
D. 瘀血
E. 温病营分证

27. 口干但不欲多饮，兼见潮热、盗汗、颧红等症，属（　）
A. 内有食积
B. 内有痰饮
C. 内有瘀血
D. 阴液耗伤
E. 内有积热

28. 以下哪一项不会出现口渴多饮（　）
A. 热盛伤津
B. 泻下过度
C. 剧烈呕吐
D. 汗出过多
E. 湿热内阻

29. 以下哪一项不是便秘的常见原因（　）
A. 阳虚寒凝
B. 食滞胃肠
C. 胃肠积热
D. 阴津亏损
E. 腹内癥块

30. 臂、肋、腰、腹等部位出现刺痛，其临床意义是（　）
A. 气滞作痛
B. 瘀血致痛
C. 寒湿阻滞
D. 精血亏虚
E. 火邪窜络

31. 以下不是形成癃闭的病因病机的是（　）
A. 湿热蕴结膀胱
B. 肾阳不足，气化不利
C. 结石阻塞

D. 瘀血内结
E. 肾气不固

32. 以下说法错误的是（　）
A. 惊则气乱
B. 怒则气上
C. 悲则气消
D. 恐则气脱
E. 思则气结

33. 以下哪一项不是月经先期的常见病因（　）
A. 气虚
B. 阳盛血热
C. 营血亏损
D. 阴虚火旺
E. 肝郁血热

34. 脾失统摄，冲任不固容易导致（　）
A. 经间期出血
B. 带下臭秽
C. 经行吐衄
D. 滑胎
E. 经期延长

35. 月经后期常见证型不包括（　）
A. 虚寒证
B. 肾虚证
C. 气滞证
D. 血瘀证
E. 痰湿证

二、A_2 型题（每一道试题是以一个小案例出现，其下面有 A、B、C、D、E 五个备选答案，请从中选择一个最佳答案。）

36. 患儿，男，11 岁。自觉发热轻微，遇风则冷，自汗，脉浮缓，此为（　）
A. 风寒表证
B. 风热表证
C. 伤风表证
D. 伤湿表证
E. 伤暑证

37. 患者身热不扬，午后热甚，头身困重，舌红苔黄腻，脉濡数。此证之发热属于（　）
A. 阴虚潮热
B. 气虚发热
C. 湿温潮热
D. 阳明潮热
E. 阳明经热

第四节　切　　诊

A_1 型题（每一道试题下面有 A、B、C、D、E 五个备选答案，请从中选择一个最佳答案。）

1. 以下各项中，不属于沉脉的脉象特征的是（　）
A. 重按始得
B. 按之有余
C. 轻取不应
D. 脉来急促
E. 举之不足

2. 滑脉的脉象是（　）
A. 厥厥动摇，滑数有力
B. 往来流利，应指圆滑
C. 轻取即得，举之泛泛
D. 状如波涛，来盛去衰
E. 脉短如豆，滑数有力

3. 以下与滑脉的主证无关的是（　）
A. 实热
B. 阳虚
C. 痰湿
D. 食积
E. 妊娠

4. 弦脉的脉象是（　）
A. 脉气紧张，端直而长
B. 沉按实大，弦长有力
C. 浮而搏指，滑数有力
D. 脉来绷急，状如牵绳
E. 状如波涛，来盛去衰

5. 细脉的脉象是（　）
A. 举之无力，按之空虚
B. 沉细而软，应指无力
C. 极细极软，似有似无
D. 脉体如线，应指明显
E. 浮而细软，应指无力

6. 主气血两虚的脉象是（　）
A. 实脉、沉脉
B. 细脉、虚脉
C. 弦脉、实脉
D. 浮脉、数脉
E. 滑脉、数脉

7. 举之无力，按之空虚，为（　）
A. 涩脉
B. 虚脉
C. 弱脉
D. 微脉
E. 濡脉

8. 细脉多见于（　）
A. 寒证
B. 热证
C. 实证
D. 虚证
E. 气血两虚、湿邪为病

9. 迟脉的主要病证是（　）
A. 痰饮
B. 食滞
C. 寒证
D. 热证
E. 血瘀

10. 热证时常见（　）
A. 细脉
B. 数脉
C. 代脉
D. 滑脉
E. 迟脉

11. 轻取即得，重按稍减而不空，为（　）
A. 浮脉
B. 沉脉
C. 迟脉
D. 虚脉
E. 实脉

12. 三部脉举按均有力的是（　）
A. 疾脉
B. 促脉
C. 动脉
D. 实脉
E. 短脉

第三单元 八纲辨证

第一节 表里辨证

一、A_1 型题（每一道试题下面有 A、B、C、D、E 五个备选答案，请从中选择一个最佳答案。）

1. 病变部位在内，脏腑、气血、骨髓等受病所反映的证候称为（ ）
 A. 表证
 B. 里证
 C. 虚证
 D. 热证
 E. 半表半里证
2. 下列哪项不是表证的临床表现（ ）
 A. 头痛、身痛
 B. 喷嚏
 C. 鼻塞
 D. 心烦喜呕
 E. 咽喉痒痛
3. 症见恶寒发热交替出现是（ ）
 A. 表证
 B. 里证
 C. 由表入里
 D. 表里同病
 E. 半表半里证
4. 以下哪一项不是表证必备的特点（ ）
 A. 感受外邪所致
 B. 病程短
 C. 病位浅
 D. 起病急
 E. 必发展为里证
5. 以下哪一项不是里证的临床表现（ ）
 A. 恶寒发热
 B. 舌质红苔黄
 C. 胃痛喜按
 D. 口渴饮冷
 E. 脉洪大
6. 以下不是半表半里证临床特征的是（ ）
 A. 寒热往来
 B. 不欲饮食
 C. 口中黏腻
 D. 胸胁苦满
 E. 呕吐心烦
7. 以下对表证和里证鉴别的叙述，正确的是（ ）
 A. 表证舌苔滑腻，里证舌苔薄白
 B. 表证多见浮脉，里证多见沉脉
 C. 表证多见腹痛，里证多见头痛
 D. 表证多见外感，里证全属内伤
 E. 表证但热不寒，里证但寒不热
8. 表证多见于（ ）
 A. 内伤杂病
 B. 外感病初期
 C. 皮肤疮疡类病证
 D. 太阳病证
 E. 上焦病证
9. 半表半里证的特有表现是（ ）
 A. 腹痛吐泻
 B. 口渴喜饮
 C. 胸胁苦满
 D. 鼻塞流涕
 E. 小便清长

二、A_2 型题（每一道试题是以一个小案例出现，其下面有 A、B、C、D、E 五个备选答案，请从中选择一个最佳答案。）

10. 患者 2 天前受寒，出现恶寒发热，头痛、身痛，鼻塞流涕，舌淡红，苔薄白，脉象轻取即得，重按稍减而不空，举之有余，如水上的漂木。其主病是（ ）
 A. 寒证
 B. 热证
 C. 表证
 D. 里证
 E. 痛证
11. 患者，女性，19 岁。昨日淋雨后，头痛鼻塞，咽喉干痛，微恶风寒。今晨就诊时，可见身热，微恶风寒，头痛，略有汗出，咽喉干痛，舌边尖稍红，苔薄白，脉浮数。体温 38.5℃，咽红，扁桃体不肿大。用八纲辨证分析，此为何证（ ）
 A. 表证
 B. 寒证
 C. 里证
 D. 热证
 E. 痛证

第二节 寒热辨证

一、A_1 型题（每一道试题下面有 A、B、C、D、E 五个备选答案，请从中选择一个最佳答案。）

1. 以下哪一项不是热证的表现（ ）
 A. 大便秘结

B. 小便短赤
C. 面赤
D. 口淡不渴
E. 咳痰黄稠

2. 以下哪一项不是鉴别寒证与热证的要点（　）
A. 身热与身冷
B. 舌苔黄与白
C. 口渴与不渴
D. 面赤与面白
E. 头痛与不痛

3. 以下各项中，不属于寒证临床表现的是（　）
A. 小便清长
B. 舌淡苔白
C. 脉紧迟
D. 恶寒畏寒
E. 口渴欲饮

二、A_2 型题（每一道试题是以一个小案例出现，其下面有 A、B、C、D、E 五个备选答案，请从中选择一个最佳答案。）

4. 患者，女性，32 岁。口舌生疮，烦躁焦虑，口干舌燥，小便短赤。舌尖红，苔薄黄，脉数。其脉数主病是（　）
A. 虚证
B. 阴证
C. 热证
D. 寒证
E. 表证

第三节　虚实辨证

A_1 型题（每一道试题下面有 A、B、C、D、E 五个备选答案，请从中选择一个最佳答案。）

1. 以下哪一项不是虚证的临床表现（　）
A. 五心烦热
B. 声低息微
C. 腹胀满不减
D. 舌嫩少苔
E. 怕冷喜加衣

2. 以下各项，不属虚证临床表现的是（　）
A. 舌质淡嫩
B. 体质虚弱
C. 声低气弱
D. 疼痛拒按
E. 病程较长

3. 有关虚证的说法，错误的是（　）
A. 声低息微
B. 五心烦热，午后微热
C. 舌苔厚腻
D. 精神萎靡
E. 按之不痛，胀满时减

4. 以下不是导致虚证的常见原因的是（　）
A. 房劳过度
B. 久病劳损
C. 先天不足
D. 情志失调
E. 后天失养

5. 有关实证的说法，错误的是（　）
A. 体质多壮实
B. 蒸蒸壮热
C. 疼痛喜按
D. 气粗声高
E. 恶寒，添加衣被不减

6. 以下不属于实证范畴的是（　）
A. 气滞
B. 内燥
C. 食积
D. 水湿
E. 瘀血

第四节　阴阳辨证

A_1 型题（每一道试题下面有 A、B、C、D、E 五个备选答案，请从中选择一个最佳答案。）

1. 以下不属于阴证的临床表现是（　）
A. 语声低微
B. 狂躁不安
C. 恶寒畏冷
D. 小便清长
E. 舌淡胖嫩

2. 以下哪一项应归属于阳证（　）
A. 里实寒证
B. 表实热证
C. 里虚寒证
D. 表实寒证
E. 里虚热证

3. 以下不属于阳证的临床表现是（　）
A. 呼吸气促
B. 语声壮厉
C. 口干渴饮饮
D. 脉沉细
E. 大便秘结不通

4. 以下各项，属阳证范围的是（　）
A. 精虚证
B. 血虚证
C. 寒证
D. 表证
E. 里证

5. 下列不属于阳虚证临床表现的是（　）
A. 畏冷、肢凉
B. 面色白
C. 口燥咽干、五心烦热
D. 脉沉迟无力
E. 小便清长或尿少不利

第四单元 脏腑辨证

第一节 肝与胆病辨证

一、A_1型题（每一道试题下面有A、B、C、D、E五个备选答案，请从中选择一个最佳答案。）

1. 肝火炽盛证的表现应除外下列哪项（ ）
   A. 头晕胀痛
   B. 面红目赤
   C. 口干口苦
   D. 胁肋灼痛
   E. 耳鸣如蝉
2. 肝胆湿热证的脉象多见（ ）
   A. 沉细数脉
   B. 细数脉
   C. 数脉
   D. 弦数脉
   E. 滑数脉
3. 以头晕、目涩、胁痛、烦热等为主要表现的是（ ）
   A. 肝血虚证
   B. 肝阴虚证
   C. 肝郁气滞证
   D. 肝阳上亢证
   E. 胆郁痰扰证
4. 以下哪项不是肝郁气滞证的表现（ ）
   A. 胸胁胀痛
   B. 头痛眩晕
   C. 胸闷太息
   D. 月经不调
   E. 咽部异物感
5. 眩晕欲仆，肢体震颤，步履不稳，舌红脉弦有力属于（ ）
   A. 血虚生风证
   B. 热极生风证
   C. 阴虚动风证
   D. 肝阳上亢证
   E. 肝阳化风证
6. 以下哪项不是肝阳上亢证的表现（ ）
   A. 眩晕耳鸣
   B. 面红目赤
   C. 急躁易怒
   D. 胸闷心悸
   E. 失眠多梦
7. 肝火犯肺证与肝火炽盛证的主要不同点在于（ ）
   A. 胸胁灼痛
   B. 头胀头晕
   C. 面红目赤
   D. 痰中带血
   E. 急躁易怒
8. 手足蠕动的症状常见于下列何证（ ）
   A. 肝阳上亢证
   B. 血虚生风证
   C. 阴虚动风证
   D. 热极生风证
   E. 肝阳化风证
9. 肝火炽盛与肝阳上亢证的共同点中应除外下列哪项（ ）
   A. 头晕胀痛
   B. 面红目赤
   C. 急躁易怒
   D. 失眠多梦
   E. 脉弦细数
10. 以惊悸不宁，失眠多梦，烦躁不安，苔黄腻为临床表现的是（ ）
    A. 心火亢盛证
    B. 心阴虚证
    C. 痰火扰神证
    D. 胆郁痰扰证
    E. 痰蒙心神证
11. 症见少腹冷痛，前阴坠胀疼痛，舌淡脉沉紧，此属（ ）
    A. 肝胃不和证
    B. 寒滞肝脉证
    C. 肾阳虚证
    D. 寒滞胃肠证
    E. 胃肠气滞证
12. 头晕目眩，面白无华，视物模糊，舌淡脉细，证属（ ）
    A. 肝血虚证
    B. 心血虚证
    C. 心肝血虚证
    D. 心脾气血虚证
    E. 以上都不是
13. 以下肝胆病中，哪一项不会出现眩晕症状（ ）
    A. 肝血虚证
    B. 肝阳上亢证
    C. 胆郁痰扰证
    D. 肝阴虚证
    E. 肝郁气滞证
14. 以下不属于肝胆湿热证的临床表现的是（ ）
    A. 外阴瘙痒
    B. 脉洪数
    C. 舌红苔黄
    D. 右胁胀痛
    E. 黄疸

二、A_2型题（每一道试题是以一个小案例出现，其下面有A、B、C、D、E五个备选答案，请从中选择一个最佳答案。）

15. 患者，女性，26岁。已婚。月经周期或先或迟，经量或多或少，色暗有血块，经行不畅，乳房作胀，舌苔薄白，脉弦。该患者证型是（ ）
    A. 肾虚
    B. 肝郁气滞
    C. 肝郁化热
    D. 脾虚肝郁
    E. 肾虚肝郁

第二节 心与小肠病辨证

A_1型题（每一道试题下面有A、B、C、D、E五个备选答案，请从中选择一个最佳答案。）

1. 心悸气短，神疲自汗，面色淡白，舌淡脉虚，此属（ ）
   A. 心血虚证
   B. 心阳虚证
   C. 心阴虚证
   D. 心气虚证
   E. 心脾气血虚证
2. 下列不属于心血虚证表现的是（ ）
   A. 心悸怔忡
   B. 失眠多梦
   C. 健忘
   D. 心中烦躁
   E. 面色萎黄
3. 头痛，痛处固定，痛如针刺者属于（ ）
   A. 心脉痹阻证
   B. 肝阳上亢证
   C. 肝火上炎证
   D. 痰蒙清窍证
   E. 瘀阻脑络证
4. 痰蒙心神证的表现应除外哪项（ ）
   A. 神情痴呆
   B. 惊悸失眠
   C. 意识模糊
   D. 喃喃自语
   E. 举止失常
5. 以下哪一项是心热下移小肠最主要的表现（ ）
   A. 面赤口渴
   B. 心烦失眠
   C. 小便赤涩灼痛
   D. 口舌生疮
   E. 大便秘结

二、A_2型题（每一道试题是以一个小案例出现，其下面有A、B、C、D、E五个备选答案，请从中选择一个最佳答案。）

6. 患者日晡潮热，汗多，口渴，腹满拒按，大便臭秽秘结，小便短黄，舌红苔黄厚，脉数有力。此证型为（ ）
   A. 肠燥精亏证
   B. 小肠实热证
   C. 肠热腑实证
   D. 肠道湿热证
   E. 胃肠气滞证
7. 患者，女性，54岁。3年前出现心悸、胸闷、气短，活动后加剧。面色淡白，神疲乏力，语声低微，入夜不能安睡，舌淡苔白，脉弱。该患者的证候是（ ）
   A. 心气虚证
   B. 心血虚证
   C. 肺气虚证
   D. 心阳虚证
   E. 肺阳虚证

第三节 脾与胃病辨证

A_1型题（每一道试题下面有A、B、C、D、E五个备选答案，请从中选择一个最佳答案。）

1. 下列哪项是胃阴虚证临床特征（ ）
   A. 胃脘灼痛，消谷善饥
   B. 胃脘隐痛，食欲缺乏
   C. 食少脘痞，口淡不渴
   D. 胃脘嘈杂，饥不欲食
   E. 脘腹痞胀，胃有振水声
2. 胃阳虚证呕吐的特征是（ ）
   A. 干呕呃逆
   B. 呕吐酸馊食物
   C. 呕吐黄绿苦水
   D. 呕吐脓水
   E. 泛吐清水夹食物
3. 下列症状，不属于脾阳虚证的是（ ）
   A. 肢体浮肿
   B. 大便稀溏
   C. 食少、腹胀
   D. 头晕目眩
   E. 腹痛绵绵
4. 以下对诊断寒湿困脾证最无意义的是（ ）
   A. 面目鲜黄
   B. 肢体困重
   C. 泛恶欲呕
   D. 腹胀便溏
   E. 脉象濡缓
5. 脾气虚、脾虚气陷、脾不统血证的共同症状是（ ）
   A. 纳差乏力
   B. 久泄不止
   C. 畏寒肢冷
   D. 头晕目眩
   E. 月经过多
6. 脾虚气陷证的表现应除外哪项（ ）
   A. 肛门重坠
   B. 久泄不止
   C. 四肢不温
   D. 子宫下垂
   E. 便意频数
7. 下列不属于湿热蕴脾证临床表现的是（ ）
   A. 脘腹胀闷
   B. 口中黏腻
   C. 舌苔白滑
   D. 渴不多饮
   E. 身热不扬

第四节　肺与大肠病辨证

A_1型题（每一道试题下面有A、B、C、D、E五个备选答案，请从中选择一个最佳答案。）

1. 以下哪一项是燥邪犯肺证与肺阴虚证的鉴别要点（　）
   A. 有无发热恶寒
   B. 痰量的多少
   C. 有无口干咽燥
   D. 有无胸痛咳血
   E. 咳痰的难易
2. 痰热壅肺证的常见症状是（　）
   A. 发热咳喘，痰多黄稠
   B. 干咳无痰，鼻燥咽干
   C. 咳嗽痰白，恶寒发热
   D. 咳嗽痰多，色白质稠
   E. 干咳少痰，颧红潮热
3. 下列选项中，寒痰阻肺证的常见症状是（　）
   A. 咳嗽痰白，恶寒发热
   B. 发热咳喘，痰多黄稠
   C. 干咳无痰，鼻燥咽干
   D. 咳嗽痰多，色白质稠
   E. 干咳少痰，颧红潮热
4. 痰热壅肺证与肺热炽盛证的主要区别是（　）
   A. 咳喘息粗
   B. 鼻煽
   C. 喉中痰鸣
   D. 发热口渴
   E. 溲赤便秘
5. 以下哪项不是寒痰阻肺证的特征（　）
   A. 痰多
   B. 色白
   C. 咳喘
   D. 质稀
   E. 难咳
6. 风寒犯肺证与寒痰阻肺证最具区别的症状是（　）
   A. 咳嗽
   B. 痰白
   C. 质稀
   D. 气喘
   E. 脉浮紧
7. 风热犯肺证与肺热炽盛证最具区别的症状是（　）
   A. 发热口渴
   B. 气喘
   C. 痰黄稠
   D. 咽喉肿痛
   E. 脉浮数

第五节　肾与膀胱病辨证

A_1型题（每一道试题下面有A、B、C、D、E五个备选答案，请从中选择一个最佳答案。）

1. 下列各项中不属于肾阴虚证临床表现的是（　）
   A. 五心烦热
   B. 腰膝酸软
   C. 潮热盗汗
   D. 小便清长
   E. 遗精早泄
2. 肾阳虚、肾阴虚、肾精不足、肾气不固证的共同表现是（　）
   A. 腰膝酸软
   B. 眩晕耳鸣
   C. 梦遗失精
   D. 精神倦怠
   E. 水肿少尿
3. 以下哪一项不是膀胱湿热证的临床表现（　）
   A. 尿血
   B. 尿中砂石
   C. 尿后余沥
   D. 尿频急
   E. 尿涩痛
4. 以下属于肾虚水泛证临床表现的是（　）
   A. 身体浮肿，下肢为甚
   B. 畏寒肢冷，小便短少
   C. 心悸，气短
   D. 腰膝酸软，耳鸣
   E. 以上皆是
5. 肾气不固证的小便异常改变应除外下列哪项（　）
   A. 夜尿频多
   B. 小便短赤
   C. 小便失禁
   D. 余沥不尽
   E. 睡中遗尿
6. 肾阳虚证表现为生殖功能减退的症状应除外下列哪项（　）
   A. 阳痿
   B. 早泄
   C. 闭经
   D. 不孕
   E. 精冷

第五单元　经络腧穴、刺灸法总论

第一节　经络腧穴总论

一、A_1 型题（每一道试题下面有A、B、C、D、E五个备选答案，请从中选择一个最佳答案。）

1. 以下腧穴中有明显远治作用的是（　）
   A. 合谷
   B. 天柱
   C. 风门
   D. 大横
   E. 阳池
2. 以下不属于近治作用的是（　）
   A. 膝眼治疗膝关节疼痛
   B. 中脘治疗胃痛
   C. 睛明治疗眼疾
   D. 至阴穴矫正胎位
   E. 攒竹治疗眼疾
3. 十二经脉中，相表里的阴经与阳经的交接部位在（　）
   A. 头部
   B. 面部
   C. 腹部
   D. 胸部
   E. 四肢部
4. 分布于四肢外侧、头面和躯干的经脉是（　）
   A. 阴经
   B. 带脉
   C. 奇经
   D. 阳经
   E. 阴维脉
5. 手足三阴经在四肢肘膝关节以上的分布规律是（　）
   A. 太阴在前，厥阴在中，少阴在后
   B. 太阴在前，少阴在中，厥阴在后
   C. 厥阴在前，太阴在中，少阴在后
   D. 少阴在前，厥阴在中，太阴在后
   E. 厥阴在前，少阴在中，太阴在后
6. 足三阴经在内踝上8寸以下的分布规律是（　）
   A. 厥阴在前，太阴在中，少阴在后
   B. 少阴在前，厥阴在中，太阴在后
   C. 厥阴在前，少阴在中，太阴在后
   D. 太阴在前，厥阴在中，少阴在后
   E. 太阴在前，少阴在中，厥阴在后
7. 十二经脉的命名主要结合了哪几个方面的内容（　）
   A. 阴阳、五行、脏腑
   B. 五行、手足、阴阳
   C. 脏腑、手足、五行
   D. 手足、阴阳、脏腑
   E. 以上均不是
8. 肺经与下列何经相表里（　）
   A. 脾经
   B. 大肠经
   C. 小肠
   D. 三焦
   E. 肾
9. 足厥阴肝经与足太阴脾经循行交叉变换前中位，是在（　）
   A. 外踝上8寸处
   B. 内踝上2寸处
   C. 内踝上3寸处
   D. 内踝上5寸处
   E. 内踝上8寸处
10. 行于下肢外侧中线的经脉是（　）
    A. 足少阴肾经
    B. 足厥阴肝经
    C. 足阳明胃经
    D. 足太阴脾经
    E. 足少阳胆经
11. 行于下肢内侧后缘的经脉是（　）
    A. 足少阴肾经
    B. 足厥阴肝经
    C. 足阳明胃经
    D. 足太阴脾经
    E. 足少阳胆经
12. 十二经脉气血循环的起始经脉是（　）
    A. 手太阴肺经
    B. 足少阳胆经
    C. 手少阴心经
    D. 足太阴脾经
    E. 足厥阴肝经
13. 除了近治作用和远治作用外，腧穴的主治特点还包括（　）
    A. 平衡作用
    B. 特殊作用
    C. 调和作用
    D. 疏通作用
    E. 扶正作用
14. 腧穴的作用不正确的是（　）
    A. 近治作用
    B. 近治作用
    C. 治疗局部病证
    D. 双向的良性调整作用
    E. 感知痛觉
15. 经络学说的临床应用正确的是（　）
    A. 指导辨证归经、针灸治疗
    B. 指导辨证论治
    C. 指导临床用药

D. 指导用药剂量
E. 指导辨别病变部位

16. 针刺睛明、承泣、四白治疗眼疾属于腧穴的（　）
A. 远治作用
B. 近治作用
C. 特殊作用
D. 抗御病邪作用
E. 运行气血作用

17. 针刺合谷穴治疗颈部和头部疾病属于腧穴的（　）
A. 远治作用
B. 近治作用
C. 特殊作用
D. 抗御病邪作用
E. 运行气血作用

18. 针刺天枢穴既能治疗腹泻又能治疗便秘是腧穴的（　）
A. 远治作用
B. 近治作用
C. 特殊作用
D. 抗御病邪作用
E. 运行气血作用

19. 根据骨度分寸法，肩峰缘至后正中线为（　）
A. 18寸
B. 15寸
C. 8寸
D. 12寸
E. 10寸

20. 眉间（印堂）至后发际正中第7颈椎棘突下（大椎）的骨度分寸是（　）
A. 19寸
B. 16寸
C. 13寸
D. 18寸
E. 12寸

21. 两乳头之间的骨度分寸是（　）
A. 8寸
B. 9寸
C. 5寸
D. 13寸
E. 12寸

22. 腘横纹至外踝尖的骨度分寸为（　）
A. 9寸
B. 12寸
C. 13寸
D. 16寸
E. 19寸

23. 腋窝顶点至第11肋游离端的骨度分寸为（　）
A. 3寸
B. 5寸
C. 7寸
D. 9寸
E. 12寸

24. 骨度分寸规定，股骨大转子至腘横纹的距离是（　）
A. 13寸
B. 14寸
C. 16寸
D. 18寸
E. 19寸

25. 针刺内关穴既能治疗心动过速，又能治疗心动过缓，这属于腧穴的（　）
A. 近治作用
B. 远治作用
C. 双相的良性调整作用
D. 相对的特异性
E. 专一性

26. 不仅能治疗局部病，而且能治疗其远隔部位脏腑组织器官病症是腧穴的（　）
A. 近治作用
B. 远治作用
C. 特殊作用
D. 双向的良性调整作用
E. 相对的特异性

27. 分布于上肢内侧后缘的经脉是（　）
A. 手太阴肺经
B. 手阳明大肠经
C. 手厥阴心包经
D. 手少阴心经
E. 手太阳小肠经

28. 恶寒战栗与高热交替发作，发有定时，此为（　）
A. 少阳病
B. 阳明病
C. 热入血室
D. 疟疾
E. 表寒证

29. 根据骨度分寸法，前额两发角（头维）之间为（　）
A. 9寸
B. 8寸
C. 7寸
D. 6寸
E. 5寸

二、A_2型题（每一道试题是以一个小案例出现，其下面有A、B、C、D、E五个备选答案，请从中选择一个最佳答案。）

30. 患者，女性，29岁。转移性右下腹疼痛，疼痛呈持续性，阵发性加剧，舌红，苔黄腻，脉洪数。针灸治疗应选用（　）
A. 阑尾
B. 阿是穴
C. 合谷
D. 曲池
E. 上巨虚

第二节　刺法灸法总论

一、A_1型题（每一道试题下面有A、B、C、D、E五个备选答案，请从中选择一个最佳答案。）

1. 针刺时应当注意的事项不包括（　）
A. 先做好解释工作，以消除疑虑
B. 注意患者的体质
C. 气虚血亏患者尽量采取

坐位
D. 手法宜轻，切勿过重
E. 对于饥饿、过度疲劳者，应待其进食、体力恢复后再进行针刺

2. 艾炷灸可分为（　）
A. 明灸和着肤灸
B. 化脓灸和非化脓灸
C. 间隔灸与悬起灸
D. 直接灸和间接灸
E. 直接灸与实按灸

3. 艾条灸可分为（　）
A. 明灸和着肤灸
B. 化脓灸和非化脓灸
C. 间隔灸与悬起灸
D. 直接灸和间接灸
E. 悬起灸与实按灸

4. 直接灸可分为（　）
A. 明灸和着肤灸
B. 化脓灸和非化脓灸
C. 间隔灸与悬起灸
D. 瘢痕灸和无瘢痕灸
E. 悬起灸与实按灸

5. 常用灸法中，除了艾灸，还有（　）
A. 灯火灸和天灸
B. 化脓灸和非化脓灸
C. 间隔灸与悬起灸
D. 瘢痕灸和无瘢痕灸
E. 悬起灸与实按灸

6. 有关妊娠妇女针刺注意事项的叙述，不正确的是（　）
A. 孕期不可以针刺三阴交、合谷
B. 怀孕3个月以内者，不宜针刺小腹部的腧穴
C. 怀孕3个月以上者，腹部腧穴不宜针刺
D. 怀孕3个月以上者，腰骶部腧穴不宜针刺
E. 可用昆仑、至阴保胎

二、A_2型题（每一道试题是以一个小案例出现，其下面有A、B、C、D、E五个备选答案，请从中选择一个最佳答案。）

7. 患者反复发作肩关节疼痛2个月，左上肢抬举受限，肩前部有明显的压痛，遇风寒痛增，得温痛缓，畏风恶寒，舌淡苔白，脉缓。刺络拔罐治疗的方法是（　）
A. 梅花针叩刺远端穴，使少量出血，加拔罐
B. 三棱针点刺肩髃穴，使少量出血，加拔罐
C. 皮肤针叩刺肩部压痛点，使少量出血，加拔罐
D. 皮肤针叩刺肩关节周围，使少量出血，加拔罐
E. 肩部拔罐后，再用皮肤针叩刺拔罐处，使少量出血

第六单元　常见病、多发病

第一节　感　冒

一、A_1型题（每一道试题下面有A、B、C、D、E五个备选答案，请从中选择一个最佳答案。）

1. 导致感冒的主因是（　）
A. 寒邪
B. 热邪
C. 风邪
D. 湿邪
E. 暑邪

2. 暑湿感冒的治法是（　）
A. 疏风肃肺
B. 疏风宣肺
C. 清暑祛湿解表
D. 辛温解表
E. 清暑解表

3. 拔罐治疗风寒感冒，选取的穴位有（　）
A. 风池、大椎、肺俞
B. 风池、大椎、大杼
C. 中府、足三里
D. 大椎、大杼、肺俞
E. 三阴交、中府

4. 刮痧法治疗风热感冒，选取的穴位有（　）
A. 中府、膻中、足三里
B. 大椎、风门、三阴交、合谷
C. 肩井、风池、环跳、曲池
D. 手三里、足三里、天宗
E. 风池、大椎、风门、肺俞、中府、足三里

5. 用于病毒性感冒，咽喉肿痛的中成药是（　）
A. 参苏丸
B. 荆防颗粒
C. 清开灵口服液
D. 午时茶颗粒
E. 感冒清热颗粒

6. 时行感冒与感冒风热证的区别点，关键在于（　）
A. 恶寒的轻与重
B. 发热的轻与重
C. 咽喉肿痛与否
D. 有无流行性
E. 脉数与否

7. 风寒感冒患者宜选用的中成药是（　）
A. 连花清瘟胶囊
B. 双黄连颗粒
C. 银翘解毒颗粒
D. 桑菊感冒颗粒
E. 感冒清热颗粒

二、A_2型题（每一道试题是以一个小案例出现，其下面有A、

B、C、D、E 五个备选答案，请从中选择一个最佳答案。)

8. 患者，女性，27 岁。发热，微恶风，鼻塞喷嚏，流稠涕，咽痛，咳嗽痰稠，舌苔薄黄，脉浮数。其治法是（　）
   A. 清暑解表
   B. 辛凉解表
   C. 辛温解表
   D. 益气解表
   E. 滋阴解表
9. 患者，男性，28 岁。恶寒，发热，鼻塞声重，流清涕，头痛，咳嗽，口不渴，舌苔薄白，脉浮紧。其治法是（　）
   A. 滋阴解表
   B. 益气解表
   C. 清暑解表
   D. 辛温解表
   E. 辛凉解表
10. 患者，男性，29 岁，发热，汗出不解，鼻塞流浊涕，头昏胀痛，身重倦怠，心烦口渴，胸闷欲呕，苔黄而腻，脉濡数，其治法是（　）
   A. 清暑祛湿解表
   B. 宣肺止咳
   C. 辛凉解表
   D. 辛温解表
   E. 滋阴润肺
11. 患者，发热，汗出不解，鼻塞流浊涕，头晕胀痛，身重倦怠，心烦口渴，胸闷欲呕。苔黄腻，脉濡数。治疗首选（　）
   A. 桑菊饮
   B. 藿香正气片
   C. 正柴胡饮颗粒
   D. 银翘解毒片
   E. 板蓝根颗粒
12. 患者，发热，恶风，头胀痛，鼻塞流浊涕，咽红肿痛，咳嗽。舌边尖红，苔白或微黄，脉浮数。治疗应首选（　）
   A. 银翘解毒片
   B. 正柴胡饮颗粒
   C. 新加香薷饮
   D. 藿香正气片
   E. 藿香正气散
13. 患者，发热，汗出不解，鼻塞流浊涕，头晕胀痛，身重倦怠，心烦口渴，胸闷欲呕。苔黄腻，脉濡数。应诊断为（　）
   A. 风寒感冒
   B. 暑湿感冒
   C. 时邪感冒
   D. 风热感冒
   E. 感冒夹痰

第二节　咳　　嗽

一、A_1 型题（每一道试题下面有 A、B、C、D、E 五个备选答案，请从中选择一个最佳答案。)

1. 治疗风寒咳嗽宜首选（　）
   A. 急支糖浆
   B. 通宣理肺片
   C. 橘红痰咳液
   D. 十味龙胆花颗粒
   E. 养阴清肺颗粒
2. 痰湿咳嗽的辨证要点是（　）
   A. 痰白呈泡沫样者
   B. 咳吐白痰
   C. 痰多色白
   D. 痰味咸者
   E. 痰味腥热或腥臭者
3. 风热咳嗽的临床主要特征是（　）
   A. 咳嗽声重，咳痰稀薄色白
   B. 咳嗽痰多，咳声重浊，痰白黏腻或稠厚或稀薄
   C. 咳嗽痰黏稠色白或黄，常伴咽痛、涕黄、发热
   D. 咳嗽气粗，或喉中有痰声，痰多质黏腻或黄稠，咳吐不爽
   E. 咳嗽气短，痰黄黏稠，胸闷口干，大便秘结
4. 风寒咳嗽的治则是（　）
   A. 疏风清热，肃肺化痰
   B. 燥湿化痰，理气止咳
   C. 清热肃肺，豁痰止咳
   D. 滋阴润肺，化痰止咳
   E. 疏风散寒，宣肺止咳
5. 治疗咳嗽，常用的推拿腧穴不包括（　）
   A. 风门
   B. 大肠俞
   C. 肺俞
   D. 大椎
   E. 合谷
6. 刮痧法治疗咳嗽，应选取的穴位有（　）
   A. 大椎、风门、肺俞、膻中、中府
   B. 中脘、胃俞、内关、足三里
   C. 大肠俞、天枢、归来
   D. 内关、大椎、关元
   E. 大椎、风门、内关、足三里
7. 咳嗽、鼻塞流涕、恶寒、发热、头痛、无汗、肢体酸痛，宜用（　）
   A. 蛇胆川贝液
   B. 蛇胆川贝枇杷膏
   C. 通宣理肺丸
   D. 止咳橘红丸
   E. 清气化痰丸

二、A_2 型题（每一道试题是以一个小案例出现，其下面有 A、B、C、D、E 五个备选答案，请从中选择一个最佳答案。)

8. 患儿，女，3 岁。咳嗽 5 天，咳嗽不爽，痰黄黏稠、不易咯出，咽痛，鼻流浊涕，伴有发热恶风，头痛，舌红，苔薄黄，指纹浮紫。其治法是（　）
   A. 健脾补肺，益气化痰

B. 清热化痰，宣肺止咳
C. 疏风解表，宣肺止咳
D. 滋阴润燥，养阴清肺
E. 疏风清肺，润燥止咳

9. 患儿，男，5 岁。咳嗽 2 天，咳嗽痰多，色黄黏稠，难以咯出，喉间痰鸣，发热，烦躁不安，小便黄少，大便秘结，舌质红，苔黄腻，脉滑数。其治法是（　）
A. 健脾补肺，益气化痰
B. 清热化痰，宣肺止咳
C. 疏风散寒，宣肺止咳
D. 滋阴润燥，养阴清肺
E. 疏风清肺，润燥止咳

10. 患者，男性，43 岁。咳嗽，咳痰色黄黏稠，咳之不爽，伴鼻流黄涕，汗出恶风，舌苔薄黄，脉浮数。治疗应首选（　）
A. 止嗽散
B. 连花清瘟颗粒
C. 杏苏散
D. 二陈汤
E. 清金化痰汤

11. 患者，男性，47 岁。咳嗽气促，咳痰量多，痰质黏稠而黄，咳吐不爽，胸胁胀满，面赤身热。口干，舌红苔黄腻，脉滑数。治疗应首选（　）
A. 二陈汤
B. 桑菊饮
C. 止嗽散
D. 橘红丸
E. 加减泻白散

三、A_3/A_4 型题（每个案例下设若干道试题。请根据试题所提供的信息，在每一道试题下面的 A、B、C、D、E 五个备选答案中选择一个最佳答案。）

（12~14 题共用题干）

患者，女性，50 岁。慢性支气管炎病史 10 年。干咳，咳声短促，痰少黏白，或痰中带血，或声音逐渐嘶哑，口干咽燥，午后潮热，颧红，盗汗，消瘦，舌质红少苔，脉细数。

12. 该患者辨证为（　）
A. 阴虚咳嗽
B. 痰湿咳嗽
C. 风寒咳嗽
D. 风热咳嗽
E. 痰热咳嗽

13. 该患者宜选用的治法是（　）
A. 清热肃肺，豁痰止咳
B. 疏风散寒，宣肺止咳
C. 燥湿化痰，理气止咳
D. 滋阴润肺，化痰止咳
E. 疏风清热，肃肺化痰

14. 该患者宜选中成药为（　）
A. 橘红痰咳液
B. 桂龙咳喘宁胶囊
C. 急支糖浆
D. 养阴清肺丸
E. 橘红丸

第三节　心　　悸

一、A_1 型题（每一道试题下面有 A、B、C、D、E 五个备选答案，请从中选择一个最佳答案。）

1. 心悸的辨证，应首辨的要点是（　）
A. 虚实
B. 寒热
C. 表里
D. 脉象变化
E. 外感内伤

2. 心悸心痛，唇暗舌紫者为（　）
A. 气虚
B. 阴虚
C. 瘀血
D. 痰浊
E. 水饮

3. 心悸之心虚胆怯证的临床主要特征是（　）
A. 心悸不宁，善惊易恐，坐卧不安，不寐多梦而易惊醒
B. 心悸气短，头晕目眩，失眠健忘，面色无华，倦怠乏力
C. 心悸不安，胸闷气短，动则尤甚，面色苍白，形寒肢冷
D. 心悸，眩晕气急，胸闷痞满，渴不欲饮，小便短少，或下肢浮肿，形寒肢冷
E. 心悸易惊，心烦失眠，五心烦热，口干，盗汗，思虑劳心则症状加重

4. 治疗心悸，若患者阴虚而火热不明显者，应选（　）
A. 六味地黄丸
B. 安神定志丸
C. 归脾丸
D. 知柏地黄丸
E. 天王补心丹

5. 心悸之瘀阻心脉证的治法为（　）
A. 振奋心阳，化气行水，宁心安神
B. 温补心阳，安神定悸
C. 滋阴清火，养心安神
D. 清热化痰，宁心安神
E. 活血化瘀，理气通络

二、A_2 型题（每一道试题是以一个小案例出现，其下面有 A、B、C、D、E 五个备选答案，请从中选择一个最佳答案。）

6. 患者，男性，54 岁。近 2 年来，心中悸动不安，胸闷不舒，心痛时作，痛如针刺，唇甲青紫，舌质紫暗，脉涩。其诊断是（　）
A. 眩晕之痰浊上蒙证

B. 心悸之水饮凌心证
C. 心悸之瘀阻心脉证
D. 心悸之心阳不振证
E. 眩晕之肾精不足证

7. 患者，女性，42岁。平素胆小易惊，2天前因受惊吓而心悸不宁，坐卧不安，不寐多梦，恶闻声响，食少纳呆，苔薄白，脉细弦。其治疗应首选（　）
A. 安神定志丸
B. 苏合香丸
C. 麝香保心丸
D. 知柏地黄丸
E. 天王补心丹

第四节　胸　痹

一、A_1型题（每一道试题下面有A、B、C、D、E五个备选答案，请从中选择一个最佳答案。）

1. 血瘀胸痹的临床主要特征是（　）
A. 胸痛部位固定不移，入夜尤甚
B. 胸痛如窒，痛引肩背，痰多，肢体沉重
C. 胸闷隐痛，时作时止，心悸气短
D. 胸痛如绞，感寒尤甚，时作时止，胸闷气短
E. 心胸窒闷，气短喘促

2. 气滞胸痹的治法是（　）
A. 活血化瘀，通脉止痛
B. 疏肝理气，活血通络
C. 通阳泄浊，豁痰宣痹
D. 益气温阳散寒
E. 回阳救逆固脱

3. 治疗血瘀胸痹常选用的中成药是（　）
A. 柴胡疏肝丸
B. 麝香保心丸
C. 丹蒌片
D. 通心络胶囊
E. 复方丹参滴丸

4. 治疗痰浊胸痹选用的中成药是（　）
A. 柴胡疏肝丸
B. 麝香保心丸
C. 丹蒌片
D. 通心络胶囊
E. 复方丹参滴丸

5. 按压法治疗胸痹，应选取的穴位有（　）
A. 膻中、内关、足三里
B. 风池、肩井、天宗
C. 合谷、环跳、手三里
D. 足三里、内关、外关
E. 三阴交、膻中、手三里

6. 胸痹急性发作时应含服（　）
A. 苏合香丸
B. 麝香保心丸
C. 安宫牛黄丸
D. 血府逐瘀丸
E. 复方丹参滴丸

二、A_2型题（每一道试题是以一个小案例出现，其下面有A、B、C、D、E五个备选答案，请从中选择一个最佳答案。）

7. 患者，男性，40岁。胸部刺痛，痛处固定不移，入夜尤甚，伴心悸不宁，舌质紫暗，脉沉涩。辨证为（　）
A. 胸痹之气阴两虚证
B. 胸痹之心血瘀阻证
C. 胸痹之阳气虚衰证
D. 胸痹之痰浊壅塞证
E. 以上都不是

8. 患者，女性，42岁。胸痛如窒，痛引肩背，胸闷痰多，气短乏力，肢体沉重，舌质淡或紫暗，苔厚腻，脉滑。辨证为（　）
A. 胸痹之心血瘀阻证
B. 胸痹之心肾阴虚证
C. 胸痹之痰浊壅塞证
D. 胸痹之阳气虚衰证
E. 以上都不是

9. 患者，女性，45岁。胸闷如窒而痛，气短喘促，肢体沉重，体胖痰多，舌苔浊腻，脉滑。其证候是（　）
A. 饮邪上犯
B. 痰浊闭阻
C. 心血瘀阻
D. 寒凝气滞
E. 气虚血瘀

10. 患者，女性，55岁。胸痹急性发作，可选用的处理方法是（　）
A. 服用复方丹参滴丸
B. 服用通心络胶囊
C. 按压膻中
D. 按压内关、足三里
E. 含服麝香保心丸或速效救心丸

第五节　不　寐

一、A_1型题（每一道试题下面有A、B、C、D、E五个备选答案，请从中选择一个最佳答案。）

1. 以下不会导致失眠的是（　）
A. 痰湿内盛
B. 肝火扰心
C. 心肾不交
D. 心脾两虚
E. 心胆气虚

2. 治疗不寐之心肾不交证宜选的中成药是（　）
A. 龙胆泻肝丸

B. 天王补心丸
C. 归脾丸
D. 复方枣仁胶囊
E. 参芪五味子片

3. 按摩法治疗不寐，可选取的穴位是（　）
A. 印堂
B. 合谷
C. 太阳
D. 涌泉
E. 阳白

4. 心肾不交临床表现不包括（　）
A. 心烦失眠
B. 食欲缺乏
C. 腰膝酸软
D. 五心烦热
E. 潮热盗汗

5. 肝火扰心型不寐者，宜首选（　）
A. 安神定志丸
B. 龙胆泻肝丸
C. 朱砂安神丸
D. 柏子养心丸
E. 天王补心丹

6. 不寐心胆气虚证的治法是（　）
A. 疏肝泻火
B. 补益心脾
C. 滋阴降火
D. 养血安神
E. 安神定志

二、A_2 型题（每一道试题是以一个小案例出现，其下面有 A、B、C、D、E 五个备选答案，请从中选择一个最佳答案。）

7. 患者，女性，35 岁。不寐，心烦急躁易怒，严重时彻夜不寐，目赤口苦，口渴喜饮，小便短赤，大便秘结，舌质红，苔黄燥，脉弦数。辨证为（　）
A. 不寐之心肾不交证
B. 不寐之肝郁化火证
C. 不寐之阴虚火旺证
D. 不寐之心脾两虚证
E. 以上都不是

8. 患者，男性，40 岁。多梦易醒，心悸健忘，头晕目眩，神疲体倦，纳食不香，面色少华，舌淡红，苔薄白，脉细。辨证为（　）
A. 不寐之肝火扰心证
B. 不寐之心脾两虚证
C. 不寐之心肾不交证
D. 不寐之心胆气虚证
E. 不寐之阴虚火旺证

9. 患者，男性，55 岁。心烦不寐，头晕目眩，耳鸣，腰酸梦遗，五心烦热，舌红，脉细数。辨证为（　）
A. 不寐之肝火扰心证
B. 不寐之心脾两虚证
C. 不寐之心肾不交证
D. 不寐之心胆气虚证
E. 不寐之阴虚火旺证

三、A_3/A_4 型题（每个案例下设若干道试题。请根据试题所提供的信息，在每一道试题下面的 A、B、C、D、E 五个备选答案中选择一个最佳答案。）

（10~12 题共用题干）

患者，女性，48 岁。虚烦不寐，触事易惊，胆怯心悸，伴气短自汗，倦怠乏力，舌淡，脉弦细。诊断为不寐之心胆气虚证。

10. 其治法是（　）
A. 疏肝泻火，镇心安神
B. 补益心脾，养血安神
C. 滋阴降火，交通心肾
D. 益气镇惊，安神定志
E. 滋阴补阳，培土生金

11. 其首选中成药是（　）
A. 安神定志丸
B. 天王补心丹
C. 归脾丸
D. 龙胆泻肝丸
E. 参芪五味子片

12. 药枕法治疗不寐，选取的药材哪味除外（　）
A. 川芎
B. 当归
C. 丹皮
D. 白芷
E. 薄荷

第六节　中　　风

一、A_1 型题（每一道试题下面有 A、B、C、D、E 五个备选答案，请从中选择一个最佳答案。）

1. 以下哪一项不是中风的主症（　）
A. 口眼㖞斜
B. 半身不遂
C. 猝然昏仆
D. 四肢抽搐
E. 言语不利

2. 中风之阴虚瘀阻证的治法宜（　）
A. 滋养肝肾，化瘀通络
B. 益气养血，化瘀通络
C. 活血化瘀，化痰通络
D. 益气活血，扶正祛邪
E. 平肝息风，清热活血，补益肝肾

3. 治疗中风之阴虚瘀阻证常用中成药有（　）
A. 华佗再造丸
B. 脑安胶囊
C. 苏合香丸
D. 速效救心丸
E. 杞菊地黄丸、血府逐瘀胶囊

4. 治疗中风后半身不遂推拿法常用穴位有（　）
A. 涌泉、内关、足三里、三阴交

B. 太冲、天枢、肝俞、肺俞
C. 梁门、天枢、足三里、中脘、合谷、手三里
D. 合谷、环跳、阳陵泉、委中、承山
E. 风池、肩井、天宗、肩髃、曲池、手三里

5. 中风的临床特征是（　）
A. 双下肢或四肢瘫痪，或肌肉萎缩
B. 伴有四肢逆冷，移时多可自行苏醒
C. 时常口中作声，四肢频抽，口吐白沫
D. 四肢抽搐，项背强直，甚至角弓反张，猝发仆地
E. 昏仆倒地，不省人事，半身不遂，舌强言謇

6. 中风病程分期为（　）
A. 临床加重期、临床缓解期
B. 发作期、缓解期、后遗症期
C. 急性期、恢复期、后遗症期
D. 发作期、间歇期、加重期
E. 急性发作期、临床缓解期

二、A_2 型题（每一道试题是以一个小案例出现，其下面有A、B、C、D、E五个备选答案，请从中选择一个最佳答案。）

7. 患者，男性，65岁。半身不遂，患肢僵硬，拘挛变形，舌强不语，或偏瘫，肢体肌肉萎缩。舌红脉细，或舌淡红，脉沉细。诊断为中风，辨证为（　）
A. 气虚血瘀
B. 阴虚瘀阻
C. 肝阳上亢
D. 肝阳暴亢，风火上扰
E. 痰热腑实，风痰上扰

8. 患者，男性，50岁。突然发生口舌㖞斜，舌强语謇或失语，半身不遂，肢体麻木，苔滑腻，舌紫暗，脉弦滑。诊断为中风，辨证为（　）
A. 风痰瘀阻证
B. 气虚络瘀证
C. 肝肾亏虚证
D. 中风中脏腑脱证
E. 中风中脏腑闭证

三、A_3/A_4 型题（每个案例下设若干道试题。请根据试题所提供的信息，在每一道试题下面的A、B、C、D、E五个备选答案中选择一个最佳答案。）

（9~11题共用题干）

患者，男性，60岁。肢体偏枯不用，肢软无力，面色萎黄。舌质淡紫或有瘀斑，苔薄白，脉细涩或细弱。诊断为中风。

9. 该患者辨证为（　）
A. 气虚血瘀
B. 阴虚瘀阻
C. 风痰瘀血
D. 肝阳暴亢
E. 肝阳上亢

10. 该患者治法宜（　）
A. 平肝息风，清热活血，补益肝肾
B. 益气养血，化瘀通络
C. 通腑化痰
D. 益气活血，扶正祛邪
E. 滋养肝肾，潜阳息风

11. 该患者宜选中成药（　）
A. 通塞脉片
B. 苏合香丸
C. 华佗再造丸
D. 川芎茶调丸
E. 杞菊地黄丸合血府逐瘀胶囊

第七节　头　　痛

一、A_1 型题（每一道试题下面有A、B、C、D、E五个备选答案，请从中选择一个最佳答案。）

1. 肝阳头痛的治法是（　）
A. 通经活络，祛风止痛
B. 解表散风，通窍止痛
C. 活血行气，通络止痛
D. 疏风散寒止痛
E. 平肝潜阳息风

2. 治疗肝阳头痛宜选的中成药是（　）
A. 头风痛胶囊
B. 天麻钩藤颗粒
C. 脑安胶囊
D. 复方羊角胶囊
E. 七叶安神片

3. 推拿法治疗头痛，宜选取的穴位有（　）
A. 合谷、太阳、太冲、风池、百会
B. 百会、太阳、风池、肝俞、肾俞
C. 风府、风池
D. 阳白、鱼腰、风池
E. 百会、天柱、太阳

4. 刮痧法治疗头痛，头部宜选取的穴位有（　）
A. 脑户、承灵、百会、角孙
B. 风池、百会、太阳
C. 玉枕、风府、风池、强间
D. 天冲、头维、神庭、百会
E. 浮白、率谷、风池、天柱

5. 耳针法治疗头痛常用穴位是（　）
A. 神门、心、肾、皮质下、缘中、枕
B. 神门、心、肾、皮质下
C. 额、枕、神门、皮质下、枕小神经
D. 神门、脾、胃、心、肝、枕
E. 肝、心、胃、交感、枕小神经、额

6. 肝阳上亢头痛的临床表现是（　）

A. 头痛如裹
B. 头目胀痛
C. 头痛如刺
D. 昏沉重痛
E. 头痛绵绵

7. 前额头痛连及眉棱骨属于（　）
A. 阳明头痛
B. 少阳头痛
C. 太阳头痛
D. 厥阴头痛
E. 太阴头痛

8. 风热头痛的治法是（　）
A. 疏散风寒止痛
B. 疏风清热和络
C. 祛风胜湿通窍
D. 平肝潜阳息风
E. 养血滋阴，和络止痛

9. 痰浊头痛的特点是（　）
A. 头昏胀痛
B. 头痛如裹
C. 头痛昏蒙
D. 刺痛、痛点固定
E. 头痛且空，腰膝酸软

二、A_2 型题（每一道试题是以一个小案例出现，其下面有 A、B、C、D、E 五个备选答案，请从中选择一个最佳答案。）

10. 患者，女性，34 岁。头晕胀痛，两侧为重，心烦易怒，夜寐不宁，口苦面红，或兼胁痛。舌红苔黄，脉弦数。诊断为头痛，辨证为（　）
A. 血虚头痛
B. 痰浊头痛
C. 风寒头痛
D. 肝阳头痛
E. 肾虚头痛

11. 患者，女性，40 岁。头痛昏蒙，胸脘满闷，纳呆呕恶，舌苔白腻，脉弦滑。此病证的证机概要是（　）
A. 肝失条达，气郁化火，阳亢风动
B. 气血不足，不能上荣，窍络失养
C. 脾失健运，痰浊中阻，上蒙清窍
D. 瘀血阻窍，络脉滞涩，不通则痛
E. 风湿之邪，上蒙头窍，困遏清阳

三、A_3/A_4 型题（每个案例下设若干道试题。请根据试题所提供的信息，在每一道试题下面的 A、B、C、D、E 五个备选答案中选择一个最佳答案。）

（12~14 题共用题干）

患者，男性，32 岁。外感风寒，头痛连及项背，常有拘急收紧感，或伴恶风、畏寒，遇风尤甚。舌淡红，苔薄，脉浮紧。辨病属头痛。

12. 其辨证为（　）
A. 血虚头痛
B. 痰浊头痛
C. 风寒头痛
D. 肝阳头痛
E. 肾虚头痛

13. 其治法宜（　）
A. 通经活络，祛风止痛
B. 解表散风，通窍止痛
C. 活血行气，通络止痛
D. 疏风散寒止痛
E. 平肝潜阳息风

14. 其首选中成药是（　）
A. 川芎茶调丸
B. 天麻钩藤颗粒
C. 脑安胶囊
D. 复方羊角胶囊
E. 七叶安神片

第八节　眩　　晕

一、A_1 型题（每一道试题下面有 A、B、C、D、E 五个备选答案，请从中选择一个最佳答案。）

1. 以下哪一项不是眩晕肝阳上亢证的主症（　）
A. 头痛
B. 口苦
C. 烦躁
D. 面赤
E. 呕吐

2. 以下各项中不属于眩晕肝阳上亢证临床表现的是（　）
A. 眩晕欲仆，耳鸣
B. 舌红苔薄，脉弦
C. 面红，急躁易怒
D. 动则加剧，劳累则发
E. 因劳烦或恼怒而头晕加剧

3. 填脐疗法治疗眩晕之气血亏虚证，选取的中药有（　）
A. 黄芩、五味子
B. 黄芪、五味子
C. 黄芩、肉桂
D. 吴茱萸、肉桂
E. 吴茱萸、五味子

4. 敷涌泉法治疗眩晕，选取的中药有（　）
A. 黄芩、肉桂
B. 黄芪、五味子
C. 吴茱萸、肉桂
D. 黄芪、吴茱萸
E. 吴茱萸、五味子

二、A_2 型题（每一道试题是以一个小案例出现，其下面有 A、B、C、D、E 五个备选答案，请从中选择一个最佳答案。）

5. 患者，男性，45 岁。眩晕欲仆，耳鸣，头痛且胀，每因烦劳或恼怒头晕加剧，面红，急躁易怒。舌红苔薄，脉弦。治疗宜选（　）
A. 天麻钩藤颗粒
B. 归脾丸
C. 复方活脑舒胶囊
D. 逍遥丸
E. 六味地黄丸

6. 患者，男性，43岁。3年来头晕伴头目胀痛，口苦，遇郁怒则加重，颜面潮红，急躁易怒，肢麻震颤，舌红苔黄，脉弦数。其治法是（　）
   A. 化痰祛湿，健脾和胃
   B. 益气健脾，升阳除热
   C. 补益气血，调养心脾
   D. 滋养肝肾，益精填髓
   E. 平肝潜阳，清火息风
7. 患者眩晕绵绵，动则加剧，劳累则发，面色少华，神疲懒言，舌淡，边有齿印，脉细。其证候是（　）
   A. 痰瘀阻窍
   B. 肝肾亏虚
   C. 肝阳上亢
   D. 痰热上扰
   E. 气血亏虚

三、A_3/A_4 型题（每个案例下设若干道试题。请根据试题所提供的信息，在每一道试题下面的A、B、C、D、E五个备选答案中选择一个最佳答案。）

（8~10题共用题干）

患者，女性，55岁。眩晕绵绵，动则加剧，劳累则发，面色少华，神疲懒言。舌淡，边有齿印，脉细。辨病属眩晕。

8. 其辨证为（　）
   A. 痰浊中阻证
   B. 肝阳上亢证
   C. 肾精不足证
   D. 气血亏虚证
   E. 以上都不是
9. 其治法是（　）
   A. 平肝潜阳，清火息风
   B. 滋养肝肾，补气行血
   C. 平肝潜阳，养心安神
   D. 清肝泻火，降逆化痰
   E. 补益气血，调养心脾
10. 其常用中成药是（　）
   A. 天麻钩藤颗粒
   B. 归脾丸
   C. 复方活脑舒胶囊
   D. 逍遥丸
   E. 六味地黄丸

第九节　胁　　痛

一、A_1 型题（每一道试题下面有A、B、C、D、E五个备选答案，请从中选择一个最佳答案。）

1. 以下哪一项不是瘀血阻络胁痛的特点（　）
   A. 痛有定处
   B. 胸闷腹胀
   C. 胁肋刺痛
   D. 入夜痛甚
   E. 舌质紫暗
2. 治疗胁痛之瘀血阻络证首选中成药是（　）
   A. 知柏地黄丸
   B. 金匮肾气丸
   C. 六味地黄丸
   D. 逍遥丸
   E. 血府逐瘀胶囊
3. 不符合胁痛之肝络失养证临床特点的是（　）
   A. 胁肋隐痛
   B. 胁肋刺痛
   C. 遇劳加重
   D. 口干咽燥
   E. 头晕目眩
4. 胁痛之肝络失养证的治法宜（　）
   A. 祛瘀通络
   B. 疏肝理气
   C. 养阴柔肝
   D. 清热利湿，理气通络
   E. 以上都不是
5. 治疗胁痛之肝络失养证首选中成药是（　）
   A. 知柏地黄丸
   B. 金匮肾气丸
   C. 六味地黄丸
   D. 逍遥丸
   E. 血府逐瘀胶囊
6. 刮痧法治疗胁痛，宜选取的穴位有（　）
   A. 膻中、期门、梁门、中庭
   B. 期门、支沟、阳陵泉、足三里、太冲
   C. 不容、梁门、期门、中庭
   D. 期门、带脉、京门
   E. 阴陵泉、三阴交、足三里、涌泉
7. 下列关于肝气郁滞胁痛的特点，描述不正确的是（　）
   A. 疼痛每因情志变化而增减
   B. 入夜痛甚
   C. 走窜不定
   D. 胸闷嗳气
   E. 胁肋胀痛
8. 肝郁气滞胁痛的治法是（　）
   A. 养阴柔肝
   B. 疏肝理气
   C. 祛瘀通络
   D. 清热利湿
   E. 理气导滞
9. 胁痛瘀血阻络证的疼痛特点是（　）
   A. 胀痛，走窜不定
   B. 隐痛，悠悠不休
   C. 刺痛，痛有定处
   D. 重着或灼热疼痛，触痛明显
   E. 剧痛，连及肩背

二、A_2 型题（每一道试题是以一个小案例出现，其下面有A、B、C、D、E五个备选答案，请从中选择一个最佳答案。）

10. 患者，女性，32岁。胁肋刺痛，痛有定处，痛处拒按，入夜尤甚，胁肋下或见有癥块。舌紫暗，脉沉涩。辨病属胁痛。辨证为（　）
   A. 肝郁气滞证

B. 瘀血阻络证
C. 肝络失养证
D. 肝胆湿热证
E. 以上都不是

11. 患者久患胁痛，痛势隐隐，绵绵不休，口干咽燥，心烦少寐，头晕目眩，舌红少苔，脉弦细。其治法是（ ）
A. 养血通络
B. 养阴柔肝
C. 滋阴养血
D. 滋养肝肾
E. 养阴润燥

三、A_3/A_4 型题（每个案例下设若干道试题。请根据试题所提供的信息，在每一道试题下面的A、B、C、D、E 五个备选答案中选择一个最佳答案。）

（12~14 题共用题干）

患者，女性，45 岁。胁肋胀痛，走窜不定，疼痛每因情志变化而增减。苔薄白，脉弦。诊断为胁痛。

12. 其辨证为（ ）
A. 肝郁气滞证
B. 瘀血阻络证
C. 肝络失养证
D. 肝胆湿热证
E. 以上都不是

13. 其治法宜（ ）
A. 祛瘀通络
B. 疏肝理气
C. 养阴柔肝
D. 清热利湿，理气通络
E. 以上都不是

14. 其首选中成药为（ ）
A. 知柏地黄丸
B. 金匮肾气丸
C. 六味地黄丸
D. 逍遥丸
E. 血府逐瘀胶囊

第十节 胃 痛

一、A_1 型题（每一道试题下面有A、B、C、D、E 五个备选答案，请从中选择一个最佳答案。）

1. 哪一项不是肝气犯胃型呕吐的主症（ ）
A. 呕吐吞酸
B. 舌红苔薄
C. 胸胁胀满
D. 嗳气频作
E. 脉沉细

2. 胃痛之肝气犯胃证的治法宜（ ）
A. 温胃散寒，行气止痛
B. 消食导滞，和胃止痛
C. 温中健脾，和胃止痛
D. 疏肝理气，泄热和胃
E. 疏肝解郁，理气止痛

3. 治疗胃痛之肝气犯胃证的常用中成药是（ ）
A. 胃苏颗粒
B. 良附丸
C. 温胃舒颗粒
D. 保和丸
E. 香砂养胃丸

4. 推拿法治疗胃痛，宜选取的穴位有（ ）
A. 内关、外关、足三里、脾俞、胃俞
B. 关元、中脘、三阴交
C. 章门、期门、足三里、胃俞
D. 胃俞、脾俞、肾俞
E. 中脘、气海、关元、中极

5. 胃痛急性期用艾灸灸的穴位是（ ）
A. 脾俞、胃俞
B. 足三里、内关
C. 三阴交
D. 中脘、足三里、内关、梁丘
E. 中脘

6. 胃脘胁肋胀满疼痛，呃逆嗳气，吞酸嘈杂，苔薄黄属于（ ）
A. 肝脾不调证
B. 肝胃不和证
C. 肝胆湿热证
D. 肝郁气滞证
E. 胃热炽盛证

二、A_2 型题（每一道试题是以一个小案例出现，其下面有 A、B、C、D、E 五个备选答案，请从中选择一个最佳答案。）

7. 患者，男性，31 岁。胃脘胀满而痛，嗳腐吞酸，拒按，呕吐不消化食物，吐后痛减，大便不爽，舌苔厚腻，脉滑。治疗代表方宜首选（ ）
A. 柴胡疏肝散加减
B. 黄芪建中汤
C. 一贯煎合芍药甘草汤
D. 保和丸
E. 良附丸加味

8. 患者，女性，42 岁。胃痛，脘腹胀满，嗳腐吞酸，吐不消化食物，大便不爽，舌苔厚腻，脉滑。其治法是（ ）
A. 理气消胀
B. 消食导滞
C. 理气和胃
D. 消食健脾
E. 和胃止呕

9. 患者，男性，50 岁。胃脘胀痛，攻撑作痛，脘痛连胁，胸闷嗳气，喜叹息，大便不畅，得嗳气、矢气则舒，遇烦恼则痛作或痛甚。苔薄白，脉弦。诊断为胃痛。辨证为（ ）
A. 寒邪客胃
B. 肝气犯胃
C. 食滞胃脘
D. 脾胃虚寒
E. 肝胃郁热

10. 患者胃脘胀痛，痛连两胁，遇

烦恼则痛作或痛甚，嗳气、矢气则痛舒，胸闷嗳气，喜长叹息，大便不畅，舌苔多薄白，脉弦。其治法是（ ）

A. 温胃散寒，行气止痛
B. 疏肝解郁，理气止痛
C. 消食导滞，和胃止痛
D. 疏邪解表，化浊和中
E. 消食化滞，和胃降逆

11. 患者胃痛、脘腹胀满，嗳腐吞酸，或吐不消化食物，吐后痛减是（ ）

A. 肝胃不和胃痛
B. 饮食停滞呕吐
C. 饮食停滞胃痛
D. 食滞湿阻呕吐
E. 肝气犯胃呕吐

12. 患者胃痛暴作，恶寒喜暖，得温痛减，遇寒加重，口淡不渴，或喜热饮，舌淡苔薄白，脉弦紧。其证候是（ ）

A. 寒邪客胃
B. 饮食伤胃
C. 肝气犯胃
D. 湿热中阻
E. 瘀血停胃

三、A_3/A_4 型题（每个案例下设若干道试题。请根据试题所提供的信息，在每一道试题下面的A、B、C、D、E五个备选答案中选择一个最佳答案。）

（13~14题共用题干）

患者，男性，45岁。胃痛暴作，恶寒喜暖，脘腹得温则痛减，口和不渴，喜热饮，舌苔薄白，脉弦紧。

13. 该患者治法是（ ）

A. 健脾化湿
B. 温中健脾
C. 温中补肾
D. 散寒止痛
E. 散寒除湿

14. 该患者治疗应首选（ ）

A. 藿朴夏苓汤
B. 桂枝汤
C. 小建中汤
D. 黄芪建中汤
E. 良附丸

第十一节　呕　吐

一、A_1 型题（每一道试题下面有A、B、C、D、E五个备选答案，请从中选择一个最佳答案。）

1. 无物有声谓之（ ）

A. 呃逆
B. 呕
C. 吐
D. 干呕
E. 啰

2. 呕吐之肝气犯胃证的治法宜（ ）

A. 疏肝理气，和胃降逆
B. 疏邪解表，化浊和中
C. 消食化滞，和胃降逆
D. 温补脾肾，益气回阳
E. 以上都不是

3. 治疗呕吐之肝气犯胃证的常用中成药是（ ）

A. 加味左金丸
B. 附子理中丸
C. 藿香正气丸
D. 保和丸
E. 麻仁润肠丸

4. 治疗呕吐之食滞胃脘证的治法宜（ ）

A. 疏肝理气，和胃降逆
B. 疏邪解表，化浊和中
C. 消食化滞，和胃降逆
D. 温补脾肾，益气回阳
E. 以上都不是

5. 治疗呕吐之食滞胃脘证的常用中成药是（ ）

A. 香砂养胃丸
B. 附子理中丸
C. 藿香正气丸
D. 保和丸
E. 麻仁润肠丸

6. 呕吐发作时针灸可选的穴位是（ ）

A. 内关
B. 中脘
C. 外关
D. 足三里
E. 公孙

7. 下列哪项不是肝气犯胃型呕吐的主症（ ）

A. 舌红、苔薄
B. 嗳气频作
C. 脉沉细
D. 呕吐吞酸
E. 胸胁胀满

二、A_2 型题（每一道试题是以一个小案例出现，其下面有A、B、C、D、E五个备选答案，请从中选择一个最佳答案。）

8. 患儿，男，5岁。春节期间过食肥甘，出现呕吐，吐物酸腐，气味难闻，腹胀满，嗳气厌食，大便臭如败卵。舌苔厚腻，脉滑实。辨病属呕吐，证型为（ ）

A. 外邪犯胃证
B. 痰饮内阻证
C. 肝气犯胃证
D. 脾胃气虚证
E. 食滞胃脘证

9. 患儿，女，4岁。呕吐吞酸，嗳气频作，胸胁胀满，烦闷不舒，每因情志不遂而呕吐吞酸加重。舌边红，苔薄腻，脉弦。辨病属呕吐，证型为（ ）

A. 外邪犯胃证
B. 痰饮内阻证
C. 肝气犯胃证
D. 脾胃气虚证
E. 食滞胃脘证

10. 患者昨日出现呕吐酸腐，脘腹胀满，嗳气厌食，得食愈甚，吐后反畅，大便秽臭或溏泻，

舌苔厚腻，脉滑数。应诊断为（　）
A. 脾胃虚寒型呕吐
B. 食滞胃脘型呕吐
C. 痰饮内停型呕吐
D. 肝气犯胃型呕吐
E. 外邪犯胃型呕吐

三、A_3/A_4 型题（每个案例下设若干道试题。请根据试题所提供的信息，在每一道试题下面的A、B、C、D、E 五个备选答案中选择一个最佳答案。）

（11～13 题共用题干）
患者，女性，25 岁。突然呕吐，起病较急，常伴有发热恶寒，头身疼痛，胸脘满闷，不思饮食。舌苔白，脉濡缓。辨病属呕吐。

11. 其证型为（　）
A. 外邪犯胃证
B. 肝气犯胃证
C. 食滞胃脘证
D. 脾胃气虚证
E. 痰饮内阻证

12. 其治法宜（　）
A. 疏肝理气，和胃降逆
B. 疏邪解表，化浊和中
C. 消食化滞，和胃降逆
D. 温补脾肾，益气回阳
E. 以上都不是

13. 治疗呕吐之外邪犯胃证的常用中成药是（　）
A. 香砂养胃丸
B. 左金丸
C. 藿香正气丸
D. 保和丸
E. 麻仁润肠丸

第十二节　泄　　泻

一、A_1 型题（每一道试题下面有A、B、C、D、E 五个备选答案，请从中选择一个最佳答案。）

1. 泄泻之食滞肠胃的治法宜（　）
A. 消食导滞，和中止泻
B. 芳香化湿，解表散寒
C. 清热燥湿，分利止泻
D. 温肾健脾，固涩止泻
E. 以上都不是

2. 治疗泄泻之食滞肠胃的中成药是（　）
A. 枳实导滞丸
B. 香连片
C. 四神丸
D. 保和丸
E. 藿香正气散

3. 泄泻之寒湿内盛的治法宜（　）
A. 消食导滞，和中止泻
B. 芳香化湿，解表散寒
C. 清热燥湿，分利止泻
D. 温肾健脾，固涩止泻
E. 以上都不是

4. 泄泻之脾肾阳虚的治法宜（　）
A. 消食导滞，和中止泻
B. 芳香化湿，解表散寒
C. 清热燥湿，分利止泻
D. 温肾健脾，固涩止泻
E. 以上都不是

5. 拔罐法治疗泄泻，宜选取的穴位有（　）
A. 肺俞、肾俞、胃俞、大肠俞
B. 大肠俞、胃俞、肾俞、脾俞
C. 天枢、足三里、脾俞、关元、大肠俞
D. 支沟、归来、足三里
E. 三阴交、足三里、天枢

二、A_2 型题（每一道试题是以一个小案例出现，其下面有A、B、C、D、E 五个备选答案，请从中选择一个最佳答案。）

6. 患儿，见腹痛肠鸣，泻下粪便臭如败卵，并夹有完谷，泻后痛减，脘腹胀满，嗳腐酸臭，不思饮食。舌苔垢浊或厚腻，脉滑。辨病属泄泻，辨证为（　）
A. 风寒泻
B. 食滞肠胃泻
C. 湿热泻
D. 脾虚泻
E. 脾肾阳虚泻

7. 患儿，见黎明前脐腹作痛，肠鸣即泻，完谷不化，腹部喜暖，泻后则安，形寒肢冷，腰膝酸软。舌淡苔白，脉沉细。治疗首选中成药是（　）
A. 枳实导滞丸
B. 香连片
C. 四神丸
D. 保和丸
E. 藿香正气散

8. 患儿，10 个月。鼻塞流涕 2 天后，泻下清稀，脘闷食少，腹痛肠鸣。治疗应首选（　）
A. 保和丸
B. 桑菊饮
C. 藿香正气散
D. 参苓白术散
E. 七味白术散

9. 患者，男性，24 岁。腹痛肠鸣，泻下粪便臭如败卵，但泻而不爽，脘腹胀满，舌苔白厚而腐，脉滑。其治法是（　）
A. 消食导滞
B. 活血化瘀
C. 清热利湿
D. 芳香化湿
E. 抑肝扶脾

三、A_3/A_4 型题（每个案例下设若干道试题。请根据试题所提供的信息，在每一道试题下面的A、B、C、D、E 五个备选答案中选择一个最佳答案。）

（10～12 题共用题干）
患者，女性，28 岁。泄泻腹痛，泻下急迫或泻而不爽，粪色黄褐，气味臭秽，肛门灼热，烦热口渴，小便短黄。舌质红，苔黄腻，脉滑数或濡数。辨病属泄泻。

10. 其证型为（　）
   A. 食滞肠胃
   B. 寒湿内盛
   C. 湿热伤中
   D. 脾肾阳虚
   E. 以上都不是

11. 其治法宜（　）
   A. 消食导滞，和中止泻
   B. 芳香化湿，解表散寒
   C. 清热燥湿，分利止泻
   D. 温肾健脾，固涩止泻
   E. 以上都不是

12. 治疗常用中成药是（　）
   A. 枳实导滞丸
   B. 香连片
   C. 四神丸
   D. 保和丸
   E. 藿香正气散

第十三节　便　　秘

一、A_1型题（每一道试题下面有A、B、C、D、E五个备选答案，请从中选择一个最佳答案。）

1. 便秘的主要病机是（　）
   A. 大肠传导失常
   B. 脾胃不和
   C. 肺失宣发
   D. 肝郁脾虚
   E. 以上均不是

2. 治疗热秘的首选方是（　）
   A. 黄芪汤
   B. 麻仁润肠丸
   C. 六磨汤
   D. 济川煎
   E. 补中益气丸

3. 针灸治疗便秘，热秘应选的穴位是（　）
   A. 脾俞、气海
   B. 脾俞、合谷
   C. 合谷、内庭
   D. 合谷、气海
   E. 脾俞、内庭

4. 气秘的证机概要是（　）
   A. 脾肺气虚，传送无力
   B. 肝脾气滞，腑气不通
   C. 阴津不足，肠失濡润
   D. 阳气虚衰，阴寒凝结
   E. 阴寒内盛，凝滞胃肠

二、A_2型题（每一道试题是以一个小案例出现，其下面有A、B、C、D、E五个备选答案，请从中选择一个最佳答案。）

5. 患者，男性，40岁。大便干结，小便短赤，身热面赤，口干口臭，腹胀而痛。舌红苔黄燥，脉滑数。其治法是（　）
   A. 滋阴养血，破结行瘀
   B. 益气养阴，行气化痰
   C. 泄热导滞，润肠通便
   D. 润燥行瘀，化痰散结
   E. 滋阴养血，散结化痰

6. 患者大便秘结，小便短赤，身热面赤，口干口臭，腹胀而痛，舌红苔黄燥，脉滑数。其证候是（　）
   A. 热秘
   B. 气秘
   C. 湿秘
   D. 气虚便秘
   E. 阳虚便秘

7. 患者大便干结，欲便不得出，肠鸣矢气，腹中胀痛，嗳气频作，纳食减少，胸胁痞满，舌苔薄腻，脉弦。其证候是（　）
   A. 热秘
   B. 气秘
   C. 冷秘
   D. 气虚秘
   E. 血虚秘

三、A_3/A_4型题（每个案例下设若干道试题。请根据试题所提供的信息，在每一道试题下面的A、B、C、D、E五个备选答案中选择一个最佳答案。）

（8~10题共用题干）

患者，女性，55岁。大便并不干硬，虽有便意，但排便困难，用力努挣则汗出短气，便后乏力，面白神疲，肢倦懒言。舌淡苔白，脉弱。辨病属便秘。

8. 其辨证为（　）
   A. 热秘
   B. 气虚秘
   C. 冷秘
   D. 实秘
   E. 以上都不是

9. 其治法宜（　）
   A. 泄热导滞，润肠通便
   B. 滋阴养血，破结行瘀
   C. 益气养阴，行气化痰
   D. 益气润肠
   E. 润燥行瘀，化痰散结

10. 治疗其常用中成药是（　）
   A. 麻仁丸
   B. 归脾丸
   C. 芪蓉润肠口服液
   D. 生脉饮
   E. 参苓白术丸

第十四节　淋　　证

一、A_1型题（每一道试题下面有A、B、C、D、E五个备选答案，请从中选择一个最佳答案。）

1. 下列各项中，不属于淋证病因的是（　）
   A. 外感湿热

B. 饮食不节
C. 情志失调
D. 禀赋不足
E. 瘀浊内停
2. 下列各项，属淋证主要病理因素的是（　）
A. 正虚
B. 湿热
C. 痰浊
D. 瘀血
E. 气滞
3. 热淋的治法为（　）
A. 清热利湿通淋
B. 清热通淋，凉血止血
C. 理气疏导，通淋利尿
D. 清热利湿，分清泄浊
E. 补脾益肾
4. 气淋的主症特点是（　）
A. 小便赤热，尿时灼痛
B. 小便窘急不能卒出，尿道刺痛，痛引少腹
C. 少腹满闷胀痛，小便艰涩疼痛，尿后余沥不尽
D. 尿道热涩疼痛，尿色如米泔水
E. 小便量少，排出不畅，点滴而短少

二、A_2型题（每一道试题是以一个小案例出现，其下面有A、B、C、D、E五个备选答案，请从中选择一个最佳答案。）

5. 患者尿中夹砂石，排尿涩痛，尿道窘迫疼痛，少腹拘急，一侧腰腹绞痛难忍，尿中带血，舌红，苔薄黄，脉弦。诊断为淋证，辨证为（　）
A. 热淋
B. 石淋
C. 气淋
D. 血淋
E. 膏淋

第十五节　郁　　证

一、A_1型题（每一道试题下面有A、B、C、D、E五个备选答案，请从中选择一个最佳答案。）

1. 郁证主要的病因是（　）
A. 七情所伤
B. 正气亏虚
C. 饮食所伤
D. 外感湿邪
E. 外感燥热
2. 郁证的主要病位是（　）
A. 心
B. 肝
C. 脾
D. 肺
E. 肾
3. 下列各项，不符合郁证临床表现的是（　）
A. 忧郁不畅，情绪不宁，胸胁胀满疼痛
B. 咽中如有异物梗塞
C. 大多数有情志内伤的病史
D. 病情的反复常与情志因素密切相关
E. 多发于老年男性
4. 郁证实证的治疗原则是（　）
A. 活血化瘀
B. 理气开郁
C. 消食化痰
D. 清肝泻火
E. 养心安神
5. 治疗郁证之心肾阴虚证，应首选（　）
A. 天王补心丹合六味地黄丸
B. 安神定志丸合左归丸
C. 朱砂安神丸
D. 左归丸
E. 归脾丸

二、A_2型题（每一道试题是以一个小案例出现，其下面有A、B、C、D、E五个备选答案，请从中选择一个最佳答案。）

6. 患者，女性，57岁。近几年出现头晕耳鸣，健忘，五心烦热，盗汗，虚烦少寐，惊悸多梦，腰膝酸软，舌质红，无苔，脉细数。此病证候诊断是（　）
A. 肝气郁结
B. 气郁化火
C. 阴虚火旺
D. 心肾阴虚
E. 心神失养

三、A_3/A_4型题（每个案例下设若干道试题。请根据试题所提供的信息，在每一道试题下面的A、B、C、D、E五个备选答案中选择一个最佳答案。）

（7~8题共用题干）

患者，女性，36岁。近2年来，情绪不宁，急躁易怒，胸胁胀满，口苦而干，头痛，目赤，耳鸣，舌质红，苔黄，脉弦数。

7. 该患者所患疾病属于（　）
A. 肝气郁结证
B. 气郁化火证
C. 痰气郁结证
D. 心神失养证
E. 心脾两虚证
8. 此证的治法是（　）
A. 行气开郁，化痰散结
B. 疏肝解郁，理气畅中
C. 疏肝解郁，清肝泻火
D. 甘润缓急，养心安神
E. 健脾养心，补益气血

第十六节 内伤发热

一、A_1型题（每一道试题下面有A、B、C、D、E五个备选答案，请从中选择一个最佳答案。）

1. 关于内伤发热，以下说法不正确的是（ ）
   A. 以脏腑功能失调，气、血、阴、阳失衡为基本病机
   B. 以内伤为病因
   C. 以发热为主要临床表现
   D. 一般起病较缓，病程较长，热势轻重不一
   E. 以高热为多，或自觉发热而体温并不升高
2. 以下均属于内伤发热的范畴，除了（ ）
   A. 部分慢性感染性疾病引起的发热
   B. 功能性低热
   C. 肿瘤、血液疾病、结缔组织疾病、内分泌疾病引起的发热
   D. 某些原因不明的发热
   E. 药物热
3. 治疗血瘀发热证的代表方是（ ）
   A. 补中益气丸
   B. 金匮肾气丸
   C. 丹栀逍遥丸
   D. 血府逐瘀胶囊
   E. 归脾丸
4. 针灸治疗气虚发热，常用穴位是（ ）
   A. 大椎、内关、间使
   B. 大肠俞、天枢、归来
   C. 期门、行间、三阴交
   D. 支沟、上巨虚
   E. 天枢、足三里、脾俞
5. 针灸治疗气郁发热，常用穴位是（ ）
   A. 大肠俞、天枢、归来
   B. 期门、行间、三阴交
   C. 大椎、内关、间使
   D. 支沟、上巨虚
   E. 天枢、足三里、脾俞
6. 血虚发热的主要症状为发热，低热，头晕眼花，身倦乏力，心悸不宁，面白少华，唇甲色淡。其治法为（ ）
   A. 滋阴清热
   B. 益气健脾
   C. 益气养血
   D. 活血化瘀
   E. 温补阳气
7. 血瘀发热的常见治法为（ ）
   A. 滋阴清热
   B. 益气健脾
   C. 益气养血
   D. 活血化瘀
   E. 温补阳气
8. 阳虚发热最常选用的中成药为（ ）
   A. 丹栀逍遥丸
   B. 知柏地黄丸
   C. 血府逐瘀口服液
   D. 金匮肾气丸
   E. 补中益气丸
9. 气郁发热最常选用的中成药为（ ）
   A. 归脾丸
   B. 知柏地黄丸
   C. 补中益气丸
   D. 金匮肾气丸
   E. 丹栀逍遥丸

二、A_2型题（每一道试题是以一个小案例出现，其下面有A、B、C、D、E五个备选答案，请从中选择一个最佳答案。）

10. 患者，女性，50岁。近年来常感低热或潮热，热势常随情绪波动而起伏，精神抑郁，胁肋胀满，烦躁易怒，口干而苦，纳食减少。其证型为气郁发热，治法为（ ）
    A. 滋阴养血，破结行瘀
    B. 益气养阴，行气化痰
    C. 泄热导滞，润肠通便
    D. 疏肝理气，解郁泄热
    E. 滋阴养血，散结化痰
11. 患者，男性，40岁。发热，热势多为低热，头晕眼花，身倦乏力，心悸不宁，面白少华，唇甲色淡。其证型为（ ）
    A. 血虚发热
    B. 阴虚发热
    C. 血瘀发热
    D. 气郁发热
    E. 气虚发热
12. 患者，男性，36岁。发热而欲近衣，形寒怯冷，四肢不温，少气懒言，头晕嗜卧，腰膝酸软，纳少便溏，面色㿠白，舌质淡胖，边有齿痕，苔白润，脉沉细无力。其证候是（ ）
    A. 气虚发热
    B. 血虚发热
    C. 阴虚发热
    D. 阳虚发热
    E. 气郁发热

三、A_3/A_4型题（每个案例下设若干道试题。请根据试题所提供的信息，在每一道试题下面的A、B、C、D、E五个备选答案中选择一个最佳答案。）

（13~15题共用题干）

患者，男性，46岁。午后或夜晚发热，有时自觉身体某些部位发热，口燥咽干，但不多饮，身上有固定痛处或肿块，面色萎黄，舌质青紫有瘀点，脉弦或涩。辨病属内伤发热。

13. 其辨证为（ ）
    A. 血虚发热
    B. 阴虚发热

C. 血瘀发热
D. 气郁发热
E. 气虚发热

14. 其治法宜（　）
A. 滋阴清热
B. 益气健脾
C. 益气养血
D. 活血化瘀
E. 温补阳气

15. 治疗其常用中成药是（　）
A. 归脾丸
B. 知柏地黄丸
C. 丹栀逍遥丸
D. 血府逐瘀口服液
E. 补中益气丸

第十七节　腰　　痛

一、A_1 型题（每一道试题下面有 A、B、C、D、E 五个备选答案，请从中选择一个最佳答案。）

1. 腰痛又称“腰脊痛”，是指因外感、内伤或挫闪导致腰部气血运行不畅，或失于濡养，引起（　）疼痛为主要症状的一种病症
A. 腰椎
B. 腰脊或脊旁部位
C. 脊椎
D. 脊柱
E. 背部及腰部

2. 针灸治疗瘀血腰痛时，应选用的配穴是（　）
A. 腰阳关
B. 大肠俞
C. 膈俞
D. 肾俞
E. 后溪

3. 寒湿腰痛的治法为（　）
A. 清热利湿，舒筋止痛
B. 补肾壮阳，活血化瘀
C. 通络止痛，清热利湿
D. 散寒行湿，温经通络
E. 补肾壮腰，通络止痛

4. 以下不属于寒湿腰痛特点的是（　）
A. 静卧痛不减
B. 腰痛如刺
C. 腰部冷痛重着
D. 寒冷阴雨天气加重
E. 转侧不利，逐渐加重

5. 以下不属于湿热腰痛特点的是（　）
A. 暑湿阴雨天气症状加重
B. 腰部重着而热
C. 身体困重
D. 腰部冷痛
E. 活动后或可减轻

6. 瘀血腰痛的治法为（　）
A. 清热利湿，舒筋止痛
B. 补肾壮阳，活血化瘀
C. 通络止痛，清热利湿
D. 散寒行湿，温经通络
E. 活血化瘀，通络止痛

7. 肾虚腰痛的常用中成药为（　）
A. 小活络丸
B. 四妙丸
C. 正清风痛宁片
D. 舒筋活血片
E. 右归丸

二、A_2 型题（每一道试题是以一个小案例出现，其下面有 A、B、C、D、E 五个备选答案，请从中选择一个最佳答案。）

8. 患者，男性，51 岁。近日腰部疼痛，重着而热，暑湿阴雨天气加重，活动后或可减轻，身体困重，小便短赤。苔黄腻，脉濡数或弦。其证型为（　）
A. 瘀血腰痛
B. 肾虚行痹
C. 寒湿腰痛
D. 湿热腰痛
E. 肾虚腰痛

9. 患者，女性，29 岁。近期腰痛如刺，痛有定处，拒按，日轻夜重，轻者俯仰不便，重则不能转侧。舌质暗紫，有瘀斑，脉涩。其证型为瘀血腰痛，常用中成药为（　）
A. 小活络丸
B. 益肾蠲痹丸
C. 正清风痛宁片
D. 舒筋活血片
E. 四妙丸

10. 患者，女性，50 岁。最近腰痛酸软，腿膝无力，遇劳更甚，卧则减轻，常反复发作。可考虑的治法为（　）
A. 清热利湿
B. 活血化瘀
C. 通络止痛
D. 散寒行湿
E. 补肾壮阳，温煦经脉

11. 患者，男性，60 岁。腰酸乏力，喜按喜揉，劳则益甚，卧则痛减，反复发作，伴有口燥咽干，手足心热，舌红少苔，脉细数。其证候是（　）
A. 瘀血
B. 湿热
C. 寒湿
D. 肾阴虚
E. 肾阳虚

12. 患者，男性，31 岁。近 1 周来暑湿阴雨天气连绵，患者腰部疼痛，重着而热，身体困重，小便短赤，苔黄腻，脉濡数。其证候是（　）
A. 寒湿腰痛
B. 湿热腰痛
C. 风湿热痹
D. 着痹
E. 热淋

三、A_3/A_4 型题（每个案例下设若干道试题。请根据试题所提供的信息，在每一道试题下面的 A、B、C、D、E 五个备选答案

中选择一个最佳答案。）

（13~15题共用题干）

患者，女性，28岁。近期来腰部冷痛重着，转侧不利，逐渐加重，静卧病痛不减，寒冷和阴雨天更加重。舌质淡，苔白腻，脉沉而迟缓。辨病属腰痛。

13. 其证型为（　）
A. 瘀血腰痛
B. 肾虚行痹
C. 寒湿腰痛
D. 湿热腰痛
E. 肾虚腰痛

14. 其治法宜（　）
A. 清热利湿，舒筋止痛
B. 补肾壮阳，活血化瘀
C. 通络止痛，清热利湿
D. 散寒行湿，温经通络
E. 活血化瘀，通络止痛

15. 治疗常用中成药是（　）
A. 枳实导滞丸
B. 小活络丸
C. 四神丸
D. 保和丸
E. 藿香正气散

第十八节　痹　　证

一、A_1 型题（每一道试题下面有A、B、C、D、E五个备选答案，请从中选择一个最佳答案。）

1. 由于风、寒、湿、热等邪气闭阻经络，影响气血运行，导致肢体筋骨、关节、肌肉等处发生疼痛、重着、酸楚、麻木，或关节屈伸不利、僵硬、肿大、变形等症状的一种疾病，称为（　）
A. 痿证
B. 痹证
C. 腰痛
D. 厥证
E. 虚劳

2. 以下各项，属着痹特点的是（　）
A. 痛势较剧，痛有定处
B. 疼痛游走不定
C. 关节酸痛、重着
D. 关节肿胀局限，见皮下结节
E. 关节肿胀僵硬，疼痛不移

3. 痹证轻者病在四肢关节肌肉，重者可内舍于（　）
A. 内脏
B. 大脑
C. 全身
D. 血管
E. 毛发

4. 行痹的治法为（　）
A. 祛风通络，散寒除湿
B. 散寒通络，祛风除湿
C. 除湿通络，祛风散寒
D. 祛风除湿，舒筋止痛
E. 散寒行湿，祛风通络

5. 痛痹的常用中成药为（　）
A. 小活络丸
B. 四妙丸
C. 九味羌活丸
D. 祖师麻片
E. 正清风痛宁片

6. 行痹的主要症状是（　）
A. 关节疼痛较剧，痛有定处，得热痛减，遇寒痛增
B. 肢体关节重着、酸痛，或肿胀
C. 关节肿痛，屈伸不利，周围结节，皮肤瘀斑
D. 关节酸痛，游走不定，屈伸不利
E. 关节疼痛，局部灼热红肿

7. 下列关于痹证的各项叙述中，错误的是（　）
A. 病情的轻重常与劳累相关
B. 肢体关节疼痛游走不定，甚则关节剧痛、肿大、强硬
C. 痹证晚期不会出现肌肉萎缩
D. 发病与天气变化有关
E. 本病可发生于任何年龄

二、A_2 型题（每一道试题是以一个小案例出现，其下面有A、B、C、D、E五个备选答案，请从中选择一个最佳答案。）

8. 患者，女性，32岁。肢体关节、肌肉疼痛酸楚，屈伸不利，可涉及肢体多个关节，疼痛呈游走性，初起可见有恶风、发热等表证。苔薄白，脉浮或浮缓。辨证为（　）
A. 腰痛
B. 眩晕
C. 行痹
D. 痛痹
E. 着痹

9. 患者，男性，67岁。肢体关节、肌肉酸楚、重着、疼痛，肿胀散漫，关节活动不利，肌肤麻木不仁。舌质淡、苔白腻，脉濡缓。辨证为着痹，可选择的中成药为（　）
A. 小活络丸
B. 四妙丸
C. 九味羌活丸
D. 祖师麻片
E. 木瓜丸

10. 患者肢体关节、肌肉酸楚、重着、疼痛，肿胀散漫，关节活动不利，肌肤麻木不仁，舌质淡，苔白腻，脉濡缓。其证候是（　）
A. 行痹
B. 痛痹
C. 着痹
D. 热痹
E. 久痹

三、A_3/A_4 型题（每个案例下

设若干道试题。请根据试题所提供的信息，在每一道试题下面的A、B、C、D、E五个备选答案中选择一个最佳答案。）

（11~13题共用题干）

患者，女性，60岁。肢体关节疼痛，痛势较剧，部位固定，遇寒则痛甚，得热则痛缓，关节屈伸不利，局部皮肤或有寒冷感。舌质淡，苔薄白，脉弦紧。诊断为痹证。

11. 该患者辨证为（ ）
A. 痛痹
B. 眩晕
C. 行痹
D. 腰痛
E. 着痹

12. 该患者治法宜（ ）
A. 祛风通络，散寒除湿
B. 散寒通络，祛风除湿
C. 除湿通络，祛风散寒
D. 祛风除湿，舒筋止痛
E. 散寒行湿，祛风通络

13. 该患者宜选中成药（ ）
A. 通塞脉片
B. 苏合香丸
C. 小活络丸
D. 川芎茶调丸
E. 杞菊地黄丸合血府逐瘀胶囊

第十九节 疖

一、A_1型题（每一道试题下面有A、B、C、D、E五个备选答案，请从中选择一个最佳答案。）

1. 起于浅表，形小而圆，红肿热痛，易化脓者为（ ）
A. 痈
B. 疽
C. 疔
D. 疖
E. 疹

2. 发于暑天的称“暑疖”或“热疖”，初起分有头疖和无头疖两种，有头疖又称石疖，相当于西医的（ ）
A. 软疖
B. 汗腺炎
C. 毛囊炎
D. 头皮穿凿性脓肿
E. 脓毒潴留

3. 治疗疖病暑热浸淫证时，常用哪种中成药物（ ）
A. 连翘败毒丸
B. 防风通圣丸
C. 六神丸
D. 肿节风片
E. 参苓白术丸

4. 疖若脓成宜切开排脓，掺（ ）盖贴；深者可用药线引流。脓尽用生肌散掺白玉膏收口
A. 青黛膏
B. 九一丹、太乙膏
C. 九华膏
D. 肛泰膏
E. 麝香痔疮膏

5. 疖之阴虚内热证的治法为（ ）
A. 清热解毒
B. 清暑化湿解毒
C. 养阴清热解毒
D. 健脾和胃
E. 清化湿热

6. 下列不属于疖的是（ ）
A. 有头疖
B. 无头疖
C. 蝼蛄疖
D. 疖病
E. 痤疮

7. 疖病好发于以下情况，除外（ ）
A. 习惯性便秘者
B. 消渴病者
C. 营养不良者
D. 臀部
E. 四肢

二、A_2型题（每一道试题是以一个小案例出现，其下面有A、B、C、D、E五个备选答案，请从中选择一个最佳答案。）

8. 患儿，男，6岁。气实火盛，出疖于项后发际、背部、臀部。伴发热、口渴、便秘。苔黄，脉数。其证型是（ ）
A. 热毒蕴结证
B. 暑热浸淫证
C. 体虚毒恋证
D. 阴虚内热证
E. 脾胃虚弱证

9. 患者，男性，39岁。疖肿此愈彼起，不断发生。散发全身各处，疖肿较大，易转变成有头疽，常常口干舌燥。舌质红苔薄，脉细数。则治疗首选（ ）
A. 连翘败毒丸
B. 六神丸
C. 防风通圣丸
D. 银翘解毒片
E. 板蓝根颗粒

10. 患者，产妇，28岁。常于夏秋季节局部皮肤红肿结块，灼热疼痛，根脚很浅，范围局限。伴发热，口干，便秘，溲赤。舌苔薄腻，脉滑数。治法为（ ）
A. 清热解毒
B. 清暑化湿解毒
C. 养阴清热解毒
D. 健脾和胃
E. 清化湿热

11. 患儿，男，3岁。生疖于头顶皮肉较薄之处，引流不畅，头皮窜空，其诊断是（ ）
A. 痈
B. 有头疽
C. 附骨疽

D. 蝼蛄疖
E. 多发性疖

三、A_3/A_4 型题（每个案例下设若干道试题。请根据试题所提供的信息，在每一道试题下面的A、B、C、D、E五个备选答案中选择一个最佳答案。）

（12~14题共用题干）

患者，女性，45岁。疖肿犯发全身各处，成脓、收口时间均很长，脓水稀薄。面色萎黄，神疲乏力，纳少便溏。舌质淡，边有齿痕，苔薄，脉濡。诊断为疖。

12. 其辨证为（　）
A. 热毒蕴结证
B. 暑热浸淫证
C. 脾胃虚弱证
D. 阳虚内热证
E. 阴虚内热证

13. 其治法宜（　）
A. 清热解毒
B. 清暑化湿解毒
C. 养阴清热解毒
D. 健脾和胃，清化湿热
E. 以上均不正确

14. 其首选中成药为（　）
A. 连翘败毒丸
B. 六神丸
C. 防风通圣丸
D. 参苓白术丸
E. 肿节风片

第二十节　痔

一、A_1 型题（每一道试题下面有A、B、C、D、E五个备选答案，请从中选择一个最佳答案。）

1. 血栓性外痔的典型表现是（　）
A. 肛周白色圆形肿块，无压痛
B. 肛周白色圆形肿块，有压痛
C. 肛周暗紫色圆形肿块，有压痛
D. 肛周紫色不规则肿块，有压痛
E. 肛周紫色不规则肿块，无压痛

2. 痔是直肠末端黏膜下和肛管皮下的静脉丛发生扩大曲张所形成的柔软静脉团，也可是肛管下端皮下血栓形成或增生的结缔组织，俗称痔疮。是临床常见病、多发病，故民间有“十人九痔”之说。本病好发于（　）
A. 20岁以上的成年人
B. 儿童
C. 老年人
D. 婴幼儿
E. 产妇

3. 内痔湿热下注证的中医治法是（　）
A. 清热利湿止血
B. 补气升提止血
C. 清热凉血止血
D. 通腑泄热止血
E. 清热渗湿止血

二、A_2 型题（每一道试题是以一个小案例出现，其下面有A、B、C、D、E五个备选答案，请从中选择一个最佳答案。）

4. 患者，男性，24岁。近日大便带血，喷射状出血，血色鲜红，大便秘结，有肛门瘙痒。舌质红，苔薄黄，脉数。辨病属痔，判断为（　）
A. 湿热下注证
B. 风热肠燥证
C. 气滞血瘀证
D. 脾虚气陷证
E. 热毒蕴结证

5. 患者，男性，51岁。近日肛内肿物脱出，甚或嵌顿，肛管紧缩，坠胀疼痛，内有血栓形成，肛缘水肿，触痛明显。舌质红，苔白，脉弦细涩。辨病属痔，辨证为气滞血瘀证。可选用的中成药为（　）
A. 地榆槐角丸
B. 痔康片
C. 痔速宁片
D. 补中益气丸
E. 六神丸

6. 患者，男性，36岁。饮酒后出现便血，呈喷射状，色鲜红，无疼痛，便时肛门内无物脱出，该患者最可能的诊断是（　）
A. 直肠息肉
B. 肛裂
C. 内痔
D. 肛管直肠癌
E. 肛瘘

7. 患者，女性，30岁。便血，血不与大便相混，附于大便表面，或便时点滴而下，或一线如箭，量多，鲜红而无疼痛者。首先应考虑（　）
A. 肛裂
B. 溃疡性结肠炎
C. 直肠癌
D. 内痔
E. 直肠息肉

三、A_3/A_4 型题（每个案例下设若干道试题。请根据试题所提供的信息，在每一道试题下面的A、B、C、D、E五个备选答案中选择一个最佳答案。）

（8~10题共用题干）

患者，女性，25岁。便血色鲜，量较多，肛内肿物外脱，可自行回纳，肛门灼热，重坠不适，苔黄腻，脉弦数。辨病属痔。

8. 其证型为（　）
A. 热毒蕴结证

B. 风热肠燥证
C. 气滞血瘀证
D. 脾虚气陷证
E. 湿热下注证

9. 其治法宜（　）
A. 清热凉血祛风
B. 清热利湿止血
C. 清热利湿，行气活血
D. 补中益气
E. 升阳举陷

10. 治疗痔之湿热下注证的常用中成药是（　）
A. 补中益气丸
B. 参苓白术丸
C. 痔速宁片
D. 地榆槐角丸
E. 痔康片

（11～13 题共用题干）

患者，男性，63 岁。肛门松弛，内痔脱出不能自行回纳，需用手法还纳。便血色鲜或淡，伴头晕、气短、面色少华、神疲自汗、纳少便溏。

11. 其主要症状还应该有（　）
A. 舌淡，苔薄白，脉细弱
B. 苔黄腻，脉弦数
C. 舌质红，苔白，脉弦细涩
D. 舌质红，苔薄黄，脉数
E. 舌质淡，苔薄白，脉弦紧

12. 其治法宜（　）
A. 清热凉血祛风
B. 清热利湿止血
C. 清热利湿
D. 行气活血
E. 补中益气，升阳举陷

13. 治疗痔之脾虚气陷证的常用中成药是（　）
A. 香砂养胃丸
B. 左金丸
C. 补中益气丸
D. 保和丸
E. 麻仁润肠丸

第二十一节　湿　疮

一、A$_1$ 型题（每一道试题下面有 A、B、C、D、E 五个备选答案，请从中选择一个最佳答案。）

1. 湿疮是一种过敏性炎症性皮肤病，相当于西医的湿疹，其特点是（　）
A. 皮损不对称分布
B. 轻微瘙痒
C. 多形损害
D. 无渗出倾向
E. 单一发作，易成慢性

2. 湿疮根据病程可分为急性、亚急性、慢性 3 类。急性湿疮以（　）为主，炎症明显，易渗出；慢性湿疮以（　）为主，易反复发作
A. 水疱、大疱
B. 丘疱疹、苔藓样变
C. 大疱、水疱
D. 丘疹、水疱
E. 红斑、丘疱疹

3. 亚急性湿疮外治原则为（　）
A. 止痒，避免刺激
B. 收敛、消炎，促进表皮恢复
C. 收敛、清热、安抚
D. 消炎、止痒、干燥、收敛
E. 选用各种软膏剂、乳剂

4. 根据皮损形态不同，名称各异，如浸淫全身，滋水较多者，称为浸淫疮；以丘疹为主者，称为（　）
A. 脐疮
B. 血风疮
C. 四弯风
D. 肾囊风
E. 浸淫疮

5. 急性湿疮初起时，可用下列哪种药物外敷（　）
A. 三黄洗剂
B. 5%硫磺软膏
C. 湿疹膏
D. 青黛膏
E. 10%～20%黑豆馏油软膏

二、A$_2$ 型题（每一道试题是以一个小案例出现，其下面有 A、B、C、D、E 五个备选答案，请从中选择一个最佳答案。）

6. 患者，女性，44 岁。患湿疮，其发病部位常位于肘、膝弯曲部者，称为（　）
A. 血风疮
B. 浸淫疮
C. 肾囊风
D. 四弯风
E. 粟疮

7. 患者，男性，44 岁。皮损有潮红、丘疱疹，灼热瘙痒无休，抓破渗液流滋水；伴心烦口渴，身热不扬，大便干，小便短赤；舌红，苔薄白或黄，脉滑或数。发病快，病程短。诊断为湿疮，治疗宜选（　）
A. 二妙丸和午时茶颗粒
B. 苏合香丸
C. 龙胆泻肝丸
D. 川芎茶调丸
E. 血府逐瘀胶囊

三、A$_3$/A$_4$ 型题（每个案例下设若干道试题。请根据试题所提供的信息，在每一道试题下面的 A、B、C、D、E 五个备选答案中选择一个最佳答案。）

（8～10 题共用题干）

患者，女性，45 岁。皮损色暗，皮肤沉着，皮损粗糙肥厚，剧痒难忍，遇热或肥皂水后瘙痒加重，伴有口干不欲饮，纳差，腹胀，舌淡，苔白，脉弦细。病程久，反复发作。诊断为湿疮。

8. 其辨证为（　）
A. 肝郁气滞证
B. 湿热蕴肤证
C. 肝络失养证

D. 肝胆湿热证
E. 血虚风燥证

9. 其治法宜（ ）
A. 清热利湿止痒
B. 养血润肤，祛风止痒
C. 养阴柔肝
D. 清热利湿，理气通络
E. 以上都不是

10. 其首选中成药为（ ）
A. 龙胆泻肝丸和二妙丸
B. 逍遥丸
C. 午时茶颗粒
D. 川芎茶调丸
E. 皮肤病血毒丸

第二十二节 痛 经

一、A_1 型题（每一道试题下面有A、B、C、D、E五个备选答案，请从中选择一个最佳答案。）

1. 下列哪项不是痛经之寒凝血瘀证的症状（ ）
A. 经期小腹冷痛拒按
B. 得热痛减，遇寒痛甚
C. 腰膝酸软，夜尿频多
D. 经量少，色暗红有血块
E. 苔薄白，脉沉紧

二、A_2 型题（每一道试题是以一个小案例出现，其下面有A、B、C、D、E五个备选答案，请从中选择一个最佳答案。）

2. 患者，女性，26岁。每至经期第3～4天出现腹痛，痛势绵绵，按则痛减，月经色淡，量少，伴面色苍白，倦怠无力，舌淡，脉细弱。按摩除子宫外，宜选取（ ）
A. 中极、次髎、太冲、地机
B. 中极、次髎、归来、地机
C. 中极、气海、悬钟、归来
D. 足三里、气海、太溪、肾俞
E. 带脉、血海、三阴交、太冲

三、A_3/A_4 型题（每个案例下设若干道试题。请根据试题所提供的信息，在每一道试题下面的A、B、C、D、E五个备选答案中选择一个最佳答案。）

（3～5题共用题干）

患者，女性，26岁。经前或经期小腹胀痛拒按，经血量少，行而不畅，血色紫暗有块，块下痛减；乳房胀痛，胸闷不舒；舌质紫暗或有瘀点，脉弦。诊断为痛经。

3. 该患者辨证为（ ）
A. 气虚血瘀
B. 阴虚瘀阻
C. 风痰瘀血
D. 气滞血瘀
E. 寒凝血瘀

4. 该患者治法宜（ ）
A. 平肝息风，补益肝肾
B. 益气养血，化瘀通络
C. 理气行滞，化瘀止痛
D. 益气活血，扶正祛邪
E. 滋养肝肾，潜阳息风

5. 该患者宜选中成药（ ）
A. 川芎茶调丸
B. 血府逐瘀胶囊
C. 华佗再造丸
D. 杞菊地黄丸
E. 痛经丸

第二十三节 月经先后无定期

一、A_1 型题（每一道试题下面有A、B、C、D、E五个备选答案，请从中选择一个最佳答案。）

1. 月经先后无定期之肝郁证的治疗原则是（ ）
A. 补养心脾
B. 调理冲任气血
C. 滋补肝肾
D. 补肾健脾
E. 疏肝理气调经

2. 月经先后无定期之肾虚证的中医治法是（ ）
A. 补肾调经
B. 破气行滞调经
C. 疏肝健脾调经
D. 理气清热调经
E. 补气活血调经

3. 以下哪一项不属于肾虚型月经先后无定期的主症（ ）
A. 经行乳胀
B. 腰骶酸痛
C. 月经量少、色淡暗、质清
D. 头晕耳鸣
E. 脉细弱

4. 关于肝郁型月经先后无定期的主要证候，错误的是（ ）
A. 经量或多或少
B. 月经周期或先或后
C. 经行不畅，色黯有块
D. 胸胁、乳房胀痛
E. 小腹绞痛，拒按

二、A_2 型题（每一道试题是以一个小案例出现，其下面有A、B、C、D、E五个备选答案，请从中选择一个最佳答案。）

5. 患者，女性，34岁。已婚，月经先后无定期，质稀、量少，腰骶酸痛，头晕，舌淡少苔，脉沉细尺弱。其证候是（ ）
A. 肾虚
B. 气血虚弱
C. 肝郁
D. 肝血不足
E. 阴虚

三、A_3/A_4 型题（每个案例下设若干道试题。请根据试题所提供的信息，在每一道试题下面的A、B、C、D、E五个备选答案中选择一个最佳答案。）

（6~8题共用题干）

患者，女性，41岁。经来先后无定，经量或多或少，色暗红或紫红，或有血块，或经行不畅，胸胁、乳房、少腹胀痛，脘闷不舒，时叹息，嗳气食少，苔薄白，脉弦。诊断为月经先后无定期。

6. 该患者辨证为（　）
   A. 气虚证
   B. 肝郁证
   C. 肾虚证
   D. 气滞证
   E. 寒凝证
7. 该患者治法宜（　）
   A. 平肝息风，补益肝肾
   B. 益气养血，化瘀通络
   C. 理气行滞，化瘀止痛
   D. 益气活血，扶正祛邪
   E. 疏肝理气调经
8. 该患者宜选中成药（　）
   A. 川芎茶调丸
   B. 逍遥丸
   C. 华佗再造丸
   D. 左归丸
   E. 痛经丸

第二十四节　带　下　病

一、A_1 型题（每一道试题下面有A、B、C、D、E五个备选答案，请从中选择一个最佳答案。）

1. 肾阳虚带下过多的治法是（　）
   A. 温肾健脾，固涩止带
   B. 温补肝肾，固涩止带
   C. 温肾培元，固涩止带
   D. 温补肾气，固涩止带
   E. 温补肾阳，固涩止带
2. 不可用于带下病艾灸法的穴位是（　）
   A. 气海
   B. 中极
   C. 神阙
   D. 中脘
   E. 阴陵泉
3. 肾阳虚证带下病的主症不包括（　）
   A. 小便频数清长，夜间尤甚，大便溏薄
   B. 腰酸如折，小腹冷感
   C. 带下量多，质清稀如水，终日淋漓不断
   D. 畏寒肢冷，面色晦暗
   E. 烘热汗出，头晕耳鸣

二、A_2 型题（每一道试题是以一个小案例出现，其下面有A、B、C、D、E五个备选答案，请从中选择一个最佳答案。）

4. 患者，女性，22岁。带下量多，色黄，质黏稠，有臭气，胸闷口腻，纳差，舌苔黄腻，脉濡数。治法应是（　）
   A. 清热解毒止带
   B. 滋阴清热，除湿止带
   C. 清利湿热，佐以解毒杀虫
   D. 益肾滋阴，清热止带
   E. 健脾益气，升阳除湿

三、A_3/A_4 型题（每个案例下设若干道试题。请根据试题所提供的信息，在每一道试题下面的A、B、C、D、E五个备选答案中选择一个最佳答案。）

（5~7题共用题干）

患者，女性，20岁。带下量多，绵绵不断，质清稀如水；腰酸如折，畏寒肢冷，小腹冷感，面色晦暗，小便清长，夜尿多，大便溏薄，舌质淡，苔白润，脉沉迟。辨病属带下病。

5. 其辨证为（　）
   A. 气虚血瘀
   B. 阴虚瘀阻
   C. 湿热下注
   D. 肾阳虚
   E. 寒凝血瘀
6. 其治法宜（　）
   A. 通经活络，祛风止痛
   B. 解表散风，通窍止痛
   C. 活血行气，通络止痛
   D. 清利湿热，解毒杀虫
   E. 温肾培元，固涩止带
7. 其首选中成药是（　）
   A. 头风痛胶囊
   B. 天麻钩藤颗粒
   C. 脑安胶囊
   D. 右归丸
   E. 七叶安神片

第二十五节　肺炎喘嗽

一、A_1 型题（每一道试题下面有A、B、C、D、E五个备选答案，请从中选择一个最佳答案。）

1. 风热闭肺型肺炎喘嗽重证治疗首选方剂是（　）
   A. 银翘解毒丸
   B. 防风通圣丸
   C. 小儿咳喘灵口服液
   D. 桑菊饮
   E. 通宣理肺丸

二、A_2 型题（每一道试题是以一个小案例出现，其下面有A、B、C、D、E五个备选答案，请从中选择一个最佳答案。）

2. 患儿，男，5岁。见咳嗽频作，

咽痒声重，痰白清稀，鼻流清涕，或恶寒无汗，发热头痛。舌淡红，苔薄白，脉浮紧或指纹浮红。治疗首选方剂是（ ）
A. 通宣理肺丸
B. 金沸草散
C. 桑菊饮
D. 清宁散
E. 清金化痰汤
3. 患儿，男，3岁。见咳嗽不爽，痰黄黏稠，不易咳出，咽痛，鼻流浊涕，伴有发热、恶风、头痛。舌红，苔薄黄，脉浮数或指纹浮紫。应辨证为（ ）
A. 肺炎喘嗽，风热闭肺型
B. 肺炎喘嗽，痰热闭肺型
C. 肺炎喘嗽，毒热闭肺型
D. 热性哮喘
E. 痰热咳嗽
4. 患儿，女，4岁。见咳嗽频作，咽痒声重，痰白清稀，鼻流清涕，或是恶寒无汗，发热头痛。舌淡红，苔薄白，脉浮紧或指纹浮红。治宜（ ）
A. 清热化湿，解毒息风
B. 镇惊安神，疏风清热
C. 疏风散寒，宣肺止咳
D. 清气凉营，息风开窍
E. 疏风清热，息风镇惊
5. 患儿，男，1岁。咳嗽2天，咽痒声重，痰白清稀，鼻流清涕，恶寒发热，无汗，舌淡红，苔薄白，指纹浮红。其证候是（ ）
A. 痰热咳嗽
B. 风热咳嗽
C. 风寒闭肺
D. 风热闭肺
E. 热性哮喘

三、A_3/A_4型题（每个案例下设若干道试题。请根据试题所提供的信息，在每一道试题下面的A、B、C、D、E五个备选答案中选择一个最佳答案。）

（6~8题共用题干）

患儿，女，5岁。咳嗽痰多，色黄黏稠，难以咳出，甚则喉间痰鸣，或伴发热口渴，烦躁不安，小便黄少，大便秘结。舌质黄，苔黄腻，脉滑数，指纹青紫。辨病属小儿咳嗽病。
6. 其辨证为（ ）
A. 肺炎喘嗽，风热闭肺型
B. 肺炎喘嗽，痰热闭肺型
C. 肺炎喘嗽，毒热闭肺型
D. 肺炎喘嗽，风寒闭肺型
E. 肺炎喘嗽，痰湿闭肺型
7. 其治法宜（ ）
A. 清热化湿，解毒息风
B. 镇惊安神，疏风清热
C. 清热化痰，宣肺止咳
D. 清气凉营，息风开窍
E. 疏风清热，息风镇惊
8. 其首选中成药是（ ）
A. 通宣理肺丸
B. 金沸草散
C. 桑菊饮
D. 清宁散
E. 清金化痰丸

第二十六节 小儿泄泻

一、A_1型题（每一道试题下面有A、B、C、D、E五个备选答案，请从中选择一个最佳答案。）

1. 关于小儿泄泻的特点，说法错误的是（ ）
A. 可由多种原因引起
B. 泄泻是婴幼儿时期最常见的疾病之一
C. 粪质稀薄或如水样
D. 以大便次数减少为特征
E. 相当于西医的小儿腹泻病
2. 小儿泄泻的推拿疗法中，清补脾土，清大肠，清小肠，退六腑是（ ）
A. 伤食泻
B. 风寒泻
C. 湿热泻
D. 脾虚泻
E. 肾阳泻
3. 小儿泄泻的推拿疗法中，揉外劳宫，推三关，摩腹，揉龟尾是（ ）
A. 伤食泻
B. 风寒泻
C. 湿热泻
D. 脾虚泻
E. 肾阳泻
4. 小儿泄泻的推拿疗法中，推板门，清大肠，补脾土，摩腹，逆运外八卦是（ ）
A. 伤食泻
B. 风寒泻
C. 湿热泻
D. 脾虚泻
E. 肾阳泻
5. 小儿泄泻的推拿疗法中，推三关，补脾土，补大肠，摩腹，推上七节骨，捏脊是（ ）
A. 伤食泻
B. 风寒泻
C. 湿热泻
D. 脾虚泻
E. 肾阳泻
6. 风寒泄泻的治法是（ ）
A. 疏风散寒，燥湿止泻
B. 清肠解毒，利湿止泻
C. 消食化滞，运脾和胃
D. 健脾益气，升提止泻
E. 清热化湿，解毒息风
7. 治疗婴幼儿风寒泄泻，常选用的中成药是（ ）
A. 藿香正气液
B. 葛根芩连微丸
C. 小儿化食丸
D. 健脾八珍糕
E. 保和丸

二、A_2型题（每一道试题是以

一个小案例出现，其下面有 A、B、C、D、E 五个备选答案，请从中选择一个最佳答案。)

8. 患儿，女，5 岁。近日来大便清稀，夹有泡沫，臭气不甚，肠鸣腹痛，或伴恶寒发热，鼻流清涕、咳嗽咽痒。舌质淡，苔薄白，脉浮紧，指纹淡红。辨病属小儿泄泻，其证型为（　）
   A. 风寒泄泻
   B. 湿热泄泻
   C. 伤食泄泻
   D. 脾虚泄泻
   E. 痰热泄泻
9. 患儿，男，3 岁。大便泻下急迫，量多次频，呈黄褐稀水或蛋花汤样，或加少许黏液，气味臭秽，腹痛阵作，发热烦躁，口渴，肢倦乏力，小便短黄，肛门红赤。舌质红，苔黄腻，脉滑数，指纹紫。其证型为（　）
   A. 风寒泄泻
   B. 湿热泄泻
   C. 伤食泄泻
   D. 脾虚泄泻
   E. 痰热泄泻
10. 患儿，男，2 岁。昨晚吃鸡腿 3 只，夜间阵阵哭闹，呕吐 2 次，至今晨大便 3 次，便稀薄，夹有乳凝块或食物残渣，气味酸臭，不思进食，舌苔厚腻。其治法是（　）
   A. 运脾和胃，祛风散寒
   B. 运脾和胃，温补脾肾
   C. 运脾和胃，消食化滞
   D. 运脾和胃，健脾益气
   E. 运脾和胃，清肠化湿

三、A_3/A_4 型题（每个案例下设若干道试题。请根据试题所提供的信息，在每一道试题下面的 A、B、C、D、E 五个备选答案中选择一个最佳答案。）

（11~13 题共用题干）

患儿，女，4 岁。脘腹胀满，腹痛即泻，泻后痛减，粪便酸臭，或如败卵，嗳气腐浊，不思饮食，夜卧不安。舌苔厚腻或微黄。诊断为小儿泄泻。

11. 该患者辨证为（　）
   A. 风寒泄泻
   B. 湿热泄泻
   C. 伤食泄泻
   D. 脾虚泄泻
   E. 痰热泄泻
12. 该患者治法宜（　）
   A. 疏风散寒，燥湿止泻
   B. 清肠解毒，利湿止泻
   C. 消食化滞，运脾和胃
   D. 健脾益气，升提止泻
   E. 清热化湿，解毒息风
13. 该患者宜选中成药（　）
   A. 藿香正气液
   B. 苏合香丸
   C. 小儿化食丸
   D. 川芎茶调丸
   E. 健脾八珍糕

（14~16 题共用题干）

患儿，女，2 岁。大便稀溏，多于食后作泻，色淡不臭，时轻时重，面色萎黄，形体消瘦，神疲倦怠。舌淡苔白，脉缓弱或指纹淡。诊断为小儿泄泻。

14. 该患者辨证为（　）
   A. 风寒泄泻
   B. 湿热泄泻
   C. 伤食泄泻
   D. 脾虚泄泻
   E. 痰热泄泻
15. 该患者治法宜（　）
   A. 疏风散寒，燥湿止泻
   B. 清肠解毒，利湿止泻
   C. 消食化滞，运脾和胃
   D. 健脾益气，升提止泻
   E. 清热化湿，解毒息风
16. 该患者宜选中成药（　）
   A. 藿香正气液
   B. 苏合香丸
   C. 小儿消食丸
   D. 川芎茶调丸
   E. 健脾八珍糕

第二十七节　面　瘫

一、A_1 型题（每一道试题下面有 A、B、C、D、E 五个备选答案，请从中选择一个最佳答案。）

1. 面瘫的基本治法为祛风通络，疏调经筋。治疗以局部穴和（　）为主
   A. 手太阴肺经穴
   B. 手足阳明经穴
   C. 足厥阴肝经穴
   D. 手少阳三焦经穴
   E. 足太阳膀胱经穴
2. 在面瘫的急性期，面部穴位手法不宜过重，针刺宜浅，取穴宜少，肢体远端的腧穴手法宜重；在恢复期，可加（　）
   A. 灸法
   B. 电针法
   C. 皮肤针法
   D. 刺络拔罐法
   E. 穴位贴敷法
3. 对于面瘫可以施用电针法，选太阳、阳白、地仓、颊车，接通电针仪，通电（　）分钟，强度以患者面部肌肉微见跳动而能耐受为度
   A. 2~3
   B. 3~5
   C. 5~10
   D. 10~15
   E. 10~20

二、A_2 型题（每一道试题是以一个小案例出现，其下面有 A、B、C、D、E 五个备选答案，请

从中选择一个最佳答案。）

4. 患者，女性，52岁。突发左眼睑闭合不全，口角㖞斜3天，伴头痛恶风，无发热，舌淡红，苔薄白，脉浮，诊断为面瘫。若人中沟歪斜，其配穴选取（ ）
   A. 风池、列缺
   B. 外关、曲池
   C. 足三里、气海
   D. 水沟
   E. 迎香
5. 患者，男性，30岁。口角歪向右侧，左眼不能闭合2天，左侧额纹消失，治疗应选取何经穴为主（ ）
   A. 手、足少阳经
   B. 手、足太阴经
   C. 手、足太阳经
   D. 手、足厥阴经
   E. 手、足阳明经

第二十八节 漏 肩 风

一、A_1 型题（每一道试题下面有A、B、C、D、E五个备选答案，请从中选择一个最佳答案。）

1. 漏肩风患者肩前区疼痛为主，肩内收时疼痛加剧者，应选择的配穴是（ ）
   A. 后溪
   B. 合谷
   C. 外关
   D. 列缺
   E. 内关
2. 漏肩风相当于西医学的（ ）
   A. 外伤性关节炎
   B. 肩关节周围炎
   C. 风湿性关节炎
   D. 骨关节炎
   E. 关节慢性损伤
3. 漏肩风的主穴为肩前、肩髃、肩髎、肩贞、阿是穴、曲池、阳陵泉。配穴为手太阳经证者，加（ ）
   A. 列缺
   B. 合谷
   C. 后溪
   D. 足三里
   E. 外关
4. 漏肩风的推拿治疗操作还可以是医师一手扶住患肩部，另一手托住其肘部，作肩关节环旋摇动，幅度由小至大，或用大幅度摇肩法，约（ ）
   A. 半分钟
   B. 1分钟
   C. 3分钟
   D. 5分钟
   E. 10分钟

二、A_2 型题（每一道试题是以一个小案例出现，其下面有A、B、C、D、E五个备选答案，请从中选择一个最佳答案。）

5. 患者，男性，60岁。反复发作肩关节疼痛2个月，左上肢抬举受限，肩前部有明显的压痛，遇风寒痛增，得温痛缓，畏风恶寒，舌淡苔白，脉缓。以肩前近腋窝部疼痛为主且压痛明显者属于哪条经证（ ）
   A. 手阳明经证
   B. 手太阳经证
   C. 手少阳经证
   D. 手太阴经证
   E. 足太阳经证
6. 患者，女性，63岁。肩部酸痛、活动受限1年，常因劳累而加重，现肩内收时疼痛加剧。针灸治疗本病，除肩部穴位外，还应选取（ ）
   A. 合谷
   B. 内关
   C. 太冲
   D. 曲池
   E. 足三里
7. 患者，男性，50岁。肩关节疼痛，痛有定处，抬举困难，夜间痛甚，劳累加剧。治疗应首选（ ）
   A. 手太阳经穴
   B. 近取穴为主
   C. 局部近取穴与远取穴相结合
   D. 循经取穴
   E. 手少阳经穴

第七单元 中成药应用

第一节 应用禁忌

A_1 型题（每一道试题下面有A、B、C、D、E五个备选答案，请从中选择一个最佳答案。）

1. 使用麻黄时，忌与（ ）同服，否则二者的药效不仅减低，且能使毒性增加1~3倍
   A. 氨茶碱
   B. 肾上腺素
   C. 青霉素
   D. 氯化铵
   E. 沙丁胺醇
2. 麻杏止咳露、止咳定喘丸、防

风通圣丸等与（ ）不宜合用
A. 利福平
B. 氢氧化铝
C. 降压药
D. 红霉素
E. 地西泮
3. 六味地黄丸不宜与下列药物同时服用，除外的是（ ）
A. 氢氧化铝凝胶
B. 降压药
C. 氨茶碱
D. 碳酸氢钠
E. 复方氢氧化铝片
4. 含多种金属元素，如钙、镁、铁等矿物质成分的中药（石膏、石决明、瓦楞子、龙骨、牡蛎等）及中成药（止咳定喘丸、龙牡壮骨冲剂等），不宜与下列药物配伍，除外的是（ ）
A. 红霉素
B. 四环素类
C. 大环内酯类
D. 异烟肼
E. 利福平
5. 含有鞣质的中药，如五倍子、石榴皮、山茱萸、虎杖、大黄等，以及中成药，如黄连上清丸、牛黄解毒片、七厘散等，不宜与（ ）等同服
A. 利福平
B. 复方氢氧化铝
C. 降压药
D. 红霉素
E. 地西泮
6. 牛黄解毒丸、六神丸等不宜与（ ）合用
A. 乳酶生
B. 酶制剂
C. 酶蛋白
D. 胰酶
E. 胃蛋白酶
7. 中成药与西药合用时，下列使用方法正确的是（ ）
A. 中成药与西药同时使用
B. 先用中成药，再用西药
C. 先用西药，再用中成药
D. 中成药与西药间隔使用
E. 中成药与西药随意使用
8. 含黄连成分的中成药不宜与（ ）合用
A. 酶制剂
B. 胰酶
C. 胃蛋白酶
D. 酶蛋白
E. 乳酶生
9. 含莨菪烷类生物碱的中药及制剂，如华山参、洋金花、颠茄合剂等，不宜与（ ）配伍
A. 阿托品
B. 咖啡因
C. 强心苷类药物
D. 氨茶碱
E. 苯乙双胍
10. 小活络丹与（ ）同服，容易出现药物中毒
A. 阿托品
B. 氨茶碱
C. 碳酸氢钠片
D. 地西泮
E. 奎尼丁
11. 以下哪一对药物合用，会抑制呼吸中枢，损害肝功能（ ）
A. 银杏叶制剂和阿司匹林
B. 麝香保心丸和普罗帕酮
C. 夏枯草和保钾利尿药
D. 白果和氯氮平
E. 对乙酰氨基酚和银杏叶制剂
12. 以下哪一对药物合用，会导致心搏骤停而出现危险（ ）
A. 银杏叶制剂和阿司匹林
B. 益心丹和普罗帕酮
C. 夏枯草和保钾利尿药
D. 白果和氯氮平
E. 对乙酰氨基酚和银杏叶制剂
13. 银杏叶制剂与（ ）合用可增加血小板功能的抑制，造成出血现象
A. 对乙酰氨基酚
B. 阿司匹林
C. 麦角胺
D. 咖啡因
E. 噻嗪类利尿药
14. 麻黄碱与（ ）同用会产生药效的拮抗
A. 甲苯磺丁脲
B. 苯乙双胍
C. 胰岛素
D. 酚妥拉明
E. 氯丙嗪、苯巴比妥
15. 枳实与（ ）同用，会使药效降低
A. 氨茶碱
B. 氢化可的松
C. 酚妥拉明
D. 氯丙嗪
E. 异烟肼
16. 中药鹿茸不宜与（ ）同用
A. 降糖药
B. 降压药
C. 奎尼丁
D. 洋地黄
E. 盐酸麻黄碱
17. 属于妊娠禁用的中药是（ ）
A. 商陆
B. 牛膝
C. 牛黄
D. 艾片
E. 常山
18. 属于妊娠慎用中药的是（ ）
A. 全蝎
B. 槟榔
C. 当归
D. 红花
E. 香附
19. 以下哪一项不属于与中成药药品相关的安全性风险因素（ ）
A. 中成药说明书安全信息缺乏
B. 中成药的用药禁忌过多
C. 中药饮片质量存在差异
D. 中成药本身存在毒性
E. 中成药制备工艺存在差异
20. 中成药使用中出现不良反应

的主要原因不包括（　）
A. 特异性体质对某些药物的不耐受、过敏等
B. 中药自身的药理作用或所含毒性成分引起的不良反应
C. 长期或超剂量用药，特别是含有毒性中药材的中成药，如朱砂、雄黄、蟾酥、附子、川乌、草乌、北豆根等，过量服用即可中毒
D. 中成药说明书安全信息缺乏
E. 不适当的中药或中西药的联合应用

21. 儿童使用中成药应根据（　）计算用药剂量和给药途径；避免滥用滋补类药物和注射液；尽量避免使用含有毒性较大成分的中成药；尽量缩短儿童用药疗程，及时减量或停药
A. 病情严重程度
B. 体重或年龄
C. 病发时间
D. 身高和体重
E. 病因

第二节　用　　法

A_1型题（每一道试题下面有A、B、C、D、E五个备选答案，请从中选择一个最佳答案。）

1. 中成药中的蜜丸剂、水丸剂、糊丸剂、蜡丸剂、浓缩丸、滴丸剂、散剂、丹剂、片剂等多种固体制剂，服用方法为（　）
A. 药汁送服法
B. 直接吞服法
C. 开水送服法
D. 沸水冲服法
E. 煎服法

2. 胃活散采用直接舔服法服用，以使药物在胃部多停留一些时间发挥治疗作用，一般服后（　）再饮水为宜
A. 5分钟
B. 1小时
C. 30分钟
D. 3小时
E. 15分钟

3. 苍术艾叶香、通关散、避瘟散等药物适合采取以下哪一种服药用法（　）
A. 吹敷法
B. 含化法
C. 鼻饲法
D. 吸入法
E. 炖服法

4. 安宫牛黄丸、紫雪散、局方至宝丹等药物适合采取以下哪一种服药用法（　）
A. 含化法
B. 调服法
C. 调敷法
D. 吸入法
E. 鼻饲法

5. 六神丸、喉症丸等药物适合采取以下哪一种服药用法（　）
A. 点入法
B. 含化法
C. 炖服法
D. 贴敷法
E. 鼻饲法

6. 结扎痔核瘘管时用的剂型是（　）
A. 洗擦剂
B. 条剂
C. 线剂
D. 栓剂
E. 钉剂

7. 以下用于痈疽化脓引流的剂型是（　）
A. 线剂
B. 栓剂
C. 洗擦剂
D. 条剂
E. 钉剂

8. 关于外用中药的调敷法，不正确的是（　）
A. 茶水调服如意金黄散
B. 酒研紫金锭
C. 白酒调敷七厘散
D. 花椒油调敷青蛤散
E. 蛋清调敷珍珠粉

9. 五官科用药常用的方法是（　）
A. 点入法
B. 涂敷法
C. 贴敷法
D. 调敷法
E. 吹敷法

10. 养阴生肌散膜的用法是（　）
A. 贴敷法
B. 撒敷法
C. 调敷法
D. 涂敷法
E. 吹敷法

第三节　肺系病证常用中成药

一、A_1型题（每一道试题下面有A、B、C、D、E五个备选答案，请从中选择一个最佳答案。）

1. 感冒清热颗粒除疏风散寒外，又能（　）
A. 解表清热
B. 解热止痛
C. 清热解毒
D. 清宣肺热

E. 宣肺止咳

2. 藿香正气水的功能有（　）
A. 解表化湿，理气和中
B. 疏散风湿，清热解毒
C. 祛风湿热
D. 温中止呕，清热化痰
E. 疏风散寒

3. 咳嗽属于外感风热者，宜选用的中成药是（　）
A. 蛇胆川贝散
B. 小青龙合剂
C. 养阴清肺膏
D. 苏子降气丸
E. 急支糖浆

4. 药物组成中含有薄荷的内科常用中成药是（　）
A. 桂枝合剂
B. 银翘解毒丸（颗粒、片、胶囊）
C. 桑菊感冒片（颗粒、合剂）
D. 六一散
E. 理中丸（党参理中丸）

5. 橘红丸除清肺、化痰外，又能（　）
A. 止咳
B. 通便
C. 散风
D. 平喘
E. 祛瘀

二、A_2 型题（每一道试题是以一个小案例出现，其下面有 A、B、C、D、E 五个备选答案，请从中选择一个最佳答案。）

6. 患者，女性，33 岁。平素体虚又感风邪，症见自汗恶风，面色白，医师处以玉屏风颗粒，是因其能（　）
A. 益气，固表，发汗
B. 益气，敛汗，固脱
C. 益气，固表，止汗
D. 益气，温阳，敛汗
E. 益气，养阴，止痰

7. 患者，女性，28 岁。干咳，咳声短促，痰少黏白，或痰中带血丝，或声音逐渐嘶哑，口干咽燥，或午后潮热，颧红，盗汗，日渐消瘦，神疲，舌质红少苔，脉细数。应首选的药物是（　）
A. 通宣理肺丸
B. 养阴清肺丸
C. 藿香正气水
D. 银翘解毒丸
E. 正柴胡饮颗粒

8. 患者，男性，35 岁。咳嗽，痰黏稠色白或黄，常伴咽痛，涕黄，发热，苔薄白或薄黄，脉浮数。应首选的药物是（　）
A. 金荞麦片
B. 半夏糖浆
C. 橘红痰咳液
D. 银翘解毒片
E. 桂龙咳喘宁胶囊

三、A_3/A_4 型题（每个案例下设若干道试题。请根据试题所提供的信息，在每一道试题下面的 A、B、C、D、E 五个备选答案中选择一个最佳答案。）

（9~12 题共用题干）

患者，女性，28 岁。主外寒内热，表里俱实，恶寒壮热，头痛咽干，小便短赤，大便秘结，瘰疬初起，风疹湿疮。属肺系病证。

9. 根据该患者的症状适合选用的中成药为（　）
A. 玉屏风颗粒
B. 橘红丸
C. 防风通圣丸
D. 藿香正气水
E. 养阴清肺丸

10. 所选中成药的功效主治为（　）
A. 消食导滞，和中止泻
B. 芳香化湿，解表散寒
C. 解表通里，清热解毒
D. 温肾健脾，固涩止泻
E. 以上都不是

11. 所选中成药的用法用量为（　）
A. 口服。水蜜丸一次 6g；大蜜丸一次 1 丸，一日 2 次
B. 口服。一次 6g，一日 2 次
C. 开水冲服。一次 1 袋，一日 3 次
D. 口服。水蜜丸一次 7.2g，小蜜丸一次 12g，大蜜丸一次 2 丸，一日 2 次
E. 口服。一次 20ml 或 10ml，一日 3 次；小儿酌减或遵医嘱

12. 所选中成药的注意事项为（　）
A. 虚寒证者不宜用，孕妇慎用，不宜久服
B. 风热或痰热咳嗽、阴虚干咳者不适用
C. 脾胃虚寒者慎服，过敏体质者慎用
D. 表虚自汗、风热外感、阴虚盗汗及虚喘者慎用
E. 不宜在服药期间同时服用滋补性中成药

第四节　心脑系病证常用中成药

一、A_1 型题（每一道试题下面有 A、B、C、D、E 五个备选答案，请从中选择一个最佳答案。）

1. 以下不属于苏合香丸中君药的是（　）
A. 冰片
B. 麝香
C. 安息香
D. 苏合香
E. 沉香

2. 速效救心丸的药物组成（　）
A. 川芎、冰片

B. 人工麝香、冰片
C. 丹参、三七、冰片
D. 蟾酥、冰片
E. 丹参、红花

3. 复方丹参滴丸的药物组成（ ）
A. 人工麝香、冰片
B. 丹参、三七、冰片
C. 川芎、冰片
D. 蟾酥、冰片
E. 丹参、红花

4. 川芎茶调丸中主治阳明经头痛的药物是（ ）
A. 羌活
B. 白芷
C. 川芎
D. 细辛
E. 藁本

5. 冠心病伴中重度心力衰竭的心肌缺血者，慎用的中成药是（ ）
A. 速效救心丸
B. 复方丹参片
C. 血府逐瘀丸
D. 麝香保心丸
E. 地奥心血康胶囊

6. 生脉饮的功效是（ ）
A. 益气复脉，养阴生津
B. 滋肾养阴，益气生津
C. 益气养阴，健脾补肾
D. 滋阴益气，固本培元
E. 滋阴活血，温肾补脾

7. 用于痰迷心窍所致的痰厥昏迷、中风偏瘫、肢体不利，以及中暑、心胃气痛的中成药是（ ）
A. 苏合香丸
B. 安宫牛黄丸
C. 麝香保心丸
D. 血栓通注射液
E. 血府逐瘀胶囊

二、A_2 型题（每一道试题是以一个小案例出现，其下面有A、B、C、D、E五个备选答案，请从中选择一个最佳答案。）

8. 患者，男性，28岁。高热烦躁，神昏谵语，口干舌燥，痰涎壅盛，舌绛，脉数。中医辨证论治之后处方（ ）
A. 安宫牛黄丸
B. 苏合香丸
C. 川芎茶调丸
D. 麝香保心丸
E. 血府逐瘀丸

9. 患者，男性，55岁。胸痛反复发作2个月，现胸部刺痛，夜间尤甚，持续10分钟左右，病处固定，多因生气及受寒后加重，时有心悸，舌质紫暗，脉象沉涩，首选方为（ ）
A. 丹蒌片
B. 龙胆泻肝丸
C. 血府逐瘀丸
D. 乌头赤石脂丸
E. 苏合香丸

三、A_3/A_4 型题（每个案例下设若干道试题。请根据试题所提供的信息，在每一道试题下面的A、B、C、D、E五个备选答案中选择一个最佳答案。）

（10~13题共用题干）

患者，男性，28岁。高热烦躁，神昏谵语，口干舌燥，痰涎壅盛，舌绛，脉数。中医辨证论治之后处方安宫牛黄丸。

10. 安宫牛黄丸的药物组成不包括（ ）
A. 黄连
B. 栀子
C. 郁金
D. 珍珠
E. 甘草

11. 安宫牛黄丸的功能是（ ）
A. 清热解毒，镇惊开窍
B. 清热解毒，止痉安神
C. 清热开窍，镇惊开窍
D. 清热开窍，止痉安神
E. 芳香开窍，行气止痛

12. 安宫牛黄丸的主治病证不包括（ ）
A. 邪入心包
B. 高热惊厥
C. 尿赤便秘
D. 神昏谵语
E. 中风昏迷

13. 对安宫牛黄丸的合理用药指导意见或者解释存在错误的是（ ）
A. 孕妇禁用，寒闭神昏者不宜使用
B. 因其含有毒的朱砂、雄黄，故不宜过量或久服，肝肾功能不全者慎用
C. 服药期间，忌食辛辣食物
D. 高热神昏、中风昏迷等口服本品困难者，当注射给药
E. 在治疗过程中如出现肢寒畏冷、面色苍白、冷汗不止、脉微欲绝，由闭证变为脱证者应立即停药

第五节 脾胃系病证常用中成药

一、A_1 型题（每一道试题下面有A、B、C、D、E五个备选答案，请从中选择一个最佳答案。）

1. 补中益气丸中的君药是（ ）
A. 炙甘草
B. 人参
C. 炙黄芪
D. 当归
E. 白术

2. 参苓白术丸中，具有芳香醒脾之功的药物是（ ）
A. 藿香
B. 砂仁
C. 桔梗
D. 佩兰

E. 厚朴

3. 补中益气丸中，黄芪的作用是（ ）
   A. 益气升阳举陷
   B. 益气行水消肿
   C. 益气活血
   D. 补气固表止汗
   E. 益气生血

4. 参苓白术丸的药物组成是（ ）
   A. 四君子汤加四物汤
   B. 四君子汤加砂仁、桔梗、扁豆、薏苡仁、山药、莲子
   C. 四君子汤加半夏、陈皮
   D. 四君子汤加陈皮
   E. 四君子汤加半夏、陈皮、香附、砂仁

5. 以下组成中，无茯苓的方剂是（ ）
   A. 参苓白术丸
   B. 保和丸
   C. 补中益气丸
   D. 归脾丸
   E. 香砂养胃丸

二、A_2 型题（每一道试题是以一个小案例出现，其下面有 A、B、C、D、E 五个备选答案，请从中选择一个最佳答案。）

6. 患者，男性，50 岁。患胃病多年，症见脘腹冷痛，呕吐泄泻，手足不温。证属脾胃虚、寒，宜选用的成药是（ ）
   A. 右归丸
   B. 良附丸
   C. 四逆汤
   D. 香砂养胃丸
   E. 附子理中丸

7. 患者，男性，56 岁。患泄泻多年，症见肠鸣腹胀，五更泄泻，食少不化，久泻不止，面黄肢冷。证属肾阳不足，宜选用的中成药是（ ）
   A. 理中丸
   B. 薯蓣丸
   C. 四神丸
   D. 启脾丸
   E. 河车大造丸

三、A_3/A_4 型题（每个案例下设若干道试题。请根据试题所提供的信息，在每一道试题下面的 A、B、C、D、E 五个备选答案中选择一个最佳答案。）

（8~11 题共用题干）

患者，女性，19 岁。主心脾两虚，气短心悸，失眠多梦，头晕，肢倦乏力；食欲缺乏，崩漏便血。属脾胃系病证。

8. 以上症状适合选用的中成药为（ ）
   A. 生脉饮
   B. 橘红丸
   C. 参苓白术丸
   D. 藿香正气水
   E. 归脾丸

9. 所选中成药的功效主治为（ ）
   A. 益气健脾，养血安神
   B. 芳香化湿，解表散寒
   C. 解表通里，清热解毒
   D. 温肾健脾，固涩止泻
   E. 消食导滞，和中止泻

10. 所选中成药的用法用量为（ ）
   A. 口服。水蜜丸一次 6g，大蜜丸一次 1 丸，一日 2 次
   B. 口服。水丸一次 6g，一日 2 次；颗粒剂一次 1 袋，一日 2 次
   C. 开水冲服。一次 1 袋，一日 3 次
   D. 口服。水蜜丸一次 7.2g，小蜜丸一次 12g，大蜜丸一次 2 丸，一日 2 次
   E. 用温开水或生姜汤送服。水蜜丸一次 6g，小蜜丸一次 9g，大蜜丸一次 1 丸，一日 3 次

11. 所选中成药的注意事项为（ ）
   A. 虚寒证者不宜用，孕妇慎用，不宜久服
   B. 外感或实热内盛者、阴虚火旺者不宜用，宜饭前服用
   C. 脾胃虚寒者慎服，过敏体质者慎用
   D. 表虚自汗、风热外感、阴虚盗汗及虚喘者慎用
   E. 不宜在服药期间同时服用滋补性中成药

第六节 肝胆系病证常用中成药

一、A_1 型题（每一道试题下面有 A、B、C、D、E 五个备选答案，请从中选择一个最佳答案。）

1. 逍遥丸的组成中含有（ ）
   A. 紫苏叶
   B. 荆芥
   C. 防风
   D. 桔梗
   E. 茯苓

2. 消炎利胆片不宜久服的原因是方中含有（ ）
   A. 朱砂
   B. 麻黄
   C. 苦木
   D. 雄黄
   E. 穿心莲

3. 茵栀黄颗粒的功效主治为（ ）
   A. 清热解毒，镇惊开窍
   B. 清热解毒，利湿退黄
   C. 清热开窍，镇惊开窍
   D. 清热开窍，止痉安神
   E. 芳香开窍，行气止痛

二、A_2 型题（每一道试题是以

一个小案例出现，其下面有A、B、C、D、E五个备选答案，请从中选择一个最佳答案。）

4. 患者，女性，34岁。近日郁闷不舒、胸胁胀痛、头晕目眩、食欲缺乏、月经不调。主因肝郁脾虚，判断可用药为（　）
   A. 天麻钩藤颗粒
   B. 归脾丸
   C. 复方活脑舒胶囊
   D. 逍遥丸
   E. 六味地黄丸
5. 患者，男性，51岁。近日胁痛、口苦，肝胆湿热，考虑为肝胆系病，可选用的药物为消炎利胆片，以下哪一项病症不适宜选用此药（　）
   A. 胆囊管梗阻
   B. 胆囊坏疽
   C. 慢性胆囊炎及胆石症
   D. 胆管炎
   E. 急性胆囊炎

三、A_3/A_4型题（每个案例下设若干道试题。请根据试题所提供的信息，在每一道试题下面的A、B、C、D、E五个备选答案中选择一个最佳答案。）

（6~9题共用题干）

患者，男性，21岁。近日乏力、食欲缺乏、腹胀、胁隐痛，见咽干口燥，烦躁易怒，劳累加重，舌红少津，属慢性肝病（如肝硬化）症，中医辨证论治之后开处方护肝片。

6. 护肝片的药物组成不包括（　）
   A. 黄连
   B. 柴胡
   C. 猪胆粉
   D. 茵陈
   E. 五味子
7. 护肝片的功能是（　）
   A. 清热解毒，镇惊开窍
   B. 清热除湿，利胆退黄
   C. 祛热燥湿，行气止痛
   D. 疏肝理气，健脾消食
   E. 芳香开窍，行气止痛
8. 护肝片的用法用量为（　）
   A. 口服。一次3片，一日2次
   B. 口服。一次1片，一日2次
   C. 开水冲服。一次1袋，一日3次
   D. 口服。一次4片，一日3次
   E. 用温开水或生姜汤送服。一次1片，一日1次
9. 对护肝片的合理用药指导意见或者解释说法正确的是（　）
   A. 孕妇禁用，寒闭神昏者不宜使用
   B. 重症肝炎、肝衰竭及肝硬化失代偿期患者不宜用
   C. 服药期间，忌食辛辣食物
   D. 如果肝功能全面好转，应立即停用本药品
   E. 出现血清丙氨酸氨基转移酶指标上升应立即停药

第七节　肾系病证常用中成药

A_1型题（每一道试题下面有A、B、C、D、E五个备选答案，请从中选择一个最佳答案。）

1. 六味地黄丸的功能是（　）
   A. 滋阴降火
   B. 滋阴补气
   C. 滋阴养心
   D. 滋阴补肾
   E. 滋阴养肺
2. 六味地黄丸方中重用为君药的是（　）
   A. 熟地黄
   B. 酒萸肉和山药
   C. 酒萸肉、山药、枸杞子、菊花
   D. 山药、枸杞子、菊花
   E. 泽泻、茯苓、牡丹皮
3. 六味地黄丸方中为臣药的是（　）
   A. 熟地黄
   B. 酒萸肉和山药
   C. 酒萸肉、山药、枸杞子、菊花
   D. 山药、枸杞子、菊花
   E. 泽泻、茯苓、牡丹皮
4. 金匮肾气丸的君药是（　）
   A. 附子、桂枝、牛膝
   B. 茯苓、泽泻、车前子
   C. 地黄、山茱萸、山药
   D. 牡丹皮、茯苓、泽泻
   E. 附子、桂枝、地黄
5. 杞菊地黄丸方中为臣药的是（　）
   A. 熟地黄
   B. 酒萸肉和山药
   C. 酒萸肉、山药、枸杞子、菊花
   D. 山药、枸杞子、菊花
   E. 泽泻、茯苓、牡丹皮
6. 知柏地黄丸方中为君药的是（　）
   A. 知母
   B. 黄柏
   C. 熟地黄
   D. 山茱萸
   E. 牡丹皮
7. 下列有明目作用的中成药是（　）
   A. 杞菊地黄丸
   B. 知柏地黄丸
   C. 金匮地黄丸
   D. 六味地黄丸
   E. 五苓散

第八节　其他病证常用中成药

一、A_1 型题（每一道试题下面有A、B、C、D、E五个备选答案，请从中选择一个最佳答案。）

1. 内科常用中成药中（　）的全方配伍，辛苦温通，共奏祛风散寒、化痰除湿、活血止痛之功效，故善治风寒湿邪闭阻、痰瘀阻络所致的痹病，症见肢体关节疼痛，或冷痛，或刺痛，或疼痛夜甚，关节屈伸不利、麻木拘挛等
   A. 小活络丸
   B. 木瓜丸
   C. 风湿骨痛丸（胶囊）
   D. 四妙丸
   E. 痛风定胶囊

二、A_2 型题（每一道试题是以一个小案例出现，其下面有A、B、C、D、E五个备选答案，请从中选择一个最佳答案。）

2. 患者，男性，48岁。主肝肾不足、风湿阻络，症见肌肉、关节疼痛，局部肿大，僵硬畸形，屈伸不利，腰膝酸软，畏寒乏力。中医辨证论治之后处方（　）
   A. 安宫牛黄丸
   B. 苏合香丸
   C. 川芎茶调丸
   D. 尪痹颗粒
   E. 血府逐瘀丸
3. 患者肢体关节疼痛，痛势较剧，部位固定，遇寒则痛甚，得热则痛缓，关节屈伸不利，局部皮肤或有寒冷感，舌质淡，苔薄白，脉弦紧。治疗应首选（　）
   A. 木瓜丸
   B. 小活络丸
   C. 四妙丸
   D. 九味羌活丸
   E. 正清风痛宁片

三、A_3/A_4 型题（每个案例下设若干道试题。请根据试题所提供的信息，在每一道试题下面的A、B、C、D、E五个备选答案中选择一个最佳答案。）

（4~7题共用题干）

患者，女性，54岁。患2型糖尿病多年，近日多饮、多尿、多食、消瘦、体倦乏力、眠差、腰痛。

4. 以上症状适合选用的中成药为（　）
   A. 消渴丸
   B. 橘红丸
   C. 参苓白术丸
   D. 藿香正气水
   E. 归脾丸
5. 所选中成药的功效主治为（　）
   A. 益气健脾，养血安神
   B. 芳香化湿，解表散寒
   C. 解表通里，清热解毒
   D. 温肾健脾，固涩止泻
   E. 滋肾养阴，益气生津
6. 所选中成药的用法用量为（　）
   A. 口服。一次5~10丸，一日2~3次。饭前用温开水送服，或遵医嘱
   B. 口服。水丸一次6g，一日2次；颗粒剂一次1袋，一日2次
   C. 开水冲服。一次1袋，一日3次
   D. 口服。水蜜丸一次7.2g，小蜜丸一次12g，大蜜丸一次2丸，一日2次
   E. 用温开水或生姜汤送服。水蜜丸一次6g，小蜜丸一次9g，大蜜丸一次1丸，一日3次
7. 所选中成药的注意事项为（　）
   A. 虚寒证者不宜用，孕妇慎用，不宜久服
   B. 严格按处方药使用，并注意监测血糖
   C. 脾胃虚寒者慎服，过敏体质者慎用
   D. 表虚自汗、风热外感、阴虚盗汗及虚喘者慎用
   E. 不宜在服药期间同时服用滋补性中成药

第九节　调经类常用中成药

一、A_1 型题（每一道试题下面有A、B、C、D、E五个备选答案，请从中选择一个最佳答案。）

1. 更年安片的功能是（　）
   A. 滋阴养血，补心安神
   B. 滋阴清热，除烦安神
   C. 疏肝解郁，安定神志
   D. 清新养血，镇惊安神
   E. 滋补肝肾，养血安神
2. 艾附暖宫丸的君药是（　）
   A. 醋香附
   B. 艾叶
   C. 当归
   D. 炙黄芪
   E. 地黄
3. 桂枝茯苓丸属于（　）
   A. 活血消癥剂
   B. 调理通乳剂
   C. 化瘀生新剂
   D. 清热祛湿止带剂
   E. 健脾祛湿止带剂
4. （　）主要具有补气养血，调经止带的功能
   A. 益母草颗粒（膏、胶囊、

口服液）
B. 妇科十味片
C. 七制香附丸
D. 安坤颗粒
E. 乌鸡白凤丸

5. 益母草颗粒的功效是（　）
A. 活血止血
B. 活血调经
C. 活血行气
D. 活血散寒
E. 破血消癥

二、A_2 型题（每一道试题是以一个小案例出现，其下面有A、B、C、D、E五个备选答案，请从中选择一个最佳答案。）

6. 患者，女性，24岁。长期月经不调，月经量少，淋漓不净，产后恶露不绝，产后出血时间过长，产后子宫复旧不全。以上症状适合选用的成分单一的一种中成药为（　）
A. 玉屏风颗粒
B. 桂枝茯苓丸
C. 益母草膏（颗粒）
D. 橘红丸
E. 艾附暖宫丸

三、A_3/A_4 型题（每个案例下设若干道试题。请根据试题所提供的信息，在每一道试题下面的A、B、C、D、E五个备选答案中选择一个最佳答案。）

（7~10题共用题干）

患者，女性，27岁。近期月经不调、痛经，行经后错、经量少、有血块、小腹疼痛、经行小腹冷痛喜热、腰膝酸痛。

7. 以上症状适合选用的中成药为（　）
A. 生脉饮
B. 橘红丸
C. 参苓白术丸
D. 艾附暖宫丸
E. 益母草膏

8. 所选中成药的功效主治为（　）
A. 益气调经，养血安神
B. 芳香化湿，解表散寒
C. 理气养血，暖宫调经
D. 温肾健脾，固涩止泻
E. 消食导滞，和中理气

9. 所选中成药的用法用量为（　）
A. 口服。水蜜丸一次6g，大蜜丸一次1丸，一日2次
B. 口服。水丸一次6g，一日2次；颗粒剂口服，一次1袋，一日2次
C. 口服。小蜜丸一次9g，大蜜丸一次1丸，一日2~3次
D. 口服。水蜜丸一次7.2g，小蜜丸一次12g，大蜜丸一次2丸，一日2次
E. 用温开水或生姜汤送服。水蜜丸一次6g，小蜜丸一次9g，大蜜丸一次1丸；一日3次

10. 所选中成药的注意事项为（　）
A. 虚寒证者不宜用，孕妇慎用，不宜久服
B. 外感或实热内盛者、阴虚火旺者不宜用，宜饭前服用
C. 脾胃虚寒者慎服，过敏体质者慎用
D. 治疗痛经，宜在经前3~5天开始服药，连服1周
E. 不宜在服药期间同时服用滋补性中成药

第十节　止带类常用中成药

一、A_1 型题（每一道试题下面有A、B、C、D、E五个备选答案，请从中选择一个最佳答案。）

1. 妇科常用中成药的药物组成中含有菥蓂的是（　）
A. 生化丸
B. 桂枝茯苓丸
C. 保妇康栓（泡沫剂）
D. 消糜栓
E. 花红颗粒（片）

2. 具有清热解毒，燥湿止带，祛瘀止痛功能的常用中成药是（　）
A. 固经丸
B. 花红颗粒
C. 消糜栓
D. 妇炎平胶囊
E. 妇科千金片

二、A_2 型题（每一道试题是以一个小案例出现，其下面有A、B、C、D、E五个备选答案，请从中选择一个最佳答案。）

3. 患者，女性，40岁。慢性盆腔炎及子宫内膜炎，症见带下量多，色黄质稠，小腹隐痛，腰骶酸痛，经行腹痛，证属湿热瘀滞，治当清热解毒、燥湿止带、祛瘀止痛，宜选用的中成药是（　）
A. 白带丸
B. 妇科十味丸
C. 安坤颗粒
D. 千金止带丸
E. 花红颗粒

三、A_3/A_4 型题（每个案例下设若干道试题。请根据试题所提供的信息，在每一道试题下面的A、B、C、D、E五个备选答案中选择一个最佳答案。）

（4~8题共用题干）

患者，女性，39岁。患有慢性盆腔炎4年，近日带下量多、色黄质稠、臭秽，小腹疼痛，腰骶酸痛，神疲乏力。

4. 以上症状适合选用的中成药为

（　）
A. 更年安片
B. 尪痹颗粒
C. 妇科千金片
D. 艾附暖宫丸
E. 益母草膏
5. 所选中成药的功效主治为（　）
A. 益气调经，养血安神
B. 芳香化湿，解表散寒
C. 理气养血，暖宫调经
D. 清热除湿，益气化瘀
E. 消食导滞，和中理气
6. 所选中成药的用法用量为（　）
A. 用温开水或生姜汤送服，一日1次，一次1片
B. 口服，一次4片，一日1次
C. 口服，一次6片，一日3次
D. 7天为一疗程，必要时可连服2~3个疗程，每疗程之间停药3天
E. 口服，一次1片，一日2次
7. 所选中成药的注意事项为（　）
A. 虚寒证者不宜用，孕妇慎用，不宜久服
B. 外感或实热内盛者、阴虚火旺者不宜用，宜饭前服用
C. 脾胃虚寒者慎服，过敏体质者慎用
D. 气滞血瘀证、寒凝血瘀证者、糖尿病患者慎用
E. 不宜在服药期间同时服用滋补性中成药
8. 妇科千金片的药物组成不包括（　）
A. 党参
B. 功劳木
C. 千斤拔
D. 茵陈
E. 金樱根

第十一节　小儿肺系病证常用中成药

一、A$_1$ 型题（每一道试题下面有A、B、C、D、E 五个备选答案，请从中选择一个最佳答案。）

1. 小儿肺咳颗粒属于小儿肺系病证常用中成药，用法用量为1岁以下一次（　）
A. 0.1g
B. 0.5g
C. 0.8g
D. 1g
E. 2g
2. 临床应用小儿肺咳颗粒的注意事项为（　）
A. 过敏体质者慎用
B. 饮食宜清淡，忌辛辣
C. 不宜在服药期间同时服用滋补性中成药
D. 高热咳嗽慎用
E. 饭前服用，不宜久服
3. 不属于小儿肺咳颗粒功效的是（　）
A. 清热
B. 止咳
C. 益肺
D. 健脾
E. 平喘

二、A$_2$ 型题（每一道试题是以一个小案例出现，其下面有A、B、C、D、E 五个备选答案，请从中选择一个最佳答案。）

4. 患儿，女，3岁。痰多稠黄，咳吐不爽，气短，喘促，动辄汗出，食少纳呆，周身乏力，舌红苔厚。考虑为小儿支气管炎，选药应主治健脾益肺，止咳平喘，用于肺脾不足，痰湿内壅。以下哪一种中成药最为对症（　）
A. 小儿泻速停颗粒
B. 补中益气丸
C. 小儿肺咳颗粒
D. 四神丸
E. 小儿化食丸

第十二节　小儿脾胃系病证常用中成药

一、A$_1$ 型题（每一道试题下面有A、B、C、D、E 五个备选答案，请从中选择一个最佳答案。）

1. 适用秋季腹泻及迁延性、慢性腹泻的中成药是（　）
A. 启脾丸
B. 肥儿宝颗粒
C. 健儿口服液
D. 小儿泻速停颗粒
E. 龙牡壮骨颗粒
2. 小儿泻速停颗粒主要具有（　）功能
A. 消食化滞，健脾和胃
B. 清热利湿，健脾止泻，缓急止痛
C. 消食化滞，泻火通便
D. 健脾益气，渗湿止泻
E. 健脾养胃，消食止泻
3. 小儿化食丸除消食化滞外，又能（　）
A. 驱虫
B. 清燥润肺
C. 清热肃肺
D. 清热凉肝
E. 泻火通便

二、A$_2$ 型题（每一道试题是以一个小案例出现，其下面有A、

B、C、D、E五个备选答案，请从中选择一个最佳答案。）

4. 患儿，男，4岁。近日厌食、烦躁、恶心呕吐、口渴、脘腹胀满、大便干燥，选用对症的小儿化食丸，功效主治为消食化滞，泻火通便，用法用量为（ ）
   A. 开水冲服，一次1丸，一日3次，7天为一疗程
   B. 开水冲服，1岁以下一次2丸，1~4岁一次3丸，5~8岁一次6丸，一日3次
   C. 周岁以内一次1丸，周岁以上一次2丸。一日2次
   D. 开水冲服，一日3~4次
   E. 口服，3岁以内一次5~10丸，3岁以上一次10~20丸

三、A_3/A_4型题（每个案例下设若干道试题。请根据试题所提供的信息，在每一道试题下面的A、B、C、D、E五个备选答案中选择一个最佳答案。）

（5~8题共用题干）

患儿，女，8岁。纳呆食少，脘胀腹满，手足心热，自汗乏力，大便不调，以至厌食、恶食。

5. 以上症状适合选用的中成药为（ ）
   A. 健儿消食口服液
   B. 补中益气丸
   C. 小儿肺咳颗粒
   D. 四神丸
   E. 小儿化食丸
6. 所选中成药的功效主治为（ ）
   A. 益气调经，养血安神
   B. 芳香化湿，解表散寒
   C. 健脾益胃，理气消食
   D. 清热除湿，益气化瘀
   E. 消食导滞，和中理气
7. 所选中成药的注意事项为（ ）
   A. 患儿平时应少吃巧克力及带颜色的饮料和油腻厚味等不易消化的食品
   B. 外感或实热内盛者、阴虚火旺者不宜用，宜饭前服用
   C. 忌食辛辣油腻
   D. 气滞血瘀证、寒凝血瘀证者过敏体质者慎用
   E. 不宜在服药期间同时服用滋补性中成药
8. 所选中成药的药物组成不包括（ ）
   A. 炒山楂
   B. 麦冬
   C. 黄芪
   D. 茵陈
   E. 炒白术

第十三节　皮肤与外科常用中成药

一、A_1型题（每一道试题下面有A、B、C、D、E五个备选答案，请从中选择一个最佳答案。）

1. 连翘败毒丸属于（ ）
   A. 解毒消肿剂
   B. 治烧伤剂
   C. 生肌敛疮剂
   D. 治疹痒剂
   E. 消热消痤剂
2. 马应龙麝香痔疮膏的药物组成不包括（ ）
   A. 红花
   B. 人工牛黄
   C. 人工麝香
   D. 炉甘石粉
   E. 硼砂冰片琥珀
3. 连翘败毒丸的药物组成为金银花、连翘、蒲公英、甘草、紫花地丁、大黄、栀子、黄芩、黄连、黄柏、苦参等，其中甘草起到的功效为（ ）
   A. 燥湿解毒
   B. 泻热通便
   C. 邪热透表
   D. 凉血消肿
   E. 调和诸药
4. 可以治疗肛周湿疹的是（ ）
   A. 牛黄醒消丸
   B. 地榆槐角丸
   C. 紫草膏
   D. 马应龙麝香痔疮膏
   E. 连翘败毒丸

二、A_2型题（每一道试题是以一个小案例出现，其下面有A、B、C、D、E五个备选答案，请从中选择一个最佳答案。）

5. 患者，男性，25岁。感冒5天，服用羚羊感冒片不见缓解。症见恶寒壮热，头痛咽干，小便短赤，大便秘结。证属外寒内热、表里俱实，宜选用的中成药是（ ）
   A. 黛蛤散
   B. 新雪颗粒
   C. 牛黄至宝丸
   D. 防风通圣丸
   E. 清胃黄连片

三、A_3/A_4型题（每个案例下设若干道试题。请根据试题所提供的信息，在每一道试题下面的A、B、C、D、E五个备选答案中选择一个最佳答案。）

（6~7题共用题干）

患者，男性，33岁。被热水轻度烫伤，疮疡肿痛、创面溃烂，急需活血解毒，消肿止痛，去腐生肌。

6. 患者应该选用的中成药为（ ）
   A. 保和丸
   B. 尪痹颗粒
   C. 七厘散
   D. 京万红软膏

E. 防风通圣散

7. 所选中成药的功能是（　）
A. 清热解毒，镇惊止痛
B. 清热除湿，利胆止痛
C. 祛热燥湿，行气止痛
D. 活血解毒，消肿止痛
E. 芳香开窍，行气止痛

第十四节　骨伤科常用中成药

A_1 型题（每一道试题下面有A、B、C、D、E 五个备选答案，请从中选择一个最佳答案。）

1. 口服、外用均有效的接骨疗伤剂是（　）
A. 接骨七厘片
B. 接骨丸
C. 七厘散（胶囊）
D. 舒筋活血片（胶囊）
E. 活血止痛散（胶囊、片）

2. 跌打丸的功效主治为（　），用于跌打损伤，筋断骨折，瘀血肿痛，闪腰岔气
A. 化瘀消肿，止痛止血
B. 活血散瘀，消肿止痛
C. 化瘀止血，活血止痛
D. 活血解毒，消肿止痛
E. 清热解毒，消肿止痛

3. 七厘散的用法用量为（　）
A. 口服。水蜜丸一次 6g，小蜜丸一次 9g，大蜜丸一次 1 丸，一日 2 次
B. 口服。一次 0.25～0.50g，一日 4 次
C. 口服。一次 5g，一日 1～3 次
D. 外用，调敷患处
E. 口服。一次 1 丸，一日 2 次

4. 下列哪一种中成药遇较重的跌打损伤可先服保险子 1 粒，轻伤及其他病症不必服（　）
A. 七厘散胶囊
B. 云南白药
C. 舒筋活血片胶囊
D. 跌打丸
E. 接骨丸

5. 跌打损伤、瘀血肿痛、吐血、咯血、便血、痔血等宜选用的常用中成药是（　）
A. 接骨丸
B. 接骨七厘片
C. 七厘散
D. 云南白药胶囊
E. 活血止痛散

6. 七厘散与跌打丸共有的药物是（　）
A. 乳香、没药
B. 三七、当归
C. 桃仁、红花
D. 血竭、儿茶
E. 续断、苏木

第十五节　五官科常用中成药

一、A_1 型题（每一道试题下面有A、B、C、D、E 五个备选答案，请从中选择一个最佳答案。）

1. 明目地黄丸的主治是（　）
A. 风热上攻所致的目赤肿痛
B. 肝郁血虚所致的目珠夜痛
C. 气阴两虚所致的视物昏花
D. 肝肾阴虚所致的视物模糊
E. 肝血不足所致的青盲雀目

2. 鼻炎康片除宣肺通窍，消肿止痛外，又能（　）
A. 化痰散结
B. 芳香化浊
C. 清热解毒
D. 祛痰利咽
E. 利湿退黄

3. 口腔溃疡散的药物组成为青黛、枯矾、冰片。其中枯矾起到的功效为（　）
A. 凉血解毒
B. 收敛止血
C. 清泻火热
D. 凉散清热
E. 消肿止痛

4. 黄氏响声丸的用法用量为（　）
A. 口服。一次 5～10 丸，一日 2～3 次。饭前用温开水送服，或遵医嘱
B. 口服。水丸一次 6g，一日 2 次
C. 开水冲服。一次 1 袋，一日 3 次
D. 口服。一次 6 丸（每丸重 0.133g），一日 3 次。饭后服用，儿童减半
E. 用温开水或生姜汤送服。水蜜丸一次 6g，小蜜丸一次 9g，大蜜丸一次 1 丸，一日 3 次

5. 关于鼻炎康片的注意事项，下列说法错误的是（　）
A. 肺脾气虚或气滞血瘀者慎用
B. 变应性鼻炎属虚寒证者慎用
C. 不宜过量、长期服用
D. 宜饭后服用
E. 用药期间不宜驾驶车辆、管理机械及高空作业

6. 既疏风清热，又化痰散结，利咽开音的常用中成药是（　）
A. 清音丸
B. 黄氏响声丸

C. 桂林西瓜霜
D. 清咽滴丸
E. 珠黄散

二、A_3/A_4 型题（每个案例下设若干道试题。请根据试题所提供的信息，在每一道试题下面的A、B、C、D、E五个备选答案中选择一个最佳答案。）

（7~11题共用题干）

患者，女性，22岁。近日肝肾阴虚，目涩畏光，视物模糊，迎风流泪。选药应滋肾，养肝。

7. 以上症状适合选用的中成药为（　）
A. 华佗再造丸
B. 尪痹颗粒
C. 逍遥丸
D. 明目地黄丸
E. 护肝片

8. 所选中成药的功效主治为（　）
A. 益气调经，养血安神
B. 芳香化湿，解表散寒
C. 理气养血，暖宫调经
D. 清热除湿，益气化瘀
E. 滋肾，养肝，明目

9. 所选中成药的用法用量为（　）
A. 口服。一次5~10丸，一日2~3次。饭前用温开水送服，或遵医嘱
B. 口服。水丸一次6g，一日2次；颗粒剂一次1袋，一日2次
C. 开水冲服。一次1袋，一日3次
D. 口服。水蜜丸一次7.2g，小蜜丸一次12g，大蜜丸一次2丸，一日3次
E. 口服。水蜜丸一次6g，小蜜丸一次9g，大蜜丸一次1丸，一日2次

10. 所选中成药的注意事项为（　）
A. 不宜在服药期间同时服用滋补性中成药
B. 孕妇慎用
C. 脾胃虚寒者慎服
D. 过敏体质者慎用
E. 如有迎风流泪，又有视力急剧下降，应去医院就诊

11. 所选药物的组成不包括（　）
A. 党参
B. 枸杞子
C. 菊花
D. 熟地黄
E. 茯苓

第八单元　中医基本技能

第一节　常用腧穴的定位与操作

A_1 型题（每一道试题下面有A、B、C、D、E五个备选答案，请从中选择一个最佳答案。）

1. 临床常用的腧穴定位方法是（　）
A. 骨度分寸法
B. 解剖标志法
C. 简便取穴法
D. 经验取穴法
E. 以上都是

2. 在手指，拇指末节桡侧，指甲根角侧上方0.1寸的腧穴是（　）
A. 神门
B. 曲池
C. 列缺
D. 肩髃
E. 少商

3. 足三里的正确位置是在（　）
A. 在小腿内侧，内踝尖直上3寸，胫骨内侧缘后际
B. 在小腿内侧，胫骨内侧髁下缘与胫骨内侧缘之间的凹陷中
C. 在小腿外侧，犊鼻穴下3寸，犊鼻与解溪连线上
D. 在膝后区，腘横纹中点
E. 在小腿外侧，腓骨头前下方凹陷处

4. 关于风池穴的定位与操作，说法错误的是（　）
A. 针刺不宜过快，过强，过深
B. 正确操作为针尖微下，向鼻尖斜刺0.8~1.2寸，或平刺透风府穴
C. 风池穴的定位在颈后区，胸锁乳突肌与斜方肌上端之间的凹陷中
D. 穴位深部中间为延髓
E. 必须严格掌握针刺的角度与深度

5. 在面部，下颌角前上方一横指（中指）的腧穴是（　）
A. 肩髃
B. 颊车
C. 天枢
D. 神门
E. 百会

6. 在小腿外侧，外踝尖上8寸，胫骨前肌的外缘的腧穴是（　）
A. 解溪
B. 内庭
C. 厉兑
D. 下巨虚
E. 丰隆

7. 在小腿内侧，阴陵泉下 3 寸，胫骨内侧缘后际的腧穴是（　）
A. 地机
B. 阴陵泉
C. 三阴交
D. 公孙
E. 太白

8. 在骶区，正对第 2 骶后孔中的腧穴是（　）
A. 次髎
B. 膀胱俞
C. 大肠俞
D. 肾俞
E. 承扶

9. 关于承山穴的定位与操作，叙述错误的是（　）
A. 承山在小腿后区，腓肠肌两肌腹与肌腱交角处
B. 直刺 1~2 寸
C. 直刺或向上斜刺 0.5~1 寸
D. 针刺不宜过强
E. 过强刺激可引起腓肠肌痉挛

10. 在脊柱区，第 4 腰椎棘突下凹陷中，后正中线上的腧穴是（　）
A. 命门
B. 至阳
C. 大椎
D. 腰阳关
E. 身柱

第二节　针刺操作

A_1 型题（每一道试题下面有 A、B、C、D、E 五个备选答案，请从中选择一个最佳答案。）

1. 捻转补泻法中补法的操作方法是（　）
A. 捻转角度大，频率慢，用力轻
B. 捻转角度小，频率快，用力重
C. 捻转角度大，频率快，用力重
D. 捻转角度小，频率慢，用力轻
E. 捻转角度小，频率慢，用力重

2. 捻转补泻法中泻法的操作方法是（　）
A. 捻转角度小，频率快，用力重
B. 捻转角度大，频率慢，用力轻
C. 捻转角度小，频率慢，用力轻
D. 捻转角度大，频率慢，用力重
E. 捻转角度大，频率快，用力重

3. 提插补泻法中补法的操作方法是（　）
A. 先浅后深，重插轻提，幅度小
B. 先深后浅，轻插重提，幅度大
C. 先浅后深，重插轻提，幅度大
D. 先深后浅，轻插重提，幅度小
E. 先深后浅，重插轻提，幅度小

4. 提插法操作时，频率应保持在每分钟（　）左右
A. 30 次
B. 45 次
C. 60 次
D. 90 次
E. 120 次

5. 一般认为行针对提插的（　）大，（　）快，（　）就大，反之亦然
A. 幅度、频率、刺激量
B. 指力、刺入、影响
C. 角度、速度、刺激量
D. 幅度、频率、影响
E. 角度、刺入、刺激量

6. 关于捻转法操作说法不正确的一项是（　）
A. 捻转法操作时，指力要均匀
B. 不能单向捻针，否则针身易被肌纤维等缠绕，引起局部疼痛和导致滞针而使出针困难
C. 捻转时角度要适当，一般应掌握在 120°左右
D. 频率快慢要一致，用力要均匀，勿时轻时重
E. 一般认为捻转角度大，频率快，用力重，其刺激量就大；反之，刺激量就小

7. 平补平泻法是指（　）
A. 既有补法成分，也有泻法成分
B. 既不是补法，也不是泻法
C. 以补为主，兼有泻法
D. 以泻为主，兼有补法
E. 进针后均匀提插、捻转，得气后出针

第三节　艾灸操作

A_1 型题（每一道试题下面有 A、B、C、D、E 五个备选答案，请从中选择一个最佳答案。）

1. 隔姜灸是用鲜姜切成直径（　），厚（　）的薄片，中间以针刺数孔，然后将姜片置于

应灸的腧穴部位或患处，再将艾炷放在姜片上点燃施灸

A. 1~2cm、0.1~0.2cm
B. 2~3cm、0.2~0.3cm
C. 3~4cm、0.3~0.4cm
D. 4~5cm、0.4~0.5cm
E. 5~6cm、0.5~0.6cm

2. 隔姜灸的适应病证是（ ）
A. 因寒而致的呕吐、腹痛
B. 命门火衰而致的阳痿、早泄
C. 吐泻并作、中风脱证
D. 瘰疬、初起的肿疡
E. 哮喘、肺痨、瘰疬

3. 温和灸施灸时将灸条的一端点燃，对准应灸的腧穴部位或患处，距皮肤2~3cm，进行熏烤，灸至局部皮肤出现红晕，有温热感而无灼痛为宜，一般每穴灸（ ）
A. 1~2分钟
B. 3~5分钟
C. 5~10分钟或10~15分钟
D. 6~8分钟
E. 8~10分钟

4. 下列有关隔姜灸的注意事项，叙述不正确的是（ ）
A. 应选用嫩姜
B. 施灸中患者不可移动体位
C. 艾炷不宜过小
D. 随时观察局部皮肤情况，不要施灸过量
E. 姜宜现切现用

5. 隔盐灸法的作用是（ ）
A. 清热、解毒、消肿
B. 回阳、救逆、固脱
C. 解表、散寒、温中
D. 防病、保健、益寿
E. 温肾、壮阳、通脉

6. 下列有关温和灸的注意事项，叙述不正确的是（ ）
A. 施灸中患者尽量不要移动体位
B. 施灸时手持艾卷宜前后左右移动
C. 随时观察局部皮肤情况，不要施灸过量
D. 如若烫伤起泡，应及时处理，防止感染
E. 注意艾卷与施灸处皮肤的距离应保持相对固定

7. 雀啄灸属于（ ）
A. 天灸
B. 艾炷灸
C. 温针灸
D. 温灸器灸
E. 艾条灸

第四节 刮痧操作

A_1型题（每一道试题下面有A、B、C、D、E五个备选答案，请从中选择一个最佳答案。）

1. 关于刮痧操作，以下说法错误的是（ ）
A. 摩擦法要求将刮痧板只能与皮肤直接紧贴
B. 摩擦法可以隔衣布进行有规律的旋转移动
C. 刮痧板旋转移动或直线式往返移动，使皮肤产生热感
D. 摩擦法宜用于麻木、发凉或绵绵隐痛的部位，如肩胛内侧、腰部和腹部
E. 摩擦法可用于刮痧前，使患者放松

2. 采用梳刮法刮痧时，刮痧板或刮痧梳与头皮成（ ）
A. 15°角
B. 30°角
C. 45°角
D. 90°角
E. 60°角

3. 适宜用于麻木、发凉或绵绵隐痛的部位的刮痧手法是（ ）
A. 梳刮法
B. 点压法
C. 直推法
D. 摩擦法
E. 平推法

4. 宜用于头痛、头晕、疲劳、失眠和精神紧张等病证的刮痧手法是（ ）
A. 梳刮法
B. 点压法
C. 直推法
D. 摩擦法
E. 平推法

5. 宜用于身体比较平坦的部位，如背部、胸腹部、四肢部位的刮痧手法是（ ）
A. 直线刮法
B. 弧线刮法
C. 摩擦法
D. 梳刮法
E. 点压法

6. 宜用于胸背部肋间隙、肩关节和膝关节周围等部位的刮痧手法是（ ）
A. 直线刮法
B. 弧线刮法
C. 摩擦法
D. 梳刮法
E. 点压法

7. 下列不属于刮痧部位顺序的总原则的是（ ）
A. 先头面后手足
B. 先胸腹后背腰
C. 先上肢后下肢
D. 由上向下
E. 由内向外

8. 下列不属于刮痧禁忌证的是（ ）
A. 孕妇的腹部
B. 皮肤疖肿包块
C. 腹痛腹泻
D. 血友病
E. 急性挫扭伤

第五节 拔罐操作

A_1型题（每一道试题下面有A、B、C、D、E五个备选答案，请从中选择一个最佳答案。）

1. 留罐法是指将罐吸附在体表后，使罐子吸拔留置于施术部位（ ），然后将罐起下
   A. 1~2分钟
   B. 3~5分钟
   C. 5~10分钟
   D. 10~15分钟
   E. 15~30分钟
2. 适宜于面积较大、肌肉丰厚部位，如脊背、腰臀、大腿等部位的拔罐方法是（ ）
   A. 闪罐法
   B. 火罐法
   C. 水罐法
   D. 走罐法
   E. 抽气法
3. 多用于局部皮肤麻木、疼痛或功能减退等疾患的拔罐方法是（ ）
   A. 闪罐法
   B. 走罐法
   C. 水罐法
   D. 抽气法
   E. 火罐法

第六节 推拿操作

A_1型题（每一道试题下面有A、B、C、D、E五个备选答案，请从中选择一个最佳答案。）

1. 用拇指桡侧面或示、中两指螺纹面着力于一定部位或穴位上，做单方向的直线推动，这种推拿方法属于（ ）
   A. 拇指平推法
   B. 直推法
   C. 掌平推法
   D. 旋推法
   E. 分推法
2. 推法中着力较大的一种方法是（ ）
   A. 平推法
   B. 直推法
   C. 旋推法
   D. 分推法
   E. 合推法
3. 合推法的手法操作和要求与（ ）
   A. 与平推法相同
   B. 与分推法相同，方向相反
   C. 与直推法相同
   D. 与直推法相同，方向相反
   E. 与平推法相同，方向相反
4. 鱼际揉法要求术者以手掌鱼际部着力，肘关节微屈（ ）
   A. 80°~90°
   B. 90°~100°
   C. 100°~120°
   D. 120°~140°
   E. 90°
5. 下列有关擦法的操作要领，说法错误的是（ ）
   A. 沉肩，垂肘，肘关节自然屈曲90°
   B. 外摆的同时前臂外旋，回摆时前臂内旋
   C. 刺激轻重交替，前擦同回擦时着力重轻之比为3∶1，即“擦三回一”
   D. 擦法在体表移动时应在吸定的基础上，保持手法的固有频率，移动速度不宜过快
   E. 擦法在临床应用时经常配合患者肢体的被动运动，可在一手做擦法同时，另一手协同肢体做被动运动，两手要协调，被动运动要“轻巧、短促、随发随收”

下篇

参考答案与解析

第一部分 医学人文

第一章 医学心理

第一节 概　　述

A$_1$型题

1.【答案】E

【解析】医学心理的研究对象是针对人的疾病和健康及其相互转化过程中涉及的各种心理行为问题，以及解决这些问题的方法和措施。

2.【答案】E

【解析】生物-心理-社会医学模式认为，对于疾病和健康问题来说，无论是致病、治病、预防及康复，都应将人视为一个整体，充分考虑到患者的心理因素和社会因素的特点，综合考虑各方面因素的交互作用，而不能机械地将它们分割开。

3.【答案】A

【解析】医学心理学的基本观点包括以下几方面。①心身统一的观点。②社会对个体影响的观点。③认知评价的观点。④主动适应与调节的观点。⑤情绪因素作用的观点。⑥人格特征作用的观点。

4.【答案】A

【解析】心身统一的观点指一个完整的个体应包括心、身两个部分，两者相互影响。对外界环境的刺激，心、身是作为一个整体来反应的。因此，在医学心理学的研究中，心、身或者说精神与躯体是相辅相成的。

5.【答案】B

【解析】自然哲学医学模式是在公元前3000年前后开始出现的。我国中医学就是在这一阶段发展起来的，中医著作中有关“天人合一”“天人相应”的观点，正是这一模式的反映。

6.【答案】B

【解析】1977年美国医师恩格尔（Engle G. L.）在美国《科学》杂志上著文“需要新的医学模式”，批评了生物医学模式的“还原论”和“心身二元论”，并提出了生物-心理-社会医学模式。

第二节 心理健康

A$_1$型题

1.【答案】E

【解析】心理健康的最终目标是使成人保持人格的完整，培养健全的人格。人格障碍是精神障碍中常见的形式。个体人格形成的标志是自我意识的确立和社会化。人格完整主要表现在：①人格的各个结构要求不存在明显的缺陷与偏差。②具有清醒的自我意识，不产生自我同一性混乱。③以积极进取的人生观作为人格的核心。④有相对完整统一的心理特征。

2.【答案】B

【解析】我国的心理学家从适应能力、耐受力、控制力、意识水平、社会交往能力、康复力、愉快胜于痛苦的道德感等方面阐述了心理健康的标准，其中以下5条标准值得重视。①智力正常：智力包括一个人的观察力、注意力、想象力、思维力等能力的综合。②情绪良好：情绪在人的心理健康中起着核心的作用。③人际和谐：和谐的人际关系是心理健康必不可少的条件，也是获得心理健康的重要途径。④适应环境：能否适应变化的社会环境是判断一个人心理上是否健康的重要基础。⑤人格完整：心理健康的最终目标是使成人保持人格的完整、培养健全的人格。

第三节　心理应激

一、A_1 型题

1.【答案】B

【解析】应激的消极意义：①频繁、强烈而突发过度的应激可造成机体唤醒障碍（唤醒不足或过度），耗损过度，适应能力减弱，使心身功能和社会活动障碍，作业能力受损，工作、学习效率下降，引发事故和车祸。②持久和慢性应激，使机体处于适应不良和易感状态，耗竭机体储备，神经内分泌功能紊乱，免疫功能下降，导致心身疾病，引发精神障碍，加重原有的躯体和精神疾病。③应激引起适应不良，造成个体认知上的悲观预测，社会适应功能下降，出现行为障碍。

2.【答案】C

【解析】应激源是指引起应激反应的各种内外刺激因素。社会性应激源指生活事件、日常困扰、重大变故和文化冲突等。

3.【答案】B

【解析】挫折是由于各种障碍造成动机行为而不能达到目的或趋向目标的进程受阻而延搁时产生的紧张状态和情绪反应。心理冲突包括双趋冲突、双避冲突、趋避冲突和多重趋避冲突等。

4.【答案】C

【解析】应对应激的方法多种多样，其中比较常用的方法有：①消除、逃避或回避应激源。②调整对刺激事件的认知。③增加可控性和可预测性。④提高自身心理素质与应对经验。⑤采用自我防御机制。⑥学会放松和自我调节。⑦取得社会支持，利用各种有效的应对资源。⑧请心理治疗师帮助，必要时选用药物。

二、A_2 型题

5.【答案】D

【解析】情绪状态是指在一定的生活事件影响下，一段时间内各种情绪体验的一般特征表现。根据情绪状态的强度和持续时间可分为心境、激情和应激。应激是个体面临或觉察到环境变化对机体有威胁或挑战时作出的适应性和应对性反应的过程。题中的司机看到突然冲入马路的儿童，这一现象是应激源，而后司机紧急刹车是应对行为。一般应激状态使机体具有特殊的防御或排险功能，使人精力旺盛，活动量增大，思维特别清晰，动作机敏，帮助人化险为夷，及时摆脱困境。司机此时心跳加快，头上冒汗，手足无力，属于应激状态（D对）。但应激也会使人产生全身兴奋，注意和知觉的范围缩小、言语不规则、不连贯，行为动作紊乱等表现。紧张而又长期的应激甚至会导致休克和死亡。心境是指微弱而持久，带有渲染性的情绪状态（A错）。激情是一种迅猛爆发、激动短暂的情绪状态，是一种持续时间短、表现剧烈、失去自我控制力的情绪（B错）。情感是指人们对客观事物是否符合自身需要的态度的体验（C错）。情操是指由感情和思想综合起来的，不轻易改变的心理状态（E错）。

第四节　心身疾病

一、A_1 型题

1.【答案】D

【解析】心身疾病是指心理社会因素在疾病发生、发展、转归和防治过程中起重要作用的躯体器质性疾病和躯体功能性障碍。心身疾病分布于各个系统，种类甚多，范围很广，主要包括由情绪因素引起，以躯体症状为主要表现，受自主神经支配的系统与器官的疾病。常见的心身疾病有原发性高血压、冠心病、消化性溃疡、哮喘、异常子宫出血、癌症等。

2.【答案】C

【解析】Holmes 和 Rahe 根据对 5000 多人的病史分析和实验所获资料，编制了生活事件分析量表（SRRS）。量表中的“生活变化单位”（LCU）代表相应事件在一段时间内经历的生活变化所要求的适应程度作出数量估计。LCU 得分高的事件对人的心理影响较大，不易适应，容易得病。1 个人在 1 年内 LCU 分累计超过 200 分可有 50%生病的机会；超过 300 分的人，生病的机会更高；累计分低于 30 分者，生活安定，身体健康。

3.【答案】E

【解析】心身疾病的诊断上包括躯体诊断和心理诊断两方面，主要依据以下几方面的要点进行：

①确定心理社会因素存在，其与患者的躯体症状有明确的时间关系。②躯体症状有明确的器质性病理改变，或存在已知的病理生理学变化。③病情的加剧与缓解与情绪因素密切相关。④排除神经症或精神病。

二、A_3/A_4 型题

4.【答案】C

【解析】美国心理学家弗里德曼（Friedman）等在对冠心病的研究基础上提出“A型行为类型”（这类人格特征的特点是竞争性强、办事急躁、时间紧迫感、常具有敌意），认为这种人格类型与冠心病的发病密切相关。英国学者Career等人经过大量研究，提出“C型行为类型”（这类性格类型的特点为过度的忍耐、压抑、过分合作、谨慎、过分自我克制）为癌症易患人格。C型行为的人癌症发生率比非C型行为的人高3倍以上。

5.【答案】B

【解析】抑郁症是精神科常见的精神障碍，以心境低落、兴趣减退、快感缺乏、精力下降为核心临床表现的一组心境障碍的统称。核心症状是患者自觉情绪低沉，兴趣索然，郁郁寡欢，容易感到疲乏无力，精力下降，感到不能从过去感兴趣的事情中获得快乐。在此心境和认知基础上，常伴有自杀观念，或自杀企图。有的患者可能已经开始自杀准备或已经有过自杀行为。

6.【答案】E

【解析】根据题干提供的病史，A、B、C、D项均可能为患者患癌的病因。

第五节 心理干预

一、A_1 型题

1.【答案】D

【解析】自由联想与梦的分析属于精神疗法。行为疗法包括系统脱敏法、冲击疗法、厌恶疗法。在系统脱敏疗法实施的程序包括制定焦虑等级值、放松训练、脱敏治疗。

2.【答案】C

【解析】恋物癖患者的问题是迷恋于社会习俗所不能接受的事物，因此治疗的目标是要使患者远离该事物。当患者出现迷恋该物品的欲望时给予电击，使之产生负性的条件反射，逐渐对原来迷恋的事物产生厌恶情绪，故本题正确答案为C。脱敏疗法是使患者逐步能接受原来害怕、敏感的事物，但方式是一步步进行的。而冲击疗法是一下到达害怕或敏感的事物，不是分步骤进行。以上都属行为治疗，但原理不同，注意区分其差别。

3.【答案】B

【解析】心理治疗也称精神治疗，是以一定的理论体系为指导，以良好的医患关系为桥梁，应用心理学的方法影响或改变患者的认识、情绪及行为，调整个体与环境之间的平衡，从而达到治疗目的的一种方法。

4.【答案】E

【解析】“中立”原则：心理治疗的目的是要帮助患者自我成长。心理治疗师不是“救世主”，因此在心理治疗过程中，不能替患者作选择，而应保持某种程度的“中立”。例如当遇到来访者来询问“我该与谁结婚？”“我应该离婚吗？”等问题时，要让来访者自己作出决定。“中立”原则，并非“价值中立”，遇到违反原则问题、触犯法律等问题，治疗师则应表明自己明确的态度，而不是“模棱两可”。

二、A_2 型题

5.【答案】A

【解析】厌恶疗法是将令患者厌恶的刺激与对患者有吸引力的不良刺激相结合形成条件反射，以消退不良刺激对患者的吸引力，使症状消退。常用的厌恶刺激有电击法、橡皮筋法、氨水法、阿扑吗啡法、厌恶想象法等。由于此法会给患者带来不愉快的体验，甚至是痛苦，因而应将此疗法作为其他疗法无效后的选择。

6.【答案】D

【解析】系统脱敏法又名对抗条件疗法、交互抑制法等。这一疗法是南非心理学家沃帕于1958年从治疗动物实验性神经症获得成功而创立的。实验是在猫吃食物时给予电击，多次进行后，猫不仅见食物就恐惧，且泛化为对猫笼与实验室环境的恐惧，形成了实验性神经症。随后将猫放入自然环境，给猫食物时不予电击，待它能正常进食后，再逐步将猫放入笼中与实验室中，只要不再重复电击，最后猫能恢复到在实验室笼中也能正常进食的状态。沃帕认为人的神经症与动物相似，也是通过条件反射形成的，同样可以通过去条件作用而治疗。系统脱敏法在临床应用获得了成功，其实施的程序是：①制定焦虑等级值。②放松训练。③脱敏治疗。

7.【答案】D

【解析】在这种治疗过程中，医师的目标是帮助患者回忆并重新认识童年时期所经历的精神创伤和挫折，以建立现实性的健康心理。这种治疗方法与系统脱敏相符。

8.【答案】C

【解析】询问是心理咨询最常用的技术之一。通过询问，可以促进与来访者的交流，提高来访者的内省。询问可分为开放式和封闭式2种类型。封闭式询问常使用“是不是”“对不对”“有没有”等词，而回答也是“是”“否”等简单答案。这种询问常用来收集资料并加以条理化，澄清事实，获取重点，缩小谈话范围，控制谈话主题。

第六节　医患沟通

一、A_1 型题

1.【答案】B

【解析】非言语沟通在人际沟通中占有重要地位，因为人们在许多情况下不可能全部以言语的方式来沟通，但可以通过表情动作、目光接触、周围环境信息等手段表达自己的情感，从而达到沟通的目的。非言语沟通可分为动态与静态2种。动态主要包括面部表情、身段表情和人际距离等。静态包括衣着打扮、环境信息等。

2.【答案】A

【解析】患者依从性差的常见原因有2个方面，一方面是患者的原因：①患者对病情的认知与医务人员不同，由于症状不明显或自以为病情已好转时，患者常不愿意执行医嘱。②医嘱的经济费用过高或对患者的工作造成不良影响时，患者往往不遵医嘱。③医嘱过于复杂，患者难以理解，导致文化水平较低的患者不遵从。④医疗措施和药物治疗给患者带来较大的痛苦和不良反应，导致患者拒绝治疗。依从性差的另一个常见原因来自医务人员的行为：①医务人员冷漠、粗暴等态度引起患者不信任，这是患者不遵医的主要原因。②医嘱要求不易执行，如服药的种类较多，时间不一，患者难以把握。

3.【答案】A

【解析】导致医患沟通不良的因素可来自医患双方。对患者来说，主要是认为自己获得的信息不足，听不懂医生的术语，医生同情心差，记不住医嘱等；医生方面则认为患者的依从性差，提供信息有误等。医患之间有时虽有信息往来，但是这些信息并未被对方理解，甚至造成双方误解。

二、A_3/A_4 型题

4.【答案】B

【解析】医务工作者要自觉进行道德品质的塑造，把符合社会要求的医德规范，如爱惜生命、尊重患者、恪尽职守、不谋私利等内化为自身的医德要求。确认该医师医德善恶应使用的具体标准是是否有利于维护死者及其家属的正当权益。

5.【答案】D

【解析】评价该医师行为不道德的依据是动机、目的善，手段恶、效果成问题。

第二章　医学伦理

第一节　概　　述

A_1 型题

1.【答案】C

【解析】医学伦理是伦理学在医疗实践中的具体应用，即运用伦理学的一般理论来分析和解决医学实践、医学科学发展中的各种关系之间的道德问题而形成的一门学科，它属于应用规范伦理学。

2.【答案】E

【解析】医务人员的医疗技术水平的提高不属于医学伦理学的研究任务。

3.【答案】C

【解析】中医学的道德传统包括：①对待患者——至亲之想。②治学态度——至精至微。③服务态度——一心赴救。④医疗作风——端正纯良。⑤对待同道——谦和谨慎。

第二节 医学伦理的基本原则

一、A_1 型题

1.【答案】E

【解析】在医学实践中，不伤害是指在诊治、护理过程中不使患者的身心受到损伤。

2.【答案】B

【解析】不伤害原则不是绝对的。但在医务人员的观念中，应该首先考虑到不能对患者造成伤害，包括生理和心理的伤害。临床中客观存在的很多的对患者造成伤害的情况是可以避免的。

3.【答案】E

【解析】有利原则要求医务人员的行为能减轻或解除患者的痛苦，显然E不可以。

4.【答案】D

【解析】尊重原则，要求尊重的是自主的人和他的自主决定。自主的人不完全以是否达到法定年龄来定，有的达到法定年龄，但没有自主能力的人的决定也不能尊重。所以要根据患者的自主能力情况来定尊重的是什么。

5.【答案】D

【解析】造成有意伤害时主动积极赔偿，不属于有利原则。

6.【答案】B

【解析】尊重原则，强调在医护实践中对患者的人格尊严、隐私及其自主性的尊重。卫生资源的公平分配，使社会上每一个人都有平等享受卫生资源或享有公平分配的权利，享有参与卫生资源的分配和使用的权利。这是属于医学伦理学公正原则的内容，不属于尊重原则的内容。

二、A_2 型题

7.【答案】C

【解析】在医疗实践中，不伤害是在诊治、护理过程中不使患者的身心受到损伤。为预防对患者的蓄意伤害，或为使伤害减少到最低限度，对医务人员有以下要求：①培养为患者利益和健康着想的动机和意向，杜绝有意和责任伤害。②尽力提供最佳的诊治、护理手段，防范无意但却可知的伤害，把不可避免但可控的伤害控制在最低限度。③对有危险或有伤害的医护措施要进行评价，要选择利益大于危险或伤害的措施等。

第三节 医患关系伦理

一、A_1 型题

1.【答案】D

【解析】在医疗活动中，医师的道德义务主要包括：①遵守法律、法规，遵守技术操作规范。②树立敬业精神，遵守职业道德，履行医师职责，尽职尽责为患者服务。③关心、爱护、尊重患者，保护患者的隐私。④努力钻研业务，更新知识，提高专业技术水平。⑤宣传卫生保健知识，对患者进行健康教育。以上既是医师的法律义务，也是医师的道德义务。此外，医师的道德义务还要求把对患者应尽义务与对他人、社会应尽义务统一起来，并且把维护和促进患者权利的实现也视为应尽的义务。

2.【答案】D

【解析】医师必须对患者和社会都负责任。

3.【答案】B

【解析】虽然要尊重患者的自主权利，但是患者的自主性不是绝对的，而是有条件的，不可一味地无条件遵从。

4.【答案】B

【解析】所谓医患关系模式，就是医患之间相互影响、相互作用的基本样式。1956年，美国医师萨斯和荷伦德依据在医疗措施的决定和执行中医师和患者各自主动性的大小，将狭义的医患关系模式分为主动-被动模式、指导-合作模式和共同参与模式。指导-合作模式是在医疗活动中，患者具有一定的主动性，能够主动述说病情，但医者仍居于主导地位，这类似于父母与少年的关系。它适用于大多数患者，这种模式有助于发挥患者的积极性，提高诊治效果，也是较普遍采用的一种模式。切除阑尾的术后患者，宜采取的医患模式是指导-合作模式。

5.【答案】D

【解析】共同参与型模式中，医患双方有近乎同等的权利，共同参与医疗方案的决定与实施。这种模式适用于具有一定医学背景知识或长期的慢性病患者，它类似于成人与成人之间的关系，医师的责任是“帮助患者自疗”。

6.【答案】B

【解析】主动-被动型模式中，医患双方不是双向作用，而是医师对患者单向发生作用。这种模式适用于昏迷、休克、精神病患者发作期、严重智力低下者以及婴幼儿等一些难以表达主观意志的患者。

7.【答案】A

【解析】医师的道德权利：①在注册的执业范围内，进行医学检查、疾病调查、医学处置、出具相应的医学证明文件，选择合理的医疗、预防、保健方案。②按照国务院卫生行政部门规定的标准，获得与本人执业活动相当的医疗设备基本条件。③从事医学研究、学术交流，参加专业学术团体。④参加专业培训，接受医学继续教育。⑤在执业活动中，人格尊严、人身安全不受侵犯。⑥获取工资报酬和津贴，享受国家规定的福利待遇。⑦对所在机构的医疗、预防、保健工作和卫生行政部门的工作提出意见和建议，依法参与所在医疗机构的管理。以上既是医师的法律权利，也是其道德权利。此外医师还有要求患者和家属配合诊治、在特殊情况下享有干涉患者行为的道德权利。

8.【答案】D

【解析】患者的道德义务如下。①配合医者诊疗的义务：在医患关系中，患者应如实陈述病史、病情，按医嘱进行各项检查并按医师的指示接受治疗。②遵守医院规章制度，尊重医务人员及其劳动的义务：患者应自觉遵守医疗卫生机构各种规章制度，尊重医务人员的辛勤劳动，尊重医务人员的人格尊严。③给付医疗费用的义务：医疗服务不以治疗是否有效或是否成功作为收取费用的前提，哪怕是治疗失败，只要医师付出了劳动，并且尽职尽责、尽心尽力，不存在过错，就应当得到报酬，患者不能以失败为理由拒付医疗费。④保持和恢复健康的义务：每一个人都有保持自身健康且不危害他人健康，并为他人健康积极行动的义务。“健康是自己的事，他人无权干涉”的观点，是对健康道德的背离。⑤支持临床实习和医学发展的义务：医学科学的发展和医学生的培养离不开患者的配合和支持，支持医学生临床实习和医学人体试验是提高医学生培养质量、促进医学进步的需要，应成为每一个患者的道德义务。但是作为一种道德义务必须以患者的知情同意为前提。医学实践中任何人都不能假借社会、医学的名义，侵犯他人的人身权利。

9.【答案】E

【解析】知情同意权：知情同意是尊重患者自主性的具体体现，指在临床过程中，医务人员为患者作出诊断和治疗方案后，应当向患者提供包括诊断结论、治疗决策、病情预后以及诊治费用等方面的真实、充分的信息，尤其是诊疗方案的性质、作用、依据、损伤、风险以及不可预测的意外等情况，使患者或其家属经过深思熟虑自主地作出选择，并以相应的方式表达其接受或者拒绝此种诊疗方案的意愿和承诺。在得到患方明确承诺后，才可最终确定和实施拟定的诊治方案。

10.【答案】D

【解析】医患关系双方因为医师处于主动一方，患者处于被动一方，这属于医患关系模式的主动-被动型，适用于昏迷、休克、精神病患者发作期、严重智力低下者以及婴儿等一些难以表达主观意志的患者，但是医患双方是平等的关系，不能说不是平等的关系。

11.【答案】B

【解析】遵守医疗部门规章制度是患者的义务，而非权利。

12.【答案】C

【解析】知情同意权是指患者有权了解和理解医疗过程中的相关信息，并在完全理解和自主决策的基础上，决定是否接受或拒绝医疗干预。医生有责任向患者提供充分的、准确的、易于理解的信息，包括诊断、治疗方案、风险和利益等，以便患者能够做出知情的决策。

二、A_2 型题

13.【答案】C

【解析】在这个案例中，医生在告知孕妇丈夫手术相关信息并取得签字后实施手术，但在手术过程中，医生未能充分向患者和家属说明切除双侧卵巢的必要性和可能的影响，也未能得到家属的同意，从而侵犯了患方的知情同意权。

14.【答案】E

【解析】人类生存的权利是平等的，享有医疗保健的权利也是平等的。患者都享有基本的、合理的诊治、护理的权利和获得健康的权利，有权得到公正的、一视同仁的待遇。与患者基本的医疗权相对应的是医师为患者诊治疾病的基本义务。当患者因为经济等原因无法支付医疗费用时，在急诊的情况下，医师应当先抢救患者；在非急诊的情况下患者的这项权利受到限制，应考虑患者支付医疗费用等义务。

15.【答案】A

【解析】医务人员要尊重患者知情同意权和选择的权利。

第四节 乡村全科诊疗的伦理要求

一、A_1 型题

1.【答案】E

【解析】医生在体格检查时遵循的道德要求有：①全面系统，认真细致。②关心体贴，减少痛苦。③尊重患者，心正无私。

2.【答案】B

【解析】医生在询问病史时应遵循的道德要求有：①举止端庄，态度热情。②全神贯注，语言得当。③耐心倾听，正确引导。

3.【答案】B

【解析】在药物治疗中，临床医生应遵循的道德要求有：①合理配伍，细致观察。②节约费用，公正分配。③对症下药，剂量安全。④严格用药，避免滥用。

4.【答案】A

【解析】病史采集是乡村全科医生进行疾病临床诊断的第一步。

二、A_2 型题

5.【答案】D

【解析】乡村全科医生在使用药物进行治疗时，应遵循以下伦理要求：①对症下药，剂量安全。②合理配伍，细致观察。③节约费用，公正分配。④严格用药，避免滥用。因此医师向患者解释权利受限，是不符合这部分的伦理要求的。

三、A_3/A_4 型题

6.【答案】D

【解析】乡村全科医生在指导患者家属转诊患者时，一方面要履行转诊手续，另一方面也要积极地为家属提供必要的技术指导，不能把转诊患者的事情交给患者家属而完全放手不管。

7.【答案】C

【解析】在医学实践中，有利原则有狭义和广义之分。狭义的有利原则是医务人员的诊治、护理行为应当对患者确有助益，要能够减轻患者的痛苦，促进其康复；广义的有利原则不仅对患者有利，而且医务人员的行为还应当有利于医学事业和医学科学的发展，有利于促进人群、人类的健康和福利。为使医务人员的行为对患者确有助益，对医务人员有以下要求：①医务人员的行为应尽可能减轻或解除患者的痛苦。②对患者利害共存时，要使行为给患者带来最大的益处和最小的危害。③在使患者受益的同时而不会给他人带来太大的伤害等。

第五节 乡村公共卫生服务的伦理要求

A_1 型题

1.【答案】C

【解析】对于乡村全科医生来说，为了做了传染病防控工作，应遵循以下的伦理要求：①要具有对自己所签约居民健康负责的意识，积极开展传染病防控。②要认真做好传染病的监测和报告，履行法定的传染病防控责任。③尊重科学，掌握传染病防控的知识，具有职业奉献精神。④在传染病防控中，尊重传染病患者的权利和人格尊严。

2.【答案】B

【解析】乡村全科医生，在从事慢病防控的工作中应遵循如下伦理要求：①积极开展健康教育，引领健康生活风尚。对健康或处于亚健康的居民，要积极开展健康教育，促进人们健康行为、生活方式的转变。乡村全科医生要了解签约居民的生活习惯，引导其树立健康的生活习惯，及时纠正不良的健康习惯，并采取积极有效的方法促进居民转变旧的、不利于健康的生活方式。②加强管理和监测，积极承担救治责任。对处于健康风险中的人群，要加强慢病的监测、筛查和普查工作，履行早发现、早诊断和早治疗的职业责任。乡村全科医生要定期对居民进行体检和健康状况调查，建立健康档案，发现患者要尽快确诊并积极予以治疗或转诊，以免患者病情加重。对于转诊而来的病患，要积极给予康复指导，并及时将非本辖区居民的诊疗情况反馈给辖区责任医师。

3.【答案】E

【解析】E选项属于职业性损害防控的伦理要求。

4.【答案】E

【解析】针对儿童的公共卫生服务主要是预防接种和0~6岁儿童健康管理两项工作，需要遵循的伦理要求如下：①关爱儿童，树立对儿童终生负责的精神。②细致入微，一丝不苟。③精益求精，努力提高业务能力。题中选项A、B、C、D表述的内容均符合儿童公共卫生服务的伦理要求。

5.【答案】E

【解析】严重精神障碍患者健康管理服务的对象是辖区内诊断明确、在家居住的严重精神障碍患者。包括精神分裂症、偏执性精神病、癫痫所致精神障碍、精神发育迟滞伴发精神障碍等患者。

第三章　卫生法规

第一节　《基本医疗卫生与健康促进法》

A_1 型题

1.【答案】D

【解析】为了发展医疗卫生与健康事业，保障公民享有基本医疗卫生服务，提高公民健康水平，推进健康中国建设，2019 年 12 月 28 日，第十三届全国人大常委会第十五次会议通过了《中华人民共和国基本医疗卫生与健康促进法》（以下简称《基本医疗卫生与健康促进法》），自 2020 年 6 月 1 日起施行。

2.【答案】A

【解析】公民依法享有从国家和社会获得基本医疗卫生服务的权利。

3.【答案】A

【解析】《中华人民共和国基本医疗卫生与健康促进法》明确规定：公民是自己健康的第一责任人，树立和践行对自己健康负责的健康管理理念，主动学习健康知识，提高健康素养，加强健康管理。

4.【答案】C

【解析】《中华人民共和国基本医疗卫生与健康促进法》第二十一条规定："国家实行预防接种制度，加强免疫规划工作。居民有依法接种免疫规划疫苗的权利和义务。政府向居民免费提供免疫规划疫苗。"

5.【答案】B

【解析】国家对医疗卫生机构实行分类管理。

6.【答案】D

【解析】《中华人民共和国基本医疗卫生与健康促进法》规定，全社会应当关心、尊重医疗卫生人员，维护良好安全的医疗卫生服务秩序，共同构建和谐医患关系。医疗卫生人员的人身安全、人格尊严不受侵犯，其合法权益受法律保护。禁止任何组织或者个人威胁、危害医疗卫生人员人身安全，侵犯医疗卫生人员人格尊严。国家采取措施，保障医疗卫生人员执业环境。

第二节　《中华人民共和国传染病防治法》

一、A_1 型题

1.【答案】A

【解析】根据《中华人民共和国传染病防治法》第四十二条规定，传染病暴发、流行时，县级以上地方人民政府应当立即组织力量，按照预防、控制预案进行防治，切断传染病的传播途径。

2.【答案】A

【解析】我国法定传染病中甲类传染病包括鼠疫、霍乱。

3.【答案】C

【解析】《中华人民共和国传染病防治法》规定，对乙类传染病中严重急性呼吸综合征和炭疽中的肺炭疽，采取传染病防治法所称甲类传染病的预防、控制措施。2009 年 4 月 30 日，卫生部经国务院批准，将甲型 H1N1 流感纳入乙类传染病，并采取甲类传染病的预防、控制措施。2013 年 10 月 28 日，国家卫生计生委发出《关于调整部分法定传染病病种管理工作的通知》，将人感染 H7N9 禽流感纳入法定乙类传染病；将甲型 H1N1 流感从乙类调整为丙类，并纳入现有流行性感冒进行管理；解除对人感染高致病性禽流感采取的传染病防治法规定的甲类传染病预防、控制措施。

4.【答案】D

【解析】目前，我国共有法定传染病 40 种，其中甲类 2 种、乙类 27 种、丙类 11 种。

5.【答案】C

【解析】《传染病防治法》规定的传染病分为甲类、乙类和丙类。甲类传染病（2 种）是指鼠疫、霍乱。乙类传染病（27 种）是指严重急性呼吸综合征、艾滋病、病毒性肝炎、脊髓灰质炎、人感染高致病性禽流感、甲型 H1N1 流感、麻疹、流行性出血热、狂犬病、流行性乙型脑炎、登革热、炭疽、细菌性和阿米巴性痢疾、肺结核、伤寒和副伤寒、流行性脑脊髓膜炎、百日咳、白喉、新生儿破伤风、猩红热、布氏鲁菌病、淋病、梅毒、钩端螺旋体病、血吸虫病、疟疾、新型冠状病毒感染。丙类传染病（11 种）是指流行性感冒、流行性腮腺炎、风疹、急性出血性结膜炎、麻风病、流行性和地方性斑疹伤寒、黑热病、棘球蚴病、丝虫病，除霍乱、细菌性和阿米巴性痢疾、伤寒和副伤寒以外的感染性腹泻病、手足口病。上述规定以外的其他传染病，根据其暴发、流行情况和危害程度，需要列入乙类、丙类传染病的，由国务院卫生行政部门决定并予以公布。

6.【答案】E

【解析】医疗机构发现乙类或者丙类传染病患者，应当根据病情采取必要的治疗和控制传播措施。医疗机构对本单位内被传染病病原体污染的场所、物品以及医疗废物，必须依照法律、法规的规定实施消毒和无害化处置。

7.【答案】C

【解析】《中华人民共和国传染病防治法》规定，医疗机构发现甲类传染病时，应当及时采取下列措施：①对患者、病原携带者，予以隔离治疗，隔离期限根据医学检查结果确定。②对疑似患者，确诊前在指定场所单独隔离治疗。③对医疗机构内的患者、病原携带者、疑似患者的密切接触者，在指定场所进行医学观察和采取其他必要的预防措施。拒绝隔离治疗或者隔离期未满擅自脱离隔离治疗的可以由公安机关协助医疗机构采取强制隔离治疗措施。

8.【答案】B

【解析】《中华人民共和国传染病防治法》规定，医疗机构发现甲类传染病时，对医疗机构内的患者、病原携带者、疑似患者的密切接触者，在指定场所进行医学观察和采取其他必要的预防措施。拒绝隔离治疗或者隔离期未满擅自脱离隔离治疗的，可以由公安机关协助医疗机构采取强制隔离治疗措施。

二、A_2 型题

9.【答案】A

【解析】《传染病防治法》第四十六条规定，患甲类传染病、炭疽死亡的，应当将尸体立即进行卫生处理，就近火化。患其他传染病死亡的，必要时应当将尸体进行卫生处理后火化或者按照规定深埋。

10.【答案】B

【解析】患者的临床表现为食欲缺乏、黄疸，被诊断为病毒性肝炎。病毒性肝炎属于乙类传染病。

11.【答案】C

【解析】丙类传染病，是指流行性感冒、流行性腮腺炎、风疹、急性出血性结膜炎、麻风病、流行性和地方性斑疹伤寒、黑热病、棘球蚴病、丝虫病，除霍乱、细菌性痢疾和阿米巴痢疾、伤寒和副伤寒以外的感染性腹泻病、手足口病。

12.【答案】E

【解析】对于患有鼠疫并擅自逃离医院的患者，为了防止鼠疫的传播，可以采取强制隔离治疗措施。

13.【答案】D

【解析】医疗机构保健人员未按规定报告传染病疫情，造成传染病传播、流行或者其他严重后果，尚未构成犯罪的，由卫生行政部门给予降级、撤职或开除。

14.【答案】C

【解析】人感染高致病性禽流感属于乙类传染病，甲类传染病必须实施隔离治疗，乙类传染病患者根据病情可在医院或家中隔离，直至患者痊愈为止，对某些疾病（如肾综合征出血热、钩端螺旋体病、布鲁菌病）患者，由于一般的接触传播可能性极小，可不必隔离。传染病疑似患者必须接受医学检查、随访和隔离措施。

第三节 《中华人民共和国疫苗管理法》

一、A_1 型题

1.【答案】E

【解析】目前国家免疫规划的疫苗（即第一类疫苗）包括：麻疹疫苗、脊髓灰质炎疫苗、百白破联合疫苗、卡介苗、乙型肝炎疫苗（不包括成人预防用乙型肝炎疫苗），以及各省、自治区、直辖市人民政府增加的免费向公民提供的疫苗。甲肝疫苗属于第二类疫苗。

2.【答案】D

【解析】预防接种异常反应，是指合格疫苗在实施规范接种过程中或者实施规范接种后造成机体组织、器官功能损害，相关各方均无过错的药品不良反应。

3.【答案】B

【解析】预防接种单位的条件《中华人民共和国疫苗管理法》规定，接种单位应当具备下列条件：①具有医疗机构执业许可证件。②具有经过县级人民政府卫生主管部门组织的预防接种专业培训并考核合格的执业医师、执业助理医师、护士或者乡村医生。③具有符合疫苗储存、运输管理规范的冷藏设施、设备和冷藏保管制度。

4.【答案】A

【解析】遵守预防接种工作规范《中华人民共和国疫苗管理法》规定，接种单位接种疫苗，应当遵守预防接种工作规范、免疫程序、疫苗使用指导原则和接种方案，并在其接种场所的显著位置公示第一类疫苗的品种和接种方法。接种单位接种第一类疫苗不得收取任何费用；接种第二类疫苗可以收取服务费、接种耗材费。

5.【答案】A

【解析】《中华人民共和国疫苗管理法》规定，国家对儿童实行预防接种证制度。在儿童出生后1个月内，其监护人应当到儿童居住地承担预防接种工作的接种单位为其办理预防接种证。

6.【答案】B

【解析】预防接种异常反应，是指合格的疫苗在实施规范接种过程中或者实施规范接种后造成受种者机体组织器官、功能损害，相关各方均无过错的药品不良反应。《中华人民共和国疫苗管理法》规定，下列情形不属于预防接种异常反应：①因疫苗本身特性引起的接种后一般反应。②因疫苗质量不合格给受种者造成的损害。③因接种单位违反预防接种工作规范、免疫程序、疫苗使用指导原则、接种方案给受种者造成的损害。④受种者在接种时正处于某种疾病的潜伏期或者前驱期，接种后偶合发病。⑤受种者有疫苗说明书规定的接种禁忌，在接种前受种者或者其监护人未如实提供受种者的健康状况和接种禁忌等情况，接种后受种者原有疾病急性复发或者病情加重。⑥因心理因素发生的个体或者群体的心因性反应。

7.【答案】E

【解析】医疗卫生人员应当对符合接种条件的受种者实施接种，并依照国务院卫生主管部门的规定，记录疫苗的品种、生产企业、最小包装单位的识别信息、有效期、接种时间、实施接种的医疗卫生人员、受种者等内容。接种记录保存时间不得少于5年。

8.【答案】D

【解析】《中华人民共和国疫苗管理法》规定，因预防接种异常反应造成受种者死亡、严重残疾或者器官组织损伤的，应当给予一次性补偿。因接种第一类疫苗引起预防接种异常反应需要对受种者予以补偿的，补偿费用由省、自治区、直辖市人民政府财政部门在预防接种工作经费中安排。因接种第二类疫苗引起预防接种异常反应需要对受种者予以补偿的，补偿费用由相关的疫苗生产企业承担。国家鼓励建立通过商业保险等形式对预防接种异常反应受种者予以补偿的机制。

9.【答案】B

【解析】2019年6月29日，第十三届全国人大常委会第十一次会议通过了《中华人民共和国疫苗管理法》，自2019年12月1日起施行。

二、A_2 型题

10.【答案】D

【解析】我国自2002年已将乙肝疫苗纳入国家免疫规划范围，接种单位接种第一类疫苗不得收取任何费用。

第四节　《突发公共卫生事件应急条例》

一、A_1 型题

1.【答案】A

【解析】《突发公共卫生事件应急条例》规定，突发事件监测机构、医疗卫生机构和有关单位发现有下列情形之一的，应当在2小时内向所在地县级人民政府卫生行政主管部门报告：①发生或者可能发生传染病暴发、流行的。②发生或者发现不明原因的群体性疾病的。③发生传染病菌种、毒种丢失的。④发生或者可能发生重大食物和职业中毒事件的。

2.【答案】D

【解析】医疗卫生机构对突发事件发生时的应急措施包括提供医疗救治、防止交叉感染和污染、采取医疗观察措施、依法报告。

3.【答案】A

【解析】当城镇中发现甲类传染病和乙类传染病中的艾滋病、肺炭疽病的患者、病原携带者或疑似患者时，根据《突发公共卫生事件应急条例》规定，应在2小时以内进行报告。

4.【答案】C

【解析】《突发公共卫生事件应急条例》规定，医疗机构收治传染病患者、疑似传染病患者，应当依法报告所在地的疾病预防控制机构。接到报告的疾病预防控制机构应当立即对可能受到危害的人员进行调查，根据需要采取必要的控制措施。

5.【答案】A

【解析】《突发公共卫生事件应急条例》规定，医疗卫生机构应当对传染病患者密切接触者采取医学观察措施，传染病患者密切接触者应当予以配合。

6.【答案】D

【解析】突发公共卫生事件，是指突然发生，造成或者可能造成社会公众健康严重损害的重大传染病疫情、群体性不明原因疾病、重大食物和职业中毒以及其他严重影响公众健康的事件。

二、A_2 型题

7.【答案】A

【解析】参考第1题解析。

8.【答案】C

【解析】参考第6题解析。

第五节 《医疗废物管理条例》

A$_1$型题

1.【答案】C

【解析】为了加强医疗废物的安全管理，防止疾病传播，保护环境，保障人体健康，2003年6月16日，国务院公布了《医疗废物管理条例》，自公布之日起施行。2011年1月8日，国务院对《医疗废物管理条例》进行了修订。

2.【答案】E

【解析】自行处置医疗废物的，应当符合以下基本要求：①使用后的一次性医疗器具和容易致人损伤的医疗废物，应当消毒并做毁形处理。②能够焚烧的，应当及时焚烧。③不能焚烧的，消毒后集中填埋。故E是错误的。

3.【答案】A

【解析】《医疗废物管理条例》规定，医疗废物暂时贮存的时间不得超过2天。

4.【答案】C

【解析】《医疗废物管理条例》规定，医疗卫生机构应当根据就近集中处置的原则，及时将医疗废物交由医疗废物集中处置单位处置。

5.【答案】A

【解析】医疗废物中病原体的培养基、标本和菌种、毒种保存液等高危险废物，在交医疗废物集中处置单位处置前应当就地消毒。

6.【答案】D

【解析】《医疗废物管理条例》规定，医疗卫生机构产生的污水、传染病患者或者疑似传染病患者的排泄物，应当按照国家规定严格消毒；达到国家规定的排放标准后，方可排入污水处理系统。

7.【答案】D

【解析】《医疗废物管理条例》规定，不具备集中处置医疗废物条件的农村，医疗卫生机构应当按照县级人民政府卫生行政主管部门、环境保护行政主管部门的要求，自行就地处置其产生的医疗废物。

8.【答案】C

【解析】《医疗废物管理条例》规定，自行处置医疗废物的，应当符合下列基本要求：①使用后的一次性医疗器具和容易致人损伤的医疗废物，应当消毒并作毁形处理。②能够焚烧的，应当及时焚烧。③不能焚烧的，消毒后集中填埋。

9.【答案】C

【解析】对医疗废物收集、运送、贮存、处置活动中的疾病防治工作实施统一监督管理的是卫生行政主管部门。

10.【答案】E

【解析】《医疗废物管理条例》规定，医疗卫生机构应当使用防渗漏、防遗撒的专用运送工具，按照本单位确定的内部医疗废物运送时间、路线，将医疗废物收集、运送至暂时贮存地点。运送工具使用后应当在医疗卫生机构内指定的地点及时消毒和清洁。

第六节 《中华人民共和国母婴保健法》

一、A$_1$型题

1.【答案】D

【解析】《中华人民共和国母婴保健法》第十四条规定，医疗保健机构应当为育龄妇女和孕产妇提供孕产期保健服务。孕产期保健服务包括以下内容。①母婴保健指导：对孕育健康后代以及严重遗传性疾病和碘缺乏病等地方病的发病原因、治疗和预防方法提供医学意见。②孕妇、产妇保健：为孕妇、产妇提供卫生、营养、心理等方面的咨询和指导，以及产前定期检查等医疗保健服务。③胎儿保健：为胎儿生长发育进行监护，提供咨询和医学指导。④新生儿保健：为新生儿生长发育、哺乳和护理提供医疗保健服务。

2.【答案】A

【解析】母婴保健，是指以保健为中心，以保障生殖健康为目的，为母亲和婴儿提供的医疗保健服务。

3.【答案】A

【解析】《中华人民共和国母婴保健法》规定，医疗保健机构依照规定开展婚前医学检查、遗传病诊断、产前诊断以及施行结扎手术和终止妊娠手术的，必须符合国务院卫生行政部门规定的条件和技术标准，并经县级以上地方人民政府卫生行政部门许可。

4.【答案】A

【解析】《中华人民共和国母婴保健法》规定，从事规定的遗传病诊断、产前诊断的人员，必须经过省、自治区、直辖市人民政府卫生行政部门的考核，并取得相应的合格证书。

5.【答案】A

【解析】《中华人民共和国母婴保健法》规定，从事规定的婚前医学检查、施行结扎手术和终止妊娠手术的人员以及从事家庭接生的人员，必须经过县级以上地方人民政府卫生行政部门的考核，并取得相应的合格证书。

二、A_2 型题

6.【答案】E

【解析】胎儿性别鉴定属违法行为。

第七节　《中华人民共和国人口与计划生育法》

A_1 型题

1.【答案】D

【解析】为了实现人口与经济、社会、资源、环境的协调发展，推行计划生育，维护公民的合法权益，促进家庭幸福、民族繁荣与社会进步，2001 年 12 月 29 日第九届全国人大常委会第 25 次会议通过了《中华人民共和国人口与计划生育法》，自 2002 年 9 月 1 日起施行；2015 年 12 月 27 日第十二届全国人大常委会第 18 次会议 2021 年 8 月 20 日第十三届全国人大常委会第三十次会次对《中华人民共和国人口与计划生育法》进行了修正。

2.【答案】D

【解析】D 选项属于计划生育技术服务人员的法律责任而非国家机关工作人员的。

3.【答案】E

【解析】《中华人民共和国人口与计划生育法》规定，国家建立婚前保健、孕产期保健制度，防止或者减少出生缺陷，提高出生婴儿健康水平。各级人民政府应当采取措施，保障公民享有计划生育服务，提高公民的生殖健康水平。医疗卫生机构应当针对育龄人群开展优生优育知识宣传教育，对育龄妇女开展围孕期、孕产期保健服务，承担计划生育、优生优育、生殖保健的咨询、指导和技术服务，规范开展不孕不育症诊疗。

4.【答案】C

【解析】计划生育技术服务人员应当指导实行计划生育的公民选择安全、有效、适宜的避孕措施。

5.【答案】B

【解析】《中华人民共和国人口与计划生育法》规定，严禁利用超声技术和其他技术手段进行非医学需要的胎儿性别鉴定。

第八节　《中华人民共和国医师法》

一、A_1 型题

1.【答案】C

【解析】《中华人民共和国医师法》（以下简称《医师法》）规定，医师应当坚持人民至上、生命至上，发扬人道主义精神，弘扬敬佑生命、救死扶伤、甘于奉献、大爱无疆的崇高职业精神，恪守职业道德，遵守执业规范，提高执业水平，履行防病治病、保护人民健康的神圣职责。

2.【答案】E

【解析】《医师法》规定，医师在执业活动中享有下列权利：①在注册的执业范围内，按照有关规范进行医学诊查、疾病调查、医学处置、出具相应的医学证明文件，选择合理的医疗、预防、保健方案。②获取劳动报酬，享受国家规定的福利待遇，按照规定参加社会保险并享受相应待遇。③获得符合国家规定标准的执业基本条件和职业防护装备。④从事医学教育、研究、学术交流。⑤参加专业培训，接受继续医学教育。⑥对所在医疗机构和卫生健康主管部门的工作提出意见和建议，依法参与所在机构的民主管理。⑦法律、法规规定的其他权利。

3.【答案】C

【解析】对需要紧急救治的患者，医师应当采取紧急措施进行诊治，不得拒绝急救处置。因抢救生命垂危的患者等紧急情况，不能取得患者或者其近亲属意见的，经医疗机构负责人或者授权的负责人批准，可以立即实施相应的医疗措施。

4.【答案】C

【解析】医师有权利参与学术会议、发表论文、进行医学研究等活动，以提升自身的专业知识和技能，并为医学领域的进步做出贡献。

5.【答案】D

【解析】医师应当使用经依法批准或者备案的药品、消毒药剂、医疗器械，采用合法、合规、科学的诊疗方法。除按照规范用于诊断治疗外，不得使用麻醉药品、医疗用毒性药品、精神药品、放射性药品等。

6.【答案】C

【解析】《中华人民共和国医师法》规定，每年 8 月 19 日为中国医师节。

7.【答案】C

【解析】《医师法》规定，医师在执业活动中履行下列义务：①遵循临床诊疗指南，遵守临床技术操作规范和医学伦理规范等。②树立敬业精神，恪守执业道德，履行医师职责，尽职尽责救治患者。③关心、爱护、尊重患者，依法保护患者的隐私和个人信息。④努力钻研业务，更新知识，提高医学专业技术能力和水平，提升医疗卫生服务质量。⑤宣传推广与岗位相适应的健康科普知识。对患者及公众进行健康教育和健康指导。⑥法律、法规规定的其他义务。

8.【答案】B

【解析】《中华人民共和国医师法》规定，医师在执业活动中应尊重、关心、爱护患者，依法保护患者隐私和个人信息。

9.【答案】B

【解析】为了保障医师合法权益，规范医师执业行为，加强医师队伍建设，保护人民健康，推进健康中国建设，1998 年 6 月 26 日，第九届全国人民代表大会常务委员会第三次会议通过了《中华人民共和国执业医师法》，自 1999 年 5 月 1 日起施行。2021 年 8 月 20 日，第十三届全国人民代表大会常务委员会第三十次会议通过了《中华人民共和国医师法》 （以下简称《医师法》），自 2022 年 3 月 1 日起施行。《中华人民共和国执业医师法》同时废止。

二、A_2 型题

10.【答案】A

【解析】医师执业要求中，对紧急救治的患者，医师应当采取紧急措施进行诊治；不得拒绝急救处置。

11.【答案】D

【解析】根据《医师法》第六章第五十六条规定：医师在执业活动中，违反本法规定，有下列行为之一的，由县级以上人民政府卫生健康主管部门责令改正，给予警告，没收违法所得，并处一万元以上三万元以下的罚款；情节严重的，责令暂停六个月以上一年以下执业活动直至吊销医师执业证书。该医师属于其中的第（五）款：利用职务之便，索要、非法收受财物或者牟取其他不正当利益的，或者违反诊疗规范，对患者实施不必要的检查、治疗造成不良后果。

12.【答案】D

【解析】根据《医师法》第十四条规定：医师经注册后，可以在医疗机构中按照注册的执业地点、执业类别、执业范围执业，从事相应的医疗卫生业务。该医师的诊疗行为超出其执业范围，属违法行为。

13.【答案】B

【解析】《医师法》规定，受刑事处罚，刑罚执行完毕不满二年或者被依法禁止从事医师职业的期限未满不予注册。

14.【答案】B

【解析】根据《医师法》第十一条规定：以师承方式学习中医满三年或者经多年实践医术确有专长的，经县级以上人民政府卫生健康主管部门委托的中医药专业组织或者医疗卫生机构考核合格并推荐，可以参加中医医师资格考试。本条规定的相关考试、考核办法，由国务院中医药主管部门拟订，报国务院卫生健康主管部门审核、发布。

第九节　医疗损害责任（《中华人民共和国民法典》第七编第六章）

一、A_1 型题

1.【答案】D

【解析】医疗损害责任（《中华人民共和国民法典》第七编第六章）规定，医务人员在诊疗活动中应当向患者说明病情和医疗措施。需要实施手术、特殊检查、特殊治疗的，医务人员应当及时向患者说明医疗风险、替代医疗方案等情况，并取得其书面同意；不宜向患者说明的，应当向患者的近亲属说明，并取得其书面同意。医务人员未尽到前述义务，造成患者损害的，医疗机构应当承担赔偿责任。

2.【答案】D

【解析】2020 年 5 月 28 日，第十三届全国人民代表大会第三次会议通过了《中华人民共和国民法典》（以下简称《民法典》），自 2021 年 1 月 1 日起施行。其中，第七编侵权责任的第六章是医疗损害责任，共 11 条。

3.【答案】B

【解析】医疗损害责任（《中华人民共和国民法典》第七编第六章）规定，患者在诊疗活动中受到损害，医疗机构及其医务人员有过错的，由医疗机构承担赔偿责任。因药品、消毒药剂、医疗器械的缺陷，或者输入不合格的血液造成患者损害的，患者可以向生产者或者血液提供机构请求赔偿，也可以向医疗机构请求赔偿。患者向医疗机构请求赔偿的，医疗机构赔偿后，有权向负有责任的生产者或者血液提供机构追偿。

4.【答案】B

【解析】医疗损害责任（《中华人民共和国民法典》第七编第六章）规定，患者有损害，因下列情形之一的，医疗机构不承担赔偿责任：①患者或者其近亲属不配合医疗机构进行符合诊疗规范的诊疗。②医务人员在抢救生命垂危的患者等紧急情况下已经尽到合理诊疗义务。③限于当时的医疗水平难以诊疗。在患者或者其近亲属不配合医疗机构进行符合诊疗规范的诊疗情形中，医疗机构及其医务人员也有过错的，应当承担相应的赔偿责任。

5.【答案】D

【解析】医疗损害责任（《中华人民共和国民法典》第七编第六章）规定，患者有损害，因下列情形之一的，推定医疗机构有过错：①违反法律、行政法规、规章以及其他有关诊疗规范的规定。②隐匿或者拒绝提供与纠纷有关的病历资料。③伪造、篡改或者销毁病历资料。

6.【答案】E

【解析】医疗损害责任（《中华人民共和国民法典》第七编第六章）规定医疗机构承担赔偿责任的情形：①未尽到说明义务。②未尽到与当时医疗水平相应的诊疗义务。③泄露患者隐私。

二、A_2 型题

7.【答案】D

【解析】医疗损害责任（《中华人民共和国民法典》第七编第六章）规定，医务人员在诊疗活动中应当向患者说明病情和医疗措施。需要实施手术、特殊检查、特殊治疗的，医务人员应当及时向患者说明医疗风险、替代医疗方案等情况，并取得其书面同意；不宜向患者说明的，应当向患者的近亲属说明，并取得其书面同意。医务人员未尽到前述义务，造成患者损害的，医疗机构应当承担赔偿责任。医疗损害责任（《中华人民共和国民法典》第七编第六章）规定，因抢救生命垂危的患者等紧急情况，不能取得患者或者其近亲属意见的，经医疗机构负责人或者授权的负责人批准，可以立即实施相应的医疗措施。

8.【答案】A

【解析】医疗损害责任（《中华人民共和国民法典》第七编第六章）规定，医疗机构及其医务人员应当对患者的隐私保密。泄露患者隐私或者未经患者同意公开其病历资料，造成患者损害的，应当承担侵权责任。向患者家属赔礼道歉不属于卫生行政部门的处罚条例。

第十节　《中华人民共和国精神卫生法》

一、A_1 型题

1.【答案】D

【解析】《中华人民共和国精神卫生法》已由中华人民共和国第十一届全国人民代表大会常务委员会第二十九次会议于2012年10月26日通过，自2013年5月1日起施行。

2.【答案】B

【解析】自愿住院治疗的精神障碍患者可以随时要求出院，医疗机构应当同意。

3.【答案】D

【解析】全社会应当尊重、理解、关爱精神障碍患者。任何组织或者个人不得歧视、侮辱、虐待精神障碍患者，不得非法限制精神障碍患者的人身自由。

4.【答案】C

【解析】有关单位和个人应当对精神障碍患者的姓名、肖像、住址、工作单位、病历资料以及其他可能推断出其身份的信息予以保密；但是依法履行职责需要公开的除外。

5.【答案】B

【解析】为了发展精神卫生事业，规范精神卫生服务，维护精神障碍患者的合法权益，2012年10月26日第十一届全国人大常委会第29次会议通过了《中华人民共和国精神卫生法》，自2013年5月1日起施行。《中华人民共和国精神卫生法》规定，精神障碍患者的人格尊严、人身和财产安全不受侵犯。

二、A_3/A_4 型题

6.【答案】C

【解析】依照《中华人民共和国精神卫生法》对患者实施约束行为的性质属于保护性医疗措施。

7.【答案】D

【解析】对患者实施身体约束而未告知其监护人的做法，侵犯的患方权利是知情权。

8.【答案】A

【解析】主动-被动模式：在这种模式中，医师处于主动地位，患者处于被动地位并以服从为前提，这类似于父母与婴儿的关系。它主要适用于昏迷、休克、精神病患者发作期、严重智力低下者以及婴幼儿等一些难以表达主观意志的患者。

第十一节　《医疗机构管理条例》

一、A_1 型题

1.【答案】C

【解析】参见《医疗机构管理条例》第二十六条：医疗机构必须将《医疗机构执业许可证》、诊疗科目、诊疗时间和收费标准悬挂于明显处所。

2.【答案】E

【解析】未经医师（士）亲自诊查或亲自接产，医疗机构不得出具疾病诊断书、健康证明书或者死亡证明书等证明文件；未经医师（士）、助产人员亲自接产，医疗机构不得出具出生证明书或者死产报告书。

3.【答案】D

【解析】参见《医疗机构管理条例》第三十一条：医疗机构对危重患者应当立即抢救。对限于设备或者技术条件不能诊治的患者，应当及时转诊。

4.【答案】B

【解析】《医疗机构管理条例》第三十一条：医疗机构对危重患者应当立即抢救。对限于设备或者技术条件不能诊治的患者，应当及时转诊。

5.【答案】C

【解析】《医疗机构管理条例》规定，任何单位或者个人，未取得"医疗机构执业许可证"，不得开展诊疗活动。医疗机构执业，必须遵守有关法律、法规和医疗技术规范。

6.【答案】D

【解析】《医疗机构管理条例》规定，医疗机构执业，必须遵守有关法律、法规和医疗技术规范。医疗机构工作人员上岗工作，必须佩戴载有本人姓名、职务或者职称的标牌。

7.【答案】A

【解析】未经医师（士）亲自诊查患者，医疗机构不得出具疾病诊断书、健康证明书或者死亡证明书等证明文件；未经医师（士）、助产人员亲自接产，医疗机构不得出具出生证明书或者死产报告书。

8.【答案】D

【解析】医务人员在诊疗活动中应向患者说明病情和医疗措施。需要实施手术、特殊检查、特殊治疗的，医务人员应及时向患者具体说明医疗风险、替代医疗方案等情况，并取得其明确同意；不能或不宜向患者说明的，应向患者的近亲属说明，并取得其明确同意。因抢救生命垂危的患者等紧急情况，不能取得患者或其近亲属意见的，经医疗机构负责人或者授权的负责人批准，可以立即实施相应的医疗措施。

9.【答案】C

【解析】医疗机构不得使用非卫生技术人员从事医疗卫生技术工作。

10.【答案】B

【解析】医疗机构必须将《医疗机构执业许可证》、诊疗科目、诊疗时间和收费标准悬挂于明显处所。

11.【答案】A

【解析】医疗机构，是指依法定程序设立，取得《医疗机构执业许可证》从事疾病诊断、治疗活动的卫生机构的总称。

12.【答案】A

【解析】医疗机构对传染病、精神病、职业病等患者的特殊诊治和处理，应当按照国家有关法律、法规的规定办理。

13.【答案】A

【解析】医疗机构必须承担相应的预防保健工作，承担县级以上人民政府卫生行政部门委托的支援农村、指导基层医疗卫生工作等任务。

14.【答案】A

【解析】发生重大灾害、事故、疾病流行或者其他意外情况时，医疗机构及其卫生技术人员必须服从县级以上人民政府卫生行政部门的调遣。

二、A_2 型题

15.【答案】D

【解析】医疗机构对危重患者应当立即抢救。

第十二节　《医疗纠纷预防和处理条例》

A1 型题

1.【答案】B

【解析】2018 年 7 月 31 日，国务院发布了《医疗纠纷预防和处理条例》，自 2018 年 10 月 1 日起施行。

2.【答案】E

【解析】患者有权复印或者复制其门诊病历、住院志、体温单、医嘱单、化验单（检验报告）、医学影像检查资料、特殊检查同意书、手术同意书、手术及麻醉记录单、病理资料、护理记录，以及国务院卫生行政部门规定的其他病历资料。《医疗事故处理条例》规定，发生医疗事故争议时，死亡病例讨论记录、疑难病例讨论记录、上级医师查房记录、会诊意见、病程记录应当在医患双方在场的情况下封存和启封。这些是患者无权复印的。

3.【答案】B

【解析】医疗机构应当对封存的病历开列封存清单，由医患双方签字或者盖章，各执一份。病历资料封存后医疗纠纷已经解决，或者患者在病历资料封存满 3 年未再提出解决医疗纠纷要求的，医疗机构可以自行启封。

4.【答案】B

【解析】医患双方申请医疗纠纷行政调解的，应当按规定向医疗纠纷发生地县级人民政府卫生主管部门提出申请。

5.【答案】B

【解析】医患双方申请医疗纠纷行政调解的，应当按规定向医疗纠纷发生地县级人民政府卫生主管部门提出申请。卫生主管部门应当自收到申请之日起5个工作日内作出是否受理的决定。

6.【答案】A

【解析】疑似输液、输血、注射、用药等引起不良后果的，医患双方应当共同对现场实物进行封存、启封，封存的现场实物由医疗机构保管。需要检验的，应当由双方共同委托依法具有检验资格的检验机构进行检验；双方无法共同委托的，由医疗机构所在地县级人民政府卫生主管部门指定。疑似输血引起不良后果，需要对血液进行封存保留的，医疗机构应当通知提供该血液的血站派员到场。

7.【答案】C

【解析】《医疗纠纷预防和处理条例》第四十六条医疗机构将未通过技术评估和伦理审查的医疗新技术应用于临床的，由县级以上人民政府卫生主管部门没收违法所得，并处5万元以上10万元以下罚款，对直接负责的主管人员和其他直接责任人员给予或者责令给予降低岗位等级或者撤职的处分，对有关医务人员责令暂停6个月以上1年以下执业活动；情节严重的，对直接负责的主管人员和其他直接责任人员给予或者责令给予开除的处分，对有关医务人员由原发证部门吊销执业证书；构成犯罪的，依法追究刑事责任。

第十三节　《医疗事故处理条例》

一、A_1 型题

1.【答案】C

【解析】根据《医疗事故处理条例》第十四条的规定，发生医疗事故的，医疗机构应当按照规定向所在地卫生行政部门报告。发生下列重大医疗过失行为的，医疗机构应当在12小时内向所在地卫生行政部门报告：①导致患者死亡或者可能为二级以上的医疗事故。②导致3人以上人身损害后果。③国务院卫生行政部门和省、自治区、直辖市人民政府卫生行政部门规定的其他情形。

2.【答案】D

【解析】《医疗事故处理条例》规定，患者死亡，医患双方当事人不能确定死因或者对死因有异议的，应当在患者死亡后48小时内进行尸检；具备尸体冻存条件的，可以延长至7日。尸检应当经死者近亲属同意并签字。

3.【答案】D

【解析】病历是指医务人员在医疗活动过程中形成的文字、符号、图表、影像、切片等资料的总和，包括门（急）诊病历和住院病历。病历书写是指医务人员通过问诊、查体、辅助检查、诊断、治疗、护理等医疗活动获得有关资料，并进行归纳、分析、整理形成医疗活动记录的行为。《医疗事故处理条例》规定，医疗机构应当按照国务院卫生行政部门规定的要求，书写并妥善保管病历资料。因抢救急危患者，未能及时书写病历的，有关医务人员应当在抢救结束后6小时内据实补记，并加以注明。严禁涂改、伪造、隐匿、销毁或者抢夺病历资料。《医疗事故处理条例》规定，发生医疗事故争议时，死亡病例讨论记录、疑难病例讨论记录、上级医师查房记录、会诊意见、病程记录应当在医患双方在场的情况下封存和启封。封存的病历资料可以是复印件，由医疗机构保管。

4.【答案】D

【解析】因抢救急危患者，未能及时书写病历的，有关医务人员应当在抢救结束后6小时内据实补记，并加以注明。

5.【答案】E

【解析】《医疗事故处理条例》第三十三条规定，有下列情形之一的，不属于医疗事故：①在紧急情况下为抢救垂危患者生命而采取紧急医学措施造成不良后果的。②在医疗活动中由于患者病情异常或者患者体质特殊而发生医疗意外的。③在现有医学科学技术条件下，发生无法预料或者不能防范的不良后果的。④无过错输血感染造成不良后果的。⑤因患方原因延误诊疗导致不良后果的。⑥因不可抗力造成不良后果的。无过错输血感染造成不良后果才是确切说法。

二、A_2 型题

6.【答案】E

【解析】根据《医疗事故处理条例》规定，在紧急情况下为抢救垂危患者生命而采取紧急医疗措施造成不良后果的，不属于医疗事故。

三、A_3/A_4 型题

7.【答案】D

【解析】《医疗事故处理条例》规定，患者死亡，医患双方当事人不能确定死因或者对死因有异议的，应当在患者死亡后48小时内进行尸检。

8.【答案】C

【解析】具备尸体冻存条件的，可以延长至7日。

9.【答案】A

【解析】尸检应当经死者近亲属同意并签字。

第十四节 《乡村医生从业管理条例》

A_1 型题

1.【答案】A

【解析】A属于乡村医生在执业活动中享有的权利。《乡村医生从业管理条例》规定，乡村医生在执业活动中应当履行以下义务：①遵守法律、法规、规章和诊疗护理技术规范、常规。②树立敬业精神，遵守职业道德，履行乡村医生职责，为村民健康服务。③关心、爱护、尊重患者，保护患者的隐私。④努力钻研业务，更新知识，提高专业技术水平。⑤向村民宣传卫生保健知识，对患者进行健康教育。

2.【答案】E

【解析】E项属于乡村医生在执业活动中履行的义务。《乡村医生从业管理条例》规定，乡村医生在执业活动中享有以下权利：①进行一般医学处置，出具相应的医学证明。②参与医学经验交流，参加专业学术团体。③参加业务培训和教育。④在执业活动中，人格尊严、人身安全不受侵犯。⑤获取报酬。⑥对当地的预防、保健、医疗工作和卫生行政主管部门的工作提出意见和建议。

3.【答案】A

【解析】乡村医生是指尚未取得执业医师资格或者执业助理医师资格，经注册在村医疗卫生机构从事预防、保健和一般医疗服务的卫生技术人员。

4.【答案】D

【解析】为了提高乡村医生的职业道德和业务素质，加强乡村医生从业管理，保护乡村医生的合法权益，保障村民获得初级卫生保健服务，2003年8月5日国务院发布了《乡村医生从业管理条例》，自2004年1月1日起施行。

5.【答案】E

【解析】《乡村医生从业管理条例》规定，乡村医生在执业活动中享有下列权利：①进行一般医学处置，出具相应的医学证明。②参与医学经验交流，参加专业学术团体。③参加业务培训和教育。④在执业活动中，人格尊严、人身安全不受侵犯。⑤获取报酬。⑥对当地的预防、保健、医疗工作和卫生行政主管部门的工作提出意见和建议。

6.【答案】D

【解析】乡村医生没有资格进行无条件临床试验治疗，这是需要特殊资质和条件的医疗活动。

7.【答案】C

【解析】《乡村医生从业管理条例》规定，乡村医生在执业活动中应当履行下列义务：①遵守法律、法规、规章和诊疗护理技术规范、常规。②树立敬业精神，遵守职业道德，履行乡村医生职责，为村民健康服务。③关心、爱护、尊重患者，保护患者的隐私。④努力钻研业务，更新知识，提高专业技术水平。⑤向村民宣传卫生保健知识，对患者进行健康教育。

8.【答案】B

【解析】乡村医生执业要求：①乡村医生应当协助有关部门做好初级卫生保健服务工作；按照规定及时报告传染病疫情和中毒事件，如实填写并上报有关卫生统计报表，妥善保管有关资料。②乡村医生在执业活动中，不得重复使用一次性医疗器械和卫生材料。对使用过的一次性医疗器械和卫生材料，应当按照规定处置。③乡村医生应当如实向患者或者其家属介绍病情，对超出一般医疗服务范围或者限于医疗条件和技术水平不能诊治的患者，应当及时转诊；情况紧急不能转诊的，应当先行抢救并及时向有抢救条件的医疗卫生机构求助。④乡村医生不得出具与执业范围无关或者与执业范围不相符的医学证明，不得进行实验性临床医疗活动。⑤乡村医生应当在乡村医生基本用药目录规定的范围内用药。

9.【答案】A

【解析】乡村医生在执业时，如果遇到超出其能力范围或诊治条件的患者，应及时将其转诊到专科医生或医疗机构进行进一步的诊断和治疗，选项A正确。乡村医生应按照一次性医疗器械和卫生材料的使用规范进行使用，不得重复使用，选项B错误。乡村医生没有资格进行实验性临床医疗活动，这是需要特殊的审批和资质的医疗活动，选项C错误。乡村医生只能出具与其执业范围相关的医学证明，不能随意出具与其执业范围无关的证明，选项D错误。乡村医生在用药时应在乡村医生基本用药目录规定的范围内用药，选项E错误。

10.【答案】A

【解析】根据《乡村医生从业管理条例》规定，乡村医生应当在乡村医生基本用药目录规定的范围内用药。

第十五节　《医院感染管理办法》

A_1 型题

1.【答案】E

【解析】依据卫健委医院感染诊断标准（试行），以下情况不属于医院感染：①皮肤黏膜开放性伤口只有细菌定植而无炎症表现。②由于创伤或非生物性因子刺激而产生的炎症表现。③新生儿经胎盘获得（出生后48小时内发病）的感染，如单纯疱疹、弓形体、水痘等。④患者原有的慢性感染在医院内急性发作。

2.【答案】E

【解析】医疗机构为预防传染病院内传播应承担的职责是医疗废物处理。

3.【答案】A

【解析】进入人体组织、无菌器官的医疗器械、器具和物品都必须达到灭菌水平，A选项错误。

4.【答案】A

【解析】为加强医院感染管理，有效预防和控制医院感染，提高医疗质量，保证医疗安全，2006年7月6日卫生部发布了《医院感染管理办法》，自2006年9月1日起施行。

5.【答案】C

【解析】医院感染，指住院患者在医院内获得的感染，包括在住院期间发生的感染和在医院内获得出院后发生的感染，但不包括入院前已开始或者入院时已处于潜伏期的感染。医院工作人员在医院内获得的感染也属医院感染。

6.【答案】B

【解析】《医院感染管理办法》规定，医疗机构应当按照《消毒管理办法》，严格执行医疗器械、器具的消毒工作技术规范，并达到以下要求：①进入人体组织、无菌器官的医疗器械、器具和物品必须达到灭菌水平。②接触皮肤、黏膜的医疗器械、器具和物品必须达到消毒水平。③各种用于注射、穿刺、采血等有创操作的医疗器具必须一用一灭菌。

7.【答案】A

【解析】《医院感染管理办法》规定，医疗机构应当制定具体措施，保证医务人员的手卫生、诊疗环境条件、无菌操作技术和职业卫生防护工作符合规定要求，对医院感染的危险因素进行控制。

第十六节　《处方管理办法》

一、A_1 型题

1.【答案】C

【解析】《处方管理办法》有总则、处方管理的一般规定、处方权的获得、处方的开具、处方的调剂、监督管理、法律责任、附则8章，共63条。

2.【答案】C

【解析】为规范处方管理，提高处方质量，促进合理用药，保障医疗安全，2007年2月14日卫生部发布了《处方管理办法》，自2007年5月1日起施行。

3.【答案】D

【解析】除特殊情况外，应当注明临床诊断。

4.【答案】B

【解析】根据《处方管理办法》规定，医疗用毒性药品、第二类精神药品处方保存期限为2年。

5.【答案】A

【解析】根据《处方管理办法》规定，普通处方保存期限为1年。

6.【答案】A

【解析】根据《处方管理办法》规定，急诊处方保存期限为1年。

7.【答案】C

【解析】根据《处方管理办法》规定，麻醉药品和第一类精神药品处方保存期限为3年。

8.【答案】E

【解析】医师出现下列情形之一的，处方权由其所在医疗机构予以取消：①被责令暂停执业。②考核不合格离岗培训期间。③被注销、吊销执业证书。④不按照规定开具处方，造成严重后果的。⑤不按照规定使用药品，造成严重后果的。⑥因开具处方牟取私利。

9.【答案】B

【解析】处方开具当日有效。特殊情况下需延长有效期的，由开具处方的医师注明有效期限，但有效期最长不得超过3天。

10.【答案】C

【解析】处方一般不得超过7日用量。急诊处方一般不得超过3日用量。对于某些慢性病、老年病或特殊情况，处方用量可适当延长，但医师应当注明理由。医疗用毒性药品、放射性药品的处方用量应当严格按照国家有关规定执行。

11.【答案】D

【解析】医师应当根据医疗、预防、保健需要，按照诊疗规范、药品说明书中的药品适应证、药理作用、用法、用量、禁忌、不良反应和注意事项等开具处方。

二、A_2 型题

12.【答案】D

【解析】医疗机构应当对出现超常处方3次以上且无正当理由的医师提出警告，限制其处方权；限制处方权后，仍连续2次以上出现超常处方且无正当理由的，取消其处方权。

13.【答案】B

【解析】医疗机构应当对出现超常处方3次以上且无正当理由的医师提出警告，限制其处方权；限制处方权后，仍连续2次以上出现超常处方且无正当理由的，取消其处方权。

第十七节　《抗菌药物临床应用管理办法》

A_1 型题

1.【答案】C

【解析】《抗菌药物临床应用管理办法》规定，抗菌药物临床应用应当遵循安全、有效、经济的原则。

2.【答案】D

【解析】抗菌药物，是指治疗细菌、支原体、衣原体、立克次体、螺旋体、真菌等病原微生物所致感染性疾病病原的药物，不包括治疗结核病、寄生虫病和各种病毒所致感染性疾病的药物以及具有抗菌作用的中药制剂。

3.【答案】E

【解析】受县级卫生行政部门委托，乡镇卫生院负责对辖区内村卫生室抗菌药物使用量、使用率等情况进行排名并予以公示，并向县级卫生行政部门报告。

4.【答案】B

【解析】抗菌药物，指治疗细菌、支原体、衣原体、立克次体、螺旋体、真菌等病原微生物所致感染性疾病病原的药物，不包括治疗结核病、寄生虫病和各种病毒所致感染性疾病的药物以及具有抗菌作用的中药制剂。

5.【答案】D

【解析】为加强医疗机构抗菌药物临床应用管理，规范抗菌药物临床应用行为，提高抗菌药物临床应用水平，促进临床合理应用抗菌药物，控制细菌耐药，保障医疗质量和医疗安全，2012年4月24日，卫生部发布了《抗菌药物临床应用管理办法》，自2012年8月1日起施行。

6.【答案】A

【解析】《抗菌药物临床应用管理办法》规定，具有高级专业技术职务任职资格的医师，可授予特殊使用级抗菌药物处方权。

7.【答案】D

【解析】《抗菌药物临床应用管理办法》规定，药师经培训并考核合格后，方可获得抗菌药物调剂资格。

8.【答案】B

【解析】《抗菌药物临床应用管理办法》规定，具有中级以上专业技术职务任职资格的医师，可授予限制使用级抗菌药物处方权。

9.【答案】B

【解析】二级以上医院应当定期对医师和药师进行抗菌药物临床应用知识和规范化管理的培训。医师经本机构培训并考核合格后，方可获得相应的处方权。

10.【答案】A

【解析】其他医疗机构依法享有处方权的医师、乡村医生和从事处方调剂工作的药师，由县级以上地方卫生行政部门组织相关培训、考核。经考核合格的，授予相应的抗菌药物处方权或者抗菌药物调剂资格。

11.【答案】E

【解析】特殊使用级抗菌药物是指具有以下情形之一的抗菌药物：①具有明显或者严重不良反应，不宜随意使用的抗菌药物。②需要严格控制使用，避免细菌过快产生耐药的抗菌药物。③疗效、安全性方面的临床资料较少的抗菌药物。④价格昂贵的抗菌药物。

12.【答案】B

【解析】根据《抗菌药物临床应用管理办法》关于抗菌药物的具体划分标准，非限制使用级抗菌药物是指经长期临床应用证明安全、有效，对细菌耐药性影响较小，价格相对较低的抗菌药物；限制使用级抗菌药物是指经长期临床应用证明安全、有效，对细菌耐药性影响较大，或者价格相对较高的抗菌药物。

13.【答案】C

【解析】《抗菌药物临床应用管理办法》规定，医疗机构应当按照国家药品监督管理部门批准并公布的药品通用名称购进抗菌药物，优先选用《国家基本药物目录》《中国国家处方集》和《国家基本医疗保险、工伤保险和生育保险药品目录》收录的抗菌药物品种。

14.【答案】A

【解析】《抗菌药物临床应用管理办法》规定，医疗机构应当制定并严格控制门诊患者静脉输注使用抗菌药物比例。

15.【答案】C

【解析】受县级卫生行政部门委托，乡镇卫生院负责对辖区内村卫生室抗菌药物使用量、使用率等情况进行排名并予以公示，并向县级卫生行政部门报告。

第十八节　《中华人民共和国药品管理法》

一、A_1 型题

1.【答案】B

【解析】《中华人民共和国药品管理法》规定，国家实行药品不良反应报告制度。药品生产企业、药品经营企业和医疗机构必须经常考察本单位所生产、经营、使用的药品质量、疗效和反应。发现可能与用药有关的严重不良反应，必须及时向当地省、自治区、直辖市人民政府药品监督管理部门和卫生行政部门报告。

2.【答案】D

【解析】《中华人民共和国药品管理法》有总则、药品生产企业管理、药品经营企业管理、医疗机构的药剂管理、药品管理、药品包装的管理、药品价格和广告的管理、药品监督、法律责任、附则10章，共106条。

3.【答案】A

【解析】为加强药品监督管理，保证药品质量，保障人体用药安全，维护人民身体健康和用药的合法权益，1984年9月20日第六届全国人大常委会第7次会议通过了《中华人民共和国药品管理法》；2001年2月28日第九届全国人大常委会第20次会议通过了修订的《中华人民共和国药品管理法》，自2001年12月1日起施行。2013年12月28日第十二届全国人大常委会第六次会议、2015年4月24日第十二届全国人大常委会第十四次会议对《中华人民共和国药品管理法》进行了修正。2019年8月26日第十三届全国人大常委会第十二次会议对《中华人民共和国药品管理法》进行了第二次修订，自2019年12月1日起施行。

4.【答案】C

【解析】颁发和施行《中华人民共和国药品管理法》的目的是加强药品监督管理、保证药品质量、保障人体用药安全、维护人民身体健康和用药的合法权益。

5.【答案】B

【解析】《中华人民共和国药品管理法》规定，禁止生产（包括配制）、销售假药。有下列情形之一的为假药：①药品所含成分与国家药品标准规定的成分不符的。②以非药品冒充药品或者以他种药品冒充此种药品的。③变质的药品。④药品所表明的适应证或者功能主治超出规定范围。

6.【答案】A

【解析】参考第5题解析。

7.【答案】B

【解析】对已确认发生严重不良反应的药品，国务院或者省、自治区、直辖市人民政府的药品监督管理部门可以采取停止生产、销售、使用的紧急控制措施，并应当在5日内组织鉴定，自鉴定结论作出之日起15日内依法作出行政处理决定。

第十九节　《中华人民共和国中医药法》

A_1 型题

1.【答案】D

【解析】为了继承和弘扬中医药，保障和促进中医药事业发展，保护人民健康，2016年12月25日，第十二届全国人大常委会第二十五次会议通过了《中华人民共和国中医药法》，自2017年7月1日起施行。

2.【答案】D

【解析】对于保障中医药事业的发展，其保障措施不包括西药的管理和保护。

3.【答案】D

【解析】中医诊所违反《中医药法》的规定，超出备案范围开展医疗活动的，由所在地县级人民政府中医药主管部门责令改正，没收违法所得，并处一万元以上三万元以下罚款；情节严重的，责令停止执业活动。中医诊所被责令停止执业活动的，其直接负责的主管人员自处罚决定作出之日起五年内不得在医疗机构内从事管理工作。

4.【答案】E

【解析】不管中医还是西医医疗机构，都必须取得医疗机构执业许可证方可营业；医疗机构设置、验收、审批的程序应该按照《医疗机构管理条例》的要求进行。

5.【答案】A

【解析】合并、撤销政府举办的中医医疗机构或者改变其中医医疗性质，应当征求上一级人民政府中医药主管部门的意见。

6.【答案】E

【解析】政府举办的综合医院、妇幼保健机构和有条件的专科医院、社区卫生服务中心、乡镇卫生院，应当设置中医药科室。

7.【答案】E

【解析】举办中医诊所，将诊所的名称、地址、诊疗范围、人员配备情况等报所在地县级人民政府中医药主管部门备案后即可开展执业活动。

8.【答案】E

【解析】从事中医医疗活动的人员应当依照《中华人民共和国医师法》规定，通过中医医师资格考试取得中医医师资格，并进行执业注册。以师承方式学习中医或者经多年实践，医术确有专长的人员，由至少2名中医医师推荐，经省、自治区、直辖市人民政府中医药主管部门组织实践技能和效果考核合格后，即可取得中医医师资格。按照考核内容进行执业注册后，即可在注册的执业范围内，以个人开业的方式或者在医疗机构内从事中医医疗活动。中医药主管部门根据中医药技术方法的安全风险拟订上述人员的分类考核办法，报国务院卫生行政部门审核、发布。

9.【答案】C

【解析】医疗机构发布中医医疗广告，应当经所在地省、自治区、直辖市人民政府中医药主管部门审查批准。发布的中医医疗广告应当与经审查批准的内容相符合，并符合《中华人民共和国广告法》的有关规定。

10.【答案】E

【解析】国家制定中药材种植养殖、采集、贮存和初加工的技术规范、标准，加强对中药材生产流通全过程的质量监督管理，保障中药材质量安全。

11.【答案】C

【解析】生产符合国家规定条件的来源于古代经典名方的中药复方制剂，在申请药品批准文号时，可以仅提供非临床安全性研究资料。

12.【答案】A

【解析】国家鼓励医疗机构根据本医疗机构临床用药需要配制和使用中药制剂，支持应用传统工艺配制中药制剂，支持以中药制剂为基础研制中药新药，故选项B错误。医疗机构配制中药制剂，应当依照《中华人民共和国药品管理法》的规定取得医疗机构制剂许可证，或者委托取得药品生产许可证的药品生产企业、取得医疗机构制剂许可证的其他医疗机构配制中药制剂，故选项C错误。医疗机构配制的中药制剂品种，应当依法取得制剂批准文号。但是，仅应用传统工艺的中药制剂品种，向医疗机构所在地省、自治区、直辖市人民政府药品监督管理部门备案后即可配制，不需要取得制剂批准文号，故选项D错误。医疗机构对其配制的中药制剂的质量负责；委托配制中药制剂的，委托方和受托方对所配制的中药制剂的质量分别承担相应责任。故选项E错误。

13.【答案】A

【解析】中医药学校教育的培养目标、修业年限、教学形式、教学内容、教学评价及学术水平评价标准等，应当体现中医药学科特色，符合中医药学科发展规律。

14.【答案】B

【解析】国家发展中医药师承教育，支持有丰富临床经验和技术专长的中医医师、中药专业技术人员在执业、业务活动中带徒授业，传授中医药理论和技术方法，培养中医药专业技术人员。

15.【答案】A

【解析】对具有重要学术价值的中医药理论和技术方法，省级以上人民政府中医药主管部门应当组织遴选本行政民域内的中医药学术传承项目和传承人，并为传承活动提供必要的条件。传承人应当开展传承活动，培养后继人才，收集整理并妥善保存相关的学术资料。属于非物质文化遗产代表性项目的，依照《中华人民共和国非物质文化遗产法》的有关规定开展传承活动。

16.【答案】D

【解析】国家加强中医药标准体系建设，根据中医药特点对需要统一的技术要求制定标准并及时修订。

17.【答案】D

【解析】中医诊所被责令停止执业活动的，其直接负责的主管人员自处罚决定作出之日起五年内不得在医疗机构内从事管理工作。

第四章 基本技能

执业素质

A_1型题

1.【答案】A

【解析】对急危患者，医师应当采取紧急措施进行诊治；不得拒绝急救处置。

2.【答案】E

【解析】医师在诊疗活动中应当保障患者在就医中享有的知悉与自己就诊有关的信息的权利。

医师在诊疗活动中应当向患者说明病情和医疗措施。需要实施手术、特殊检查、特殊治疗的，医务人员应当及时向患者说明医疗风险、替代医疗方案等情况，并取得其书面同意；不宜向患者说明的，应当向患者的近亲属说明，并取得其书面同意。因抢救生命垂危的患者等紧急情况，不能取得患者或者其近亲属意见的，经医疗机构负责人或者授权的负责人批准，可以立即实施相应的医疗措施。

第二部分 公共卫生

第一章 卫生管理和政策

第一节 疾病预防策略

一、A_1 型题

1.【答案】A

【解析】病因或危险因素的持续作用和致病效应的累积导致健康问题或疾病发生发展，出现疾病痊愈、病情缓解、转为慢性、功能不全或者加重、死亡等不同的结局，这个过程被称为疾病的自然过程。

2.【答案】D

【解析】疾病的自然过程一般可分为易感期、发病前期（潜伏期）、发病期（临床期）和发病后期（转归期）4个阶段。

3.【答案】A

【解析】在疾病发生发展的不同阶段，采取相应适当的预防措施来延缓或者阻止疾病发生发展的策略称为疾病预防策略。根据疾病自然过程，将预防水平分为3级，即三级预防策略。

4.【答案】A

【解析】一级预防是在疾病发生的危险因素已存在的情况下，预防疾病的发生，通过避免接触危险因素和提高抵抗疾病能力来实现，例如，不吸烟、体育锻炼、接种疫苗、合理营养、健康的性生活等，是个人最佳的预防。

5.【答案】E

【解析】第三级预防亦称康复治疗，是对疾病进入后期阶段的预防措施，此时机体对疾病已失去调节代偿能力，将出现伤残或死亡的结局。此时应采取对症治疗，减少痛苦、延长生命，并实施各种康复工作，力求病而不残，残而不废，促进康复。

6.【答案】B

【解析】筛检属于三级预防中的第二级预防。

7.【答案】E

【解析】第一级预防又称病因（发病前期）预防，是最积极的预防措施。其内容包括特殊预防、增进机体健康、改善生活和生产环境三方面。第二级预防即临床前期（发病期）预防，即在疾病的临床前期做好早期发现、早期诊断、早期治疗（“三早”），从而使疾病能够得到尽早治愈而不致加重和发展。第三级预防又称临床（发病后期）预防。针对发病后期采取治疗措施，防止疾病恶化，预防并发症和病残。

8.【答案】B

【解析】第一级预防又称病因（发病前期）预防，是最积极的预防措施。其内容包括特殊预防、增进机体健康、改善生活和生产环境三方面。

9.【答案】D

【解析】第三级预防又称临床（发病后期）预防。针对发病后期采取治疗措施，防止疾病恶化，预防并发症和病残，故D是错的。

10.【答案】C

【解析】三级预防策略：根据疾病发生发展过程以及健康决定因素的特点，把预防策略按等级分类，称为三级预防策略。①第一级预防：是针对病因所采取的预防措施。它既包括针对健康个体的措施，也包括针对整个公众的社会措施。在第一级预防中，如果在疾病的因子还没有进入环境之前就采取预防性措施，则称为根本性预防。②第二级预防：在疾病的临床前期做好早期发现、早期诊断、早期治疗的“三早”预防工作，以控制疾病的发展和恶化。对于传染病，除了“三早”，尚需做到疫情早报告及患者早隔离，即“五早”。③第三级预防：对已患某些疾病者，采取及时的、有效的治疗和康复措施，使患者尽量恢复生活和劳动能力，能参加社会活动并延长寿命。三级预防措施的落实，可根据干预对象是群体或个体，分为社区预防服务和临床预防服务。社区预防服务是以社区为范围，以群体为对象开展的预防工作。临床预防服务是在临床场所，以个体为对象实施个体的预防干预措施。

11.【答案】C

【解析】第一级预防：病因预防，是在无病期针对病因或致病因素所采取的预防措施，主要是消除或减少控制各种危害健康的因素，并采取增进健康的各种措施，以防止健康人群发病。如针对病因明确的传染病（预防接种）、职业病（改善劳动环境）和某些地方病（食盐加碘预防碘缺乏病）等。

二、A_2 型题

12.【答案】B

【解析】二级预防又称“三早”预防或者临床前期预防。是在疾病的临床前期做好早期发现、早期诊断、早期治疗的“三早”预防工作，为防止或者减缓疾病发展而采取的措施。对于传染病，除了“三早”，尚需做到疫情早报告及患者早隔离，即“五早”。在疾病的早期阶段进行诊断和治疗，可以控制疾病进一步发展，提高治疗效果，减少治疗费用，改善疾病预后，有利于合理利用卫生资源。根据题干描述，目前该学生应该进行心理疾病的临床前期预防，即二级预防措施。

三、A_3/A_4 型题

13.【答案】A

【解析】改变不良行为和生活方式属于一级预防。

14.【答案】E

【解析】E 项属于三级预防。

第二节　基本公共卫生服务和重大公共卫生服务项目

A_1 型题

1.【答案】D

【解析】我国已经在城市和农村全面实施基本公共卫生服务（基本公卫）项目和重大公共卫生服务（重大公卫）项目，项目的实施，有力地推进了初级卫生保健工作的进展，为实现卫生服务均等化充实了具体内容，全体居民受益。

2.【答案】A

【解析】重大公共卫生服务项目的内容主要包括纳入国家免疫规划的常规免疫及国家确定的群体性预防接种和重点人群应急接种所需疫苗和注射器购置，艾滋病、结核病、血吸虫病、棘球蚴病（包虫病）等防控，精神心理疾病综合管理，重大慢性病防控管理模式和适宜技术探索等，由国家负责组织实施。

3.【答案】D

【解析】急性病患者不属于重大公共卫生服务人群。

4.【答案】A

【解析】到 2020 年，基本公共卫生服务逐步均等化的机制基本完善，重大疾病和主要健康危险因素得到有效控制，城乡居民健康水平得到进一步提高。

5.【答案】B

【解析】到 2017 年，由基层医疗机构正在实施的国家基本公共卫生服务项目有 12 项内容，包括居民健康档案管理、健康教育、预防接种、0~6 岁儿童健康管理、孕产妇健康管理、老年人健康管理、慢性病患者健康管理（包括高血压患者健康管理和 2 型糖尿病患者健康管理）、严重精神障碍患者管理、肺结核患者健康管理、中医药健康管理、传染病及突发公共卫生事件报告和处理、卫生监督协管。

6.【答案】D

【解析】0 ~ 6 岁儿童健康管理、高血压患者健康管理、中医药健康管理、卫生监督协管都属于正在实施的国家基本公共卫生服务项目，而 1 型糖尿病患者健康管理不属于正在实施的国家基本公共卫生服务项目，应为 2 型糖尿病患者健康管理。

7.【答案】C

【解析】可以减少主要健康危险因素；可以有效预防和控制主要传染病及慢性病；国家基本公共卫生项目实施包含基本公卫项目和重大公卫项目；重大疾病得到有效控制。

8.【答案】E

【解析】为贯彻落实《国务院办公厅关于印发医疗卫生领域中央与地方财政事权和支出责任划分改革方案的通知》，2019 年起，将原重大公共卫生服务和计划生育项目中的主要包括农村妇女“两癌”检查项目、基本避孕服务项目、贫困地区儿童营养改善项目、贫困地区新生儿疾病筛查项目、增补叶酸预防神经管缺陷项目、国家免费孕前优生健康检查项目、地中海贫血防控项目等 19 项工作新划入基本公共卫生服务。目前基本公共卫生服务项目工作包括原国家基本公共卫生服务项目的 12 项与新划入的 19 项工作组成。

9.【答案】D

【解析】基本公共卫生服务项目是面向全体居民免费提供的最基本的公共卫生服务。

10.【答案】E

【解析】重大公共卫生服务项目主要包括：纳入国家免疫规划的常规免疫及国家确定的群体性预防接种和重点人群应接种所需疫苗和注射器购置，艾滋病、结核病、血吸虫病、棘球蚴病（包虫病）防控，精神心理疾病综合管理，重大慢性病防控管理模式和适宜技术探索等，由国家负责组织实施。

第三节 家庭医生签约服务

A_1型题

1.【答案】C

【解析】家庭医生团队为签约居民提供基本医疗、公共卫生和约定的健康管理服务。基本医疗服务涵盖常见病和多发病的中西医诊治、合理用药、就医路径指导和转诊预约等。公共卫生服务包括建立电子健康档案、优先预约就诊、转诊绿色通道、慢性病长处方、健康教育和健康促进、预防接种、重点疾病健康管理，以及儿童、老年人、孕产妇等重点人群健康管理等服务。约定的健康管理服务包括健康评估、康复指导、家庭病床服务、家庭护理、远程健康监测，以及特定人群和特殊疾病健康管理等服务。

2.【答案】A

【解析】实行家庭医生签约服务，是实现从“以治病为中心”到“以健康为中心”转变的重要抓手。

3.【答案】E

【解析】家庭医生团队主要由家庭医生、社区护士、公共卫生医师（含助理公共卫生医师）等组成，二级以上医院选派医师（含中医类别医师），有条件的地区可吸收药师、健康管理师、心理咨询师、社（义）工等加入团队。

4.【答案】D

【解析】从2022年开始，在现有服务水平基础上，全人群和重点人群签约服务覆盖率每年提升1~3个百分点，到2035年，签约服务覆盖率达到75%以上，基本实现家庭全覆盖，重点人群签约服务覆盖率达到85%以上，满意度达到85%左右。

第四节 健康中国战略

A_1型题

1.【答案】B

【解析】《“健康中国2030”规划纲要》提出，到2030年居民营养知识素养明显提高，营养缺乏疾病发生率显著下降，全国人均每日食盐摄入量降低20%，超重、肥胖人口增长速度明显放缓。

2.【答案】E

【解析】《“健康中国2030”规划纲要》提出，巩固完善国家基本药物制度，推进特殊人群基本药物保障。完善现有免费治疗药品政策，增加艾滋病防治等特殊药物免费供给。保障儿童用药。完善罕见病用药保障政策。建立以基本药物为重点的临床综合评价体系。按照政府调控和市场调节相结合的原则，完善药品价格形成机制。强化价格、医保、采购等政策的衔接，坚持分类管理，加强对市场竞争不充分药品和高值医用耗材的价格监管，建立药品价格信息监测和信息公开制度，制定完善医保药品支付标准政策。选项E不属于《“健康中国2030”规划纲要》中的内容。

3.【答案】E

【解析】《健康中国行动（2019—2030年）》提出健康知识普及行动目标，到2022年和2030年，全国居民健康素养水平分别不低于22%和30%。

4.【答案】E

【解析】《健康中国行动（2019—2030年）》提出妇幼健康促进行动目标，到2022年和2030年，婴儿死亡率分别控制在7.5‰及以下和5‰及以下；5岁以下儿童死亡率分别控制在9.5‰及以下和6‰及以下。

第五节 中医预防与养生保健

A_1型题

1.【答案】A

【解析】中医药预防与养生保健的基本原则包括：①天人相应，顺应自然。②形神合一，形神共养。③动静互涵，协调平衡。④重视先兆，防微杜渐。

2.【答案】B

【解析】中医预防与养生保健的主要内容不包括精神病患者的康复指导。

3.【答案】D

【解析】与“卫生保健系统不健全”相对应的自我保健方式是个人参与、自助。

4.【答案】B

【解析】产后常见病食疗：脾胃虚弱者可服山药扁豆粳米粥；肾虚腰痛者食用猪腰子菜末粥；产后恶露不净者可服当归生姜羊肉汤或益母草红糖水、醪糟。

5.【答案】C

【解析】猪腰子菜末粥被认为是一种有益于肾脏健康的食物。

猪腰子富含蛋白质和多种维生素和矿物质，有滋阴补肾的作用。同时，菜末和粥也有助于补充营养和促进消化吸收。因此，猪腰子菜末粥在中医中通常被推荐用于肾虚腰痛患者的食疗。

6.【答案】D

【解析】产后恶露不净者可服当归生姜羊肉汤或益母草红糖水、醪糟。

7.【答案】A

【解析】哺乳期饮食指导：若乳汁不足，可多喝鱼汤、鸡汤、猪蹄汤等。

8.【答案】A

【解析】断乳可采用中药的方法回乳，用炒麦芽加水煎服，每日1剂，连服3天，乳房局部做湿热敷。

9.【答案】C

【解析】预防产后抑郁症，主要表现是产妇在产褥早期出现的以哭泣、抑郁、烦闷为主的情绪障碍，此时应进行心理疏导，并加服补血养肝、疏肝理气中药。

10.【答案】D

【解析】普及孕期中医保健知识及分期保健要点，包括情志调摄、饮食起居、健康检查、用药指导等保健服务。

11.【答案】E

【解析】在饮食养生中，饮食三宜是指食宜软，食宜温，食宜细嚼细咽。

12.【答案】E

【解析】在流行性感冒易发期，可采取的中医干预措施是发放艾叶燃熏，板蓝根等中药煎水服用。

13.【答案】E

【解析】中医药预防与养生保健主要服务方式：针灸、推拿、刮痧、拔罐及经络养生。四时养生。食疗与药膳。冬病夏治、夏病冬治。五禽戏、八段锦、太极拳及气功导引等。调摄情志。体质养生。

第二章　卫生统计学和流行病学基本知识

第一节　卫生统计学概述

一、A_1 型题

1.【答案】C

【解析】血小板数所得资料结果如果用具体数目（如 10^9/L）表示的，即为计量资料，但如果用“正常”“异常”来表示结果的就不是计量资料；统计工作中最重要的是设计；样本不一定都有随机性，在我们的科研工作中是希望具有随机性；描述总体特征的指标称为参数，所以只有C是正确的。

2.【答案】C

【解析】定量资料是连续的，通常有度量衡单位。所以，细胞突变率（%）不是定量资料。

3.【答案】E

【解析】统计设计、收集资料、整理资料和分析资料是统计工作的4个基本步骤。

4.【答案】B

【解析】统计分析一般包括统计设计、收集资料、整理资料和分析资料4个步骤，无论哪一步，均需要追求真实性，所以原始资料要正确最为重要。

5.【答案】D

【解析】总体是根据研究目的确定的同质研究对象（或观察单位、个体）某种变量值的总和，所以，1998年某地正常成年男子的红细胞数的总体是该年该地的全部正常成年男子的红细胞数的集合。

6.【答案】A

【解析】总体是根据研究目的确定的同质观测单位的变量值的集合。

7.【答案】A

【解析】计量资料亦称为定量资料或数值变量资料，指对每个观测单位的某个变量用测量的方法准确获得的定量结果，表现为数值大小，一般有度量衡单位。

8.【答案】D

【解析】计数资料亦称为定性资料或无序分类变量资料，是将观察单位按某种属性进行分组计数的定性观察结果。

9.【答案】E

【解析】等级资料亦称为有序分类变量资料，指将观察单位按某种属性的不同程度或次序分成等级后分组计数的观察结果。

10.【答案】E

【解析】统计设计、收集资料、整理资料和分析资料是统计工作的4个基本步骤。这4个步骤密切联系，任何一个步骤的缺陷和失误，都会影响统计分析结果。

11.【答案】C

【解析】为了使样本的测量结果（特征）能代表总体的规律，抽样必须遵循随机化原则（即总体中每一个观察单位都有同等的机会被选入到样本中）并要有足够的样本含量，从而保证样本的代表性。

12.【答案】A

【解析】计量资料亦称为定量

资料或数值变量资料，指对每个观测单位的某个变量用测量的方法准确获得的定量结果，表现为数值大小，一般有度量衡单位。如身高（cm）、体重（kg）、血压（mmHg）、脉搏（次/分）等。例如测得某乡镇40岁以上健康成年男性脉搏次数（次/分）所获得的资料就是数值变量资料。

二、A_2 型题

13.【答案】C

【解析】欲了解某年某市全部活产新生儿出生时平均体重，可从该市各医疗卫生机构内按随机抽样方法抽取在该年出生的部分活产新生儿，其出生时的体重值的集合就构成了样本。

三、A_3/A_4 型题

14.【答案】A

【解析】欲调查某乡镇某年40岁以上健康成年男性的血压情况，则该乡镇年满40岁的每个健康成年男性就是观察单位，血压就是研究指标（变量），测得的血压值就是观察值（变量值）。影响血压高低的因素包含年龄、性别、区域、身体状况等。

15.【答案】A

【解析】由于规定了观察单位“同乡镇、40岁以上、男性、身体健康”这几个因素要相同，因此测得的血压值就会表现为大同小异的同质特点。

第二节 统 计 表

A_1 型题

1.【答案】A

【解析】一般来说，一个基本的简单统计表有1个标题、2个标目、3条横线。

2.【答案】B

【解析】统计表中，横标目是研究对象，列在表格左侧。

3.【答案】C

【解析】统计表的主语是指横标目，通常放在统计表的左侧。

4.【答案】E

【解析】统计表通常由标题、标目、线条、数字和备注5个部分组成，多采用3条线，即顶线、底线以及纵标目下横线，其他竖线和斜线一概省去，故选项E正确，选项A、B错误。统计表要求同一指标小数位数一致，位次对齐，故选项C错误。制作统计表要求重点突出，即一张表一般只表达一个中心内容，尽量避免把过多的内容放在同一张表里，故选项D错误。

5.【答案】E

【解析】备注不是统计表的固有组成部分，一般不列入表内。

6.【答案】B

【解析】设计标目时应遵循主谓分明、层次清楚的原则。

7.【答案】D

【解析】标目用以说明表内纵横方向的内容。一般将资料中被研究事物分组作为横标目，位于表格左侧，说明表中同横行数字的含义；将统计分析指标作为纵标目位于表格上端，说明表中纵列数字的含义。纵标目有单位时在其后加括号注明计量单位。数字统计表中的数字必须准确无误。要求用阿拉伯数字表示，同一指标小数位数要保持一致，小数点要对齐。表中不能留空格，数字不存在或数字无意义的用“—”表示，数字缺省或未记录用“…”表示，数字为零则写明“0”。

8.【答案】D

【解析】统计表包括简单表和复合表。

第三节 算术平均数

A_1 型题

1.【答案】B

【解析】医学参考值的频数分布往往呈正态分布，利用正态分布的面积分布规律可以估计医学参考值的波动范围。

2.【答案】C

【解析】原始数据都变为k倍，则均数亦同样变为k倍。

3.【答案】D

【解析】对称分布是指集中位置在中间，左右两侧的频数基本对称。偏态分布，又称不对称型分布，指频数分布不对称，集中位置偏向一侧。若集中位置偏向数值较小的一侧，称为正偏态；若集中位置偏向数值较大的一侧，称为负偏态。

4.【答案】A

【解析】算术平均数简称均数，均数适用于描述单峰对称分布资料，特别是正态分布或近似正态分布资料的集中位置。

5.【答案】C

【解析】从频数表便于观察离群值和异常值，还可以看出频数分布的两个重要特征：集中趋势和离散趋势。平均值不能通过观察得出，需要进行计算，所以C选项的说法是错误的。

6.【答案】A

【解析】若资料呈偏态分布，当某指标过高异常时，其95%参考值范围单侧上限为P95。

7.【答案】A

【解析】医学参考值范围是指大多数“正常人”的人体形态、功能和代谢产物等各种生理、生化指标的波动范围，所谓“正常人”不是指完全健康的人，而是指排除了影响所研究指标的疾病和有关因素的同质人群。

8.【答案】A

【解析】95%医学参考值范围表示包含了95%的医学参考值波动范围，不包含在此范围的仅为5%。

第四节　常用人口统计指标

一、A_1 型题

1.【答案】B

【解析】人口总数指一个国家或地区在某一特定时间的人口数。

2.【答案】B

【解析】自然增长率是粗出生率与粗死亡率之差。

3.【答案】C

【解析】粗出生率与粗死亡率计算公式的分母相同，都是“某年的平均人口数”。所以答案选C。

4.【答案】E

【解析】粗出生率是反映人口生育状况的统计指标，而非“精确”。

5.【答案】A

【解析】粗出生率是某地某年每千人口活产数，是人口自然变动的基本指标，易受人口构成的影响，可粗略反映生育水平。自然增长率是粗出生率与粗死亡率之差，反映人口增长趋势。总生育率是每千名育龄妇女的活产数；年龄别生育率是某年龄组每千名妇女活产数；总和生育率是育龄妇女生育率的总和。总生育率、年龄别生育率、总和生育率都是反映生育水平的指标。

二、A_2 型题

6.【答案】C

【解析】死亡率的分母为某年平均人口数，分子为同年内死亡总数，从本资料只能得知少年儿童人口数增加，故死亡率的大小变化无法确定，选项A、B、E均不正确。出生率的分母为某年平均人口数，分子为同年内活产总数，从本资料得知少年儿童人口数增加，故未来的出生率增加，故选项C正确。

7.【答案】C

【解析】该市的粗死亡率为4000/400 000。

第五节　常用流行病学方法

一、A_1 型题

1.【答案】E

【解析】流行病学是研究人群中疾病与健康状况的分布及其影响因素，并研究防治疾病及促进健康的策略和措施的科学。

2.【答案】C

【解析】流行病学的研究对象是人群，包括各型患者和健康人，可以小到一个家庭，大到全人类。

3.【答案】A

【解析】流行病学的概念是研究人群中疾病与健康状况的分布及其影响因素，并研究防治疾病及促进健康的策略和措施的科学。流行病学的研究对象是一个群体，研究的内容包括疾病、伤害和健康。

4.【答案】B

【解析】流行病学的着眼点是一个国家或一个地区的人群健康状况，它所关心的通常是人群中的大多数，而不仅仅注意个体的健康状况。

5.【答案】A

【解析】流行病学首要任务是要揭示人群中疾病流行与相关健康状况分布情况，基本上是描述性工作，这由描述性流行病学来完成。

6.【答案】A

【解析】电话访问就是通过打电话向被调查者提问，根据其回答进行记录后获取调查信息。效果介于面访和信访之间，灵活、省钱又省时，前提是被调查者能电话联系上。

7.【答案】B

【解析】自填问卷调查：调查者将被调查者集中后，把设计好的问卷分发下去，由被调查者独立完成后，当场回收问卷。前提是被调查者能看明白调查问卷的内容，而且还要统一时间、地点。

8.【答案】E

【解析】描述性研究最常用的方法有个案调查、病例报告、现况调查与生态学研究等。在社区卫生服务机构以开展个案调查为主。

二、A_2 型题

9.【答案】B

【解析】生态学研究的特点是在群体的水平上研究某种暴露因素与疾病之间的关系，以群体为观察和分析的单位。生态学研究通过描述不同人群中某因素的暴露状况与疾病的频率，分析该暴露因素与疾病之间的关系。

10.【答案】E

【解析】生态学研究是描述性研究的一种类型。它是在群体的水平上研究某种因素与疾病之间的关系，以群体为观察和分析的单位，通过描述不同人群中某因素的暴露状况与疾病的频率，分析该暴露因素与疾病之间的关系。疾病测量的指标可以是发病率、死亡率等；暴露也可以用一定的指标来测量，例如各个地区人群的烟草消耗量可以从烟草局等有关部门获得。

11.【答案】B

【解析】本研究没有根据暴露或疾病状态设立对照组，没有进行干预，以个体为单位，故排除其他选项，答案选B。

第六节　疾病的分布与影响因素

一、A_1 型题

1.【答案】B

【解析】疾病的时间分布通常包括短期波动、季节性、周期性和长期变异，流行是描述疾病流行强度的指标。

2.【答案】A

【解析】所谓疾病的三间分布是指时间分布、地区分布和人群分布。传染病流行病学旨在研究人群中传染病的发生、发展和传播规律，探索传染病的临床识别标志，评价影响传染病流行的因素，提出预防和控制传染病流行的措施和策略，有效地控制和消灭传染病。对疾病的三间分布可作出具体的描述。

3.【答案】C

【解析】普查是为了解某病的患病率或健康状况，于一定时间内对一定范围的人群中每一个成员所做的调查，因此对高血压的普查，可计算当地高血压的患病率。罹患率指标常适用于局部地区疾病的暴发，或食物中毒、传染病暴发等情况；发病率表示一定时期内、一定人群中某病新病例出现的频率，观察的时间单位通常是以年为单位；续发率指在某些传染病最短潜伏期到最长潜伏期之间，易感接触者中发病的人数占所有易感接触者总数的百分率；病死率通常用于急性传染病，较少用于慢性病。

4.【答案】C

【解析】发病率是一定时间内，一定人群中，某病新病例出现的频率；罹患率常用来衡量人群中在较短时间内新发病例的频率，常用于疾病流行或暴发的病因调查；患病率是某特定时间内总人口中曾患有某病病例所占的比例；生存率是指从观察开始至少到某时点仍处于存活状态的概率；累积发病率是对一组对象随访一段时间，可以通过计算观察期间内新发生病例的比例来估计风险，将这个比例称为累积发病率，仅适合于估计疾病第一次发生的风险。

5.【答案】D

【解析】发病率是指在一定期间内（一般为1年）特定人群中某病新病例出现的频率。患病率也称现患率，指某特定时间内，总人口中现患某病者（包括新、旧病例）所占的比例。发病率的分子是一定时期内的新发病例。

二、A_2 型题

6.【答案】E

【解析】患病率指某一时点每1000人中患某种疾病的人数，某一段时期内某一特定风险人群发生某病的比率，调查时期常为1年。风险人群专指未患过该病因而缺乏特异抵抗力而有患该病风险的人群。

第七节　公共卫生监测

A_1 型题

1.【答案】A

【解析】公共卫生监测是指长期、连续、系统地收集有关健康事件、卫生问题的资料，经过科学分析和解释后获得重要的公共卫生信息，并及时反馈给需要这些信息的人或机构，用以指导制定、完善和评价公共卫生干预措施与策略的过程。

2.【答案】C

【解析】我国最基本、最主要的疾病监测系统是法定传染病报告系统。监测的主要传染病如下。①检疫传染病：鼠疫、霍乱、黄热病。②监测传染病：流行性斑疹伤寒、流行性回归热、疟疾、脊髓灰质炎、登革热、流行性感冒。③禁止外国人入境的疾病：严重精神病、传染性肺结核，或者有可能对公共卫生造成重大危害的其他传染病。④禁止从事食品、饮用水工作的疾病：痢疾、伤寒、病毒性肝炎、活动性肺结核、化脓性或渗出性皮肤病。⑤《中华人民共和国传染病防治法》中规定的传染病。⑥国家质检总局和卫生行政部门指定的其他传染病。

3.【答案】A

【解析】疾病监测是指长期、连续、系统地收集疾病的动态分布及其影响因素的资料，经过分析将信息上报和反馈，传达给所有应当知道的人，以便及时采取干预措施并评价其效果。疾病监测既是预防和控制疾病的重要对策，也是很具体的重要措施。疾病监测本身是客观地收集资料，属于观察性研究；同时它又不建立假设和检验假设，不属于分析性研究。实验性研究要有干预措施；理论性研究是利用数学模型表达疾病的规律；生态学研究是同时收集疾病和因素的资料，然后进行相关分析。因此，疾病监测属于描述性研究。

4.【答案】E

【解析】公共卫生监测的种类与内容如下：①传染病监测：疾病的发生和诊断、病例三间分布的动态变化、人群免疫水平的血清学监测、病原体、动物宿主和媒介昆虫。②慢性非传染病监测：恶性肿瘤、心脑血管病、糖尿病、出生缺陷。③死因监测：人群的死亡率和死因分布。④症状监测：流感监测、发热监测、胃肠道症状监测。⑤行为危险因素监测：公共卫生事件原因的监测。⑥其他公共卫生监测：环境监测、食品卫生监测、学校卫生监测。

5.【答案】E

【解析】E选项为第二级预防的内容。

6.【答案】A

【解析】死因监测目的是了解人群死亡率和死因分布，反映人群健康水平，确定不同时期主要死因及疾病防治重点，如全国的孕产妇和5岁以下儿童的死亡监测。

7.【答案】C

【解析】收集整理、分析解释、反馈利用是公共卫生监测的3个阶段，信息收集是基础，利用是目的。

8.【答案】E

【解析】传染病监测的内容包括疾病的发生和诊断，病例三间分布的动态变化情况，人群免疫水平，病原体的血清型和/或基因型、毒力、耐药性，动物宿主和媒介昆虫的种类、分布、病原体携带状况，干预措施的效果等。

第三章　健康教育与健康促进

第一节　概　　述

一、A_1型题

1.【答案】D

【解析】从健康教育的角度，影响健康的因素分以下4类：①行为与生活方式因素。②环境因素。③生物学因素。④卫生服务因素。

2.【答案】B

【解析】健康教育是通过信息传播和行为干预，帮助个人和群体掌握健康知识，树立健康观念，自愿采纳有利于健康的行为和生活方式的一系列活动与过程。

3.【答案】D

【解析】健康教育与健康促进的区别与联系：①健康教育要求人们通过自身认知态度和价值观念的改变而自觉采取有益于健康的行为和生活方式。而健康促进是在组织、政策、经济、法律上提供支持环境，它对行为改变带有约束性。②健康教育的对象针对个体和人群，其内容也往往是某一或某些与疾病相关的危险因素，侧重于行为与生活方式因素。健康促进涉及整个人群和社会生活的各个方面，侧重于影响健康的社会、环境等方面的因素的改变。③健康教育是健康促进的核心，健康促进需要健康教育的推动和落实，营造健康促进的氛围，没有健康教育，健康促进就缺乏基础。而健康教育必须有健康促进支持，并逐步向健康促进发展，否则其作用会受到极大的限制。④与健康教育相比，健康促进融客观支持与主观参与于一体。健康促进包括健康教育和环境支持，健康教育是个人与群体的知识、信念和行为的改变。

4.【答案】D

【解析】1992年国际心脏保健会议提出的维多利亚心脏保健宣言指出：健康的四大基石是合理膳食、适量运动、戒烟和限制饮酒、心理平衡。说明行为与生活方式对健康的影响具有举足轻重的意义。

5.【答案】A

【解析】大量的流行病学研究表明，人类的行为与生活方式与大多数慢性非传染性疾病关系极为密切，改善行为可有效控制这些疾病的发生发展。

6.【答案】E

【解析】环境因素是指以人为主体的外部世界或围绕人们的客观事物的总和，包括自然环境和社会环境。自然环境包括阳光、空气、水、气候、地理等，是人类赖以生存的物质基础，是人类健康的根本。保持自然环境与人类的和谐对健康十分重要。污染的环境必然对人体健康造成危害，其危害机制比较复杂，一般具有浓度低、效应慢、周期长、范围大、人数多、后果重，以及多因素协同作用等特点。社会环境又称文化社会环境，包括社会制度、法律、经济、文化、教育、人口、民族、职业等，也包括工作环境、家庭环境、人际关系等。疾病的发生和转化直接或间接地受社会因素的影响和制约，环境因素影响人们生活方式的选择。

7.【答案】D

【解析】生物学因素包括病原微生物、遗传、生长发育、衰老、个人生物学特征（包括年龄、性别、形态和健康状况等）。

8.【答案】B

【解析】促进健康行为是指个体或群体表现出的、客观上有益于自身和他人健康的一组行为。具有如下5个特点。①有利性：行为有利于自身和他人健康。②规律性：行为有规律的方式而不是偶然行为。③和谐性：个体行为表现与其所处的环境和谐，即个体根据整体环境随时调整自身行为。④一致性：个体外在的行为表现与其内在的心理情绪一致，没有冲突。⑤适宜性：行为强度适宜，有理性控制，无明显冲动表现。

9.【答案】D

【解析】烟草中有害成分主要包括尼古丁、焦油、潜在性致癌物、一氧化碳和烟尘。

10.【答案】D

【解析】危害健康行为可以分为以下4类。①不良生活方式与习惯：是指人们长期受一定的社会文化、经济、风俗、家庭影响而形成的一系列有害的生活习惯、生活制度及生活意识，如吸烟、酗酒、久坐、缺乏运动、高盐高脂饮食、不良进食习惯、作息不规律等。不良的生活方式与肥胖、心血管系统疾病、早衰、癌症等的发生关系密切。②致病行为模式：是导致特异性疾病发生的行为模式，较多见的是A型行为模式和C型行为模式。③不良疾病行为：疾病行为指个体从感知到自身有病到疾病康复全过程所表现出来的一系列行为。不良疾病行为可能发生在上述过程的任何阶段，常见的行为表现形式有疑病、恐惧、讳疾忌医、不及时就诊、不遵从医嘱、迷信乃至自暴自弃等。④违反社会法律、道德的危害健康行为：我国有关法律、条例、具有法律效力的文件等对部分行为进行了规范，如禁止吸毒贩毒、性乱，公共场所禁止吸烟等。

11.【答案】C

【解析】有关研究表明，具有A型行为者冠心病的发生率、复发率和死亡率均显著地高于非A型行为者。

二、A_2型题

12.【答案】C

【解析】C型行为模式是一种与肿瘤发生有关的行为模式，其核心行为表现是情绪过分压抑和自我克制，爱生闷气，表面隐忍而内在情绪起伏大。

13.【答案】A

【解析】A型行为模式是一种与冠心病密切相关的行为模式，表现为争强好胜，工作节奏快，有时间紧迫感；警戒性和敌对意识较强，勇于接受挑战并主动出击，而一旦受挫就容易不耐烦。

14.【答案】C

【解析】饮酒行为属于日常危害健康行为。

15.【答案】E

【解析】不良嗜好指的是对健康有危害的个人偏好，如吸烟、酗酒与滥用药品等。戒烟、戒毒、戒酒、戒除滥用药品、戒除网络成瘾等属于戒除不良嗜好行为。

16.【答案】D

【解析】“执行计划1年后，项目地区70%高血压患者家庭学会自测血压”表示的是干预对象行为发生变化的目标，是属于健康教育计划具体目标中的行为目标。

17.【答案】A

【解析】危险行为包括有不良生活方式与习惯、致病行为模式、不良疾病行为和违反社会法律、道德的危害健康行为，其中讳疾忌医、疑病行为、瞒病行为都属于不良疾病行为。

三、A_3/A_4型题

18.【答案】D

【解析】体重指数（BMI）是目前国际上常用的衡量人体胖瘦程度以及是否健康的一个重要指标，计算公式是体重指数=体重（kg）/［身高（m）］^{2}，该男性的 $BMI=85/1.7^2=29.4$。

19.【答案】D

【解析】中国成年人的正常值范围为 $18.5 \leq BMI < 24.0$，小于18.5为偏瘦，24.0~27.9为偏胖，28.0~31.9为肥胖，大于32为重度肥胖。该男子属于肥胖范围，故不应多吃肉类。

第二节　健康教育内容

一、A_1 型题

1.【答案】B

【解析】为胎儿孕育创造健康的环境是预防胎儿畸形的重要环节。孕前健康教育的要点如下：①选择适宜的生育年龄，女性最佳的生育年龄是24~29岁。②做到计划受孕，孕前须做孕前咨询和医学检查，患有慢性病和传染性疾病的要在医生指导下怀孕。③准备怀孕的妇女，从孕前3个月到孕后3个月，每天服用0.4mg叶酸，预防胎儿神经管炎。④夫妇双方怀孕前3~6个月开始要戒烟、戒酒，避免接触有毒、有害物质，在有毒、有害环境下工作的女性，要调离该环境并进行相应检查后再怀孕。⑤准备怀孕的妇女必要时接种风疹、乙肝、流感疫苗，及早发现和治疗口腔疾病。

2.【答案】D

【解析】有规律中等强度的有氧耐力运动是预防高血压风险的良好方法之一。

3.【答案】B

【解析】艾滋病主要是通过性传播、血液传播和垂直传播。不能通过消化道进行传播，所以不需要进行消化道传播的预防教育。

4.【答案】C

【解析】0~6个月首选纯母乳喂养，纯母乳喂养能满足6月龄以内婴儿所需要的全部液体、能量和营养素。从出生开始每天补充400IU/d（早产儿800IU/d）的维生素D，6月龄后及时合理添加辅食。

5.【答案】E

【解析】引导婴幼儿逐步形成规则和安全意识，预防异物吸入、烧烫伤、跌落伤、溺水、中毒等伤害发生，是3岁以下儿童的健康教育内容。

6.【答案】A

【解析】老年人健康教育内容包括如下几方面。①行为指导，指导老年人科学规律的生活起居，良好的生活习惯；纠正不良的行为和生活方式，限制吸烟、饮酒。②心理卫生教育，鼓励老人多参加社会活动、参加力所能及的活动；与子女相互适应、相互支持；合理安排作息时间；保持乐观的情绪，加强健脑锻炼，避免孤独，减少焦虑情绪。③生活卫生，提倡科学合理的平衡膳食，以富含蛋白质、低脂肪、低胆固醇、少盐、少糖、富含维生素和微量元素的食物为主；少吃多餐，定时定量；正确选择保健品。④常见病防治，心脑血管疾病、糖尿病、白内障、青光眼、腰腿痛、关节炎等疾病的防治知识和自我护理方法。⑤体能活动，根据自身特点选择适合自己的体育活动项目，运动不过量。

7.【答案】C

【解析】男性腰围≥85cm、女性腰围≥80cm者患高血压的危险为腰围低于此界限者的3.5倍。

8.【答案】B

【解析】膳食中摄入过量油脂可导致高血压、动脉粥样硬化等疾病，过多摄入的钠盐是导致高血压的重要原因。

9.【答案】B

【解析】《中国居民膳食指南（2022）》将中国人的食盐推荐量定为5g/d。

10.【答案】C

【解析】膳食中的钾可以对抗钠的升血压作用。钾的来源是蔬菜水果，高盐而蔬菜水果少的膳食会造成体内高钠低钾，会更加促进高血压的发生。故提倡少摄入盐，多摄入新鲜蔬菜水果。

11.【答案】D

【解析】吸烟可在短期内使血压急剧升高，研究证明吸烟是导致心血管疾病的重要危险因素。

12.【答案】B

【解析】糖尿病是一种代谢紊乱的终生性疾病，由于多种原因引起人体内胰岛素分泌绝对或相对不足，导致糖、脂肪和蛋白质代谢障碍，以血糖升高为主要临床表现。

13.【答案】B

【解析】糖尿病的危险因素包括遗传因素，不管是1型糖尿病还是2型糖尿病，其遗传因素的作用均很肯定，父母皆患糖尿病的子女其发病率在50%以上。

14.【答案】A

【解析】肥胖是2型糖尿病的主要易患因素之一。

15.【答案】C

【解析】预防艾滋病的血液途径传播：①避免不必要的输血和注射，必须输血时使用经过HIV抗体检测合格的血液制品以及一次性输液注射器具。②共用注射器吸毒是传播艾滋病的重要途径，珍爱生命，拒绝毒品，不能共用注射器或使用未消毒的注射器静脉注射毒品。③不与他人共用刮脸刀、剃须刀、牙刷等，不在消毒不严格的理发店、美容店等处刮胡子、美容、穿耳、文身、修脚。④避免使用未消毒的器械拔牙和其他侵入人体的操作。⑤医务人员应严格遵守操作规程，避免医源性感染。

16.【答案】C

【解析】在教育公众认识传染途径及其预防的同时，必须让公众了解不会感染艾滋病的途径：①在工作和生活中与艾滋病患者和艾滋病病毒感染者的一般接触（如握手，拥抱，共同进餐，共用工具、办公用具等）不会感染艾滋病。②HIV 不会通过马桶、电话机、餐饮具、卧具、游泳池或公共浴池等公共设施传播。③咳嗽和打喷嚏不传播艾滋病。④蚊虫叮咬不传播艾滋病。

17.【答案】D

【解析】国际上评价烟草有害物质的含量，通常采用烟焦油、尼古丁和一氧化碳 3 项指标。

18.【答案】C

【解析】吸烟是肺癌的最主要病因，危险程度与每天吸烟量、持续吸烟时间和烟草中焦油和尼古丁含量有直接关系。

19.【答案】D

【解析】80% ~ 90% 的慢性阻塞性肺疾病由吸烟引起。

20.【答案】D

【解析】正式戒烟阶段需要提供更积极的干预方法，帮助克服戒断症状并给予支持，目的是为吸烟者提供戒烟方法及告知如何巩固戒烟效果。行为技巧有以下几方面。①推迟：如想吸烟，将吸烟的时间推迟是降低由戒烟引起的焦虑及恐慌最有效的方法。②躲避：别人吸烟时离开。为避免诱发烟瘾，暂时离开吸烟的场所。③避免：在戒烟最初的两周避免接触主要的刺激物和场所，如会见吸烟的朋友、参加聚会、避免生气等。即回避吸烟的机会。④分心：分散注意力。想吸烟时可以通过打电话、饮水、散步、淋浴等活动分散注意力。⑤支持：来自周围人、家人、社会的支持。

21.【答案】C

【解析】各生理周期健康教育要点。女性青春期开始的重要标志是第一次月经来潮。

22.【答案】B

【解析】膳食中摄入过量油脂可导致高血压、动脉粥样硬化等疾病。过多摄入的钠盐是导致高血压病的重要原因。食盐中含有大量的钠元素，高盐摄入可引起水钠潴留，导致血容量增加，同时细胞内外钠离子水平的增加可导致细胞水肿，血管平滑肌细胞肿胀，血管腔狭窄，外周血管阻力增大，引起血压升高。

二、A_2 型题

23.【答案】E

【解析】向生命负责，做到计划受孕，孕前须做保健咨询，从孕前 3 个月开始，建议每天口服叶酸 0.4mg。

第三节　健康教育服务形式和要求

A_1 型题

1.【答案】A

【解析】健康教育的常用方式包括讲座、小组讨论、同伴教育、演示/示范、门诊个体健康教育、入户健康教育、电话和网络咨询。而标语属于健康教育材料的一种形式。

2.【答案】C

【解析】健康教育处方适用于门诊患者、住院患者的出院指导和社区健康教育等，不用于入院教育。

3.【答案】B

【解析】黑板报、宣传栏的使用要点包括定期更换，一般1~3个月要更新 1 次。

4.【答案】E

【解析】招贴画、海报的设计和制作需要信息简洁、突出；图文并茂，字数不宜过多；字体大小合适；数字一般用阿拉伯数字，尽量不要用英文、化学名称、学术用语。

5.【答案】C

【解析】由于标语、横幅制作简单、成本低廉，在农村和城市社区、卫生服务中心、医院、街道、广场等场所被广泛应用。

6.【答案】E

【解析】光碟、录像带以声音和影像的形式传播健康知识、技能，指导人们的行为。其特点是直观、生动。此外，VCD/DVD 光碟材料可以重复使用，传播的信息稳定，避免在人际传播中信息的损失或由于传播者自己理解局限性而造成的信息偏误。

7.【答案】E

【解析】同伴教育的特点如下。①教育者与被教育者之间的同质性：同质性是指教育者和被教育者之间是同伴、朋友，有共同的背景、有更多的共同语言，人际障碍少，容易平等交流，例如同班同学、患有相同疾病的病友等。②对观念、行为的影响：同伴之间的信息共享和行为示范，更容易形成对问题的共识，从而使同伴相信彼此的观点、行为，并模仿同伴的行为。③形式活泼：同伴教育的形式多种多样，根据年龄和背景的不同，可以选择的不同的方式。④情感支持：同伴教育不仅能进行健康知识传授、经验与行为分享，还能产生情感上的共鸣，从而使得参与同伴教育的人们看到和自己面对同样健康问题的人们，获得情感上的认同感和支持。⑤经济实用：同伴是人们卫生保健信息的重要来源之一，可以弥补健康教育与促进项目中卫生专业技术人员有限的不足，节省资源。

8.【答案】B

【解析】作为一种辅助方法，常配合其他方法一起使用，演示法的特点是形象化、直观性强，生动活泼，没有一定的教学模式。

9.【答案】C

【解析】入户指导的主要对象是新生儿、产妇、儿童及看护人、老年人、重症护理患者、残疾人等重点人群。

10.【答案】B

【解析】患者和普通人群都可以是电话和网络咨询的指导对象，尤其是对于路途远、身体不方便前来当面咨询的人群来说更方便。

11.【答案】C

【解析】印刷资料包括健康教育折页、健康教育处方和健康手册等。放置在乡镇卫生院和村卫生室、社区卫生服务中心（站）的候诊区、诊室、咨询台等处。每个机构每年提供不少于12种内容的印刷资料，并及时更新补充，保障使用。

12.【答案】C

【解析】音像资料包括录像带、VCD、DVD等视听传播资料，机构正常应诊的时间内，在乡镇卫生院门诊候诊区、观察室、健教室等场所或宣传活动现场播放。每个机构每年播放音像资料不少于6种。

13.【答案】C

【解析】每个乡镇卫生院每年至少开展9次公众健康咨询活动。

14.【答案】B

【解析】每个乡镇卫生院每个月至少举办1次健康知识讲座，村卫生室每2个月至少举办1次健康知识讲座。

第四节　健康素养

A_1型题

1.【答案】E

【解析】根据《中国公民健康素养——基本知识与技能（2015年版）》，健康生活方式主要包括合理膳食、适量运动、戒烟限酒、心理平衡四个方面。

2.【答案】B

【解析】《中国公民健康素养——基本知识与技能（2015年版）》提出了现阶段我国城乡居民应该具备的健康生活方式与行为，每天保证7~8小时睡眠。

3.【答案】C

【解析】根据《中国公民健康素养——基本知识与技能（2015年版）》，肺结核主要通过患者咳嗽、打喷嚏、大声说话等产生的飞沫传播；出现咳嗽、咳痰2周以上，或痰中带血，应当及时检查是否得了肺结核。

4.【答案】E

【解析】根据《中国公民健康素养——基本知识与技能》提出了现阶段我国城乡居民应该具备的健康生活方式与行为。主动接受婚前和孕前保健，孕期应当至少接受5次产前检查并住院分娩。

第四章　传染病及突发公共卫生事件

第一节　传染病流行过程

A_1型题

1.【答案】B

【解析】感染病原体后是否发病，主要取决于人体的抗病能力。

2.【答案】D

【解析】人群易感性是指人群作为一个整体对传染病的易感程度。影响人群易感性升高的主要因素有新生儿增加、易感人口迁入、免疫人口免疫力自然消退和免疫人口死亡等。影响人群易感性降低的主要因素有计划免疫、传染病流行和隐性感染等。

3.【答案】A

【解析】流行过程是指传染病在人群中发生、蔓延的过程，即病原体从感染者体内排出，经过一定的传播途径，侵入易感者机体而形成的新感染，并不断发生、发展的过程。

4.【答案】A

【解析】计划免疫会使人群易感性降低。

5.【答案】B

【解析】影响传染病流行过程的因素中的自然因素包括地理、气候、土壤和动植物等，对传染病流行因素影响最明显的是气候因素和地理因素。

6.【答案】C

【解析】疫源地是指传染源及其排出的病原体向四周播散所能波及的范围，即可能发生新病例和新感染的范围。

第二节　传染病突发公共卫生事件报告和处理

A_1型题

1.【答案】E

【解析】传染病的预防主要包括加强健康教育、人群免疫、身体锻炼及改善卫生条件等。

2.【答案】B

【解析】流行性感冒属于丙类传染病，其他选项都属于乙类传染病。

3.【答案】D

【解析】根据传染病防治法，甲类传染病是指鼠疫、霍乱。

4.【答案】E

【解析】紫外线消毒灯有以下几种。①普通直管热阴极低压汞紫外线消毒灯：灯管采用石英玻璃或其他对紫外线透过率高的玻璃制成，功率为40W、30W、20W、15W等。②高强度紫外线消毒灯：功率30W。

5.【答案】D

【解析】乙醇皮肤消毒，将消毒剂均匀喷雾于物体表面，使其保持湿润或擦拭物体表面2遍，作用3分钟。

6.【答案】C

【解析】有机磷类杀虫剂：敌敌畏、敌敌畏钙、二溴磷、马拉硫磷、倍硫磷、辛硫磷、双硫磷、杀螟松、地亚农、皮蝇磷、毒死蜱、蝇毒磷、蝇硫磷等。

7.【答案】D

【解析】疫点随时消毒要求“三分开”“六消毒”。三分开：分住室、分饮食、分生活用具。六消毒：消毒分泌物或排泄物、生活用具、双手、衣服被单、患者居室、生活污水污物。

8.【答案】E

【解析】早期诊断能够及时发现传染病，在第一时间内采取有效预防措施，有助于防止传染病的传播。

9.【答案】E

【解析】报告内容包括事件名称、类别，发生时间、地点、涉及的地域范围，发病及死亡人数、年龄、性别、职业分布，主要症状、体征，可能的原因，已经采取的措施，事件的发展趋势等。

10.【答案】B

【解析】突发公共卫生事件监测机构、医疗卫生机构及有关单位发现突发公共卫生事件，应在2小时内向所在地区县级人民政府的卫生行政部门报告。

11.【答案】B

【解析】《国家突发公共卫生事件应急预案》规定，根据突发公共卫生事件性质、危害程度、涉及范围，将突发公共卫生事件划分为特别重大（Ⅰ级）、重大（Ⅱ级）、较大（Ⅲ级）和一般（Ⅳ级）4级。

12.【答案】E

【解析】根据《中华人民共和国传染病防治法》及国家卫生健康委员会相关法律法规规定，法定传染病分为甲类、乙类和丙类共40种。

13.【答案】C

【解析】根据不同传染病诊断分类，分为疑似病例、临床诊断病例、确诊病例和病原携带者4类。其中，需报告病原携带者的病种包括霍乱、脊髓灰质炎以及国家卫生健康委员会规定的其他传染病。

14.【答案】B

【解析】发现甲类传染病和乙类传染病中的肺炭疽和严重急性呼吸综合征，埃博拉出血热、人感染禽流感、寨卡病毒病、黄热病、拉沙热、裂谷热、西尼罗热等新发输入传染病患者和疑似患者，或发现其他传染病、不明原因疾病暴发时，应按有关要求于2小时内报告。

15.【答案】E

【解析】发现其他乙类、丙类传染病病人、疑似病人和规定报告的传染病病原携带者，应于24小时内报告。

16.【答案】E

【解析】为了有效预防、及时控制和消除传染病暴发、流行，减少突发公共卫生事件的危害，根据《中华人民共和国传染病防治法》及《突发公共卫生事件应急条例》的规定，在有传染病暴发、流行时，除立即组织力量进行防治外，当地政府及相关部门报经上一级单位决定，可采取一系列紧急措施：①限制或停止集市、集会、影剧院演出或者其他人群聚集活动。②停工、停业、停课。③临时征用房屋、交通工具。④封闭被传染病病原体污染的公共饮用水源。对拒绝或未依照规定配合疫情控制的单位或个人，其行为一旦造成传染病传播、流行或者对公众健康造成严重危害后果的，依法给予行政处分或追究法律责任。

17.【答案】B

【解析】针对易感人群的措施如下。①免疫预防：包括主动免疫和被动免疫。②药物预防：可作为一种应急措施来预防传染病的传播。③个人防护：要养成良好的个人卫生习惯，在传染病发生流行时，易感者的个人防护措施也是非常重要的。

18.【答案】D

【解析】乡镇卫生院、村卫生室和社区卫生服务中心（站）要做好相关服务记录，“传染病报告卡”和“突发公共卫生事件相关信息报告卡”应至少保留3年。

第三节　预防接种

一、A_1型题

1.【答案】E

【解析】减毒活疫苗是用弱毒但免疫原性强的病原微生物及其代谢产物，经培养繁殖，或接种于动物、鸡胚、组织、细胞生长繁殖后制成的疫苗。目前使用的减毒活疫苗有：卡介苗、脊髓灰质炎、麻疹、风疹、腮腺炎、甲型肝炎、乙脑等活疫苗。

2.【答案】C

【解析】皮下注射时，应使针头斜面向上与皮肤呈30°~40°角进针。

3.【答案】E

【解析】卡介苗是一种经过人工培养的无毒牛型结核分枝杆菌悬液制剂减毒活疫苗，无致病性，有免疫原性。接种后可以替代结核分枝杆菌的初次感染而获得特异性细胞免疫。

4.【答案】A

【解析】乙肝疫苗第3剂、脊灰疫苗第3剂、百白破疫苗第3剂、麻腮风疫苗第1剂、乙脑减毒活疫苗第1剂或乙脑灭活疫苗第2剂：小于12月龄完成。

5.【答案】D

【解析】同时接种原则：①不同疫苗同时接种两种及以上注射类疫苗应在不同部位接种。严禁将两种或多种疫苗混合吸入同一支注射器内接种。②现阶段的国家免疫规划疫苗均可按照免疫程序或补种原则同时接种。③不同疫苗接种间隔两种及以上注射类减毒活疫苗如果未同时接种，应间隔不小于28天进行接种。国家免疫规划使用的灭活疫苗和口服类减毒活疫苗，如果与其他灭活疫苗、注射或口服类减毒活疫苗未同时接种，对接种间隔不做限制。

6.【答案】C

【解析】我国规定的儿童免疫程序，麻疹疫苗初种年龄为8个月。麻疹疫苗为减毒活疫苗，接种后可刺激机体产生针对麻疹病毒的免疫力，用于预防麻疹。接种对象为出生满8个月基础免疫1次。

7.【答案】B

【解析】百白破从母体获得被动抗体，出生后几个月开始逐渐消失。现行免疫程序规定：新生儿出生满3个月开始接种百白破疫苗第1次，连续接种3次，每次间隔不少于28天。1.5~2.0岁加强1次。6岁加强注射精制百白破疫苗1次。

8.【答案】A

【解析】对10个月的婴儿健康教育重点应该是预防接种。

9.【答案】B

【解析】采用冷库和大容量冰箱存放疫苗时，底部应留有一定的空间。疫苗要摆放整齐，疫苗与箱壁、疫苗与疫苗之间应留有1~2cm的空隙。疫苗不应放置冰箱门内搁物架上，含吸附剂疫苗不可贴壁放置。

10.【答案】B

【解析】预防接种管理，每半年对辖区内儿童的预防接种卡（簿）进行1次整理，查漏补缺，并及时进行补种。

11.【答案】B

【解析】预防接种管理，及时为辖区内所有居住满3个月的0~6岁儿童建立预防接种证和预防接种卡（簿）等儿童预防接种档案。

二、A_2型题

12.【答案】D

【解析】免疫规划疫苗是指政府免费向公民提供，公民应当依照政府的规定受种的疫苗，包括国家免疫规划确定的疫苗，省、自治区、直辖市人民政府在执行国家免疫规划时增加的疫苗，以及县级以上人民政府或者其卫生行政部门组织的应急接种或者群体性预防接种所使用的疫苗。乙肝疫苗属于免疫规划疫苗。

13.【答案】B

【解析】小儿没有发热等全身反应，局部红肿为3cm，符合预防接种后的中等局部反应（2.6~5.0cm）表现。

14.【答案】C

【解析】疫苗接种注射剂量要准确，不是剂量越大，效果越好。

15.【答案】A

【解析】该婴儿所发生的反应主要是百日咳所含菌体成分所致。接种吸附疫苗后，局部可形成硬结，1~2个月内消退，注射过浅可形成无菌化脓。全身反应主要是体温上升，12~16小时达到高峰，24小时逐渐下降，一般48小时恢复正常。发热时可伴有倦怠、嗜睡、烦躁不安等短暂症状，1~2天即可恢复。无细胞百白破疫苗可在接种部位有轻度红晕、痒感或有低热，一般不需特殊处理即自行消退。

三、A_3/A_4型题

16.【答案】A

【解析】新生儿期接种的疫苗应是乙肝疫苗和卡介苗。

17.【答案】D

【解析】疫苗初种时间如下。出生时：卡介苗、乙肝疫苗；2个月：脊髓灰质炎疫苗。

18.【答案】E

【解析】疫苗初种时间如下。3个月：百白破混合疫苗。

19.【答案】C

【解析】疫苗初种时间如下。8个月：麻疹疫苗。

第五章 居民健康管理

第一节 居民健康档案管理

A_1 型题

1.【答案】B

【解析】居民健康档案管理的服务对象：辖区内常住居民，包括居住半年以上的户籍及非户籍居民。以0~6岁儿童、孕产妇、老年人、慢性病患者和严重精神障碍患者以及肺结核患者等人群为重点。上呼吸道感染患者不用作为健康管理的重点管理对象。

2.【答案】D

【解析】参考第1题解析。

3.【答案】E

【解析】居民健康档案内容包括个人基本信息、健康体检、重点人群健康管理记录和其他医疗卫生服务记录。个人基本情况包括姓名、性别等基础信息和既往史、家族史等基本健康信息。这些基本健康信息的收集是健康管理的首要步骤。

4.【答案】A

【解析】居民健康档案管理的服务对象为辖区内常住居民（指居住半年以上的户籍及非户籍居民），以0~6岁儿童、孕产妇、老年人、慢性病患者、严重精神障碍患者和肺结核患者等人群为重点。

5.【答案】D

【解析】统一为居民健康档案进行编码，采用17位编码制，以国家统一的行政区划编码为基础，以村（居）委会为单位，编制居民健康档案唯一编码。同时将建档居民的身份证号作为身份识别码，为在信息平台上实现资源共享奠定基础。

6.【答案】D

【解析】居民健康档案管理的工作指标为：①健康档案建档率=建档人数/辖区内常住居民数×100%。②电子健康档案建档率=建立电子健康档案人数/辖区内常住居民数×100%。③健康档案合格率=抽查填写合格的档案份数/抽查档案总份数×100%。④健康档案使用率=抽查档案中有动态记录的档案份数/抽查档案总份数×100%。

7.【答案】B

【解析】居民健康档案内容的查体栏中“足背动脉搏动”，糖尿病患者必须进行此项检查。

第二节 0~6岁儿童健康管理

一、A_1 型题

1.【答案】B

【解析】婴儿期是生长发育极其旺盛的阶段。

2.【答案】C

【解析】新生儿期是指自胎儿娩出至生后28天，属于婴儿期的一个阶段。

3.【答案】B

【解析】自1岁至满3周岁为幼儿期。此期儿童体格生长发育速度较前期减慢，但智能发育速度加速。

4.【答案】D

【解析】婴儿期是生长发育极其旺盛的阶段。女孩的青春期从10~12岁开始到17~18岁，男孩从13~14岁开始至18~20岁结束，开始与结束年龄可相差2~4岁。青春期体格生长再次加速，出现第2高峰。

5.【答案】A

【解析】新生儿期在生长发育和疾病方面具有其特殊性，发病率及死亡率与其他阶段相比均较高。

6.【答案】D

【解析】幼儿期活动范围增大，接触社会及事物增多，社会性明显发展。此期小儿对危险的识别和自我保护能力有限，容易发生意外事故，要注意预防伤害的发生。

7.【答案】A

【解析】新生儿期有体重的生理性下降，多在生后3~4天达到最低点，以后逐渐回升，至生后7~10天，重新达到出生时的体重，但早产儿生理性体重下降恢复的速度较慢。

8.【答案】C

【解析】自出生后脐带结扎起

到生后28天称为新生儿期。此期在生长发育和疾病方面具有其特殊性，生理调节和适应能力不够完善，发病率及死亡率与其他阶段相比均较高。对新生儿进行入户访视的目的是宣传普及科学育儿知识，指导家长做好新生儿喂养、护理及疾病预防工作，降低患病率和死亡率。正常足月新生儿访视次数不少于2次。首次访视应在出院后7日之内进行，如发现问题应酌情增加访视次数，必要时转诊。

9.【答案】B

【解析】正常足月新生儿家庭首次访视应在出院后7天之内进行，如发现问题应酌情增加访视次数，必要时转诊。

10.【答案】A

【解析】正常足月新生儿满月访视应在出生后28～30天进行，满28天后结合接种乙肝疫苗第2针，在乡镇卫生院进行随访。

11.【答案】B

【解析】正常足月新生儿家庭首次访视应在出院后7天之内进行。

12.【答案】B

【解析】新生儿家庭访视有关疾病预防的指导：注意并保持家庭卫生，接触新生儿前要洗手，减少探视，家人患有呼吸道感染时要戴口罩，以避免交叉感染。生后数天开始补充维生素D，足月儿每日口服400IU，早产儿每日口服800IU。对未接种卡介苗和第1剂乙肝疫苗的新生儿，提醒家长尽快补种。未接受新生儿疾病筛查的新生儿，告知家长到具备筛查条件的医疗保健机构补筛。有吸氧治疗史的早产儿，在生后4~6周或矫正胎龄32周转诊到开展早产儿视网膜病变（ROP）筛查的指定医院进行眼底病变筛查。

13.【答案】B

【解析】满月后婴幼儿健康管理均应在乡镇卫生院进行，偏远地区可在村卫生室进行，时间分别在3、6、8、12、18、24、30、36月龄时，共8次。有条件的地区，建议结合儿童预防接种时间增加随访次数。服务内容包括询问上次随访到本次随访之间的婴幼儿喂养、患病等情况，进行体格检查，做生长发育和心理行为发育评估，进行母乳喂养、辅食添加、心理行为发育、预防伤害、口腔保健、常见疾病防治等健康指导，每次健康检查时间不应少于5～10分钟。在婴幼儿6～8、18、30月龄时分别进行1次血常规检测。在6、12、24、36月龄时分别进行1次听力筛查。在每次进行预防接种前均要检查有无禁忌证，若无，体检结束后接受疫苗接种。

14.【答案】A

【解析】学龄前儿童健康管理是为4~6岁儿童每年提供1次健康管理服务。

15.【答案】E

【解析】喂养指导：对轻度贫血患儿家长进行合理喂养指导，给予含铁丰富且易吸收的食物，如动物肝脏、血及瘦肉。多吃富含维生素C的蔬菜水果，帮助食物中铁的吸收。病因治疗：分析可能的病因，采取相应的干预措施。药物治疗：补充铁剂和维生素C制剂，服药1个月后复查血红蛋白（Hb），如果Hb恢复正常，继续服药4～6周。也可补充叶酸、维生素B_{12}等微量营养素。

16.【答案】E

【解析】预防营养性缺铁性贫血应强调及时添加蛋黄、肉类、鱼类、肝泥等辅食。

17.【答案】D

【解析】甜炼乳中水分只有牛乳的2/5，而蔗糖含量则高达40%，过甜不适合婴儿食用。

18.【答案】C

【解析】营养不良主要是由于能量摄入不足或消化吸收不良或消耗过多引起的一种慢性营养缺乏性疾病。最早出现患儿体重不增加的症状，继之体重下降，逐渐出现消瘦。

19.【答案】B

【解析】早产儿的胎龄<37周。

20.【答案】B

【解析】头围是指自眉弓上缘经枕骨结节绕头一周的长度，反映颅骨生长和脑发育的一个重要指标。2岁以内测量头围最有监测价值，连续测量更为重要，其受双亲头围大小的影响。出生时33～34cm，1岁时46cm，2岁时48cm，15岁时54～58cm，基本同成人。

21.【答案】B

【解析】胎儿出生时头围相对大，33~34cm。第1年前3个月头围的增长约等于后9个月头围的增长值（6cm），即1岁时头围约为46cm。那么3个月婴儿的标准头围是39~40cm，故选B。

22.【答案】C

【解析】2岁至青春前期儿童体重（kg）估算公式：年龄（岁）×2+7（或8）。

23.【答案】E

【解析】常用反映儿童体格生长的指标有体重、身高和头围等。

24.【答案】A

【解析】身高（身长）是指头、脊柱与下肢长度的总和，主要反映长期的营养状况，受遗传、种族和环境的影响较为明显。最能反映骨骼发育的重要指标就是身高。

25.【答案】B

【解析】出生时平均身长为50cm，生后第1年增长最快，1岁时可达75cm，2岁时可达85cm。2岁以内测量头围最有监测价值，连续测量更为重要，其受双亲头围大小的影响。出生时33~34cm，1岁时46cm，2岁时48cm，15岁时54~58cm，基本同成人。第1年前3个月其身高、头围的增长值约等于其后9个月身高、头围的增长值。所以其前3个月身高、头围增长值分别为11~13cm、6cm，故选B。

26.【答案】A

【解析】新生儿期有体重的生理性下降，多在生后3~4天达到最低点，以后逐渐回升，至生后第7~10天，重新达到出生时的体重，但早产儿生理性体重下降恢复的速度较慢。

27.【答案】C

【解析】血常规或血红蛋白（Hb）检查结果为Hb降低：6月龄至6岁<110g/L。Hb 90~109g/L为轻度贫血，60~89g/L为中度贫血，<60g/L为重度贫血，<30g/L为极重度贫血。由于海拔高度对IIb的影响，海拔每升高1000m，Hb上升约4%。

28.【答案】D

【解析】新生儿保健重点是预防出生时缺氧、窒息，预防低体温和感染的发生，并进行新生儿筛查。此新生儿，生后7天，进食为母乳或奶瓶喂奶，此时应注意预防喂奶呛咳、窒息。

二、A_2型题

29.【答案】C

【解析】儿童体重的简单估算公式：<6个月龄婴儿体重=出生体重（kg）+月龄×0.7。7~12个月龄婴儿体重=6（kg）+月龄×0.25。

30.【答案】D

【解析】乳牙计算近似公式：月龄减4~6。本题：乳牙2枚。可得出小儿年龄为6个月左右。小儿体重7kg，身高65cm，头围42cm，近似判断小儿9个月。6个月时小儿能双手支撑独坐一会儿。综上所述，本题小儿的年龄最可能是6个月。

31.【答案】D

【解析】药物治疗：补充铁剂和维生素C制剂，服药1个月后复查Hb，如果Hb恢复正常，继续服药4~6周。也可补充叶酸、维生素B_{12}等微量营养素。

32.【答案】C

【解析】营养性缺铁性贫血是小儿危害健康的常见病，多发生在6个月~3岁的婴幼儿，一般表现为疲乏、无力、精神萎靡，是最多见的症状，皮肤黏膜苍白是主要体征。Hb 90~109g/L为轻度贫血，60~89g/L为中度贫血，<60g/L为重度贫血，根据题干信息可判断为缺铁性贫血。

33.【答案】B

【解析】营养不良主要是由于能量摄入不足或消化吸收不良或消耗过多引起的一种慢性营养缺乏性疾病。最早出现患儿体重不增加的症状，继之体重下降，逐渐出现消瘦。

三、A_3/A_4型题

34.【答案】A

【解析】2~12岁：体重（kg）=年龄×2+7（或8）；身高（cm）=年龄×7+77，通过计算可得知应该选择A。

35.【答案】C

【解析】1~9岁骨龄简易计算法：腕部骨化中心的数目约为小儿的年龄加1。

36.【答案】D

【解析】1岁时头围达46cm，2岁时48cm，15岁时接近成人头围，54~58cm。

第三节　孕产妇健康管理

一、A_1型题

1.【答案】C

【解析】子宫增大：腹部检查时见增大子宫，子宫底高度因孕妇的脐耻间距离、胎儿发育情况、羊水量、单胎、多胎等而产生差异。不同孕周的子宫底增长速度不同，妊娠20~24周时增长速度较快，平均每周增长1.6cm，而36~40周增长速度减慢，平均每周增长0.25cm。正常情况下子宫高度在妊娠36周时最高，而后略有下降。

2.【答案】C

【解析】孕妇常在妊娠20周左右自觉胎动，自觉胎动开始的时间因孕妇的个人感觉敏感度不同而略有差异。有时在腹部检查时可以看到或触到胎动。

3.【答案】E

【解析】妊娠期阴道黏膜和宫颈阴道部充血，呈紫蓝色。停经5~6周时子宫增大、饱满，呈球形。停经6~8周时子宫峡部极软，感觉宫颈与宫体之间似不相连，称为黑加征。妊娠试验在受孕后9天就可显示尿hCG阳性，而血清中的hCG比较准确，在胚胎着床后出现升高。临床上多用早孕试纸法检测受检者尿液，结果阳性结合临床表现可以判定妊娠。

4.【答案】C

【解析】从怀孕开始到怀孕13周前（12^{+6}周前）的孕妇为孕早期健康管理对象。基层医疗卫生机构为孕早期孕妇建立《母子健康手册》。

5.【答案】D

【解析】首诊医疗机构应当对首次建册的孕产妇进行妊娠风险筛查，对于筛查未见异常的孕妇，应当在其《母子健康手册》上标注绿色标识，按照要求进行管理。

6.【答案】B

【解析】孕中期孕妇自我监测胎动：让孕妇掌握在孕晚期开始自我监测胎动的方法，孕妇应于每天早晨、中午、晚上固定一个时间，分别数3次胎动，每次数1小时。3次的胎动数相加再乘4，即为12小时胎动数。正常胎动次数每小时3~5次，12小时应在30~40次。12小时胎动数小于20次或每小时小于3次，提示胎儿有异常。12小时胎动数小于10次则提示胎儿宫内明显缺氧，应及时去医院进一步检查。自我监测胎动是评价胎儿宫内情况最简便有效的方法。

7.【答案】D

【解析】妊娠18~20周用听诊器经孕妇腹壁能够听到胎心音。胎心音呈双音，似钟表“嘀嗒”声，正常时每分钟110~160次。

8.【答案】E

【解析】在整个妊娠期间至少提供5次产前检查，孕早期至少进行1次，孕中期至少2次，孕晚期至少2次（其中至少1次在36周后进行），发现异常者应当酌情增加检查次数。根据不同妊娠时期确定各期保健重点。对高危孕妇进行专案管理，密切观察并及时处理危险因素。

9.【答案】E

【解析】孕中期12小时胎动数小于10次则提示胎儿宫内明显缺氧，应及时去医院进一步检查。

10.【答案】A

【解析】孕中期保健至少2次，可分别在妊娠16~20周、妊娠21~24周各检查1次。

11.【答案】B

【解析】在妊娠16~20周，知情选择进行唐氏综合征筛查。

12.【答案】A

【解析】母乳营养丰富，易消化吸收，蛋白质、脂肪、糖的比例（1:3:6）适当。母乳含优质蛋白质、必需氨基酸及乳糖较多，有利于婴儿脑的发育。母乳含不饱和脂肪酸较多，又含有较多解脂酶，有利于消化吸收。

13.【答案】B

【解析】妊娠糖尿病筛查属于孕中期健康管理的内容。

14.【答案】B

【解析】乡镇卫生院、村卫生室和社区卫生服务中心（站）在收到分娩医院转来的产妇分娩信息后应于产妇出院后1周内到产妇家中进行产后访视。

15.【答案】C

【解析】乡镇卫生院、社区卫生服务中心为正常产妇做产后健康检查，异常产妇到原分娩医疗卫生机构检查。检查时间为产后第42天。

16.【答案】D

【解析】产后42天健康检查内容：询问分娩日期及出院日期，产后康复及母乳喂养情况，对患有内科合并症者了解其疾病的症状。观察产妇的面色、精神状态，以及是否有产后抑郁症状。一般体检如量血压、检查乳房，如剖宫产者检查腹部切口。妇科检查了解会阴伤口愈合情况、阴道分泌物情况、子宫是否恢复至非孕状态等。针对异常情况应进行必要的辅助检查。

二、A_2型题

17.【答案】A

【解析】测定双相型体温且有性生活的妇女，出现高温相18天持续不降，则其早孕可能性大。高温相持续超过3周，高度怀疑早期妊娠可能。已婚加停经史，而且孕酮试验阴性，基础体温双相持续3周均提示妊娠可能。

18.【答案】C

【解析】超声检查可了解胎儿生长发育、羊水和胎盘等情况。在妊娠18~24周可使用超声对胎儿进行系统检查以筛查出胎儿的结构畸形。超声检查在妊娠24周前可以准确估计胎龄。

19.【答案】C

【解析】产后宫缩痛于产后1~2天出现，持续2~3天自然消失，多见于经产妇。产后体温多数在正常范围内，体温可在24小时内略升高，一般不超过38℃。产后3~4天出现的泌乳热一般持续4~16小时，体温在37.8~39.0℃，不属于病态。产后脉搏略慢，每分钟60~70次。产后呼吸深慢，一般每分钟14~16次。子宫复旧：胎盘娩出后，子宫呈圆而硬，宫底在脐下一指。产后第1天略上升至脐平，以后每天下降1~2cm，至产后10天子宫降入骨盆腔内。产后随子宫蜕膜脱落，含有血液、坏死蜕膜等组织经阴道排出，称为恶露。恶露有血腥味，但无臭味，持续4~6周，总量为250~500ml。

20.【答案】B

【解析】妊娠早期超声检查的主要目的是确定宫内妊娠，估计孕龄及胎数，排除异位妊娠和滋养细胞疾病，排除盆腔肿块或子宫异常。在停经4~5周时可见妊娠囊，在停经6周时可见胚芽和原始心管搏动。彩色多普勒超声可见胎儿心脏区彩色血流，可以确诊为早期妊娠、活胎。

21.【答案】C

【解析】新生儿生后吸吮乳头时，由乳头传来的感觉信号，经传入神经纤维抵达下丘脑，可能通过抑制下丘脑多巴胺及其他催乳激素抑制因子，致使催乳激素呈脉冲击式释放，促进乳汁排出和分泌。此产妇出现乳汁淤积，应让新生儿多吸吮双乳，促进乳汁排出，必要时使用吸乳器促进排乳，以免并发急性乳腺炎。

第四节 老年人健康管理

一、A_1型题

1.【答案】C

【解析】按照《国家基本公共卫生服务规范（2011年版）》要求，老年人健康管理的服务对象是辖区内65岁及以上常住居民，包括居住半年以上的户籍及非户籍居民。

2.【答案】E

【解析】老年人应根据自己的生理特点和健康状况选择适当的运动强度、时间和效率。最好坚持每天锻炼，每周至少锻炼3～5次，每天户外活动时间至少30分钟，最好60分钟。老年人进行锻炼一定要量力而行，运动强度以轻微出汗、自我感觉舒适为度。

3.【答案】E

【解析】老年人的健康状况受多种因素的影响，其中不健康的生活方式和行为是很多慢性病的重要危险因子。吸烟、饮酒、身体活动不足、膳食不合理等是导致高血压、高血糖、血脂异常、超重肥胖等生物危险因子的直接原因。

4.【答案】E

【解析】老年人用药要合理选择，补药也需要合理选择，不能滥用。

5.【答案】E

【解析】《中国老年人膳食指南》提出老年人运动的四项原则为安全、全面、适度、自然。

6.【答案】A

【解析】对于已建立居民健康档案的老年人，除了通过问诊、体格检查和辅助检查获得及时的健康状况信息外，还可通过健康档案获得老年人既往的健康状况信息。

7.【答案】B

【解析】老年人每餐不可过饱。

8.【答案】D

【解析】乡村医生为辖区内老年人提供健康管理的服务流程包括预约、信息采集和健康状况评估、评估结果的分类、老年人的分类管理共四个环节。

9.【答案】C

【解析】《国家基本公共卫生服务规范（2011年版）》对老年人的健康指导，要求做到：①告知老年人健康体检的结果，并进行相应健康指导。②对发现已确诊的原发性高血压患者、2型糖尿病患者，应纳入相应的慢性病患者健康管理。③对体检中发现有异常的老年人建议定期复查。④进行健康生活方式以及疫苗接种、骨质疏松预防、防跌倒措施、意外伤害预防和自救等健康指导。⑤告知或预约下一次健康管理服务的时间。

二、A_2型题

10.【答案】D

【解析】只有选项D属于心理护理。

11.【答案】C

【解析】老年人的自我防护护理应做到病早治，药早吃。

12.【答案】B

【解析】老年人膳食原则：①饮食多样化，食物搭配合理，宜吃软食，少食多餐，忌暴饮暴食。②主食中包括一定量的粗粮、杂粮。③每天饮用牛奶或食用奶制品。④吃大豆或其制品。⑤适量食用动物性食品。⑥多吃蔬菜、水果。⑦饮食清淡、少盐，少糖。

第五节 高血压患者健康管理

一、A_1型题

1.【答案】C

【解析】高血压患者健康管理的服务对象是指辖区内35岁及以上常住居民中原发性高血压患者。

2.【答案】B

【解析】测量血压要安静休息5分钟以上开始测量。

3.【答案】A

【解析】对辖区内35岁及以上常住居民，每年为其免费测量1次血压（非同日3次测量）。

4.【答案】C

【解析】测量血压正确的方法：要安静休息5分钟以上开始测量；测量时裸露右（左）上臂或只隔一件单衣，不能卷起衣袖测量；测量过程中不要说话或是移动，保持测量过程安静；测量稳定状态下的血压值，多次测量确认。

5.【答案】C

【解析】对于如有以下六项指标中的任一项高危因素，建议每半年至少测量一次血压，并接受医务人员的生活方式指导：①血压高值。②超重或肥胖和/或腹型肥胖。③高血压家族史（一、二级亲属）。④长期膳食高盐。⑤长期过量饮酒。⑥年龄≥55岁。

6.【答案】E

【解析】对于紧急转诊者应在2周内主动随访转诊情况。

7.【答案】E

【解析】原发性高血压患者每年要提供至少4次面对面随访。①测量患者血压并评估是否存在危急情况。对于紧急情况需转诊者，乡村医生应在2周内主动随访转诊情况。②若不需紧急转诊，询问上次随访到此次随访期间的症状。③测量体重、心率，计算体重指数。④询问患者疾病情况和生活方式。⑤了解患者服药情况。

8.【答案】B

【解析】对第一次出现血压控制不满意，即收缩压≥140mmHg和/或舒张压≥90mmHg，或出现药物不良反应的患者，结合其服药依从性，必要时增加现用药物剂量、更换或增加不同类的降压药物，2周内随访。

二、A_2 型题

9.【答案】C

【解析】此患者的高血压高危因素有：①年龄57岁，即更年期后的女性。②BMI = 29.3 > 28，肥胖。③最近一次血压135/80mmHg，收缩压在130~139mmHg。

10.【答案】D

【解析】该患者在服用降压药物的过程中出现了药物不良反应，对第一次出现血压控制不满意，即收缩压≥140mmHg和/或舒张压≥90mmHg，或出现药物不良反应的患者，结合其服药依从性，必要时增加现用药物剂量、更换或增加不同类的降压药物，2周内随访。故选D。

11.【答案】E

【解析】生活方式指导主要包括：合理膳食，提倡少摄入盐（每人每日食盐量摄入量不应超过6g），多摄入新鲜蔬菜水果；适量运动，保持有规律中等强度的有氧耐力运动，控制体重，将体重指数（BMI）争取控制在正常范围内（18.5~23.9）；戒烟限酒，每日饮白酒小于100ml（2两）；注意心理调整，减少内外刺激因素，避免血压升高；遵医行为，患者遵照医师的指导去改善生活方式。

第六节　2型糖尿病健康管理

一、A_1 型题

1.【答案】E

【解析】2型糖尿病患者健康管理的服务对象是辖区内35岁及以上常住居民中2型糖尿病患者。

2.【答案】A

【解析】对工作中发现的2型糖尿病高危人群进行有针对性的健康教育，建议其每年至少测量1次空腹血糖，并接受医务人员的健康指导。

3.【答案】E

【解析】2型糖尿病的健康体检，对确诊的患者每年组织或协助组织1次较全面的健康体检。体检可与随访结合。体检包括体温、脉搏、呼吸、血压、身高、体重、腰围、皮肤、浅表淋巴结、心脏、腹部等常规体格检查。对口腔、视力、听力和运动功能进行初步判断。需要参照《城乡居民健康档案管理服务规范》。

4.【答案】E

【解析】2型糖尿病的随访：对确诊的患者每年提供4次免费空腹血糖检测，每年至少进行4次面对面随访，每3个月至少随访1次。①测量空腹血糖和血压，并评估是否存在紧急情况需转诊，乡村医生应在2周内主动随访。②若不需紧急转诊，询问上次随访至此次随访期间的症状。③测量体重，计算体重指数，检测足背动脉搏动。④询问患者疾病情况和生活方式，包括心脑血管疾病、吸烟、饮酒、运动、主食摄入情况等。⑤了解患者服药情况。

5.【答案】D

【解析】测量空腹血糖和血压，并评估是否存在危急情况，如出现血糖≥16.7mmol/L或<3.9mmol/L；收缩压≥180mmHg和/或舒张压≥110mmHg；有意识或行为改变、呼气有烂苹果样丙酮味、心悸、出汗、食欲缺乏、恶心、呕吐、多饮、多尿、腹痛、有深大呼吸、皮肤潮红；持续性心动过速（心率超过100次/分）；体温超过39℃或有其他的突发异常情况，如视力突然骤降、妊娠期及哺乳期血糖高于正常等危险情况之一，或存在不能处理的其他疾病时，须在处理后紧急转诊。

6.【答案】B

【解析】对于随访2型糖尿病患者紧急转诊者，乡镇卫生院、村卫生室、社区卫生服务中心（站）应在2周内主动随访转诊情况。

7.【答案】A

【解析】对确诊的2型糖尿病患者，每年组织或协助组织1次较全面的健康体检，体检可与随访相结合。

二、A_2 型题

8.【答案】D

【解析】该女性属糖尿病高危人群，针对其的健康指导主要包括：饮食控制、运动治疗、控制体重、保持良好的心理状态及支持性环境。

第七节 结核病患者健康管理

A_1型题

1.【答案】C

【解析】随访内容包括如下。①确定督导人员：优先为医务人员，也可为患者家属。②对患者的居住环境进行评估。③对患者及家属进行结核病防治知识宣传教育。④告诉患者出现病情加重、严重不良反应、并发症等异常情况时，要及时就诊。⑤若72小时内2次访视均未见到患者，则将访视结果向上级专业机构报告。

2.【答案】D

【解析】结核病患者对出现药物不良反应、并发症或合并症的患者，要立即转诊，2周内随访。

3.【答案】C

【解析】控制传染源是结核病控制的首要措施。

4.【答案】C

【解析】只要配合医师、遵从医嘱，严格坚持规律服药，绝大多数肺结核是可以彻底治愈的。服用抗结核药物1个月以后，传染性一般就会消失。

5.【答案】B

【解析】一般情况下，初治肺结核患者的治疗疗程为6个月，复治肺结核患者为8个月，耐多药肺结核患者为24个月。

6.【答案】E

【解析】乡镇卫生院、村卫生室，接到上级专业机构管理肺结核患者的通知单后，要在72小时内第一次入户访视患者。

7.【答案】C

【解析】对于由医务人员督导的结核病患者，医务人员至少每月记录1次对患者的随访评估结果。

8.【答案】B

【解析】对于由家庭成员督导的结核病患者，基层医疗卫生机构要在患者的强化期或注射期内每10天随访1次，继续期或非注射期内每个月随访1次。

9.【答案】C

【解析】若患者漏服药次数超过1周及以上，要及时向上级专业机构进行报告。

10.【答案】E

【解析】当患者停止抗结核治疗后，要对其进行结案评估，包括：记录患者停止治疗的时间及原因；对其全程服药管理情况进行评估；收集和上报患者的“肺结核患者治疗记录卡”或“耐多药肺结核患者服药卡”。同时将患者转诊至结核病定点医疗机构进行治疗转归评估，2周内进行电话随访，看是否前去就诊及确诊结果。

第八节 严重精神障碍患者健康管理

一、A_1型题

1.【答案】A

【解析】病情不稳定是指危险性3~5级，或者患者的精神症状、自知力、社会功能状况、躯体状态等多方面均较差，如存在明显的精神病性症状、自知力缺乏、有急性药物不良反应或严重躯体疾病。

2.【答案】B

【解析】基本公共卫生服务中所指的严重精神障碍，是指临床表现有幻觉、妄想、严重思维障碍、行为紊乱等精神病性症状，且患者社会生活能力严重受损的一组精神疾病。具体包括精神分裂症、分裂情感性障碍、偏执性精神病、双相障碍、癫痫所致精神障碍、精神发育迟滞伴发精神障碍等6种精神疾病。

3.【答案】D

【解析】社会功能情况包括个人生活料理、家务劳动、生产劳动及工作、学习能力、社会人际交往等5方面。社会功能评价是建议采取何种康复措施的依据之一。

4.【答案】A

【解析】根据应管理严重精神障碍患者的病情分类开展随访工作，依病情变化及时调整随访周期。至少每3个月随访1次，全年至少随访4次。每次随访应从危险性、精神状况、躯体状况等3个方面对患者进行全面评估、检查和询问。

5.【答案】D

【解析】危险性经评估共分为6级。①0级：无符合以下1~5级中的任何行为。②1级：口头威胁，喊叫，但没有打砸行为。强调危险性仅限口头，无具体的攻击行为。③2级：打砸行为，局限在家里，针对财物，能被劝说制止。重点在患者虽然有攻击行为，但仅在自己家中，未到公共场合，同时仅针对财物，未攻击人。④3级：明显打砸行为，不分场合，针对财物，不能接受劝说而停止。重点在患者的攻击行为已经发生在家庭以外的场合，同时劝说无效。⑤4级：持续的打砸行为，不分场合，针对财物或人，不能接受劝说而停止。包括自伤、自杀。伤害自身的行为均属于危险性4级。⑥5级：持管制性危险武器的针对人的任何暴力行为，或者纵火、爆炸等行为，无论在家里还是公共场合。如患者发生持械伤害他人的行为，即使在家中、针对家人，同样属于危险性5级。

6.【答案】B

【解析】病情基本稳定患者指危险性为1~2级，或者患者的精神症状、自知力、社会功能状况至少有一方面较差。

7.【答案】A

【解析】乡村医生可采用电话随访严重精神障碍患者，但应保证至少每半年当面随访1次。

8.【答案】B

【解析】自知力指患者对其自身精神状态的认识能力。“自知力完全”指患者真正认识到自己有病，能透彻认识到哪些是病态表现，并认为需要治疗；“自知力不全”指患者承认有病，但缺乏正确认识和分析自己病态表现的能力；“自知力缺失”指患者否认自己有病。

9.【答案】A

【解析】住院治疗者2周内随访。

二、A_2型题

10.【答案】E

【解析】4级持续的打砸行为，不分场合，针对财物或人，不能接受劝说而停止。包括自伤、自杀。伤害自身的行为均属于危险性4级。

第九节　中医药健康管理

A_1型题

1.【答案】B

【解析】2009年，《中医体质分类与判定》标准正式发布。该标准是我国第一部指导和规范中医体质研究及应用的文件，旨在为体质辨识及与中医体质相关疾病的防治、养生保健、健康管理提供依据，使体质分类科学化、规范化。

2.【答案】A

【解析】平和质（A型）总体特征：阴阳气血调和，以体态适中、面色红润、精力充沛等为主要特征。形体特征：体形匀称健壮。常见表现：面色、肤色润泽，头发稠密有光泽，目光有神，鼻色明润，嗅觉通利，唇色红润，不易疲劳，精力充沛，耐受寒热，睡眠良好，胃纳佳，大小便正常，舌色淡红，苔薄白，脉和缓有力。

3.【答案】B

【解析】气虚质（B型）总体特征：元气不足，以疲乏、气短、自汗等气虚表现为主要特征。形体特征：肌肉松软不实。常见表现：平素语音低弱，气短懒言，容易疲乏，精神不振，易出汗，舌淡红，舌边有齿痕，脉弱。发病倾向：易患感冒、内脏下垂等病；病后康复缓慢。对外界环境适应能力：不耐受风、寒、暑、湿邪。

4.【答案】C

【解析】阳虚质（C型）总体特征：阳气不足，以畏寒怕冷、手足不温等虚寒表现为主要特征。形体特征：肌肉松软不实。常见表现：平素畏冷，手足不温，喜热饮食，精神不振，舌淡胖嫩，脉沉迟。发病倾向：易患痰饮、肿胀、泄泻等病；感邪易从寒化。对外界环境适应能力：耐夏不耐冬；易感风、寒、湿邪。

5.【答案】D

【解析】阴虚质（D型）总体特征：阴液亏少，以口燥咽干、手足心热等虚热表现为主要特征。形体特征：体形偏瘦。常见表现：手足心热，口燥咽干，鼻微干，喜冷饮，大便干燥，舌红少津，脉细数。发病倾向：易患虚劳、失精、不寐等病；感邪易从热化。对外界环境适应能力：耐冬不耐夏；不耐受暑、热、燥邪。

6.【答案】E

【解析】痰湿质（E型）总体特征：痰湿凝聚，以形体肥胖、腹部肥满、口黏苔腻等痰湿表现为主要特征。形体特征：体形肥胖，腹部肥满松软。常见表现：面部皮肤油脂较多，多汗且黏，胸闷，痰多，口黏腻或甜，喜食肥甘甜黏，苔腻，脉滑。发病倾向：易患消渴、中风、胸痹等病。对外界环境适应能力：对梅雨季节及湿重环境适应能力差。

7.【答案】A

【解析】湿热质（F型）总体特征：湿热内蕴，以面垢油光、口苦、苔黄腻等湿热表现为主要特征。形体特征：形体中等或偏瘦。常见表现：面垢油光，易生痤疮，口苦口干，身重困倦，大便黏滞不畅或燥结，小便短黄，男性易阴囊潮湿，女性易带下增多，舌质偏红，苔黄腻，脉滑数。发病倾向：易患疮疖、黄疸、热淋等病。对外界环境适应能力：对夏末秋初湿热气候，湿重或气温偏高环境较难适应。

8.【答案】B

【解析】血瘀质（G型）总体特征：血行不畅，以肤色晦暗、舌质紫黯等血瘀表现为主要特征。形体特征：胖瘦均见。常见表现：肤色晦暗，色素沉着，容易出现瘀斑，口唇黯淡，舌黯或有瘀点，舌下络脉紫黯或增粗，脉涩。发病倾向：易患瘕症及痛证、血证等。对外界环境适应能力：不耐受寒邪。

9.【答案】C

【解析】气郁质（H型）总体特征：气机郁滞，以神情抑郁、忧虑脆弱等气郁表现为主要特征。形体特征：形体瘦者为多。常见表现：神情抑郁，情感脆弱，烦闷不乐，舌淡红，苔薄白，脉弦。心理特征：性格内向不稳定、敏感多虑。发病倾向：易患脏躁、梅核气、百合病及郁证等。对外界环境适应能力：对精神刺激适应能力较差；不适应阴雨天气。

10.【答案】E

【解析】特禀质（I型）总体特征：先天失常，以生理缺陷、变态反应等为主要特征。形体特征：过敏体质者一般无特殊；先天禀赋异常者或有畸形，或有生理缺陷。常见表现：过敏体质者常见哮喘、风团、咽痒、鼻塞、喷嚏等；患遗传性疾病者有垂直遗传、先天性、家族性特征；患胎传性疾病者具有母体影响胎儿个体生长发育及相关疾病的特征。心理特征：随禀质不同情况各异。发病倾向：过敏体质者易患哮喘、荨麻疹、花粉症及药物过敏等；遗传性疾病如血友病、唐氏综合征等；胎传性疾病如五迟（立迟、行迟、发迟、齿迟和语迟）、五软（头软、项软、手足软、肌肉软、口软）、解颅、胎惊等。对外界环境适应能力：适应能力差，如过敏体质者对易致过敏季节适应能力差，易引发宿疾。

11.【答案】B

【解析】体质是在遗传变异的基础上，人体所表现出来的形态和功能方面相对稳定的特征。具体指：①身体形态发育水平。②生理生化功能水平。③身体素质和运动能力。④心理状态。⑤适应能力。

12.【答案】D

【解析】按揉四神聪穴具有醒神益智的作用。按揉足三里穴具有健脾益胃、强壮体质的作用。按揉迎香穴具有宣通鼻窍的作用。摩腹具有改善脾胃功能，促进消化吸收的作用。捏脊具有消食积、健脾胃、通经络的作用。

13.【答案】E

【解析】湿热质（F型）。总体特征：湿热内蕴，以面垢油光、口苦、苔黄腻等湿热表现为主要特征。形体特征：形体中等或偏瘦。常见表现：面垢油光，易生痤疮，口苦口干，身重困倦，大便黏滞不畅或燥结，小便短黄，男性易阴囊潮湿，女性易带下增多，舌质偏红，苔黄腻，脉滑数。发病倾向：易患疮疖、黄疸、热淋等病。对外界环境适应能力：对夏末秋初湿热气候，湿重或气温偏高环境较难适应。

14.【答案】C

【解析】痰湿质（E型）发病倾向：易患消渴、中风、胸痹等病。平和质（A型）发病倾向：平素患病较少。气虚质（B型）发病倾向：易患感冒、内脏下垂等病；病后康复缓慢。阳虚质（C型）发病倾向：易患痰饮、肿胀、泄泻等病；感邪易从寒化。阴虚质（D型）发病倾向：易患虚劳、失精、不寐等病；感邪易从热化。湿热质（F型）发病倾向：易患疮疖、黄疸、热淋等病。血瘀质（G型）发病倾向：易患癥瘕及痛证、血证等。气郁质（H型）发病倾向：易患脏躁、梅核气、百合病及郁证等。特禀质（I型）发病倾向：过敏体质者易患哮喘、荨麻疹、花粉症及药物过敏等；遗传性疾病如血友病、唐氏综合征等；胎传性疾病如五迟（立迟、行迟、发迟、齿迟和语迟）、五软（头软、项软、手足软、肌肉软、口软）、解颅、胎惊等。

15.【答案】E

【解析】阳虚质（C型）发病倾向：易患痰饮、肿胀、泄泻等病；感邪易从寒化。

16.【答案】A

【解析】在儿童6、12月龄时，向家长传授摩腹和捏脊的方法；在18、24月龄时，向家长传授按揉迎香、足三里穴的方法；在30、36月龄时，向家长传授按揉四神聪穴的方法。

17.【答案】A

【解析】特禀质的总体特征是以生理缺陷、变态反应等为主。

18.【答案】D

【解析】气虚质的发病倾向为易患感冒、内脏下垂等病；病后康复缓慢。

19.【答案】D

【解析】阴虚质的心理特征为性格外向，易急躁。

20.【答案】E

【解析】特禀质的常见表现为过敏体质者常见哮喘、风团、咽痒、鼻塞、喷嚏等；先天失常者患遗传性疾病者，有垂直遗传、先天性、家族性特征。

21.【答案】C

【解析】小儿生理特点：脏腑娇嫩，形气未充；生机蓬勃，发育迅速。

22.【答案】E

【解析】湿热质（F型）对外界环境适应能力：对夏末秋初湿热气候，湿重或气温偏高环境较难适应。

23.【答案】B

【解析】气郁质（H型）的总体特征为气机郁滞，以神情抑郁、忧虑脆弱等气郁表现为主要特征。

24.【答案】E

【解析】儿童饮食调养食物要求食物宜细、软、烂、碎，而且应品种多样。

第十节　中风、痹证、消渴的中医健康管理

A_1型题

1.【答案】D

【解析】中风的发病特点为突然昏仆、不省人事、半身不遂、偏身麻木、口眼㖞斜、言语蹇涩。外邪侵袭属于发病原因。

2.【答案】E

【解析】中风多是在内伤积损的基础上，复因劳逸失度、情志不遂、饮酒饱食或外邪侵袭等原因，引起脑脉痹阻或血溢脑脉之外，最终导致脑髓神机受损，从而发生猝然昏仆、半身不遂诸症。

3.【答案】D

【解析】痹症的常见病因：①外邪侵袭，久处寒冷潮湿或阴雨潮湿季节感受风寒湿邪则成风寒湿痹。风寒湿痹，郁久化热，而致风湿热合邪，亦可痹阻经络为患。②正气不足素体虚弱，或病后产后气血亏虚，或劳倦过度，正气不足，卫外不固，外邪乘虚而入致病。

4.【答案】E

【解析】痹症的治疗以祛邪通络为基本原则，并根据邪气的偏盛，分别予以祛风、散寒、胜湿、清热、祛痰、化瘀。痹症的治疗，还宜重视养血活血，久痹正虚者，应重视扶正，补肝肾、益气血是常用之法。

5.【答案】E

【解析】中风的中医健康干预主要是早期重视发病先兆，及时通过情志调摄、中药针灸等综合干预措施防治发病，恢复期与康复期发挥中医核心作用，促进患者早日康复。就辨证干预方面，中经络以平肝息风、化痰祛瘀通络为主。恢复期及后遗症期，多为虚实兼夹，当扶正祛邪，标本兼顾，平肝息风，化痰祛瘀与滋养肝肾、益气养血并用。结合辨病，评估其预后并适当采取必要措施。腔隙性脑梗死、脑血管痉挛虽多表现为中经络，仍应重点监控，防其病情恶化。正确使用通下之法、凉血化瘀法，但应注意活血而不破血、动血。中风后遗症，可配合针灸及康复治疗。

6.【答案】C

【解析】痹证的发生是由于风寒湿热之邪，侵袭肢体经络，引起气血运行不畅，经络阻滞所致。

7.【答案】A

【解析】消渴的基本病机为阴虚燥热。

8.【答案】E

【解析】消渴的病变脏腑主要在肺、胃、肾，尤以肾为关键。

第六章　卫生监督协管

第一节　基本知识

A_1型题

1.【答案】E

【解析】土壤污染是指在人类生产和生活活动中排出的有害物质进入土壤中，超过一定限量，直接或间接地危害人畜健康的现象。土壤污染的来源：农业污染、工业污染、生活污染、交通污染、灾害污染、电子垃圾污染。

2.【答案】D

【解析】食源性疾病除了包括传统的食物中毒之外，还包括经食物而感染的肠道传染病、食源性寄生虫病、人畜共患传染病、食物过敏以及因摄入食物中的有毒有害物质引起的人体慢性损害等。

3.【答案】E

【解析】食物中毒发生的原因和临床表现各不相同，但其发病具有以下共同特点：①发病潜伏期短，发病急剧，短时间内可能有多数人发病。②发病与食物有关，患者有食用同一有毒食物史，流行波及范围与有毒食物供应范围相一致。未食用者不发病，停止该食物供应后，发病即告终止。③中毒患者临床表现基本相似，以恶心、呕吐、腹痛、腹泻等胃肠道症状为主。④一般情况下，人与人之间无直接传染。

4.【答案】E

【解析】细菌性食物中毒的特点有潜伏期相对较长，有明显的季节性，发病率较高，病死率极低；化学性食物中毒的特点有潜伏期短，季节性、地区性均不明显，发病率和病死率相对较高。

5.【答案】B

【解析】真菌毒素对热稳定，一般的加热温度不被破坏。

6.【答案】A

【解析】化学性食物中毒的特点：发病与进食时间、进食量有关；发病有群体性，有相同的临床表现；无地域性、季节性、传染性。

7.【答案】B

【解析】粮谷类的主要卫生问题是真菌与真菌毒素的污染、农药残留、有毒有害物质的污染、仓储害虫，以及无机夹杂物、有毒种子的污染、掺假等。

8.【答案】D

【解析】生活饮用水的卫生要求：①水中不得含有病原微生物和寄生虫虫卵，以保证不发生和传播介水传染病。②水中所含化学物质及放射性物质不得危害人体健康。③水的感官性状良好。④应经消毒处理，并符合出厂水消毒剂限值及出厂水和管网末梢水消毒剂余量的要求。

9.【答案】B

【解析】采用地表水源作饮用水应设置卫生防护带，在取水点周围半径100m的水域内，严禁捕捞、网箱养殖、停靠船只、游泳和从事其他可能污染水源的任何活动；河流取水点上游1000m至下游100m的水域，不得排入工业废水和生活污水，其沿岸防护范围内不得堆放污染水源的废渣、垃圾、有毒物品，不得从事放牧等有可能污染该段水域水质的活动。采用地下饮用水源时，要注意井壁的结构应当严密不漏水，井周围应有一定距离的卫生防护带，在这个区域内不得有污染源存在。

10.【答案】A

【解析】煮沸消毒是农村家庭分期式供水或农村家庭自备水最安全有效的消毒方法。生水经过煮沸后，几乎所有的细菌和病毒都能被杀死。

11.【答案】E

【解析】食物中毒的现场处理：①控制措施。②追回、销毁导致中毒的食物。③中毒场所处理。

第二节 服务内容和要求

A_1型题

1.【答案】D

【解析】饮用水卫生安全巡查：①协助卫生监督机构定期对农村集中式供水、城市二次供水和学校供水进行巡查。②协助卫生监督机构开展饮用水水质抽检。③发现辖区内饮用水出现异常情况，及时报告卫生监督机构。④协助有关专业机构对供水单位从业人员开展业务培训。

2.【答案】A

【解析】卫生监督协管是指乡镇卫生院、村卫生室等基层医疗卫生机构，协助区（县）卫生监督机构，在辖区内依法开展食品安全信息报告、职业卫生咨询指导、饮用水卫生安全、学校卫生服务、非法行医和非法采供血信息报告等工作，并接受卫生监督机构的业务指导。

3.【答案】B

【解析】报告事件或线索包括食品安全、饮用水卫生安全、职业病危害、学校卫生、非法行医和非法采供血。

4.【答案】D

【解析】卫生监督协管服务内容包括：①食源性疾病及相关信息报告。②饮用水卫生安全巡查。③学校卫生服务。④非法行医和非法采供血信息报告。⑤计划生育相关信息报告。

5.【答案】D

【解析】卫生监督协管服务要求：①县（区）级卫生行政部门要建立健全各项协管工作制度和管理规定，为基层医疗卫生机构开展卫生监督协管工作创造良好的条件。②县（区）卫生监督执法机构要采用在乡镇、社区设派出机构或派出人员等多种方式，加强对基层医疗卫生机构开展卫生监督协管的指导、培训并参与考核评估。③乡镇卫生院、社区卫生服务中心要建立健全卫生监督协管服务有关工作制度，配备专（兼）职人员负责卫生监督协管服务工作，明确责任分工。有条件的地区可以实行零报告制度。④要按照国家法律、法规及有关管理规范的要求提供卫生计生监督协管服务，及时做好相关工作记录，记录内容应齐全完整、真实准确、书写规范。

第七章 公共卫生基本技能

第一节 卫生处理操作

A_1型题

1.【答案】D

【解析】含氯消毒剂属高效消毒剂，具有广谱、高效、低毒、有强烈的刺激性气味、对金属有腐蚀性、对织物有漂白作用、受有机物影响很大、消毒液不稳定等特点。常用的含氯消毒剂有：①“84”消毒液，含氯量>5%（W/W）。②泡腾片：含有效氯 80%（W/W）。③二氯异氰尿酸钠，含有效氯 60%（W/W）。④三氯异氰尿酸钠，含有效氯 85%～90%（W/W）。适用于餐（茶）具、环境、水、疫源地等消毒。

2.【答案】C

【解析】对经血传播病原体、分枝杆菌和细菌芽孢污染物品的消毒，用含有效氯 2000～5000mg/L 消毒液浸泡 30 分钟以上。

3.【答案】A

【解析】喷洒消毒使用要求及注意事项：①喷洒应先从足下喷洒，开辟无害化通道至操作端点，而后按先上后下、先左后右的顺序依次喷洒。②喷洒有刺激性或腐蚀性消毒剂时，消毒人员应戴防护口罩、手套，穿防护服、胶鞋。③室内喷洒时，喷前将食品、衣被及其他不需消毒的物品收叠放好，或用塑料膜覆盖防湿。④室外喷洒时，消毒人员应站在上风向。

4.【答案】A

【解析】戊二醛属灭菌剂，具有广谱、高效杀菌作用。且具有对金属腐蚀性小，受有机物影响小等特点。经典的戊二醛常用灭菌浓度为 2%。增效的复方戊二醛也可使用卫生行政机构批准。

5.【答案】E

【解析】在常温条件下，加入碳酸氢钠和亚硝酸钠后的戊二醛消毒液最多可连续使用 14 天。

第二节　个人防护操作

A_1 型题

1.【答案】A

【解析】消化道传染病个人防护穿戴顺序：戴口罩→戴帽子→穿防护服→穿鞋套或胶鞋→戴手套。

2.【答案】C

【解析】呼吸道防护用品脱掉顺序：①摘掉手套，将反面朝外，放入医疗废物专用袋中。②摘掉防护眼镜，放入医疗废物专用袋中。③脱掉胶鞋，放入医疗废物专用袋中。④解开防护服，脱防护服，将防护服反面朝外，放入医疗废物专用袋中。⑤脱帽子，将手指内面朝外掏进帽子，将帽子轻轻摘下，将反面朝外，放入医疗废物专用袋中。⑥摘掉口罩，一手按住口罩，另一只手将口罩带摘下，注意双手不接触面部。⑦将医疗废物专用袋口扎紧。⑧洗双手、消毒。

第三节　手　卫　生

A_1 型题

1.【答案】E

【解析】当手部有血液或其他体液等肉眼可见的污染时，应用肥皂（皂液）和流动水洗手。

2.【答案】A

【解析】当手部没有肉眼可见污染时，宜使用速干手消毒剂消毒双手代替洗手。

3.【答案】C

【解析】医务人员洗手应认真揉搓双手至少 15 秒，应注意清洗双手所有皮肤，包括指背、指尖和指缝。

4.【答案】B

【解析】手卫生是洗手、卫生手消毒和外科手消毒的总称。卫生手消毒方法是取适量的手消毒剂于掌心，严格按照医务人员洗手方法中的揉搓步骤进行揉搓，保证手消毒剂完全覆盖手部皮肤，直至手部干燥。当手部没有肉眼可见污染时，宜使用速干手消毒剂消毒双手代替洗手。医务人员在以下 2 种情况下应先洗手，然后进行卫生手消毒：接触患者的血液、体液和分泌物，以及被传染性致病微生物污染的物品后；直接为传染病患者进行检查、治疗及护理，或处理传染患者的污物后。

第四节　医疗废弃物处理

A_1 型题

1.【答案】C

【解析】感染性废物是指携带病原微生物，具有引发感染性疾病传播危险的医疗废物，包括：①被患者血液、体液、排泄物等污染的除锐器以外的废物。②使用后废弃的一次性使用医疗器械，如注射器、输液器、透析器等。③病原微生物实验室废弃的病原体培养基、标本，菌种和毒种保存液及其容器，其他实验室及科室废弃的血液、血清、分泌物等标本和容器。④隔离传染病患者或者疑似传染病患者产生的废弃物。

2.【答案】D

【解析】损伤性废物是指能够刺伤或割伤人体的废弃的医用锐器，包括：①废弃的金属类锐器，如针头、缝合针、针灸针、探针、穿刺针、解剖刀、手术刀、手术锯、备皮刀、钢钉和导丝等。②废弃的玻璃类锐器，如盖玻片、载玻片、玻璃安瓿等。③废弃的其他材质类锐器。

3.【答案】B

【解析】临时贮存室的医疗废物由专职人员交由指定的专门人员处置，贮存时间不得超过2天。

4.【答案】C

【解析】盛装的医疗废物达到包装物或容器的3/4时，应当使用有效的封口方式，使封口紧实、严密。

第五节 针刺伤的处理

A_1型题

1.【答案】D

【解析】使用后的锐器应置入锐器盒。

2.【答案】C

【解析】当事人在损伤的当天进行肝炎病毒、梅毒、HIV等病毒检测，并在损伤后的第4周、第8周、第12周及6个月进行复检，每次有结果记录。

3.【答案】A

【解析】发生针刺损伤时的处置如下。①冲：立即用肥皂和流动水清洗损伤污染的皮肤，用生理盐水冲洗黏膜。②挤：立即在伤口旁端由近心端向远心端轻轻挤压，尽可能挤出损伤处的血液，再用皂液和流动水清洗，避免挤压伤口局部。③消：受伤部位的伤口冲洗后，应当用消毒液，如用0.5%碘伏或无刺激的消毒液进行消毒，并包扎伤口，被暴露的黏膜，应当反复用生理盐水冲洗干净。伤口较深大时，经初步处理后立即采取进一步处理。④报：及时报告相关部门，确保能得到及时、有效的预防措施。⑤治：根据暴露程度及患者的传染病史选择具体的预防或治疗措施。⑥检：当事人在损伤的当天进行肝炎病毒、梅毒、HIV等病毒检测，并在损伤后的第4周、第8周、第12周及6个月进行复检，每次有结果记录。

4.【答案】D

【解析】使用后的锐器直接放入锐器盒（要求：材质坚硬，防刺穿；避免开口过大，防止溅洒；一经封口不能打开）。避免二次分拣，严禁徒手弯曲或掰断针头。使用具有安全性能的注射器、输液器等医用锐器，以防刺伤。纠正不安全行为（回套针帽、徒手传递锐器、持锐器随意走动等）。

第三部分　全 科 医 疗

第一章　全科医学基本知识

第一节　全 科 医 疗

一、A_1 型题

1.【答案】C

【解析】全科医疗是立足于社区的卫生服务，其特征表现如下：第一，社区的概念体现于地域和人群，即以一定的地域为基础，以该人群的卫生需求为导向，全科医疗服务内容与形式都应适合当地人群的需求，并充分利用社区资源，为社区民众提供服务。第二，以社区为导向的基层医疗，将全科医疗中个体和群体健康照护紧密结合、互相促进。

2.【答案】A

【解析】1997年1月《中共中央、国务院在关于卫生改革与发展的决定》中明确指出，要加快发展全科医学，大力培养全科医生。

3.【答案】C

【解析】全科医疗提供六位一体的服务，主要为门诊服务。目前可保留病床，但从长远看，要逐步转为以老年人护理和康复等职能为主的综合性病床。

4.【答案】E

【解析】临床预防包括：①健康教育与咨询。②筛检与周期性健康检查。③免疫预防。④化学预防。⑤临床营养指导。

5.【答案】D

【解析】家庭的功能包括抚养和赡养、满足感情需要、满足生殖和性需要、社会化、经济功能及赋予成员地位。

6.【答案】B

【解析】红斑狼疮患病率低，尚无特效的治疗方法，检测技术复杂，检验费用较高，不适合作为社区人群筛检项目。

7.【答案】E

【解析】家系图一般由三代组成。长辈在上，子孙在下；同辈中，长者在左，幼者在右；夫妇双方的家庭都应包含在内。个人的符号旁边，可按需要加注年龄、病历、婚姻、死亡等生活事件。一般可在5~15分钟完成。其使用的符号有一定的格式。

8.【答案】E

【解析】无论全科医生，还是专科医生，其服务质量的考核指标都应该是相似的。

9.【答案】A

【解析】全科医学是第一线医疗照顾，以门诊为主体。

10.【答案】D

【解析】家庭医生要善于了解并评价家庭对健康的影响、家庭类型、功能与周期，发现其中对家庭成员健康的潜在威胁，并通过适当的咨询干预使之及时化解，改善其家庭功能；还要善于动员家庭资源，协助对疾病的诊断与长期管理。

二、A_2 型题

11.【答案】D

【解析】单亲家庭是指只有一个成年人与未成年子女一起生活的家庭类型。这个成年人可以是离婚、丧偶或未婚的父母，或者其他独自抚养子女的成年人。

第二节　全 科 医 生

A_1 型题

1.【答案】B

【解析】《国务院关于建立全科医生制度的指导意见》指出，要改革全科医生执业方式。引导全科医生以多种方式执业。全科医生可以在基层医疗卫生机构（或医院）全职或兼职工作，也可以独立开办个体诊所或与他人联合开办合伙制诊所。鼓励组建由全科医生和社区护士、公共卫生医生或乡村医生等人员组成的全科医生团队，划片为居民提供服务。推行全科医生与居民建立契约服务关系。

2.【答案】B

【解析】力量抗衡，试图否定对方，缺少家庭支持属于减弱因素。

3.【答案】D

【解析】全科医生需要具备特定的专业素质，要有强烈的人文情感，具有与人交流的强烈愿望和需求。

4.【答案】C

【解析】倾听、反馈：全科医生在发出询问后几分钟内倾听患者陈述。倾听是认真而积极的，既要用眼神、姿势和“嗯，嗯”等副语言表达出专注与鼓励，又要用耳朵、心灵、大脑来了解、分析事实，感知患者语言之外的意思；尽量少打断患者，但也需要适当进行引导、概括与澄清一些重要事实。之后要及时反馈，将其讲述的内容予以综合整理后再反馈给他，并给予必要的理解和认同。

5.【答案】D

【解析】全科医生又称全科/家庭医师或家庭医生，是执行全科医疗的卫生服务提供者。全科医生是对个人、家庭和社区提供优质、方便、经济有效的、一体化的基本医疗保健服务，进行生命、健康与疾病的全过程、全方位负责式管理的医师。

6.【答案】D

【解析】全科医生要有强烈的人文情感：全科医生必须具有对人类和社会生活的热爱与持久兴趣，具有服务于社区人群、与人交流和相互理解的强烈愿望；对患者具有高度同情心和责任感。

7.【答案】D

【解析】2011年在《国务院关于建立全科医生制度的指导意见》中提出的全科医生发展总体目标是：到2020年，在我国初步建立起充满生机和活力的全科医生制度，基本形成统一规范的全科医生培养模式和“首诊在基层”的服务模式，全科医生与城乡居民基本建立比较稳定的服务关系，基本实现城乡每万名居民有2～3名合格的全科医生，全科医生服务水平全面提高，基本适应人民群众基本医疗卫生服务需求。

8.【答案】E

【解析】全科医生的素质包括：①强烈的人文情感。②扎实的业务技能。③出色的管理能力。④执着的科学态度。

第二章 常见症状

第一节 发 热

一、A_1 型题

1.【答案】D

【解析】间歇热是高热期与无热期交替出现，常见于疟疾、急性肾盂肾炎。

2.【答案】A

【解析】B、C两项，引起发热主要是病原体所致，属于感染性发热；D项脱水引起发热属于内分泌、代谢障碍所致；E项血栓引起发热属于无菌性坏死物质吸收所致；中暑可直接损害体温调节中枢，导致发热。

3.【答案】E

【解析】肺结核、肺炎、急性肾盂肾炎和伤寒均为细菌或病毒等引起，发热为感染性发热。血清病为抗原—抗体反应，属于非感染发热。

4.【答案】E

【解析】弛张热，体温在39℃以上，但波动幅度大，24小时内体温差达2℃以上，最低时仍高于正常水平。常见于败血症、风湿热、重症肺结核、化脓性炎症等。

5.【答案】E

【解析】感染性发热：临床最多见，各种病原体所引起的急、慢性感染均能引起感染性发热。包括细菌、病毒、支原体、立克次体、螺旋体、真菌、寄生虫等。流行性出血热是一种由病毒所致的经鼠传播的急性病毒性传染病，临床表现以发热、出血倾向及肾脏损害为主要临床特征。

6.【答案】E

【解析】对超高热或高热伴惊厥、谵妄者，能用冬眠疗法。

二、A_2 型题

7.【答案】A

【解析】确诊感染性心内膜炎的直接证据应该是细菌学检查（即血培养）。超声心电图发现赘生物回声支持感染性心内膜炎诊断，未发现赘生物也不能排除此诊断，需密切依靠临床其他资料。血液学和免疫学检查的发现常是非特异的，X线检查和心电图不能作为感染性心内膜炎的诊断依据。

8.【答案】E

【解析】参考第4题解析。

9.【答案】D

【解析】弛张热因常见于败血症，故又称败血症热型，体温常在39℃以上，24小时内波动在2℃以上，但最低体温仍高于正常水平，见于败血症、风湿热、重症肺结核和化脓性炎症等。

10.【答案】E

【解析】发热转诊指征有：①经处理高热不退，伴有某种危重病症，如昏迷、抽搐、剧痛、呼吸困难、发绀、休克、重度心律失常等。②经初步检查，对发热诊断不清，需要做进一步检查的患者。③疑为风湿、肿瘤、血液系统疾病导致的发热。

第二节　皮　疹

一、A_1型题

1.【答案】E

【解析】皮疹经过初期治疗效果不佳者需转诊。

2.【答案】A

【解析】伴有皮疹的急性传染疾病及其特点如下。①麻疹：6个月~5岁小儿+口腔颊黏膜科氏斑+耳后出现淡红色斑丘疹。②风疹：有耳后、枕部淋巴结肿大。③猩红热：草莓样舌、杨梅样舌。④流行性脑脊髓膜炎：紫红色瘀点或瘀斑+颈项强直、凯尔尼格征、布鲁津斯基征阳性。⑤水痘：低热、头痛、乏力、全身不适+水疱。

3.【答案】A

【解析】真皮浅层水肿性、暂时性、局限性、隆起性损害，颜色可呈淡红色或苍白色，大小不等，形态不一，边缘不规则，周围有红晕，常突然发生，短时间内消退，消退后不留痕迹，自觉剧痒的皮疹是风团。

4.【答案】E

【解析】急性期渗出多，选用溶液湿敷，湿敷期间可用油剂保护皮疹；仅有红斑、丘疹，无糜烂渗出，选用粉剂、洗剂；急性期忌用软膏或有刺激性药物。

5.【答案】D

【解析】皮疹的内科治疗药物包括：抗组胺药物、糖皮质激素、抗生素、抗病毒类药物、抗真菌药物、维生素类药物。

6.【答案】D

【解析】急性期：有糜烂渗出多，选用溶液湿敷，湿敷期间可用油剂保护皮疹；仅有红斑、丘疹，无糜烂渗出，选用粉剂、洗剂；急性期忌用软膏或有刺激性药物。

7.【答案】E

【解析】水痘多见于儿童，有患者接触史，低热、头痛、乏力、全身不适，在发病24小时内出现皮疹，皮疹先发于头皮、躯干受压部分，呈向心性分布。在为期1~6天的出疹期内皮疹相继分批出现，皮损呈现由细小的红色斑丘疹→疱疹→结痂→脱痂的过程，脱痂后不留瘢痕。如继发感染，可留瘢痕。

8.【答案】D

【解析】麻疹发热2~3天后出现口腔颊黏膜科氏斑，再之后1~2天后自耳后出现淡红色斑丘疹，皮疹为稀疏不规则的红色斑丘疹，疹间皮肤正常，皮疹自上而下，自躯干向四肢扩展，遍及全身，有流涕、咳嗽、结膜充血。

二、A_2型题

9.【答案】D

【解析】猩红热：发热第2天自耳后起出疹，自上而下数小时可遍及全身，为全身皮肤充血发红基础上弥漫性针头大小鲜红色点状红斑，压之褪色，热度高低与皮疹轻重变化一致，伴有咽峡炎，舌乳头红肿呈草莓样舌、杨梅样舌。

10.【答案】C

【解析】水痘是由水痘时邪（水痘-带状疱疹病毒）引起的一种传染性强的出疹性疾病。以发热、皮肤黏膜分批出现瘙痒性皮疹，丘疹、疱疹、结痂同时存在为主要特征。以冬春二季发病率高，以6~9岁儿童最多见。

第三节　水　肿

一、A_1型题

1.【答案】A

【解析】肾源性水肿发生速度多较快，肾源性水肿从眼睑或足部开始，水肿形成机制包括血浆胶体渗透压降低，心源性水肿常见于右心衰竭、缩窄性心包炎。

2.【答案】E

【解析】全身性水肿包括心源性水肿、肾源性水肿、肝源性水肿、营养不良性水肿、内分泌性水肿；局部性水肿见于各种组织炎症、静脉阻塞（静脉血栓形成、静脉炎等）、淋巴回流受阻（丝虫病、淋巴管炎、肿瘤压迫等）及血管神经性水肿。

3.【答案】B

【解析】通常意义下的水肿不包括脑水肿、肺水肿等内脏器官的局部水肿，包括胸腔积液、腹水、心包积液等，象皮腿为局限性水肿。

4.【答案】C

【解析】肾源性水肿开始水肿

的部位是眼睑、颜面。

5.【答案】E

【解析】营养不良性水肿呈上行性。

6.【答案】E

【解析】肝源性水肿见于肝硬化失代偿期。主要为腹水，可出现下肢或全身性水肿。其水肿发展慢，先出现于足、踝部，呈上行性而至全身，头面部及上肢常无水肿。

7.【答案】D

【解析】右心衰竭多表现为下垂性水肿。

8.【答案】C

【解析】肾源性水肿最初发生水肿的部位是眼睑、颜面，后延及全身。

9.【答案】E

【解析】内分泌源性水肿见于甲状腺功能减退症等黏液性水肿，特点是按压形成后的皮肤凹陷在按压结束后很快恢复。

10.【答案】C

【解析】经前期紧张综合征是月经前7~14天出现眼睑、踝部与手轻度水肿，伴乳房胀痛及盆腔沉重感，经后排尿增加，水肿消退。

11.【答案】E

【解析】有关水肿的处理是治疗原发病、对症利尿处理、低白蛋白血症者可输注白蛋白、严重水肿利尿效果不佳者可行血液透析治疗。转诊指征：水肿进展迅速伴生命体征不稳定者；不明原因水肿者；病因明确但水肿进行性加重者；经治疗后水肿症状无明显好转者。

二、A_2 型题

12.【答案】B

【解析】肾病综合征患者可有“三高一低”表现（高度水肿、大量蛋白尿、高脂血症、低蛋白血症）。

三、A_3/A_4 型题

13.【答案】E

【解析】该病例为学龄儿童，化脓性扁桃体炎后，有水肿、血尿、少尿、高血压，符合典型急性肾小球肾炎的表现。

14.【答案】D

【解析】对于急性肾炎补体的暂时性降低较有特异性，ASO可间接提示有无链球菌感染。

第四节　发　　绀

一、A_1 型题

1.【答案】A

【解析】发绀是血液中还原血红蛋白增多或异常血红蛋白衍生物增多使皮肤、黏膜呈青紫色，常发生在毛细血管丰富皮肤较薄、色素较少的口唇、指端等部位。发绀的严重程度不能完全反映动脉血氧下降的严重程度。

2.【答案】B

【解析】发绀伴杵状指：病程较长，见于发绀型先天性心脏病、肺动静脉瘘和肺纤维化等。

3.【答案】D

【解析】发绀是指由于血液中还原血红蛋白增多或异常血红蛋白衍生物增加使皮肤、黏膜呈青紫色。

4.【答案】C

【解析】发绀是由于血液中还原血红蛋白的绝对量增加所致。

5.【答案】C

【解析】高铁血红蛋白血症：摄入亚硝酸盐、磺胺类、苯胺、硝基苯等，可引起血液中高铁血红蛋白增加，出现发绀，发病急、病情重，氧疗后发绀症状不减轻。

6.【答案】A

【解析】混合性发绀是中心性和周围性发绀同时存在，多见于全心衰竭。

7.【答案】A

【解析】中心性发绀由于呼吸系统、心脏疾病，导致血氧饱和度降低，临床表现为弥漫性发绀，但受累部位皮肤是温暖的。①肺性发绀：因通气或换气功能障碍所致，见于慢性阻塞性肺疾病、重症哮喘、重症肺炎、气胸、大量胸腔积液等。②心脏疾病：常见于心力衰竭和先天性心脏病，如法洛四联症。

8.【答案】E

【解析】严重休克时，因周围血管血流缓慢及血管收缩，导致组织缺血及缺氧，因而属于周围性发绀。

9.【答案】A

【解析】发绀的转诊指征：①生命体征不稳定。②发绀较前进行性加重。③异常血红蛋白衍生物增加。④发绀原因不明确。

二、A_2 型题

10.【答案】A

【解析】患者中年女性，骨折术后卧床3天（为肺血栓栓塞的继发性危险因素），突发呼吸困难。既往高血压病史10年，血压控制良好。查体：BP 120/80mmHg。根据患者病史、体征，诊断考虑为肺血栓栓塞症，下肢深静脉血栓脱落所致。肺栓塞可出现颈静脉怒张、口唇发绀、心动过速、呼吸过快等体征，其中颈静脉怒张（A对）发生于右心衰竭，通常不会出现在左心衰竭的患者中，可用于鉴别肺栓塞和左心衰竭；左心衰竭患者同样会因缺氧而出现口唇发绀（B错）、呼吸过快（C 错）及代偿性心动过速（C 错），无法用于鉴别。肺栓塞与左心衰竭一般都无双下肢水肿（E 错）症状。

第五节　结膜充血

A_1 型题

1.【答案】A

【解析】结膜充血是眼球表层结膜血管的充血，充血形态为树枝状，颜色为鲜红色，愈近穹隆部充血愈明显，而愈近角膜缘充血愈轻。这些表层血管可随结膜机械性移动而移动，并于局部滴用肾上腺素等血管收缩剂后充血消失。一般都为结膜疾病或者是比较表浅的刺激引起，包括感染、外伤、异物，化学性烟雾、风、紫外线和长期局部用药等刺激。

2.【答案】E

【解析】结膜充血形态为网状，颜色为鲜红色，愈近穹隆部充血越明显，而愈近角膜缘充血愈轻，这些表层血管可随结膜机械性移动而移动，并于局部滴用肾上腺素等血管收缩剂后充血消失。

3.【答案】A

【解析】A 为结膜充血的表现，其他选项是睫状充血的表现。结膜充血形态为网状，颜色为鲜红色，愈近穹窿部充血越明显，而愈近角膜缘充血愈轻，这些表层血管可随结膜机械性移动而移动，并于局部滴用肾上腺素等血管收缩剂后血管消失。而睫状充血的特点是血管走形围绕角膜缘呈放射状，颜色为暗红色，愈近角膜缘充血愈重，愈近穹窿部充血愈不明显，推动结膜时血管不移动，滴用肾上腺素充血不消失。

4.【答案】D

【解析】当“眼红”的患者在检查、治疗的过程中发现眼痛加重、视力下降时，可能出现比较严重的眼部疾病，要注意及时转诊。

5.【答案】C

【解析】睫状充血或混合性充血的出现，提示深层组织炎症，如角膜炎、葡萄膜炎、急性闭角型青光眼等。

6.【答案】C

【解析】参考第 1 题解析。

7.【答案】C

【解析】参考第 1 题解析。

第六节　耳鸣与耳聋

A_1 型题

1.【答案】D

【解析】耳鸣是指在无任何外界声源或刺激存在时，患者耳内或头部感知到声音的一种主观感觉。耳鸣既是一种症状也是一种疾病，如将耳鸣持续时间不超过 5 分钟者计算在内，人群中约 60%的人在一生中曾经有过耳鸣。

2.【答案】C

【解析】突发性耳聋是突然发生的原因不明的感音神经性聋，多在 72 小时内听力急剧下降，无明显波动，多单耳发病，常伴耳鸣，也可伴有眩晕。

3.【答案】A

【解析】链霉素、万古霉素可引起听神经损害。

4.【答案】D

【解析】药物性聋又称药物中毒性聋，指误用某些药物或长期接触某些化学制品造成内耳损害所致的耳聋。常见的中毒药物有：氨基糖苷类抗生素如链霉素、庆大霉素、卡那霉素、新霉素、妥布霉素等，多肽类抗生素如万古霉素、多黏菌素等，抗肿瘤药物如氮芥、卡铂、顺铂等，利尿类药物如呋塞米等袢利尿药，水杨酸类镇痛药，抗疟药如奎宁、氯喹等，含砷剂。此外，酒精、烟草、磷、苯、砷、铅、一氧化碳中毒等亦可损害听觉系统。

5.【答案】C

【解析】按出生时间可分为先天性聋和后天性聋；按语言发育程度分为语前聋和语后聋；此外还有功能性聋和伪聋。若耳聋发生在学习语言之前，则可由于耳聋使患儿不能学习语言而成为聋哑，所以聋哑的本质是耳聋。耳鸣和耳聋可同时存在，也可单独发生。

6.【答案】C

【解析】重度耳聋，需在耳旁大声说话才能听到，语频听阈在 71~90dB。

7.【答案】E

【解析】内耳听毛细胞、血管纹、螺旋神经节、听神经或听觉中枢病变均可阻碍声音的感受、分析或影响声音信息传递，由此引起的听力减退或听力丧失称为感音神经性聋。

8.【答案】E

【解析】引起传导性聋的常见后天性疾病包括：分泌性中耳炎、急性和慢性化脓性中耳炎、粘连性中耳炎、急性乳突炎、急性外耳道炎或耳疖、颞骨外伤累及中耳、外耳道机械性阻塞（耵聍、异物、肿瘤、外耳道胆脂瘤等）、先天性外耳道闭锁等病变。

第七节 鼻出血

A_1型题

1.【答案】A

【解析】儿童和青少年的鼻出血部位多数在鼻中隔前下方的易出血区，中、老年人的鼻出血则发生在鼻腔后段。

2.【答案】B

【解析】中、老年人的鼻出血部位多数在鼻腔后段。

3.【答案】E

【解析】鼻出血的全身病因包括：①心血管疾病。②血液病。③某些急性传染病，如流感、出血热、麻疹等。

4.【答案】E

【解析】鼻出血的临床特点主要就是鼻腔出血，可以单侧出血，亦可以双侧出血，可表现为间歇性反复鼻出血，亦可为持续性出血，出血量多少不一，轻者仅涕中带血或倒吸血涕，重者可达数百毫升以上，甚至危及生命。

5.【答案】B

【解析】鼻中隔疾病如鼻中隔偏曲、鼻中隔糜烂等易导致出血。

6.【答案】A

【解析】如鼻出血伴有头晕、头痛，要注意与心血管疾病的鉴别。

7.【答案】B

【解析】简易止血法：多数患者出血部位在鼻中隔前下部（易出血区），且一般出血量较少。嘱患者用手指捏紧两侧鼻翼10～15分钟，同时冷敷前额和后颈，使血管收缩减少出血。

8.【答案】B

【解析】患者取坐位或半卧位，语言安慰患者，必要时给予镇静药，并嘱患者勿将血液咽下，以免恶心呕吐。

9.【答案】E

【解析】填塞法适用于出血较剧、渗血面较大或出血部位不明者。

第八节 口腔溃疡

一、A_1型题

1.【答案】D

【解析】目前对复发性口疮的确切病因尚不清楚，为多种因素，如病毒细菌感染、消化系统疾病、内分泌改变、免疫功能变化、精神因素等都可能与其发病有关。

2.【答案】E

【解析】复发性口腔溃疡一般表现为反复发作的圆形或椭圆形溃疡，具有“黄、红、凹、痛”的临床特征（即病损面覆盖黄色假膜，周边有充血红晕带，中央凹陷，灼痛明显）和长短不一的“发作期、愈合期、间歇期”周期规律，并且有不治而愈的自限性。

3.【答案】A

【解析】复发性口腔溃疡一般表现为反复发作的圆形或椭圆形溃疡，具有“黄、红、凹、痛”的临床特征（即病损面覆盖黄色假膜，周边有充血红晕带，中央凹陷，灼痛明显）和长短不一的“发作期、愈合期、间歇期”周期规律，并且有不治而愈的自限性。

4.【答案】E

【解析】复发性口腔溃疡表现为反复发作的圆形或椭圆形溃疡，具有“黄、红、凹、痛”的临床特征（即病损面覆盖黄色假膜，周边有充血红晕带，中央凹陷，灼痛明显）和长短不一的“发作期、愈合期、间歇期”周期规律，并且有不治而愈的自限性。临床分为轻型口疮、重型口疮、口炎型口疮。

5.【答案】D

【解析】复发性口腔溃疡具有周期性、复发性和自限性的特征。

6.【答案】E

【解析】复发性口腔溃疡一般表现为反复发作的圆形或椭圆形溃疡，具有“黄、红、凹、痛”的临床特征（即病损面覆盖黄色假膜，周边有充血红晕带，中央凹陷，灼痛明显）和长短不一的“发作期、愈合期、间歇期”周期规律，并且有不治而愈的自限性。

7.【答案】C

【解析】创伤性溃疡是由于长期慢性机械刺激或压迫而产生的口腔软组织损害。特点是慢性、深大的溃疡，周围有炎症增生反应，黏膜水肿明显。

8.【答案】E

【解析】溃疡好发于唇、舌、颊、软腭等无角化或角化较差的黏膜。

9.【答案】A

【解析】复发性口腔溃疡需要与白塞病相鉴别：白塞病又称口、眼、生殖器三联症，临床表现为反复发作有自限性的口腔溃疡；眼可有虹膜睫状体炎、结膜炎、角膜炎等眼部病变；生殖器病损，男女生殖器官黏膜均可出现溃疡；皮肤损害较常见，表现为结节性红斑、毛囊炎及针刺反应阳性；白塞病还可伴有关节、心血管、消化道、神经系统等全身症状或损害。所以在诊断治疗复发性口腔溃疡的时候一定要问清病史。

二、A_2 型题

10.【答案】A

【解析】创伤性溃疡：口内残根、残冠的尖锐边缘，不良修复物、尖锐牙尖等可使相对应的黏膜形成溃疡或糜烂面，溃疡的大小、部位深浅不一，但与刺激物相适应。对造成创伤的刺激物应及时处理并去除。

11.【答案】C

【解析】参考第6题解析。

12.【答案】C

【解析】当发现口腔出现米粒至黄豆大小的、圆形或者椭圆形的溃疡，散在分布，似"满天星"。在吃饭和说话时突然发生火灼的疼痛，这时便可以初步诊断为口腔溃疡。

13.【答案】A

【解析】轻型口疮又称轻型复发性口腔溃疡，患者初发时多数为此型。溃疡好发于唇、舌、颊、软腭等无角化或角化较差的黏膜，附着龈及硬腭等角化黏膜很少发病。初起为局灶性黏膜充血水肿，呈粟粒状红点，灼痛明显，继而形成浅表溃疡，圆形或椭圆形，约5天溃疡开始愈合，此时溃疡面有肉芽组织形成、创面缩小、红肿消退、疼痛减轻。经7~10天溃疡愈合，不留瘢痕。轻型复发性口腔溃疡一般为3~5个，散在分布。溃疡复发的间歇期从半月至数月不等，有的患者会出现此起彼伏、迁延不断的情况。有些患者有较规则的发病周期如月经前后，有的患者常在劳累之后发病。一般无明显全身症状与体征。

第九节　牙　痛

一、A_1 型题

1.【答案】E

【解析】根尖周病临床分为急性根尖周炎和慢性根尖周炎。急性根尖周炎分为急性根尖周炎浆液期、根尖脓肿阶段、骨膜下脓肿阶段、黏膜下脓肿阶段。慢性根尖周炎一般无自觉症状。

2.【答案】B

【解析】龋病分为浅、中、深龋。浅龋的龋损在牙釉质和根面牙骨质层内，中龋为龋损进展到牙本质浅层，深龋为龋损进展到牙本质深层。

3.【答案】C

【解析】急性根尖周炎浆液期初期患牙根尖部不适、木胀浮出感，咬合时与对颌牙有早接触，有时用力咬紧患牙反而稍感舒服。

4.【答案】E

【解析】乳牙急性根尖周炎的应急处理如下。①建立髓腔引流、开髓：清除髓室和根管内感染坏死组织，开放髓腔，使炎性渗出物或脓液通过根管引流，以缓解根尖部压力和疼痛。急性炎症消退后进行常规治疗。②切开排脓：已经形成黏膜下脓肿者应该在局麻下进行肿胀部位的局部切开排脓。③给予抗菌药物的全身治疗：可采用口腔或注射途径给予抗菌药，加速炎症消退。

5.【答案】C

【解析】典型症状如下：①阵发性的自发性痛。②温度刺激引起或加重疼痛。③疼痛不能定位，有发散性痛（沿三叉神经分布区放散）。④疼痛常在夜间发作或加重。温度测试反应敏感或激发痛，疼痛持续或出现热痛冷缓解。

6.【答案】A

【解析】急性牙髓炎的特点：①阵发性的自发性痛。②温度刺激引起或加重疼痛。③疼痛不能定位，有发散性痛。④疼痛常在夜间发作或加重。

7.【答案】D

【解析】急性龈乳头炎的主要临床特征是牙龈乳头发红肿胀，探诊和吸吮时出血。

8.【答案】D

【解析】已形成龋洞的浅龋、中龋和深龋均应采取充填法治疗。尚未形成龋洞的可用氟化物治疗。

9.【答案】E

【解析】深龋为龋损进展到牙本质深层，有明显龋洞形成，患者有明显的遇冷、热、酸、甜食品刺激敏感症状，也可有食物嵌塞时的短暂疼痛症状，但没有自发性疼痛。

10.【答案】D

【解析】急性牙周脓肿：发病突然，在患牙的唇颊侧或舌腭侧牙龈形成椭圆形或半球形的肿胀突起，牙龈发红、水肿、表面光亮。脓肿早期患牙疼痛较明显，可有搏动性疼痛，患牙有"浮起感"，叩痛、松动明显。脓肿形成后，脓液局限，脓肿表面较软，扪诊有波动感。脓肿可发生于单个牙齿，也可同时发生于多个牙齿。

二、A_2 型题

11.【答案】D

【解析】急性牙周脓肿：发病突然，在患牙的唇颊侧或舌腭侧牙龈形成椭圆形或半球形的肿胀突起，牙龈发红、水肿、表面光亮。脓肿早期患牙疼痛较明显，可有搏动性疼痛，患牙有"浮起感"、叩痛、松动明显。脓肿形成后，脓液局限，脓肿表面较软，扪诊有波动感。脓肿可发生于单个牙齿，也可同时发生于多个牙齿。

第十节 咽 痛

A_1型题

1.【答案】E

【解析】急性会厌炎起病急，进展快，可有发热，可引起剧烈咽痛，吞咽困难，发声含糊，严重病例可有呼吸困难。

2.【答案】C

【解析】咽部炎症性疾病，是引起咽痛的最常见原因。

3.【答案】E

【解析】患者咽痛，发热及说话含糊不清，可能发生于扁桃体周脓肿、咽后脓肿、咽旁脓肿、急性会厌炎或会厌脓肿等。

4.【答案】A

【解析】咽痛伴颈侧疼痛常见于扁桃体周脓肿及咽旁脓肿。

5.【答案】D

【解析】扁桃体癌，早期可无咽痛，晚期肿瘤表面坏死伴感染时，可有剧烈咽痛。咽部检查可见咽部肿瘤及肿瘤坏死创面，往往见脓苔附着。

6.【答案】A

【解析】血常规检查白细胞增高伴中性粒细胞增多者常见于咽部细菌感染性疾病如急性化脓性扁桃体炎、咽部脓肿。

7.【答案】B

【解析】咽痛伴有咽部外症状，如反酸、嗳气及胃灼热（“烧心”）等，常见于咽食管反流。

8.【答案】E

【解析】应局部应用漱口液。

9.【答案】C

【解析】急性会厌炎者要应用抗生素和糖皮质激素联合治疗。

10.【答案】E

【解析】咽痛的处理：咽部感染主要应用抗生素治疗，咽部脓肿需切开引流，全身症状重者需对症支持治疗，局部可应用漱口液，咽部异物要取出，急性会厌炎早期要抗生素与糖皮质激素联合治疗。

第十一节 吞咽困难

A_1型题

1.【答案】E

【解析】吞咽困难常见病因有食团过大或食管异物，炎症，肿瘤，吞咽启动困难，咽、食管横纹肌、平滑肌功能障碍等。

2.【答案】C

【解析】口腔性吞咽困难是食物由口腔进入食管过程受阻，食物阻滞于口腔及咽喉部。常见疾病如脑血管病变、帕金森病、脑干肿瘤、脊髓灰质炎等。

3.【答案】B

【解析】吞咽困难是指食物从口腔至胃、贲门运送过程中因受阻而产生咽部、胸骨后或剑突部位的梗阻停滞感觉。

4.【答案】C

【解析】胃癌中尤其是贲门癌可侵犯食管下段，造成食管狭窄，出现吞咽困难。

5.【答案】B

【解析】动力性吞咽困难无液体、固体之分，吞咽反射性动力障碍者吞咽液体比固体食物更加困难，延髓麻痹者饮水由鼻腔反流伴以呛咳、呼吸困难等症状。患者陈述的梗阻部位与食管病变的解剖部位基本吻合，有定位诊断的参考意义。

6.【答案】C

【解析】食管癌为进行性吞咽困难，一般在半年内从进干食发噎到半流质、流质亦难以下咽。

7.【答案】C

【解析】吞咽困难伴呃逆见于贲门失弛缓症、膈疝等。

8.【答案】E

【解析】吞咽困难伴胸骨后疼痛见于食管炎症、溃疡、异物、癌等，如进食过冷、过热食物诱发疼痛，则常为弥漫性食管痉挛。心脏病和肺癌一般不会伴有吞咽困难。

9.【答案】E

【解析】吞咽困难转诊指征：①口咽部炎症经常规消炎治疗无明显好转。②神经系统病变所致。③疑为肿瘤病变所致需进一步确诊。④其他：食管憩室、贲门失弛缓症、膈疝、食管异物等。神经系统病变所致应转诊。

第十二节 咳嗽与咳痰

一、A_1型题

1.【答案】C

【解析】铁锈色痰——肺炎链球菌肺炎。

2.【答案】B

【解析】A多见于喉头炎症水肿或气管受压。C可由于纵隔肿瘤或支气管癌等直接压迫气管所致。D多见于声带炎、喉炎、喉癌，以及肺癌或主动脉瘤压迫喉返神经。E可见于极度衰弱或声带麻痹的患者。

3.【答案】E

【解析】亚急性咳嗽原因复杂，慢性咳嗽常见原因是慢性支气管炎。

4.【答案】D

【解析】红色胶样痰见于支气管肺癌、肺炎克雷伯菌肺炎。

5.【答案】A

【解析】选项中几种疾病均可引起咳嗽，其区别如下：急性喉炎可见嘶哑样咳嗽或犬吠样咳嗽；声带麻痹可见咳嗽无力；百日咳可见鸡鸣样吼声；胸膜炎和支气管扩张的咳嗽一般无明显特征，主要依据伴发症状而诊断。

6.【答案】E

【解析】咳嗽咳痰的转诊指征：①有危险的症状或体征者。②诊断不明确或对症治疗效果不佳的严重咳嗽。③怀疑结核或肿瘤。④怀疑哮喘、胃食管反流、鼻窦炎等。⑤患者及家属要求的。

7.【答案】E

【解析】咳嗽与咳痰为呼吸系统疾病，腹部CT没有必要。

二、A_3/A_4 型题

8.【答案】C

【解析】具有咳嗽、咳痰或伴喘息症状，每年发病持续3个月并连续2年以上，排除其他肺心疾病即可诊断慢性支气管炎。若发病时间不足3个月但结合典型临床证据（X线片），也可诊断慢性支气管炎。

9.【答案】E

【解析】慢性支气管炎诊断中，需要排除其他肺心疾病（如支气管哮喘、支气管扩张等），明确是否有并发症（如肺心病、肺大疱），以为下一步诊断治疗提供依据。

10.【答案】D

【解析】慢性支气管炎急性发作的首要因素为感染，排除诱发因素为首选治疗。

第十三节　咯　　血

A_1 型题

1.【答案】E

【解析】咯血按出血量分为：小量咯血（24小时内咯血量小于100ml），中等量咯血（24小时内咯血量100～500ml），大咯血（24小时内咯血量超过500ml，或一次咯血量达300ml以上，或不论咯血量多少，只要出现窒息）。

2.【答案】D

【解析】咯血的临床表现：咯血特点为出血前感咽喉痒、胸闷、咳嗽。继而咳出鲜红色含泡沫痰，鲜血经酸碱测定呈碱性。血痰持续数日。

3.【答案】E

【解析】大咯血时可引起呼吸困难也可见神志不清，不一定为失血性休克。

4.【答案】D

【解析】大量咯血短时间内咯血不止。

5.【答案】C

【解析】咯血多有肺结核、支气管扩张、肺癌、心脏病等病史，出血前多有喉部痒感、胸闷、咳嗽等症状。经口咯出，颜色鲜红，混有泡沫和/或痰，无黑便，酸碱反应呈碱性。

6.【答案】E

【解析】发生窒息应该取头低足高位。咯血的处理对于基层医疗机构初步治疗目标是预防血液吸入健侧肺导致窒息和预防持续出血导致的休克，具体措施如下。①一般治疗：吸氧、监护、开通静脉通道。②止血：可试用云南白药等口服止血药，有条件的可以用静脉止血药。③体位：由于出血部位不明，宜采取坐位或半卧位，如为卧位则头偏向一侧；一旦出血部位明确（如单侧支气管扩张或肿瘤），可让患者保持患侧卧位，防止窒息。④保持呼吸道通畅：如患者感觉胸闷、气短、喘憋，需要帮助患者清除口鼻分泌物；保持室内空气流通，给予吸氧。⑤严密观察病情：密切观察患者呼吸、脉搏、血压、心率等生命体征及咯血情况，防止休克的发生。⑥慎重给予镇咳药：咳嗽剧烈可慎重适量使用，但禁用剧烈的镇静止咳药，以免过度抑制咳嗽中枢，使血液淤积气道引起窒息。⑦勿用力排便：防止用力大便而加重咯血。⑧镇静：避免精神紧张，给予精神安慰，必要时可予弱的镇静药如地西泮等。⑨窒息患者的抢救：若发生窒息，立即体位引流，取头低足高位（可床尾抬高45°左右），或侧头拍背；心搏骤停应立即给予心肺复苏。

第十四节　呼吸困难

一、A_1 型题

1.【答案】E

【解析】选项A、B、C、D是呼吸困难的常见病因，而肝源性不是。

2.【答案】B

【解析】吸气性呼吸困难严重者可见“三凹征”，表现为胸骨上窝、锁骨上窝和肋间隙凹陷，此为典型表现。

3.【答案】A

【解析】吸气性呼吸困难主要特点为吸气显著费力，严重者吸气时可见“三凹征”，表现为胸骨上窝、锁骨上窝和肋间隙明显凹陷，此时亦可伴有干咳及高调吸气性喉鸣。常见于喉部、气管、大支气管的狭窄与阻塞。

4.【答案】A

【解析】三凹征是指吸气时，胸骨上窝、锁骨上窝和肋间隙明显凹陷，查体见吸气相延长，是因为吸气时，呼吸肌用力收缩而使胸腔压力增大而出现。

5.【答案】A

【解析】呼气性呼气困难，呼气显著费力，呼气时间延长而缓慢，伴有广泛哮鸣音。常见于支气管哮喘、喘息性慢性支气管炎、慢性阻塞性肺气肿等。

6.【答案】B

【解析】吸气性呼吸困难，常见于大气道狭窄或梗阻，比如气管异物、喉头水肿等。

7.【答案】D

【解析】混合型呼吸困难主要因气体交换面积减少所致。临床特点是呼气浅快、局部呼吸音减弱或消失、可伴有病理性呼吸音。常见于重症肺炎、大面积肺栓塞、气胸、大量胸腔积液、肺间质纤维化、尘肺等。

8.【答案】C

【解析】混合性呼吸困难的主要发生机制为气体交换面积减少、弥散功能下降等换气功能障碍。

9.【答案】E

【解析】COPD 应给予低流量吸氧。

二、A_2 型题

10.【答案】B

【解析】心源性哮喘与支气管哮喘临床表现有时难以区分，但前者常发生于夜间平卧时，白色浆液性泡沫痰、痰中血丝为其特点，可资鉴别。

11.【答案】C

【解析】急性左心衰时患者有明显的喘憋、呼吸急促，伴有大汗、端坐呼吸，严重者咳白色或粉红色泡沫痰；查体可见口唇发绀，呼吸加快、双肺湿啰音（肺底明显），有时可伴有哮鸣音。急性左心衰因症状酷似支气管哮喘发作，故又称为心源性哮喘。体检除原有的心脏病体征外，心尖部常可闻及舒张期奔马律。

12.【答案】A

【解析】BNP 作为心力衰竭定量标志物，不仅反映左室收缩功能障碍，也能反映左室舒张功能障碍、瓣膜功能障碍和右室功能障碍情况。故其最有利于鉴别心源性和肺源性呼吸困难。

三、A_3/A_4 型题

13.【答案】B

【解析】典型左心衰表现为双侧肺底湿啰音，当支气管黏膜充血、支气管痉挛时可闻及哮鸣音。心脏扩大，心率增快、可闻及 S_2 亢进、奔马律等。急性左心衰时患者有明显的喘憋、呼吸急促，伴有大汗、端坐呼吸，严重者咯白色或粉红色泡沫痰；查体可见口唇发绀，呼吸加快、双肺湿啰音（肺底明显），有时可伴有哮鸣音。急性左心衰因症状酷似支气管哮喘发作，故又称为心源性哮喘。查体除原有的心脏病体征外，心尖部常可闻及舒张期奔马律。

14.【答案】A

【解析】控制血压的同时，根据靶器官的受损情况给予相应的处理，如急性左心衰者可适当使用强心、利尿药。

15.【答案】E

【解析】心电图对判断有无急性心肌梗死、严重心律失常引起的急性左心衰有重要帮助。

16.【答案】E

【解析】患者端坐呼吸，夜间阵发呼吸困难，P_2 亢进，心脏各瓣膜区未闻及杂音。双肺底可闻及细湿啰音，双肺散在哮鸣音，这些临床表现都支持急性左心衰的诊断。

17.【答案】B

【解析】卡维地洛为β受体阻断药，具有负性肌力的作用，故而不宜应用于急性心力衰竭者，β受体阻断药可以用于慢性心力衰竭者。

18.【答案】E

【解析】一般常用纽约心脏病学会（NYHA）心功能分级来划分心力衰竭患者症状的严重程度。心功能Ⅰ级，日常活动不引起症状，只有在极重体力活动时才有症状；心功能Ⅱ级，轻度体力劳动可引起症状，日常活动时无症状；心功能Ⅲ级，日常活动即引起症状，但静息状态下无症状；心功能Ⅳ级，静息状态下即有症状。心功能分级越高，症状越重，病死率与病残率越高。但此分级系统与心功能和运动耐量并无线性相关关系。Killip 分级只适用于急性心肌梗死的心力衰竭（泵衰竭）。Ⅰ级：尚无明显的心力衰竭（肺部无啰音和第三心音）；Ⅱ级：有左心衰竭，肺部啰音 < 50% 肺野；Ⅲ级：急性肺水肿；肺部啰音 > 50% 肺野；Ⅳ级：心源性休克，有不同阶段和程度的血流动力学变化。

第十五节　胸　　痛

一、A_1 型题

1.【答案】B

【解析】胸膜性胸痛来源于壁胸膜，一般良性胸痛为针刺样或锐痛，心绞痛除出现在心前区、胸骨后疼痛外可放射至左肩、左臂内侧或左颈、左侧面颊部。有相当数量的胸痛与精神因素有关。

2.【答案】E

【解析】胸痛的常见病因不包括妇科疾病。

3.【答案】C

【解析】40 岁以上者多考虑心绞痛、心肌梗死、支气管肺癌。

4.【答案】E

【解析】胸痛的病因：①胸壁疾病，皮肤及皮下组织病变蜂窝组织炎、乳腺炎等；肋间神经病变肋间神经炎、带状疱疹等。②心血管疾病，心绞痛、心肌梗死等；急性心包炎、肥厚型心肌病等。③呼吸系统疾病，支气管及肺部病变、原发性支气管肺癌、肺炎、肺结核、肺梗死等。

5.【答案】B

【解析】引起胸壁痛的原因包括胸壁软组织、骨骼和神经病变。

6.【答案】D

【解析】胸壁疾病所致胸痛常固定于病变部位，局部刺激可出现疼痛或疼痛加重，而与情绪变化无关。

二、A_3/A_4 型题

7.【答案】A

【解析】胸痛是导致患者就诊的常见症状。胸部多种脏器的疾病均可引起胸痛。最常见的有心脏、主动脉、气管、肺与胸膜、食管以及胸壁的病变。此外，某些上腹部疾病也可引起胸痛。根据胸痛的问诊，问胸痛的部位、发作的急缓、诱发与缓解因素，疼痛的性质、持续时间，问伴随症状。

8.【答案】E

【解析】体格检查应该进行胸部叩诊音及呼吸音双侧对比。胸部气管移位、一侧听诊呼吸音消失、叩诊为鼓音、触觉语颤减弱，提示气胸；听到胸部摩擦音，提示胸膜炎；局部听到管状呼吸音或中小水泡音，提示大叶肺炎。

9.【答案】C

【解析】X 线胸片用于诊断气胸、骨折、肺炎、胸膜炎；对肺栓塞导致的大面积的肺梗死有诊断意义。

第十六节　心　　悸

一、A_1 型题

1.【答案】A

【解析】心悸最常见的原因是各种心律失常。

2.【答案】D

【解析】导致心律失常的原因：①各种器质性心脏病：最常见高血压心脏病、缺血性心脏病（冠心病）、心肌炎、心肌病、心脏瓣膜病、先天性心脏病、心力衰竭、甲亢性心脏病、糖尿病心肌病及某些特发性心律失常等。②其他病理状态：电解质紊乱（特别是低血钾）可引起室性心律失常；缺氧、酸中毒也可引起各种期前收缩、心动过速；发热、脱水、休克、贫血等是窦性心动过速的常见原因；甲状腺功能亢进可引起心房颤动和房性或室性期前收缩；某些药物如肾上腺素、麻黄碱、咖啡因、阿托品、甲状腺素片等也都可导致各种心律失常。③生理状态下出现的功能性心律失常：最常见正常人精神紧张、饮酒、大量吸烟、喝浓茶或咖啡后出现各种期前收缩。

3.【答案】D

【解析】心悸时心率可快、可慢，也可有心律失常，心率和心律正常者亦可有心悸。

4.【答案】E

【解析】对于未能排除心律失常者，如发作时伴有黑矇、头晕等，建议到综合医院进一步检查。

5.【答案】C

【解析】心悸发作时，记录心电图（包括动态心电图）是唯一能确定或排除心律失常的有效方法。

二、A_2 型题

6.【答案】E

【解析】病理状态引发的心律失常（如发热、贫血、脱水、缺氧状态引起的窦性心动过速，电解质紊乱、酸中毒等导致的室性心律失常，甲亢引起的房颤），应以治疗原发病为主，除非心律失常危及生命。所以首先要降血压，降血压效力强而迅速的药物首选硝普钠。

第十七节 恶心与呕吐

一、A_1 型题

1.【答案】B

【解析】晨起呕吐常见于早期妊娠、肾衰竭等。

2.【答案】D

【解析】餐后呕吐见于幽门梗阻。

3.【答案】A

【解析】呕吐物不含胆汁说明梗阻平面多在十二指肠乳头以上，呕吐物含多量胆汁则提示梗阻平面在十二指肠乳头以下，呕吐物含有大量酸性液体者多有十二指肠溃疡，呕吐物无酸味者可能为贲门失弛缓症所致，呕吐物为咖啡渣样多提示上消化道出血。

4.【答案】E

【解析】反射性呕吐是由内脏等末梢神经传来的冲动刺激呕吐中枢引起的恶心、呕吐。①消化系统疾病：口咽部炎症、理化刺激；胃肠疾病（如急性胃炎、慢性胃炎、幽门梗阻、肠梗阻、急性阑尾炎）；肝、胆、胰腺疾病（如肝炎、肝硬化、胆囊炎、胆石症、胆道蛔虫症、急性胰腺炎）等。②其他系统疾病：心血管疾病、泌尿及生殖系统疾病、眼部疾病等。

5.【答案】E

【解析】颅内高压呕吐的特点是呈喷射状。脑炎可引起颅内高压。

6.【答案】A

【解析】严密观察属于一般治疗。

7.【答案】D

【解析】中枢性呕吐且呈喷射状，可能是颅内高压引起，应立即给予脱水治疗，如用20%甘露醇250ml快速静脉滴注，呋塞米20～40mg加入50%葡萄糖溶液40ml，静脉注射。

二、A_2 型题

8.【答案】D

【解析】呕吐物带粪臭味提示低位小肠梗阻。

第十八节 黄 疸

A_1 型题

1.【答案】D

【解析】血清结合型及非结合型胆红素均增多。尿中尿胆原通常增多，尿胆红素阳性。大便颜色通常改变不明显。有转氨酶升高等肝功能受损的表观。

2.【答案】E

【解析】正常情况下血胆红素最高为17.1μmol/L,

3.【答案】A

【解析】胆道结石、胆管癌、胰头癌、胆道炎症水肿、胆道蛔虫、胆管狭窄均可引起阻塞性黄疸。

4.【答案】A

【解析】阻塞性黄疸：血清结合型胆红素明显增多。尿胆原减少或阴性，尿胆红素阳性。大便颜色变浅。

5.【答案】B

【解析】溶血性黄疸：血清总胆红素增多，以非结合型胆红素为主，结合型胆红素一般正常。尿胆原增多，尿胆红素阴性。贫血、网织红细胞增多。

6.【答案】B

【解析】溶血性黄疸：血清总胆红素增多，以非结合型胆红素为主，结合型胆红素一般正常。尿胆原增多，尿胆红素阴性。贫血，网织红细胞增多。急性发作时有血红蛋白尿，呈酱油色。

7.【答案】A

【解析】肝细胞性黄疸的发病机制是肝细胞广泛性损害后引起肝细胞对胆红素的摄取、结合及排泄能力下降，血中非结合型胆红素潴留。能引起肝细胞损害的是选项B、C、D、E，而疟疾引起的是溶血性黄疸。

8.【答案】B

【解析】正常情况下，血清中总胆红素为1.7～17.1μmol/L（0.1～1.0mg/dl），若血清总胆红素在17.1～34.2μmol/L（1.0～2.0mg/dl），临床上不易察觉，称为隐性黄疸，血胆红素超过34.2μmol/L（2.0mg/dl），巩膜及皮肤出现黄疸，称为显性黄疸。

第十九节 腹 痛

一、A_1 型题

1.【答案】A

【解析】油腻饮食或暴饮暴食、酗酒可引发胆囊炎、胆石症、急性胰腺炎；腹部术后可引起肠粘连、机械性肠梗阻；腹外伤可引起肝、脾破裂；剧烈运动可引起肠套叠、肠扭转、阑尾炎。

2.【答案】E

【解析】持续性全腹痛伴腹肌紧张提示急性弥漫性腹膜炎，转移性右下腹痛为急性阑尾炎的典型症状。

3.【答案】B

【解析】右上腹痛呈阵发性绞痛，放射至右肩，多为胆囊炎、胆石症。

4.【答案】C

【解析】肝、胆疾患疼痛位于右上腹，胆石症时呈剧烈绞痛。

5.【答案】A

【解析】腹痛伴有腹泻多见于急性肠炎。

6.【答案】E

【解析】立位腹平片检查，是临床判断有无胃肠道穿孔或肠梗阻简单易行的首选项目。

7.【答案】E

【解析】腹痛转诊指征：①需要手术治疗时。②有危及生命的腹痛如主动脉夹层或腹部动脉瘤破裂、心肌梗死、内出血（如创伤、子异位妊娠等）。③有休克现象，如低血压合并组织灌流不良、异常呼吸及意识变化等，应在积极建立静脉通路、抗休克及监测的情况下通过急救机构转院。④无法提供设备做进一步检查来明确诊断。譬如长期上腹部痛患者需做胃镜排除肿瘤或溃疡的可能。慢性胆囊炎不需要转诊。

8.【答案】C

【解析】胃溃疡可出现规律性疼痛，在餐后半小时至1小时出现，下次餐前自行消失。

二、A_2 型题

9.【答案】B

【解析】立位腹部X线平片检查，是临床判断有无胃肠道穿孔或肠梗阻简单易行的首选项目。

10.【答案】B

【解析】机械性肠梗阻患者的腹痛常为阵发性绞痛，伴有呕吐、腹胀，停止排便排气。查体可见肠型、蠕动波，听诊肠鸣音亢进，伴金属音。腹部立位X线片可见液气平面。

11.【答案】D

【解析】1岁患儿，腹痛、呕吐、果酱样血便3天，发热1天。脐右上方扪及腊肠形肿块，考虑肠套叠可能性大。患儿病程已3天，且出现腹肌紧张、压痛、反跳痛等腹膜刺激征，应行手术治疗。

12.【答案】C

【解析】流产由于子宫出血、抵抗力下降，是盆腔感染的诱因；出现高热伴下腹痛，白带脓性，宫颈举痛，宫体如妊娠6周大小，复旧不良，附件区有压痛，故支持急性盆腔炎的诊断。急性阑尾炎时没有子宫和附件区的阳性体征；异位妊娠一般有停经、阴道流血，没有高热；卵巢巧克力囊肿破裂往往发生在月经期前后，而且有痛经、不孕等内膜异位症病史。子宫结核发病缓慢，常无明显的症状与体征。

13.【答案】C

【解析】患者青年男性，急性病程，转移性右下腹痛，应注意考虑急性阑尾炎可能。查体时右下腹可触及肿块，明显触痛，考虑阑尾周围脓肿可能性大。

三、A_3/A_4 型题

14.【答案】E

【解析】急性穿孔体格检查时可发现患者腹肌紧张，呈“板状腹”，全腹有压痛和反跳痛，肠鸣音消失，肝浊音界缩小或消失。立位X线检查可发现有膈下游离气体。此外，还有发热、脉率增速、白细胞计数增多等征象。根据过去的溃疡病史和此次发病经过（突然发生的持续性上腹部剧烈疼痛，很快扩散到全腹，检查时有明显的腹膜刺激征），特别是肝浊音界缩小或消失，以及X线检查发现有膈下游离气体，腹腔穿刺穿出气体或食物残渣，即能确定诊断。消化道穿孔的穿刺液可能为黄色、混浊、含胆汁或食物残渣。

15.【答案】E

【解析】非手术治疗的适应证是症状轻、一般情况较好的单纯性空腹、较小穿孔。以胃肠减压和针刺为主，配合输液和全身给抗感染药物综合治疗措施。如治疗6~8小时后，症状、体征不见好转或反而加重者，应及早进行手术治疗。抗胰酶疗法主要是治疗急性胰腺炎。

16.【答案】A

【解析】根据临床表现，该患者考虑为消化性溃疡穿孔，首先应采取的检查为腹部立位X线平片，消化道穿孔时80%的患者可见右膈下游离气体。

17.【答案】E

【解析】如患者脉搏加快，体温下降，考虑出现休克症状，提示病情危险。

18.【答案】E

【解析】如腹穿抽出较多液体，考虑穿孔破损较大，应尽早手术探查。

第二十节　腹　　泻

A_1 型题

1.【答案】E

【解析】慢性腹泻包括如下。（1）消化系统疾病：①胃部疾病，如慢性萎缩性胃炎等。②肠道感染，如肠结核、慢性细菌性痢疾、慢性阿米巴痢疾、血吸虫病等。③肠道非感染性病变，如克罗恩病、溃疡性结肠炎、结肠多发性息肉等。④肠道肿瘤。⑤胰腺疾病，如慢性胰腺炎等。⑥肝胆疾病，如肝硬化、胆汁淤积性黄疸。（2）全身性疾病：①内分泌及代谢疾病，如甲状腺功能亢进、肾上腺皮质功能减退等。②其他系统疾病，如系统性红斑狼疮、硬皮病、尿毒症等。③药物副作用，包括利血平、甲状腺素、洋地黄等。④神经功能紊乱等。

急性中毒引起的腹泻属于急性腹泻。

2.【答案】E

【解析】腹泻伴腹部包块常见于胃肠恶性肿瘤、肠结核、克罗恩病及血吸虫病，腹泻伴重度失水者见于分泌性腹泻，如霍乱、细菌性食物中毒等。

3.【答案】D

【解析】急性腹泻的临床表现：起病急骤、病程较短，每天排便可达十余次，粪便量多而稀薄甚至呈稀水样便。粪便中可有脓血、黏液或未消化物质。可有腹痛或排便时有里急后重。大量腹泻后，可有脱水、电解质失衡与代谢性酸中毒等。

4.【答案】A

【解析】B、C、D、E选项均属于慢性腹泻的常见病因。

5.【答案】C

【解析】腹泻的病因治疗：①感染性疾病，根据不同病因，选用相应的抗生素。②其他，如乳糖不耐受症不宜用乳制品，成人乳糜泻应禁食麦类制品。慢性胰腺炎可补充多种消化酶。药物相关性腹泻应立即停用有关药物。溃疡性结肠炎可以考虑用氨基水杨酸类药物或糖皮质激素或免疫抑制药（酌情使用）。

6.【答案】E

【解析】怀疑为传染病，应转至传染病医院进行诊断治疗。

7.【答案】C

【解析】急性腹泻起病急骤、病程较短，每天排便可达10余次，粪便量多而稀薄甚至呈稀水样便。

8.【答案】D

【解析】由于胃肠道运动功能紊乱所致的腹泻是动力性腹泻。当胃肠道蠕动增快时，食糜及水分在胃肠道停留时间缩短，造成吸收不完全而引起腹泻；另外当肠蠕动过于缓慢，食糜在肠管内停留时间过长时，如引起细菌的过度繁殖也可导致腹泻。

9.【答案】D

【解析】分泌性腹泻是腹泻的一种类型。由胃肠道黏膜分泌过多的液体所引起。霍乱弧菌外毒素引起的大量水样腹泻即属于典型的分泌性腹泻。因此腹泻量较大，产毒素的大肠埃希菌感染、某些胃肠道内分泌肿瘤（如胃泌素瘤、血管活性肠肽瘤）所致的腹泻也属于分泌性腹泻，腹痛明显，多在脐周且排便后不能缓解。

第二十一节　便　　秘

A_1型题

1.【答案】E

【解析】子宫肌瘤属于器质性便秘的原因。

2.【答案】B

【解析】B是引起功能性便秘的原因。引起器质性便秘的原因包括：①直肠与肛门病变引起肛门括约肌痉挛，造成恐惧排便。②局部病变导致排便无力。③结肠完全或不完全性梗阻。④全身性疾病引起的便秘。⑤腹腔或盆腔肿瘤的压迫。⑥应用吗啡类药、抗胆碱药、钙通道阻滞药、神经阻滞药、镇静药、抗抑郁药以及含钙、铝的抗酸药等使肠肌松弛引起便秘。

3.【答案】A

【解析】腹泻与便秘交替是溃疡型肠结核的主要临床表现之一。排便次数因为病变严重程度和范围不同而异，一般每日2~4次，重者每日达十余次。不伴有里急后重。粪便呈糊样，一般不含黏液或脓血，重者含少量黏液、脓液，但便血少见。有时会出现腹泻与便秘交替，与病变引起的胃肠功能紊乱有关。

4.【答案】D

【解析】肠梗阻时常出现排便障碍、呕吐、腹胀、肠绞痛等。

5.【答案】A

【解析】新生儿严重便秘，应考虑为先天性巨结肠，无大便应检查有无肛门闭锁。

6.【答案】B

【解析】中老年人便秘，进行性加重，应考虑结肠癌。

第二十二节　呕血与便血

一、A_1型题

1.【答案】D

【解析】肠道肿瘤一般引起便血。

2.【答案】D

【解析】此题考察的呕血的特

点，D选项很明显伴有食物残渣为正确选项，建议呕血与咯血进行鉴别，考到的可能性大。

3.【答案】C

【解析】肠套叠为末端回肠套入回盲部，归类为小肠疾病引起的便血。

4.【答案】C

【解析】胃镜检查是目前明确上消化道出血病因的首选检查方法。胃镜检查在直视下顺序观察食管、胃、十二指肠球部直至降段，从而判断出血的病变部位、病因及出血情况。

5.【答案】B

【解析】上消化道大出血后，由于大量血液蛋白质的消化产物在肠道被吸收，可导致肠源性氮质血症，血尿素氮升高。

6.【答案】D

【解析】胃内储血量达到250~300ml时可出现呕血。

7.【答案】B

【解析】其颜色视出血量的多少及在胃内停留时间的长短以及出血部位而不同。出血量多、在胃内停留时间短、出血位于食管则呕出的血色常为鲜红、暗红色或混有凝血块；当出血量较少或在胃内停留时间长，则因血红蛋白与胃酸作用形成酸化亚铁血红蛋白，呕吐物可呈咖啡渣样的棕褐色。呕血的同时可排黑便。

8.【答案】B

【解析】急性细菌性痢疾普通型表现为发冷发热、腹痛、腹泻，伴里急后重。大便每日十几次至几十次，典型者为黏液脓血便。

二、A_2 型题

9.【答案】D

【解析】近期大面积烧伤、颅脑手术、有服用非甾体抗炎药史、脑血管疾病和严重外伤伴呕血者，应考虑为急性胃黏膜病变或应激性溃疡。

10.【答案】D

【解析】便血患者一定要常规检查肛门、直肠，注意有无肛裂、痔、瘘管，注意直肠指诊有无肿物。

11.【答案】A

【解析】慢性乙型肝炎突然大呕血考虑为食管-静脉曲张破裂出血，对食管或食管-胃底静脉曲张破裂出血可用三腔及长短二囊管压迫止血。

12.【答案】E

【解析】黑便提示为上消化道出血。上腹部节律性疼痛，进食缓解，提示为消化性溃疡，故该患者为消化性溃疡出血。

13.【答案】D

【解析】急性胃黏膜病变是以胃黏膜发生不同程度糜烂、浅溃疡和出血为特征的病变，上消化道出血是其最突出的症状，可表现为呕血或黑粪，有服用有关药物、酗酒或可导致应激状态的疾病史。

三、A_3/A_4 型题

14.【答案】E

【解析】患者黑便提示上消化道出血。

15.【答案】E

【解析】输血是消化道大出血的重要治疗，有条件而出血量较大并有适应证者应及时输血，无条件或出血量不大者可输入10%葡萄糖溶液、生理盐水、血浆或血浆代用品。

16.【答案】C

【解析】门静脉高压主要临床表现是：呕血或便血，脾大，腹水。肝硬化门静脉高压最有诊断价值表现是食管下段胃底静脉曲张。

17.【答案】B

【解析】腹部B超检查可以显示腹水、肝密度及质地异常、门静脉扩张。

18.【答案】B

【解析】对于大出血，体质差，肝功能损害严重，明显黄疸，顽固性腹水患者一般不主张手术，适应非手术疗法。

第二十三节　尿频、尿急与尿痛

一、A_1 型题

1.【答案】C

【解析】尿频是指单位时间内排尿次数增多，成人每日排尿>8次。

2.【答案】E

【解析】老年男性，尿频伴尿线细，进行性排尿困难见于前列腺增生。

3.【答案】E

【解析】前列腺增生最重要的症状是进行性排尿困难。

4.【答案】E

【解析】尿频、尿急、尿痛的辅助检查主要有：①血常规：血白细胞总数及中性粒细胞比例升高，提示存在全身性感染。②尿常规：尿路感染时尿白细胞计数增多，伴或不伴尿红细胞计数增多。尿路结石或肿瘤时，尿常规以红细胞计数增多更突出，合并感染时可有白细胞计数增多。③清洁中段尿培养：对确诊尿路感染有价值。④血糖：升高提示糖尿病多尿导致的尿频，是尿路感染的易感因素。⑤尿病理找癌细胞：对提示尿路肿瘤有意义。⑥影像学检查：泌尿系统B超、静脉肾盂造影、腹部及盆腔CT有助于发现尿路结石及肿瘤。

5.【答案】B

【解析】其他几种疾病均可引起膀胱容量减少或刺激膀胱过度收缩，导致尿频。

二、A_2 型题

6.【答案】D

【解析】急性肾盂肾炎常表现为高热、肾区叩击痛，可伴或不伴有尿频、尿急和尿痛。

7.【答案】E

【解析】尿液检查正常，排除了器质性疾病所致的尿路刺激征后，可考虑诊断为尿道综合征，多与心理因素有关。

第二十四节 血 尿

一、A_1 型题

1.【答案】C

【解析】终末血尿提示病变部位在膀胱三角区或后尿道。

2.【答案】E

【解析】发现尿液变红，首先要明确的是真性血尿还是假性血尿，排除标本污染和假性血尿后才是真性血尿。某些食物（如红辣椒）、药物（如利福平）及染料（如酚红）等均可使尿液颜色变红；阵发性睡眠性血红蛋白尿、血卟啉病及铅中毒时亦可出现红色尿液，统称假性血尿，行尿沉渣镜检无红细胞。所以，尿沉渣镜检是鉴别真性血尿和假性血尿的重要方法。血管内溶血疾病会出现血红蛋白尿，因尿液中含血红蛋白量的多少不同，可呈均匀的浓茶色、葡萄酒色、棕色及酱油色，但仅凭尿的颜色与真性血尿鉴别，证据是不足的，需要进一步行尿沉渣镜检为非完整红细胞来证实。故正确答案选E。尿胆原测验阳性为胆红素尿，常见于阻塞性黄疸和肝细胞性黄疸；尿三杯实验有助于确定血尿产生的部位。

3.【答案】C

【解析】血尿是指尿中红细胞增多，新鲜尿液沉渣镜检红细胞≥3个/高倍视野。

4.【答案】B

【解析】血尿依其排尿先后可分为初血尿（初始10~15ml）、终末血尿（终末10~30ml）和全程血尿。

5.【答案】A

【解析】尿常规检查出现红细胞管型则可以确诊为肾小球源性血尿。

二、A_2 型题

6.【答案】A

【解析】无痛性肉眼血尿伴血块者应首先考虑为泌尿系统肿瘤。

7.【答案】B

【解析】肾绞痛又称肾、输尿管绞痛，是由于某种病因使肾盂、输尿管平滑肌痉挛或管腔的急性部分梗阻所造成的。肾绞痛是肾、输尿管结石典型的临床表现，同时可伴血尿。

第二十五节 阴道流血

一、A_1 型题

1.【答案】E

【解析】阴道流血是除正常月经外，来自女性生殖道任何部位出血的统称，绝大多数出血来自宫体。

2.【答案】D

【解析】产后出血最常见的原因是宫缩乏力。

3.【答案】E

【解析】诊断不清的，需要进一步检查的需转诊。

4.【答案】C

【解析】阴道流血是指除正常月经外，来自女性生殖道任何部位出血的统称，绝大多数出血来自宫体。

5.【答案】E

【解析】妊娠试验尿或血hCG测定对早期诊断妊娠以及与妊娠相关的疾病至关重要。

6.【答案】D

【解析】前置胎盘的典型症状是妊娠晚期或临产时发生无诱因、无痛性反复阴道流血，排除选项A、B。患者一般情况与出血量有关，排除选项C。边缘性前置胎盘出血多发生在妊娠晚期或临产后，出血量较少，排除选项E。完全性前置胎盘初次出血时间早，多在妊娠28周左右，选项D正确。

二、A_2 型题

7.【答案】A

【解析】宫颈癌最常见的早期症状是接触性出血，即性交后或阴道检查后有鲜血流出。

第二十六节 腰 腿 痛

一、A_1 型题

1.【答案】D

【解析】强直性脊柱炎好发于16~30岁的青壮年，男性占90%，有明显的家族遗传史。早期主要表现为下腰痛或骶髂部不适、疼痛或发僵。晨起或久坐起立时腰部发僵明显，但活动后减轻。当病变累及胸椎和肋椎关节时，胸部扩张活动受限，导致肺活量减少，胸部有狭窄感。晚期脊柱僵硬可致躯干和髋关节屈曲，最终发生驼背畸形。患者组织相容抗原（HLA-B27）的阳性率很高。

2.【答案】E

【解析】直腿抬高试验阳性对诊断椎间盘突出是敏感的，但是特异性不佳，其阳性率约90%。怀疑腰椎间盘突出症时，应该重点对 L_5 和 S_1 神经根进行检查，因98%的腰椎间盘突出发生在 $L_4 \sim L_5$ 和 $L_5 \sim S_1$。

3.【答案】E

【解析】急性腰腿痛可出现"4"字试验阳性，直腿抬高试验阳性。

4.【答案】E

【解析】慢性腰腿痛的临床特点：①病程时间长，多在3个月以上，患者往往有职业特点。②各个年龄段均可见，但以中老年人为多。③疼痛局限，两侧交替出现，叩痛、压痛明显，一般疼痛不太剧烈，反复发作；用止痛药物可以缓解，但不能巩固，易复发。

5.【答案】E

【解析】上肢骨折不会引起腰腿痛。

6.【答案】E

【解析】怀疑腰椎间盘突出症时，应该重点对 L_5 和 S_1 神经根进行检查，因98%的腰椎间盘突出发生在 $L_4 \sim L_5$ 和 $L_5 \sim S_1$。

7.【答案】B

【解析】椎间盘退行性变是腰椎间盘突出的基本病因。随着年龄的增长，纤维环和髓核水分减少，弹性降低，椎间盘变薄，易于脱出。

8.【答案】D

【解析】骨关节炎是一种以关节软骨变性、破坏和骨质增生为主的慢性退行性病变。退行性关节炎早期表现为步行、久站和天气变化时病变关节疼痛，休息后缓解。如病变在膝关节则常伴有关节腔积液，皮温升高，关节边缘有压痛。晚期病变关节疼痛加重，持续并向他处放射，关节有摩擦感，活动时有响声。

二、A_2 型题

9.【答案】E

【解析】强直性脊柱炎以骶髂关节炎为标志。炎症可以向上累及腰椎、胸椎和颈椎，也可向下累及髋、膝、踝等关节，也常累及肌腱、韧带附着于骨的部位（肌腱端），可引起肿痛、纤维性及骨性强直。脊柱"竹节样"改变提示强直性脊柱炎。

10.【答案】A

【解析】60岁男性患者，间歇性跛行已6年，蹲下能缓解，骑自行车正常，提示为神经源性。无阳性体征。X线片示腰椎增生明显。最可能的诊断应该是腰椎管狭窄症。

11.【答案】C

【解析】腰痛伴有坐骨神经痛是腰椎间盘突出症的主要症状，也是最先出现的症状，发生率约为91%。疼痛主要在腰背部或腰骶部，反复发作。可因咳嗽、打喷嚏、用力排便等使疼痛加重。行走时脊柱侧凸，骨盆倾斜，腰部活动受限。直腿抬高试验和加强试验阳性。

三、A_3/A_4 型题

12.【答案】D

【解析】参考第2题解析。

13.【答案】B

【解析】腰肌劳损常因腰扭伤治疗不彻底或累积性损伤，如有躯干长期负重活动或长期弯腰工作史，临床表现为慢性腰痛，为酸胀痛，休息后可缓解，但卧床过久又感不适，稍事活动后又减轻，活动过久疼痛再次加剧。一个部位腰痛可随时间而向上、下或对侧发展。在疼痛区有固定压痛点，该点位置常在肌肉起止点附近或在神经肌肉结合点。在压痛点进行叩击，疼痛反可减轻，这是与深部骨疾患的区别之一。

14.【答案】A

【解析】L_5 神经根受累会出现踝关节力量和第一足趾背伸力弱，足背内侧和背侧区域感觉减退。S_1 神经根受累时表现跟腱反射减弱（单侧跟腱反射减弱更具有意义），足背外侧和小腿后方感觉减弱，长期受累还会表现跖趾关节跖屈力弱。

15.【答案】B

【解析】CT检查可见椎间盘突出，椎管及神经根管狭窄及神经受压情况。

第二十七节　关　节　痛

一、A_1 型题

1.【答案】A

【解析】痛风是嘌呤代谢紊乱或尿酸排泄减少所引起的一组疾病。

2.【答案】E

【解析】弥漫性结缔组织病多引起慢性关节痛。

3.【答案】B

【解析】系统性红斑狼疮其关节表现为压痛、肿胀或积液，关节炎为非侵蚀性的。

4.【答案】D

【解析】痛风最常见于中年男性，临床上常见高尿酸血症、痛风性关节炎、痛风性肾病、痛风石等，并常与肥胖、高血压、高血脂、高血糖等同时存在。患者常在饮酒、劳累或高嘌呤饮食后急发关节痛，局部皮肤红肿灼热。患者常于夜间痛醒。以第一跖趾关节多见。踝、手、膝、腕和肘关节也可受累。病变呈自限性，有时在1~2周内自行消退，但经常复发。

5.【答案】A

【解析】弥漫性结缔组织病包括类风湿关节炎、系统性红斑狼疮、干燥综合征、硬皮病、多肌炎、血管炎病等。

6.【答案】C

【解析】结核性关节炎，儿童和青壮年多见。负重大、活动多、肌肉不发达的关节易患结核，其中脊柱最常见，其次为髋关节和膝关节。

7.【答案】E

【解析】脊柱结核在全身骨与关节结核中发病率最高，其中椎体结核占绝大多数。在整个脊柱中腰椎结核发生率最高，其次是胸椎和颈椎，骶尾椎结核很罕见。临床表现及诊断如下。①疼痛：最先出现，休息后减轻，劳累后加重。②病变部位压痛及叩痛，多在病变部位水平的棘突和棘突旁。③活动受限和畸形：颈椎结核除有颈部疼痛外，还有上肢麻木等神经根受刺激的表现。胸椎结核为后凸畸形。腰椎病变时拾物试验阳性（由于肌痉挛，腰部保持僵直，生理前凸消失）。④寒性脓肿：少数患者就医的最早体征，后期有腰大肌脓肿形成，可在腰三角、髂窝或腹股沟处看到或摸到脓肿。⑤全身中毒症状。

8.【答案】B

【解析】化脓性关节炎起病急，全身中毒症状明显，早期则有畏寒、寒战和高热，体温高达39℃以上。病变关节红肿热痛。

9.【答案】B

【解析】骨关节炎的患者由于软骨下骨的充血，患者会感到在静止时有疼痛，一般称为“休息痛”，即关节处于一定的位置过久或在清晨，患者感到关节疼痛。

二、A_2型题

10.【答案】B

【解析】诊断标准为：①蝶形红斑。②盘状红斑。③光过敏。④口腔溃疡。⑤非侵蚀性关节炎。⑥浆膜炎（胸膜炎、心包炎）。⑦肾脏病变（蛋白尿或管型尿）。⑧神经系统损害（癫痫发作或精神症状）。⑨血象异常（白细胞<4×10^9/L或淋巴细胞<1.5×10^9/L，血小板<100×10^9/L，溶血性贫血）。⑩免疫学异常，狼疮细胞、抗双链DNA抗体、抗Sm抗体抗核抗体阳性或梅毒血清试验假阳性。10项中≥4项阳性则可诊为系统性红斑狼疮。

11.【答案】A

【解析】该患儿突发右髋疼痛伴高热，实验室检查白细胞总数增多及中性粒细胞比例增高，应首先考虑为急性化脓性髋关节炎，故选A。

12.【答案】D

【解析】该患儿高热，膝肿痛，急骤加重，X线片示关节间隙增宽。考虑诊断为化脓性关节炎。

13.【答案】D

【解析】乏力、低热、消瘦为结核症状，左髋疼痛，X线片示左髋关节间隙变窄，边缘性骨质破坏证实髋关节结核。

14.【答案】B

【解析】依据题干主要考虑诊断强直性脊柱炎。对诊断最有价值的检查是骶髂关节影像学。骶髂关节CT检查能发现骶髂关节轻微的变化，有利于早期诊断。对常规X线片难以确诊的病例，有利于明确诊断。

三、A_3/A_4型题

15.【答案】C

【解析】系统性红斑狼疮是自身免疫反应介导、多因素参与的以免疫性炎症为突出表现的弥漫性结缔组织病。本病好发于20~40岁的育龄期女性，男女比例为1∶9。其主要临床特征为多系统受累，约90%的患者在病程中出现各种热型的发热；其关节表现为对称性多关节压痛、肿胀或积液，但关节炎为非侵蚀性；神经系统受累可导致偏头痛、性格改变、记忆力减退等。患者血清中可出现抗核抗体、抗ds-DNA抗体等多种自身抗体。

16.【答案】E

【解析】系统性红斑狼疮目前不能根治，但合理治疗后可以缓解。该患者反复高热，且有内脏损害，病情较重，应同时使用激素及免疫抑制剂，而免疫抑制剂目前应用于系统性红斑狼疮合并肾损害，最常用环磷酰胺。

第二十八节　头　痛

一、A_1型题

1.【答案】B

【解析】头痛伴剧烈呕吐者为颅内压增高。

2.【答案】A

【解析】急性起病并有发热者常为感染性疾病所致。急剧的头痛，持续不减，并有不同程度的意识障碍而无发热者，提示颅内血管性疾病，如蛛网膜下腔出血。

3.【答案】D

【解析】偏头痛属于血管性头痛。

4.【答案】D

【解析】头痛发病时间与持续时间：某些头痛可发生在特定时间，如颅脑占位性病变往往清晨加剧；鼻窦炎的头痛也常发生于清晨或上午；丛集性头痛常在晚间发生；脑肿瘤的头痛多为持续性可有长短不等的缓解期；女性偏头痛常与月经期有关。

二、A_2 型题

5.【答案】E

【解析】对于临床高度怀疑蛛网膜下腔出血，但头颅 CT 阴性的患者及颅内感染患者可进行腰椎穿刺查脑脊液，以明确诊断。

6.【答案】C

【解析】青壮年慢性头痛，但无颅内压增高，常因焦急、情绪紧张而发生，多为肌收缩性头痛，或称肌紧张性头痛。

第二十九节　抽　搐

一、A_1 型题

1.【答案】B

【解析】可引起抽搐的内源性中毒，包括尿毒症、肝性脑病等。

2.【答案】C

【解析】停药综合征如苯巴比妥、甲丙氨酯等可引起抽搐。

3.【答案】B

【解析】蛛网膜下腔出血属于脑部疾病。

4.【答案】B

【解析】败血症属于全身性疾病。

5.【答案】E

【解析】抽搐伴瞳孔散大，意识丧失，大小便失禁，呼吸不规则，见于癫痫大发作。

6.【答案】E

【解析】发作控制后可使用苯巴比妥巩固维持疗效，逐渐加用口服抗癫痫药物。

二、A_2 型题

7.【答案】C

【解析】迅速控制抽搐可选用地西泮、异戊巴比妥钠、10% 水合氯醛等，地西泮为终止发作的首选药物。

8.【答案】D

【解析】患儿惊厥不伴发热，首先除外热惊厥疾病，而且有多汗、枕秃、方颅等佝偻病表现，血钙降低，血磷升高，结合反复惊厥病史，支持维生素 D 缺乏性手足搐搦症。

第三十节　眩　晕

A_1 型题

1.【答案】D

【解析】周围性眩晕可不伴听力障碍，如变压性眩晕。

2.【答案】A

【解析】周围性眩晕（耳性眩晕）是指内耳前庭至前庭神经颅外段之间的病变所引起的眩晕。

3.【答案】E

【解析】引起眩晕发作的因素包括梅尼埃病、迷路炎、药物中毒、椎-基底动脉供血不足、晕动病等。

4.【答案】A

【解析】前庭神经元炎多在发热或上呼吸道感染后突然出现眩晕，伴恶心、呕吐，一般无耳鸣及听力减退。持续时间较长，可达6周，痊愈后很少复发。

5.【答案】A

【解析】中枢性眩晕是指前庭神经颅内段、前庭神经核及其纤维联系、小脑、大脑等病变所引起的眩晕。常见于椎-基底动脉供血不足、颅内肿瘤、颅内感染、脑动脉硬化、多发性硬化、眩晕性癫痫及外伤性眩晕等，排除选项 B、C、D、E。晕动病是周围性眩晕，周围性眩晕常见的疾病还有梅尼埃病、迷路炎、药物中毒。

6.【答案】D

【解析】梅尼埃病以发作性眩晕伴耳鸣、听力减退及眼球震颤为主要特点，严重时可伴有恶心、呕吐、面色苍白和出汗，发作多短暂，很少超过 2 周，其特点是具有复发性。

第三十一节　晕　厥

A_1 型题

1.【答案】C

【解析】一侧颈动脉缺血不会引起晕厥。

2.【答案】A

【解析】血管舒缩障碍见于单

纯性晕厥、直立性低血压、颈动脉窦综合征、排尿性晕厥、咳嗽性晕厥及疼痛性晕厥等。

3.【答案】E

【解析】ABCD 均为晕厥的分类，E 选项不对。

4.【答案】C

【解析】血管迷走性晕厥（单纯性晕厥）多见于年轻体弱女性。发作常有明显诱因，如长时间站立、疼痛、情绪紧张、恐惧等，在天气闷热、空气污浊、疲劳、空腹、失眠及妊娠等情况下更易发生。晕厥前期有头晕、眩晕、恶心、上腹不适、面色苍白、肢体发软、坐立不安和焦虑等，持续数分钟继而突然意识丧失，常伴有血压下降、脉搏微弱，持续数秒或数分钟后可自然苏醒，无后遗症。

5.【答案】B

【解析】血管迷走性晕厥（单纯性晕厥）是由于各种刺激通过迷走神经反射，引起短暂的血管床扩张，回心血量减少、心输出血量减少、血压下降导致脑供血不足所致。

6.【答案】B

【解析】心源性晕厥由于心脏病心输出量突然减少或心脏停搏，导致脑组织缺氧而发生。最严重的为阿-斯综合征，主要表现是在心搏停止 5~10 秒出现晕厥，停搏 15 秒以上可出现抽搐，偶有大小便失禁。

7.【答案】B

【解析】约 30%的主动脉瓣狭窄患者有眩晕或晕厥发生，其持续时间可短至 1 分钟，长达半小时以上，常发生于劳动后或身体向前弯曲时。

8.【答案】A

【解析】颈动脉窦综合征由于颈动脉窦附近病变，如局部动脉硬化、动脉炎、颈动脉窦周围淋巴结炎或淋巴结肿大、肿瘤以及瘢痕压迫或颈动脉窦受刺激，致迷走神经兴奋、心率减慢、心输出量减少、血压下降致脑供血不足。可表现为发作性晕厥或伴有抽搐。

9.【答案】D

【解析】咳嗽性晕厥见于患慢性肺部疾病者，剧烈咳嗽后发生。机制可能是剧咳时胸腔内压力增加，静脉血回流受阻，心输出量降低、血压下降、脑缺血所致，亦有认为剧烈咳嗽时脑脊液压力迅速升高，对大脑产生震荡作用所致。

第三十二节 意识障碍

一、A_1 型题

1.【答案】D

【解析】关系妄想不是脑病引起的意识障碍，而是多见于精神分裂症，多是心理因素。

2.【答案】D

【解析】深昏迷时脑膜刺激征常消失。

3.【答案】E

【解析】昏迷分为轻度、中度、深度，没有极重度。

4.【答案】A

【解析】意识障碍包括意识清醒水平的障碍和/或意识内容的障碍两方面。

5.【答案】B

【解析】意识障碍常见病因可分为全身性和局部性，全身性原因包括：①多灶性、弥散性或代谢性脑病，包括各种代谢物质异常、离子异常、渗透压异常、营养物质缺乏、体温过高或过低、药物过量、中毒、外伤等，均可以引起脑细胞功能异常出现意识障碍。②缺血缺氧性脑病，包括心肌梗死、心律失常、出血、休克、窒息、中毒、麻醉和呼吸肌麻痹等。脑细胞对缺血缺氧极为敏感，如不及时纠正就会造成不可逆的损害。③全身性疾病，如系统性红斑狼疮和弥散性血管内凝血等。局部原因包括：①弥散性中枢神经系统疾病，炎症、血管病、肿瘤、中毒、外伤和脱髓鞘病等。②小脑幕以下病变，脑干或小脑梗死、出血、炎症和肿瘤等病变，均可以直接影响脑干的上行网状激活系统导致意识障碍。

6.【答案】C

【解析】导致意识障碍的外源性中毒如安眠药、有机磷杀虫药、氰化物、一氧化碳、酒精和吗啡等中毒。低氯性碱中毒属于水、电解质平衡紊乱。

7.【答案】A

【解析】嗜睡是最轻的意识障碍，表现为持续性的睡眠状态。轻刺激能唤醒，醒后能进行短暂而正常的交谈。

8.【答案】E

【解析】意识障碍者的体格检查：首先要观察意识状态和生命体征是否平稳；然后进行神经系统体检，包括意识状态；头颅及全身皮肤黏膜情况；双侧瞳孔大小是否对称，对光反射是否存在；是否有面瘫及肢体瘫痪；脑膜刺激征是否阳性，病理征是否阳性。

二、A_2 型题

9.【答案】B

【解析】意识障碍是指人对周围环境及自身状态的识别和觉察能力出现障碍。多由于高级神经中枢功能活动（意识、感觉和运动）受损所引起，可表现为嗜睡、意识模糊和昏睡，严重的意识障碍为昏迷。其中轻度昏迷为意识大部分丧失，无自主运动，对声、光刺激无反应，对疼痛刺激尚可出现痛苦的表情或肢体退缩等防御反应。角膜反射、瞳孔对光反射、眼球运动、吞咽反射等可存在。

10.【答案】B

【解析】昏睡是接近于人事不省的意识状态。患者处于熟睡状态，不易唤醒。虽在强烈刺激下（如压迫眶上神经，摇动患者身体等）可被唤醒，但很快又再入睡。醒时答话含糊或答非所问。根据题干中患者的现象可判断其为昏睡。

第三十三节　失　　眠

一、A_1 型题

1.【答案】A

【解析】正常人每日所需睡眠时间常随年龄增长而逐渐减少，新生儿平均约 16 小时，儿童 10 小时，成人 6~8 小时，老年人则更少。

2.【答案】C

【解析】五个选项均会导致失眠，抑郁症、焦虑症属于精神疾病，蚊虫叮咬属于环境因素，饮用浓茶属于药物或饮料因素，躯体疾病包括疾病引起的疼痛、瘙痒、咳嗽、鼻塞不通、呼吸困难、心悸、腹泻、尿频等均可引起入睡困难和时常觉醒等。患者常有躯体疾病的临床特点。

3.【答案】B

【解析】失眠是常见症状，是最常见的睡眠障碍，应该治疗。

4.【答案】D

【解析】催（助）眠药物易产生耐药性和依赖性，因此要尽量少用、慎用（避免不良反应）、间歇使用（避免成瘾），应几种药物交替使用，尽量避免长期使用。

二、A_3/A_4 型题

5.【答案】E

【解析】该患者入睡困难，多梦易醒，精力疲乏，对睡眠产生恐惧感，担心免疫力下降，应为失眠症。

6.【答案】B

【解析】艾司唑仑具有较强的抗焦虑、镇静催眠和较弱的骨骼肌松弛作用，诱导入睡快，作用持续时间较短，因此嗜睡、头晕等副作用很轻。

7.【答案】B

【解析】催（助）眠药易产生耐药性和依赖性，因此要小剂量按需服用。

第三章　常见病与多发病

第一单元　呼 吸 系 统

第一节　急性上呼吸道感染

一、A_1 型题

1.【答案】A

【解析】急性上呼吸道感染各种病毒和细菌均可引起，但是以病毒多见。

2.【答案】E

【解析】各种病毒和细菌均可引起急性上呼吸道感染，但以病毒多见，主要有呼吸道合胞病毒、流感病毒、副流感病毒、腺病毒、鼻病毒、柯萨奇病毒、埃可病毒、冠状病毒、单纯疱疹病毒、EB 病毒等。病毒感染后可继发细菌感染，最常见为溶血性链球菌，其次为肺炎链球菌、流感嗜血杆菌等，肺炎支原体亦可引起。

3.【答案】E

【解析】急性上呼吸道感染，病毒多见，病毒感染后可继发细菌感染，最常见为溶血性链球菌，其次为肺炎链球菌、流感嗜血杆菌等，肺炎支原体亦可引起。

4.【答案】A

【解析】各种病毒和细菌均可引起急性上呼吸道感染，但 90% 以上为病毒。主要有鼻病毒、呼吸道合胞病毒、流感病毒、副流感病毒、腺病毒、柯萨奇病毒、冠状病毒等。

5.【答案】E

【解析】急性上呼吸道感染分为 5 型：普通感冒、咽结膜热、急性咽喉炎、疱疹性咽峡炎、急性咽-扁桃体炎。

6.【答案】A

【解析】急性上呼吸道感染的

并发症在婴幼儿多见。上呼吸道感染可波及邻近器官，或向下蔓延；可引起中耳炎、鼻窦炎、咽后壁脓肿、颈淋巴结炎、喉炎、气管炎、支气管肺炎等。年长儿若患链球菌性上感可引起急性肾炎、风湿热等。手足口病多以肠道病毒感染为主。

7.【答案】E

【解析】引起上呼吸道感染最常见的病因是病毒感染，婴幼儿全身症状相对重而且容易出现并发症。

8.【答案】C

【解析】急性上呼吸道感染婴幼儿局部症状不显著而全身症状重，可骤然起病，表现为高热、咳嗽。食欲差，可伴有呕吐、腹泻、烦躁，甚至高热惊厥。

9.【答案】E

【解析】年长儿若患链球菌性感染可以起急性肾炎、风湿热等。

10.【答案】C

【解析】各种病毒和细菌均可引起急性上呼吸道感染，细菌感染占10%左右，其中部分为病毒感染后继发的细菌感染，最常见为溶血性链球菌，其次为肺炎链球菌、流感嗜血杆菌等。

11.【答案】D

【解析】急性上呼吸道感染的转诊指征如下：①明显气促表现（呼吸大于30次/分，发绀、三凹征等），或血气分析提示氧合指数小于300，或指尖血氧饱和度小于90%。②有脱水征，间歇性呼吸暂停。③持续高热2~3天不退，存在有长期卧床、糖尿病、冠心病、慢性阻塞性肺疾病、慢性充血性心力衰竭、因器官移植而长期使用糖皮质激素和免疫抑制药、自身免疫性疾病如系统性红斑狼疮等基础疾病者。④并发肺炎、喉头水肿、病毒性心肌炎、病毒性脑膜炎、中耳炎等。⑤如在上呼吸道感染1周内，呼吸道症状减轻但出现新的症状，疑有急性传染病者，须转送到上级医院诊治，以免误诊。

12.【答案】D

【解析】小儿急性上呼吸道感染热程长、发生高热惊厥、发热伴皮疹、出现并发症者应转诊至上级医疗机构。

二、A_2 型题

13.【答案】D

【解析】一般类型急性上呼吸道感染症状如下。局部症状可出现鼻塞、流涕、喷嚏、干咳、咽部不适和咽痛等。全身症状发热，热度高低不一。婴幼儿可骤然起病，高热、食欲缺乏、咳嗽，可伴有呕吐、腹泻、腹痛、烦躁，甚至热性惊厥。部分患儿发病早期出现腹痛多为脐周阵痛，无压痛，可能为肠痉挛，与发热所致反射性肠蠕动增强或肠系膜淋巴结炎有关。

14.【答案】B

【解析】患儿发热、咳嗽伴腹痛就诊，扁桃体肿大，考虑是上呼吸道感染，淋巴结肿大，活动度好，触痛，腹痛，考虑是上呼吸道感染并肠系膜淋巴结炎。

15.【答案】E

【解析】疱疹性咽峡炎系柯萨奇A组病毒所致，好发于夏秋季。表现为急起高热、咽痛、流涎、食欲缺乏、呕吐等；咽部充血，咽腭弓、悬雍垂、软腭等处有2~4mm大小的疱疹，周围有红晕，疱疹破溃后形成小溃疡，病程1周左右。

16.【答案】D

【解析】疱疹性咽峡炎系柯萨奇A组病毒所致，好发于夏秋季。表现为急起高热、咽痛、流涎、食欲缺乏、呕吐等；咽部充血，咽腭弓、悬雍垂、软腭等处有2~4mm大小的疱疹，周围有红晕，疱疹破溃后形成小溃疡，病程1周左右。

三、A_3/A_4 型题

17.【答案】A

【解析】患者“2天前突发明显咽痛、发热”考虑是上呼吸道感染。“扁桃体表面有灰白色疱疹及浅表溃疡，周围伴红晕”可判断为急性疱疹性咽峡炎。

18.【答案】D

【解析】疱疹性咽峡炎病程约为1周。

19.【答案】E

【解析】引起急性疱疹性咽峡炎的病毒是柯萨奇病毒。

20.【答案】C

【解析】急性疱疹性咽峡炎多发于夏季。

21.【答案】B

【解析】急性疱疹性咽峡炎多见于儿童，偶见于成人。

第二节 急性支气管炎

一、A_1 型题

1.【答案】E

【解析】ABCD都是可以引起急性支气管炎的原因。

2.【答案】A

【解析】急性支气管炎症状起病较急，先为干咳或少量黏液性痰，随后痰量增多，咳嗽加剧，偶有痰中带血。体格检查可无明显阳性表现。胸部X线检查大多表现为正常或肺纹理增粗。诊断前提是临床和影像没有肺炎证据。

3.【答案】C

【解析】急性支气管炎鼻部的症状不明显。

4.【答案】B

【解析】急性支气管炎症状起病较急，先为干咳或少量黏液性痰，随后痰量增多，咳嗽加剧，偶有痰中带血。通常全身症状较轻，可有发热与全身不适。体格检查可无明显阳性表现。胸部X线片检查大多表现为正常或肺纹理增粗。

5.【答案】D

【解析】急性支气管炎与流行性感冒的鉴别主要是靠流行病史、分泌物病毒分离和血清学检查进行鉴别。

6.【答案】A

【解析】欧洲呼吸病协会建议出现如下一项表现（新出现局限性肺部体征、呼吸困难、气急、脉搏>100次/分、发热>4天）需要怀疑肺炎的患者先测血清C-反应蛋白（CRP），如果CRP<20mg/L则不考虑肺炎的诊断，如果CRP>100mg/L，需要怀疑肺炎则需进一步通过胸部X线片来确认。

7.【答案】D

【解析】对症治疗咳嗽无痰或少痰，可用止咳药如右美沙芬（成人15～30mg，bid～tid）、喷托维林（成人25mg，tid～qid）、复方甘草（成人5～10ml，tid）。咳嗽有痰而不易咳出者可选用口服祛痰药，如氨溴索（30mg，tid）、溴己新（8～16mg，tid）、桃金娘油（1粒，bid～tid），也可雾化祛痰。

8.【答案】C

【解析】对症治疗咳嗽无痰或少痰，还可选用具有止咳化痰作用的中成药，如咳特灵胶囊、蜜炼川贝枇杷膏等。

9.【答案】A

【解析】急性气管、支气管炎表现为咳嗽、咳痰，鼻部症状较轻，血白细胞计数增多，X线胸片常见肺纹理增多。

二、A_2 型题

10.【答案】B

【解析】有支气管痉挛或气道反应性高的患者可选用解痉平喘和抗过敏类药物，如氨茶碱（100mg，tid）、长效茶碱舒氟美（200mg，bid）、阿斯美（2粒，tid）、酮替芬（1mg，bid）。

第三节　慢性阻塞性肺疾病

一、A_1 型题

1.【答案】E

【解析】COPD的主要症状是慢性咳嗽、咳痰、气短或呼吸困难、喘息、胸闷。咳粉红色泡沫样痰是急性左心衰的特征性临床表现。

2.【答案】B

【解析】COPD Ⅱ级，中度的主要依据是有或无慢性咳嗽、咳痰等症状，$FEV_1/FVC<70\%$，$50\%\leq FEV_1<80\%$预计值。

3.【答案】E

【解析】任何患有呼吸困难、慢性咳嗽或多痰的患者，并且有暴露于危险因素的病史，在临床上需要考虑COPD的诊断。作出COPD的诊断需要进行肺功能检查，吸入支气管扩张剂之后第一秒用力呼气容积占用力肺活量百分比（FEV_1/FVC）<70%表明存在气流受限，即可诊断COPD。

4.【答案】C

【解析】由于各种原因所致慢性气道疾患，并引起气道发生不可逆性阻塞性病变，称为慢性阻塞性肺疾病（COPD）。COPD患者可导致肺源性心脏病、呼吸衰竭等严重后果。临床上诱发肺源性心脏病急性加重的病因是呼吸道感染。当呼吸道发生感染，由于炎症所在的气道内膜肿胀、炎性分泌物等使气道阻塞更加严重，导致机体缺氧、二氧化碳分压增高。因此，肺心病急性加重时治疗原则包括：积极控制感染；保持呼吸道通畅；纠正缺氧和二氧化碳潴留，控制呼吸衰竭及心功能不全。本题的5个选项中应用利尿药、呼吸兴奋药、血管扩张药、强心药等是在肺心病急性加重期的治疗手段，但并非是直接去除引起急性加重的原因。故选项C是本题的最佳选择。

5.【答案】E

【解析】肺气肿患者叩诊音为过清音。

6.【答案】E

【解析】诊断COPD的必备条件：吸入支气管扩张药后第一秒用力呼气肺容积（FEV_1）/肺总容积（FVC）<70%及FEV_1<80%预计值，可确定为“不完全可逆的气流受限”。

7.【答案】D

【解析】慢性阻塞性肺疾病最常见的并发症有自发性气胸、慢性呼吸衰竭、慢性肺源性心脏病，其中慢性肺源性心脏病一般具有肺动脉高压、右心室肥厚扩大等征象，最终发生右心功能不全。

8.【答案】A

【解析】慢性阻塞性肺疾病患者，稳定期治疗措施有：①教育和劝导患者戒烟。②支气管扩张药。③祛痰药。④糖皮质激素。⑤长期家庭氧疗。

9.【答案】B

【解析】肺组织弹性阻力及小气道阻力的动态肺顺应性降低。肺通气功能障碍，最大通气量降低。早期无异常体征，进展期出现阻塞性肺气肿体征。①视诊：胸廓前后径增大，肋间隙增宽，剑突下胸骨下角增宽（桶状胸），部分患者呼吸变浅，频率增快。②触诊：双侧语颤减弱。③叩诊：肺部过清音，心脏相对浊音界缩小，肺下界和肝浊音界下降。④听诊：双肺呼吸音减弱，呼气延长，部分患者可闻及干湿啰音。

10.【答案】E

【解析】慢性阻塞性肺疾病急性发作，病情加重的诱因最常见为细菌或病毒感染。

11.【答案】C

【解析】肺功能检查是判断气流受限的主要客观指标，用于COPD的诊断、严重程度评价、疾病进展、预后及治疗反应等。

12.【答案】A

【解析】主要根据吸烟等高危因素史、临床症状、体征及肺功能检查等综合分析确定慢性阻塞性肺疾病，戒烟是减慢肺功能损害最有效的措施。

13.【答案】A

【解析】肺源性心脏病（简称肺心病）主要是由于支气管-肺组织或肺动脉血管病变所致肺动脉高压引起的心脏病。根据起病缓急和病程长短，可分为急性和慢性两类。临床上以后者多见。本病发展缓慢，临床上除原有肺、胸疾病的各种症状和体征外，主要是逐步出现呼吸衰竭、心力衰竭以及其他器官损害的征象。哌替啶有抑制呼吸中枢、心动过速、血压下降等不良反应，所以禁用于肺源性心脏病患者。

二、A_2 型题

14.【答案】C

【解析】阻塞性肺气肿并发自发性气胸表现为突发一侧胸痛、气短，呼吸困难加重或出现发绀，查体气管移位、患侧叩诊鼓音、听诊呼吸音消失。

15.【答案】A

【解析】参考第11题解析。

16.【答案】B

【解析】依据题干中患者病史症状，提示慢性阻塞性肺疾病；"呼吸急促，双肺叩诊呈过清音，呼吸音减弱，无啰音""X线胸片显示双肺野透亮度增加，膈肌低平"提示肺疾病属于气肿型。故选B。

17.【答案】C

【解析】反复咳嗽、咳痰15年可诊为慢性支气管炎，双肺叩诊呈过清音，呼吸音减弱、肺底部有湿啰音，剑突下心尖搏动明显，该处可闻及3/6级收缩期杂音，肺动脉瓣区第二心音亢进为肺气肿、肺心病体征。故选C。

18.【答案】D

【解析】动脉血气分析可判断呼吸衰竭类型及酸碱平衡失调程度。

19.【答案】B

【解析】根据咳嗽、咳痰连续2年以上，并除外其他原因，长期吸烟史，临床上出现逐渐加重的呼吸困难及肺气肿体征，可以诊断为COPD。大叶性肺炎发病前常有受凉、淋雨、疲劳、醉酒、病毒感染史，多有上呼吸道感染的前驱症状。痰少，可带血或呈铁锈色。胸腔积液呼吸困难与胸廓顺应性下降，患侧膈肌受压，纵隔移位，肺容量下降刺激神经反射有关。支气管哮喘为发作性伴有哮鸣音的呼气性呼吸困难或发作性胸闷和咳嗽。哮喘症状可在数分钟内发作，经数小时至数天，用支气管扩张药或自行缓解。气胸多数起病急骤，患者突感一侧胸痛，呈针刺样或刀割样，持续时间短暂。张力性气胸时，肺被压缩，纵隔移位，迅速出现严重呼吸循环障碍。

20.【答案】D

【解析】患者具有缓慢起病、病程长和加重的典型病史，查体及X线胸片均提示肺气肿的存在，因此最可能的诊断是COPD。

21.【答案】C

【解析】治疗铜绿假单胞菌最有效的药物是第三代头孢：头孢曲松或头孢他啶。

三、A_3/A_4 型题

22.【答案】E

【解析】患者既往COPD病史10余年，现突发活动后呼吸困难，并伴有口唇发绀，呼吸音明显减弱，考虑并发自发性气胸。

23.【答案】B

【解析】胸部X线检查可以确诊。

24.【答案】A

【解析】并发症中自发性气胸的症状为突发一侧胸痛、气短、呼吸困难加重或出现发绀，因此采集病史时应特别注意询问胸痛部位、性质和伴随症状。

25.【答案】D

【解析】体检重点应是胸部叩诊音。体查气管移位、患侧叩诊鼓音、听诊呼吸音消失。

26.【答案】C

【解析】胸部X线检查可以确诊。

27.【答案】E

【解析】慢性阻塞性肺疾病（COPD）是一组以气流受限为特征的肺部疾病，气流受限不完全可逆，呈进行性发展。主要累及肺部，但也可引起肺外各器官的损害。临床上以咳、痰、喘为主要表现，气短或呼吸困难为其标志性症状。COPD的病理改变主要表现为慢性支气管炎及肺气肿的病理变化。胸部X线检查早期无异常变化，以后可出现肺纹理增粗紊乱等或肺气肿改变，诊断特异性不高。胸部CT不作为常规检查。

28.【答案】D

【解析】肺部X线片的表现是

肋骨走向变平，双肺透亮度增加，横膈降低，心影狭长。

29.【答案】C

【解析】参考第11题解析。

30.【答案】B

【解析】COPD病程分期中的急性加重期是指在疾病的过程中，短期内咳嗽、咳痰、气短和/或喘息加重，痰量增多，呈脓性或黏液脓性，可伴发热等症状。

31.【答案】C

【解析】参考第11题解析。

32.【答案】A

【解析】慢性阻塞性肺疾病（COPD）急性加重期的治疗应适当应用抗生素，首选β-内酰胺类/酶抑制药、大环内酯类或喹诺酮类。

第四节　支气管哮喘

一、A_1型题

1.【答案】B

【解析】支气管哮喘临床上表现反复发作性喘息、呼气性呼吸困难、胸闷或咳嗽等症状，常出现广泛多变的可逆性气流受限，多数患者可自行缓解或经治疗后缓解。对于哮喘的诊断，若症状不典型者（如无明显的喘息和体征），有以下3项中的一项阳性意义大：①支气管激发试验或运动试验阳性。②支气管舒张试验阳性（经吸入β_2肾上腺受体的激动剂时FEV_1增加12%以上，且FEV_1绝对值大于200ml）。③呼气流量峰值日内变异率或昼夜波动率≥20%。

2.【答案】C

【解析】支气管哮喘的诊断标准如下：①反复发作喘息、气急、胸闷或咳嗽，多与接触变应原、冷空气、物理、化学性刺激、病毒性上呼吸道感染、运动等有关。②发作时在双肺可闻及散在或弥漫性，以呼气相为主的哮鸣音，呼气相延长。③上述症状可经治疗缓解或自行缓解。④除外其他疾病所引起的喘息、气急、胸闷和咳嗽。⑤Ⅰ临床表现不典型者（如无明显喘息或体征）应有以下3项中至少一项阳性：支气管激发试验或运动试验阳性、支气管舒张试验阳性、昼夜PEF变异率≥20%。符合1~4条或4、5条者，可以诊断为支气管哮喘。

3.【答案】D

【解析】参考第2题解析。

4.【答案】E

【解析】随着对支气管哮喘的病因和发病机制的深入研究，认识到哮喘是一种气道慢性炎症，并具有气道高反应性的特征，需要长期抗感染治疗；支气管扩张药与糖皮质激素并用，有协同作用，且能减少激素类药物的用量；特异性免疫治疗适用于有明显的诱因，通常伴有变应性鼻炎、特异性IgE抗体增高而常规治疗不满意者，或有季节性哮喘发作患者，或常规治疗虽有效，但由于无法避免接触变应原而常有发作者；对食物和药物过敏者一般不做特异性免疫治疗。

5.【答案】A

【解析】肾上腺糖皮质激素具有提高β受体对拟肾上腺素类物的效应及活化腺苷环化酶和抑制磷酸二酯酶活性的作用，能阻止白三烯等生物活性物质的生成及释放和抑制免疫反应。目前，激素是预防和抑制哮喘者气道炎症反应及降低气道对各种刺激因子高反应性的最有效药物。

6.【答案】D

【解析】白三烯受体阻断药（孟鲁斯特、扎鲁司特）为控制性药物，其他均为缓解性药物。

7.【答案】C

【解析】支气管哮喘是一种以反复发作喘息性呼吸困难、胸闷气短及顽固性咳嗽，并以肺部广泛分布不固定呼气相哮鸣音为主要体征的气道慢性炎症性疾病。

8.【答案】B

【解析】哮喘持续状态指的是常规治疗无效的严重哮喘发作，持续时间一般在12小时以上，患者病情危重并可能发生呼吸衰竭。患者表现为不能平卧，烦躁不安，大汗淋漓，讲话不连贯，呼吸频数，胸廓饱满，运动幅度下降，出现胸锁乳突肌收缩或三凹征，心动过速，常出现奇脉，危重者可进一步出现意识障碍，胸腹矛盾运动，哮鸣音反常消失等。

9.【答案】E

【解析】支气管哮喘的致病及诱发因素较多，反复发作主要是因为气道高反应性，遗传、变态反应过程及神经内分泌因素等，均通过一系列的病理生理过程，导致气道对各种刺激因子表现出过强或过早的收缩反应，从而产生哮喘相关的临床症状。

10.【答案】D

【解析】肺功能检查有助于明确哮喘患者的诊断及评估病情，患者常出现一秒率FEV_1/FVC（%）下降，呼气峰流速升高，肺残气量增加，稳定期患者支气管激发试验阳性，急性期患者支气管舒张试验阳性。临床表现不典型者（如无明显喘息或体征）应有下列3项中至少1项阳性：①支气管激发试验或运动试验阳性。②支气管舒张试验阳性。③昼夜PEF变异率≥20%。

11.【答案】D

【解析】重度至危重度：持续雾化吸入β_2受体激动药、合并抗胆碱药或静脉滴注氨茶碱或沙丁胺醇。加用口服白三烯受体阻断药。静脉滴注糖皮质激素（甲泼尼龙 80～160mg/d 或地塞米松 10～30mg/d），待病情缓解后（一般3～5天）改口服给药。

12.【答案】A

【解析】支气管哮喘的主要临床表现为反复发作的伴有哮鸣音的呼气性呼吸困难。

二、A_2 型题

13.【答案】A

【解析】α受体兴奋药对支气管哮喘无治疗作用。

14.【答案】D

【解析】从患者症状及查体可知患者是重度哮喘发作，已应用β_2受体激动药和氨茶碱治疗无效，治疗应尽早应用糖皮质激素静脉滴注。

15.【答案】C

【解析】普萘洛尔是β受体阻断药，可引起支气管痉挛，加重哮喘。

16.【答案】B

【解析】典型的支气管哮喘，发作前有先兆症状如打喷嚏、流涕、咳嗽、胸闷等，如不及时处理，可因支气管阻塞加重而出现哮喘，严重者可被迫采取坐位或呈端坐呼吸，干咳或咳大量白色泡沫痰，甚至出现发绀等，但一般可自行或用平喘药物等治疗后缓解。结合题中患者症状，考虑为支气管哮喘。

17.【答案】A

【解析】哮喘禁忌普萘洛尔是因为其为β受体阻断药，β受体阻断药会增加哮喘病患者的气道高反应性。

18.【答案】B

【解析】支气管哮喘诊断标准：①反复发作喘息、气短、胸闷或咳嗽，多与接触变应原、冷空气、物理、化学性刺激、病毒性上呼吸道感染、运动等有关。②发作时在双肺可闻及散在或弥漫性，以呼气相为主的哮鸣音，呼气相延长。③上述症状可经治疗缓解或自行缓解。④除外其他疾病所引起的喘息、气短、胸闷和咳嗽。⑤临床表现不典型者（如无明显喘息或体征）应有下列3项中至少1项阳性：支气管激发试验或运动试验阳性；支气管舒张试验阳性；昼夜PEF变异率≥20%。符合①～④条或④⑤条者，可以诊断为支气管哮喘。

19.【答案】C

【解析】支气管激发试验是以某种化学、物理或生物的刺激，激发气道的收缩反应，使支气管平滑肌收缩，再行肺功能检查，以判定支气管狭窄的程度，从而用于测定气道高反应性（AHR）的一种方法。气道高反应性是哮喘的基本特征，可通过支气管激发试验来量化和评估。

20.【答案】B

【解析】长期规范化治疗可使哮喘症状得到控制，减少复发甚至不发作，吸入治疗是目前推荐长期抗感染治疗哮喘的最常用方法，可选用规则吸入糖皮质激素及长效β_2受体激动药。

21.【答案】C

【解析】代谢性酸中毒血气改变是pH接近或达到正常，BE负值增大，PaO_2下降。故不选A。慢性呼吸性酸中毒的血气改变：$PaCO_2$升高，pH正常或降低，BE正值增大。故不选B。呼吸性酸中毒合并代谢性酸中毒血气改变：$PaCO_2$升高、正常或轻度下降，pH明显降低，AB、SB、BB减少、正常或轻度升高，BE负值增大，故选C。代谢性碱中毒血气改变：pH接近正常，BE正值增大，$PaCO_2$升高。故不选D。呼吸性酸中毒合并代谢性碱中毒血气改变：$PaCO_2$升高，pH升高、正常或下降，AB明显增加，故不选E。

22.【答案】B

【解析】咳嗽变异性哮喘诊断标准为：①咳嗽持续或反复发作>1个月，常伴夜间或清晨发作性咳嗽，痰少，运动后加重。②临床无感染征象，或经长期抗生素治疗无效，除外其他引起慢性咳嗽的疾病。③用支气管扩张药可使咳嗽发作缓解（是诊断本病的基本条件）。④过敏史或过敏性家族史。⑤气道呈高反应性，支气管激发试验阳性（可作为辅助诊断条件）。

23.【答案】A

【解析】支气管哮喘反复发作喘息、气短、胸闷或咳嗽，多与接触变应原、冷空气、物理、化学性刺激、病毒性上呼吸道感染、运动等有关。发作时在双肺可闻及散在或弥漫性，以呼气相为主的哮鸣音，呼气相延长。上述症状可经治疗缓解或自行缓解。

24.【答案】D

【解析】支气管哮喘可引起反复发作的喘息、气短、胸闷和/或咳嗽等症状，多在夜间或凌晨发生。本题中患者有喘息病史，故最可能的诊断是支气管哮喘，而哮喘急性发作是指气短、咳嗽、胸闷等症状突然发生或加重，常有呼吸困难和喘鸣，伴有呼气流量降低。此时患者是哮喘的急性发作。

25.【答案】D

【解析】患者反复发作喘息、呼吸困难、咳嗽，有双肺散在的哮鸣音，考虑为支气管哮喘。支气管舒张试验阳性（D对）（吸入支气管扩张药后，FEV较用药前增加≥12%，且其绝对值增加≥200ml，判断结果为阳性）即提示存在可逆性的气道阻塞，为支气管哮喘诊断标准之一，可明确诊断。支气管哮喘患者最大呼气流量（A错）、一秒钟用力呼气容积（B错）及最大呼气中段流量（C错）均降低，但不能作为明确诊断的依据，因为在慢性阻塞性肺疾病中也可以出现类似的改变。X线胸片肺纹理稍多（E错）见于慢性支气管炎等疾病，支气管哮喘发作时可见两肺透亮度增加，呈过度通气状态，缓解期多无明显异常。

三、A_3/A_4 型题

26.【答案】B

【解析】支气管哮喘的临床表现为发作性伴有哮鸣音的呼气性呼吸困难或发作性胸闷和咳嗽。有些青少年，其哮喘症状表现为运动时出现胸闷、咳嗽和呼吸困难。可见发作时胸部呈过度充气状态，有广泛的哮鸣音，呼气音延长。心率增快、奇脉、胸腹反常运动和发绀常出现在严重哮喘患者中。本题中患者口唇稍发绀，呼吸急促，听诊双肺布满干啰音，心率90次/分，既往有类似发作史，有时休息后可缓解，应首先考虑支气管哮喘。

27.【答案】C

【解析】持续雾化吸入β_2受体激动药、合并抗胆碱药或静脉滴注氨茶碱或沙丁胺醇。

28.【答案】B

【解析】主要是因为哮喘持续状态指的是常规治疗无效的严重哮喘发作，持续时间一般在12小时以上，患者病情危重并可能发生呼吸衰竭。患者表现为不能平卧，烦躁不安，大汗淋漓、常出现奇脉，危重者可进一步出现意识障碍。

29.【答案】C

【解析】支气管哮喘治疗原则：患者常规吸氧，重症患者应监测血氧饱和度变化及心电监护；尽快脱离变应原，或持续雾化吸入β_2受体激动药，或合并抗胆碱药；或静脉滴注氨茶碱或沙丁胺醇；因感染诱发者应给予抗感染药物；增加补液及注意酸碱失衡；严重病例发生呼吸衰竭者，应及时考虑机械通气。

30.【答案】D

【解析】根据典型症状、体征、病史及实验室检查可考虑患者为哮喘急性发作期重度。

31.【答案】A

【解析】治疗首选β_2受体激动药，严重者用激素。

32.【答案】B

【解析】哮喘持续状态、休克，可用氢化可的松琥珀酸钠135mg静脉滴注，可用至每日300~400mg，疗程不超过3~5日。

33.【答案】E

【解析】肺功能检查是判断气流受限的主要客观指标，用于COPD的诊断、严重程度评价、疾病进展、预后及治疗反应等。肺组织弹性阻力及小气道阻力的动态肺顺应性降低。肺通气功能障碍，最大通气量降低。肺泡持续扩大，回缩障碍，则残气量及残气量占肺总量的百分比增加。肺气肿加重，换气功能发生障碍。通气和换气功能障碍可引起缺氧和二氧化碳潴留，发生不同程度的低氧血症和高碳酸血症，最终出现呼吸功能衰竭。

34.【答案】D

【解析】动脉血气分析可判断呼吸衰竭类型及酸碱平衡失调。

第五节　肺　　炎

一、A_1 型题

1.【答案】A

【解析】肺炎是一种严重危害小儿健康的常见病、多发病，重症肺炎缺氧、酸中毒和肺血管源性介质分泌增加，引起脑循环障碍，可导致中毒性脑病，早期防治是降低重症肺炎、病死率的关键。

2.【答案】B

【解析】细菌性肺炎的院外感染（社区获得性肺炎）以肺炎链球菌为主，院内感染以革兰阴性杆菌为主。

3.【答案】C

【解析】小儿肺炎病理生理变化：主要表现为低氧血症，严重者可有二氧化碳潴留。肺炎时由于炎症，一方面使肺泡壁增厚，弥散阻力增加；另一方面，支气管黏膜充血、水肿及分泌物潴留，使小儿原已相对狭窄的管腔变得更窄。其结果导致通气和换气功能严重障碍，机体缺氧与二氧化碳潴留。在疾病早期患儿可通过增加呼吸频率和呼吸深度来增加每分通气量，由于二氧化碳弥散能力比氧大，此时往往仅有轻度缺氧而尚无明显的二氧化碳潴留。

4.【答案】E

【解析】红色肝变期肺泡内有红细胞渗出，红细胞破坏后释放含铁血红素，使得痰液呈现铁锈色。

5.【答案】E

【解析】克雷伯菌肺炎多见于年老体弱、原有慢性肺部疾患的患者。起病急骤、寒战、高热、咳嗽多痰，常伴气急、发绀及意识障碍，咳具特征性的棕红色胶冻样痰。

6.【答案】B

【解析】支气管肺炎一般使用的是鼻前庭导管吸氧，氧流量为0.5~1.0L/min，氧浓度是<40%，

氧易湿化，温度18~20℃，湿度60%；缺氧明显者，宜用面罩给氧，氧流量为6~8L/min，氧浓度是50%~60%。

7.【答案】E

【解析】重症肺炎，疑合并心力衰竭，建议先行一般治疗，如镇静、吸氧，必要时应用呋塞米，如肺部啰音多，可考虑选用血管扩张药如酚妥拉明、多巴胺联用，最后可考虑应用洋地黄类药物，但对于有原发性心脏疾患，则按心力衰竭积极治疗。

8.【答案】D

【解析】医院获得性肺炎是指患者入院时不存在，也不处于潜伏期，而于入院48小时后在医院（包括老年护理院、康复院等）内发生的肺炎。还包括呼吸机相关性肺炎和卫生保健相关性肺炎。

9.【答案】A

【解析】肺炎的病程一般为7~10天。

10.【答案】D

【解析】肺炎多数起病急骤，常有受凉、淋雨、劳累、病毒感染等诱因，约1/3患者患病前有上呼吸道感染。

11.【答案】E

【解析】肺炎的转诊指征如下。与传染病有关的肺部感染情况：①诊断为传染性疾病的肺部感染，如严重急性呼吸综合征、新型冠状病毒肺炎、麻疹病毒性肺炎、艾滋病并发肺部感染等，应按法律的有关规定转诊到定点收治医院进行治疗。②疫情（如严重急性呼吸综合征）流行期间出现的肺炎患者。肺部感染控制不佳的情况：①社区全科医师合理应用抗生素控制超过3天，感染不能控制，病情有加重倾向者，应及时转送上级医院进行治疗。②胸片显示的新发病灶不能以普通细菌感染加重进行解释，特别是病灶发展较快，诊断不明者。肺炎的重症情况：①意识障碍，咳嗽，咳痰，发热，啰音，呼吸频率大于30次/分，血压小于90/60mmHg，低氧血症或X线检查显示双侧或者多肺叶受累，确诊或者怀疑为重症肺炎。②并发肺脓肿、脓气胸、大咯血、心律失常等严重并发症者。肺炎患者合并的其他基础疾病出现恶化的情况，如肾衰竭、糖尿病明显加重等应予转诊。

12.【答案】A

【解析】肺炎是不同病原体或其他因素所致的肺部炎症。肺炎为婴儿时期重要的常见病，被列为小儿四病防治之一。

13.【答案】C

【解析】急性支气管肺炎是累及支气管壁和肺泡的急性炎症，为小儿最常见的肺炎，2岁以内儿童多发。

14.【答案】D

【解析】肺炎最常见为细菌和病毒感染，也可由细菌、病毒混合感染。细菌感染仍以肺炎链球菌多见。

15.【答案】E

【解析】肺炎病毒感染主要有呼吸道合胞病毒、腺病毒、流感及副流感病毒、鼻病毒等。

16.【答案】B

【解析】营养不良、维生素D缺乏性佝偻病、先天性心脏病、低出生体重儿、免疫力低等为小儿支气管肺炎的高危因素。

17.【答案】D

【解析】糖皮质激素的应用适应证是：①全身中毒症状明显。②严重喘憋或呼吸衰竭。③合并感染性休克。④伴有脑水肿、中毒性脑病等。⑤胸腔短期有较大量渗出。

18.【答案】B

【解析】肺炎链球菌肺炎患者多呈急性热面容，双颊绯红，早期的肺部体征不明显，肺实变时可有肺实变体征，叩诊浊音，语颤增强，常可闻及支气管呼吸音，消散期病变部位可闻及湿啰音。

19.【答案】D

【解析】金黄色葡萄球菌引起的肺炎，甲氧西林敏感者首选苯唑西林钠或氯唑西林钠，耐药者选用万古霉素或联用利福平。

20.【答案】D

【解析】明显为细菌感染或病毒感染继发细菌感染者应使用抗生素，对于金黄色葡萄球菌，甲氧西林敏感者首选苯唑西林钠或氯唑西林钠，耐药者选用万古霉素或联用利福平。

21.【答案】B

【解析】小儿毛细支气管炎可由不同的病毒所致。呼吸道合胞病毒（RSV）是最常见的病原。此外，副流感病毒（3型较常见）、腺病毒、流感病毒与鼻病毒均可引致毛细支气管炎，少数系由肺炎支原体引起。

22.【答案】C

【解析】发生中毒性肠麻痹时表现为严重腹胀，加重呼吸困难，听诊肠鸣音消失。

23.【答案】C

【解析】小儿病毒性肺炎以呼吸道合胞病毒感染最为常见。

24.【答案】B

【解析】急性上呼吸道感染有70%~80%由病毒引起，另有20%~30%由细菌引起。

25.【答案】A

【解析】肺炎为婴儿时期重要的常见病，被列为小儿四病防治之一。临床上以急性支气管肺炎最为多见。

26.【答案】B

【解析】抗生素用药时间一般应持续至体温正常后5~7天，临床症状、体征消失后3天停药。

27.【答案】E

【解析】支气管肺炎合并心力衰竭患者，原则上应使用洋地黄制剂，以增强心肌收缩力，减慢心率，从而增加心排出量，常用毛花苷C（或毒毛花苷K制剂）。

28.【答案】D

【解析】支原体肺炎至少用药2~3周。

29.【答案】D

【解析】急性支气管肺炎是累及支气管壁和肺泡的急性炎症，为小儿最常见的肺炎，2岁以内儿童多发。以发热、咳嗽、气短、呼吸困难以及肺部固定中、细湿啰音为其临床表现。急性支气管炎体格检查可无明显阳性表现，也可在两肺听到干湿啰音，部位不固定，咳嗽后可减少或消失。

二、A_2 型题

30.【答案】C

【解析】体温逐渐增高，面、颈部见少许红色斑丘疹，今晨开始四肢厥冷、嗜睡、气促、皮疹消退而来诊提示麻疹可能性较大；两肺散在细湿啰音考虑合并肺炎；患者心音较弱考虑合并心力衰竭；“皮肤呈花斑状”在这里也是麻疹的表现。

31.【答案】B

【解析】克雷伯菌肺炎多见于老年、酗酒、营养不良患者。可出现发热、咳脓痰。胸部X线片可表现为实变伴多发性蜂窝状肺脓疡，叶间隙下坠。本例患者符合上述特点。

32.【答案】A

【解析】患儿发病年龄为8个月小婴儿，发热、咳、喘憋为突出症状。查体乏氧症状重，气短，鼻煽，三凹征。双肺布满哮鸣音。X线改变呈典型小片状阴影加肺气肿。符合呼吸道合胞病毒肺炎，又称毛细支气管炎。

33.【答案】D

【解析】根据题干咳嗽，发热，气短，口周略发青，咽部充血，双肺闻及中小水泡音，白细胞 10×10^9/L，N 0.65，L 0.35，可初步诊断为支气管肺炎。支气管炎以咳嗽为主，一般无发热或仅有低热。支气管哮喘以反复发作性喘息为特点。肺结核的肺部啰音常不明显。毛细支气管炎常有持续性干咳和发作性喘憋。故选D。

34.【答案】D

【解析】心率186次/分，心音低钝等体征提示肺炎合并心力衰竭，应该使用快速洋地黄制剂强心治疗。

35.【答案】C

【解析】呼吸道合胞病毒肺炎起病多数较急，发病前数日多先有上呼吸道感染，主要临床表现为发热、咳嗽、气短、肺部固定中细湿啰音等。呼吸增快与呼吸困难：呼吸40~80次/分，严重者呼气时呻吟、鼻翼扇动、三凹征。

36.【答案】C

【解析】重症肺炎除呼吸系统症状外，缺氧、二氧化碳潴留及病原体毒素作用可引起脑水肿，出现嗜睡、烦躁不安，或两者交替出现。重症者可出现抽搐、昏迷等中毒性脑病的表现。

37.【答案】D

【解析】金黄色葡萄球菌肺炎常见于1岁以下的幼婴。在出现1~2天上呼吸道感染或皮肤小脓疱数日至1周以后，突然出现高热。年长儿大多有弛张性高热，但新生儿则可低热或无热。

38.【答案】D

【解析】题干所述症状符合支气管肺炎的诊断。选项A支气管炎，有干啰音和粗中水泡音，与题干不符。选项B支气管哮喘，肺部应有哮鸣音。选项C原发性肺结核，题干中无肺结核的相关症状、体征。选项E毛细支气管炎，以喘憋、三凹征和喘鸣为主。

39.【答案】E

【解析】支气管肺炎明显为细菌感染或病毒感染继发细菌感染者应使用抗生素，肺炎链球菌肺炎：青霉素敏感者首选青霉素或阿莫西林；青霉素过敏者选用大环内酯类抗生素如红霉素等。

三、A_3/A_4 型题

40.【答案】C

【解析】重症肺炎诊断主要标准：①需要有创机械通气。②感染性休克需要血管收缩药治疗。次要标准：①呼吸频率≥30次/分。②氧合指数（PaO_2/FiO_2）≤250。③多肺叶浸润。④意识障碍/定向障碍。⑤氮质血症（BUN≥7mmol/L）。⑥白细胞计数减少（$<4.0\times10^9$/L）。⑦血小板计数减少（$<100\times10^9$/L）。⑧低体温（<36℃）。⑨低血压，需要强力的液体疗法支持。符合1项主要标准或3项次要标准以上者可诊断为重症肺炎，考虑收入ICU治疗。

41.【答案】E

【解析】该患者动脉血氧分压低，为防止缺氧引起的并发症，应首先进行机械通气。

42.【答案】C

【解析】胸部X线片为呼吸系统疾病的常用检查手段。

43.【答案】D

【解析】患儿无输血指征，不需输血治疗。

44.【答案】E

【解析】小儿，咳嗽喘息，如果在肺部闻及水泡音可以考虑诊断为肺炎。

45.【答案】E

【解析】该患者淋雨后急性起病，寒战、高热、头痛，次日胸痛、咳嗽，胸片见右上肺大片实变影，这是典型的大叶性肺炎的临床表现和胸部X线表现。

46.【答案】B

【解析】由于右上肺叶肺炎致肺实变，所以右上肺会出现语颤增强，叩诊呈浊音，发热和急性起病使患者呈急性病容，脉率增快，但肺实变不会影响气管位置，所以不会出现气管向左侧偏移。

47.【答案】D

【解析】患者男性，因发热、胸痛、咳嗽入院，起病急骤，热型为稽留热，右锁骨下可闻及支气管呼吸音，提示肺实变（大叶性肺炎的典型表现和体征），根据其临床表现和体征，考虑诊断为大叶性肺炎（选项D对）。

48.【答案】B

【解析】大叶性肺炎早期叩诊稍浊，肺实变时叩诊浊音，该患者右侧锁骨下闻及支气管呼吸音，说明处于实变期，故叩诊为浊音。

第六节 肺结核

一、A_1型题

1.【答案】D

【解析】慢性纤维空洞性肺结核是肺结核的晚期类型，多系浸润肺结核发展恶化的结果。病程长，病情的好转与恶化，空洞的形成与纤维修补交替出现，病灶广泛纤维化。此类患者经常大量排菌，为社会的重要传染源。

2.【答案】C

【解析】婴幼儿、青春期、老年人和糖尿病患者、硅沉着病、胃大部切除术后者、HIV病毒感染者，以及接受免疫抑制药治疗者肺结核发病率高。

3.【答案】E

【解析】人类对结核分枝杆菌的感染率很高，但发病率却较低，这表明人体感染结核分枝杆菌后可获得一定的抗结核免疫力。

4.【答案】B

【解析】空洞性肺结核常可合并气胸，血行播散型肺结核如病变累及胸膜可并发气胸。

5.【答案】E

【解析】肺结核活动期，X线显示为片状、絮状阴影，边缘模糊，空洞形成。而病灶密度高，边界清楚提示病灶钙化、纤维化，提示病变静止。

6.【答案】C

【解析】结核菌素试验选择左侧前臂屈侧中上部1/3处，0.1ml（51U）皮内注射，试验后48～72小时观察和记录结果，手指轻摸硬结边缘，测量硬结的横径和纵径，得出平均直径=（横径+纵径）/2，而不是测量红晕直径，硬结为特异性变态反应，而红晕为非特异性反应。硬结直径4mm为阴性，5～9mm为弱阳性，10～19mm为阳性，大于20mm或虽<20mm但局部出现水疱和淋巴管炎为强阳性反应。结核菌素试验反应愈强，对结核病的诊断，特别是对婴幼儿的结核病诊断愈重要。凡是阴性反应结果的儿童，一般来说，表明没有受过结核分枝杆菌的感染，可以除外结核病。

7.【答案】E

【解析】浸润型肺结核和慢性纤维空洞型肺结核均属于继发性肺结核，都可出现低热、盗汗、乏力等结核中毒症状，肺实变征和红细胞沉降率加快，痰找结核分枝杆菌可为阴性或阳性，因此以上均不能鉴别浸润型肺结核和慢性纤维空洞型肺结核。二者的区别主要表现在X线胸片上，浸润型肺结核病灶多在锁骨上下，X线显示为片状或絮状阴影，边缘模糊；慢性纤维空洞型肺结核X线显示一个或多个厚壁空洞，多伴有支气管播散灶和明显的胸膜肥厚。

8.【答案】C

【解析】结核菌素试验反应愈强，对结核病的诊断，特别是对婴幼儿的结核病诊断愈重要。凡是阴性反应结果的儿童，一般来说，表明没有受过结核分枝杆菌的感染，可以除外结核病。

9.【答案】A

【解析】肺结核主要用药有异烟肼、利福平、吡嗪酰胺和乙胺丁醇，其中异烟肼和利福平为全效杀菌药物。

10.【答案】A

【解析】化学药物治疗原则早期、规律、全程、适量、联合。主要用药有异烟肼、利福平、吡嗪酰胺和乙胺丁醇。

11.【答案】B

【解析】多药联合使用增强疗效，避免单药使用产生耐药性，并且可以减少不良反应。

12.【答案】C

【解析】继发性肺结核多发生在成人，病程长，易反复。含浸润型肺结核、纤维空洞型肺结核和干酪型肺炎等，最常见的类型是浸润型肺结核。

13.【答案】A

【解析】血行播散型肺结核含急性血行播散型肺结核（急性粟粒型肺结核）及亚急性、慢性血行播散型肺结核。急性粟粒型肺结核起病急，持续高热，中毒症状严重。X线胸片和CT检查开始为肺纹理重，在症状出现两周左右可发现由肺尖至肺底呈大小、密度和分布均匀的粟粒状结节阴影，结节直径2mm左右。亚急性、慢性血行播散型肺结核起病较缓，症状较轻。

14.【答案】B

【解析】异烟肼和利福平均对肝脏有损害，因此在使用过程中应该定期检查肝功能。

15.【答案】D

【解析】化学药物治疗原则早期、规律、全程、适量、联合。

16.【答案】C

【解析】链霉素在偏碱的环境中才能发挥最大作用，且很少渗入吞噬细胞，对细胞内结核分枝杆菌无效。

17.【答案】D

【解析】肺结核是由结核分枝杆菌引发的肺部感染性疾病。结核病的传染源主要是继发性肺结核的患者。

18.【答案】B

【解析】原发性肺结核胸部X线表现为哑铃形阴影，即原发病灶、引流淋巴管炎和肿大的肺门淋巴结，形成典型的原发复合征。

19.【答案】D

【解析】异烟肼杀菌力强，其作用主要是抑制结核分枝杆菌DNA的合成，并阻碍细菌细胞壁的合成。利福平杀灭结核分枝杆菌的机制在于抑制菌体的RNA聚合酶。链霉素杀菌机制是能干扰结核分枝杆菌的酶活性，阻碍蛋白合成。吡嗪酰胺能杀灭吞噬细胞内、酸性环境中的结核分枝杆菌。乙胺丁醇是抑菌药。

20.【答案】A

【解析】痰结核分枝杆菌检查是确诊肺结核病的主要方法。通常初诊患者要送3份痰标本，包括清晨痰、夜间痰和即时痰。每毫升痰中含5 000~10 000个细菌时可呈阳性结果。痰培养阳性是结核病诊断的金标准，但结核分枝杆菌培养费时较长，一般为2~8周。

21.【答案】E

【解析】肺结核是由结核分枝杆菌引发的肺部感染性疾病。结核病的传染源主要是继发性肺结核的患者。痰里查出结核分枝杆菌的患者是传染源，有传染性。

22.【答案】D

【解析】早期有头痛、低热、盗汗、消瘦、乏力等结核中毒症状。

23.【答案】B

【解析】结核菌素试验选择左侧前臂屈侧中上部1/3处，0.1ml（5IU）皮内注射，试验后48~72小时观察和记录结果。

24.【答案】C

【解析】硬结直径4mm为阴性，5~9mm为弱阳性，10~19mm为阳性，大于20mm或<20mm但局部出现水疱和淋巴管炎为强阳性反应。

25.【答案】D

【解析】预防结核病最有效的方法是接种卡介苗。

二、A_2型题

26.【答案】B

【解析】慢性咳嗽、低热、痰中带血、胸片上叶尖段空洞，支持浸润性肺结核的诊断。

27.【答案】E

【解析】根据病例特点，有结核中毒症状及咯血症状，胸片示病灶位于上肺，为结核好发部位，为渗出性病变，因此诊断首选浸润型肺结核。

28.【答案】D

【解析】参考第13题解析。

29.【答案】C

【解析】健康人感染结核分枝杆菌并不一定发病，只有在机体免疫力下降时才发病。PPD试验阳性仅表明曾经感染过结核分枝杆菌，并不能说明现在患病，需要做进一步检查。

30.【答案】D

【解析】结核的可疑症状包括咳嗽持续2周以上、咯血、午后低热、乏力、盗汗等。怀疑结核者要进行痰抗酸杆菌的检查，结核分枝杆菌的检查是确诊肺结核的主要方法，故选D。PPD试验广泛应用于检出结核分枝杆菌的感染，而非检出结核病。红细胞沉降率不能确诊结核病。

31.【答案】D

【解析】肺结核多有午后低热、盗汗、疲乏无力、体重减轻、失眠、心悸等，X线片见病变多在肺尖或锁骨上下。肺炎链球菌肺炎起病多急骤，有高热、寒战，X线表现为大片炎症浸润阴影或实变影。支气管扩张表现为慢性咳嗽、咳大量脓性痰及反复咯血。肺脓肿咳大量脓臭痰，X线片显示脓腔及气液平。肺癌有时痰中带血，痰中发现癌细胞可确诊。故选D。

32.【答案】B

【解析】本题中患者有淋巴结增大，而选项C、D、E一般是不会引起淋巴结增大的，一般只有癌症和结核会引起淋巴结增大，肿瘤一般是单侧淋巴结增大，而结核会引起双侧颈部淋巴结大，故选B，患者咳嗽3个月，偶有咳痰带血，乏力，体重下降，伴低热等临床表现符合肺结核诊断表现。

三、A_3/A_4型题

33.【答案】B

【解析】胸片上显示病变部位为右上肺，因此右上肺叩诊呈浊音，语颤增强。

34.【答案】B

【解析】治疗首先抗结核治疗，联合给药。

35.【答案】B

【解析】抗结核治疗的原则为联合治疗，目的是增强疗效，减少耐药性和不良反应。

第二单元 心血管系统

第一节 慢性心力衰竭

一、A_1 型题

1.【答案】B

【解析】慢性左心衰竭，心脏体征：心脏轻度扩大、心率加快、心音低钝，肺动脉瓣区第二心音亢进、心尖区可闻及舒张期奔马律和/或收缩期杂音，可触及交替脉等。

2.【答案】E

【解析】一般措施：①维持水盐平衡。②适当运动。③积极控制心律失常，心房颤动高危患者须抗凝治疗。④冠心病患者有适应证的进行血运重建。⑤避免使用负性肌力药。

3.【答案】B

【解析】右心衰竭以体循环静脉淤血的表现为主。

4.【答案】E

【解析】左心衰竭的诊断标准有咳吐粉红色泡沫样痰、X线检查见肺门蝶状阴影、端坐呼吸、漂浮导管检查PCWP>18mmHg等。而心电图P波高尖，≥0.25mV，以Ⅱ、Ⅲ、aVF突出，称为肺性P波，属于右心房肥大的特征。

5.【答案】D

【解析】慢性左心衰竭肺淤血的临床表现：急性肺水肿（心源性哮喘），是呼吸困难最严重的状态。除呼吸困难外，常有咳嗽、咳痰、咯血等。

6.【答案】B

【解析】心功能Ⅱ级：心脏病患者的体力活动受到轻度限制，休息时无自觉症状，但平时一般活动下可出现疲乏、心悸、呼吸困难或心绞痛。

7.【答案】D

【解析】心包积液心界坐位时呈烧瓶样，平卧位呈球形，心脏相对浊音界和绝对浊音界都扩大。

8.【答案】C

【解析】慢性心力衰竭的常见诱因有以下几点。①感染：呼吸道感染尤为常见。②治疗不当：突然停用利尿药、应用抑制心肌收缩力药物或使用导致水钠潴留药物（大剂量激素等）。③心律失常：快速性心律失常（心房颤动等）。④合并代谢需求增加的疾病：甲状腺功能亢进、严重贫血等。⑤体力运动过大。⑥肺栓塞。

9.【答案】B

【解析】心力衰竭患者应根据心功能情况来确定活动量，从小量开始逐渐增加。

10.【答案】D

【解析】纽约心脏病学会（NYHA）心功能分级如下。Ⅰ级：体力活动不受限，日常活动无心力衰竭症状。Ⅱ级：体力活动轻度受限，日常活动出现呼吸困难、乏力等心力衰竭症状。Ⅲ级：体力活动明显受限，低于日常活动即出现上述心力衰竭症状。Ⅳ级：体力活动完全受限，休息时出现心力衰竭症状。对于心功能尚可时，可不给予药物治疗，仅改善生活行为方式即可。

11.【答案】B

【解析】处理对初发房颤且短时间不能自行转复者，应迅速控制心室率，可选用静脉注射毛花苷C或口服β受体阻滞药。

12.【答案】C

【解析】心功能下降患者应减量使用，低血钾时容易发生洋地黄中毒，应定期检测电解质及地高辛血药浓度。洋地黄中毒临床表现有：食欲缺乏、恶心、呕吐、黄绿视、各种类型心律失常（室性期前收缩二联律、交界性逸搏等）。

13.【答案】B

【解析】奔马律表明左心室功能严重受损。急性左心衰因症状酷似支气管哮喘发作，故又称为心源性哮喘。查体除原有的心脏病体征外，心尖部常可闻及舒张期奔马律。

14.【答案】B

【解析】右心衰竭可出现体循环淤血，从而导致颈静脉怒张，肝硬化并无此现象。

15.【答案】C

【解析】慢性心力衰竭的常见病因有以下几种。①心肌收缩力减弱：心肌梗死、心肌炎、心肌病等。②心脏后负荷增加：高血压、主动脉瓣狭窄、肺动脉高压等。③心脏前负荷增加：二尖瓣关闭不全反流、主动脉瓣关闭不全反流、室间隔缺损。

二、A_2 型题

16.【答案】A

【解析】左心衰竭以肺淤血及心输出量降低表现为主，右心衰竭以体静脉淤血表现为主，结合题干“夜间阵发性呼吸困难10年，少尿5年，双下肺可闻及中小水泡音”提示左心衰竭。“食欲缺乏和腹胀，肝肋下4cm，质软，有压痛，移动性浊音阳性，肝颈静脉回流征阳性，双下肢有可凹性水肿”提示右心衰竭。该患者应为左心衰竭后继发右心衰竭而致全心衰竭。故选 A。

17.【答案】B

【解析】Killip 分级常用于急性冠脉综合征的患者心功能分级，由于此次患者发病无新发心肌梗死，所以心功能应用 NYHA 分级。患者体力活动受限，所以应为Ⅲ级。

18.【答案】E

【解析】低血钾时容易发生洋地黄中毒，应定期检测电解质及地高辛血药浓度。洋地黄中毒临床表现有食欲缺乏、恶心、呕吐、黄绿视、各种类型心律失常（室性期前收缩二联律、交界性逸搏等）。常见的毒性反应有胃肠道反应、心血管系统以及神经系统的反应。

19.【答案】D

【解析】心源性水肿主要见于右心衰竭，也见于渗出性或缩窄性心包炎等。水肿严重者甚至出现胸腔积液、腹水或心包积液。特发性水肿绝大多数为女性，多出现于颜面或下肢，呈昼夜变化，可能与毛细血管通透性增加或雌激素引起水钠潴留有关。

20.【答案】D

【解析】全心衰竭：左心衰竭和右心衰竭同时存在时可同时表现出肺淤血和体循环淤血的症状、体征。

三、A_3/A_4 型题

21.【答案】E

【解析】本例为老年男性，反复胸痛，发作与劳累及情绪有关，休息可缓解，为典型心绞痛症状（急性心肌梗死常见前驱症状）；3 小时前出现持续性疼痛，进行性加剧，诊断为急性心肌梗死。查体心尖部可闻及Ⅲ级收缩期杂音考虑为二尖瓣乳头肌功能失调所致。患者气短、不能平卧、双肺散在哮鸣音及湿啰音为左心衰竭的表现。综上所述，该患者的诊断最可能是急性心肌梗死并发左心衰竭。急性二尖瓣乳头肌因缺血、坏死等使收缩功能发生障碍，造成不二尖瓣脱垂并关闭不全，心尖区出现收缩中晚期喀喇音和吹风样收缩期杂音，可引起心力衰竭。

22.【答案】B

【解析】心电图（选项 B 对）对急性心肌梗死的诊断、定位、定范围、估计病情演变和预后都有帮助，且价格便宜，操作方便，因此应作为该患者首选检查。X 线胸片（选项 A 错）对急性心肌梗死并无特异的诊断意义，仅有助于了解其他心肺疾病的情况，如有无心脏增大、充血性心力衰竭等。超声心动图（选项 C 错）多用于了解心室壁的运动和左心室功能，诊断室壁瘤和乳头肌功能失调，检测心包积液及室间隔穿孔等并发症，对急性心肌梗死的诊断意义不大。血清心肌酶（选项 D 错）包括肌酸激酶、天冬氨酸氨基转移酶以及乳酸脱氢酶，其特异性及敏感性均远不如上述心肌坏死标记物，已不再用于诊断急性心肌梗死。心肌核素扫描（选项 E 错）主要用于观察心肌梗死后心肌的存活性，目前临床已很少应用。

第二节　心律失常

一、A_1 型题

1.【答案】D

【解析】室性心动过速的临床症状包括低血压、气促、晕厥、少尿、心绞痛等，持续时间短者可无症状。

2.【答案】A

【解析】室性心动过速病因中，器质性心脏病常见为冠心病、心肌病和致心律失常型右室发育不良性心肌病等，以冠心病急性事件最多见。

3.【答案】E

【解析】对初发房颤且短时间不能自行转复者，应迅速控制心室率，可选用静脉注射毛花苷 C 或口服 β 受体阻断药，但在心动过缓基础上发生的房颤不能使用。房颤时心室率超过 150 次/分者，因不能排除预激综合征并发房颤的可能，也不可使用。如果患者出现头晕、血压下降、晕厥等症状，电复律较为安全。初发房颤者经初步处理、症状稳定后应进一步检查明确病因并酌情给予复律；复律后长期使用抗心律失常药物（β 受体阻断药索他洛尔或胺碘酮）预防复发。不能复律者，长期服用 β 受体阻断药（或非二氢吡啶类钙通道阻滞药）控制心室率，必要时可加用地高辛，并根据专科医生建议使用抗凝药预防血栓并发症。

4.【答案】E

【解析】室性期前收缩既可见于冠心病、心肌病等心脏病患者，也可见于正常人。初次发现室性期前收缩的患者应详细检查以除外器质性心脏疾病。正常心脏的室性期前收缩多无临床意义，不需长期治疗，但应定期随访。

5.【答案】D

【解析】阵发性室上性心动过速可见于各种年龄，多数心脏无器质性病变，少数患者可能合并有心脏病。发作具有突发、突止的特点，症状轻重与发作时的速率、持续时间长短、有无基础心脏病变及严重程度有关。听诊特点为心率150~240次/分，节律规整，第一心音强弱一致。

6.【答案】D

【解析】房颤可诱发心功能不全、急性肺水肿。慢性房颤容易形成左心房附壁血栓，血栓脱落可导致脑动脉或外周动脉栓塞。

7.【答案】C

【解析】心室夺获和室性融合波的存在是确诊室性心动过速的重要证据。

8.【答案】B

【解析】阵发性室上性心动过速（阵发室上速）的药物终止处理方式如下。①维拉帕米：5mg稀释后缓慢静脉注射，无效者5分钟后可重复一次（有窦性心动过缓史者慎用）。②普罗帕酮：每次70mg，静脉缓慢注射，无效者20分钟可重复35mg，总量一般不超过210~280mg（使用中注意QRS间期及QT间期，如超过25%则应停止使用）。③毛花苷C：0.4mg，缓慢静脉注射，无效时，间隔2小时重复0.2mg。

9.【答案】C

【解析】阵发室速必须尽快终止。①利多卡因：首剂50~100mg，缓慢静脉注射，后以1~2mg/min维持（是急性心肌梗死患者的首选）。②普罗帕酮：用法同阵发室上速（因其有负性肌力作用，急性心肌梗死患者不可选用）；伴有严重低血压、心力衰竭的阵发室速应首选电复律。

10.【答案】D

【解析】阵发性室上性心动过速（阵发室上速）的临床表现：可见于各种年龄；多数心脏无器质性病变，少数患者可能合并有心脏病。发作具有突发、突止的特点，症状轻重与发作时的速率、持续时间长短、有无基础心脏病变及严重程度有关。听诊特点：心率150~240次/分，节律规整，第一心音强弱一致。心电图特点：QRS与窦性时相同，有时可伴差异性传导；RR匀齐，频率多在150~240次/分；P与QRS关系固定，但有时P波不易辨认。

11.【答案】E

【解析】如果存在室颤，应尽早进行电除颤。患者充分暴露前胸，将两个电极板均匀涂抹导电糊。打开除颤仪，选择“非同步”状态。单相除颤仪选择除颤能量为360J。

二、A_2型题

12.【答案】D

【解析】心室夺获和室性融合波的出现是诊断室性心动过速的有力证据。该患者心电图符合室性心动过速的心电图特点。

13.【答案】C

【解析】患者中年男性，阵发性心悸，发作呈现突然起始与终止（阵发性室上性心动过速最典型的特点），发作时心率180次/分（阵发性室上性心动过速心率常为150~250次/分），心律规则，心音正常，故患者最可能的诊断为阵发性室上性心动过速（选项C对）。窦性心动过速（选项A错）通常逐渐开始和终止，频率大多在100~150次/分。阵发性心房颤动（选项B错）是指房颤持续时间≤7天（常≤48小时），能自行终止。心室率通常在100~160次/分，心律绝对不齐是心房颤动的主要体征之一。阵发性心房扑动（选项D错）的心房率常为250~300次/分，心室率规则或不规则，发作时少见心室率突然升高或降低现象。三度房室传导阻滞（选项E错）的特点为：①心房和心室活动各自独立、互不相关。②心房率快于心室率。③心室起搏点通常在阻滞部位稍下方。且三度房室阻滞的第一心音轻度经常变化，第二心音可呈正常或反常分裂。

14.【答案】D

【解析】参考第10题解析。

15.【答案】D

【解析】对于偶发的房性期前收缩可以暂不用药，寻找原因，定期随诊即可。

16.【答案】E

【解析】心房颤动的特点：第一心音强弱不定，心律极不规则，脉搏短绌。

17.【答案】E

【解析】根据心电图表现提示患者为心房颤动，心房颤动患者控制心室率可应用洋地黄、β受体阻断药或钙通道阻滞药。

18.【答案】A

【解析】参考第10题解析。

19.【答案】C

【解析】阵发室性心动过速必须尽快终止：利多卡因首剂50~100mg，缓慢静脉注射，后以1~2mg/min维持，这是急性心肌梗死患者的首选。

20.【答案】C

【解析】风湿性心脏病（风心病）患者，最易出现的心律失常类型为心房颤动，此患者出现心率120次/分，心律绝对不齐，心音强弱不等，脉率80次/分等表现，为房颤的典型表现。

21.【答案】E

【解析】当心率减慢至60次/分以下时，应考虑为洋地黄中毒。

22.【答案】A

【解析】患者心率240次/分，经刺激颈动脉窦压力感受器后心率突然降至70次/分，提示存在阵发性室上性心动过速。

23.【答案】E

【解析】患者体检提示二度Ⅱ型房室传导阻滞，结合心悸、意识丧失等临床症状，心率缓慢，综合判断考虑为心律失常导致的短暂昏迷。

24.【答案】E

【解析】治疗方式如下。①利多卡因：首剂50~100mg，缓慢静脉注射，后以1~2mg/min维持（是急性心肌梗死患者的首选）。②普罗帕酮：因其有负性肌力作用，急性心肌梗死患者不可选用。③伴有严重低血压、心力衰竭的阵发室速应首选电复律。

25.【答案】A

【解析】对出现房性期前收缩者首先要判定是生理性的还是病理性的。患者偶发，无其他特异症状和体征，应该定期随诊，查找病因。

三、A_3/A_4型题

26.【答案】D

【解析】可以采用排除法。2∶1心房扑动心室率通常在150次/分左右；窦性心动过速常见于正常人活动或情绪激动时，较少引起血压下降；阵发性室性心动过速发作时间短于30秒；心房颤动心室率绝对不规则。

27.【答案】D

【解析】洋地黄制剂是阵发性室上性心动过速的首选药物之一，尤其适用于伴随有心功能不全的患者。

28.【答案】A

【解析】预激综合征心电图典型表现为PR间期小于0.12s，某些导联QRS波群超过0.12s，QRS波群起始部分粗钝；结合患者R-R间期绝对不等，判断患者为预激综合征合并房颤。

29.【答案】E

【解析】洋地黄缩短旁路不应期使心室率加快，因此不应单独用于曾经发作心房颤动或扑动的患者。

30.【答案】D

【解析】心房颤动体征是心率绝对不规则，心音强弱不等，脉搏短绌，心律不齐，第一心音强弱不等。

31.【答案】A

【解析】心房颤动的确诊首选心电图。

32.【答案】C

【解析】患者中年女性，突发心悸、胸闷，曾出现黑矇（心输出量降低导致脑供血不足所致），BP 70/50mmHg，正常值（90~139）/（60~89）mmHg，偏低，提示患者已有血流动力学紊乱，心电图提示“预激综合征伴心房颤动”，对预激综合征伴心房颤动的患者日有晕厥或低血压时，最适宜的处理是尽早电复律（选项C对），改善心脏射血功能。治疗药物可选用延长房室旁路不应期的药物，如静脉注射胺碘酮（选项A错）和静脉注射普罗帕酮（选项E错），但并非最适宜的处理。此时若静脉注射维拉帕米（选项B错）会加速患者的心室率，甚至会诱发心室颤动。毛花苷C（选项D错）为洋地黄类药物，主要用于急性左心衰的强心治疗。

33.【答案】C

【解析】患者中年女性，入院诊断为预激综合征伴心房颤动，在诊疗过程中，患者突然意识丧失，全身青紫，肢体抽搐，血压测不到，心音消失。心电图QRS-T波完全消失，代之以大小不等，极不均齐的低小波，考虑为房颤转为室颤。此时患者需立即采取的治疗措施是非同步直流电除颤（选项C对），尽快将室颤转为正常心律。同步直流电转复（选项B错）主要用于除心室颤动以外的快速型心律失常，如房颤、房扑等。植入起搏器（选项D、E错）主要用于治疗病态窦房结综合征和高度房室传导阻滞的患者。

34.【答案】C

【解析】患者心电图示P波消失，代以f波，节律绝对不规则，应诊断为心房颤动，而病史为4小时，故诊断为急性房颤。

35.【答案】A

【解析】急性房颤减慢心室率可以静脉注射β受体阻断药（美托洛尔）、钙通道阻滞药等。

第三节　原发性高血压

一、A_1型题

1.【答案】E

【解析】脑血管意外是我国高血压病最常见的并发症，是心肌梗死的4~6倍。美国人最常见的高血压并发症是肾衰竭。

2.【答案】E

【解析】原发性高血压常见的症状有头晕、头痛、颈项强直、疲劳、心悸等，也可出现视力模糊、鼻出血等较重症状，典型的高血压头痛在血压下降后即可消失。

3.【答案】A

【解析】原发性高血压高危标准：1级高血压伴3个以上危险因素，或靶器官损害、并存临床疾病；2级高血压伴3个以上危险因素，或靶器官损害，并存临床疾病；3级高血压有或无危险因素均可定为高危。

4.【答案】A

【解析】利尿药禁用于痛风患者。

5.【答案】D

【解析】ABCE都是正确的，D选项正确的是按治疗方案用药

2~3个月血压不达标者应转诊。

6.【答案】B

【解析】继发性高血压常见病因包括内分泌性疾病（主要有原发性醛固酮增多症、嗜铬细胞瘤、库欣综合征）。原发性醛固酮增多症临床表现为高血压、低血钾、碱血症、碱性尿。

7.【答案】C

【解析】钙通道阻滞药常用有硝苯地平，属于控释或缓释剂型降压药。硝苯地平可扩张冠状动脉，也舒张外周小动脉，主要用于心绞痛、高血压、肺动脉高压的治疗。卡托普利尤其适用于合并有糖尿病及胰岛素抵抗、左心室肥厚、心力衰竭、急性心肌梗死后的高血压患者。高钾血症、妊娠妇女和双侧肾动脉狭窄患者禁用。普萘洛尔用于各种程度的原发性高血压，可作为抗高血压的首选药单独应用，对高血压伴有心绞痛、偏头痛、焦虑症等选用β受体阻断药较为合适。普萘洛尔降低血流量及肾小球滤过率，高血压伴有肾病及老年患者应用时应适当减量。氢氯噻嗪是治疗高血压的基础用药之一，多与其他降压药合用。

8.【答案】A

【解析】高血压按起病的缓急和病程进展分为缓进型和急进型两类。急进型高血压是血压突然升高，并伴有视网膜病变（Ⅲ级眼底）。如呈Ⅳ级眼底，有视盘水肿，则称为恶性高血压。急进型高血压（早期）和恶性高血压（晚期）是同一个发病过程的不同阶段。

二、A_2 型题

9.【答案】A

【解析】索他洛尔为β受体阻断药。患者既往有气喘病史，索他洛尔会加重支气管平滑肌痉挛，所以禁用。

10.【答案】D

【解析】患者高血压病史6年，血压250/125mmHg，晨起后突然头痛、烦躁、多汗、面色苍白，双肺布满中、小水泡音和少量哮鸣音，考虑是高血压3级，有可能合并急性左心衰。

11.【答案】A

【解析】患者长期高血压病史，此次发病时血压200/120mmHg，结合发作时临床表现，可诊断为高血压危重症。此时为快速降压首选能直接扩张动静脉的硝普钠，降压迅速、效果显著。

12.【答案】C

【解析】理想的血压控制目标为140/90mmHg以下（若尿蛋白大于1g/d，可以更低），在无禁忌证的情况下，首选具有保护肾脏的药物血管紧张素转换酶抑制药（ACEI），具有改善胰岛素抵抗和减少尿蛋白的作用。

13.【答案】B

【解析】主动脉缩窄多数为先天性血管畸形，特点为上肢血压高而上肢血压低。

14.【答案】C

【解析】患者具有高血压病史，受到诱因刺激后血压迅速升高，舒张压超过130mmHg，且主要是神经系统表现的症状，因此应该属于高血压脑病。

15.【答案】D

【解析】血压高，血管有杂音，应该属于继发性高血压中的肾动脉狭窄。

16.【答案】B

【解析】治疗目标应该在患者能耐受的情况下，逐步降压达标。

17.【答案】A

【解析】原发性醛固酮增多症临床表现为高血压、低血钾、碱血症、碱性尿。

18.【答案】A

【解析】血管紧张素Ⅱ受体阻断药禁忌证方面与ACEI相同，高钾血症、妊娠妇女和双侧肾动脉狭窄患者禁用。

19.【答案】D

【解析】患者为急性左心衰的表现，此时应准备强心、利尿、扩血管等药物，故选硝普钠、毛花苷C、呋塞米。

20.【答案】C

【解析】糖尿病、慢性肾脏病、心力衰竭或者病情稳定的冠心病合并高血压患者，血压控制目标值<130/80mmHg。对于老年收缩期高血压患者，收缩压控制在150mmHg以下，如果能够耐受可降至140mmHg以下。

21.【答案】B

【解析】同时有高血压和糖尿病的患者应长期使用血管紧张素转换酶抑制药来改善预后。

三、A_3/A_4 型题

22.【答案】C

【解析】单纯性收缩期高血压，是指舒张压不高，仅仅收缩压超过正常范围。单纯收缩期高血压标准为收缩压为160mmHg以上，舒张压90mmHg以下。如果收缩压在140~160mmHg，称临界单纯收缩期高血压。但一些心输出量增多的疾病，如主动脉瓣关闭不全，动脉导管未闭、体循环动静脉瘘、甲状腺功能亢进、重度贫血等出现单纯性收缩期高血压不包括在内。因为单纯性收缩期高血压多发生于60岁以上的老年人，所以又叫老年性单纯性收缩期高血压，简称老年性收缩期高血压，少部分发生于青年人高动力循环者。

23.【答案】C

【解析】大动脉弹性下降，血管顺应性下降，心室射血后血管内壁压力明显上升，即收缩压上升。心脏舒张时，由于大动脉弹性下降，故贮留其内的血液量少，则舒张压下降。

24.【答案】B

【解析】视物模糊，软弱无力等，严重时会发生大小便失禁甚至晕厥，这可能与机体反射性调节血压功能减退有关。

第四节　冠状动脉粥样硬化性心脏病

一、A_1 型题

1.【答案】E

【解析】冠状动脉造影对冠心病具有确诊价值，心电图是诊断心绞痛最常用的检查方法，超声心动图可显示心绞痛发作时有节段性室壁收缩活动减弱。冠脉 CT 造影为显示冠状动脉病变及形态的无创检查方法，有较高阴性预测价值。

2.【答案】D

【解析】稳定型心绞痛临床表现为发作性胸痛，部位在胸骨中下部之后方以及左前胸部，手掌范围大小，疼痛性质为压迫性、发闷或紧缩感；疼痛可放射到左肩、左上臂内侧达无名指和小指、咽、颈部、下颌，持续数分钟，休息或舌下含服硝酸甘油后数分钟可缓解。心绞痛以体力负荷加重为诱发因素，而且诱发心绞痛的体力负荷量比较恒定。心绞痛发作时可有心率加快、血压升高、表情焦虑、出冷汗等。

3.【答案】E

【解析】冠状动脉粥样硬化性心脏病（简称冠心病）是一种缺血性心脏病。临床表现主要有 5 型：①隐匿型或无症状型冠心病。②心绞痛。③心肌梗死。④缺血性心肌病。⑤猝死。其中以心绞痛和心肌梗死最为常见。

4.【答案】E

【解析】β 受体阻断药阻断拟交感胺类对心率和心肌收缩力的作用，停用时应逐步减量，如突然停用有诱发心肌梗死的可能。

5.【答案】A

【解析】心绞痛与心肌梗死在上述几项中区别最大的是心电图变化不同。

6.【答案】D

【解析】此题考察的心绞痛的症状的 5 大特点：部位、性质、诱因、持续时间 3~5 分钟、缓解方式。

7.【答案】C

【解析】阵发室性心动过速必须尽快终止，急性心肌梗死者首选利多卡因。

8.【答案】D

【解析】病理解剖发现，81% 心脏性猝死的主要病因是冠心病。常见的病理改变为广泛的多支冠状动脉粥样硬化。急性冠状动脉血栓形成，作为心脏性猝死的促发因素在单支血管病、尸解发现的急性心肌梗死和有前驱症状的猝死患者中起作用。少数情况下，冠状动脉痉挛引起急性缺血，也可导致心脏性猝死。故选 D。

9.【答案】D

【解析】室性心律失常通常首选利多卡因治疗。

10.【答案】E

【解析】冠心病的一级预防主要是针对冠心病的危险因素进行宣教，包括：①不吸烟（包括二手烟）；②饮食调整（总热量控制，减少胆固醇摄入）；③增加体力活动，防止肥胖；④积极治疗高血压、糖尿病、血脂异常。二级预防是对冠心病患者早诊断、早治疗，积极采取药物及非药物措施，控制病情发展，预防并发症的发生。药物治疗包括长期服用阿司匹林、β 受体阻断药、他汀类降脂药；有心肌梗死病史者应长期使用 ACEI/ARB 类药物。其他措施与一级预防相同，鼓励病情稳定的冠心病患者有计划地适当运动。三级预防是积极治疗并发症，防止病情恶化，延长患者寿命，减低死亡率。

11.【答案】E

【解析】已知冠心病的危险因素主要有：高血压、血脂异常、吸烟、糖尿病、肥胖、缺乏体力活动、遗传因素（有早发心脑血管病家族史）、高龄等。

12.【答案】C

【解析】心绞痛发作时心电图有缺血性 ST 段下移及 T 波倒置，症状缓解后可恢复。

13.【答案】D

【解析】心绞痛发作无体力负荷增加的诱因，疼痛持续时间长，伴窒息感，硝酸甘油不能缓解，还可伴有恶心、呕吐、大汗、头晕，甚至晕厥。体检血压偏低，第一心音减弱、出现第四心音；心尖部可出现收缩期杂音，常出现室性期前收缩等心律失常。

14.【答案】C

【解析】心绞痛的性质通常描述为一种压迫或紧缩感，常常被形容为胸部被压迫或挤压的感觉。这种疼痛通常在胸骨后方或左胸部出现，也可以向左肩、左臂、下颌或颈部放射。

15.【答案】B

【解析】不稳定型心绞痛发作时心电图有缺血性 ST 段下移及 T 波倒置，心绞痛缓解后可恢复。部分患者发作时 ST 段出现一过性抬高，含服硝酸甘油后 ST 段可迅速降至正常。这类患者的发病机制是冠状动脉痉挛，属不稳定型心绞痛的一种特殊类型，称为变异型心绞痛。

二、A_2 型题

16.【答案】B

【解析】急性心肌梗死一旦发现室性期前收缩或室性心动过速，立即用利多卡因 50～100mg 静脉注射，5～10 分钟重复一次。

17.【答案】A

【解析】不稳定型心绞痛的治疗除稳定型心绞痛的各项治疗措施外，不稳定型心绞痛最重要的治疗措施是强化抗血小板治疗及抗凝（使用肝素）治疗，有些患者还需要介入/手术治疗。

18.【答案】C

【解析】含服硝酸甘油可缓解说明是心绞痛，但发作时 ST 段抬高，说明是变异型心绞痛。

19.【答案】D

【解析】根据典型的心绞痛症状，并排除其他原因导致的心绞痛，可初步诊断冠心病，有心绞痛发作时心肌缺血的心电图可确定诊断。

20.【答案】B

【解析】冠心病心绞痛最常用的检查方法是心电图运动负荷试验。

三、A_3/A_4 型题

21.【答案】E

【解析】根据患者的病史和症状描述，以及心电图示 ST 段压低，可以初步诊断为不稳定型心绞痛。不稳定型心绞痛是指心绞痛的发作频率增加、发作时间延长、发作强度增加或在休息状态下也有发作等情况。这种情况表明冠状动脉供血不稳定，可能存在严重的冠状动脉狭窄或不稳定的斑块。

22.【答案】E

【解析】对少数症状不典型的心绞痛，冠状动脉造影可确定病变的部位、程度，是明确诊断及手术治疗的依据。冠状动脉 CT 是借助计算机辅助成像技术、检查冠状动脉的无创性方法。

23.【答案】D

【解析】患者老年女性，有高血压病史和糖尿病病史（均为冠心病的危险因素），心电图示 $V_1 \sim V_6$ 导联 ST 段抬高，考虑诊断为急性广泛前壁 ST 段抬高型心肌梗死。查体：BP 160/90mmHg，端坐呼吸和双肺广泛湿啰音及散在哮鸣音（急性左心衰的常见体征），考虑为急性心肌梗死导致的急性左心衰。此时由于左室射血功能下降，左心室舒张末期压力增高，肺静脉血回流障碍，可引起肺水肿而出现喘憋等症状。因此该患者目前喘憋最可能的原始病因是急性心肌梗死（选项 D 对）。肺动脉栓塞（选项 A 错）常表现为突发不明原因的呼吸困难及气短，同时可伴有胸痛、咯血。支气管哮喘（选项 B 错）一般见于青年患者，多有变应原接触史，典型症状为发作性伴有哮鸣音的呼气性呼吸困难，不会出现双肺湿啰音和 ST 段抬高。糖尿病酮症酸中毒（选项 C 错）常表现为呼吸深快，带有烂苹果味（丙酮），血糖升高，尿糖强阳性，昏迷等。肺部感染（选项 E 错）常见症状为咳嗽、咳痰，可出现脓性痰或血痰，多有发热症状，不会出现心电图改变。

24.【答案】D

【解析】硝酸甘油（选项 D 对）属于硝酸酯类药物，可扩张冠状动脉，增加冠状动脉血流量以及增加静脉容量，而降低心室前负荷，因其可解除疼痛，适用于大多数心肌梗死患者。口服华法林（选项 A 错）主要用于防治血栓栓塞性疾病如心房颤动和心脏瓣膜病所致血栓栓塞，一般不用急性心肌梗死的抗凝治疗。糖皮质激素（选项 B 错）主要用于支气管哮喘的治疗，是目前控制哮喘最有效的药物。急性心肌梗死伴心力衰竭的患者慎用毛花苷 C 等洋地黄药物，因其可能导致室性心律失常。需要注意的是，毛花苷 C 等洋地黄药物在早期可加重肺水肿症状，一般在梗死发生后 24 小时内禁用（选项 C 错）。静脉滴注抗生素（选项 E 错）可用于肺部感染的治疗，但患者的呼吸道症状并不是由感染引起，故排除。

第三单元　消化系统

第一节　胃食管反流病

一、A_1 型题

1.【答案】E

【解析】胃食管反流病是指胃、十二指肠内容物反流入食管引起的不适症状和/或并发症的一组疾病。根据有无食管黏膜损伤，胃食管反流病分为非糜烂性胃食管反流病及反流性食管炎。对于非糜烂性胃食管反流病，需进一步检查 24 小时食管 pH 监测、试验性治疗等方法来明确诊断。

2.【答案】E

【解析】临床上对疑诊为胃食管反流病而内镜检查阴性的患者常用质子泵抑制药做试验性治疗（如奥美拉唑每次 20mg，每天 2 次，连用 7～14 天）。如有明显效果，本病诊断一般可成立，此方法既有利于诊断，同时也为治疗措施。

3.【答案】C

【解析】24 小时胃食管 pH 监测：确诊酸反流的重要手段，pH<4 的百分时间对诊断病理性反流最具价值。但阴性结果不能除外胃食管反流病的诊断。

4.【答案】A

【解析】胃食管反流病是由多种因素造成的消化道动力障碍性疾病，存在抗反流防御机制减弱和反流物攻击并损伤食管黏膜的两方面问题。其中抗反流防御机制包括抗反流屏障、食管对反流物的清除能力和食管黏膜抵抗反流物损伤作用的能力。

5.【答案】C

【解析】胃食管反流病常见和典型症状为胃灼热、反酸等反流症状，食管外症状为咽喉炎，可有上消化道出血等并发症。非典型症状包括：胸痛，是非心源性胸痛的常见病因之一；吞咽困难；胸骨后不适感。食管外症状，如咽部异物感、咽部堵塞感、慢性咳嗽、哮喘、睡眠障碍等。还可有食管狭窄、食管腺癌等并发症。

6.【答案】C

【解析】反流性食管炎分级（洛杉矶分级法）：正常，食管黏膜没有破损；A 级，一个或一个以上食管黏膜破损，长径小于 5mm；B 级，一个或一个以上食管黏膜破损，长径大于 5mm，但没有融合性改变；C 级，食管黏膜破损有融合，但小于 75% 的食管周径；D 级，食管黏膜破损有融合，至少 75% 的食管周径。

7.【答案】E

【解析】质子泵抑制药（PPI）试验治疗可用于疑诊为胃食管反流病，而内镜检查阴性或不具备内镜检查的条件，且没有警报信号者，常用的试验方法是 PPI 1 片，每日 2 次，连用 7～14 天。如效果明显，则胃食管反流病的临床诊断基本成立。

二、A_2 型题

8.【答案】E

【解析】对有典型症状而内镜检查阴性者，可用质子泵抑制药做试验性治疗，如疗效明显，一般可考虑诊断胃反流食管病。

9.【答案】B

【解析】胃灼热和反流常在餐后 1 小时出现，卧位、弯腰或腹压增高时可加重，也可在夜间入睡时发生。

10.【答案】B

【解析】胃食管反流病。治疗首选质子泵抑制药或 H_2 受体阻断药，降低胃内酸度。其中抑酸作用最强，效果最好的是质子泵抑制药，其典型代表药物为奥美拉唑。

11.【答案】C

【解析】对于有反流性食管炎患者的人来说一定要注意睡前最好不要吃东西，否则会使病情加重。

12.【答案】D

【解析】患者反酸、胃灼热 2 个月，间断胸痛、咳嗽，无吞咽困难，提示可能为胃食管反流病。

13.【答案】D

【解析】质子泵抑制药（PPI）包括奥美拉唑、潘妥拉唑、雷贝拉唑、艾索美拉唑等一类药物。这类药物抑酸作用强，因此对反流性食管炎的疗效优于 H_2 受体阻断药（如西咪替丁、雷尼替丁、法莫替丁等），已成为治疗反流性食管炎的首选药物。

14.【答案】D

【解析】胃灼热和反流常在餐后 1 小时出现，卧位、弯腰或腹压增高时可加重，也可在夜间入睡时发生。反流物多呈酸性，此时称为反酸。反酸常伴有胃灼热，疼痛发生在胸骨后或剑突下。

第二节　急性胃炎

一、A_1 型题

1.【答案】D

【解析】脑外伤时，机体在严重外伤的情况下会产生应激性溃疡、糜烂性胃炎。急性糜烂性胃炎的常见病因如下。①外源性因素：某些药物如非甾体抗炎药阿司匹林、保泰松、吲哚美辛、肾上腺皮质类固醇，某些抗生素，乙醇等，均可损伤胃的黏膜屏障，导致黏膜通透性增加，胃液的氢离子回渗入胃黏膜，引起胃黏膜糜烂、出血。肾上腺皮质类固醇可使盐酸和胃蛋白酶的分泌增加，胃黏液分泌减少、胃黏膜上皮细胞的更新速度减慢而导致本病。②内源性因素：包括严重感染、严重创伤、颅内高压、严重烧伤、大手术、休克、过度紧张劳累等。在应激状态下，可兴奋交感神经及迷走神经，前者使胃黏膜血管痉挛收缩，血流量减少，后者则使黏膜下动静脉短路开放，促使黏膜缺血缺氧加重、导致胃黏膜上皮损害，发生糜烂和出血。

2.【答案】D

【解析】在病原菌污染的食物

作用下，出现上腹痛、恶心、呕吐和食欲缺乏等临床表现，应考虑到有急性胃炎的可能性。

3.【答案】E

【解析】急性胃炎一般经内科保守治疗即可得到控制，对于反复发作者也不能进行手术。

4.【答案】E

【解析】急性胃炎治疗原则：①祛除病因，停用不必要的药物。若需要用阿司匹林或氯吡格雷，可选择药物剂型，病情严重者应暂停用药；积极治疗原发病；适当限制饮食。②应用抑酸药、抗酸药或胃黏膜保护药。常用抑酸药有组胺受体阻断药（H_2RA）、质子泵抑制药（PPI）。抗酸药包括氢氧化铝、碳酸氢钠等。常用的胃黏膜保护药如吉法酯、铋剂、硫糖铝等。③其他治疗：出血严重者，除了限制饮食、抑制胃酸外，应输血、补液，也可采用冰盐水100～200ml+1‰去甲肾上腺素8～16ml或凝血酶分次口服或经胃管、胃镜喷洒止血治疗。

二、A_2型题

5.【答案】B

【解析】药物或应激状态所致的急性胃炎，可以呕血或黑便为首发表现，确诊有赖于急诊胃镜。

6.【答案】E

【解析】应用抑酸药、抗酸药或胃黏膜保护药，常用抑酸药有组胺受体阻断药（H_2RA），质子泵抑制药（PPI）。抗酸药包括氢氧化铝、碳酸氢钠等。常用的胃黏膜保护剂如吉法酯、铋剂、硫糖铝等。

7.【答案】D

【解析】饮酒后呕咖啡样物、口服小剂量阿司匹林治疗、剑突下轻压痛等症状和体征，与急性胃黏膜病变的特点相符。

8.【答案】C

【解析】质子泵抑制药可以有效减少胃酸分泌，促进胃黏膜的愈合。静脉滴注氨甲苯酸、H_2受体阻断药和口服胃黏膜保护药也可作为辅助治疗选项，但首选的治疗是静脉滴注质子泵抑制药。口服云南白药不适合急性胃黏膜病变的治疗。

第三节 慢性胃炎

一、A_1型题

1.【答案】E

【解析】临床表现上，慢性胃炎缺乏特异症状，症状的轻重与胃黏膜的病变程度并非一致。大多数慢性胃炎患者常无症状或有程度不同的消化不良症状，如上腹隐痛、食欲缺乏、餐后饱胀、泛酸等。慢性萎缩性胃炎患者可有贫血、消瘦、舌炎、腹泻等。

2.【答案】E

【解析】慢性胃炎症状无特异性，体征很少，X线检查一般只有助于排除其他胃部疾病，故确诊要靠胃镜检查及胃黏膜活组织检查。

3.【答案】A

【解析】慢性浅表性胃炎不引起恶性贫血。免疫性胃炎会引起恶性贫血。

4.【答案】D

【解析】在引起慢性胃炎的病因中，幽门螺杆菌感染最为常见。Hp感染也是消化性溃疡的主要病因。

二、A_2型题

5.【答案】A

【解析】对用药物不能逆转的重度不典型增生（高级别瘤变），可酌情选择胃镜下黏膜剥离术或外科手术治疗。

6.【答案】D

【解析】根除幽门螺杆菌指征：①有明显的慢性胃炎（胃黏膜有糜烂，中至重度萎缩性胃炎，肠化生，异型增生）。②有胃癌家族史。③伴糜烂性十二指肠炎。④消化不良症状经常规治疗效果差者。该患者Hp阳性，且出现饱胀感，嗳气，食欲缺乏。胃镜及病理检查诊断：慢性胃炎伴轻度肠上皮化生，应给予根除幽门螺杆菌治疗。肠上皮化生属于癌前病变，应早期对其病因进行干预，延缓恶变。

7.【答案】C

【解析】口服PPI后会出现尿素酶检测假阴性，故对于溃疡复发者，应胃镜下组织活检查Hp，以协助治疗。

8.【答案】C

【解析】患者黏膜活检病理提示慢性萎缩性胃炎伴中至重度肠上皮化生（癌前状态），快速尿素酶试验阳性，提示幽门螺杆菌感染。治疗方法有：对因治疗（抗幽门螺杆菌治疗）；对症治疗；癌前状态处理；患者教育。其中对因治疗（抗幽门螺杆菌治疗）（选项C对）为首选方法，可予短期或长期间歇治疗。应用质子泵抑制药（选项A错）、应用促胃肠动力剂（选项B错）和应用抗酸剂（选项D错）都是对症治疗，是次要的治疗措施。慢性萎缩性胃炎出现癌前状态首选药物治疗，只有对药物不能逆转的灶性重度不典型增生伴有局部淋巴结肿大时，才考虑手术治疗（选项E错）。

9.【答案】D

【解析】慢性非萎缩性胃炎是

指不伴有胃黏膜萎缩性改变，胃黏膜层见以淋巴细胞和浆细胞为主的慢性炎症细胞浸润的慢性胃炎。胃镜检查并同时取活组织做组织学病理检查是最可靠的诊断方法。内镜下慢性非萎缩性胃炎可见红斑（点状、片状、条状），黏膜粗糙不平，出血点（斑），黏膜水肿及渗出等基本表现；有时可见糜烂及胆汁反流。

10.【答案】D

【解析】胃镜下可见黏膜下血管网表面胃黏膜已经发生了萎缩性改变，同时结合部位——幽门区，考虑为慢性萎缩性胃窦炎；通过血清抗壁细胞抗体阴性排除自身免疫性胃炎；胃镜下无其他特殊表现排除胃癌。

第四节　消化性溃疡

一、A_1 型题

1.【答案】E

【解析】幽门螺杆菌（Hp）感染和服用非甾体抗炎药是最常见的病因。胃酸/胃蛋白酶对黏膜自身消化、胃酸是溃疡形成的直接原因。吸烟、遗传、急性应激等均可引起或加重溃疡。

2.【答案】B

【解析】十二指肠溃疡的疼痛多发生在空腹或夜间，进食或服用抑酸药后可缓解。

3.【答案】D

【解析】奥美拉唑是近年来研究开发的作用机制不同于 H_2 受体拮抗作用的全新抗消化性溃疡药。它特异性地作用于胃黏膜壁细胞，降低壁细胞中的氢钾 ATP 酶的活性，从而抑制基础胃酸和刺激引起的胃酸分泌。由于氢钾 ATP 酶又称作“质子泵”，故本类药物又称为“质子泵抑制药”。

4.【答案】B

【解析】幽门管溃疡易诱发梗阻、出血和穿孔，缺乏典型的溃疡症状。

5.【答案】E

【解析】消化性溃疡的并发症包括上消化道出血、穿孔、幽门梗阻和癌变。

6.【答案】D

【解析】胃溃疡患者的基础胃酸分泌量（BAO）和最大胃酸分泌量（MAO）多数正常或偏低，而十二指肠溃疡患者相当部分存在 BAO、MAO 升高。

7.【答案】E

【解析】胃溃疡四大并发症是幽门梗阻、穿孔、出血、癌变。慢性萎缩性胃炎是与溃疡病无关的疾病。

8.【答案】E

【解析】四联疗法：以铋剂为主的三联疗法（胶体铋剂联合克拉霉素、阿莫西林、甲硝唑/替硝唑 3 种抗菌药物中的 2 种）加一种 PPI 组成。

9.【答案】C

【解析】消化性胃溃疡合并胃肠穿孔者，可有腹膜感染，甚至感染性休克的表现。急性穿孔典型的腹部体征为：肝浊音界消失或缩小；腹膜刺激征，即压痛、反跳痛和肌紧张。

10.【答案】C

【解析】H_2受体阻断药是治疗消化性溃疡的主要药物之一，其疗效较好，用药方便，价格适中，不良反应较少。胃镜是确诊消化性溃疡首选的检查方法，消化道大出血并生命体征不稳定者，应慎重选择胃镜检查。功能性消化不良主要表现为上腹痛、饱胀、反酸、呕吐等，部分患者可有类似消化性溃疡的症状。X 线钡餐检查有助于鉴别诊断。铋剂在酸性溶液中呈胶体状。

11.【答案】D

【解析】胃溃疡治疗中，内镜及手术治疗用于有严重并发症者。

12.【答案】D

【解析】十二指肠溃疡是指十二指肠黏膜出现溃疡病变，常见的并发症有穿孔（慢性穿孔、急性穿孔）、出血和幽门梗阻。据估计胃溃疡有<1%的癌变率，而十二指肠溃疡一般不发生癌变。

13.【答案】B

【解析】建议有症状或病史的患者适当休息，减轻精神压力。适当减量或停服 NSAIDs 药物。如必须使用对胃肠黏膜有刺激或损害的药物时，可酌情加用抑酸药及黏膜保护药。改善饮食习惯、戒烟限酒。

14.【答案】B

【解析】消化道溃疡常见的临床表现有局限于上腹部的腹痛，可归纳为局限性、缓慢性和节律性。

15.【答案】A

【解析】胃溃疡节律性疼痛的特点是餐后 0.5 ~ 1.0 小时出现疼痛。

二、A_2 型题

16.【答案】C

【解析】口服 PPI 后会出现尿素酶检测假阴性，故对于溃疡复发者，应胃镜下组织活检查 Hp，以协助治疗。

17.【答案】C

【解析】十二指肠溃疡的临床表现主要为上腹部钝痛、灼痛等，疼痛多在饥饿或夜间出现，服抑酸药或进食可缓解。该患者症状比较典型，应为十二指肠溃疡。选项 A、B、D、E 疼痛都无明显节律性。

18.【答案】B

【解析】质子泵抑制药PPI与两种抗生素协同作用是根除幽门螺杆菌治疗方案中的基础药物。

19.【答案】B

【解析】胃溃疡癌变可出现贫血、营养不良，甚至恶病质。晚期肿瘤者可触及肿大的左锁骨上淋巴结和上腹部包块。

20.【答案】D

【解析】该患者上腹痛多年，考虑消化道溃疡。间断黑便伴消瘦结合年龄偏大考虑并发癌变。胃镜及活检病理检查为首选检查方法。

21.【答案】E

【解析】上消化道疾病及全身性疾病均可引起上消化道出血。临床上最常见的病因为消化性溃疡、食管-胃底静脉曲张破裂、急性糜烂出血性胃炎（常由服用非甾类抗炎药、大量饮酒或应激引起）和胃癌。临床表现为呕血与黑便；失血性周围循环障碍；血液学改变；氮质血症；发热。该患者考虑为烧伤引起的急性应激性溃疡出血。

22.【答案】A

【解析】患者既往腹痛病史，加重5天，4小时前呕血200ml，因此考虑既往上消化道溃疡。现患者明显贫血貌，血压明显降低，因此考虑胃肠减压，尽快进行止血，对于心率>120次/分，收缩压<90mmHg或较基础收缩压降低>30mmHg，血红蛋白<50g/L等，应先迅速纠正循环衰竭，血红蛋白上升至70g/L后再行急诊胃镜检查。

23.【答案】D

【解析】患者有胃溃疡病史，因进食后出现上腹剧痛，呈持续加重波及全腹，且出现血压下降、心率加快及体温升高，板状腹，上腹部压痛、反跳痛及肌紧张等腹膜炎的表现，考虑该患者为溃疡穿孔并发腹膜炎。

三、A_3/A_4型题

24.【答案】C

【解析】消化性溃疡以上腹痛为主要症状，性质可为钝痛、灼痛、胀痛、剧痛或饥饿样不适感。十二指肠溃疡为疼痛在两餐间发生（饥饿痛），胃溃疡为餐后痛。上腹痛通常在服用抗酸药后缓解。

25.【答案】D

【解析】消化性溃疡常见并发症有出血、穿孔、幽门梗阻和癌变。其中癌变仅见于胃溃疡。穿孔后可引起急性腹膜炎，可有腹膜刺激征，症状有中上腹剧痛且腹痛持续存在，体征有压痛、反跳痛及肌紧张。据此判断穿孔。

26.【答案】D

【解析】穿孔最具诊断价值的体征是肝浊音界消失或缩小。

27.【答案】D

【解析】穿孔后可引起急性腹膜炎，可有腹膜刺激征，症状有中上腹剧痛且腹痛持续存在，体征有压痛、反跳痛及肌紧张。X线检查可见膈下游离气体，可确诊。

28.【答案】E

【解析】呕血和/或黑便是上消化道出血的特征性表现。出血部位在幽门以上者常有呕血和黑便，在幽门以下者可仅表现为黑便。但是出血量少而速度慢的幽门以上病变可仅见黑便，而出血量大、速度快的幽门以下的病变可因血液反流入胃，引起呕血。该患者既往有“胃瘤”病史，此次以黑便就诊，查体有血压低、心率快，考虑为上消化道溃疡引起的出血。

29.【答案】E

【解析】上消化道出血的急救措施首选输血、补液，纠正休克。

30.【答案】E

【解析】胃镜检查是目前明确上消化道出血病因的首选检查方法。胃镜检查在直视下顺序观察食管、胃、十二指肠球部直至降段，从而判断出血的病变部位、病因及出血情况。

31.【答案】B

【解析】胃十二指肠溃疡穿孔：腹痛发生突然或突然加重，开始就达到最严重的程度。约50%的患者有消化性溃疡病史以及近期溃疡病加重的表现，查体除右下腹压痛外，上腹仍有疼痛和压痛，肌紧张往往更为明显，肝浊音界缩小或消失，站立后前位腹部平片可显示膈下有新月形游离气体影。

32.【答案】A

【解析】立位腹部平片检查，是临床判断有无胃肠道穿孔或肠梗阻简单易行的首选项目。

33.【答案】B

【解析】最佳的治疗方法是胃大部切除术。

第五节 肝硬化

一、A_1型题

1.【答案】C

【解析】肝硬化是一种常见的慢性肝病，可由一种或多种原因引起肝脏损害，肝脏呈进行性、弥漫性、纤维性病变。本病早期可无明显症状，后期则出现一系列不同程度的门静脉高压和肝功能障碍，直至出现上消化道出血、肝性脑病等并发症而死亡。肝硬化往往因并发症而死亡，上消化道出血为肝硬化最常见的并发症，而肝性脑病是肝硬化最常见的死亡原因。故对判断肝硬化患者预后有意义的是腹水的检查、凝血酶原时间、肝性脑病等。

2.【答案】C

【解析】B超检查是作为诊断的辅助手段，B超检查对确诊的可靠性不如腹腔镜直视下活检。

3.【答案】E

【解析】肝硬化失代偿期时，门静脉压增高，钡透食管下端有蚯蚓状充盈缺损为食管及胃底静脉曲张的征象。而食管及胃底静脉曲张是诊断门静脉高压最可靠的指标。B超示肝内回声粗糙不均，只能提示肝脏有病变，并不能直接完全提示肝硬化。

4.【答案】C

【解析】肝脏具有重要的解毒功能，其中包括对氨的解毒。当肝脏解毒功能下降时，会导致氨在体内堆积，引起氨中毒。

5.【答案】C

【解析】肝脏储备功能的试验，除Child分级外，还有半乳糖清除试验、利多卡因试验、咖啡因清除试验、氨基比林呼气试验。吲哚菁绿（ICG）试验敏感性高，准确可靠，是目前公认的一种测定肝脏储备功能比较理想的方法。

6.【答案】B

【解析】应该是继发性醛固酮增多，其他选项都是腹水形成原因，而原发性醛固酮增多是原发性醛固酮增多症的发病原因。

7.【答案】C

【解析】肝功能减退时对雌激素的灭活作用减弱，致使雌激素在体内蓄积，通过负反馈抑制腺垂体的分泌功能，从而影响垂体—性腺轴，致使雄激素减少，出现性欲减退、睾丸萎缩。肝掌与雌激素增多有关。

8.【答案】E

【解析】肝硬化代偿期可出现肝大及质地改变，部分有脾大、肝掌和蜘蛛痣。肝功能正常或有轻度异常。

9.【答案】D

【解析】高蛋白饮食肝硬化患者以高热量高蛋白食物为主，而肝性脑病以限制蛋白为主；低盐饮食减少钠水的潴留，减少腹水；卧床休息有助于减少腹水；强烈利尿会引起电解质紊乱，低钾，有效血量不足，引起诱发肝性脑病，肝肾综合征，故不宜采取；腹水浓缩回输有助于减少腹水。

10.【答案】D

【解析】原发性肝癌的癌组织首先在肝内直接蔓延，使肝内出现多处转移结节。肝外转移通过淋巴道，可转移至肝门淋巴结、上腹部淋巴结和腹膜后淋巴结。晚期通过肝静脉转移至肺、肾上腺、脑及肾等处。侵入肝表面的癌细胞脱落后可形成种植性转移。

11.【答案】D

【解析】肝硬化失代偿期症状较明显，主要有肝功能减退和门静脉高压2类临床表现。腹水是肝功能减退和门静脉高压共同结果，是肝硬化失代偿期最突出的临床表现。

12.【答案】C

【解析】脾大时可伴有脾功能亢进，导致全血细胞或不同血液细胞成分的减少。

13.【答案】A

【解析】门静脉高压是腹水形成的决定性因素。

14.【答案】B

【解析】肝硬化病理学特点为：肝细胞广泛变性、坏死，残存肝细胞结节性再生，肝组织弥漫性纤维化及假小叶形成。

15.【答案】B

【解析】与肝功能减退相关的体征包括：①营养不良所致皮肤干燥或水肿；促黑素细胞激素增加所致面色黑黄、晦暗无光，即肝病面容；肝细胞损伤造成皮肤巩膜黄染；蜘蛛痣和肝掌与雌激素增多有关。②雄性激素减少可致男性乳房发育。③贫血及皮肤黏膜出血与肝脏合成凝血因子减少、脾功能亢进和毛细血管脆性增加有关。④低蛋白血症是导致腹水及下肢水肿重要原因之一。脾大是门静脉高压症的表现。

16.【答案】B

【解析】手术治疗的主要目的是切断或减少曲张静脉的血流来源，治疗食管胃底静脉破裂出血，降低门静脉压力，消除脾功能亢进。

17.【答案】E

【解析】肝性脑病治疗方法之一是减少肠内毒物的生成和吸收。即短期禁食蛋白质，灌肠或导泻，口服新霉素、甲硝唑或乳果糖等抑制肠道细菌生长的药物。

18.【答案】E

【解析】肝硬化并发腹水患者在治疗过程中，由于长期使用排钾利尿药容易引发电解质紊乱。

二、A_2 型题

19.【答案】C

【解析】呼吸40次/分，端坐，有脐疝，提示腹水量大影响呼吸功能，需立即减少腹水量以缓解症状，腹腔穿刺放液效果最好。

20.【答案】D

【解析】腹水形成的原因包括门静脉压力增加，血浆胶体渗透压下降，有效循环血量不足，心房钠尿肽不足，抗利尿激素分泌增加，淋巴回流受阻，继发性醛固酮增多。

21.【答案】E

【解析】肝硬化患者利尿药治疗，利尿剂量过大、利尿速度过快可诱发肝性脑病和肝肾综合征。

22.【答案】A

【解析】肝炎后肝硬化肝脏缩小，表面凸凹不平，其他选项肝脏常增大。

23.【答案】B

【解析】原发性胆汁性肝硬化辅助检查：血脂、血清胆酸，结合胆红素，AKP及GGT等微胆管酶明显升高，转氨酶正常或轻、中度增高。血中抗线粒体抗体阳性，IgM升高，凝血酶原时间延长。尿胆红素阳性，尿胆原正常或减少。

24.【答案】B

【解析】肝硬化患者抵抗能力减弱，易并发感染，如肺炎、胆道感染、败血症、自发性细菌性腹膜炎。自发性细菌性腹膜炎的致病菌多为革兰阴性菌，可表现为发热（多为低热）、腹胀、腹痛明显、腹水持续不减或腹水迅速增加。该肝硬化患者近2周发热、腹痛，腹水明显增加，腹水常规符合渗出液，而且中性粒细胞高，支持自发性腹膜炎。

三、A_3/A_4 型题

25.【答案】B

【解析】有肝炎病史，乏力、食欲缺乏，面色晦暗，间断性牙龈出血，脾大，腹水，提示肝硬化，腹胀、腹部持续性隐痛、发热1周，全腹压痛及反跳痛，提示自发性腹膜炎。最可能的诊断是肝硬化合并自发性腹膜炎。

26.【答案】A

【解析】自发性腹膜炎的致病菌多为革兰阴性菌，主要临床表现为腹痛、腹胀、腹水迅速增长或持续不退，可有程度不等的腹膜炎体征。

27.【答案】C

【解析】慢性胰腺炎、胰腺癌、酒精性肝硬化、慢性胆囊炎、胃癌均可出现上腹痛，该患者有20年大量饮酒史，2年来腹胀、乏力、双下肢水肿，B超见脾大和腹水，为肝硬化失代偿期表现，结合多年大量饮酒史，该患者最可能的诊断是酒精性肝硬化。

28.【答案】C

【解析】影像检查可见肝脏缩小，不均质改变，表面结节感。明确诊断要进行活检以明确诊断。

第六节　急性阑尾炎

一、A_1 型题

1.【答案】D

【解析】可作为急性阑尾炎辅助诊断的其他体征（间接体征）包括：①结肠充气试验（即Rovsing征）。②腰大肌试验。③闭孔内肌试验。④直肠指检：阑尾所在位置（直肠右侧壁）触痛阳性或触及肿块。

2.【答案】B

【解析】急性阑尾炎是感染性疾病，术后最常见的并发症是切口感染。

3.【答案】B

【解析】妊娠期急性阑尾炎较常见，尤其妊娠中期子宫增大较快，盲肠和阑尾被增大的子宫推挤向右上腹移位。妊娠期急性阑尾炎特点：①腹痛部位上移，腹痛位置随妊娠时间不断上移。可达上腹部。②压痛部位上移，压痛、肌紧张和反跳痛均不明显。③大网膜难以包裹炎症阑尾，腹膜炎不易被局限而易在腹腔内扩散。④炎症进展易致流产或早产，威胁母子生命安全。

4.【答案】B

【解析】小儿大网膜发育不全，不能起到足够的保护作用，患儿常不能清楚地提供病史。小儿急性阑尾炎的特点：①病情发展较快而且严重，早期即出现高热、呕吐。②右下腹体征不明显，但有局部明显压痛和肌紧张。③穿孔率高，并发症和死亡率也较高，易形成弥漫性腹膜炎。

5.【答案】B

【解析】阑尾炎症重，进展快，未及时手术切除，又未能被大网膜包裹局限，炎症扩散，发展为弥漫性腹膜炎、化脓性门静脉炎、感染性休克等。其中最严重的并发症就是门静脉炎。

6.【答案】D

【解析】典型患者腹痛开始的部位多在上腹痛、剑突下或脐周围，经6~8小时疼痛转移，最后固定于右下腹部。

7.【答案】D

【解析】妊娠期急性阑尾炎较常见，尤其妊娠中期子宫增大较快，盲肠和阑尾被增大的子宫推挤向右上腹移位，所以切口应偏高。

8.【答案】E

【解析】发病已数日且合并炎性包块的阑尾炎暂行保守治疗，促进炎症的尽快恢复，待3个月后如仍有症状者，再考虑切除阑尾。保守期间如脓肿有扩大并可能破溃时，应急诊引流。

二、A_2 型题

9.【答案】A

【解析】急性阑尾炎病程超过3天，持续高热，腹痛持续存在，但常不剧烈，右下腹可触及有压痛的包块，白细胞计数居高不下。急性阑尾炎化脓性坏疽时，大网膜可移至右下腹，将阑尾包裹并形成粘连，出现炎性包块或形成阑尾周围脓肿。

10.【答案】E

【解析】典型急性阑尾炎患者腹痛开始的部位多在上腹部、剑突下或脐周围，经6~8小时疼痛转移，最后固定于右下腹部。这种腹痛部位的变化，临床上称为转移性右下腹痛。该患者出现了压痛、反跳痛及腹肌紧张的腹膜炎体征，考虑已并发阑尾炎穿孔，渗出物刺激腹膜引起。

11.【答案】E

【解析】该患者阑尾炎术后5天，体温高，白细胞计数增多。并伴有直肠刺激症状，应首先考虑并发盆腔脓肿。为明确诊断，首先应做直肠指诊检查，可发现肛管括约肌松弛，在直肠前壁触及向直肠腔内膨出、有触痛、有时有波动感的肿物。

三、A_3/A_4 型题

12.【答案】D

【解析】患者有右下腹持续性疼痛，伴随恶心、呕吐和胃内容物的呕出，体检发现右下腹有肿块，触痛明显。这些表现提示可能存在阑尾周围脓肿。阑尾周围脓肿是阑尾炎的一种并发症，通常是由于阑尾炎引起的感染在腹腔内形成局限性脓肿。阑尾周围脓肿的常见症状包括腹痛、发热、呕吐等。体检时可能可以触及局部的肿块，并且触痛明显。

13.【答案】E

【解析】发病已数日且合并炎性包块的阑尾炎暂行保守治疗，促进炎症的尽快恢复，待3~6个月后如仍有症状者，再考虑切除阑尾。阑尾周围脓肿：①无局限趋势行切开引流。②阑尾已脱落，尽量取出，闭合盲肠壁，以防造成肠瘘。③脓肿已局限在右下腹，病情平稳，不要求阑尾切除术，则首选保守治疗。

14.【答案】A

【解析】保守期间如脓肿有扩大并可能破溃时，应急诊引流。

15.【答案】B

【解析】腹膜刺激征包括下腹压痛、肌紧张和反跳痛。右下腹麦氏点压痛是最常见、最重要的体征。

16.【答案】D

【解析】阑尾炎症重，进展快，未及时手术切除，又未能被大网膜包裹局限，炎症扩散，可发展为化脓性门静脉炎，并出现黄疸。

17.【答案】E

【解析】非手术治疗仅适用于单纯性阑尾炎及急性阑尾炎的早期阶段，患者不接受手术治疗或客观条件不允许，或伴存其他严重器质性疾病有手术禁忌证者。主要措施包括选择有效的抗生素和补液治疗，也可经肛门直肠内给予抗生素栓剂。

第七节　胆　石　症

一、A_1 型题

1.【答案】A

【解析】部分患者为无症状胆囊结石。症状出现与结石的部位、大小及是否合并感染、梗阻等有关。

2.【答案】E

【解析】对于有症状的胆囊结石，首选的手术方式为腹腔镜胆囊切除术。胆囊切除术的适应证：①结石直径≥2cm。②胆囊壁钙化或瓷性胆囊。③伴有胆囊息肉，≥1cm。④胆囊壁增厚>3mm，即伴有慢性胆囊炎。

3.【答案】A

【解析】胆囊结石部分患者为无症状胆囊结石。症状出现与结石的部位、大小及是否合并感染、梗阻等有关。进食油腻食物后，患者可出现右上腹部隐痛不适、饱胀，可伴嗳气、呃逆等，易误诊为“胃病”。当结石嵌顿在胆囊壶腹或颈部，会发生典型的胆绞痛症状。疼痛位于右上腹部，阵发性，或持续疼痛阵发加重，可向右肩胛部和背部放射，可伴有恶心、呕吐。

4.【答案】D

【解析】继发胆管炎后，可发生典型的查科（Charcot）三联征：腹痛、寒战高热、黄疸。

5.【答案】A

【解析】如果胆道梗阻未能解除，胆管炎未被控制，可发生急性梗阻性化脓性胆管炎。患者可在查科（Charcot）三联征的基础上出现休克、意识障碍的症状，即雷诺（Reynolds）五联征。

二、A_2 型题

6.【答案】A

【解析】无症状的胆囊结石和肝内胆管结石可定期观察、密切随访。伴有临床症状并反复发作者需手术治疗。手术的原则包括去除结石部位和感染病灶、解除胆道梗阻、恢复和建立通畅的胆汁引流、尽可能取净结石、防止结石复发。对于有症状的胆囊结石，首选的手术方式为腹腔镜胆囊切除术。

7.【答案】A

【解析】由于患者没有胆囊炎发作史和症状，胆囊结石的直径也相对较小，目前可以选择观察和随诊。如果患者没有出现症状或并发症，可以继续监测胆囊结石的情况，并根据患者的症状和体征进行进一步处理。

8.【答案】D

【解析】腹部超声（B超）是首选检查方法，腹部CT、磁共振胆胰管水成像（MRCP）可明确结石的大小、部位、数量，胆道梗阻的部位和程度。

9.【答案】D

【解析】患者的临床表现考虑为急性胆道感染（急性梗阻性化脓性胆管炎），治疗原则是紧急手术，切开胆总管减压，取出结石解除梗阻和通畅引流胆道。应边抗休克边手术。

10.【答案】C

【解析】胆汁反流为急性胰腺炎最常见原因。由于大部分的人胆总管与主胰管均在进入十二指肠乳头前汇合，所以一些胆道疾病，如胆石症、胆管炎、胆道蛔虫病等，可使胆汁向胰管反流并激活胰酶，同时也导致胰管内胰酶引流不畅，胰液反流而引起胰腺组织损害。

第八节　急性胆囊炎

一、A_1 型题

1.【答案】C

【解析】急性胆囊炎最严重的并发症是胆囊坏疽穿孔引起胆汁性腹膜炎。患者全身中毒症状明显，常危及生命。

2.【答案】A

【解析】急性胆囊炎的临床表现：常在进食油腻食物后发病，主要表现为右上腹剧烈绞痛，阵发性加重，向右肩背部放射，可伴恶心、呕吐等消化道症状，严重者可有畏寒、发热，体检右上腹有压痛、肌紧张，Murphy 征阳性，常可触及肿大且有触痛的胆囊。感染加重时部分患者可出现黄疸，既可能是结石排入胆管造成梗阻，也可能是胆囊炎症波及胆管所致。如病变继续发展，可形成胆囊积脓、坏死、穿孔，导致弥漫性腹膜炎，也可引起胆源性肝脓肿或膈下脓肿。

3.【答案】D

【解析】慢性肝炎渐进性黄疸加重，一般无发热；急性肝炎黄疸先出现，一般不伴高热；急性胆囊炎突发性右上腹持续性绞痛，部分患者会轻度黄疸；急性梗阻性化脓性胆管炎腹痛、寒战高热、黄疸依次出现；急性阑尾炎无黄疸。

4.【答案】B

【解析】急性单纯性胆囊炎仅在胆囊黏膜产生炎症、充血和水肿，可考虑先用非手术治疗控制炎症，待进一步查明病情进行择期手术。

5.【答案】B

【解析】急症手术适应证：①发病在 72 小时以内者。②经非手术治疗无效且病情恶化者。③有胆囊穿孔、弥漫性腹膜炎、急性化脓性胆管炎、急性坏死性胰腺炎等并发症者。

6.【答案】D

【解析】对于全身情况和胆囊局部病变情况允许的患者，应采用腹腔镜或开腹手术行胆囊切除术。对于高危患者，或胆囊局部炎症水肿、粘连严重，局部解剖关系不清的患者，急症手术中宜选用胆囊造口术减压引流，3 个月后择期行胆囊切除术。超声引导下经皮经肝胆囊穿刺引流术适用于病情危重又不宜手术的化脓性胆囊炎患者。

7.【答案】D

【解析】急性梗阻性化脓性胆管炎容易合并感染性休克，此时理想的治疗措施是紧急手术解除胆道梗阻并引流，及早而有效地降低胆管内压力。

二、A_2 型题

8.【答案】B

【解析】急性胆囊炎患者右上腹或剑突下发作性疼痛，阵发性加剧，进食油腻食物后，伴恶心、呕吐、发热。体检右上腹压痛、Murphy 征阳性。急性阑尾炎腹痛特点为转移性右下腹痛。急性胰腺炎常突发剧烈腹痛，腹膜炎体征较为明显。胃十二指肠溃疡多有周期性、季节性、节律性上腹部疼痛。胆总管结石、胆管炎则多有巩膜及皮肤黄染。综上所述，本例患者应首先考虑急性胆囊炎。

9.【答案】D

【解析】患者为中年女性，胆道疾病发作史 1 年，腹痛、高热、黄疸、休克征象（脉搏 120 次/分，血压 70/50mmHg），首先考虑诊断急性梗阻性化脓性胆管炎。治疗原则为紧急手术解除胆道梗阻并引流，及早而有效地降低胆管内压力，通常采取的措施是联合适用足量有效的抗生素，纠正水电解质紊乱，恢复血容量，对症治疗，抗休克的同时及时行手术治疗（通常用胆总管切开减压、T 管引流）。

10.【答案】D

【解析】腹部 CT 或磁共振胆胰管水成像（MRCP）可了解胆囊病变情况及肝内外胆管情况。

11.【答案】B

【解析】右上腹持续性疼痛伴阵发性加剧，有恶心、呕吐、畏寒、发热，无黄疸，考虑急性胆囊炎。

三、A_3/A_4 型题

12.【答案】B

【解析】急性化脓性胆囊炎的症状：右上腹绞痛（多在饱餐、进食油腻食物后、夜间发作），疼痛可放射至右肩部、肩胛部、背部，伴有恶心、呕吐。一般为低度或中度发热，当发展为化脓性胆囊炎时，可有寒战、高热，少数患者出现黄疸。体征：右上腹饱满，呼吸运动受限，有压痛、反跳痛及肌紧张，Murphy 征（+），有时可触及肿大的胆囊。本例描述患者的临床表现符合急性化脓性胆囊炎的发病特点。

13.【答案】A

【解析】急性化脓性胆囊炎的诊断首选腹部 B 超检查。

14.【答案】E

【解析】如果胆道梗阻未能解除，胆管炎未被控制，可发生急性梗阻性化脓性胆管炎（AOSC），患者可在查科（Charcot）三联征的基础上出现休克、意识障碍的症状，即雷诺（Reynolds）五联征。急性梗阻性化脓性胆管炎治疗关键是紧急手术解除胆道梗阻并减压引流，控制感染和治疗感染性休克，以挽救患者生命。手术原则尽快切开胆总管减压，吸净脓性胆汁，尽量取净结石，T 形管引流，胆囊切除。

15.【答案】E

【解析】患者中年男性，餐后突发右上腹及剑突下痛，放射至右肩及后背部，2 小时后疼痛剧烈，伴恶心、呕吐，吐后不缓解。数年胃病史及胆石症史，间有胆绞痛发作。查体：痛苦病容，体温稍高，呼吸浅快。全腹胀，上腹局部腹膜刺激征，移动性浊音可疑。白细胞计数增多，尿淀粉酶升高明显。目前不能明确诊断，胃十二指肠溃疡穿孔、急性胆囊炎、急性肠梗阻、急性胰腺炎都有支持诊断的依据，但因为有局部腹膜刺激征，故可以排除急性胃肠炎。

16.【答案】C

【解析】腹痛、腹泻多见于急性胃肠炎，不会出现上腹肌紧张和压痛、反跳痛。上腹肌紧张和压痛、反跳痛属于腹膜刺激征。

17.【答案】E

【解析】为明确以上各项可能诊断，可选择立位腹部 X 线平片检查、急诊 B 超检查、血清淀粉酶检查、诊断性腹腔穿刺检查。因为患者可能为胃十二指肠溃疡穿孔，故不宜做急诊上消化道钡剂检查，以免加重病情。

18.【答案】B

【解析】对腹痛原因仍不确定的患者，即使腹痛已改善，但须注意后续观察及 24 小时后的追踪复诊。需要继续追踪的患者，回家后应避免使用吗啡、哌替啶，以免掩盖病情。

第九节　急性胰腺炎

一、A_1 型题

1.【答案】A

【解析】禁食、胃肠减压的主要目的是减少食物对胃肠道的刺激，从而减少胰液的分泌，减轻胰液对自身组织的“消化”。

2.【答案】B

【解析】急性胰腺炎临床表现为急性起病，突发上腹痛可伴有呕吐、发热等，多与饮酒或脂肪餐有关。主要腹部体征是上腹压痛。血淀粉酶升高对诊断很有意义，但血清淀粉酶水平与病情轻重并不平行。血清淀粉酶于起病后 2～12 小时开始升高，24 小时开始下降，持续 4～5 天。

3.【答案】A

【解析】轻症急性胰腺炎：急性发作的腹痛，常为持续性剧痛，多位于上腹或偏左上腹，部分患者腹痛向腰背部放射，仰卧位时明显，疼痛可持续数小时或数日，常伴有恶心、呕吐，呕吐后无舒适感。部分患者出现发热、黄疸。

4.【答案】E

【解析】血清淀粉酶、脂肪酶的高低与病情程度无确切关联，部分患者的胰酶可不升高。

5.【答案】A

【解析】镇痛可用哌替啶；不宜使用胆碱能受体阻断药和吗啡，吗啡可引起 Oddi 括约肌收缩。

6.【答案】D

【解析】血清淀粉酶在起病后 2～12 小时开始升高，24 小时达高峰，持续 4～5 天。血清淀粉酶超过正常值 3 倍可确诊此病。淀粉酶的高低并不一定反映病情轻重，出血坏死型胰腺炎淀粉酶值可正常或低于正常。其他急腹症如消化性溃疡穿孔、胆石症、胆囊炎、肠梗阻等都可有血清淀粉酶升高，但一般不超过正常值 2 倍。尿淀粉酶升高较晚，在发病后 12～14 小时开始升高，下降缓慢，持续 1～2 周，但尿淀粉酶受患者尿量的影响。

7.【答案】A

【解析】淀粉酶的高低不一定反映病情轻重，出血坏死型胰腺炎淀粉酶值可能正常或低于正常。

8.【答案】B

【解析】我国急性胰腺炎最常见的病因是胆道疾病。胆道疾病包括胆石症、胆道感染等，这些疾病可导致胆道阻塞，进而引发胰腺炎。胆道阻塞会导致胆汁回流到胰腺，激活胰腺内的消化酶，造成胰腺自身组织的炎症和损害。

9.【答案】C

【解析】预防急性胰腺炎的措施有积极治疗胆、胰及血脂异常等疾病，适度饮酒及进食，部分患者需严格戒酒。

10.【答案】E

【解析】急性胰腺炎的治疗原则包括：①抑制胰腺分泌禁食，必要时胃肠减压；应用抑酸药、生长抑素及其类似物。②抑制胰酶活性及合成常用药物有加贝酯等。③镇痛可用哌替啶；不宜使用胆碱受体阻断药和吗啡。④内镜、腹腔镜或手术治疗主要目的是去除病因。适用于胆总管结石性梗阻、化脓性胆管炎、胆源性败血症、胆囊结石、胰胆管狭窄、慢性胰腺炎等。⑤抗菌药适用于胆源性，轻症应选择针对革兰阴性菌和厌氧菌类。其他病因轻症患者一般不用抗生素；重症患者推荐首选亚胺培南或美罗培南等广谱、高效抗生素。⑥监护主要用于重症患者。监护内容包括症状、体征、实验室指标和影像学变化。⑦器官支持主要用于重症患者，包括抗休克、液体复苏、呼吸功能支持、维护肠功能、血液净化。⑧营养支持可短期通过肠外补充能量。病情缓解时，应尽早过渡至肠内营养，以增强肠道黏膜屏障，防止肠内细菌移位。⑨中药包括柴胡、黄连、黄芩、厚朴、木香、白芍、大黄（后下），应随症加减。

11.【答案】C

【解析】腹部CT检查对判断有无胰腺炎、疾病程度、胰腺局部并发症及鉴别诊断均有重要的价值。

12.【答案】B

【解析】急性坏死性胰腺炎少数患者因血性腹水渗至皮下引起脐周或肋腹部的皮肤呈青紫色，其余症状在急性水肿性胰腺炎和急性坏死性胰腺炎中均可出现。腹部体征：①视诊，腹部多平坦，但出血坏死性胰腺炎可因肠麻痹而出现腹胀，并发胰腺囊肿或脓肿时，可有局限性隆起。②触诊，压痛、反跳痛与肌紧张可因病变程度和部位不同而各异。一般情况下，多在上腹部有程度不同的压痛，但压痛部位与病变部位有关。③叩诊，有肠胀气时，叩诊呈鼓音，若腹腔有渗液时，则叩诊呈浊音，并可测出移动性浊音。④听诊，肠音多减弱，当出现肠麻痹时，可呈“安静腹”。

二、A_2 型题

13.【答案】E

【解析】急性胰腺炎时血、尿淀粉酶均明显高于正常。

14.【答案】C

【解析】患者有胆囊结石病史，根据上腹剧烈疼痛，向腰背部放射，伴恶心、呕吐等症状，考虑急性胰腺炎，现发病1天，首选血清淀粉酶检查。

15.【答案】D

【解析】逆行胰胆管造影（ERCP）为经口→胃→十二指肠降部→胰胆管开口处→胰管、胆管注入造影剂→行胰胆管造影及各种治疗。ERCP可诱发胰腺炎和胆管炎。由于腹痛的部位在“剑突下”，因此诊断为胰腺炎。

16.【答案】A

【解析】消化性溃疡急性穿孔典型患者表现为腹痛突然发生或加重，腹肌紧张，肝浊音界减小或消失，立位X线平片检查可发现膈下游离气体。十二指肠溃疡合并胃肠穿孔者，可有腹膜感染，甚至感染性休克的表现。急性穿孔典型的腹部体征为肝浊音界消失或缩小；腹膜刺激征，即压痛、反跳痛和肌紧张。

17.【答案】B

【解析】急性胰腺炎临床表现为急性起病，突发上腹痛可伴有呕吐、发热等，多与饮酒或脂肪餐有关。主要腹部体征是上腹压痛。血尿淀粉酶测定是急性胰腺炎最常用的诊断方法。血清淀粉酶在发病后2~12小时开始升高，48小时开始下降，持续3~5天。

18.【答案】B

【解析】急性胰腺炎时，腹痛是最常见的症状，急性发作常在胆石症发作不久、大量饮酒或暴饮暴食后发病。腹痛常位于上腹中部，亦可偏左或偏右，疼痛剧烈呈持续性钝痛、刀割痛、钻痛或绞痛，疼痛主要位于左上腹，向后腰部及左肩部放射；累及全胰时疼痛范围广，呈束带状向腰背部放射。取弯腰体位可减轻疼痛。水肿型患者腹痛3~5天可缓解，出血坏死型者剧痛持续时间较长，当有腹膜炎时则疼痛弥漫全腹。

19.【答案】E

【解析】急性胰腺炎患者腹痛为最早出现的症状，往往在暴饮暴食或极度疲劳之后发生，多为突然发作，位于上腹正中或偏左。疼痛为持续性进行性加重，似刀割样。疼痛向背部、胁部放射。若为出血坏死性胰腺炎，发病后短暂时间内即为全腹痛、急剧腹胀，同时很快即出现轻重不等的休克。恶心、呕吐发作频繁，起初为胆汁样物，病情进行性加重，很快即进入肠麻痹，则吐出物为粪样。出血坏死性胰腺炎，胰液以至坏死溶解的组织沿组织间隙到达皮下，并溶解皮下脂肪，而使毛细血管破裂出血，使局部皮肤呈青紫色，有的可融成大片状，在腰部前下腹壁，亦可在脐周出现。根据该患者的症状、体征考虑为急性出血坏死性胰腺炎。

三、A_3/A_4 型题

20.【答案】D

【解析】该中年男性患者酒后急性上腹痛，进行性加重，向腰背部放散，呕吐后腹痛未减轻，既往有“胆石症”病史，上腹有压痛等，为典型的急性胰腺炎的临床表现。

21.【答案】A

【解析】发病2天的急性胰腺炎，为明确诊断，应首先进行的检查是血、尿淀粉酶测定，因为血清淀粉酶在起病2~12小时开始升高，24小时达高峰，持续4~

5天，尿淀粉酶在起病12~14小时开始升高，持续1~2周。

22.【答案】B

【解析】急性胰腺炎最基本的治疗是禁食补液，以减少胰腺的分泌，该患者最可能是急性水肿型胰腺炎，禁食补液更是最基本的治疗。

23.【答案】E

【解析】急性胰腺炎的症状为急性发作的腹痛，常为持续性剧痛，多位于上腹或偏左上腹，部分患者腹痛向腰背部放射，仰卧位时明显，疼痛可持续数小时或数日，常伴有恶心、呕吐，呕吐后无舒适感。

24.【答案】D

【解析】血尿淀粉酶测定是急性胰腺炎最常用的诊断方法。血清淀粉酶在发病后2~12小时开始升高，24小时达高峰，持续4~5天。

25.【答案】C

【解析】血钙<2mmol/L，血糖>11.2mmol/L（无糖尿病病史）代表胰腺炎病情加重。

第四单元　泌尿与生殖系统

第一节　尿路感染

一、A_1型题

1.【答案】C

【解析】尿路感染中最常见的致病菌为大肠埃希菌。

2.【答案】D

【解析】尿路感染有尿路刺激征（尿频、尿急、尿痛、排尿困难、下腹部疼痛）、感染中毒症状、腰部不适等。

3.【答案】E

【解析】部分肾盂肾炎患者尿中可见白细胞管型。

4.【答案】B

【解析】尿路感染前次治疗停药后1个月内尿路感染再发是上次治疗后复发，而1个月后再发，则常是重新感染，因此应该是1个月。

5.【答案】E

【解析】尿道综合征，有明显的尿频、尿急、排尿困难等尿路刺激症状，但多无全身表现，多次检查尿常规无白细胞尿，尿细菌培养无真性菌尿。该综合征有一部分可能为病原体感染，另一部分可能为非感染性疾病。所以与尿路感染鉴别的最根本点是真性细菌尿的有无。

6.【答案】B

【解析】上尿路感染主要是肾盂肾炎，多见于育龄期女性、老年人、免疫力低下及尿路畸形者。

7.【答案】C

【解析】急性肾盂肾炎首次发生者致病菌80%为大肠埃希菌，应在留取尿细菌检查标本后立即开始治疗，多采用静脉给药，72小时显效者无须换药，否则按药敏结果更改抗生素。

8.【答案】D

【解析】根据实验室检查定位，出现下列情况提示上尿路感染：膀胱冲洗后尿培养阳性；尿沉渣镜检有白细胞管型，并排除间质性肾炎、狼疮肾炎等疾病；肾小管功能不全的表现。急性肾盂肾炎尿显微镜检查有白细胞、红细胞、上皮细胞，可见到白细胞管型。下尿路感染则没有。

9.【答案】C

【解析】尿路感染最常见致病菌，其中以大肠埃希菌最为常见，占全部尿路感染的75%~90%。

10.【答案】E

【解析】慢性肾盂肾炎的临床表现：①可有膀胱刺激征，如尿频、尿急、尿痛及排尿困难，可反复急性发作。②可有全身中毒症状，畏寒、发热、乏力、食欲缺乏。③局部症状，如腰酸、腰痛及肋脊角叩痛。④泌尿感染病史超过半年以上，抗菌治疗效果不佳。

11.【答案】E

【解析】肾静脉肾盂造影显示肾盂、肾盏变形，两肾大小不一，提示肾已有器质性病理改变，是慢性肾盂肾炎最确切有力证据。尿中有红、白细胞或培养细菌生长只说明存在活动性感染，急慢性都可存在。症状反复发作或迁延不愈只说明感染顽固，可以是多次感染或反复发作性感染，不一定是慢性复杂性肾盂肾炎。

12.【答案】D

【解析】慢性肾盂肾炎的易感因素包括尿路畸形，尿路梗阻如结石、肿瘤等，机体免疫功能降低如糖尿病患者或应用糖皮质激素者，尿道口及其周围炎症患者等。

13.【答案】E

【解析】尿路感染最常见致病菌，其中以大肠埃希菌最为常见，占全部尿路感染的75%~90%，其次为变形杆菌、克雷伯菌，新鲜中段尿细菌培养计数≥10^5/ml。

14.【答案】D

【解析】环丙沙星、氧氟沙星与β内酰胺类同为泌尿生殖系统感染的首选药，用于治疗单纯性淋病奈瑟菌尿道炎或宫颈炎。氟喹诺酮类对敏感菌所致的急、慢性前列腺炎以及复杂性前列腺炎，均有较好效果。环丙沙星也是铜绿假单胞菌性尿道炎的首选药。

二、A_2 型题

15.【答案】C

【解析】急性肾盂肾炎通常起病急，常有发热、寒战，体温多在38℃以上，伴一侧或两侧腰部钝痛或酸痛，尿频、尿急、尿痛、排尿困难等，也可伴有恶心、呕吐、头痛、全身酸痛等全身症状。部分患者尿路刺激症状不典型或缺如，严重者可伴随感染中毒性休克。体检可发现肾区叩击痛。尿显微镜检查有白细胞、红细胞、上皮细胞，还可见到白细胞管型。

16.【答案】D

【解析】患者有尿路感染，应选用单种有效抗菌药物常规剂量3日疗法。

17.【答案】A

【解析】尿路感染75%～90%为大肠埃希菌感染，绝大多数菌株对多种抗菌药敏感，一种抗菌药应连用3天。

三、A_3/A_4 型题

18.【答案】D

【解析】根据患者的症状和体征，以及尿液检查结果，最可能的诊断是急性肾盂肾炎。急性肾盂肾炎常见症状包括发热、尿频、尿急、尿痛伴腰痛，尿液检查可见尿蛋白、白细胞增多及白细胞管型。

19.【答案】C

【解析】急性肾盂肾炎一般用药的疗程是10～14天。

第二节　慢性肾小球肾炎

一、A_1 型题

1.【答案】C

【解析】慢性肾小球肾炎简称慢性肾炎，理想的血压控制目标为130/80mmHg以下，尿蛋白的治疗目标是争取减少至小于1g/d。

2.【答案】A

【解析】在无禁忌证的情况下，首选具有保护肾脏的药物，血管紧张素转换酶抑制药（ACEI）或血管紧张素Ⅱ受体阻断药（ARB）。

3.【答案】E

【解析】包括血尿、蛋白尿、水肿、高血压、肾功能损害（一过性）。

4.【答案】E

【解析】慢性肾小球肾炎是一种慢性进行性的肾小球疾病，其特点是肾小球滤过功能逐渐受损，可能导致肾功能不全。因此，治疗的主要目标是防止或延缓肾功能的进一步恶化。

二、A_2 型题

5.【答案】B

【解析】高血压、蛋白尿、血尿、水肿是肾小球肾炎的表现。

6.【答案】D

【解析】病史长，有蛋白尿、高血压，并在此基础上出现胃肠道症状，实验室检查有尿比重下降，贫血，提示慢性肾炎伴有肾功能异常。

7.【答案】B

【解析】慢性肾小球肾炎简称慢性肾炎，是指以蛋白尿、血尿、水肿、高血压为基本临床表现，起病方式不同，病情迁延，缓慢进展，终将发展为慢性肾衰竭的一组疾病。临床表现呈多样性，差异较大，主要表现为血尿、蛋白尿，可伴有水肿、高血压、肾功能不全，病情迁延，肾功能进行性减退，最终发展至尿毒症。

三、A_3/A_4 型题

8.【答案】D

【解析】慢性肾小球肾炎简称慢性肾炎，指以蛋白尿、血尿、水肿、高血压为基本临床表现，起病方式不同，病情迁延，缓慢进展，终将发展为慢性肾衰竭的一组疾病。慢性肾小球肾炎有明确蛋白尿、血尿和水肿病史，双肾同时受累；而慢性肾盂肾炎常有尿路刺激征，细菌学检查阳性，影像学检查双肾不对称性缩小。

9.【答案】E

【解析】慢性肾小球肾炎有明确蛋白尿，B超检查或静脉肾盂造影有鉴别诊断价值。行静脉肾盂造影会加重肾脏负担，只有B超简单易行可以直接观察肾脏大小，故为首选。

10.【答案】D

【解析】30岁，血压160/100mmHg可诊为高血压病，贫血、蛋白尿，眼底视网膜动脉细窄迂曲，BUN 16.4mmol/L，血肌酐309.4μmol/L均为肾损伤，血肌酐达133～442μmol/l，血尿素氮超过7.1mmol/L，患者可有无力、食欲缺乏、轻度贫血等临床表现。是属于肾功能失代偿期，应该是氮质血症期。

11.【答案】E

【解析】此患者尚未达到透析标准，需饮食和对症治疗等非透析综合治疗。

第三节　慢性肾衰竭

一、A_1 型题

1.【答案】B

【解析】慢性肾衰竭（或慢性肾脏病）病因多样、复杂，在我国以 IgA 肾病为主的原发性肾小球肾炎最为多见。

2.【答案】E

【解析】临床按照肾小球滤过率的水平将 CKD 分为 5 期，其中 2~5 期为慢性肾衰竭进展的不同阶段。1 期：肾损害 GFR 正常或升高［≥90ml/（min · 1.73m²）］。2 期：肾损害伴 GFR 轻度下降［60 ~ 90ml/（min · 1.73m²）］。3 期：GFR 中度下降［30 ~ 59ml/（min · 1.73m²）］。4 期：GFR 重度下降［15~29ml/（min · 1.73m²）］。5 期：肾衰竭［GFR<15ml/（min · 1.73m²）］。

3.【答案】A

【解析】对高钾血症患者，应积极处理，当血钾 > 5.5mmol/L 时，可用聚磺苯乙烯（降钾树脂）口服。

4.【答案】E

【解析】纠正贫血：给予补充 EPO 以及铁剂等造血原料。

5.【答案】B

【解析】慢性肾脏病（CKD）指肾损害或肾小球滤过率（GFR）<60ml（min · 1.73m²），持续时间>3 个月。

二、A_2 型题

6.【答案】B

【解析】中年男性患者反复水肿伴血压高 5 年，有慢性肾脏病病史。近半年来夜尿增多，有时牙龈出血和面色逐渐苍白等，说明已有肾功能不全，1 天前因感染而加重，逐渐神志不清，所以首选的检查是血肌酐。

7.【答案】C

【解析】利尿即经控制水、盐入量后仍水肿、少尿者可用氢氯噻嗪，无效时用呋塞米。慢性肾炎患者如肾功能尚好，可用氢氯噻嗪利尿、消除水肿。当肌酐清除率为 20ml/min 以下时，氢氯噻嗪疗效不佳，可选用呋塞米利尿治疗。

8.【答案】E

【解析】早中期慢性肾功能不全患者限制蛋白饮食，可以延缓慢性肾病的进展。

9.【答案】D

【解析】血管紧张素转换酶抑制药（ACEI）或血管紧张素Ⅱ受体阻断药（ARB）可以降低系统性高血压和肾小球内高压（无论有无系统性高血压），故可使用。

10.【答案】D

【解析】高钾血症是慢性肾衰竭的主要死亡原因之一，而突发抽搐、意识丧失、心搏骤停符合高钾血症表现，对于严重高钾血症，应及时给予透析治疗。

三、A_3/A_4 型题

11.【答案】D

【解析】根据患者的临床表现和实验室检查结果，可以判断该患者患有慢性肾脏疾病。国际公认的“肾脏病生存质量指导”（K/DOQI）的慢性肾脏疾病的分期依据为肾小球滤过率（GFR）的降低程度和肾脏损伤的程度。患者的血肌酐水平为 610μmol/L，可以判断患者的 GFR 已经严重受损，因此患者的慢性肾脏疾病分期为 4 期。

12.【答案】C

【解析】根据肾功能损害程度，慢性肾衰竭分为 4 个阶段，即肾功能代偿期（肾贮备能力下降期）、肾功能失代偿期（氮质血症期）、肾衰竭期和尿毒症期，分别对应 K/DOQI 分期的 2 期、3 期、4 期和 5 期，所以该患者符合肾衰竭期。

13.【答案】D

【解析】晚期肾衰竭患者多有血钾增高，尤其是少尿、代谢性酸中毒、用药不当及处于高分解状态等患者，可以出现致命的高钾血症。

14.【答案】D

【解析】早期多有乏力、失眠、记忆力减退、注意力不集中等症状。随着病情进展患者表现出尿毒症性脑病和周围神经病变症状，出现嗜睡、抽搐、昏迷，肢体（下肢更常见）远端对称性感觉异常，“不安腿”，肌无力等。

15.【答案】B

【解析】肾脏替代治疗包括血液净化和肾脏移植，其适应证包括：①限制蛋白摄入等不能缓解尿毒症症状。②难以纠正的高钾血症。③难以控制的进展性代谢性酸中毒。④难以控制的水钠潴留，合并充血性心力衰竭或急性肺水肿。⑤尿毒症性心包炎。⑥尿毒症脑病和进展性神经病变。

第四节　前列腺增生

一、A_1 型题

1.【答案】E

【解析】进行性加重的排尿困难，是前列腺增生最典型的症状。表现为排尿迟缓、断续、尿线变细、射程变短、终末滴沥、排尿时间延长，排尿结束后常有尿不尽感。

2.【答案】A

【解析】前列腺增生是良性前列腺增生的简称，是引起老年男性排尿障碍原因中最为常见的一种良性疾病。气候变化、劳累、情绪激动、饮酒、久坐等因素，可以导致增生的前列腺充血、水肿，加重梗阻症状，而出现急性尿潴留。

二、A_2 型题

3.【答案】D

【解析】根据患者临床表现及直肠指检结果提示患者为前列腺增生，现最大尿流率 10ml/s，符合手术指征。

4.【答案】E

【解析】直肠指检是诊断前列腺疾病重要的检查方法。前列腺增生时，可以触到前列腺增大、表面光滑、界限清晰、质韧、中央沟变浅或消失，据此即可作出初步判断。如果发生前列腺癌，直肠指诊会发现前列腺形状不规则、表面不光滑、有硬结等现象。

5.【答案】A

【解析】前列腺增生梗阻严重、残余尿量较多、症状明显而药物治疗效果不好，身体状况能耐受手术者，应考虑手术治疗。本例残余尿量较多，药物治疗效果不好，下一步首选的治疗方案为经尿道前列腺切除术。

6.【答案】C

【解析】前列腺增生手术治疗，首选经尿道前列腺切除术（TURP）。适应证：①药物无效的，残余尿>50ml。②有急性尿潴留史。③反复尿路感染合并膀胱结石。④并发肾功能损害或腹股沟疝。⑤可以耐受手术者。

三、A_3/A_4 型题

7.【答案】A

【解析】老年男性，饮酒后不能自行排尿，体检见耻骨上包块，有轻压痛为急性尿潴留，原因最可能为前列腺增生。

8.【答案】C

【解析】前列腺增生导致的尿潴留，最简便的诊断方法就是B超。

第五节　尿路结石

一、A_1 型题

1.【答案】D

【解析】绝大多数输尿管结石是肾结石排出过程中停留或嵌顿于输尿管的狭窄处所致，并以输尿管下 1/3 处最多见。

2.【答案】D

【解析】膀胱结石的典型症状为排尿突然中断，改变排尿姿势后，能使疼痛缓解。

3.【答案】E

【解析】保守治疗适用于直径<0.6cm、表面光滑、无远端尿路梗阻和感染的输尿管结石。

4.【答案】D

【解析】主要的禁忌证包括结石远端尿路梗阻、妊娠期、出血性疾病、严重的心脑血管疾病等。

5.【答案】B

【解析】输尿管结石可引起肾绞痛，典型的表现为疼痛剧烈难忍、辗转不安，并沿输尿管走行放射至腰部、上腹部和大腿内侧，常伴有恶心、呕吐等消化道症状。较大结石多在剧烈活动后出现血尿，可以是肉眼或镜下血尿，以后者更为常见。一般应该先通过X线或B超对结石进行定位。该患者肾绞痛伴血尿，首先考虑为上尿路结石，肾、输尿管及膀胱平片（KUB）能发现 95% 以上的结石，应先进行。

二、A_2 型题

6.【答案】B

【解析】肾绞痛是肾、输尿管结石典型的临床表现，尿路结石是中年男性中常见的一种疾病。

7.【答案】D

【解析】患者结石较大，且肾功能较差，首选手术治疗。

8.【答案】E

【解析】题干所示是输尿管结石典型的临床表现和尿液检查所见。肾结石可引起肾区疼痛伴肋脊角叩击痛。肾盂结石可无明显症状，活动后可出现上腹或腰部钝痛。

9.【答案】B

【解析】在肾功能正常的情况下，单发结石的治疗首选体外冲击波碎石。

10.【答案】D

【解析】膀胱结石典型症状为排尿中断并伴有尿频、尿急和尿痛的膀胱刺激症状及体位性排尿困难。小儿患者常用手搓拉阴茎或改变排尿姿势后能缓解和继续排尿。

11.【答案】D

【解析】对于直径≤2cm 的肾

结石和输尿管结石，应采取体外冲击波碎石，通过X线或B超对结石进行定位，利用高能冲击波聚焦后作用于结石，使结石裂解，随尿液排出体外。

第六节　异位妊娠

一、A_1 型题

1.【答案】E

【解析】20%～30%输卵管妊娠患者无停经史；妊娠试验阳性说明患者怀孕，但无法排除异位妊娠；后穹隆穿刺阴性，说明暂无血腹证，不能排除异位妊娠可能性；输卵管妊娠流产型或陈旧型可不发生内出血或量较少而不至形成休克。

2.【答案】E

【解析】诊断异位妊娠破裂最简单可靠的指标是阴道后穹隆穿刺。

3.【答案】C

【解析】异位妊娠是指受精卵在子宫以外的部位着床，最常见的是在输卵管内着床，占异位妊娠中的大多数。

4.【答案】D

【解析】输卵管妊娠和正常妊娠一样，合体滋养细胞产生HCG维持黄体生长。使甾体激素分泌增加，致使月经停止来潮，子宫增大变软（但小于妊娠周数），子宫内膜出现蜕膜反应。

5.【答案】B

【解析】盆腔体征妇科检查阴道可见少量血液，后穹隆饱满，触痛。宫颈举痛明显。子宫略增大变软，内出血多时子宫漂浮感；子宫后方或患侧附件区增厚、压痛或可触及边界不清的压痛包块。

二、A_2 型题

6.【答案】E

【解析】在不能排除异位妊娠时，可行诊断性刮宫术，获取子宫内膜进行病理检查。但异位妊娠的子宫内膜变化并无特征性，可表现为蜕膜组织，高度分泌相伴或不伴A-S反应。

7.【答案】A

【解析】阴道后穹隆穿刺辅助诊断异位妊娠被广泛采用，适用于疑有腹腔内出血患者。若抽出血液放置后不凝固，证明有腹腔内出血存在。

8.【答案】B

【解析】异位妊娠的治疗以手术为主，纠正休克的同时急症探查，切除患侧输卵管，也可行输卵管切开或开窗术，清除妊娠组织。

9.【答案】E

【解析】患者排卵期输卵管结扎史，有阴道流血，排出粉色膜状物，现突然剧烈腹痛，腹部出血征象，后穹隆饱满，宫颈举痛，此为输卵管妊娠主要体征之一。可诊断为输卵管妊娠破裂。

10.【答案】A

【解析】输卵管妊娠在流产或破裂前往往症状不明显，表现为停经、轻微下腹痛、少量阴道流血。破裂后表现为急性剧烈腹痛，持续性或阵发性，肛门坠胀，以至休克。检查常有腹腔内出血体征，子宫旁有包块，超声检查可助诊。

11.【答案】B

【解析】本题干主要考的是输卵管妊娠的诊断，根据停经史、阴道少量出血伴下腹痛、休克表现，腹叩诊移动性浊音（±），首先考虑输卵管妊娠流产。

三、A_3/A_4 型题

12.【答案】C

【解析】有停经史，不规则阴道流血，HCG阳性，附件区包块，下腹疼痛，高度怀疑异位妊娠。

13.【答案】D

【解析】对于非破裂型异位妊娠首选腹腔镜检查。

14.【答案】C

【解析】根据患者临床表现首先应询问患者是否有停经史，如确认停经，结合妇科检查，初步诊断为异位妊娠。

15.【答案】E

【解析】宫颈摇摆痛或宫颈举痛是输卵管妊娠的主要体征之一。

16.【答案】B

【解析】患者内出血较严重并处于休克状态，首先应给予的处理是积极抗休克的同时剖腹探查。

第七节　阴　道　炎

一、A_1 型题

1.【答案】B

【解析】外阴阴道假丝酵母菌作为机会致病菌，主要为内源性传染。

2.【答案】D

【解析】滴虫性阴道炎的传播途径：①经性交直接传播是主要传播方式。由于男性感染后常无症状，易成为传染源。②间接传播经公共浴池、浴盆、浴巾、游泳池、坐式便器、衣物等传播。

3.【答案】E

【解析】正常阴道分泌物涂片镜检可见少量孢子，只能说明有念珠菌存在，当该菌处于致病状态时可看到有大量出芽孢子、假菌丝或菌丝。

4.【答案】D

【解析】念珠菌适于酸性环境，pH<4.5，10%~20%的非孕妇女阴道内存在该菌，菌丝相时阴道炎症状明显。念珠菌感染主要为内源性感染，寄生于人口腔、肠道、阴道的念珠菌可相互传染，来自肠道的自身感染是该病反复感染的主要原因。

5.【答案】E

【解析】以下4项条件中3项阳性者，即可临床诊断为细菌性阴道病。①检出线索细胞。线索细胞即脱落的阴道表层细胞，边缘黏附大量的颗粒状物，细胞边缘不清或呈锯齿形，这些颗粒状物主要是加德纳尔菌。②胺试验阳性：分泌物滴入10%氢氧化钾1~2滴，闻到有鱼腥样臭味。③阴道pH>4.5（pH多为5.0~5.5）。④均质、稀薄的阴道分泌物。

6.【答案】A

【解析】治愈标准为连续3次月经净后复查阴道分泌物中滴虫均为阴性，取阴道分泌物前24~48小时应避免性交、局部用药、阴道盥洗及擦洗；并注意不作双合诊，窥器不涂润滑剂，以提高滴虫的阳性检出率。已婚者还应检查男方是否患有生殖器滴虫病，必要时应同时接受治疗。

二、A_2型题

7.【答案】E

【解析】糖尿病、妊娠、大量应用免疫制剂及广谱抗生素均是外阴阴道假丝酵母菌病常见的发病诱因。

8.【答案】B

【解析】细菌性阴道炎临床表现为均质、稀薄的阴道分泌物。阴道pH>4.5（pH多为5.0~5.5）。

9.【答案】E

【解析】10%~40%细菌性阴道病患者无临床症状，有症状者主要表现为阴道分泌物增多，有鱼腥味，尤其性交后加重，可伴有轻度外阴瘙痒或灼热感。

10.【答案】C

【解析】患者外阴瘙痒伴分泌物增多，外阴及阴道黏膜充血，阴道内有大量豆腐渣状分泌物，考虑为外阴阴道假丝酵母菌病。抗真菌治疗是处理外阴阴道假丝酵母菌病的首选方法，常用药物包括咪康唑、氟康唑等。

11.【答案】D

【解析】滴虫性阴道炎典型病例容易诊断，阴道分泌物悬滴法检查找到滴虫即可确诊。该病典型临床表现是阴道分泌物增多及外阴瘙痒。分泌物典型特点为稀薄脓性、泡沫状、有臭味。若合并其他感染，则呈脓性、黄绿色；若合并尿路感染，可有尿频、尿痛、尿急甚至血尿。妇科检查见阴道黏膜充血，严重者常有散在出血点，后穹隆白带增多，呈灰黄色泡沫状稀薄液体或黄绿色脓性分泌物，严重者白带中混有血丝。

12.【答案】B

【解析】外阴阴道假丝酵母菌病主要为内源性传染，分泌物白色稠厚，呈凝乳状或豆腐渣样，阴道黏膜充血，散在出血点，草莓样宫颈，后穹隆有多量白带，泡沫状分泌物。萎缩性阴道炎阴道分泌物增多，稀薄，淡黄色，感染严重时可呈脓血性白带，阴道黏膜萎缩，上皮皱襞消失，阴道黏膜充血，散在出血点。

三、A_3/A_4型题

13.【答案】B

【解析】取分泌物前先行碱性液体冲洗阴道会破坏阴道的酸碱平衡。

14.【答案】C

【解析】滴虫性阴道炎典型临床表现是阴道分泌物增多及外阴瘙痒。分泌物典型特点为稀薄脓性、泡沫状、有臭味。若合并其他感染，则呈脓性、黄绿色；若合并尿道感染，可有尿频、尿痛、尿急甚至血尿。妇科检查见阴道黏膜充血，严重者常有散在出血点，后穹隆白带增多，呈灰黄色泡沫状稀薄液体或黄绿色脓性分泌物，严重者白带中混有血丝。

15.【答案】B

【解析】滴虫不仅感染阴道，还可感染尿道、尿道旁腺及膀胱，甚至肾盂，需全身用药治疗。

16.【答案】B

【解析】豆腐渣样白带，外阴瘙痒是外阴阴道假丝酵母菌病的主要症状，根据典型的临床表现不难诊断，取少许阴道分泌物，放于盛有10%氢氧化钾玻片上，若在光镜下找到孢子和假菌丝即可确诊。

17.【答案】B

【解析】外阴阴道假丝酵母菌病治疗原则如下。①消除诱因：若有糖尿病应给予积极治疗，及时停用广谱抗生素、雌激素及糖皮质激素。勤换内裤，用过的内裤、盆及毛巾均应用开水烫洗。②单纯性外阴阴道假丝酵母菌病的治疗以局部短疗程抗真菌药物为主。局部用药可选用下列药物放于阴道内。咪康唑栓剂，每晚1粒（200mg），连用7天；克霉唑栓剂，每晚1粒（150mg），连用7天；制霉菌素栓剂，每晚1粒（10万U），连用10~14天。全身用药适用于对不能耐受局部用药者、未婚妇女及不愿采用局部用药者，可选用口服药物。常用氟康唑150mg，顿服。③复杂性外阴阴道假丝酵母菌病的治疗：

严重外阴阴道假丝酵母菌病应延长治疗时间。复发性外阴阴道假丝酵母菌病，抗真菌治疗分为强化治疗和巩固治疗。在强化治疗达到真菌学治愈后，给予巩固治疗至半年。强化治疗方案即在单纯性治疗的基础上延长1~2个疗程的治疗时间。④注意事项：妊娠合并外阴阴道假丝酵母菌病以局部治疗为主，禁用口服唑类药物；无须对性伴侣进行常规治疗，对有症状男性应进行假丝酵母菌检查及治疗，以预防女性重复感染。

第八节　痛　　经

一、A_1 型题

1.【答案】C

【解析】原发性痛经指生殖器官无器质性病变的痛经，占痛经90%以上。

2.【答案】C

【解析】行经前后出现的下腹痛，只有程度严重影响生活和工作质量者才称为痛经。原发性痛经与子宫内膜合成和释放的前列腺素增加有关。痛经，特别是原发性痛经很受精神、神经因素影响。腹腔镜检查对继发性痛经是最有价值的辅助诊断方法。

3.【答案】A

【解析】原发性痛经疼痛多自月经来潮后开始，最早出现在经前12小时，以行经第1日疼痛最剧烈。

4.【答案】E

【解析】原发性痛经的发生主要与月经时子宫内膜前列腺素（$PGF_{2\alpha}$）含量增高有关。$PGF_{2\alpha}$含量升高是造成痛经的主要原因。$PGF_{2\alpha}$含量高可引起子宫平滑肌过强收缩，血管痉挛，造成子宫缺血、缺氧状态而出现痛经。血管升压素、内源性缩宫素以及β-内啡肽等物质的增加也与原发性痛经有关。原发性痛经还受精神、神经因素影响。

5.【答案】E

【解析】原发性痛经可伴有恶心、呕吐、腹泻、头晕、乏力等症状，严重时面色发白、出冷汗。

6.【答案】D

【解析】痛经的药物治疗包括前列腺素合成酶抑制药，常用的药物有布洛芬、酮洛芬、甲氯芬那酸、双氯芬酸等。

二、A_2 型题

7.【答案】B

【解析】原发性痛经的发生与月经期子宫内膜释放的前列腺素有关。前列腺素引起子宫平滑肌收缩，导致下腹痉挛性绞痛。应用前列腺素合成酶抑制剂，能抑制前列腺素合成，使子宫张力和收缩性下降，达到治疗痛经的目的。

8.【答案】D

【解析】原发性痛经在青少年常见，疼痛多自月经来潮后开始，最早出现在经前12小时，月经来潮第1天疼痛最剧，常为下腹痉挛性疼痛，历时2~3天。有时伴有恶心、呕吐、腹泻、头晕、乏力等症状，严重时面色发白、出冷汗，甚至晕厥。妇科检查无异常发现。

9.【答案】A

【解析】口服避孕药适用于要求避孕的痛经妇女，有效率达90%以上。避孕药可抑制排卵，降低月经血中前列腺素的含量、血管升压素及缩宫素水平，抑制子宫活动。

10.【答案】A

【解析】痛经者子宫内膜和月经血中PG含量较正常妇女明显升高。

第五单元　血液、代谢、内分泌系统

第一节　缺铁性贫血

一、A_1 型题

1.【答案】E

【解析】缺铁性贫血好发人群：妊娠妇女、月经期妇女、婴幼儿和儿童是高发患者群，其中2岁以下婴幼儿和生育年龄妇女患病率最高。

2.【答案】D

【解析】缺铁性贫血缺铁诊断依据：总铁结合力>64.4μmol/L，铁粒幼红细胞<15%，转铁蛋白饱和度<15%，血清铁蛋白<12μg/L，血清铁<8.95μmol/L；

3.【答案】C

【解析】血清铁蛋白是体内贮备铁的指标，低于12μg/L说明体内储存铁降低，是缺铁性贫血最早出现的实验室指标异常。

4.【答案】E

【解析】缺铁性贫血诊断：男性 Hb<120g/L，女性 Hb<110g/L，孕妇 Hb<100g/L，血清铁蛋白<12μg/L，血清铁<8.95μmol/L。

5.【答案】D

【解析】缺铁性贫血的病因：①需铁量增加而摄入不足，如婴儿生长发育期、妇女月经、妊娠、哺乳期等。②铁的吸收障碍：萎缩性胃炎、胃切除术可致胃酸缺乏，胃-空肠吻合术后、慢性腹泻等。③慢性失血：常由月经过多、钩虫病、长期痔疮出血和溃疡病反复出血等引起，是缺铁性贫血常见的原因。

6.【答案】B

【解析】再生障碍性贫血属于造血干细胞异常引起的贫血，缺铁性贫血属于造血原料不足或利用障碍引起的贫血，PNH 属于造血细胞凋亡亢进引起的贫血，遗传性球形红细胞增多症属于红细胞破坏过多引起的贫血，炎症性贫血属于慢性炎症消耗过多引起的贫血。

7.【答案】D

【解析】缺铁性贫血除一般贫血症状外，常出现行为异常、乏力、心悸、耳鸣、烦躁易激动、注意力不集中等，一般不会引起出血时间延长。

8.【答案】E

【解析】缺铁性贫血的表现主要包括疲乏，无力，精神萎靡，皮肤、黏膜苍白，心血管系统表现如活动后心悸、气短，神经系统表现如头痛、头晕、耳鸣、易倦、注意力不集中。巨核细胞是一种骨髓中的细胞，参与血小板的产生，局部增生灶见巨核细胞增多不是缺铁性贫血的表现。

9.【答案】B

【解析】常用口服铁剂有硫酸亚铁、富马酸亚铁、琥珀酸亚铁等。口服铁剂后5~10天网织红细胞开始上升，7~12天达高峰，其后开始下降；2周后血红蛋白开始上升，一般2个月左右恢复正常；待血红蛋白正常后，至少再继续服药4~6个月，以补充储存铁，待血清铁蛋白正常后停药。

10.【答案】D

【解析】含铁酶和铁依赖酶活性降低引起的组织缺铁表现包括如下几种。①黏膜损害，如口腔炎、舌炎、吞咽困难等。②外胚叶组织营养缺乏表现，如皮肤干燥、毛发无泽、反甲等。③精神神经系统表现，如行为异常、烦躁、易怒、异食癖等。

11.【答案】C

【解析】缺铁性贫血是一种小细胞低色素性贫血。

二、A_2 型题

12.【答案】C

【解析】该女性患者由于月经量多引起贫血。血白细胞和血小板正常，骨髓红系增生活跃，中晚幼红细胞体积小，胞质偏蓝，均支持缺铁性贫血。由于诊断为缺铁性贫血，所以治疗应首选口服铁剂。

13.【答案】D

【解析】本题考虑为缺铁性贫血，51铬红细胞半寿期测定主要用于溶血性贫血检测红细胞寿命。

14.【答案】E

【解析】根据患儿面色苍白，出生后未加辅食，血红蛋白降低，平均红细胞容积<80fl，血清铁蛋白水平降低，可以初步诊断为缺铁性贫血。人乳、牛乳中含铁量均低，如不及时添加含铁丰富的辅食，就容易发生缺铁性贫血。巨幼细胞贫血是大细胞性贫血，平均红细胞容积>94fl；溶血性贫血平均红细胞容积多正常。

15.【答案】B

【解析】胃大部分切除后胃酸减少，以及食物不经过十二指肠，小肠蠕动快，影响铁盐的吸收，导致缺铁性贫血，可出现选项 A、C、D 各项表现；胃切除后可因内因子缺乏导致 B 族维生素吸收减少发生巨幼细胞贫血，出现步态不稳、深感觉减退等神经系统表现。缺血性贫血性心脏病可出现心脏听诊的异常，但多发生于长期严重的贫血，较为少见。

16.【答案】B

【解析】缺铁性贫血的主要治疗原则为补充铁剂和去除病因，首选口服铁剂治疗。

17.【答案】C

【解析】患者月经过多提示存在贫血的病因，实验室检查见血清铁降低（<500μg/L），总铁结合力升高（>3600μg/L），最可能诊断为缺铁性贫血。

18.【答案】B

【解析】患者有食欲缺乏半年的症状，提示可能存在营养不良或吸收障碍。血红蛋白水平为80g/L，红细胞计数为 3.1×10^{12}/L，这两个数值都低于正常范围，提示贫血的存在。网织红细胞的含量为0.02，这说明骨髓中有活跃的红细胞生成，提示贫血是由于红细胞生成不足引起的。骨髓象显示幼红细胞增生活跃，中晚幼红细胞为主，幼红细胞体积小、胞质少、边缘不整。这些特征与缺铁性贫血的骨髓象相符。粒细胞系和巨核细胞系正常，这排除了再生障碍性贫血的可能性。因此，根据患者的临床表现、实验室检查和骨髓象结果，最可能的诊断是缺铁性贫血。

19.【答案】B

【解析】患者 Hb 60g/L，MCV 72fl，MCHC 27%，均低于正常值，由此诊断为缺铁性贫血。含铁酶和铁依赖酶活性降低引起的组织缺铁表现包括：①黏膜损害，如口腔炎、舌炎、吞咽困难等。②外胚叶组织营养缺乏表现，如皮肤干燥、毛发无泽、反甲等。

③精神神经系统表现，如行为异常、烦躁、易怒、异食癖等。

20.【答案】E

【解析】根治缺铁性贫血的关键是去除病因。严重贫血，血红蛋白低于70g/L者，可多次少量输注浓缩红细胞，以尽快纠正贫血症状。

21.【答案】A

【解析】缺铁性贫血患者膳食中应注意选择含铁丰富且吸收率高的食物尤其是猪肝和瘦肉。

22.【答案】D

【解析】根据世界卫生组织的资料：Hb的低限值在6个月至6岁者为110g/L，6～14岁为120g/L，海拔每升高1000m，Hb上升4%；低于此值者为贫血。6个月以下的婴儿由于生理性贫血等因素，血红蛋白值变化较大，目前尚无统一标准。该患儿1岁，因此Hb的低限值为110g/L。贫血程度分类：根据外周血血红蛋白含量可分为4度。①轻度：Hb为90～110g/L。②中度：Hb为60～90g/L。③重度：Hb为30～60g/L。④极重度：Hb＜30g/L。该患儿Hb 50g/L，属于重度贫血。

23.【答案】C

【解析】口服铁剂宜选用二价铁盐，易于吸收。于两餐之间口服可减少胃肠刺激。同时服用维生素C可以促进铁的吸收。铁剂应连续服用至血红蛋白正常后至少持续4～6个月再停药，以补充贮存铁。牛奶、茶、咖啡、钙片等抑制铁吸收，不宜与铁剂同服。

三、A_3/A_4型题

24.【答案】C

【解析】患者血红蛋白浓度低于正常，MCV低于80fl，MCHC低于32%，白细胞和血小板正常，病后有上腹部不适，大便隐血阳性，最有可能是胃部疾病引起的缺铁性贫血。慢性病性贫血既往有慢性炎症、感染和肿瘤病史。肾性贫血有肾病病史，铁粒幼细胞性贫血常有血清铁蛋白浓度增高，铁粒幼细胞增多，可有遗传致病因素，可做血清铁蛋白浓度测定以鉴别。患者既往体健，故最有可能是缺铁性贫血。

25.【答案】C

【解析】缺铁性贫血的总铁结合力应该是升高。

26.【答案】C

【解析】患者长期乏力，血红蛋白水平低于正常范围，平均红细胞血红蛋白浓度低，平均红细胞体积小，网织红细胞计数低，血清铁水平低，而总铁结合力高，支持了缺铁性贫血的诊断。

27.【答案】D

【解析】缺铁性贫血的治疗首选口服铁剂，补充铁元素，以提高血红蛋白水平和红细胞的生产。

28.【答案】D

【解析】缺铁性贫血的主要表现包括：①一般表现，疲乏、无力、精神萎靡是最多见的症状，皮肤、黏膜苍白是主要体征。②各系统的表现，如心血管系统的活动后心悸、气短，神经系统的头痛、头晕、耳鸣、易倦以及注意力不集中，消化系统的食欲缺乏、恶心等较常见。根据患者症状考虑可能缺乏的是铁。

29.【答案】A

【解析】为确诊缺铁性贫血需要进一步进行的检查是血红蛋白测定。

第二节 原发免疫性血小板减少症

一、A_1型题

1.【答案】E

【解析】ITP时，毛细血管脆性应是增强的，导致出血，加重血小板消耗。

2.【答案】C

【解析】原发免疫性血小板减少症可见血小板形态大而松散，染色较浅，出血时间延长，凝血时间正常，血块收缩不良或不收缩，凝血酶原消耗减少，凝血酶生成不良。

3.【答案】E

【解析】原发免疫性血小板减少症血小板计数明显减少，而过敏性紫癜血小板计数正常。

4.【答案】C

【解析】原发免疫性血小板减少症的主要表现：①急起畏寒、发热。②出血部位广泛，皮肤黏膜出血广泛且严重。③脾脏大。④预后良好。⑤血小板＜$50\times10^9/L$。慢性型的主要表现：①起病缓慢，病程长。②出血轻，一般为皮肤、鼻、牙龈出血和月经过多。③可以轻度脾大。④少部分可痊愈。⑤血小板多在$50\times10^9/L$以上。A为慢性出血、白血病的表现；B为粒细胞缺乏症表现；D见于胃肠道疾病和颅内高压；E见于白血病。

5.【答案】A

【解析】原发免疫性血小板减少症的常用治疗方法包括糖皮质激素、脾切除、免疫抑制药，急症处理包括血小板输注、静脉注射丙种球蛋白、大剂量泼尼龙、血浆置换。

6.【答案】C

【解析】免疫性疾病首选激素治疗。首次诊断ITP的治疗首选糖皮质激素，即口服醋酸泼尼松。

7.【答案】E

【解析】血小板减少的常见病因包括：①生成减少，如再生障碍性贫血、急性白血病等。②破坏过多，如原发免疫性血小板减少症（ITP）、药物和其他原因的免疫性血小板减少症。③消耗过多，如血栓性血小板减少症、弥散性血管内凝血（DIC）等。④血小板分布异常，如脾大、低温麻醉等。

8.【答案】A

【解析】血小板减少症患者当血小板$<20\times10^9/L$应卧床休息，避免外伤，出血倾向明显者应给予血小板成分输注，同时由于引起血小板减少症的病因不同，应针对原发病给予相应的治疗。

9.【答案】E

【解析】原发免疫性血小板减少症出血多表现为皮肤黏膜出血（包括牙龈、鼻出血），也可有内脏出血。月经过多较常见。较少有肌肉出血。故选E。

10.【答案】B

【解析】弥散性血管内凝血是一种严重的凝血系统紊乱，在全身多个器官中发生血小板消耗，导致血小板减少。

11.【答案】D

【解析】血小板减少症的主要临床表现是出血倾向，可表现为皮肤瘀点（或称出血点）、紫癜、瘀斑和外伤后不易止血及鼻出血、牙龈出血、月经过多等，严重内脏出血较少见。

12.【答案】B

【解析】在临床上当血小板$>50\times10^9/L$时一般出血不明显，但当血小板$<50\times10^9/L$时，轻度损伤即可有出血倾向，手术后可出血不止；血小板$<20\times10^9/L$时，可有自发出血，而血小板$<10\times10^9/L$时，常有明显出血，表现为全身多部位出血，甚至出现口腔颊黏膜血疱和视物模糊（眼底出血），后两者常是颅内出血的先兆。

二、A_2型题

13.【答案】C

【解析】正常血小板计数参考值为$(100\sim300)\times10^9/L$。血小板$<100\times10^9/L$为血小板计数减少。血小板减少症的临床表现常因病因不同而异，如常见的再生障碍性贫血和急性白血病等，除有血小板减少症的出血表现外，常伴有贫血和白细胞的异常。

三、A_3/A_4型题

14.【答案】C

【解析】根据患者出血表现，外周血小板数量减少，骨髓检查巨核细胞增多伴产板型巨核细胞减少，考虑为原发免疫性血小板减少症（ITP）。

15.【答案】C

【解析】输注血小板的指征：血小板$<20\times10^9/L$、严重广泛出血者、疑有颅内出血者。一般不用反复输浓缩血小板，故选项B错。

16.【答案】B

【解析】患者有月经增多、皮肤瘀斑和牙龈出血的症状，以及脾脏肋下可触及的体征。实验室检查显示血红蛋白和红细胞计数略低，白细胞计数正常，但血小板计数明显降低。骨髓检查发现巨核细胞增多，但产生的血小板数量较少。这些结果支持了原发免疫性血小板减少症（ITP）的诊断。

17.【答案】A

【解析】血小板抗体检查能够帮助排除其他原因引起的血小板减少，确认ITP的诊断。

18.【答案】D

【解析】首次诊断ITP的治疗首选糖皮质激素，首选口服醋酸泼尼松，每天用量开始为$1\sim1.5mg/kg$，一次顿服。待血小板恢复正常或接近正常后逐渐缓慢减量。

19.【答案】D

【解析】许多血小板减少疾病可以通过骨髓象检查来与原发免疫性血小板减少症相鉴别。

20.【答案】B

【解析】血小板减少症的临床表现常因病因不同而异，如常见的再生障碍性贫血和急性白血病等，除有血小板减少症的出血表现外，常伴有贫血和白细胞的异常。而临床上以血小板减少症为主要表现的疾病主要是ITP，属于免疫性血小板减少症，为最常见的一种血小板减少症，该病成人一般起病隐匿，常说不清具体发病日期，ITP的主要临床表现包括以下几点。①出血倾向：多数较轻而局限，但易反复发生，严重内脏出血较少见，可因感染等情况骤然加重。②乏力。③长期出血者可有与出血量平行的慢性失血性贫血（亦即缺铁性贫血）。

21.【答案】E

【解析】脾脏不大为ITP与其余疾病的鉴别要点。

22.【答案】E

【解析】ITP是由于血小板破坏过多所致的血小板减少，所以实验室检查应该发现骨髓中巨核细胞增多，而且产板型减少，幼稚和颗粒型增多。

23.【答案】A

【解析】治疗ITP首选糖皮质激素，疗效不满意时才考虑脾切除或加用免疫抑制剂，因为该患者血小板$>20\times10^9/L$，所以不需要输注血小板。

第三节 甲状腺功能亢进症

一、A_1型题

1.【答案】D

【解析】甲亢患者会出现大便次数增多、稀便的表现。

2.【答案】C

【解析】甲亢的临床表现：高

代谢综合征，多汗、皮肤湿润，精神神经系统表现手颤、眼睑震颤，心血管系统有心动过速、收缩压升高，舒张压降低，脉压差增大，阵发性心房颤动。体征：甲状腺一般呈弥漫性肿大，双侧对称，质地不等，可随吞咽运动上下移动。甲状腺左右叶上下极可有震颤并伴有血管杂音，此体征最有价值。

3.【答案】E

【解析】甲亢时机体基础代谢率增高，心率加快。甲亢时可见甲状腺呈弥漫性肿大；情绪激动；由于脉压增大，可出现毛细血管搏动征等周围血管征；也可有肝功能异常，偶有肝大、黄疸，此为甲亢患者胃肠蠕动增快，吸收不良出现营养障碍和甲状腺激素直接作用的结果。

4.【答案】E

【解析】Graves 病的诊断：①甲亢诊断成立。②甲状腺肿大呈弥漫性。③伴浸润性突眼。④胫前黏液性水肿。⑤ TRAb、TSAb、IPOAb、TGAb 阳性。以上标准中，①②项为诊断必备条件，其他三项为诊断辅助条件。T_3 抑制试验主要用于诊断不典型甲亢和 T_3 型甲亢，也可作为判断长期接受抗甲状腺药物治疗者停药后是否易于复发的指标。

5.【答案】E

【解析】胫前黏液性水肿是 Graves 病的诊断标准之一。A、B、C、D 选项均是甲亢的诊断标准。

6.【答案】C

【解析】甲状腺功能亢进症（甲亢）的诊断：①有高代谢症状和体征。②甲状腺肿大。③血清总甲状腺素（TT_4）和血清游离甲状腺素（FT_4）增高、TSH 减低。具备以上三项，诊断即可成立。T_3 型甲亢仅血清总三碘甲腺原氨酸（TT_3）增高。

7.【答案】A

【解析】抗甲状腺药物治疗的主要副作用是粒细胞缺乏和肝脏损害。

8.【答案】E

【解析】甲亢的手术适应证包括如下几种。①甲状腺肿大显著（80g），有压迫症状。②中、重度甲亢，长期服药无效，或停药后复发，或不能坚持服药者。③胸骨后甲状腺肿。④细针穿刺细胞学检查怀疑恶变。⑤抗甲状腺药物（ATD）治疗无效或过敏的妊娠患者，手术需要在妊娠 T_2 期（4~6 个月）施行。甲亢手术禁忌证包括如下几种。①重度活动性患者。②合并较重心、肝、肾疾病，不能耐受手术。③妊娠前 3 个月（T_1 期）和第 6 个月以后（T_3 期），因为这时手术可以出现流产和麻醉剂致畸。

9.【答案】D

【解析】手术前和甲状腺危象可应用复方碘化钠溶液。

10.【答案】A

【解析】甲亢危象可以使用大剂量碘剂，不耐受碘剂者可短期使用碳酸锂。

二、A_2 型题

11.【答案】B

【解析】甲亢性周期性瘫痪诱因包括剧烈运动、高碳水化合物饮食、注射胰岛素等，病变主要累及下肢，有低钾血症。周期性瘫痪的特点是多见于青年男性，发病诱因多为过度劳累、饱餐、寒冷等。多在夜间发病，呈四肢弛缓性瘫痪，很少侵犯呼吸肌。多数周期性瘫痪原因不明，部分患者有家族史。伴发甲状腺功能亢进、肾病或其他代谢性疾病的则为继发性周期性瘫痪。发作时血钾降低，但尿钾不多，可能由于钾转移至肝及肌细胞内所致。患者为青年男性，有甲状腺功能亢进病史，发病时出现肌无力，血钾降低，应考虑为周期性瘫痪。

12.【答案】C

【解析】抗甲状腺药物（ATD）是甲亢的基础治疗，也用于手术和放射碘治疗前的准备阶段。常用的 ATD 分为硫脲类和咪唑类两类，硫脲类包括丙硫氧嘧啶、甲硫氧嘧啶，咪唑类包括甲巯咪唑、卡比马唑，比较常用的是丙硫氧嘧啶和甲巯咪唑。抗甲状腺药物治疗适应证：①病情轻、中度患者。②甲状腺轻、中度肿大。③年龄在 20 岁以下，孕妇、高龄或合并严重心、肝、肾等病而不适宜手术者。④手术前或放射碘（^{131}I）治疗前的准备。⑤手术后复发且不适宜放射碘治疗者。要注意致命性粒细胞缺乏和肝脏损害等不良反应。本患者符合药物治疗的适应证，故首选抗甲状腺药物治疗。故选 C。

13.【答案】C

【解析】^{131}I 治疗最常见的并发症是甲状腺功能减退，发生原因与电离辐射损伤和继发的自身免疫损伤有关。

14.【答案】E

【解析】发作时伴饥饿感，无黑矇、眩晕，即没有脑缺血的症状，可排除低血糖；发作时血压无明显变化可排除心律失常；睑结膜无苍白可除外贫血；急性心肌炎引起的心悸多伴有气短、胸闷及胸痛。

15.【答案】E

【解析】患者中年女性，10 年 Graves 病病史，长期不规则的抗甲状腺药物治疗，现半个月来出现心悸、气短、多汗的甲亢症状而入院。检查发现除了甲亢外，有甲亢性心脏病（房颤）。由于甲状腺功能亢进是这次甲亢性心脏病（房颤）的基础与病因，控制甲亢、治愈甲亢是根治甲亢性心脏病的关键。

三、A_3/A_4 型题

16.【答案】A

【解析】患者青年女性，心悸、盗汗、易怒1年，伴有食量增加、消瘦，重度突眼，脉率快，甲状腺弥漫性肿大，血 T_3、T_4 值高，提示 Graves 病。

17.【答案】D

【解析】甲状腺位于胸骨后（选项D对）为甲状腺大部切除术的适应证。系因胸骨后甲状腺肿可压迫气管，导致呼吸困难；压迫食管，引起吞咽不适感；压迫颈深部大静脉，引起头颈部血液回流困难，导致面部青紫色水肿，颈部及胸前表浅静脉明显扩张。T_3、T_4 值显著升高（选项B错）为甲亢的一般表现，不是手术适应证。甲亢时，血浆中升高的甲状腺激素可反馈性抑制腺垂体分泌 TSH，导致血 TSH 降低（选项A错）。甲状腺弥漫性肿大（选项C错）不是手术适应证，甲状腺弥漫性肿大伴有压迫症状是手术适应证。甲亢突眼由甲亢时抗原-抗体复合物在球后组织沉积导致，甲状腺手术不仅不能解决突眼症状，甚至能导致突眼程度加重，故重度突眼者不宜手术治疗。

18.【答案】C

【解析】丙硫氧嘧啶（选项A错）为抗甲状腺药物，可抑制甲状腺素的合成，控制甲亢症状，但单独应用可使甲状腺肿大并充血，增加手术的困难及风险。临床上常用的估算基础代谢率公式为［（脉压＋脉率）－111］×100%，代入患者查体结果可知，该患者基础代谢率为+35%，属中度甲亢。碘剂（选项B错）能抑制甲状腺素的释放并使甲状腺缩小变硬，适用于轻症患者。抗甲状腺药+碘剂（选项C对）能有效控制甲亢症状，降低基础代谢率，有利于手术顺利进行并能有效预防术后并发症，为最合适的药物准备方案。单用普萘洛尔（选项E错）仅适用于高功能腺瘤的术前准备，可缩短术前准备时间，且术后能立即了解甲状腺残留部分的功能状态。临床上无抗甲状腺药+普萘洛尔（选项D错）的术前准备方案。

第四节 甲状腺功能减退症

一、A_1 型题

1.【答案】A

【解析】95%以上为甲状腺本身疾患所致原发性（甲状腺性）甲减。

2.【答案】D

【解析】甲状腺功能减退症患者血清TSH增高、FT_4 降低。严重病例可有血清 FT_3 降低。

3.【答案】E

【解析】T_3、T_4 正常，TSH 增高可以诊断亚临床甲减。

4.【答案】E

【解析】亚临床甲减患者在高胆固醇血症、血清 TSH>10mU/L 时需要给予 L-T_4 治疗。

5.【答案】A

【解析】黏液水肿性昏迷须立即抢救治疗，甲减黏液性水肿患者坚持甲状腺替代治疗是防止并发昏迷的关键。

6.【答案】E

【解析】黏液性水肿性昏迷的治疗：避免昏迷发生的关键在于坚持甲状腺激素替代治疗。一经确诊，立即抢救和转诊。抢救的措施包括：①补充甲状腺激素。②氢化可的松200～300mg/d 持续静脉滴注。③保暖、给氧、保证呼吸道通畅。④保持水、电解质平衡。⑤维持血压、控制感染，治疗原发疾病，禁用镇静药、麻醉药等。

7.【答案】A

【解析】治疗目标是甲减的症状和体征消失、血清 TSH、TT_4、FT_4 水平达到正常，长期维持量也同样是根据甲状腺激素和 TSH 测定结果决定。

二、A_2 型题

8.【答案】A

【解析】腺垂体功能减退症一般最早出现 FSH、LH、PRL 不足症候群：表现为性征发育不全或退化，性器官萎缩，性功能减退。临床上出现产后无乳，闭经不育，男性阳痿等。TSH 不足症候群导致继发性甲状腺功能减退。ACTH 不足症候群可继发肾上腺皮质功能减退。故本题答案为选项A。

9.【答案】D

【解析】产后大出血休克，可使垂体缺血坏死，促性腺激素分泌细胞发生坏死，也可累及促甲状腺激素、促肾上腺皮质激素分泌细胞，因此出现闭经、无乳、性欲减退、毛发脱落等症状，第二性征衰退，生殖器官萎缩，还可出现畏寒、嗜睡、低血压及基础代谢率降低等。根据题干中给出的患者症状可判断引起闭经的病变部位在垂体，垂体缺血坏死。

10.【答案】E

【解析】一旦甲减确诊，即应给予甲状腺制剂替代治疗。永久性甲减需要终生服药。首选左甲状腺素，每日一次口服，成人为50～200μg/d，平均125μg/d，按体重计算的剂量是1.6～1.8μg/（kg·d）；儿童大约为2.0μg/（kg·d）；老年患者大约为1.0μg/（kg·d）；妊娠时的需要量增加30%~50%，一般主张从小剂量开始，即初始为25~50μg/d，每1~2周增加25μg/d，逐渐加至有效剂量后长期维持。

11.【答案】C

【解析】先天性甲状腺功能减退症有皮肤粗糙、颜面黏液性水肿、头发干稀、喂养困难、便秘、腹胀等症状。根据患儿的特点诊断为先天性甲状腺功能减退症，实验室检查应首选血T_3、T_4、TSH测定。

12.【答案】A

【解析】甲状腺功能减退症的治疗常用左甲状腺素（L-T_4）做替代治疗，治疗目标是将血清TSH和甲状腺激素水平恢复正常。因此治疗过程中，应定期监测血清TSH和甲状腺激素的变化，并据此调整L-T_4的剂量。由于血清TSH是反映甲状腺功能最敏感的指标，因此最佳答案为A。

13.【答案】D

【解析】一般主张从小剂量开始，即初始25~50μg/d，每1~2周增加25μg/d，逐渐加至有效剂量长期维持。

14.【答案】A

【解析】该患儿出现智力低下，表情呆板，毛发稀少，皮肤粗糙，腹胀，考虑诊断为先天性甲状腺功能减退症，为明确诊断应行甲状腺功能检查。

三、A_3/A_4型题

15.【答案】D

【解析】该患儿智力低下，有甲状腺功能减退的特殊面容：皮肤粗糙，眼距宽，鼻梁宽平，舌宽厚，常伸于口外，毛发枯干，发际低。生长发育延迟：身高80cm，骨龄摄片仅有4枚骨化核。所以为明确诊断应首选血T_3、T_4、TSH测定（选项D对）。智力已经落后的患儿行智力测定不能诊断甲状腺功能减退（选项A错），其他疾病如21-三体综合征也会有智力低下。尿三氯化铁实验用于苯丙酮尿症较大儿童的筛查（选项B错）。尿黏多糖分析主要用于黏多糖病的诊断（选项C错）。生长激素测定主要用于侏儒症和巨人症的诊断（选项E错）。

16.【答案】B

【解析】先天性甲状腺功能减退的患儿一旦确诊，应终身服用甲状腺制剂（选项B对）。低苯丙氨酸饮食主要用于治疗苯丙酮尿症（选项A错）。生长激素主要用于治疗侏儒症（选项C错）。低铜饮食主要用于治疗肝豆状核变性（选项D错）。脑蛋白水解物、吡拉西坦主要用于治疗儿童发育迟缓（选项E错）。

第五节　糖　尿　病

一、A_1型题

1.【答案】E

【解析】糖尿病酮症酸中毒是糖尿病的并发症，1999年WHO将糖尿病分为4种类型，1型糖尿病、2型糖尿病、特殊类型糖尿病和妊娠糖尿病。

2.【答案】E

【解析】糖尿病的诊断：糖尿病症状+随机血糖≥11.1mmol/L，或空腹血糖≥7.0mmol/L；或OGTT中2小时血糖≥11.1mmol/L。症状不典型者，需另一天再次证实。单纯空腹血糖正常不能排除糖尿病。尿糖阳性是诊断糖尿病的重要线索不是诊断标准。

3.【答案】C

【解析】2型糖尿病患者多数无明显的典型症状，或仅有其中的一或两个症状，或有一些非典型的症状；尿糖阳性可作为怀疑糖尿病的重要线索；当空腹及餐后血糖未达到诊断糖尿病标准，又怀疑有糖尿病时，需做OGTT试验，不是所有患者都需要行此试验。

4.【答案】E

【解析】糖尿病并发症：①急性并发症：糖尿病酮症酸中毒等。②感染：常见皮肤化脓性感染、肺结核、肾盂肾炎、胆道感染、齿槽脓肿和真菌感染。③慢性并发症：大血管病变、糖尿病肾病、糖尿病性神经病变、糖尿病性视网膜病变、糖尿病足。

5.【答案】E

【解析】双胍类药物主要副作用为胃肠道反应。禁用于肝肾功能不全、严重感染、缺氧或接受大手术的患者。在肝肾功能不全、低血容量和心力衰竭等缺氧情况下使用，容易出现乳酸酸中毒，为此类药物最严重的副作用。

6.【答案】E

【解析】A、B、C、D四项均为糖尿病治疗的常用药物，硫脲类药物为抗甲状腺功能亢进药物。

7.【答案】A

【解析】血浆蛋白（主要为白蛋白）与葡萄糖发生非酶催化的糖化反应而形成果糖胺，其形成的量与血糖浓度相关，正常值为1.7~2.8mmol/L。由于白蛋白在血中浓度稳定，其半衰期为19天，故果糖胺反映患者近2~3周内总的血糖水平，为糖尿病患者近期病情监测的指标。

8.【答案】E

【解析】肥胖的2型糖尿病适于用双胍类药物。1型糖尿病是胰岛素分泌绝对不足，是应用胰岛素的适应证。C选项患者应该是出现低血糖后反应性高血糖，就是Somogyi现象，应该减少胰岛素剂量。因感染而食欲缺乏的糖尿病患者因为摄入不足，消耗增加，应该减少胰岛素用量以免引起低血糖。胰岛素治疗适应证：①1型糖尿病。②糖尿病有急性并发症。③糖尿病合并严重感染，消耗性疾病，心、脑、肝、肾疾病，严重糖尿病慢性并发症时。④糖尿病患者在手术应激状况时。⑤妊娠和分娩。⑥2型糖尿病患者饮食、运动、口服药效果不好时。⑦全胰切除后继发性糖尿病。

9.【答案】A

【解析】胰岛素治疗过程中，主要不良反应是低血糖反应。

10.【答案】E

【解析】糖尿病治疗的5个原则：糖尿病教育、饮食治疗、运动治疗、合理用药及自我监测，所谓“五驾马车”，缺一不可。

11.【答案】A

【解析】在胰岛素绝对或相对不足时，运动可使肝葡萄糖输出增加，血糖升高，因而运动不总是使血糖降低。对胰岛功能很差者，应先给予胰岛素补充治疗后再开始运动。1型糖尿病患者接受胰岛素治疗时，常处于胰岛素不足和胰岛素过多之间，为避免空腹运动可能出现的低血糖反应或血糖升高，运动宜在餐后进行。糖尿病患者的运动应有规律，运动量和运动方式因人而异，如有心、脑血管疾病或严重微血管病变者，剧烈运动导致的血压升高、心率增快可能导致心、脑血管事件的发生或使微血管病变加重，运动应在医师指导下进行。

12.【答案】C

【解析】常用磺酰脲类药物有格列本脲、格列齐特、格列吡嗪、格列喹酮和格列美脲等。磺酰脲类药物为促胰岛素分泌剂，主要通过增加胰岛素的分泌降低血糖。

13.【答案】B

【解析】磺酰脲类药物适宜不太肥胖的2型糖尿病患者。常见不良反应为低血糖。

14.【答案】B

【解析】1型糖尿病起病较急，病情较重，症状明显；2型糖尿病起病隐匿缓慢，症状不明显，甚至无任何症状，多经体检发现。1型糖尿病，由于胰岛B细胞破坏，引起胰岛素绝对缺乏。多见于青少年，起病急，代谢紊乱，症状明显，患者需注射胰岛素以维持生命。2型糖尿病。患者均有不同程度的胰岛素抵抗和胰岛素分泌缺陷，多数为超重或肥胖者，多见于成年人。此型糖尿病的遗传易感性较1型强。

15.【答案】A

【解析】胰岛素治疗适应证如下。①1型糖尿病。②2型糖尿病，口服降糖药效果不良。③糖尿病急性并发症。④合并重症感染。⑤大手术前后。⑥伴较重糖尿病慢性并发症。⑦糖尿病妊娠期或妊娠糖尿病患者。⑧全胰腺切除引起的继发性糖尿病，营养不良相关糖尿病。

16.【答案】B

【解析】人类的胰岛细胞按其染色和形态学特点，主要分为A细胞、B细胞、D细胞及PP细胞。A细胞约占胰岛细胞的20%，分泌胰高血糖素；B细胞占胰岛细胞的60%~70%。分泌胰岛素；D细胞占胰岛细胞的10%，分泌生长抑素；PP细胞数量很少，分泌胰多肽。

17.【答案】A

【解析】双胍类口服降糖药、α-葡萄糖苷酶抑制药和胰岛素增敏剂单独用药时不会发生低血糖。磺脲类口服降糖药最常见的不良反应为低血糖反应。

18.【答案】C

【解析】糖尿病性视网膜病变是导致患者失明的主要原因之一，按眼底受损程度可分为早期非增殖型视网膜病变和晚期增殖型视网膜病变。

19.【答案】B

【解析】常用α-葡萄糖苷酶抑制剂药物有阿卡波糖和伏格列波糖，通过抑制肠道α-葡萄糖苷酶而延缓碳水化合物的吸收，降低餐后高血糖，适用于以餐后高血糖为主要表现的患者。

20.【答案】E

【解析】促进胰岛素分泌的药物：主要通过刺激胰岛B细胞释放胰岛素来达到降低血糖的目的，分为磺脲类和非磺脲类。磺脲类我们又分为长效类和短效类。短效类包括格列吡嗪、格列喹酮等，需要在三餐前半小时服药。长效类制剂包括：格列齐特缓释片、格列本脲、格列吡嗪控释片、格列美脲等。长效剂型每日服药1次，除非医师有特殊要求，一般在早餐前半小时服用。需要注意的是，缓释或控释剂型的药物是不可以掰开或者嚼碎服用的，否则就起不到“缓释”“控释”的长效效果了。非磺脲类促进胰岛素促分泌的药物也被称为格列奈类药物或“餐时血糖调节剂”，常用的有瑞格列奈、那格列奈等。这类药物可以快速短效地促进胰岛素分泌，可于进餐前或进餐时口服用，如不吃饭则不需要服药，这类药物对控制餐后高血糖效果较好。

二、A_2型题

21.【答案】B

【解析】空腹血浆葡萄糖（FPG）<6.0mmol/L为正常，空腹血糖≥6.1mmol/L而≤7.0mmol/L、称为空腹血糖受损。

空腹血糖≥7.0mmol/L 为糖尿病，需另一天再次证实。

22.【答案】C

【解析】空腹血糖 6.9mmol/L 为空腹血糖受损，宜作口服葡萄糖耐量试验。口服葡萄糖耐量试验是检测葡萄糖代谢功能的试验，主要用于诊断症状不明显或血糖升高不明显的可疑糖尿病。糖基化血红蛋白主要用于糖尿病患者长期血糖控制状态的检查；24 小时尿糖定量是判断糖尿病治疗效果的一项指标；餐后 2 小时血糖是临床上用于筛选和发现空腹血糖正常的糖尿病患者的最常用方法。测定餐后 2 小时血糖的意义，一是用于诊断，二是观察糖耐量的恢复情况，借以反映胰岛的功能状态；空腹血糖在 6.1~6.9mmol/L 为空腹血糖受损，≥7.0mmol/L 考虑糖尿病。故选项为 C。

23.【答案】A

【解析】糖尿病的一般症状为多尿、多饮、多食和体重减轻（"三多一少"），常伴有软弱、乏力，许多患者有皮肤瘙痒，易生疖、痈，肢体出现麻木、疼痛，女患者有外阴瘙痒等。

24.【答案】C

【解析】糖尿病视网膜病变分期如下。Ⅰ期：微血管瘤，出血。Ⅱ期：微血管瘤，出血并有硬性渗出。Ⅲ期：出现棉絮状软性渗出。Ⅳ期：新生血管形成，玻璃体积血。Ⅴ期：极化物增生。Ⅵ期：继发性视网膜脱落、失明。患者眼底检查可见新生血管和玻璃体积血，属Ⅳ期。

25.【答案】A

【解析】糖尿病性神经病变包括周围神经和自主神经病变。慢性糖尿病患者可并发自主神经病变，并可较早影响胃肠、心血管、泌尿系统和性器官功能，临床可表现为胃排空延迟、腹泻、直立性低血压以及尿失禁、尿潴留等。

26.【答案】B

【解析】糖尿病的一般控制标准要求空腹血糖≤7.0mmol/L，餐后血糖≤10.0mmol。而该患者经饮食治疗和运动锻炼后空腹和餐后血糖控制均不好，而双胍类降血糖药物是肥胖或超重的 2 型糖尿病患者的第一线药物，因此可以加用双胍类降血糖药物来改善糖代谢，降低体重。

27.【答案】D

【解析】对于患有糖尿病、极度消瘦、酮症酸中毒病史以及血糖波动大的患者，胰岛素治疗是必要的。饮食治疗是糖尿病治疗的基础，但在这种情况下，单纯的饮食治疗已经无法满足患者的需求。长效胰岛素制剂可以提供持久的胰岛素覆盖，帮助稳定血糖水平。

28.【答案】E

【解析】α-葡萄糖苷酶抑制药是影响糖类吸收的药物，主要降糖机制为能抑制小肠刷状缘上各种 α-葡萄糖苷酶，使淀粉类分解为麦芽糖进而分解为葡萄糖的速度和蔗糖分解为葡萄糖的速度减慢，其中对葡萄糖淀粉酶的抑制作用最强。常用 α-葡萄糖苷酶抑制剂药物有阿卡波糖和伏格列波糖，通过抑制肠道 α-葡萄糖苷酶而延缓碳水化合物的吸收，降低餐后高血糖，适用于餐后高血糖为主要表现的患者。可单独用药，也可与磺酰脲类、双胍类药物或胰岛素合用。常见不良反应为胃肠反应，如腹胀、腹泻、排气过多。α-葡萄糖苷酶抑制药多用于二甲双胍单用控制不佳的 2 型糖尿病。

29.【答案】A

【解析】本题中患者表现为双足趾端麻木和大腿皮肤刺痛，双手肌力稍减弱，符合周围神经病变时对称多发、下肢较上肢严重的特点。

30.【答案】D

【解析】当糖尿病患者出现尿酮体阳性时，即给予生理盐水静脉滴注。根据病情严重程度加不同量胰岛素静脉滴注，以降低血糖和消除尿酮体。常规用小剂量胰岛素持续静脉滴注［0.1U/（kg·min）］，至血糖降至 13.9mmol/L 时开始输入 5%葡萄糖溶液，500ml 加胰岛素 6~8U。监测血糖下降情况及尿酮体是否转阴性。

31.【答案】D

【解析】胰岛素治疗初期可因水钠潴留作用而发生轻度水肿，可自行缓解而无须停药。

32.【答案】A

【解析】年轻患者为 1 型糖尿病。1 型糖尿病病情波动大，易发生酮症酸中毒。糖尿病患者出现恶心、食欲缺乏往往是病情加重、出现酮症的征象。该患者恶心、食欲缺乏达 2 天，必然已发生酸中毒，1 小时前神志不清，表示病情加重，已进入昏迷阶段。查体见面色潮红、呼吸深快、意识障碍，是典型的糖尿病酮症酸中毒昏迷的表现。

三、A_3/A_4 型题

33.【答案】D

【解析】夜间血糖监测可以评估患者在睡眠期间的血糖水平，帮助确定是否存在夜间低血糖或黎明现象。

34.【答案】A

【解析】索莫吉反应和黎明现象，都可能导致糖尿病患者早上出现高血糖的现象。黎明现象是指夜间分泌的内源性胰岛素水平降低，而清晨时分，身体会自然产生各种激素，包括皮质醇和生长激素，增加血糖。而索莫吉反应归因于低血糖的反调节激素，当晚上血糖水平下降过低时，体内的肾上腺素、皮质类固醇、生长激素和胰高血糖素等反调节激素的激活，导致糖异生的激活，引发早上空腹血糖高。

35.【答案】C

【解析】糖尿病非酮症高渗性昏迷多发生于老年人，无糖尿病病史，常有感染、呕吐、腹泻等病史。起病较慢，血压下降，血糖显著升高，一般大于33.3mmol/L。

36.【答案】A

【解析】因糖尿病非酮症高渗性昏迷起病较慢，常有感染、呕吐、腹泻等病史，往往伴有水、电解质紊乱。严重的水、电解质紊乱往往会加重病情。

37.【答案】D

【解析】血糖升高是诊断糖尿病的主要根据，应注意单纯空腹血糖正常不能排除糖尿病的可能性，应加测餐后血糖，必要时应做OGTT。根据题干可知，该患者餐后2小时血糖增高，首先应明确该患者有无糖尿病，需要再次化验血糖，或考虑作OGTT，患者双膝反射减弱，肢端麻木，无明确神经系统定位体征，考虑可能为糖尿病周围神经病变，但需要首先确诊糖尿病。

38.【答案】D

【解析】该患者体重指数为27.6，超重，故首选D。

39.【答案】E

【解析】格列本脲的常见不良反应为低血糖，所以应该停用格列本脲，改为适合超重患者的二甲双胍。

40.【答案】A

【解析】患者考虑为2型糖尿病，对于初发2型糖尿病，饮食治疗是基础治疗，应长期执行，并随病情改变而更改。糖尿病患者饮食治疗的总目标是控制每日摄入的总热量。运动治疗可增强机体对胰岛素的敏感性，有助于在一定程度上降低血糖、调节血脂、适当减重、增强体质。

41.【答案】C

【解析】治疗3个月后血糖升高，应该加用双胍类药物，常用药物为二甲双胍，主要通过减少肝脏葡萄糖的输出降低血糖。双胍类药物有降低体重的趋势，适用于肥胖或超重的2型糖尿病患者。

42.【答案】E

【解析】胰岛素治疗的适应证如下。①1型糖尿病。②2型糖尿病，口服降糖药效果不良。③糖尿病急性并发症。④合并重症感染。⑤大手术前后。⑥伴较重糖尿病慢性并发症。⑦糖尿病妊娠期或妊娠糖尿病患者。⑧全胰腺切除引起的继发性糖尿病，营养不良相关糖尿病。浸润型肺结核属于糖尿病合并感染，故应该选用胰岛素治疗。

43.【答案】D

【解析】糖尿病肾病主要表现为蛋白尿、水肿及高血压，血清肌酐、尿素氮升高，最终发生肾衰竭。为鉴定糖尿病肾病，需要检查尿微量白蛋白。

44.【答案】E

【解析】患者已经出现了严重的并发症即视网膜病变Ⅳ期，所以应该选择胰岛素治疗。

45.【答案】D

【解析】尿微量白蛋白是检测尿液中微量白蛋白的检查，可用于早期发现糖尿病肾病的迹象。尿微量白蛋白检查可以帮助评估肾脏损伤的程度，以及糖尿病肾病的发展情况。

46.【答案】E

【解析】该患者口服降糖药治疗，血糖控制不理想，且出现并发症，应选择胰岛素治疗。

47.【答案】B

【解析】治疗糖尿病早期肾病首选血管紧张素转换酶抑制药。

第六节　血脂异常

一、A_1 型题

1.【答案】E

【解析】根据《中国心血管病防治指南》，心血管极高危患者包括急性冠脉综合征或缺血性心脏病合并糖尿病。

2.【答案】C

【解析】他汀类药物能显著降低总胆固醇和低密度脂蛋白胆固醇，也能轻度降低甘油三酯水平和升高高密度脂蛋白胆固醇。

3.【答案】A

【解析】富含甘油三酯的脂蛋白如乳糜微粒和VLDL被认为不能直接导致动脉粥样硬化，但它们脂解后的产物（分别为乳糜微粒残粒和IDL）可能导致动脉粥样硬化；而VLDL代谢的终末产物LDL具有明确的致动脉粥样硬化的作用。HDL具有心血管保护作用。

4.【答案】E

【解析】他汀类（羟甲基戊二醇辅酶A还原酶抑制剂）药物主要为调血脂药，代表药物有辛伐他汀、普伐他汀、阿托伐他汀、瑞舒伐他汀。

5.【答案】C

【解析】GPT、GOT升高至正常3倍以上时停止使用他汀类药物。

6.【答案】E

【解析】烟酸类属于B族维生素，大剂量时有降脂作用。

7.【答案】E

【解析】高脂血症患者饮食治疗：脂肪入量<30%总热量，饱和

脂肪酸占8%~10%，每日胆固醇入量<300mg。内源性高甘油三酯血症应限制总热量及糖类，外源性高甘油三酯血症要求严格低脂肪饮食。

二、A_3/A_4 型题

8.【答案】D

【解析】BMI 28 表示该患者属于肥胖，降血糖药物首选是二甲双胍。

9.【答案】B

【解析】高血压合并糖尿病患者降压药首选血管紧张素转化酶抑制药。

10.【答案】A

【解析】他汀类（羟甲基戊二醇辅酶A还原酶抑制药）：通过抑制羟甲基戊二醇辅酶A还原酶，抑制内源性胆固醇的合成，能显著降低总胆固醇（TC）、LDL-C，也能轻度降低TG水平和升高HDL-C。此外，他汀类药物还具有抗炎、稳定粥样硬化斑块、保护血管内皮功能作用，这些作用可能是他汀类药物降低心血管事件危险性的主要原因。代表药物有辛伐他汀、普伐他汀、阿托伐他汀、瑞舒伐他汀。

第六单元　精神、神经系统

第一节　脑血管疾病

一、A_1 型题

1.【答案】E

【解析】脑膜刺激征见于各种脑膜炎、蛛网膜下腔出血、脑脊液压力增高等。

2.【答案】E

【解析】暂时性脑缺血发作（TIA）系指脑血管病损所致短暂的局限性脑功能障碍。症状突起又迅速消失、一般持续数分钟至数十分钟，必定在24小时内缓解不留任何后遗症。有反复同样发作的趋势。可有单肢或局部无力，感觉异常或失语等颈动脉系统表现；也可有偏盲、言语不清或共济失调等椎基底动脉系统症状。

3.【答案】A

【解析】脑动脉系统包括颈内动脉系统和椎基底动脉系统。颈内动脉系统分支主要包括：眼动脉、脉络膜前动脉、后交通动脉、大脑前动脉和大脑中动脉，供血部位包括眼部和大脑半球前3/5部分。故一侧颈内动脉TIA可出现病变侧单眼一过性黑矇、对侧偏瘫及感觉障碍。椎基底动脉系统包括两条椎动脉及其在脑桥下缘合成的基底动脉，椎动脉分支包括脊髓前、后动脉、延髓动脉、小脑后下动脉，基底动脉分支包括小脑前下动脉、小脑上动脉、脑桥支、内听动脉及大脑后动脉，供血范围包括大脑半球后2/5部分和全部脑干、小脑。故椎基底动脉系统TIA可包括跌倒发作（脑干缺血）、短暂性全面遗忘症（大脑后动脉颞支缺血累及颞叶内侧、海马）、双眼视力障碍发作（枕叶缺血）、平衡失调伴耳鸣（小脑、内耳缺血）。

4.【答案】B

【解析】脑血栓：①发病年龄多较高。②多有动脉硬化及高血压病史。③发病前可有短暂性脑缺血发作。④常在安静状态下发病。⑤多在几个小时或数日内达到高峰，无明显头痛、呕吐及意识障碍。⑥脑脊液多正常，CT检查在24~48小时后出现低密度影。

5.【答案】B

【解析】脑血栓急性昏迷期治疗：适当活动；改善脑部血循环、增加脑血流量；溶血栓疗法；高压氧治疗；调节血压；昏迷患者注意保持呼吸道通畅、及时吸痰、翻身拍背、活动肢体、预防肺炎和褥疮发生。

6.【答案】D

【解析】溶栓治疗以迅速恢复梗死区血流灌注，减轻神经元损伤。溶栓应在起病6小时内的治疗时间窗内进行才有可能挽救缺血半暗带。

7.【答案】A

【解析】脑膜刺激征明显，常在蛛网膜下腔出血后1~2天内出现。病情稳定后脑膜刺激症状可减轻。

8.【答案】E

【解析】蛛网膜下腔出血可沿视神经鞘延伸，眼底检查可见玻璃体膜下片块状出血，发病后1小时内即可出现。

9.【答案】B

【解析】脑血管痉挛：临床症状取决于发生痉挛的血管，常表现为波动性的轻偏瘫或失语，有时症状还受侧支循环和脑灌注压的影响，对载瘤动脉无定位价值，是死亡和致残的重要原因。病后3~5天开始发生，5~14天为迟发性血管痉挛高峰期，2~4周逐渐消失。

10.【答案】E

【解析】头痛剧烈者可给予镇痛、镇静药，并应保持大便通畅。当伴颅内压增高时，应用甘露醇、呋塞米、甘油果糖等脱水治疗。调控血压最好选用尼卡地平、拉贝洛尔和艾司洛尔等降压药。一般应将收缩压控制在160mmHg以下。

11.【答案】D

【解析】短暂性脑缺血发作（TIA）是颈动脉或椎-基底动脉系统发生短暂性血液供应不足，引起局灶性脑缺血导致突发的、短暂性、可逆性神经功能障碍。发作持续数分钟，通常在24小时内完全恢复，不遗留阳性体征。

12.【答案】D

【解析】小脑幕裂孔疝中的钩回疝发生时，可表现为意识障碍，如嗜睡、昏睡或昏迷可突然发生或进行性加重，疝侧瞳孔增大而导致双侧瞳孔不等大。

13.【答案】A

【解析】脑水肿可使颅内压增高，并致脑疝形成，是影响脑出血死亡率及功能恢复的主要因素。积极控制脑水肿、降低颅内压是脑出血急性期的重要环节。

14.【答案】B

【解析】脑桥出血时，小量出血，出血灶直径在1.0cm以下无意识障碍，有交叉性瘫和共济失调性偏瘫，两眼向病灶侧凝视麻痹；大量出血（>5ml）破入第四脑室，患者可迅速出现昏迷、双侧针尖样瞳孔、呕吐咖啡样物、中枢性高热、中枢性呼吸障碍、眼球浮动、四肢瘫、去大脑强直发作等，多在48小时内死亡。

15.【答案】A

【解析】脑出血如血压过高则应降低血压，以不低于平时血压为宜。

二、A_2型题

16.【答案】E

【解析】小脑后下动脉或椎动脉闭塞综合征的表现为眩晕，呕吐，眼球震颤，交叉性感觉障碍，同侧霍纳（Horner）征（眼裂减小，瞳孔缩小，患侧面部无汗），吞咽困难和声音嘶哑，同侧小脑性共济失调。根据题干患者表现可判断其为左侧小脑后下动脉血栓形成。

17.【答案】D

【解析】心搏骤停，因脑缺氧可致脑组织损伤，发生脑水肿。

18.【答案】E

【解析】基底节区出血为脑出血最常见类型。临床主要表现为对侧偏身瘫痪、偏身感觉障碍及同向性偏盲（“三偏”）。

19.【答案】E

【解析】患者急性起病，缓慢加重，出现明显局灶体征，而无颅内压增高和脑膜刺激征，首先考虑脑血栓形成。

20.【答案】C

【解析】脑出血急性期治疗的目的是挽救患者的生命，预防各种并发症，使患者顺利度过急性期。处理原则如下：①保持安静和卧床休息。②保持呼吸道通畅。③保持营养和水、电解质平衡。④降低颅内压。⑤调整血压。⑥防治并发症。⑦外科治疗。⑧微创血肿清除术。脑出血手术适应证为：①颅内压增高伴脑干受压体征，如脉缓、血压升高、呼吸节律变慢、意识水平下降等。②小脑半球血肿量>10ml或蚓部>6ml，血肿破入第四脑室或脑池受压消失，出现脑干受压症状或急性阻塞性脑积水征象者。③重症脑室出血导致梗阻性脑积水。④脑叶出血，特别是AVM所致和占位效应明显者。此患者没有手术适应证。

21.【答案】C

【解析】该患者头颅CT未见异常，所以考虑为急性脑梗死、时间短、CT未显影。A、B、D、E项均为其治疗措施。

22.【答案】B

【解析】患者查体：血压180/100mmHg，意识清楚，左侧中枢性面舌瘫，左侧上、下肢偏瘫，左侧偏身感觉障碍，说明患者右侧颈内动脉血管阻塞。颈内动脉系统短暂性脑缺血：最常见的症状是一过性黑矇或失明，对侧偏瘫及感觉障碍（眼动脉交叉瘫）。

三、A_3/A_4型题

23.【答案】E

【解析】短暂性脑缺血发病年龄多在50岁以上，往往有高血压、血脂异常、糖尿病、心脏病和动脉粥样硬化病史。发病形式往往是突然发病，病程短暂，有局灶性神经功能缺失，发作多在24小时内恢复，无后遗症。可反复发作，间隔时间不等。

24.【答案】A

【解析】抗血小板药物主要是抑制血小板聚集，使之不能形成微小血栓。常用药物有：肠溶阿司匹林，50～325mg，1次/日；双嘧达莫50～100mg，3次/日；氯吡格雷75mg，1次/日等。

25.【答案】B

【解析】脑出血一般表现多在50～70岁发病，常见高血压病史，通常在情绪激动、酒后、体力劳动、气候变化等时发病。大多数病例无预兆，数分钟到数小时症状达到高峰。临床表现因出血部位及出血量不同而异，重症者可突感剧烈头痛、呕吐、意识模糊或昏迷。

26.【答案】C

【解析】诊断有高血压病史的中老年患者，突发剧烈头痛、呕吐、失语、偏瘫等，均应考虑到高血压性脑出血。进一步检查可做头颅 CT 扫描，其是首选检查，可见出血区呈高密度影，周围有低密度水肿带，其宽度自数毫米至 15mm 不等。

27.【答案】C

【解析】脑疝症状一般表现为意识障碍加重，血肿侧瞳孔先缩小，后散大，对光反射也随之减弱而消失，血肿对侧有明显的锥体束征及偏瘫。继之对侧瞳孔也散大，去大脑强直，如不积极救治，可发生中枢性衰竭而死亡。

28.【答案】A

【解析】患者有高血压病史，演讲时突发头痛、呕吐等症状，且头颅 CT 示左侧基底节区高密度影，故考虑为情绪激动引起基底节出血。

29.【答案】C

【解析】对脑出血的处理首选是迅速降低颅内压。

30.【答案】A

【解析】患者活动中发病，右鼻唇沟浅，右侧肢体肌力 4 级，头颅 CT 未见异常。最可能的诊断是脑血栓形成。脑血栓形成多见于 50～60 岁以上患有动脉硬化的老年人，常伴有高血压、糖尿病或冠心病，男性多于女性。

31.【答案】C

【解析】目前该患者就诊时间已超过溶栓治疗时间窗，故治疗上应用抗血小板聚集药。

第二节 癫 痫

一、A_1 型题

1.【答案】A

【解析】脑电图（EEG）检查，如发现棘慢波、棘波等电活动是诊断癫痫的客观指标。

2.【答案】D

【解析】丙戊酸钠是广谱的抗癫痫药，用于全面性发作和部分性发作。

3.【答案】E

【解析】癫痫可分为原发性和继发性两种。原发性癫痫（特发性）常在特殊年龄段起病，具有特征性临床及脑电图改变，目前诊断技术找不到脑部有病理和代谢的异常。继发性（症状性）是指能找到病因的癫痫，如颅脑外伤或脑卒中后癫痫。

4.【答案】C

【解析】复杂部分性发作又称精神运动性癫痫。伴有意识障碍的部分性发作。成人癫痫发作以此类型最多。其多数病例病灶在颞叶及边缘系统。

5.【答案】E

【解析】典型失神发作又称小发作，儿童期起病，青春期前停止发作。临床表现为突发突止的意识障碍，可在工作、活动、进食和步行等情况下发生，双眼茫然凝视，呼之不应，如“愣神”，可有单纯自动性动作，如咂嘴、吞咽等，可伴有手中持物坠落或小的阵挛，一般不会跌倒，事后对发作时的情况无记忆。

6.【答案】C

【解析】脑电图对诊断癫痫有重要帮助，但必须结合临床发作才能作出诊断，且不能否定临床诊断。结合多种诱发方法或 24 小时脑电波监测来提高脑电图检查出异常放电的电位活动。

7.【答案】C

【解析】应根据癫痫临床类型长期、规律用物。失神发作首选乙琥胺；单纯部分性发作首选苯妥英钠；复杂部分性发作首选卡马西平。

二、A_2 型题

8.【答案】D

【解析】失神发作包括：①典型失神发作。又称小发作，儿童期起病，青春期前停止发作。临床表现为突发突止的意识障碍，可在工作、活动、进食和步行等情况下发生，双眼茫然凝视，呼之不应，如“愣神”，可有单纯自动性动作，如咂嘴、吞咽等，可伴有手中持物坠落或小的阵挛，一般不会跌倒，事后对发作时的情况无记忆。②非典型失神发作。意识障碍发生及停止较典型者缓慢，肌张力改变较明显。常有脑部弥漫性损害。

9.【答案】C

【解析】阵挛性发作主要发生于婴幼儿，表现为重复阵挛性抽动及意识丧失，持续 1 分钟至几分钟。

10.【答案】D

【解析】癫痫全面-强直痉挛发作简称大发作，是常见的发作类型，可分为如下几期。①强直期：患者突然意识丧失，跌倒在地，全身骨骼肌持续性收缩；上睑抬起，眼球上翻或凝视；喉部痉挛致患者尖叫一声；口先强张，而后突闭，可咬伤舌尖；颈部及躯干先前屈而后反张，上肢先上举后旋，再变为内收旋前，下肢先屈曲后强烈伸直，持续 10～20 秒后逐渐进入阵挛期。②阵挛期：肌肉交替性收缩与松弛，呈一张一弛交替性抽动，阵挛频率逐渐变慢，松弛时间逐渐延长，本期可持续 30～60 秒或更长。在一次强烈阵挛后，发作停止，所有肌肉松弛，进入发作后期。以上 2 期中可见心率加快、血压升高；汗液、唾液和支气管分泌物增多；瞳孔扩大等自主神经征象。呼吸暂时中断，皮肤发绀，瞳孔对光反射及深、浅反射消失，病理征可为阳性。③发作后期：此期尚有短暂阵挛，以面肌和咬肌为主，导致牙关紧闭，可发生舌咬伤。本期全身肌肉松弛，括约肌松弛，尿液自行流出可发生尿失禁。呼吸首先恢复，随后瞳孔、血压、心率渐至正常。肌张力松弛，意识逐渐恢复。从发作到意识恢复历时5~15分钟。醒后患者常感头痛、全身酸痛、疲乏无力、嗜睡，对抽搐全无记忆，不少患者发作后进入昏睡。个别患者在清醒过程中有精神行为异常，表现为惊恐、躁动不安。

11.【答案】A

【解析】患者最可能患有原发性癫痫。对于原发性癫痫的治疗，主要目标是控制癫痫发作，通常使用抗癫痫药物进行治疗。治疗原则包括根据癫痫类型选择适当的药物、尽可能使用单一药物、个体化用药、规律用药、坚持长期用药以及禁止突然停药。

三、A_3/A_4型题

12.【答案】D

【解析】患者青年男性，突然意识不清（发作突然），跌倒，全身强直数秒钟后抽搐，咬破舌，2分钟后抽搐停止（短暂性），醒后活动正常。考虑诊断为癫痫（选项D对）全面强直-阵挛发作。脑出血（选项A错）常表现为对侧偏瘫、偏身感觉缺失和同向性偏盲等。脑血栓形成（选项B错）和脑栓塞（选项E错）发作一般会有肢体麻木、无力等前驱症状，会出现三偏症状、失语、人格改变等脑血管缺血表现，会有不同程度的后遗症。蛛网膜下腔出血（选项C错）会有典型的头痛、脑膜刺激征和眼部症状。

13.【答案】B

【解析】患者初步诊断为癫痫全面强直-阵挛发作。癫痫是由于脑部神经元异常放电引起，脑电图（选项B对）可以检出异常放电的部位，因而是诊断癫痫最重要的辅助检查方法。头颅X线片（选项A错）只能检查颅骨器质性损害，不用于癫痫的检查。癫痫患者的脑脊液检查（选项C错）通常是正常的。脑血管造影（选项D错）和经颅超声多普勒（选项E错）多用于辅助诊断脑血管疾病，对诊断癫痫意义不大。

14.【答案】E

【解析】患者初步诊断为癫痫全面强直-阵挛发作。目前癫痫治疗以抗癫痫药（选项E对）治疗为主，可以控制或最大限度减少发作次数，使患者保持或恢复其原有的生理、心理和社会功能状态，长期治疗无明显不良反应。癫痫患者无颅内压增高、无血栓形成、无出血表现，无须使用降颅压药（选项A错）、溶栓治疗（选项B错）、止血药（选项C错）。血压升高为继发性暂时性的，间歇期血压正常，不用扩血管药（选项D错）降压。

15.【答案】A

【解析】迅速控制抽搐可选用地西泮10mg静脉推注。

16.【答案】A

【解析】癫痫持续状态是指反复癫痫发作，发作之间意识未完全恢复又频繁再发，或全面强直-阵挛发作持续5分钟以上未能自行停止。任何发作类型均可出现癫痫持续状态，在脑电图（EEG）上表现为持续性痫样放电，其中以全面强直-阵挛发作持续状态最为常见和危险，是最常见的临床急症之一。

17.【答案】D

【解析】复杂部分性发作又称精神运动性癫痫，伴有意识障碍的部分性发作，成人癫痫发作以此种类型最多。复杂部分性发作特点为发作起始出现各种精神症状或特殊感觉症状，随后出现意识障碍或自动症和遗忘症，有无意识的动作，病灶多在颞叶。

18.【答案】D

【解析】依据痫性发作的类型，对于复杂部分性发作可选用卡马西平。

19.【答案】B

【解析】典型失神发作是一种常见的发作类型，通常表现为短暂的意识丧失和动作停止，持续时间较短，常伴有脑电图上的3Hz棘-慢波。患儿的智力基本正常也支持了典型失神发作的诊断。

20.【答案】C

【解析】失神发作首选乙琥胺、丙戊酸钠。

第三节　精神分裂症

一、A_1型题

1.【答案】C

【解析】思维障碍主要包括思维形式障碍和思维内容障碍。思维形式障碍中最具特征性的症状包括思维松弛、思维破裂、思维贫乏。思维内容障碍以妄想最为常见。最常出现的妄想有被害妄想、关系妄想、影响妄想、嫉妒妄想、夸大妄想、非血统妄想等。

2.【答案】B

【解析】精神分裂症可出现多种感知觉障碍，最突出的感知觉障碍是幻觉，是指脑在没有客观刺激的情况下所产生的直觉体验，包括幻听、幻视、幻嗅、幻味及幻触等，而幻听最为常见。最常见的幻听形式为言语性幻听，包括思维鸣响（思维化声）、评论性幻听、争论性幻听、第三人称跟踪评论性幻听等特征性症状。

3.【答案】D

【解析】思维贫乏是指联想数量减少，概念与词汇贫乏。患者体验到脑子空洞无物，没有什么东西可想，见于慢性精神分裂症、脑器质性精神障碍及精神发育迟滞。

4.【答案】C

【解析】妄想是一种在病理基础上产生的歪曲的信念，发生在意识清晰的情况下，是病态推理和判断的结果。因此关于妄想的说法，只有选项C正确。

5.【答案】C

【解析】精神分裂症临床表现如下。①感知觉障碍：最突出的感知觉障碍是幻觉，包括幻听、幻视、幻嗅、幻味及幻触等，而幻听最为常见。最常见的幻听形式为言语性幻听，包括思维鸣响（思维化声）、评论性幻听、争论性幻听、第三人称跟踪评论性幻听等特征性症状。②思维障碍又可分为2种，第一种为思维形式障碍，最具特征性的症状包括思维松弛、思维破裂、思维贫乏。第二种为思维内容障碍，以妄想最为常见。最常出现的妄想有被害妄想、关系妄想、影响妄想、嫉妒妄想、夸大妄想、非血统妄想等。③情感障碍：情感淡漠及情感反应不协调是精神分裂症患者最常见的情感症状。此外，不协调性兴奋、易激惹、抑郁及焦虑等情感症状也较常见。④意志和行为障碍：多数患者的意志减退甚至缺乏，表现为活动减少、离群独处，行为被动，缺乏应有的积极性和主动性，对工作和学习兴趣减退，不关心前途，对将来没有明确打算，或仅有模糊笼统的打算，缺乏行动配合。部分患者表现激越、冲动控制能力减退等攻击暴力，少数患者有自杀企图。⑤认知功能障碍：在精神分裂症患者中认知缺陷的发生率较高，大多数患者会出现认知功能障碍，如信息处理和选择性注意、工作记忆、短时记忆和学习、执行功能等认知缺陷。认知功能与疾病的结局有关，是判断预后及制订治疗计划的一个重要参考指标。

6.【答案】D

【解析】思维内容障碍以妄想最为常见。最常出现的妄想有被害妄想、关系妄想、影响妄想、嫉妒妄想、夸大妄想、非血统妄想等。

7.【答案】D

【解析】精神分裂症的阳性症状包括思维奔逸、妄想、幻觉和行为紊乱。这些症状是患者在精神分裂症发作期间出现的，与正常人不同的心理和行为表现。意志行为减退属于精神分裂症的阴性症状，指的是患者的自发性行为和动力减退，包括情感淡漠、言语减少、动作减慢等。

8.【答案】A

【解析】精神分裂症的临床症状有感知障碍、思维障碍、情感障碍、意志和行为障碍、认知功能障碍。

9.【答案】B

【解析】偏执型精神分裂症以妄想为主，伴有幻觉，情感、意志、言语、行为障碍不突出，但症状长期保留。

10.【答案】A

【解析】精神分裂症紧张型大多数起病于青年或中年，起病较急。病程多呈发作性。主要表现为紧张性兴奋和紧张性木僵。两者交替出现或单独发生。前者表现行为冲动，不可理解，言语内容单调刻板，动作古怪，有模仿言语。后者表现运动性抑制，少语少动至不食不动，对周围环境刺激不起反应，有违拗、模仿动作及模仿言语，偶可伴有幻觉妄想。

11.【答案】D

【解析】被控制感是患者认为自己的精神活动（思维、情感、意志、行为等）均受外力的干扰、控制、支配、操纵。这是精神分裂症的特征性症状之一。

12.【答案】D

【解析】精神分裂症的情感障碍主要表现为情感不协调。

二、A_2型题

13.【答案】B

【解析】精神分裂症的早期，患者可出现一些非特异的症状。主要有：①个性改变，可表现为对亲友的态度从热情变为冷淡，从勤快逐步变为较懒散，不注意个人卫生，从循规蹈矩变得不遵守劳动纪律。②类神经症状，如不明原因的焦虑、抑郁、记忆力下降等。③零星出现不可理解的行为。

14.【答案】D

【解析】精神分裂症可出现多种感知觉障碍，最突出的感知觉障碍是幻觉，包括幻听、幻视、幻嗅、幻味及幻触等，而幻听最为常见。最常见的幻听形式为言语性幻听，包括思维鸣响（思维化声）、评论性幻听、争论性幻听、第三人称跟踪评论性幻听等特征性症状。该患者属于幻听。

15.【答案】B

【解析】精神分裂症是一种严重的精神障碍，常表现为思维、感情和行为的异常。患者常出现言语错乱、幻听、妄想等阳性症状，以及情感淡漠、言语减少等阴性症状。根据患者的临床表现，精神分裂症是最可能的诊断。

16.【答案】C

【解析】躁狂状态的主要临床症状是心境高涨，思维奔逸和精神运动性兴奋，除外选项A。抑郁以情感低落、思维迟缓以及言语动作减少、迟缓为典型症状，故除外选项B。心因性精神障碍是一组由心理社会因素所造成的精神障碍，除外选项D。神经症又称神经症、精神症，是一组非精神病功能性障碍，是一组心因性障碍，人格因素、心理社会因素是致病主要因素，但非应激障碍，障碍性质属功能性，非器质性；具有精神和躯体两方面症状；具有一定的人格特质基础但非人格障碍；故除外选项E。

17.【答案】A

【解析】精神分裂症是一种严重的精神障碍，患者常出现幻觉、妄想等阳性症状，并伴有情感和行为的异常。患者所描述的被跟踪、被害妄想以及听到人们谈论如何对付他的情况，与精神分裂症的妄想和幻听症状相符合。

18.【答案】B

【解析】此患者为精神分裂症，表现为阳性症状，首选氯丙嗪。

19.【答案】C

【解析】精神分裂症是最常见的重性精神病之一，病因复杂，多起病于青壮年，呈缓慢或亚急性起病的特点。幻觉、妄想、行为紊乱等精神病性症状常见，部分患者情感淡漠、社会退缩、意志行为减退非常突出。

三、A_3/A_4 型题

20.【答案】E

【解析】患者行为符合精神分裂症临床表现。

21.【答案】D

【解析】精神分裂症可出现多种感知觉障碍，最突出的感知觉障碍是幻觉，包括幻听、幻视、幻嗅、幻味及幻触等，而幻听最为常见。最常见的幻听形式为言语性幻听，包括思维鸣响（思维化声）、评论性幻听、争论性幻听、第三人称跟踪评论性幻听等特征性症状。情感淡漠及情感反应不协调是精神分裂症患者最常见的情感症状。此外，不协调性兴奋、易激惹、抑郁及焦虑等情感症状也较常见。

22.【答案】E

【解析】精神分裂症患者可有妄想表现，但其妄想症状发生突然，完全不能用患者当时的处境和心理背景来解释。

23.【答案】E

【解析】氯丙嗪为首选的镇静催眠药。

24.【答案】D

【解析】“半年来反复照镜子发现自己的鼻子比以前变大了，难看了”——选项E夸大妄想；“说班上的同学都讥笑他，出门就感觉别人在说他”——选项A关系妄想；“别人的眼光看他时很特别，能使他头痛”——选项B物理影响妄想；“父母不愿出钱就说父母不关心他，不是父母亲生的孩子，曾说要去做亲子鉴定”——选项C非血统妄想。

25.【答案】C

【解析】氟西汀是常见的抗抑郁药，不属于抗精神病药。

第四节 抑郁症

一、A_1 型题

1.【答案】E

【解析】生物学相关症状：性欲、食欲改变（多表现为减退或下降，也有增加的可能），体重下降，睡眠紊乱（包括失眠，其中早醒常作为重性抑郁的特征性症状），精神运动性迟滞，严重者可达到木僵程度。

2.【答案】B

【解析】焦虑是抑郁症最常见的伴随症状。

3.【答案】C

【解析】出现无望、无助、无用感。在此心境和认知基础上，常伴有自杀观念，或自杀企图。有的患者可能已经开始自杀准备或已经有过自杀行为。

4.【答案】C

【解析】抑郁症是躁狂抑郁症的一种发作形式。以情感低落、思维迟缓以及言语动作减少、迟缓为典型症状。抑郁症严重困扰患者的生活和工作，给家庭和社会带来沉重的负担，约15%的抑郁症患者死于自杀。引起抑郁症的因素包括遗传因素、体质因素、中枢神经介质的功能及代谢异常、精神因素等。

5.【答案】C

【解析】“木僵”患者意识清晰，虽然对外界没有任何反应，但“木僵”患者听到家人在他床前讲述伤心事时，他也会流泪，这说明患者意识是清醒的。

6.【答案】E

【解析】抑郁症的睡眠障碍主要表现为早醒，比平时早醒2~3小时，醒后不能再入睡。

二、A_2 型题

7.【答案】C

【解析】睡眠紊乱是抑郁症的生物学相关症状，包括失眠，其中早醒常作为重性抑郁的特征性症状。

8.【答案】D

【解析】抑郁症的核心症状：患者自觉情绪低沉，兴趣索然，郁郁寡欢，容易感到疲乏无力，精力下降，感到不能从过去感兴趣的事情中获得快乐。

9.【答案】B

【解析】有严重消极情绪企图自杀的患者及抗抑郁药治疗无效的患者可采用电抽搐治疗。

10.【答案】D

【解析】根据患者的症状描述，她出现了失眠、食欲减退、体重减轻，同时还感到自己没有价值、没有人关心，对未来没有希望，甚至有生不如死的想法。这些症状是抑郁症的典型表现。在抑郁症中，“三无”症状是指无望、无助和无用。

11.【答案】C

【解析】抑郁症是精神科常见的精神障碍，以心境低落、兴趣减退、快感缺乏、精力下降为核心临床表现的一组心境障碍的统称。核心症状为患者自觉情绪低沉，兴趣索然，郁郁寡欢，容易感到疲乏无力，精力下降，感到不能从过去感兴趣的事情中获得快乐。

三、A_3/A_4 型题

12.【答案】D

【解析】该患者属于抑郁症，夸大妄想属于精神分裂症。

13.【答案】A

【解析】抑郁症的思维与认知症状：思维或注意的能力降低，自我评价和自信降低，自责、自罪观念；无望、无助、无用感。无望感表现为感到前途渺茫，悲观失望，看不到好的希望；无助感表现为常感到没有人能够帮助自己，缺乏改变现状的信心；无用感表现为感觉自己已经一无是处，毫无价值，甚至成为别人的负担。在此心境和认知基础上，常伴有自杀观念或自杀企图。有的患者可能已经开始自杀准备或已经有过自杀行为。

14.【答案】C

【解析】抑郁症患者首要注意的问题是防止自杀行为。

第七单元　运动系统

第一节　颈　椎　病

一、A_1 型题

1.【答案】A

【解析】颈椎病中发病率最高的是神经根型颈椎病。

2.【答案】C

【解析】脊髓型颈椎病主要症状为四肢麻木、无力、僵硬不灵活。上肢持物不稳、精细动作困难，下肢有踩棉花感、步态不稳、不能快走，胸腹部束带感。重者可出现行走困难、四肢瘫痪和大小便失控。

3.【答案】C

【解析】神经根型颈椎病体征：颈部活动受限，颈项肌肉紧张，受累节段多可找到压痛点。上肢神经功能检查：可见受损神经根分布区痛觉过敏或感觉减退、肌力减弱和肌肉萎缩、反射减弱。臂丛牵拉试验：检查者站在患者患侧，一手推患侧头颈部，另一手握腕部使上肢外展牵拉，患者感到疼痛加重为阳性。压头试验：患者坐位，检查者站其身后，将头颅后伸或侧偏并按压，出现颈肩痛和放射痛为阳性。

4.【答案】E

【解析】头颅旋转引起眩晕是本病的特点。如头转向左侧时右侧椎动脉血流量减少，左侧血流量增加以代偿供血，因左侧椎动脉病变不能代偿时即可引起脑缺血产生眩晕发作。

5.【答案】B

【解析】Eaton 试验即臂丛牵拉试验：检查者站在患者患侧，一手推患侧头颈部，另一手握腕部使上肢外展牵拉，患者感到疼痛加重为阳性，是颈椎病的体征。

6.【答案】C

【解析】神经根型、椎动脉型和交感型颈椎病主要行非手术治疗。脊髓型颈椎病，由于本型疾病自然史为症状逐渐加重，故确诊后应及时手术治疗。

二、A_2 型题

7.【答案】A

【解析】颈椎病临床上可分为神经根型、脊髓型、椎动脉型、交感神经型等。神经根型颈椎病发病率最高，多因颈椎外伤、劳损和退变引起颈椎某一节段松动不稳、椎间盘向后外侧突，椎体后外侧缘骨赘形成、钩椎关节增生和关节突增生肥大等，从而造成神经根管和椎间孔狭窄，可刺激和压迫神经根，引起神经根充血和水肿，从而引起神经功能障碍。症状：首发症状多为颈肩痛，后放射到前臂和手指，轻者为持续性酸胀痛，重者可为剧痛。局部可出现感觉过敏、麻木，上肢无力和肌肉萎缩。上述症状与受累神经根分布区相一致。体征：颈部活动受限，颈项肌肉紧张，受累节段多可找到压痛点。上肢神经功能检查：可见受损神经根分布区痛觉过敏或感觉减退、肌力减弱和肌肉萎缩、反射减弱。

8.【答案】A

【解析】椎动脉型颈椎病：当椎间关节退变失稳和松动、钩椎关节增生等因素累及椎动脉时，椎动脉受刺激发生痉挛、受压、扭曲，血管本身硬化、粥样斑块形成也可引起弹性减弱和管腔狭窄。这些变化引起椎-基底动脉供血不足而产生症状。症状：头颅旋转引起眩晕是本病的特点。如头转向左侧时右侧椎动脉血流量减少，左侧血流量增加以代偿供血，因左侧椎动脉病变不能代偿时即可引起脑缺血产生眩晕发作。严重时可发生猝倒，发作过程中无意识障碍，跌倒后可自行爬起。较常见的症状还有头痛、耳鸣、眼花、记忆力减退，较少见的症状有声音嘶哑、吞咽困难、眼肌瘫痪、复视、视物不清、眼睑下垂、听力减退，还可有心脏症状，如心动过速或过缓等。体征：非发作期体征很少，可有颈型颈椎病的体征。有时转颈试验可诱发眩晕发作。

9.【答案】C

【解析】脊髓型颈椎病：脊髓被突出的椎间盘、椎体后缘骨刺、骨化的后纵韧带、肥厚的黄韧带等压迫，引起的临床症状繁多，有感觉、运动以及自主神经等方面的功能障碍，还有脊神经及血管受累的表现。随病情加重发生自下而上的上运动神经元性瘫痪：①运动障碍。②肢体麻木。③共济失调。④自主神经及括约肌功能障碍。⑤反射障碍。

10.【答案】A

【解析】中老年男性患者，颈肩痛向右手放射 1 个月，有右手拇指痛觉减弱及肱二头肌肌力弱等神经损害征。初步诊断应该是颈椎病。颈椎病是椎间盘退变，继发椎间关节退变，引起相应部位脊髓、神经、血管改变而出现临床症状和体征。因此对此患者还应进一步摄取颈部 X 线片等检查来确诊。

11.【答案】C

【解析】CT 可显示骨性椎骨形态，黄韧带是否增厚及椎间盘突出的大小、方向等，对腰椎间盘突出症有较大诊断价值，目前已普遍采用。放射性核素骨扫描对恶性肿瘤有无骨转移诊断有重要价值。

12.【答案】D

【解析】颈部疼痛，四肢无力 2 年患者，检查时出现第二肋间以下感觉明显减弱都是颈髓疾患的表现，故颈椎的 MRI 对其诊断最有意义。

三、A_3/A_4 型题

13.【答案】D

【解析】X 线片可显示颈椎管矢状径狭窄、椎间隙变窄、椎体边缘骨质增生、后纵韧带骨化等。磁共振检查（MRI）可显示脊髓受压的部位、程度和脊髓有无变性改变。CT 扫描对颈椎管骨性改变显示较好，尤其是骨赘和后纵韧带骨化，但对椎间盘突出和黄韧带改变显示不满意。

14.【答案】B

【解析】交感神经型颈椎病因颈部交感神经受刺激或压迫引起交感神经兴奋或抑制的自主神经系统紊乱。临床表现和诊断如下。①五官症状：视物模糊、眼后部胀痛、流泪、瞳孔扩大或缩小、耳鸣、耳聋等。②头颈部症状：头痛、偏头痛、三叉神经痛、枕大神经痛及头晕等。③心动过速或过缓、心前区疼痛、血压增高、四肢发冷。肢体遇冷会出现针刺样疼痛，继而发红、疼痛，也可出现血管扩张征象，如手指发红、发热、疼痛、感觉过敏等，还可出现一侧肢体多汗或少汗。

15.【答案】A

【解析】脊髓型颈椎病是一种常见的颈椎病类型，其特点是颈椎间盘突出或颈椎骨质增生导致压迫脊髓，进而引起四肢无力、步态不稳等症状。双下肢肌张力高、腱反射亢进以及 Hoffmann 征和巴宾斯基（Babinski）征阳性也是脊髓型颈椎病的常见体征。

16.【答案】B

【解析】非手术治疗仅适用于早期轻症患者。急性脊髓受压症状明显、临床表现和 MRI 检查证实者，宜尽早手术。

第二节　粘连性肩关节囊炎

一、A_1 型题

1.【答案】C

【解析】粘连性肩关节炎女性较男性多见，左侧多于右侧，故选项 C 错。

2.【答案】E

【解析】肩关节各个方向主动活动和被动活动均不同程度受限，以外旋、外展和内旋后伸最重。

3.【答案】A

【解析】早期应给予理疗、针灸、适度推拿按摩，B 项和 E 项错；无论病程长、短，症状轻、重，均应每日进行肩关节的主动活动，活动以不引起剧烈疼痛为限，C 项错；疼痛导致夜间难以入睡时，可使用非甾体抗炎药，D 项错。A 项是正确的。

4.【答案】D

【解析】粘连性肩关节囊炎由于多种原因导致肩盂肱关节囊炎

性粘连、僵硬。

二、A_2 型题

5.【答案】B

【解析】肩周炎多见于中老年患者，女性多见于男性，左侧多见于右侧，亦可两侧先后发病。以肩关节周围疼痛、各方向活动受限为特点，尤其以外展、外旋和内旋后伸活动功能障碍最为明显。X线片见肩关节结构正常。

6.【答案】D

【解析】粘连性肩关节囊炎又称肩周炎、冻结肩等。治疗的目的是缓解疼痛，恢复功能，避免肌肉萎缩。①早期给予理疗、针灸、适度推拿按摩可改善症状。②痛点局限时可给予痛点局部封闭，能明显缓解症状。③疼痛持续、夜间难以入睡时，可短期服用非甾体抗炎药。④无论病程长、短，症状轻、重，均应每日进行肩关节的主动活动，活动以不引起剧烈疼痛为限。

第三节　类风湿关节炎

一、A_1 型题

1.【答案】C

【解析】“晨僵”为类风湿关节炎的典型症状，中医称类风湿性关节炎为尪痹。

2.【答案】D

【解析】X线平片对类风湿关节炎诊断、关节病变分期、病变演变的监测均很重要。

3.【答案】B

【解析】类风湿关节炎手指可形成天鹅颈畸形，而不是天鹅掌。

4.【答案】A

【解析】类风湿关节炎多发生在20~45岁，女性多见。早期出现乏力、全身肌肉痛、低热、手足麻木、刺痛等全身症状，以及反复发作的、对称性的、多发性小关节炎。受累关节以近端指间关节、掌指关节、腕关节、肘关节、肩关节、膝关节和足趾关节最为多见。颈椎、颞下颌关节、胸锁关节和肩锁关节也可受累，并伴活动受限，髋关节受累少见。关节炎常表现为对称性、持续性肿胀和压痛，晨僵常长达1小时以上。最为常见的关节畸形是腕和肘关节强直、掌指关节的半脱位、手指向尺侧偏斜和呈“天鹅颈”样表现。

5.【答案】B

【解析】①晨僵持续至少1小时（每天），病程至少6周。②有3个及以上的关节肿痛，至少6周。③腕、掌指、近指关节肿至少6周。④对称性关节肿至少6周。⑤有皮下结节。⑥手X线片改变（至少有骨质疏松和关节间隙的狭窄）。⑦类风湿因子阳性。有上述7项中4项者即可诊断为类风湿关节炎。

6.【答案】B

【解析】关节畸形多见于较晚期患者，与类风湿关节炎的活动无关，而其余各项均与类风湿关节炎的活动相关。

7.【答案】B

【解析】类风湿关节炎受累关节以近侧指间关节、掌指关节、腕、肘、肩、膝和足趾关节最为多见；颈椎、颞下颌关节、胸锁和肩锁关节也可受累，并伴活动受限。

8.【答案】D

【解析】类风湿关节炎的关节X线检查见到关节周围软组织肿胀阴影，关节端的骨质疏松为Ⅰ期；关节间隙因软组织的破坏而变得狭窄为Ⅱ期；关节面出现虫蚀样破坏性改变为Ⅲ期；晚期出现关节半脱位和关节破坏后的纤维性和骨性强直为Ⅳ期。

9.【答案】C

【解析】类风湿因子（RF）对类风湿关节炎（RA）诊断有局限性，但在诊断明确的RA中，RF效价可判断其活动性。实验室检查常有贫血，红细胞沉降率加快，与病变的活动程度成正比关系。血清RF的效价较高。

10.【答案】C

【解析】类风湿关节炎早期出现乏力，全身肌肉痛，低热和手足麻木、刺痛等全身症状，以及反复发作的、对称性的、多发性小关节炎，晨僵常长达1小时以上。

11.【答案】B

【解析】除了关节肿痛之外，类风湿结节也是依据美国风湿病协会制定的标准，确诊类风湿关节炎的依据，多位于关节隆起与受压部位的皮下。

12.【答案】C

【解析】类风湿关节炎早期X线仅表现为关节软组织的梭形肿胀与骨端部位的骨质疏松。继而在关节囊或肌腱附着处的骨端边缘出现边界比较清楚的小圆形骨质破坏缺损，这是滑膜病变继发侵犯骨骼的结果。随着病变的进一步发展，关节面上形成纤维性粘连类风湿关节炎，关节软骨和骨质破坏，出现关节间隙变窄、关节畸形和关节强直。

二、A_2 型题

13.【答案】E

【解析】患者处于类风湿活动期，不宜手术。

14.【答案】D

【解析】根据题中患者的临床

症状与体征，应首先考虑类风湿关节炎。类风湿关节炎是一大类关节疾病，包括以关节损害的和不限于关节的多脏器损害的系统性疾病，特点是对称性、多发性的小关节炎，其中类风湿结节是较特异的皮肤表现，多见于关节隆突部及受压部位的皮下。患者首先考虑类风湿关节炎，关节影像检查对本病的诊断、关节病变的分期、监测病变的演变均很重要。抗核抗体对结缔组织病的诊断有意义。血抗链球菌溶血素“O”测定等对诊断没有帮助。

15.【答案】D

【解析】类风湿关节炎多发生在20~45岁女性，男女发病率比约为1∶3，是一种以慢性进行性关节炎症和骨质破坏为主的全身性自身免疫病。起病缓慢、隐匿。病变以手中指指间关节首发疼痛，近端指间关节梭形肿胀，呈对称性、持续性。继而出现其他指间关节和腕关节的肿胀、疼痛。也可累及踝、膝和髋关节。病变关节活动受到限制，有僵硬感，以早晨为重，称晨僵。晚期可出现手指关节的“天鹅颈样”畸形。可伴有发热、贫血、皮下结节、血管炎、心包炎及淋巴结肿大等关节外表现，血清中可查到类风湿因子（RF）等多种自身抗体。

三、A_3/A_4 型题

16.【答案】D

【解析】对称性小关节肿痛伴晨僵是类风湿关节炎的特点。根据题中患者的临床症状与体征，应首先考虑类风湿关节炎。类风湿关节炎是一大类关节疾病，包括以关节损害的和不限于关节的多脏器损害的系统性疾病，特点是对称性、多发性的小关节炎，其中类风湿结节是较特异的皮肤表现，多见于关节隆突部及受压部位的皮下。风湿性关节炎为大关节游走性、非对称性疼痛。骨关节炎为负重关节病变。

17.【答案】A

【解析】患者首先考虑类风湿关节炎，关节影像检查对本病的诊断、关节病变的分期、监测病变的演变均很重要。抗核抗体对结缔组织病的诊断有意义。血抗链球菌溶血素“O”测定等对诊断没有帮助。

18.【答案】C

【解析】类风湿关节炎经实验室检查常有贫血，红细胞沉降率加快，与病变的活动程度呈正比关系。血清类风湿因子的效价较高。

19.【答案】E

【解析】肾上腺皮质激素对减轻症状疗效显著，但不良反应大，停药后可症状加重甚至恶化，所以应严格掌握适应证，并加用慢作用抗风湿药。

20.【答案】D

【解析】类风湿关节炎起病缓慢、隐匿。病变以手中指指间关节首发疼痛，近端指间关节梭形肿胀，呈对称性、持续性。继而出现其他指间关节和腕关节的肿胀、疼痛。也可累及踝、膝和髋关节。手指近端指间关节的梭形肿胀是类风湿患者的典型症状之一。

21.【答案】E

【解析】双手X线检查对该患者的诊断帮助最大。

第四节　骨关节炎

一、A_1 型题

1.【答案】A

【解析】骨关节炎为关节的变性而非炎症。许多因素与本病有关。如过高的体重增加对关节软骨的压力；老年人软骨发生了不可逆的生化特性改变或软骨下血供减少；受累关节的过度活动与外伤；骨骼畸形致关节面应力改变等，均可导致骨关节炎的发生。

2.【答案】B

【解析】骨关节炎发生后，随着年龄的增长，其病理学改变不可逆转。治疗目的是缓解或解除疾病，延缓关节退变，最大限度地保持和恢复患者的日常生活。

3.【答案】C

【解析】糖皮质激素，对非甾体药物治疗4~6周无效的严重骨关节炎或不耐受非甾体药物治疗、持续疼痛、炎症明显者，可行关节腔内注射糖皮质激素。但若长期使用，可加剧关节软骨损害，加重症状。因此，不主张随意选用关节腔内注射糖皮质激素，更反对多次反复使用。

4.【答案】B

【解析】骨关节炎呈慢性进展，逐渐加重。受累关节疼痛，僵直，活动障碍。疼痛在活动时加重，休息后可减轻。关节有压痛，有时可触及增生的骨赘。

5.【答案】A

【解析】治疗目的是缓解或解除疾病，延缓关节退变，最大限度地保持和恢复患者的日常生活。

二、A_2 型题

6.【答案】B

【解析】骨关节炎呈慢性进展，逐渐加重。受累关节疼痛、僵直、活动障碍。疼痛在活动时加重，休息后可减轻。关节有压痛，有时可触及增生的骨赘。发生于脊柱者由于骨质增生压迫神经根引起相应症状。由于关节失用可引起相应肌肉的萎缩。实验室检查多为阴性。X线检查可见骨性关节面轮廓不规则，关节间隙变窄，关节面致密硬化，并出现边缘性骨赘，滑膜和韧带附着骨骼处的纤维软骨骨化。关节面下出现圆形、边界清楚的密度减低区。增生的骨赘在两关节骨端形成骨桥。

7.【答案】D

【解析】骨关节炎为一种退行性病变，系由于增龄、肥胖、劳损、创伤、关节先天性异常、关节畸形等诸多因素引起的关节软骨退化损伤、关节边缘和软骨下骨反应性增生，临床表现为缓慢发展的关节疼痛及压痛，关节僵硬，关节肿大，骨擦音，关节无力及活动受限等。关节活动时有各种不同的响声，有时可出现关节交锁。

8.【答案】D

【解析】骨关节炎是一种慢性进行性关节疾病，常见于老年人。典型症状包括关节疼痛、关节摩擦感，尤其在活动后加重。X线片显示关节间隙变窄和关节边缘骨赘形成，与骨关节炎的典型表现相符合。

第八单元　小儿疾病

第一节　先天性心脏病

一、A_1 型题

1.【答案】A

【解析】房间隔缺损X线检查表现为右心房、右心室大。

2.【答案】B

【解析】室间隔缺损是左向右分流型，左、右心室增大，左心房可大。

3.【答案】D

【解析】室间隔缺损的先天性心脏病的主要杂音是第4肋间Ⅳ级粗糙的全收缩期杂音，传导范围广。

4.【答案】A

【解析】室间隔缺损X线显示左、右心室增大，左心房可大。胸骨左缘第4肋间响亮的全收缩杂音，常伴震颤。

5.【答案】D

【解析】法洛四联症是右向左分流型先天性心脏病。

6.【答案】C

【解析】动脉导管未闭小儿多在生后10~15小时内在功能上关闭，2~3个月解剖上关闭。

7.【答案】C

【解析】肺循环血量增多，并伴左心室大，左心房可大，血量增多的先天性心脏病是动脉导管未闭。

8.【答案】B

【解析】动脉导管未闭时除了左心室大，左心房可大以外，还有肺动脉凸出和肺门舞蹈。

9.【答案】A

【解析】临床上可出现肺动脉段凹陷的先天性心脏病是法洛四联症。

10.【答案】D

【解析】法洛四联症内科治疗应鼓励经常饮水，平时应去除诱发缺氧发作的因素，如酸中毒、感染及贫血等，尽量保持患儿安静。

11.【答案】B

【解析】法洛四联症也可以称为肺动脉狭窄，法洛四联症杂音响度主要取决于肺动脉瓣狭窄程度。

12.【答案】A

【解析】法洛四联症患者青紫的程度主要取决于肺动脉狭窄的程度。

13.【答案】A

【解析】法洛四联症的X线检查表现：右心室肥大，肺动脉狭窄使心尖圆钝上翘，肺动脉段凹陷，靴形心，肺门影缩小，肺野清晰。

14.【答案】B

【解析】室间隔缺损X线检查，左、右心室增大，左心房可增大，肺充血，有肺门舞蹈征。

15.【答案】B

【解析】法洛四联症胸骨左缘第2、4肋间收缩期杂音，肺动脉听诊区第二心音减弱。

16.【答案】B

【解析】房间隔缺损的特点为心脏体征示P_2分裂固定。

17.【答案】B

【解析】胸部X线片示肺血多，右心房、右心室增大的是房间隔缺损。

二、A_2 型题

18.【答案】A

【解析】胸骨左缘第3、4肋间听到响亮而粗糙的收缩期杂音是室间隔缺损的特点。

19.【答案】C

【解析】肺动脉瓣区听到

3/6级收缩期杂音，同时听到不受呼吸影响的明显第二心音分裂是房间隔缺损的特点。

20.【答案】B

【解析】动脉导管未闭有心脏震颤，而房间隔缺损无心脏震颤。

21.【答案】E

【解析】胸骨左缘第2~3肋间闻及3/6级左右连续机器样杂音，向颈部、锁骨下传导，可触及震颤，肺动脉段突出，这些都是动脉导管未闭的表现。

22.【答案】E

【解析】法洛四联症是一种复杂的先天性心脏病，包括四个主要特征：室间隔缺损、主动脉骑跨、肺动脉狭窄和右心室肥大。根据患儿的体格检查结果，口周出现发绀，说明存在氧合不足的情况。此外，可闻及3/6级收缩期喷射音，说明存在心脏杂音，与室间隔缺损相对应。X线检查结果显示右心室肥大和心脏呈靴形，也支持了法洛四联症的诊断。

第二节 小儿腹泻

一、A_1型题

1.【答案】C

【解析】低渗性脱水多见于营养不良伴腹泻患儿，主要是细胞外液减少，易脱水、休克，易嗜睡昏迷。易高热、烦渴是高渗性脱水的特点。

2.【答案】D

【解析】高渗性脱水多见于高热、出汗多而饮水不足，烦躁不安，肌张力高，惊厥，细胞内、外液均减少，口渴明显，尿量减少明显，严重可出现脑出血或者脑血栓。

3.【答案】C

【解析】脱水往往是急性腹泻的主要死因，合理的液体疗法是降低病死率的关键。主要为口服补液治疗。口服补液盐（ORS）传统配方：张力约为2/3张。ORS低渗配方：张力约为1/2张。

4.【答案】E

【解析】小儿腹泻的感染因素有以下几点。①病毒感染：寒冷季节的婴幼儿腹泻80%由病毒感染引起。轮状病毒是婴幼儿秋冬季腹泻的最常见病原体。②细菌感染（不包括法定传染病）：致腹泻大肠埃希菌、空肠弯曲菌、耶尔森菌和其他细菌，如沙门菌（主要为鼠伤寒和其他非伤寒、副伤寒沙门菌）、嗜水气单胞菌、梭状芽孢杆菌、金黄色葡萄球菌、铜绿假单胞菌、变形杆菌等。③真菌：念珠菌、曲霉菌、毛霉菌，婴儿以白念珠菌多见。④寄生虫：常见为蓝氏贾第鞭毛虫、阿米巴原虫和隐孢子虫等。⑤肠道外感染：如患中耳炎、上呼吸道感染、肺炎、尿路感染、皮肤感染或急性传染病时，感染原释放的毒素、抗生素治疗等而并发腹泻。⑥使用抗生素亦可以引起腹泻，称之为抗生素相关性腹泻。

5.【答案】B

【解析】小儿腹泻第一天补液方法，等渗性脱水用2：3：1溶液，高渗性脱水用1：2溶液，低渗性脱水用4：3：2溶液，脱水性质不明用2：3：1溶液，同时见尿补钾4~6天。

6.【答案】E

【解析】酸中毒：患儿可出现精神不振、唇红、呼吸深大、呼出气凉而有丙酮味，但婴儿症状不典型。

7.【答案】E

【解析】急性腹泻连续病程在2周以内，迁延性腹泻病程2周至2个月。

8.【答案】E

【解析】2：1等张含钠液是指0.9%氯化钠与1.4%碳酸氢钠的比例是2：1。

9.【答案】A

【解析】重度脱水、吐泻严重或腹胀的患儿应用2：1等张含钠液。

10.【答案】E

【解析】赤白脓血便为痢疾的症状。小儿腹泻多为胃肠道症状和电解质紊乱症状。

11.【答案】D

【解析】脱水往往是急性腹泻的主要死因，合理的液体疗法是降低病死率的关键。用量与用法：轻度脱水按50~80ml/kg，中度脱水按80~100ml/kg，重度脱水按150~180ml/kg给予。

12.【答案】A

【解析】急性期腹泻的饮食疗法：应强调继续进食以预防水电解质酸碱平衡紊乱和营养不良。有严重呕吐者可暂时禁食4~6小时（不禁水），待好转后尽快恢复母乳及原来已经熟悉的饮食。继续喂养（进食）是必要的治疗措施，长时间禁食对机体有害。

13.【答案】E

【解析】婴儿腹泻治疗原则（液体疗法）包括调整饮食；预防和纠正脱水；合理用药；加强护理；预防并发症。不同病期的腹泻病治疗重点各有侧重，急性腹泻多注意维持水、电解质平衡及抗感染治疗；迁延及慢性腹泻则应注意调整肠道菌群及饮食疗法。使用抗生素亦可以引起腹泻，称之为抗生素相关性腹泻。切忌滥用抗生素，避免顽固性的肠道菌群失调。

14.【答案】E

【解析】婴儿腹泻重度脱水的主要诊断依据是出现外周循环衰竭，轻度、中度都不会出现休克症状。

15.【答案】D

【解析】轻型腹泻以胃肠道症状为主，食欲缺乏，偶有溢乳或呕吐，大便次数增多但一般不超过10次/日，且每次量不多，为黄色或黄绿色水样便，粪质不多伴少量黏液。患儿精神尚好，无全身中毒症状及水、电解质、酸碱平衡紊乱表现。多在数日痊愈。重型腹泻多由肠道内感染引起。除有较重的胃肠道症状外，还有明显的脱水、电解质紊乱和全身感染中毒症状，如发热、体温不升、精神烦躁或萎靡、嗜睡、面色苍白、意识模糊甚至昏迷、休克。

16.【答案】D

【解析】中度脱水的临床表现为眼窝及前囟明显凹陷，精神萎靡或烦躁不安，哭时少泪，尿量明显减少，四肢温暖或稍凉，血压正常，皮肤干燥，弹性差。

17.【答案】C

【解析】重度脱水临床表现为四肢厥冷、口腔黏膜极干燥，失水量为120～150ml/kg，尿量极少或无尿，眼窝和前囟深陷。

18.【答案】C

【解析】婴儿腹泻治疗原则（液体疗法）包括调整饮食；预防和纠正脱水；合理用药；加强护理；预防并发症。避免使用止泻药。

19.【答案】D

【解析】小儿腹泻临床根据病程分为以下3类。①急性腹泻：连续病程在2周以内。②迁延性腹泻：病程2周至2个月。③慢性腹泻：病程2个月以上。

20.【答案】A

【解析】重度脱水或有循环衰竭者，应首先静脉推注或快速静脉滴入以扩充血容量，改善血液循环及肾功能，一般用2∶1等张含钠液（2份生理盐水加1份1.4%碳酸氢钠）20ml/kg，总量不超过300ml，于30～60分钟内静脉推注或快速滴入。

21.【答案】A

【解析】轮状病毒是婴幼儿秋冬季腹泻的最常见病原体。

22.【答案】D

【解析】重型腹泻多由肠道内感染引起。除有较重的胃肠道症状外，还有明显的脱水、电解质紊乱和全身感染中毒症状即外周循环衰竭症状，如发热、体温不升、精神烦躁或萎靡、嗜睡、面色苍白、意识模糊甚至昏迷、休克。

23.【答案】B

【解析】小儿重度脱水有明显周围循环障碍时，以2∶1等张液20ml/kg，于0.5～1.0小时内静脉推注或快速滴注以迅速增加血容量。

二、A_2型题

24.【答案】C

【解析】轻度脱水失水量为体重的3%～5%，中度脱水是指失水量占体重的5%～10%，重度脱水是指失水量占体重的10%以上。

25.【答案】E

【解析】尿量减少，哭时少泪，精神萎靡，口唇干燥，呼吸略深长，皮肤弹性差，眼窝及前囟明显凹陷，以上症状说明脱水程度为中度，血清钠132mmol/L说明是等渗性脱水。

26.【答案】A

【解析】血清钠135mmol/L说明是等渗性脱水，临床常用补2∶3∶1液（1/2张）。低渗补4∶3∶2液（2/3张），高渗补1/5～1/3张液。

27.【答案】C

【解析】生理性腹泻：多见于6个月以内婴儿，外观虚胖，常有湿疹，生后不久即出现腹泻，除大便次数增多外，无其他症状，食欲好，不影响生长发育。近年来发现此类腹泻可能为乳糖不耐受的一种特殊类型，添加辅食后，大便可逐渐转为正常。

28.【答案】C

【解析】细菌性痢疾常有流行病学史，起病急，全身症状重。大便次数多，量少，排脓血便伴里急后重，大便镜检有较多脓细胞、红细胞和吞噬细胞，大便细菌培养有志贺痢疾杆菌生长可确诊。

29.【答案】D

【解析】脱水程度分轻、中、重三度。轻度脱水：失水量为体重的3%～5%（30～50ml/kg），精神稍差，皮肤干燥、弹性稍差，眼窝、前囟稍凹陷，哭时有泪，口腔黏膜稍干燥，尿量稍减少；中度脱水：失水量占体重的5%～10%（50～100ml/kg），精神萎靡，皮肤干燥、弹性差，捏起皮肤皱褶展开缓慢，眼窝和前囟明显凹陷，哭时少泪，口腔黏膜干燥，四肢稍凉，尿量减少；重度脱水：失水量为体重的10%以上（100～120ml/kg），精神极度萎靡，表情淡漠，昏睡或昏迷，皮肤明显干燥、弹性极差，捏起皮肤皱褶不易展平，眼窝和前囟深陷，眼睑不能闭合，哭时无泪，口腔黏膜极干燥。脱水性质因水和电解质丢失比例的不同，可分为等渗性脱水、低渗性脱水和高渗性脱水。低渗性脱水：钠的丢失较水的丢失相对多，血清钠<130mmol/L。等渗性脱水：水与电解质成比例地丢失，血清钠在130～150mmol/L。高渗性脱水临床较少见，水的丢失比钠丢失相对多，发生高钠血症时血清钠>150mmol/L。

30.【答案】E

【解析】蛋花汤样大便为轮状病毒感染患者的特异表现。

31.【答案】B

【解析】患儿便泻频繁，丢失大量的肠液，肠液是呈碱性的，大量的丢失易出现酸中毒。同时缺水导致组织灌注不良、缺氧、代谢产物堆积，也易产生酸性毒。

三、A_3/A_4 型题

32.【答案】A

【解析】重度脱水表现为：患儿精神极度萎靡，表情淡漠，昏睡甚至昏迷；皮肤有花纹、弹性极差；眼窝和前囟深凹陷，哭时无泪；口唇黏膜极干燥。因血容量明显减少可出现休克症状即外周循环衰竭症状，如心音低钝、脉搏细速、血压下降、四肢厥冷、尿极少甚至无尿。本题中患儿尿少，前囟、眼窝明显凹陷是脱水的表现；皮肤花纹，肢冷，脉弱是外周循环衰竭的表现，故为重度脱水。呼吸深长，精神萎靡，是酸中毒的表现。

33.【答案】C

【解析】重度脱水是指失水量达到体重的10%以上，患儿的脱水程度明显，体格检查发现多个征象，包括皮肤花纹、弹性差、前囟凹陷、眼窝凹陷、肢冷、脉弱等，这些都是重度脱水的特征。根据脱水程度的划分，失水量为体重的10%~15%。

34.【答案】A

【解析】对伴有循环不良和休克的重度脱水患儿，开始快速输入等渗含钠液（生理盐水或2：1液），按20ml/kg于30分钟至1小时输入。其余累积损失量的补充常在8~12小时内完成。

第三节　小儿急性肾小球肾炎

一、A_1 型题

1.【答案】C

【解析】急性链球菌感染后肾炎（APSGN）为自限性疾病，无特异疗法，预后良好，主要是休息与对症治疗，观察护理，保护肾功能。有感染灶时用青霉素抗感染治疗10~14天。

2.【答案】A

【解析】糖皮质激素治疗的作用是抑制免疫与炎症反应，适用于多种免疫介导的炎症反应性肾小球疾病。急性肾炎虽是肾小球疾病，但属于自限性疾病，以休息和对症治疗为主，不宜应用糖皮质激素和细胞毒药物。

3.【答案】D

【解析】具有肾病综合征表现（“三高一低”）的急性肾炎需与原发性肾病综合征鉴别。若患儿呈急性起病，有明确的链球菌感染的证据，血清C3降低，肾活体组织检查病理为毛细血管内增生性肾炎有助于急性肾炎的诊断。

4.【答案】C

【解析】小儿急性肾小球肾炎（简称急性肾炎），指一组病因不一，临床表现为急性起病，多有前驱感染史，以血尿为主，伴不同程度的蛋白尿，可有水肿、高血压或肾功能不全等特点的肾小球疾病。多见于儿童和青少年，以5~14岁多见，2岁以下小儿罕见。

5.【答案】E

【解析】小儿急性肾小球肾炎的诊断标准：①前驱感染史：一般起病前1~4周有皮肤或呼吸道链球菌感染史，也可能有其他部位链球菌感染。②临床表现为急性起病，有血尿、水肿、少尿、高血压。③尿常规有血尿伴不同程度蛋白尿，可见颗粒或透明管型及白细胞。血清C3下降，伴或不伴ASO升高。

6.【答案】A

【解析】急性肾小球肾炎典型表现为水肿，少尿，血尿，高血压。

7.【答案】E

【解析】急性肾炎的3个临床表现：①多呈非凹陷性水肿。②血尿。③30%~70%可有高血压。严重表现有循环充血、高血压脑病和急性肾功能不全。选项E多见于心力衰竭。

8.【答案】C

【解析】有链球菌感染灶者应用青霉素10~14天，以彻底清除体内病灶中残余细菌，减轻抗原抗体反应。

9.【答案】C

【解析】低盐饮食要求<1g/d，或<60mg/（kg·d）。

10.【答案】B

【解析】急性期需卧床休息2~3周，直到水肿消退、血压正常和肉眼血尿消失后可下床进行轻微活动。

11.【答案】C

【解析】急性期治疗后红细胞沉降率正常可上学，但应避免重体力活动。尿检完全正常后方可恢复体力活动。

12.【答案】E

【解析】前驱感染史：一般起病前1~4周有皮肤或呼吸道链球菌感染史。

13.【答案】B

【解析】经控制水、盐入量后仍水肿、少尿者可用氢氯噻嗪，无效时用呋塞米。

14.【答案】C

【解析】难治病例可用连续动静脉血液滤过、血液透析或腹膜透析治疗。

15.【答案】A

【解析】一般起病前1~4周有皮肤或呼吸道链球菌感染史，也可能有其他部位链球菌感染。

16.【答案】E

【解析】有感染灶时用青霉素抗感染治疗10~14天，如果没有感染则可以不用给予青霉素。

17.【答案】B

【解析】低盐饮食（<1g/d或<0.6g/d），严重水肿或高血压者需无盐饮食。有明显氮质血症时限蛋白并给优质动物蛋白0.5g/（kg·d）。

18.【答案】E

【解析】肾病综合征患者则可有"三高一低"表现（高度水肿、大量蛋白尿、高脂血症、低蛋白血症）。

19.【答案】A

【解析】对于严重水肿或高血压者需无盐饮食，水分一般不限。经控制水、盐入量后仍水肿、少尿者可用氢氯噻嗪，无效时用呋塞米。凡经休息、控制水盐摄入、利尿而血压仍高者均应给予降压药。

二、A_2 型题

20.【答案】D

【解析】小儿急性肾小球肾炎（简称急性肾炎），指一组病因不一，临床表现为急性起病，多有前驱感染史，以血尿为主，伴不同程度的蛋白尿，可有水肿、高血压或肾功能不全等特点的肾小球疾病。多见于儿童和青少年，以5~14岁多见，2岁以下小儿罕见。患者症状考虑为急性肾小球肾炎，对症治疗首选利尿，经控制水、盐入量后仍水肿、少尿者可用氢氯噻嗪，无效时用呋塞米。

21.【答案】A

【解析】根据该患儿水肿、少尿、血尿（尿红细胞>100个/高倍视野）、高血压，考虑为急性肾炎；血压明显升高（165/115mmHg）伴头痛、头晕、呕吐、抽搐，为高血压脑病表现。

22.【答案】A

【解析】急性肾小球肾炎临床上表现为水肿、少尿，水肿常为最早出现的症状，为下行性水肿，表现为晨起眼睑水肿渐蔓及全身，为非凹陷性水肿；血尿可为肉眼血尿，呈洗肉水样或茶褐色，持续1~2周转为镜下血尿；高血压常在起病1~2周内发生，学龄前儿童大于120/80mmHg，学龄儿童大于130/90mmHg。

23.【答案】E

【解析】急性肾小球肾炎的治疗原则：①休息。②低盐或者无盐饮食。③抗感染。④利尿。⑤降血压。经控制水、盐入量后仍水肿、少尿者可用氢氯噻嗪，无效时用呋塞米，不能用甘露醇。

24.【答案】B

【解析】利尿药呋塞米的不良反应主要有耳毒性、肾毒性、水电解质紊乱（低钾），肾病利用利尿药治疗过程中，可能出现低钾血症，所以应及时补钾。

25.【答案】B

【解析】少数急性肾小球肾炎患儿以急性肾炎起病，但水肿和蛋白尿突出，伴低蛋白血症和高胆固醇血症，临床表现似肾病综合征。

三、A_3/A_4 型题

26.【答案】A

【解析】根据患儿3周前曾患脓疱病，ASO升高，近期有链球菌感染史及水肿、血尿、少尿、高血压、补体C3下降等表现，应诊断为急性肾小球肾炎。

27.【答案】C

【解析】急性肾炎患儿水肿期、高血压者应限制钠盐摄入，水肿消退后因大量利尿可使钠盐丢失，故不应限盐，红细胞沉降率正常是可以上学的指标，肉眼血尿消失是下床活动的指标。

28.【答案】C

【解析】小儿急性肾炎一般起病前1~4周有皮肤或呼吸道链球菌感染史，也可能有其他部位链球菌感染。临床表现为急性起病，有血尿、水肿、少尿、高血压，尿常规有血尿伴不同程度的蛋白尿，可见颗粒或透明管型及白细胞。血清C3下降，伴或不伴ASO升高。该患儿心率加快，心音低钝，双肺闻及水泡音，肝肋下2.0cm，考虑合并循环充血。

29.【答案】C

【解析】急性期需卧床休息2~3周，直到水肿消退、血压正常和肉眼血尿消失后可下床进行轻微活动。红细胞沉降率正常可上学，但应避免重体力活动。尿检完全正常后方可恢复体力活动。

30.【答案】E

【解析】患儿颜面眼睑水肿，尿常规有红细胞（+++），蛋白（+），且半月前有前驱感染史，首先考虑为急性肾小球肾炎。

31.【答案】C

【解析】在病程中出现血压升高，精神萎靡，水肿加重，尿量减少，氮质血症，血钾增高和代谢性酸中毒，则是并发急性肾功能不全。

32.【答案】B

【解析】小儿急性肾小球肾炎临床表现为急性起病，有血尿、水肿、少尿、高血压，尿常规有血尿伴不同程度蛋白尿，可见颗粒或透明管型及白细胞。

33.【答案】E

【解析】急性肾小球肾炎重者可以出现循环充血、高血压脑病、肾功能不全等。此患儿出现剧烈头痛、呕吐、抽搐，即高血压脑病表现。

第四节 营养性维生素D缺乏性佝偻病

一、A_1 型题

1.【答案】E

【解析】维生素D缺乏性佝偻病活动期患儿除有上述症状外，主要表现为骨骼改变、运动功能以及智力发育迟缓。头部骨骼改变最早出现的是颅骨软化，主要见于3~6个月婴儿，检查者用手指轻压颞部或枕骨中央，可出现乒乓球样的感觉。

2.【答案】D

【解析】维生素D缺乏性佝偻病的初期表现：多见于6个月以内，尤其是3个月以内的小婴儿，主要表现为神经兴奋性增高，如易激惹、烦躁、睡眠不安、夜间啼哭，汗多与室温无关，因头部多汗而刺激头皮，致婴儿常摇头擦枕，出现枕秃。方颅为激期表现。

3.【答案】E

【解析】营养性维生素D缺乏性佝偻病是自限性疾病，现认为确保儿童每日获得维生素D 400IU是预防和治疗的关键。胎儿期：孕母应多户外活动，食用富含钙、磷、维生素D以及其他营养素的食物。妊娠后期适量补充维生素D（800IU/d）。婴幼儿期：预防的关键是日光浴与适量维生素D的补充。生后1个月后即可让婴儿坚持户外活动，冬季也要注意保证每日1~2小时户外活动时间。早产儿、低出生体重儿、双胎儿生后1周开始补充维生素D 800IU/d，3个月后改为预防量。

4.【答案】D

【解析】主要由于维生素D缺乏，甲状旁腺代偿功能不足或其他多种因素的影响，致血中游离钙降低，使神经兴奋性增高，引起局部或全身肌肉抽搐。

5.【答案】B

【解析】营养性维生素D缺乏性佝偻病是由于体内维生素D缺乏引起的一种疾病，主要表现为骨骼发育异常和骨骼软化。发生颅骨软化的年龄多见于3~6个月。

6.【答案】A

【解析】方颅多见于7~8个月患儿，即额骨和顶骨双侧骨样组织增生呈对称性隆起，严重时呈鞍状或十字状颅形。

7.【答案】D

【解析】预防的关键是日光浴，人体内维生素D的最主要来源是日光照射皮肤产生的内源性维生素D。

8.【答案】C

【解析】维生素D缺乏性佝偻病最常见的骨骼改变：3~6个月常见颅骨软化，7~8个月常见方颅。

9.【答案】D

【解析】维生素D缺乏性佝偻病是由于儿童体内维生素D不足使钙、磷代谢紊乱，产生的一种以骨骼病变为特征的全身慢性营养性疾病。维生素D缺乏性手足搐搦症是因维生素D缺乏致血清钙离子浓度降低，神经肌肉兴奋性增高引起，表现为全身惊厥、手足肌肉抽搐或喉痉挛等。

二、A_2 型题

10.【答案】C

【解析】维生素D缺乏性佝偻病最常见于3个月至2岁的小儿，主要表现为生长最快部位的骨骼改变、肌肉松弛和神经兴奋性改变。重症佝偻病患儿可见消化功能紊乱、心肺功能障碍，并可影响智能发育及免疫功能等。临床上将典型的佝偻病分为四期。初期多见于6个月以内，尤其是3个月以内的小婴儿，主要表现为神经精神兴奋性增高，如易激惹、烦躁、睡眠不安、夜间啼哭，汗多与室温无关，因头部多汗而刺激头皮，致婴儿常摇头擦枕，出现枕秃。上述非特异性症状可作为早期临床诊断的参考依据。此期无明显骨骼改变。活动期患儿除有上述症状外，主要表现为骨骼改变、运动功能以及智力发育迟缓。

11.【答案】B

【解析】营养性维生素D缺乏性佝偻病是由于长期缺乏维生素D导致的矿化障碍性骨软化症。这种疾病常见于婴幼儿期，特征包括生长迟缓、骨骼畸形（如方颅、肋膈沟和O形腿）、低血钙和低血磷等症状和体征。X线检查中干骺端临时钙化带呈毛刷样是营养性维生素D缺乏性佝偻病的典型表现。

三、A_3/A_4 型题

12.【答案】D

【解析】维生素D缺乏性佝偻病头部骨骼改变如下。①颅骨软化：主要见于3~6个月婴儿，检查者用手指轻压颞部或枕骨中央，可出现乒乓球样的感觉。②方颅：多见于7~8个月患儿，即额骨和顶骨双侧骨样组织增生呈对称性隆起，严重时呈鞍状或十字状颅形。③前囟增宽及闭合延迟：重者可延迟至2~3岁方才闭合。④出牙延迟、牙釉质缺乏并易患龋齿。

13.【答案】B

【解析】血钙2mmol/L稍低于正常，钙磷乘积低于30，是佝偻病激期血生化特点；X线检查干骺端临时钙化带消失，呈毛刷状、杯口样改变，骺软骨明显增宽，是佝偻病激期X线片特点。

14.【答案】C

【解析】近期有腹泻病史，钙流失多，应为低钙惊厥，故首选检查血钙、磷和镁。

15.【答案】A

【解析】反复低钙惊厥应该首先给予静脉补钙，症状控制后再按维生素D缺乏性佝偻病补充维生素D，惊厥发作时应该首先控制惊厥。

第五节　新生儿黄疸

一、A_1 型题

1.【答案】A

【解析】Rh溶血可造成胎儿重度贫血，甚至心力衰竭。ABO溶血除引起黄疸外，其他改变不明显。

2.【答案】C

【解析】病理性黄疸的特点为出现早，发展快，程度重，消退迟，伴随各种临床症状。

3.【答案】E

【解析】生理性黄疸大多在出生后2~3天出现，4~6天达高峰，10~14天消退。早产儿持续时间较长，可延迟至第3~4周消退，除有轻微食欲缺乏外，一般无其他临床症状。若出生后24小时内即出现黄疸，3周后仍不消退，甚或持续加深，或消退后复现，均为病理性黄疸。

4.【答案】A

【解析】新生儿败血症是指新生儿期间发生的感染性疾病。感染会引起炎症反应，导致红细胞破裂并释放大量游离的胆红素。此外，感染还会导致肝脏功能受损，加重胆红素的生成和排泄的不平衡，进一步导致胆红素生成过多。

二、A_2 型题

5.【答案】D

【解析】新生儿黄疸为新生儿期最常见的表现之一，可为生理现象，也可为多种疾病的表现。新生儿当血中胆红素超过85μmol/L，则出现肉眼可见的黄疸。部分可引起胆红素脑病（核黄疸），严重者病死率高，存活者多留有后遗症。由于新生儿胆红素代谢特点，80%的足月儿和绝大多数早产儿可出现生理性黄疸。①一般情况良好，不伴有其他症状。②足月儿生后2~3天出现黄疸，4~5天达高峰，5~7天开始逐渐消退，最迟不超过2周。③早产儿多于生后3~5天出现，5~7天达高峰，7~9天开始逐渐消退，最长延迟到3~4周。④每日血清胆红素升高<85μmol/L，或每小时<0. 85μmol/L。⑤血清胆红素足月儿<221μmol/L，早产儿<257μmol/L。

6.【答案】A

【解析】患儿为足月儿，其面部及前胸皮肤黄染是黄疸的表现，通常是由于胆红素在血液中的积累导致的。手足心部位没有黄染符合生理性黄疸的特点。患儿是母乳喂养，吃奶良好，这排除了胆汁淤积型黄疸的可能性。没有发热的症状，大便颜色正常，排除了感染的可能性。患儿的血清胆红素水平为156μmol/L，超过正常范围，但在足月儿中仍属于生理性黄疸范围。

7.【答案】C

【解析】新生儿溶血病是指由于母子血型不合，母亲体内产生与胎儿血型抗原不配的血型抗体，这种抗体通过胎盘进入胎儿体内引起同族免疫性溶血，常见Rh血型系统和ABO血型系统的血型不合，表现为黄疸，血清胆红素水平在短时间内快速上升。大约1/3出现贫血，严重高胆红素血症可导致急性胆红素脑病。

8.【答案】E

【解析】早产儿通常在出生后3~5天出现黄疸，足月儿通常在出生后2~3天出现黄疸。该患儿的黄疸出现得过早，与生理性黄疸的时间点不符。

9.【答案】E

【解析】转诊指征：如黄疸出现在出生后24小时之内，黄疸高峰时间延长，黄疸持续超过2周，皮肤黄染程度严重，或除皮肤发黄外存在大便色浅和尿色持续加深等情况，就需要转诊。

第六节　小儿热性惊厥

一、A_1 型题

1.【答案】D

【解析】热性惊厥病因尚不完全清楚，但有明显遗传性，可能为常染色体显性遗传，伴年龄相关的不完全外显性及表现度。由遗传因素所决定的惊厥倾向，于某一特定年龄阶段，在感染等所致发热的诱发下得以表达，即出现临床上的热性惊厥。总之，遗传和发育两方面因素特征是惊厥的内在基础，发热是引起本病惊厥的条件，感染是引起多数热性惊厥患儿发热的原因。这些因素的共同作用导致热性惊厥的发生。发病年龄为6个月至5岁。发作时体温多在39℃以上，发作前后一般状况良好，神经系统无其他异常。热性惊厥多在发热初期体温骤升时，突然出现短暂的全身性惊厥发作，伴意识丧失。

2.【答案】D

【解析】控制惊厥首选地西泮，0.3~0.5mg/kg（最大剂量不超过10mg）缓慢静脉滴注。

3.【答案】D

【解析】复杂型热性惊厥发作多为局灶性或不对称。

二、A_2型题

4.【答案】B

【解析】控制惊厥的方式如下。①地西泮：首选，0.3~0.5mg/kg（最大剂量不超过10mg）缓慢静脉注射。5分钟生效，必要时15~20分钟重复。②苯巴比妥：常用于热性惊厥持续状态。静脉滴注给药，首次负荷量为15~20mg/kg，12~24小时后开始维持量3~5mg/(kg·d)，2次/日。也可肌内注射给药，每次3~5mg/kg，最大量不超过每次0.2g。主要不良反应是呼吸抑制。小儿惊厥首选地西泮，新生儿惊厥治疗首选苯巴比妥钠。

5.【答案】A

【解析】单纯型热性惊厥（又称典型热性惊厥）具有以下特点：①多见于6个月至5岁的小儿，5岁后少见。②惊厥多发生在热性疾病初期，体温骤然上升时，大多在39℃时。一般一次热性疾病病程中只发作1次，个别有2次发作。③多数呈全身强直-痉挛发作，少数为其他形式的发作，如肌阵挛、失神发作。④发作时间短，数秒到10分钟，发作后短暂的嗜睡。发作后意识恢复快，不伴有神经系统异常体征。⑤发作期脑电图可轻度不对称，热退2周内脑电图恢复正常，预后良好。⑥30%~50%的患儿有既往热性惊厥史及热性惊厥家族史。一般到学龄期不再发作。⑦30%~50%的患儿在初次惊厥后2~3年内可有发热时再次或多次热性惊厥复发。

6.【答案】E

【解析】根据患儿的临床表现和病史，最可能的诊断是高热惊厥。患儿11个月大，咳嗽1天，发热3小时，体温达到39.3℃。这是高热的表现。在就诊过程中，患儿突然出现双眼上翻，肢体强直，持续1分钟。这是典型的癫痫发作的表现。查体发现咽红，心肺腹及神经系统无异常，这些体征并不支持其他疾病的诊断。半年前也有相同病史，患儿有过类似的发作史，这进一步支持了高热惊厥的可能性。

7.【答案】A

【解析】本题考虑小儿热性惊厥，应与脑膜炎相鉴别，前囟隆起常见于脑膜炎颅内压增高。婴幼儿患者除高热、呕吐、烦躁、拒食外，咳嗽、腹泻、惊厥较多见，脑膜刺激征常缺如，如囟门隆起则有助于诊断。

8.【答案】E

【解析】地西泮是一种苯二氮䓬类药物，常用于急性惊厥的治疗。它具有镇静、抗惊厥和肌肉松弛的作用。首选0.3~0.5mg/kg（最大剂量不超过10mg）缓慢静脉注射。5分钟生效，必要时15~20分钟重复。

9.【答案】B

【解析】本题选上呼吸道感染，高热惊厥。考虑肺部暂未闻及异常，不考虑肺炎，高热惊厥。白细胞不高，暂不考虑选项中毒性脑病和脑炎。手足搐搦症多数见于婴儿时期，主要是因维生素D缺乏而引起血清钙降低，神经肌肉兴奋性增强，出现惊厥和手足搐搦等症状。题中所述与此不符，暂不考虑手足搐搦症。

第七节　常见发疹性疾病

一、A_1型题

1.【答案】E

【解析】麻疹黏膜斑（Koplik斑，科氏斑）为早期诊断的重要依据。一般在发病后2~3天，在颊黏膜第一臼齿处可见麻疹黏膜斑。出疹后1~2天逐渐消失。

2.【答案】C

【解析】出疹期：发热第3~4天开始出现皮疹，自耳后、发际、前额、面、颈部，自上而下蔓延至躯干、四肢，最后达手掌与足底，2~5天出齐，为红色斑丘疹，呈充血性，不伴痒感。体温骤升，可达到40℃以上，全身中毒症状严重，重者可有谵妄、抽搐（“疹出热盛”），持续3~4天。颈部淋巴结和脾脏轻度肿大，此期肺部可闻及干湿啰音，胸部X线检查可见肺纹理增多或轻重不等弥漫性肺部浸润。

3.【答案】E

【解析】典型水痘的临床表现为发病较急，前驱期有低热或中度发热、全身不适、食欲缺乏、咳嗽等症状；1~2天出现皮疹。全身症状相对较轻。病程经历约1周即可痊愈，不留瘢痕。皮疹特点：①首先出现于面部、头和躯干，继而扩展至四肢，末端稀少，呈向心性分布。②水痘发疹经历斑疹、丘疹、疱疹及结痂四个阶段。初为斑疹和丘疹，继之变为透明饱满的水疱，后渐转混浊，甚至呈脓疱样外观；2~3天后开始结痂，预后不留瘢痕。③皮疹分批发生，伴明显痒感，高峰期可见红斑、丘疹、疱疹和结痂等同时存在。

4.【答案】A

【解析】出疹3~4天后，体温开始下降。症状明显减轻。皮疹按出疹的先后顺序渐消退，疹退后留有棕褐色色素沉着伴糠麸样脱屑。如不出现并发症，可自愈。

5.【答案】B

【解析】麻疹是由麻疹病毒引起的急性发疹性传染病，患者是唯一的传染源。在出疹前、后5天均有传染性。

6.【答案】D

【解析】发热第3~4天开始出现皮疹。

7.【答案】A

【解析】猩红热为A组乙型溶血性链球菌感染引起的急性发疹性传染病，其临床特征为发热、咽峡炎、全身弥漫性鲜红色皮疹和疹退后明显的脱屑。

8.【答案】A

【解析】猩红热少数患者患病后由于变态反应而出现心、肾、关节的损害。

9.【答案】C

【解析】猩红热一年四季都有发生，尤以冬春季发病为多。

10.【答案】C

【解析】麻疹黏膜斑的特点是第一臼齿的颊黏膜出现针头帽大小白色斑点。

11.【答案】D

【解析】猩红热临床表现潜伏期2~5天，也可少至1天，多至7天。

12.【答案】A

【解析】猩红热起病急剧，突然高热、头痛、咽痛、恶心、呕吐等。若细菌是从咽部侵入的，则扁桃体红肿，可有灰白色易被擦去的渗出性膜，软腭黏膜充血，有点状红斑及散在性瘀点。

13.【答案】D

【解析】猩红热发病初期，舌被白苔，乳头红肿，突出于白苔之上，以舌尖及边缘处为显著。2~3天后白苔开始脱落，舌面光滑呈肉红色，并可有浅表破裂，乳头仍突起，称“杨莓舌”。

14.【答案】B

【解析】猩红热发病后，舌被白苔变为“杨梅舌”的时间一般在2~3天之后。

15.【答案】E

【解析】水痘皮疹后皮肤继发感染甚至导致败血症最常见。神经系统并发症有水痘后脑炎、横贯性脊髓炎、面神经瘫痪等。少见并发症有水痘肺炎、心肌炎、肝炎、肾炎、关节炎等，均应转诊。

16.【答案】D

【解析】幼儿急疹无特殊治疗，主要是一般护理，物理降温等对症治疗，有并发症出现，如咳嗽、高热不退、惊厥等则应去医院诊治。

17.【答案】E

【解析】幼儿急疹发热期表现为突起高热，体温39~40℃，持续3~5天，可伴有惊厥。咽峡部充血、头颈部淋巴结轻度肿大，轻度腹泻。出疹期，持续3~5天体温骤退，同时出疹，皮疹为红色斑疹或斑丘疹，很少融合。主要分布于颈部、躯干、上肢。1~3天消退，无色素沉着，也无脱皮。

18.【答案】C

【解析】幼儿急疹，又称婴儿玫瑰疹，是由感染人类疱疹病毒6型引起的急性传染病。其临床特征是持续高热3~5天，热退疹出。

19.【答案】A

【解析】幼儿急疹通常发生在6~18个月小儿，3岁以后少见，选项A错误。出疹期，持续3~5天体温骤退，同时出疹，选项B正确。幼儿急疹发热期表现为突起高热，体温39~40℃，持续3~5天，可伴有惊厥，选项C正确。皮疹主要分布于颈部、躯干、上肢，1~3天消退，无色素沉着，也无脱皮，选项D正确。发热期可出现咽峡部充血、头颈部淋巴结轻度肿大，轻度腹泻，选项E正确。

20.【答案】C

【解析】一般麻疹患者隔离至出疹后5天，合并肺炎者延长至10天。接触麻疹易感者检疫观察3周。

21.【答案】D

【解析】由病毒所致小儿常见的急性发疹性疾病有以下几种：麻疹、水痘、风疹、幼儿急疹、手足口病。这些疾病的传染源主要为患者和带病毒者或病菌者，主要通过呼吸道、消化道和密切接触等途径传播，有一定的潜伏期，发病初期常表现为急性上呼吸道感染症状。

二、A_2型题

22.【答案】B

【解析】麻疹患儿的一般治疗：①发热期注意补充足够的水分，给予易消化富于营养的食物。②对症治疗：高热时用退热剂，尽量物理降温，切忌退热过猛。剧烈咳嗽时给予止咳药。立给予维生素A治疗。③并发症治疗：有并发症者，给予相应治疗。继发细菌感染者可用抗生素治疗。④一旦高度怀疑或确诊，即应积极转至传染病医院。

23.【答案】A

【解析】幼儿急疹特征是持续高热3~5天，皮疹主要见于躯干、颈部、上肢。风疹特征为发热第

2天出疹并于1天内出齐。麻疹皮疹先见于耳后发际，结膜充血、流泪、畏光，眼睑水肿明显，常有发热、喷嚏、流涕、咳嗽等。

24.【答案】E

【解析】幼儿急疹潜伏期：一般7~15天，平均10天。发热期：突起高热，体温39~40℃，持续3~5天，可伴有惊厥。咽峡部充血、头颈部淋巴结轻度肿大，轻度腹泻。出疹期：持续3~5天体温骤退，同时出疹，皮疹为红色斑疹或斑丘疹，很少融合。主要分布于颈部、躯干、上肢。1~3天消退，无色素沉着，也无脱皮。

25.【答案】A

【解析】风疹是由风疹病毒（RV）引起的急性发疹性传染疾病，多见1~5岁儿童，以城市为主，冬春季发病率高。临床表现前驱期短、低热、皮疹和耳后、枕部淋巴结肿大为特征。一般病情较轻，病程短，预后良好。患者是风疹唯一的传染源，传染期在发病前5~7天和发病后3~5天，起病当天和前1天传染性最强。先有轻微卡他症状，数小时至1天迅速出现皮疹，先见于面颈部，24小时遍及全身，为斑疹或斑丘疹，大小不一，可融合成片，耳后淋巴结肿大并有压痛。

26.【答案】A

【解析】麻疹出疹期：发热第3~4天开始出现皮疹，自耳后、发际、前额、面、颈部，自上而下蔓延至躯干、四肢，最后达手掌与足底，2~5天出齐，为红色斑丘疹，呈充血性，不伴痒感。体温达到高峰，全身中毒症状严重，重者有谵妄、抽搐。除高热、皮肤瘀斑外，脑实质受损突出，表现为剧烈头痛、频繁呕吐或喷射性呕吐，反复或持续惊厥、迅速进入昏迷，出现惊厥、呕吐提示为脑炎。

27.【答案】E

【解析】猩红热前驱期大多骤起畏寒、发热，重者体温可升到39~40℃，伴头痛、咽痛、食欲缺乏，全身不适，恶心、呕吐。婴儿可有谵妄和惊厥。咽红肿，扁桃体上可见点状或片状分泌物。软腭充血水肿，并可有米粒大的红色斑疹或出血点，即黏膜内疹，一般先于皮疹而出现。

28.【答案】C

【解析】幼儿急疹通常表现为高热，持续3~5天逐渐下降，同时在皮肤上出现红色斑丘疹。这些斑丘疹在皮肤上分布不均匀，之间有正常皮肤区域。根据患儿的年龄和症状，幼儿急疹是最常见的诊断。

29.【答案】B

【解析】风疹的临床表现为前驱期短、低热、皮疹和耳后、枕部淋巴结肿大为特征。一般病情较轻，病程短，预后良好。

30.【答案】D

【解析】根据患儿的临床表现，包括高热1天后出现全身皮肤弥漫性充血发红，密集均匀的红色细小丘疹，面部潮红，唇周苍白，咽扁桃体充血水肿，舌乳头红肿突起，最可能的诊断是猩红热。

31.【答案】C

【解析】耳湿疹指发生于耳轮、外耳道、耳后皱褶部位的湿疹。多发生在耳后皱襞处，表现为红斑、渗出，有皲裂及结痂，有时带脂溢性，常两侧对称。

三、A_3/A_4 型题

32.【答案】C

【解析】水痘是由水痘-带状疱疹病毒初次感染引起的急性传染病。主要发生在婴幼儿和学龄前儿童，成人发病症状比儿童更严重。以发热及皮肤和黏膜成批出现周身性红色斑丘疹、疱疹、结痂为特征，皮疹呈向心性分布，躯干最多，四肢很少。

33.【答案】E

【解析】风疹起于面部，疹间皮肤正常，疹退无色素沉着及脱屑；猩红热耳后起出皮疹，全身皮肤充血发红基础上弥漫性针头大小鲜红色点状红斑，压之褪色，疹退后脱皮；流行性脑脊髓膜炎皮肤黏膜出现鲜红色或紫红色瘀点或瘀斑，病理征阳性；伤寒躯干出现玫瑰疹，伴有脾大，肥达反应阳性；水痘出现斑丘疹、丘疹、水疱、结痂，皮疹呈向心性分布，躯干最多。

第九单元　传染病与性病、寄生虫病

第一节　病毒性肝炎

一、A_1 型题

1.【答案】E

【解析】诊断病毒性肝炎最可靠的根据是病原学检查及肝功能检查。

2.【答案】A

【解析】休息是急性病毒性肝炎的重要治疗措施。

3.【答案】B

【解析】乙肝的传播途径包括：①输血及血制品，使用污染的注射器或针刺等。②垂直传播。③日常生活密切接触传播。④性接触传播。

4.【答案】B

【解析】聚乙二醇干扰素（Peg-IFN）与利巴韦林联合应用是目前治疗慢性丙型肝炎的最佳方案。

5.【答案】C

【解析】流行性乙型脑炎主要经蚊传播。脊髓灰质炎主要通过粪-口途径传播，也可通过空气飞沫传播。乙型肝炎传播途径主要为血液传播和垂直传播（宫内感染主要经胎盘获得）。甲型肝炎主要经粪-口传播。狂犬病主要是通过患病犬咬伤传播。

6.【答案】D

【解析】丙型肝炎的发病以成年人多见，感染后75%~85%演变为慢性。

7.【答案】D

【解析】抗-HCV是感染的标志（包括既往感染和现症感染）。

8.【答案】A

【解析】乙型肝炎五项是临床常用的乙型肝炎免疫学检查，包括：①HBsAg。②抗HBs。③HBeAg。④抗HBe。⑤抗HBc。如果第①、③、⑤项阳性，其余两项阴性，俗称“大三阳”，如转氨酶正常，表示病毒复制活跃，且传染性相对较强。

9.【答案】E

【解析】乙型肝炎五项是临床常用的乙型肝炎免疫学检查，包括：①HBsAg。②抗HBs。③HBeAg。④抗HBe。⑤抗HBc。如果第①、④、⑤项阳性，其余两项阴性，俗称“小三阳”，如转氨酶正常，为乙型肝炎病毒携带状态，部分患者有传染性。

10.【答案】E

【解析】乙型肝炎五项是临床常用的乙型肝炎免疫学检查，包括：①HBsAg。②抗HBs。③HBeAg。④抗HBe。⑤抗HBc。如果第①、⑤项阳性，其余三项阴性，说明急性HBV感染或乙型肝炎病毒携带者，传染性较弱。

11.【答案】E

【解析】乙型肝炎五项是临床常用的乙型肝炎免疫学检查，包括：①HBsAg。②抗HBs。③HBeAg。④抗HBe。⑤抗HBc。如果第⑤项阳性，有以下几种可能性：①既往感染。②恢复期抗HBs尚未出现。③无症状乙型肝炎病毒携带者。

12.【答案】D

【解析】乙型肝炎五项是临床常用的乙型肝炎免疫学检查，包括：①HBsAg。②抗HBs。③HBeAg。④抗HBe。⑤抗HBc。如果第②、④、⑤项阳性，其余两项阴性，说明是感染的恢复期，已有一定的免疫力。

13.【答案】B

【解析】乙型肝炎五项是临床常用的乙型肝炎免疫学检查，包括：①HBsAg。②抗HBs。③HBeAg。④抗HBe。⑤抗HBc。如果第②项阳性，其余四项阴性，说明曾经注射过乙型肝炎疫苗并产生了抗体，有免疫力；或者曾经有过乙型肝炎病毒的感染，现具有一定的免疫力。

14.【答案】C

【解析】根据有无黄疸、病情轻重和病程长短，肝炎在临床上可分为急性肝炎（黄疸型和无黄疸型）、慢性肝炎（迁延性和活动性）、重型肝炎（急性和亚急性）。

15.【答案】D

【解析】甲型肝炎的典型症状：发病初期常有乏力、食欲缺乏、恶心、呕吐。

16.【答案】D

【解析】甲型肝炎血清免疫学检查：抗HAV-IgM有早期诊断的价值，抗HAV-IgG升高4倍以上有确诊价值。

17.【答案】E

【解析】甲型肝炎药物治疗：可因地制宜选用适当的保肝药物（包括西药和中药），但用药种类不宜多，时间不宜太长。不主张常规使用肾上腺皮质激素。

18.【答案】A

【解析】肝炎是肝脏的功能受到损害，引起身体一系列不适症状，以及肝功能指标的异常。抗-HBs为一种有保护性的抗体，往往在乙肝恢复期，表面抗原消失后数周在血清中检出，表明疾病康复。

19.【答案】B

【解析】感染丙型肝炎病毒后，部分患者出现急性肝炎的表现，如乏力、食欲缺乏、黄疸、肝大及叩击痛。

二、A_2 型题

20.【答案】D

【解析】紧急预防方法是用含有高效价抗-HBs制备的人免疫球蛋白（HBVIg），一般在1周内注射有预防效果。

21.【答案】B

【解析】慢性乙型肝炎突然大呕血考虑为肝炎后肝硬化，出现并发症食管-胃底静脉曲张破裂出血。

22.【答案】E

【解析】感染丙型肝炎病毒后，部分人出现急性肝炎的表现，如乏力、食欲缺乏、黄疸、肝大及叩击痛。一些感染者没有任何症状，因血液中检测到丙型肝炎病毒核酸而证实存在病毒感染。也有人转成慢性肝炎，甚至发展为肝硬化和肝癌。丙型肝炎常需与甲型、乙型、戊型及其他型肝炎鉴别。排除其他原因引起的肝损害，血清抗HCV-IgM或HCV

RNA阳性可确诊。

23.【答案】E

【解析】①HBsAg：阳性反映现症HBV感染，阴性不能排除HBV感染。②HBeAg：HBeAg的存在表示病毒复制活跃且有较强的传染性。③抗HBe：抗HBe阳转后病毒多处于静止状态。长期抗HBe阳性并不代表病毒复制停止或无传染性。④HBcAg：阳性表示血清中存在Dane颗粒，HBV处于复制状态，有传染性。⑤HBV DNA：是病毒复制和传染性的直接标志。ALT 120U/L，升高，提示肝损害。

24.【答案】C

【解析】体检中发现HBsAg阳性，无症状及体征，表示为乙肝携带者。次年出现HAVAb IgM（+），提示甲肝。全身乏力及食欲缺乏、厌油、恶心、呕吐、腹胀、便溏等，尿色逐渐加深为急性黄疸型肝炎的表现。

三、A_3/A_4 型题

25.【答案】A

【解析】乙型肝炎传播的主要途径为垂直传播、性接触传播、日常生活接触传播和血液传播。

26.【答案】C

【解析】乙肝免疫球蛋白是一种浓缩的预防乙肝病毒入侵复制的被动免疫制剂，可使机体迅速获得被动保护免疫力，能短期内迅速起效，中和并清除血清中游离的乙肝病毒，避免乙肝病毒定位感染。适用于：①乙型肝炎表面抗原阳性以及HBsAg和e抗原双阳性的母亲和其所生婴儿。②意外感染HBV的人群。③与乙肝患者或HBsAg携带者密切接触者。④免疫功能低下者。

27.【答案】A

【解析】食欲缺乏、乏力、巩膜黄染以及肝功能结果显示该患者处于急性乙肝早期。

28.【答案】D

【解析】终末消毒指当传染源痊愈、死亡或离开以后对疫源地进行的彻底消毒，目的是完全消灭传染源播散在外环境中的病原体。

第二节 流行性脑脊髓膜炎

一、A_1 型题

1.【答案】A

【解析】普通型占全部流脑病例的90%。

2.【答案】E

【解析】流脑起病急、进展快，以脑膜的急性炎症为主，临床上出现发热、颅内压高、脑膜刺激征等共同特点。由于流脑败血症期主要病变是血管内皮损害，血管壁炎症、坏死和血栓形成，血管周围出血，因此皮肤黏膜瘀点、瘀斑是其特征性表现。

3.【答案】D

【解析】脑脊液培养阳性是确诊流行性脑脊髓膜炎最重要的实验室检查。

4.【答案】C

【解析】脑脊液检查此为明确诊断流脑的重要方法。脑脊液外观浑浊，压力升高，白细胞明显增多，蛋白质增高，糖明显降低，氯化物降低。

5.【答案】A

【解析】脑膜脑炎期的病变以软脑膜为主。败血症期，主要病变为血管内皮损害、血管壁炎症、坏死和血栓形成及血管周围出血。暴发型脑膜炎型的病变主要在脑实质，脑细胞有明显充血和水肿。

6.【答案】B

【解析】高热、头痛、呕吐，全身皮肤散在瘀点，颈项强直等均为流行性脑脊髓膜炎的典型症状，首先考虑流行性脑脊髓膜炎；结核性脑膜炎，结核中毒症状之一是低热，排除A；流行性乙型脑炎皮肤一般无瘀点，排除C；中毒性细菌性痢疾一般无腹膜刺激征，排除D；伤寒常有中毒性脑病的表现，无脑膜刺激征，皮疹的典型特征为玫瑰疹，排除E。

7.【答案】C

【解析】流行期间做好卫生宣传工作，对疑似病例早发现、早诊断、早报告、早期就地呼吸道隔离和转诊治疗。一般需隔离至临床症状消失3天。与患者密切接触者需医学观察7天。暴发型流脑的病情凶险，变化迅速，多数患者死于入院后12小时或转诊途中，故应就地抢救，创造转诊条件，争取最佳治疗。

8.【答案】C

【解析】流行性脑脊髓膜炎是由脑膜炎奈瑟菌（又称脑膜炎球菌）引起的化脓性脑膜炎。病原学为脑膜炎双球菌，属奈瑟菌属，革兰染色阴性。

9.【答案】A

【解析】流脑潜伏期1~7天，平均2~3天。

10.【答案】E

【解析】结核性脑膜炎多有结核病史或与结核患者密切接触史。病程长、起病缓慢。早期有头痛、低热、盗汗、消瘦、乏力等结核中毒症状。

11.【答案】D

【解析】流行性脑脊髓膜炎普通型约占全部病例的90%，病程分为4期：①上呼吸道感染期。②败血症期。③脑膜炎期。④恢复期。

二、A_2型题

12.【答案】A

【解析】流行性脑脊髓膜炎流行季节多为冬春季，儿童多见，当地有本病发生及流行，临床表现为高热、剧烈头痛、频繁呕吐、皮肤黏膜瘀点、瘀斑及脑膜刺激征。实验室检查白细胞计数增多及中性粒细胞比例明显升高。

13.【答案】E

【解析】流行性脑脊髓膜炎起病急骤，恶寒，高热，头痛，肌肉酸痛等全身中毒症状。此期具有诊断意义的体征是皮肤黏膜的瘀点、瘀斑。血常规：白细胞总数多在20×10^9/L，中性粒细胞百分比0.90以上。有DIC者，血小板减少。脑脊液有压力升高，浑浊，细胞数常达1×10^9/L，以中性粒细胞为主。蛋白显著增高，糖含量常明显降低。

14.【答案】B

【解析】流脑是化脓性脑膜炎（化脑）的一种，皮肤出血点、瘀斑是特征性表现。

15.【答案】D

【解析】流行性脑脊髓膜炎是脑膜炎球菌引起的经呼吸道传播的一种化脓性脑膜炎。主要临床表现为突起高热、头痛、呕吐、皮肤黏膜瘀点、瘀斑及脑膜刺激征。实验室检查：外周血白细胞总数增多，一般在（15～40）×10^9/L，分类以中性粒细胞为主；脑脊液呈化脓性改变，细胞数增多，可>1000×10^6/L，分类以多核细胞为主，蛋白明显增高，糖和氯化物减低。皮肤瘀点或脑脊液涂片发现革兰阴性球菌，脑脊液或血培养阳性可确诊。

16.【答案】E

【解析】根据患儿的症状和体征，以及年龄和临床表现，最可能的诊断是流行性脑脊髓膜炎。流行性脑脊髓膜炎是由脑膜炎奈瑟菌（又称脑膜炎球菌）引起的病毒性感染。常见症状包括发热、头痛、呕吐、皮肤黏膜瘀点或瘀斑等。神经系统症状如神志恍惚、脑膜刺激征（如颈项强直）也可出现。

第三节　狂　犬　病

A_1型题

1.【答案】D

【解析】狂犬病前驱期表现为低热、食欲缺乏、恶心、头痛、倦怠、全身不适等，酷似“感冒”，继而出现恐惧不安，对声、光、风、痛敏感，并有喉咙紧缩感，伤口及附近感觉异常，有麻、痒、痛及蚁走感。

2.【答案】D

【解析】被狗咬伤后不应立即缝合及包扎。应先用肥皂水（或其他弱碱性清洗剂）和一定压力的流动清水交替清洗咬伤和抓伤的每处伤口至少15分钟。最后用生理盐水冲洗伤口以避免肥皂液或其他清洗剂残留。彻底冲洗后用2%碘伏、75%酒精或其他具有病毒灭活效力的皮肤黏膜消毒剂消毒涂擦或消毒伤口内部。在伤口清洗、消毒，并根据需要使用狂犬病被动免疫制剂至少2小时后，根据情况进行后续外科处置。外科处置要考虑致伤动物种类、部位、伤口类型、伤者基础健康状况等诸多因素。

3.【答案】A

【解析】一般性咬伤共接种5次，每次2ml肌内注射，在1、3、7、14、28天各注射1次。暴露前预防主要用于高危人群，即兽医、山洞探险者、从事狂犬病毒的研究人员和动物管理人员。

4.【答案】A

【解析】狂犬病的前驱期大多数患者有低热、食欲缺乏、恶心、头痛、倦怠、全身不适等，类似“感冒”症状。

5.【答案】E

【解析】狂犬病兴奋期患者逐渐进入高度兴奋状态，突出表现为极度恐怖、恐水、怕风、发作性咽肌痉挛、呼吸困难、排尿排便困难及多汗流涎等。

6.【答案】D

【解析】狂犬病尚有以瘫痪为主要表现的“麻痹型”或“静型”，也称哑狂犬病，该型患者无兴奋期及恐水现象，而以高热、头痛、呕吐、咬伤处疼痛开始，继而出现肢体软弱、腹胀、共济失调、肌肉麻痹、大小便失禁等。

第四节　艾　滋　病

一、A_1型题

1.【答案】B

【解析】HIV分期无前驱期。

2.【答案】E

【解析】HIV主要侵犯和破坏部分T淋巴细胞，导致机体细胞免疫明显受损，最终并发严重机会性感染和肿瘤，病死率极高。

3.【答案】D

【解析】引起艾滋病（AIDS）的病原体是人类免疫缺陷病毒（HIV）。HIV是反转录病毒科免疫缺陷病毒属，为RNA病毒。HIV有两个抗原型（HIV-Ⅰ和HIV-Ⅱ）。HIV主要感染$CD4^{+}T$细胞。

4.【答案】E

【解析】艾滋病急性感染期通常发生在初次感染HIV后2～4周。出现HIV病毒血症和免疫系统急性损伤所产生的临床症状。大多数患者临床症状轻，持续1～3周后缓解。临床表现以发热最为常见，可伴有咽痛、盗汗、恶心、呕吐、腹泻、皮疹、关节疼痛、淋巴结肿大及神经系统症状。此期在血液中可检出HIV RNA和q24抗原，而HIV抗体则在感染后2周左右出现。从感染到检测出HIV抗体前的一段时间，临床上称为窗口期。此期抗HIV常呈阴性，但在血液、精液、阴道分泌物等体液中已含有大量的艾滋病病毒，有很强的传染性。

5.【答案】E

【解析】艾滋病潜伏期为2周至6个月；无症状感染期一般持续2~10年或更长；急性感染期中从感染到检测出抗-HIV前的一段时间，临床上称为窗口期。艾滋病期主要临床表现为HIV相关症状、各种机会性感染及神经系统症状。

6.【答案】D

【解析】艾滋病的传播途径有3个：性传播、血液传播、垂直传播。除此以外，与艾滋病病毒感染者或艾滋病患者进行一般的生活和工作接触不会感染艾滋病病毒。

7.【答案】D

【解析】艾滋病不通过日常生活传播。

8.【答案】C

【解析】艾滋病防治的行为干预措施不包括未经同意公布艾滋病患者的病情以引起社会对艾滋病的重视和关注。

9.【答案】D

【解析】艾滋病的传染源是艾滋病患者和艾滋病病毒携带者。主要传播方式是经血液传播、性传播以及垂直传播。其中经血传播和性传播是主要的传播途径，而经血液传播中，共用注射器则是一个重要的途径。

二、A_2型题

10.【答案】E

【解析】吸毒史、无故长期腹泻、肛门周围可见疱疹等提示艾滋病可能性大，因此重点检查抗-HIV。

11.【答案】B

【解析】本题选B。不规则发热，间断腹泻，体重减轻，且有非洲居住史，结合患者病史，临床表现符合HIV临床表现，为明确诊断，实验室检查应检测抗HIV。作为病原学检查，选项D可用于诊断。但分离HIV所要求的实验室技术很高，费用很大，不适用于在临床推广使用，仅用于实验室研究。

12.【答案】D

【解析】关爱和不歧视HIV感染者及AIDS患者是我国预防与控制艾滋病的重要策略。关爱和不歧视包括内容很多，如为HIV感染者及其家庭提供全面的卫生保健，给HIV感染者及家属以就业、入学、居住、参与医疗保险、社会福利等其他居民享有的自由和权利。

13.【答案】A

【解析】患者有反复发热的病史，在多家医院因化脓性扁桃体炎就诊，但仍经常发热。查体发现多部位可触及数个肿大的淋巴结。此外，患者还有婚外性生活史。这些症状和体征可能提示患者可能感染了人类免疫缺陷病毒（HIV），导致免疫系统受损，从而容易发生反复感染和淋巴结肿大。

14.【答案】D

【解析】该中年男性患者曾在国外居住多年，可能有流行病学史，而且半年持续低热、体重减轻、全身淋巴结肿大、口腔黏膜反复感染而大量抗生素治疗无效，因而最可能是艾滋病，因为高危人群若存在下列情况2项或2项以上，应考虑艾滋病可能：①体重下降10%以上。②慢性咳嗽或腹泻1个月以上。③间歇性或持续性发热1个月以上。④全身淋巴结肿大。⑤反复出现带状疱疹或慢性播散性疱疹。⑥口腔念珠菌感染。若要诊断艾滋病还要检查抗-HIV。

15.【答案】C

【解析】白细胞$3.5\times10^9/L$，CD4/CD8为1.0，患者有冶游史，有可能的诊断是艾滋病。

第五节　性传播疾病

一、A_1型题

1.【答案】D

【解析】女性淋病主要表现为宫颈炎或尿道炎，分泌物增多，但部分患者因自觉症状较轻易成为持续传染源，常并发盆腔炎、输尿管狭窄、闭塞导致不孕等。

2.【答案】D

【解析】一期梅毒：潜伏期2~4周，主要表现为硬下疳（生殖器部位形成一无痛性溃疡，软骨样硬度），可在3~8周内自然消退。硬下疳出现1~2周后，可出现一侧腹股沟或患处附近淋巴结肿大，较硬、不融合，无疼痛及压痛，表面无红热。

3.【答案】A

【解析】晚期梅毒：发生于感染后2年以上，表现为结节性梅毒疹、树胶肿等及全身各系统受累。

4.【答案】E

【解析】梅毒的常用药物：①青霉素类为首选药物，常用有苄星青霉素、普鲁卡因青霉素等。②四环素类和红霉素类作为青霉素过敏者的替代治疗药物。

5.【答案】E

【解析】妊娠期梅毒禁用四环素类药物。

6.【答案】B

【解析】生殖器疱疹是由生殖器疱疹病毒（主要是HSV-Ⅱ型）感染引起的一种常见慢性复发性疱疹性疾病。

7.【答案】C

【解析】尖锐湿疣根据不洁性接触病史、临床表现及醋酸白试验（用3%～5%醋酸液涂于患处5分钟后，病灶局部变白为阳性）可诊断。注意与扁平湿疣、阴茎珍珠状丘疹、女性假性湿疣等鉴别。

二、A_2 型题

8.【答案】A

【解析】淋病是由淋病奈瑟球菌（淋球菌）感染引起的泌尿生殖系统化脓性炎症性性传播疾病。淋病潜伏期短，传染性强，并发症多。男性淋病主要表现为尿道口红肿、灼热、瘙痒，出现脓性分泌物及尿频、尿急、尿痛的尿路刺激症状，可并发前列腺炎、精囊炎、输精管炎、附睾炎等。根据不洁性接触病史、临床表现及淋球菌直接涂片可诊断。

9.【答案】C

【解析】尖锐湿疣是由人乳头瘤病毒（HPV）感染引起的疣状增生性性传播疾病，主要发生在生殖器、会阴及肛门等部位。女性大小阴唇、子宫颈、阴道、尿道等部位出现大小不等的疣状赘生物，可呈乳头状、鸡冠状、菜花状，一般无症状。

10.【答案】B

【解析】梅毒是由梅毒螺旋体通过性交、血液、胎盘等途径感染引起的一种慢性、系统性传染病。梅毒螺旋体血清试验可确诊。青霉素类为首选治疗药物，常用有苄星青霉素、普鲁卡因青霉素等。

11.【答案】D

【解析】女性尿路感染，主要是由于大肠埃希菌感染，要多喝水，冲刷尿路中的细菌。清淡饮食，不吃辛辣刺激性的食物。可以选择敏感的抗生素，如头孢曲松钠，左氧氟沙星治疗，口服或静脉输液治疗。

12.【答案】A

【解析】梅毒螺旋体血清试验，也称确诊试验。

第六节　肠道寄生虫病

一、A_1 型题

1.【答案】D

【解析】蛲虫病有症状者主要表现为肛周和会阴部瘙痒，以夜间为甚。雌虫在夜间移行至宿主肛门周围及其附近皮肤上产卵，引起肛门和会阴部皮肤瘙痒，以及继发性炎症。

2.【答案】B

【解析】胆道蛔虫病是最常见的并发症，主要症状是突发性右上腹绞痛，并向右肩、背部及下腹部放射。

3.【答案】B

【解析】胆道蛔虫病是蛔虫病的常见并发症，是由于蛔虫有钻孔习惯，当虫体完全钻入胆道后，疼痛反而减轻。

4.【答案】C

【解析】胆道蛔虫病是最常见的并发症，主要症状是突发性右上腹绞痛，并向右肩、背部及下腹部放射。

5.【答案】B

【解析】阿苯达唑治疗蛔虫病及蛲虫病。

6.【答案】A

【解析】约有1/3的蛲虫感染者可完全无症状，或有极轻微的症状。有症状者主要表现为肛周和会阴部瘙痒，以夜间为甚。雌虫在夜间移行至宿主肛门周围及其附近皮肤上产卵，引起肛门和会阴部皮肤瘙痒，以及继发性炎症。患者常有烦躁不安、失眠、夜惊等表现。有时可有食欲缺乏、腹痛、消化不良、恶心及呕吐等消化道症状。蛲虫在回盲部寄生可引起局部刺激和卡他性炎症或微小的溃疡。重度感染时可伴有腹泻、粪便中黏液增多或稍带血丝。蛲虫寄生于阑尾中可引起炎症、出血、坏死或类似阑尾炎的临床症状，女性患者可出现阴道炎、子宫内膜炎和输卵管炎。

二、A_2 型题

7.【答案】C

【解析】胆道蛔虫病是最常见的并发症，主要症状是突发性右上腹绞痛，并向右肩、背部及下腹部放射。疼痛呈间歇性加剧，伴有恶心、呕吐等。腹痛间歇期患者安然无恙。若虫体完全钻入胆道，疼痛反而减轻。如诊治不及时，可导致化脓性胆管炎、胆囊炎，甚至发生胆管坏死、穿孔等。

8.【答案】C

【解析】该患者的症状及体征为胆道蛔虫病的典型临床表现。蛔虫钻入胆道，刺激胆总管的壶腹部括约肌，使之产生痉挛性收缩，因此患者出现剑突下突发性剧烈绞痛，疼痛持续时间不等，而疼痛过后可如常人，这是胆道蛔虫症状的特点。患者腹痛的程度和体征不相符，常常腹痛剧烈，但体征轻微。发病初期腹部喜按，但随着胆道炎症的发生而出现拒按。

9.【答案】A

【解析】患者部位及疼痛方式可能是胆道蛔虫病，超声检查可有效帮助确诊。

第十单元　五官、皮肤及其他

第一节　结　膜　炎

一、A_1 型题

1.【答案】C

【解析】根据结膜炎的发病快慢可分为急性和慢性结膜炎，一般病程少于3周者为急性结膜炎，而超过3周者为慢性结膜炎。

2.【答案】D

【解析】结膜炎体征：①结膜充血。②结膜分泌物。③乳头增生。④滤泡形成。⑤球结膜水肿。⑥耳前淋巴结肿大。睫状充血是角膜炎和虹膜睫状体炎的表现。

3.【答案】A

【解析】结膜分泌物是各种急性结膜炎共有的体征。分泌物的性质可为脓性、黏液脓性或浆液性、水样等。淋球菌和脑膜炎球菌感染最常引起脓性分泌物，其他致病菌一般引起黏液脓性分泌物；过敏性结膜炎的分泌物一般呈黏稠丝状；病毒性结膜炎的分泌物呈水样或浆液性。

4.【答案】D

【解析】结膜分泌物是各种急性结膜炎共有的体征，分泌物的性质可为脓性、黏液脓性或浆液性、水样等。

5.【答案】B

【解析】结膜炎的基本症状和体征包括结膜充血、分泌物增多、眼睑肿胀等。这些症状和体征容易判断，通常诊断并不困难，因此，临床上一般根据结膜炎的临床检查作出诊断。但由于结膜炎的病因多种多样，因而临床表现也可各不相同，但有时不同的病因又可出现相似的症状和体征。因此，确诊是何种病因所致的结膜炎尚需实验室检查。

6.【答案】D

【解析】临床检查注意临床症状和体征的特点，有助于结膜炎诊断的鉴别诊断。特别是结膜滤泡和乳头出现的位置、形态、大小等都是重要的鉴别诊断的依据。沙眼的炎症上睑结膜比下睑结膜严重；此外耳前淋巴结是否肿大，结膜分泌物的特点，是否伴有角膜炎，是否出现角膜血管翳等，这些都有助于诊断。

7.【答案】C

【解析】为了病因诊断和正确治疗，有时必须进行病原学检查。结膜分泌物涂片和结膜刮片检查，可帮助诊断有无细菌感染，必要时可做细菌和真菌的培养、药物敏感试验等。如无菌生长，则应考虑衣原体或病毒可能，需做分离鉴定。

8.【答案】D

【解析】不同病原体引起的结膜炎，其细胞反应也不相同。结膜分泌物涂片有助于临床诊断，对鉴别诊断颇有意义。细菌性结膜炎涂片中性粒细胞占多数，病毒性结膜炎淋巴细胞占多数，衣原体性结膜炎涂片中性粒细胞和淋巴细胞各占一半。过敏性结膜炎标本中可见嗜酸性和嗜碱性粒细胞。

9.【答案】E

【解析】角膜炎会出现充血的体征，但是表现为睫状体充血，并且会出现较严重的疼痛、畏光、流泪等症状，同时视力下降，检查时可发现角膜混浊。

10.【答案】C

【解析】虹膜睫状体炎会出现充血的体征，但是表现为睫状充血，并且会出现较严重的疼痛、畏光、流泪等症状，同时视力下降，检查时可出现角膜后沉着物、前房混浊、瞳孔缩小等体征。

11.【答案】B

【解析】滴眼液滴眼是治疗结膜炎最基本的给药途径。根据致病原因的不同，选用合适的滴眼剂。重症的微生物性结膜炎患者，可考虑多种抗生素混合滴用。急性期结膜炎应频繁滴眼，每1~2小时1次。

二、A_3/A_4 型题

12.【答案】B

【解析】淋球菌和脑膜炎球菌感染最常引起脓性分泌物，其他致病菌一般引起黏液脓性分泌物，过敏性结膜炎的分泌物一般呈黏稠丝状；病毒性结膜炎的分泌物呈水样或浆液性。急性过敏性结膜炎、腺病毒结膜炎、淋球菌性结膜炎等都会出现明显的球结膜水肿。

13.【答案】A

【解析】针对病因治疗，一般以局部给药为主，必要时全身用药。急性期禁忌包扎患眼。

第二节　中　耳　炎

一、A_1 型题

1.【答案】A

【解析】急性化脓性中耳炎，致病菌多为通过咽鼓管、鼓膜穿孔进入中耳。

2.【答案】D

【解析】不伴感染的胆脂瘤，早期可无任何症状。伴慢性化脓性中耳炎者可有长期持续耳流脓，脓量时多时少，常伴特殊恶臭。耳镜检查可见鼓膜松弛部或紧张部后上边缘性穿孔，自穿孔处可见鼓室内有灰白色或豆渣样无定形物质，奇臭。听力下降一般为较重的传导性听力损失。若毒素侵入内耳则可有混合性听力下降。颞骨CT检查示上鼓室、鼓窦或乳突有骨质破坏，边缘浓密、整齐。中耳胆脂瘤易引起颅内、外并发症。

3.【答案】B

【解析】急性化脓性中耳炎最有效的是全身应用足量抗菌药物。

4.【答案】C

【解析】急性化脓性中耳炎治疗原则：镇痛、控制感染、通畅引流、祛除病因。

5.【答案】E

【解析】可给予全身应用抗生素、糖皮质激素（一般3天）；鼻腔短期使用减充血剂、咽鼓管吹张，以改善咽鼓管通气引流；鼓膜穿刺抽出鼓室内积液，若积液较稠厚不易抽出，则须行鼓膜切开术，必要时可置鼓膜通气管。

6.【答案】B

【解析】鼓气耳镜检查和鼓膜穿刺术是诊断分泌性中耳炎的"金标准"。

7.【答案】B

【解析】化脓性中耳炎及乳突炎可并发多种颅内、外并发症，简称耳源性并发症，最常见的传播途径是循破坏、缺损的骨壁侵犯传播。

8.【答案】C

【解析】慢性化脓性中耳炎是细菌侵入中耳乳突的黏膜、骨膜、骨质后引起的持续8周以上的慢性化脓性炎症。

9.【答案】D

【解析】中耳胆脂瘤不伴感染的胆脂瘤，早期可无任何症状。伴慢性化脓性中耳炎者可有长期持续耳流脓，脓量时多时少，常伴特殊恶臭。耳镜检查可见鼓膜松弛部或紧张部后上边缘性穿孔，自穿孔处可见鼓室内有灰白色或豆渣样无定形物质，奇臭。

10.【答案】A

【解析】急性中耳炎，在鼓膜穿孔前，用2%苯酚甘油滴耳，可消炎止痛。鼓膜穿孔后应立即停药，因该药遇脓液后释放出碳酸，可腐蚀鼓室黏膜及鼓膜。

11.【答案】A

【解析】耳分为外耳、中耳和内耳，外耳包括耳郭和外耳道，耳郭有收集声波的作用，声波经外耳道传到鼓膜；中耳包括鼓膜和听小骨，鼓膜能将声波转变为机械振动，听小骨能将振动传到内耳；内耳包括半规管、前庭和耳蜗，半规管能探测头部运动的方向，耳蜗内有听觉感受器，感受振动刺激，产生神经冲动。听觉形成的过程是：外界的声波经过外耳道传到鼓膜，引起鼓膜的振动；振动通过听小骨传到内耳，刺激了耳蜗内的听觉感受器，产生神经冲动；神经冲动通过与听觉有关的听觉神经传递到大脑皮质的听觉中枢，就形成了听觉。由上可知，患者失聪后，医师检查发现耳的结构完好无损，那么，推测发病的部位可能是听觉神经或听觉中枢。

二、A_3/A_4 型题

12.【答案】B

【解析】慢性化脓性中耳炎是细菌侵入中耳乳突的黏膜、骨膜、骨质后引起的持续8周以上的慢性化脓性炎症。病变不仅位于鼓室，还侵犯鼓窦、乳突和咽鼓管。本病为耳科常见病，主要以耳内长期间断或持续性流脓、鼓膜穿孔和传导性听力下降为特点。

13.【答案】D

【解析】慢性化脓性中耳炎的治疗原则为消除病因，控制感染，清除病灶，畅通引流，尽可能恢复听力。中耳胆脂瘤的治疗原则为尽早手术治疗，在清除病灶的同时尽量保留听力相关结构，预防并发症。

第三节 鼻炎与鼻窦炎

一、A_1 型题

1.【答案】C

【解析】急性鼻炎即俗称的“感冒”，是由病毒感染引起的鼻腔黏膜的炎症。

2.【答案】B

【解析】急性鼻炎最常见的致病微生物是鼻病毒。

3.【答案】A

【解析】急性鼻窦炎：多继发于急性鼻炎，可有发热、鼻塞、脓涕、头痛或鼻局部疼痛。

4.【答案】D

【解析】急性鼻窦炎的治疗原则：根除病因、解除鼻腔鼻窦引流和通气障碍、控制感染和预防并发症。

5.【答案】C

【解析】肥厚性鼻炎可以导致下鼻甲的肥厚，肥厚的下鼻甲可以阻碍鼻腔通气，使患者感到鼻塞。这种生理结构的改变会导致鼻塞持续存在，不会间歇性出现。

6.【答案】B

【解析】慢性鼻炎主要表现为鼻塞、多涕，或伴有闭塞性鼻音、嗅觉减退、耳鸣或耳闭塞感、咽干、咽痛等。鼻腔黏膜充血肿胀，以下鼻甲最明显，轻者下鼻甲表面光滑、有弹性；重症者下鼻甲黏膜表面不平呈结节或桑葚状，触之无凹陷。鼻腔分泌物为黏液性或黏脓性。

7.【答案】E

【解析】变应性鼻炎：以鼻痒、喷嚏、鼻分泌亢进、鼻黏膜肿胀等为主要特点，发作时以鼻痒、阵发性喷嚏、大量清水样涕、鼻塞为主要特征，并有不同程度的嗅觉减退。鼻腔黏膜苍白、水肿，以下鼻甲变化最明显，鼻腔有大量清涕。

8.【答案】C

【解析】急性鼻炎的潜伏期为1～3天。鼻痒、喷嚏、鼻塞、水样涕、嗅觉减退和闭塞性鼻音。继发细菌感染后，鼻涕变为黏液性、黏脓性或脓性。可有发热、头痛、倦怠，小儿可出现高热、惊厥。鼻腔黏膜充血、肿胀，下鼻甲肿大，总鼻道或鼻底有较多分泌物，初为水样，后渐变为黏液性、黏脓性或脓性。

9.【答案】A

【解析】变应性鼻炎又称变态反应性鼻炎，是发生于鼻黏膜的变应性疾病，以鼻痒、喷嚏、鼻溢清涕、鼻黏膜肿胀为主要特点。本病属Ⅰ型变态反应，鼻分泌物涂片检查见嗜酸性细胞增多。

10.【答案】A

【解析】鼻窦炎症状持续超过12周以上即为慢性鼻窦炎。主要表现为鼻塞、脓涕、嗅觉减退，头痛多不明显或为钝痛，偶有眼部并发症如视力减退或失明。鼻腔检查：鼻黏膜呈慢性充血、肿胀、肥厚，中鼻甲肥大或息肉样变，中鼻道狭窄、黏膜水肿或息肉形成。前组鼻窦炎时，中鼻道可见有脓性分泌物流出，后组鼻窦炎脓液可位于嗅裂或蓄积于鼻腔后端流入鼻咽部。

11.【答案】A

【解析】变应性鼻炎变态反应的类型是Ⅰ型。

二、A_2 型题

12.【答案】C

【解析】变应性鼻炎是一种过敏性疾病，主要特征是鼻腔黏膜的水肿和炎症反应。患者常常出现鼻痒、阵发性喷嚏、鼻塞和大量清水样涕。此外，嗅觉减退也是变应性鼻炎的常见症状。患者的鼻腔黏膜苍白、水肿以及鼻甲的明显变化进一步支持了变应性鼻炎的诊断。

第四节 牙周炎

一、A_1 型题

1.【答案】B

【解析】有没有附着丧失是判断有无牙周炎的主要指征。

2.【答案】D

【解析】牙移位是牙周炎晚期的并发症。

3.【答案】A

【解析】早期牙周炎要注意与牙龈炎的鉴别：早期牙周炎与牙龈炎都有牙龈炎症、出血症状。早期牙周炎的牙周袋为真性牙周袋，能探到釉质牙骨质界，牙槽骨吸收表现为嵴顶吸收，或硬骨板消失，经治疗后炎症消退，病变静止，但已破坏的支持组织难以完全恢复正常。牙龈炎可有假性牙周袋，无附着丧失，无牙槽骨吸收，治疗结果较好，组织可恢复正常。

4.【答案】A

【解析】牙周炎是由牙菌斑微生物引起的牙周组织感染性疾病，导致牙齿支持组织（牙龈、牙周膜、牙槽骨和牙骨质）的破坏，牙周袋形成和炎症、附着丧失和牙槽骨吸收，最后可导致牙齿的丧失。凡是能加重菌斑滞留的因素，如牙石、不良修复体、食物嵌塞、牙排列不齐、解剖形态的异常等，均可成为牙周炎的局部促进因素，加重和加速牙周炎的进展。

5.【答案】C

【解析】牙周袋形成，探诊深度超过 3mm，且能探到釉质牙骨质界，说明是慢性牙周炎。

6.【答案】C

【解析】慢性牙周炎是最常见的一类牙周炎，约占牙周炎患者的 95%。

7.【答案】D

【解析】侵袭性牙周炎发病可始于青春期前后，年龄一般在 35 岁以下，显著特点是牙周组织破坏程度与局部刺激物的量不成比例，患者的菌斑、牙石量很少，牙龈表面的炎症轻微但却已有深牙周袋、快速的骨吸收和附着丧失。有家族聚集性。

8.【答案】B

【解析】牙周炎探诊深度超过 3mm 且能探到釉质牙骨质界，并有炎症，多有牙龈出血或牙周袋探诊后有出血；邻面临床附着丧失>1mm；牙槽骨有水平型或垂直型吸收；晚期牙松动或移位。

二、A_2 型题

9.【答案】D

【解析】牙龈出血，检查见牙石（++），菌斑量多，牙龈红肿明显，附着丧失，X 线片表现牙槽骨吸收明显，形成牙周袋，所以诊断为慢性牙周炎。快速进展性牙周炎进展迅速，与题目牙龈出血 10 年不符，年龄一般 35 岁以下。

10.【答案】E

【解析】由题目可知，多数牙牙颈部有菌斑，但无牙石，牙龈边缘仍有轻度充血、水肿，可见菌斑控制不佳，所以选项 E 正确。题目没有提示釉突、创伤，所以选项 A、B 错误。需要在患者有效控制菌斑的前提下才行手术治疗，所以选项 C 错误。无牙石说明洁治彻底，所以选项 D 错误。

11.【答案】C

【解析】探诊深度普遍 4～5mm，排除选项 A 项。患者非妊娠期，排除选项 B 项。未强调用药史，排除选项 D 项，一般快速进展性牙周炎（广泛型侵袭性牙周炎）多发生于 35 岁以下者，本患者年龄 40 岁，排除选项 E 项。

第五节　过敏性皮肤病

一、A_1 型题

1.【答案】B

【解析】接触性皮炎是指皮肤或黏膜接触刺激物或致敏物后，在接触部位所发生的炎症反应。

2.【答案】D

【解析】接触性皮炎的常见病因包括动物性（如动物皮毛、分泌物等）、植物性（如漆树、荨麻等）、化学性（如镍、铬、洗衣粉、染发剂、外用药膏等，是接触性皮炎的主要病因）3 大类。

3.【答案】D

【解析】变态反应性接触性皮炎在临床上多见，指在第一次接触某种物质后经过 4～5 天致敏期，再次接触可在 24～48 小时内发病。

4.【答案】E

【解析】变态反应性接触性皮炎在接触部位发生红斑、丘疹、丘疱疹、水疱、大疱，严重者可出现溃疡、坏死，皮疹境界清楚。自觉瘙痒、灼热。发生在组织疏松处如眼睑、包皮等可出现明显肿胀。病程有自限性，致敏物去除后 1～2 周可痊愈，再次接触可再发。

5.【答案】D

【解析】过敏性皮肤病根据接触史，临床表现等特点即可诊断。斑贴试验是诊断接触性皮炎最可靠和最简单的方法。

6.【答案】B

【解析】过敏性皮肤病的治疗原则为寻找病因，避免再次接触，积极对症处理。外用药治疗以消炎、止痒、预防感染为主。根据皮肤病外用药物治疗原则选用炉甘石洗剂、3% 硼酸溶液、氧化锌油或糊剂、糖皮质激素霜剂或软膏等外用药。内用药治疗一般可用抗组胺类药，严重者可选用糖皮质激素，伴发感染者加用抗生素。

7.【答案】A

【解析】湿疹是由多种内、外因素引起的真皮浅层及表皮炎症，临床上急性期皮损以丘疱疹为主，有渗出倾向，慢性期以苔藓样变为主，易反复发作。湿疹病因复杂，常见病因包括内在因素如体内慢性病灶、神经精神因素、遗传因素等及外部因素如食物、吸入物、日常生活用品、环境因素等。

8.【答案】A

【解析】抗组胺药：第一代 H_1 受体阻断药如苯海拉明、氯苯那敏等，但易引起困倦；第二代 H_1 受体阻断药如西替利嗪、氯雷他定等。2 种可联合应用。

9.【答案】B

【解析】慢性湿疹多由急性及亚急性湿疹迁延而成，病程长，时轻时重。皮疹浸润肥厚，表面粗糙，苔藓样化，多见于手足、小腿、肘窝、股部、乳房、外阴及肛门等处。瘙痒剧烈。

10.【答案】B

【解析】湿疹的一般治疗：尽可能寻找病因，避免各种诱发加重因素如搔抓、热水洗等，注意少饮酒、劳逸结合、情绪稳定等。湿疹的全身治疗如下。①抗组胺药：第一代 H_1 受体阻断药如苯海拉明、氯苯那敏等，但易引起困倦；第二代 H_1 受体阻断药如西替利嗪、氯雷他定等。两种可联合应用。②非特异性抗过敏治疗：10%葡萄糖酸钙、维生素C、硫代硫酸钠、钙剂等。③糖皮质激素：一般不宜使用，仅在皮疹泛发，渗出显著者可考虑短期使用。

11.【答案】E

【解析】荨麻疹俗称“风疹块”是由于皮肤、黏膜小血管扩张及渗透性增加而出现的一种局限性水肿反应。荨麻疹病因复杂，常见病因包括食物、吸入物、接触物、药物、体内感染病灶、物理因素、精神因素、遗传因素、内分泌改变等。

12.【答案】C

【解析】急性荨麻疹，突然发病，基本皮疹为风团，苍白色或红色、周围有红晕、边界清楚、大小不等、形态不一、散在或融合。风团数分钟或数小时后消退，不留痕迹，此起彼伏，反复发生。自觉瘙痒。消化道受累可出现恶心、呕吐、腹痛、腹泻，喉头及支气管受累，可出现胸闷、气短、呼吸困难甚至窒息。

13.【答案】E

【解析】慢性荨麻疹病程持续6周以上，风团时多时少，反复发生，全身症状轻，自觉瘙痒。

14.【答案】A

【解析】血管性水肿又称巨大性荨麻疹，在眼睑、口唇、包皮等组织疏松部位，突然发生局限性肿胀，边缘不清，持续1~2天自行消退，常反复发作。

15.【答案】D

【解析】根据病史和典型临床表现，本病不难诊断。伴有腹痛的荨麻疹注意与外科急腹症（腹痛显著，有压痛、反跳痛等体征，白细胞总数及中性粒细胞增多）相鉴别。伴有腹痛的荨麻疹临床表现为皮肤、黏膜小血管扩张及渗透性增加。

二、A_2 型题

16.【答案】A

【解析】皮肤划痕试验阳性为荨麻疹特征性表现，加之起病急、瘙痒难忍等表现，考虑为急性荨麻疹。

17.【答案】A

【解析】变态反应性接触性皮炎临床上多见，指在第一次接触某种物质后经过4~5天致敏期，再次接触可在24~48小时内发病。皮疹为接触部位发生红斑、丘疹、丘疱疹、水疱、大疱，严重者可出现溃疡、坏死，皮疹境界清楚。自觉瘙痒、灼热。发生在组织疏松处，如眼睑、包皮等可出现明显肿胀。病程有自限性，致敏物去除后，1~2周可痊愈。再次接触可再发。

三、A_3/A_4 型题

18.【答案】A

【解析】根据急性期多形性、对称性皮损，有渗出倾向、瘙痒剧烈等特点可诊断为急性湿疹。

19.【答案】C

【解析】渗出部位采取湿敷可以使渗出收敛、减轻。

20.【答案】B

【解析】引起接触性皮炎的常见病因包括动物性（如动物皮毛、分泌物等）、植物性（如漆树、荨麻等）、化学性（如镍、铬、洗衣粉、染发剂、外用药膏等，是接触性皮炎的主要病因）三大类。接触性皮炎皮疹为接触部位发生红斑、丘疹、丘疱疹、水疱、大疱，严重者可出现溃疡、坏死，皮疹境界清楚。自觉瘙痒、灼热。发生在组织疏松处，如眼睑、包皮等可出现明显肿胀。

21.【答案】A

【解析】斑贴试验是诊断接触性皮炎的最简单可靠的方法。

第六节　真菌性皮肤病

A_1 型题

1.【答案】C

【解析】体癣多发生在春夏季节，皮疹初为红色丘疹、丘疱疹或小水泡，皮损边缘会不断向外扩展形成界限清楚的环状，患者常自觉瘙痒，而肥胖多汗、糖尿病、慢性病及长期使用激素治疗者更容易患上体癣。

2.【答案】A

【解析】头癣多见于儿童，可通过密切接触患者或患病的动物直接传染，也可通过共用污染的理发用具、帽子等物品间接传染。

3.【答案】C

【解析】头癣分为黄癣、白癣、黑点癣、脓癣4种类型。

4.【答案】A

【解析】黄癣俗称“癞痢头”“秃疮”。典型皮疹为圆形碟状黄癣痂，中央微凹，界限明显，伴有难闻的鼠臭味。黄癣病发永久性脱落，愈后头皮遗留萎缩性瘢痕。自觉轻度瘙痒。直接镜检病发内可见菌丝，黄癣痂可见菌丝和孢子，滤过紫外线灯检查（Wood灯检查）呈暗绿色荧光。

5.【答案】A

【解析】甲真菌病的全身治疗采用伊曲康唑间歇冲击疗法：成人，每次0.2g，2次/日，餐后口服，服药1周停3周为一疗程，指甲真菌病连用2~3个疗程，趾甲真菌病连用3~4个疗程，用药前需检查肝功能。

6.【答案】E

【解析】黑点癣皮疹早期为点状鳞屑斑，逐渐扩大，病发刚长出头皮即折断，残根留在毛孔内，外观呈黑点状是本病的特点，预后遗留点状瘢痕及永久性秃发斑。自觉不同程度瘙痒。直接镜检可见病发内链状排列的孢子，Wood灯检查无荧光。

7.【答案】A

【解析】脓癣多由白癣或黑点癣发展而来，皮疹炎症明显，呈群集性毛囊丘疹，毛囊性脓疱，可有脓液溢出，病发松动，易拔除，预后遗留瘢痕及永久性秃发斑。自觉轻度疼痛。直接镜检可见病发内或病发外孢子，Wood灯检查可有亮绿色荧光或无荧光。

8.【答案】C

【解析】头癣的治疗原则为综合治疗，坚持服药（如灰黄霉素）、搽药（如5%~10%硫黄软膏）、洗头、剪发、消毒5种措施同时进行。注意患者隔离，防止传播。

9.【答案】E

【解析】脓癣不宜切开。

10.【答案】A

【解析】体癣是指除头皮、毛发、掌跖和甲以外其他平滑皮肤部位的皮肤癣菌感染。股癣是指腹股沟、会阴部、肛周和臀部的皮肤癣菌感染。体、股癣主要致病真菌为红色毛癣菌，通过直接接触或间接接触传染，或自身的手、足癣等感染蔓延而致。

11.【答案】C

【解析】足癣发病与足部多汗、汗液挥发不畅、局部过于温暖潮湿等因素有关，临床分3型。角化过度型：病程长，多见于足跖、足跟，局部角质增厚，粗糙、干燥、脱屑，易出现皲裂。自觉不同程度瘙痒。

12.【答案】A

【解析】手癣，俗称“鹅掌风”，是指皮肤癣菌感染手指屈侧、指间、掌部所致。足癣，俗称“脚气”“香港脚”，是指皮肤癣菌感染足趾屈侧、趾间、足侧缘、跖部所致。手足癣主要致病真菌为红色毛癣菌，通过直接接触或间接接触传染，手癣患者多为先患足癣，经搔抓传染到手部。

13.【答案】D

【解析】甲真菌病是指皮肤癣菌（如红色毛癣菌）、酵母菌、霉菌感染甲板或甲下组织所致，多由手足癣传染而来。临床根据甲板受损部位和程度分为4型：白色浅表型、远端侧位甲下型、近端甲下型、全甲毁损型。

第七节　浅表软组织急性化脓性感染

一、A_1 型题

1.【答案】A

【解析】疖俗称疔疮，是单个毛囊及其周围组织的急性细菌性化脓性炎症。大多为金黄色葡萄球菌感染。与局部皮肤不洁、擦伤、皮下毛囊与皮脂腺分泌物排泄不畅或机体抵抗力降低有关。

2.【答案】C

【解析】疖常发生于毛囊和皮脂腺丰富的部位，如颈、头、面部、背部、腋部、腹股沟部、会阴部和小腿。

3.【答案】A

【解析】疖一般无明显的全身症状。但若发生在血液丰富的部位，或全身抵抗力减弱时，可引起不适、畏寒、发热、头痛和食欲缺乏等毒血症状。面部，特别是上唇周围和鼻部“危险三角区”的疖肿如被挤压或挑刺，容易促使感染沿内眦静脉和眼静脉向颅内扩散，引起化脓性海绵状静脉窦炎，出现眼部及其周围组织的进行性红肿和硬结，伴疼痛和压痛，并有头痛、寒战、高热甚至昏迷等，病情十分严重，死亡率很高。

4.【答案】D

【解析】疖的局部处理红肿阶段可选用热敷、超短波、红外线等理疗，也可敷贴中药金黄散、玉露散或鱼石脂软膏。疖顶见脓点或有波动感时，可用苯酚或碘酊涂脓点，也可用针尖或小刀头将脓栓剔出，但禁忌挤压。出脓后敷以呋喃西林湿纱条或以化腐生肌的中药膏，直至病变消退。

5.【答案】B

【解析】脓性指头炎是指手指末节指腹部的皮下组织化脓性感染。常由轻微损伤或异物继发细菌感染所致，主要致病菌为金黄色葡萄球菌。切开排脓为末节指侧面做纵切口，远侧不超过甲沟的1/2，近侧不超过指节横纹，剪去突出的脂肪使脓液引流通畅。

6.【答案】C

【解析】痈是多个相邻的毛囊及其所属皮脂腺或汗腺的急性化脓性感染，或由多个疖融合而成。致病菌为金黄色葡萄球菌。中医称为疽。项部痈俗称“对口疮”，背部痈俗称“搭背”。痈多见于成年人，常发生在项、背等厚韧皮肤部。

7.【答案】A

【解析】糖尿病患者，因白细胞功能不良，较易患痈。

8.【答案】B

【解析】痈早期呈一片稍微隆起的紫红色浸润区，质地坚韧，界限不清，在中央部有多个脓栓，破溃后呈蜂窝状。随后中央部逐渐坏死、溶解、塌陷，像“火山口”，其内含有脓液和大量坏死组织。痈易向四周和深部发展，周围呈浸润性水肿，局部淋巴结有肿大和疼痛。除有局部剧痛外，患者多有明显的全身症状，如畏寒、发热、食欲缺乏、白细胞计数增多等。痈不仅局部病变比疖重，且易并发全身急性化脓性感染。唇痈容易引起颅内的海绵状静脉窦炎，危险性更大。

9.【答案】C

【解析】初期仅有红肿时，可用50%硫酸镁湿敷，鱼石脂软膏、金黄散等敷贴，争取使病变范围缩小。已出现多个脓点、表面紫褐色或已破溃流脓时，需要及时切开引流。采用在静脉麻醉下作“+”或“++”形切口切开引流，切口长度应超出病变边缘皮肤，清除已化脓和尚未成脓、但已失活的组织；然后在脓腔内填塞生理盐水或凡士林纱条，外加干纱布绷带包扎。

10.【答案】B

【解析】蜂窝织炎是一种弥漫性化脓性炎症，不以淋巴细胞渗出为主。

11.【答案】B

【解析】丹毒是皮肤淋巴管网受乙型溶血性链球菌侵袭感染所致的急性非化脓性炎症，局部皮肤发红，稍隆起，境界清楚，无组织化脓。

12.【答案】C

【解析】丹毒的主要病因病机是由于素体血分有热，外受火毒，热毒蕴结，郁阻肌肤而发；或由于皮肤黏膜破伤，毒邪乘隙侵入而成。

13.【答案】C

【解析】丹毒的临床表现可有：寒战、发热，皮肤局部呈鲜红、疼痛、境界清楚，病变进展可以起水疱，病变附近淋巴结常肿大，但皮肤、淋巴结的病变极少形成脓肿。

二、A_2 型题

14.【答案】B

【解析】患者局部皮肤红肿热痛，中央部缺血坏死，考虑疖或蜂窝织炎。引起疖或蜂窝织炎的最常见致病菌分别为金黄色葡萄球菌和溶血性链球菌；根据题干中脓液稀释，粉红色，进一步确定为乙型溶血性链球菌（选项B对）。金黄色葡萄球菌（选项A错）感染脓液稠厚、黄色、不易扩散。大肠埃希菌（选项C错）一般引起腹腔脏器、泌尿系统的感染，少见于皮肤的化脓性感染，脓液稠厚。铜绿假单胞菌（选项D错）常见于免疫力低下患者由气管、导尿管所引起的呼吸道及泌尿系统感染，脓液为绿色。变形杆菌（选项E错）常见于由于尿管留置所引起的泌尿系统感染。

15.【答案】D

【解析】患者有甲沟炎的病史，现发热，指头剧烈肿胀、跳痛，提示为化脓性指头炎，最恰当的处置是及时从患指侧面纵行切开引流。

16.【答案】D

【解析】疖一般无明显的全身症状。但若发生在血液丰富的部位或全身抵抗力减弱时，可引起不适、畏寒、发热、头痛和食欲缺乏等毒血症状。面部，特别是上唇周围和鼻部“危险三角区”的疖肿如被挤压或挑刺，容易促使感染沿内眦静脉和眼静脉向颅内扩散，引起化脓性海绵状静脉窦炎，出现眼部及其周围组织的进行性红肿和硬结，伴疼痛和压痛，并有头痛、寒战、高热甚至昏迷等，病情十分严重，死亡率很高。

17.【答案】A

【解析】患者老年女性，背部皮肤红肿，有多个脓点，后出现浸润性水肿，疼痛，表面皮肤呈紫褐色，诊断为背部痈（痈一般以中、老年发病居多，病变好发于皮肤较厚的部位，如在项部和背部。初起表现为局部小片皮肤硬肿，其中可有数个凸出点或脓点，随后局部病灶的皮肤硬肿范围增大，周围呈现浸润性水肿，局部疼痛加剧，全身症状加重，其间皮肤可因组织坏死呈紫褐色）。

第八节　急性乳腺炎

一、A_1 型题

1.【答案】D

【解析】急性乳腺炎是指乳腺的急性化脓性感染，98%发生在哺乳期，80%以上为初产妇，发病多在产后哺乳期的3~4周内。

2.【答案】D

【解析】乳房挤压、乳汁淤积、乳头皲裂和擦伤以及乳头发育不良是主要发病原因。乳头区破损和哺乳时间过长是主要诱因。

3.【答案】C

【解析】急性乳腺炎的致病菌主要为金黄色葡萄球菌，少数为链球菌。

4.【答案】E

【解析】乳房脓肿是由细菌感染引起的脓液积聚，通过切开脓肿进行引流可以帮助清除脓液，并减轻患者的症状。

5.【答案】A

【解析】腋下淋巴结肿大急性乳腺炎和炎性乳癌均可见到腋下淋巴结肿大，但急性乳腺炎的腋下淋巴结相对比较柔软，与周围组织无粘连，活动性好。而炎性乳癌的腋下淋巴结肿大而质硬，与皮肤及周围组织粘连，用手推之不活动。

6.【答案】A

【解析】急性乳腺炎结合病史、临床表现和体征等可作出诊断，必要时进行血常规和B超检查。

二、A_2 型题

7.【答案】E

【解析】乳房脓肿者乳房切口应沿乳头行放射状切口。

8.【答案】B

【解析】如考虑急性化脓性乳腺炎，应在红肿明显处试穿，如穿刺出脓性液体、考虑为化脓性乳腺炎。

9.【答案】E

【解析】乳腺单发无痛性肿块，表面不光滑，界限不清，要明确诊断肿物性质，理想的方法是手术切除肿块，病理检查明确性质。

10.【答案】C

【解析】哺乳期患者，乳房疼痛，并有硬块，考虑急性乳腺炎。

11.【答案】D

【解析】急性乳腺炎多见于产后哺乳妇女，尤以初产妇为多，多为金黄色葡萄球菌感染所致。早期乳房局部疼痛、硬块、皮肤发热、发红，全身乏力、发热。后期局部脓肿形成，穿刺可抽出脓液，脓肿可自行破溃，亦可穿入乳管，自乳头排出脓液。有时可破入乳腺和胸大肌间的疏松组织中，形成乳腺后脓肿。

12.【答案】C

【解析】急性乳腺炎的表现是早期红、肿、热、痛，后期脓肿形成，有波动感。早期治疗排空乳汁，消除感染，脓肿形成后应及时行脓肿切开引流。

三、A_3/A_4 型题

13.【答案】A

【解析】急性乳腺炎的全身表现主要为畏寒、发热以及白细胞计数增多。局部表现主要为乳房红、肿、热、痛（压痛及搏动性疼痛）和肿块，患侧乳房体积增大，可形成脓肿，可有患侧腋窝淋巴结肿大。

14.【答案】E

【解析】脓肿形成时，应切开引流。根据脓肿深浅及部位，分别采用放射状、乳晕边缘弧形或乳房下皱褶处切口。如有数个脓肿相邻或内有纤维间隔，应将间隔打通，甚至做对口引流。

15.【答案】C

【解析】术后抗感染治疗的目的是针对可能引起乳腺炎的致病菌进行治疗。而金黄色葡萄球菌是急性乳腺炎最常见的致病菌，故本题答案为选项C。

第九节　腹股沟疝

一、A_1 型题

1.【答案】C

【解析】腹股沟斜疝发生嵌顿的机会较多。

2.【答案】C

【解析】腹股沟直疝多发生在老年，疝囊颈在腹壁下动脉内侧，发生嵌顿的机会较少，疝块呈半球形，基底较宽，精索在疝囊的前外方。

3.【答案】D

【解析】腹股沟直疝的主要临床表现是当患者直立时，在腹股沟内侧端、耻骨结节上外方出现一半球形包块，不伴有疼痛或其他症状。直疝囊颈宽大，疝内容物又直接从后向前顶出，故平卧后包块多能自行消失，不需用手推送复位。

4.【答案】E

【解析】嵌顿性疝：通常发生在斜疝，强力劳动或排便等腹内压骤增是其主要原因，临床上表现为包块突然增大，并伴有明显疼痛，用手推送不能回纳；包块紧张发硬，且有明显触痛；不但局部疼痛明显，还可伴有机械性肠梗阻的临床表现；疝一旦嵌顿，自行回纳的机会较少；多数患者的症状逐步加重，如不及时处理，将会发展成为绞窄性疝。绞窄性疝：临床症状多较严重，但在肠袢坏死穿孔时，疼痛可因包块压力骤降而暂时有所缓解，因此，疼痛减轻而包块仍存在者，不可认为是病情好转，严重者可发生脓毒症。

5.【答案】C

【解析】鉴别诊断腹股沟直疝：常见于年老体弱者，其主要临床表现是当患者直立时，在腹股沟内侧端、耻骨结节上外方出现一半球形包块，不伴有疼痛或其他症状。直疝囊颈宽大，疝内容物又直接从后向前顶出，故平卧后包块多能自行消失，不需用手推送复位。直疝绝不进入阴囊，极少发生嵌顿。

6.【答案】B

【解析】诊断腹股沟斜疝的基本临床表现是腹股沟区有一突出的包块。有的患者开始时包块较小，仅有轻度坠胀感，此时诊断较为困难。一旦包块明显，并穿过浅环甚或进入阴囊，诊断就较容易。

7.【答案】D

【解析】手术治疗适用大多数腹股沟疝及嵌顿疝。疝囊高位结扎术，适用于儿童。疝囊高位结扎加疝修补术，适用于成年人。

8.【答案】C

【解析】绞窄性疝临床症状多较严重。但在肠袢坏死穿孔时，疼痛可因包块压力骤降而暂时有所缓解。因此疼痛减轻而包块仍存在者，不可认为是病情好转。严重者可发生脓毒症。

9.【答案】A

【解析】易复性疝除腹股沟区有包块和偶有胀痛外，并无其他症状。用手按包块并嘱患者咳嗽，可有膨胀性冲击感。如患者平卧休息或用手将包块向腹腔推送，包块可向腹腔回纳而消失。

10.【答案】D

【解析】嵌顿性疝通常发生在斜疝，强力劳动或排便等腹内压骤增是其主要原因。临床上表现为包块突然增大，并伴有明显疼痛，用手推送不能回纳。包块紧张发硬，且有明显触痛。不但局部疼痛明显，还可伴有机械性肠梗阻的临床表现。疝一旦嵌顿，自行回纳的机会较少，多数患者的症状逐步加重。如不及时处理，将会发展成为绞窄性疝。

11.【答案】B

【解析】难复性疝主要特点是包块不能完全回纳。

二、A_2 型题

12.【答案】B

【解析】非手术治疗适用于1岁以内的小儿，随年龄增长，部分患者可自愈。不适宜手术的小儿或年老体弱、伴有其他严重疾患者，可使用疝带或疝卡。非手术疗法时尽量减少增加腹压的动作。

13.【答案】A

【解析】患者行左腹股沟斜疝嵌顿急诊手术，术中发现部分嵌顿的小肠，需要行部分肠切除。基于这些信息，可能出现的情况是脓毒症。脓毒症是一种严重的感染性疾病，常见于严重感染或手术后。在这个病例中，嵌顿小肠可能导致肠坏死和细菌感染，进而引发脓毒症。

14.【答案】A

【解析】不适宜手术的小儿或年老体弱、伴有其他严重疾患者，可使用疝带或疝卡。非手术疗法时尽量减少增加腹压的动作。

15.【答案】B

【解析】中年女性（股疝的好发人群）患者，因咳嗽突发右下腹疼痛，右侧腹股沟韧带下方出现一半球形肿块（提示为股疝的表现），结合患者病史和临床表现，应诊断为右侧股疝。由于股疝容易发生嵌顿，因此一旦确诊后应及时手术治疗，不能密切观察，待病情加重时再行手术。股疝最常用的手术是McVay修补法。综上，该患者应采取的正确措施是急症手术复位，行McVay法修补术。Ferguson法修补术可加强腹股沟管的前壁，是腹股沟疝的修补方法，不能用于股疝的治疗。该患者的疝块不能回纳，因此不能强行手法复位，以免损伤肠管，加重病情。股疝患者可适当应用抗生素，以预防感染，但禁忌使用止痛药，以免掩盖患者症状，延误病情。

16.【答案】E

【解析】直疝好发于老年人，疝外形宽大，呈球形。指压内环口有内容物突出易还纳，不进入阴囊。

17.【答案】D

【解析】患者疝块触痛明显提示发生嵌顿，需要及时手术解除嵌顿，以防发生疝内容物坏死。因此，患者需要急诊手术治疗。

18.【答案】C

【解析】如深环较宽大、后腹壁松弛，致盲肠、乙状结肠、膀胱下移，滑入疝囊并成为疝囊的一部分，这种疝称滑动性疝，常不能完全回纳，亦属难复性疝。

19.【答案】D

【解析】老年男性，肿物由直疝三角突出，不进入阴囊，回纳疝块后压住深环，疝块仍可突出，考虑患者右侧腹股沟直疝可能。

第十节　痔

一、A_1 型题

1.【答案】D

【解析】内痔分为4期，其中Ⅱ期内痔表现为周期性、无痛性便血，呈滴血或射血状，量较多，痔核较大，便时痔核能脱出肛外，便后能自行还纳。

2.【答案】B

【解析】内痔的好发部位为截石位3、7、11点。

3.【答案】A

【解析】痔是一种位于肛门部位的常见疾病，任何年龄都可发病，但随着年龄增长，发病率逐渐增高。痔的治疗原则：①无症状的痔无须治疗。②有症状的痔减轻或消除症状。③以非手术治疗为主。

4.【答案】E

【解析】内痔是指直肠黏膜下血管丛扩张和下垂形成的病变。在早期，当痔块从肛管内脱出时，可能会引起排便时的出血。

5.【答案】D

【解析】血栓性外痔是指痔核的静脉血栓形成，常表现为肛门周围的突出肿块。该肿块通常呈暗紫色，患者常有剧痛，48小时后疼痛才开始逐渐缓解。

二、A_2 型题

6.【答案】B

【解析】内痔的主要临床表现是出血和脱出。间歇性便后出血是内痔的常见症状。

7.【答案】D

【解析】当肛缘皮下静脉丛形成血栓时，出现肛门剧痛，触痛明显，边界清楚，此称血栓性外痔。

8.【答案】D

【解析】由于患者有反复排便后疼痛，肛门剧痛为突发，体检时肛口见一有触痛的紫红色肿块，故应首先考虑血栓性外痔。直肠息肉、内痔一般无排便疼痛；体检未见局部感染及肛门裂口，故可排除其余4项。

第十一节 破 伤 风

一、A_1 型题

1.【答案】C

【解析】破伤风是由破伤风梭菌经伤口感染，产生外毒素引起的以局部和全身性肌强直、痉挛和抽搐为特征的一种毒血症。

2.【答案】B

【解析】被动免疫该方法适用于未接受或未完成全程主动免疫注射，伤口污染、清创不当，以及严重的开放性损伤患者。

3.【答案】D

【解析】破伤风梭菌作用于人体后会产生一种外毒素，使人体表现出来的症状主要为局部和全身性肌强直、痉挛和抽搐。潜伏期长短不一，往往与是否打过预防针、创伤的性质和部位及伤口的处理等因素有关。

4.【答案】C

【解析】破伤风潜伏期通常7日左右，但也有仅1~2日或长达几个月或数年。

5.【答案】B

【解析】破伤风发作期典型症状是在肌紧张性收缩（肌强直、发硬）的基础上，阵发性强烈痉挛，通常最先受影响的肌群是咀嚼肌，随后顺序为面部表情肌、颈、背、腹、四肢肌，最后为膈肌。

6.【答案】A

【解析】破伤风发作期口角下缩、咧嘴“苦笑”，形成“角弓反张”或“侧弓反张”，膈肌受影响后，发作时面唇青紫，通气困难，可出现呼吸暂停。

7.【答案】C

【解析】破伤风病程一般为3~4周，如积极治疗、不发生特殊并发症者，发作的程度可逐步减轻，缓解期平均1周。

8.【答案】B

【解析】主动免疫：注射破伤风类毒素作为抗原，使人体产生抗体以达到免疫目的。采用类毒素基础免疫通常需注射3次。首次在皮下注射0.5ml，间隔4~6周再注射0.5ml，第2针后6~12个月再注射0.5ml，此3次注射称为基础注射。以后每隔5~7年皮下注射类毒素0.5ml，作为强化注射。

9.【答案】E

【解析】被动免疫法适用于未接受或未完成全程主动免疫注射，伤口污染、清创不当以及严重的开放性损伤患者。破伤风抗毒素（TAT）是最常用的被动免疫制剂，有抗原性可致敏。

10.【答案】E

【解析】破伤风免疫力在首次注射后10天内产生，30天后能达到有效保护的抗体浓度。

11.【答案】B

【解析】破伤风梭菌为革兰阳性菌，对环境有很强的抵抗力，能耐煮沸，可产生2种外毒素。

二、A_2 型题

12.【答案】A

【解析】破伤风梭菌的芽孢在缺氧环境中发育为增殖体，迅速繁殖并产生大量的外毒素，主要是痉挛毒素，引起患者的一系列临床症状和体征。痉挛毒素吸收至脊髓、脑干等处，抑制突触释放抑制性神经递质，还可阻断脊髓对交感神经的抑制。其溶血毒素引起组织局部坏死和心肌损害。所以可以说破伤风是一种毒血症。

13.【答案】B

【解析】破伤风的前驱症状是全身乏力、头晕、头痛、咀嚼无力、局部肌肉发紧、扯痛、反射亢进等。典型症状是在肌紧张性收缩的基础上，阵发性强烈痉挛，通常最先受影响的肌群是咀嚼肌。

14.【答案】D

【解析】患者足底被生锈钉刺伤后8天，四肢抽搐2天，发作时头颈部后仰、强直，牙关紧闭，口唇青紫，大汗淋漓，提示可能为破伤风，因此可能会因为持续的呼吸肌和膈肌痉挛造成呼吸停止，出现窒息。

15.【答案】C

【解析】气温稍高不会引起破伤风阵发性痉挛，而声、光、震动、饮水、注射等因素可诱发痉挛。

16.【答案】A

【解析】根据患者外伤病史及症状、体征，考虑为破伤风，破伤风梭菌属于梭状芽孢杆菌。

第十一单元 常见肿瘤

第一节 肺 癌

一、A_1 型题

1.【答案】D

【解析】肺癌的临床表现不典型，早期特别是周围型肺癌可无明显症状，大多在胸部X线检查时发现。呼吸系统表现包括咳嗽、咯血，多为痰中带血、胸痛、胸闷等。40岁以上男性，特别是吸烟者，若咳嗽持久、加重或变为呛咳、痰中带血或咯血经久不止，最大可能为肺癌。

2.【答案】B

【解析】肺癌诊断的主要方法有X线检查，是诊断肺癌的重要手段之一。

3.【答案】D

【解析】肺癌的临床表现不典型，早期特别是周围型肺癌可无明显症状，大多在胸部X线检查时发现。钙化灶为肺结核痊愈的表现，不属于周围型肺癌的X线表现。

4.【答案】A

【解析】咳嗽为原发肿瘤引起的症状和体征，其他选项均为肺外胸内扩展引起的症状和体征。

5.【答案】答案：C

【解析】杵状指常见于支气管肺癌。

6.【答案】B

【解析】声音嘶哑为喉返神经受侵犯的表现。

7.【答案】A

【解析】吞咽困难为食管压迫的表现。

8.【答案】C

【解析】上腔静脉被癌肿压迫或癌栓栓塞，则面颈、上部胸壁肿胀和静脉曲张，皮肤红紫，称上腔静脉阻塞综合征。

9.【答案】D

【解析】肺尖癌肿可侵犯臂神经丛，产生上臂痛，皮肤感觉异常及上臂不能抬举。

10.【答案】A

【解析】若侵犯下颈交感神经链，则产生霍纳综合征（Horner syndrome），表现为同侧上眼睑下垂、瞳孔缩小、眼球下陷和一侧面部皮肤发白、汗闭。

11.【答案】B

【解析】心包和胸膜转移可引起血性心包积液和胸腔积液。

12.【答案】E

【解析】骨转移可发生病理性骨折及骨痛。

13.【答案】C

【解析】脑转移可有各种神经症状及体征。

14.【答案】A

【解析】应特别注意检查锁骨上窝及颈后淋巴结，当癌肿侵及壁层胸膜和胸壁时还应注意同侧腋下淋巴结。

15.【答案】B

【解析】病理检查是用以检查机体器官、组织或细胞中的病理改变的病理形态学方法。鉴别良性肿瘤和恶性肿瘤最重要的方法为病理组织检查。

16.【答案】E

【解析】放射治疗的疗效取决于放射敏感性，不同组织器官以及各种肿瘤组织在受到照射后出现变化的反应程度各不相同。因此，保持照射部位清洁，预防感染、坏死，是提高放疗敏感性的重要条件。

二、A_2 型题

17.【答案】C

【解析】临床表现和影像学表现可提供诊断线索，组织学或细胞学检查可确定诊断，痰细胞学、纤维支气管镜和胸部X线检查是较有效的诊断方法，X线检查是诊断肺癌的重要手段之一，也是最简单的方法。

18.【答案】D

【解析】支气管镜检查对中心型肺癌诊断的阳性率较高，并可采取小块组织（或穿刺病变组织）做病理检查。

19.【答案】C

【解析】肺癌大多数起源于支气管黏膜上皮，因此也称支气管肺癌。肺癌患者多数是男性，目前认为吸烟是本病的最重要的高危因素。支气管肺癌一般都伴有杵状指（趾），呼吸系统表现包括咳嗽、咯血，多为痰中带血，胸痛、胸闷等。

20.【答案】E

【解析】老年男性，低热、胸痛、咳嗽、咳痰，有时痰中混有血丝，消瘦，左锁骨上可触及一团质硬固定肿大淋巴结，结合胸片及CT首先考虑为支气管肺癌。

21.【答案】B

【解析】肺癌患者年龄多在40岁以上，有长期吸烟史，常有刺激性咳嗽或慢性咳嗽性质发生改变，反复发生或持续痰中带血以及胸痛等临床症状。X线检查可发现肺部肿块阴影或结节状影，或有阻塞性肺炎、肺不张等征象。痰脱落细胞检查或经纤维气管镜活检一般可明确诊断。

22.【答案】A

【解析】支气管镜检查对中心型肺癌诊断的阳性率较高，并可采取小块组织（或穿刺病变组织）做病理检查以明确诊断。

23.【答案】D

【解析】咯血，双手杵状指，X线表现及患者年龄考虑肺癌。

24.【答案】D

【解析】癌侵犯纵隔压迫上腔静脉时，上腔静脉回流受阻，产生头面部、颈部和上肢水肿以及胸前部淤血和静脉曲张，可引起头痛、头晕或眩晕。

三、A_3/A_4 型题

25.【答案】B

【解析】呼吸系统表现包括咳嗽、咯血，多为痰中带血，胸痛、胸闷等。40岁以上，特别是吸烟者，若咳嗽持久、加重或变为呛咳、痰中带血或咯血经久不止，尤其是首次咯血者，应高度警惕肺癌。有胸膜转移者可有尖锐胸痛；呼吸困难多为晚期表现。早期无体征，偶可引起支气管狭窄而有局限性哮鸣音，瘤体较大而表浅者，可能局部呈浊音或呼吸音减弱。

26.【答案】D

【解析】为了明确诊断，纤维支气管镜检查是最佳的方法，可以直接观察呼吸道内的病变，包括肿瘤，对中心型肺癌的诊断阳性率较高。

27.【答案】C

【解析】方法主要有外科手术治疗、放射治疗、化学药物治疗、中医中药治疗以及免疫治疗等。手术治疗仍然是肺癌最重要及最有效的治疗手段。

28.【答案】D

【解析】位置靠近肺门者成为中心型肺癌。

29.【答案】A

【解析】既往肺部慢性感染如肺结核、支气管扩张症等患者，支气管上皮在慢性感染过程中可能化生为鳞状上皮致癌变，但较为少见。

30.【答案】D

【解析】胸部X线检查是诊断肺癌的一个重要手段，CT检查对肺癌的诊断和治疗方案的选择也具有重要价值。

第二节 食 管 癌

一、A_1 型题

1.【答案】B

【解析】化学病因：亚硝胺，致癌性强。在高发区的膳食、饮水、酸菜甚至患者的唾液中，测亚硝酸盐含量均远较低发区为高。

2.【答案】C

【解析】进行性咽下困难为食管癌就诊的主要症状。

3.【答案】C

【解析】早期食管癌的X线表现：①局限性黏膜皱襞增粗和断裂。②局限性管壁僵硬。③局限、小的充盈缺损。晚期食管癌的X线表现：一般为充盈缺损、管腔狭窄和梗阻。而食管黏膜呈串珠样改变为食管静脉曲张的表现。

4.【答案】E

【解析】Barret食管是指食管下段的复层鳞状上皮被单层柱状上皮所替换的一种病理现象。本身可无特殊症状，当呈现食管炎、溃疡、癌变时才会出现相应的反流症状，是食管腺癌的主要癌前病变。

5.【答案】E

【解析】食管癌的体格检查时应特别注意左侧锁骨上有无肿大淋巴结、肝有无肿块和有无腹水、胸腔积液等远处转移体征。

6.【答案】C

【解析】缺乏维生素A、维生素C以及动物蛋白、新鲜蔬菜、水果摄入不足，是食管癌高发区的一个共同特点。

7.【答案】E

【解析】烟、酒、热食热饮、口腔不洁等因素：长期饮烈性酒、嗜好吸烟、食物过硬、过热、进食过快，引起慢性刺激、炎症、创伤或口腔不洁、龋齿等均可能与食管癌的发生有关。

8.【答案】A

【解析】食管癌体格检查时应特别注意左侧锁骨上有无肿大淋巴结、肝有无肿块及有无腹水、胸腔积液等远处转移体征。

9.【答案】C

【解析】食管癌侵及血管可出现呕血和黑便，以溃疡型多见，肿瘤外侵至胸主动脉可造成致死性大出血。

10.【答案】B

【解析】食管癌患者表现为咽下疼痛，胸骨后或肩背等区域间歇性或持续性钝痛、灼痛甚至撕裂痛，常提示食管癌已外侵，系食管周围炎、癌性深溃疡、脊柱转移等原因所致。

11.【答案】C

【解析】食管癌的病因学预防：改良饮水（减少水中亚硝胺及其他有害物质）、防霉去毒、改变不良生活习惯、应用化学药物（亚硝胺阻断药）等。

12.【答案】D

【解析】食管癌的发病学预防：应用预防药物（维A酸类化合物、B族维生素、维生素C、维生素E、维生素K等)，积极治疗食管上皮增生，处理癌前病变，如食管炎、息肉、憩室等。

二、A_2型题

13.【答案】B

【解析】早期食管癌患者的主要症状为胸骨后不适、烧灼感或疼痛，食物通过时局部有异物感或摩擦感，有时吞咽食物在某部分有停滞感或轻度梗阻感，这些症状以进食干硬、粗糙或刺激性食物时明显。下段食管癌可出现剑突下或上腹部不适、呃逆和嗳气等。早期症状通常比较轻微和短暂，时轻时重，时有时无，其间歇时间长短不一，可持续1~2年甚至更长。部分患者早期无症状。

14.【答案】E

【解析】3个月前发现进食哽噎感，其后症状逐渐加重，近3周只能进全流质食物。食管钡剂造影，于食管中、下段见8cm狭窄，黏膜破坏，可诊断为食管癌。

15.【答案】B

【解析】食管钡餐X线可见，食管黏膜皱襞紊乱，管壁僵硬。确诊需要食管镜活检，食管镜活检可确诊病变组织性质，其余均不能。

16.【答案】A

【解析】早期食管癌患者的主要症状为胸骨后不适，烧灼感或疼痛，食物通过时局部有异物感或摩擦感，有时吞咽食物在某部分有停滞感或轻度梗阻感，这些症状以进食干硬、粗糙或刺激性食物时明显。

第三节　胃　　癌

一、A_1型题

1.【答案】C

【解析】幽门螺杆菌（Hp）感染是引发胃癌的主要因素之一。Hp感染率高的国家和地区，胃癌发病率也增高。Hp阳性者胃癌发生的危险性是Hp阴性者的3~6倍。

2.【答案】D

【解析】慢性疾病和癌前病变胃疾病包括胃息肉、慢性萎缩性胃炎及胃部分切除后的残胃有可能转变为癌。胃黏膜上皮的异型增生属于癌前病变。

3.【答案】D

【解析】普查筛选是提高早期胃癌诊断率的主要手段，以下是普查筛选（定期检查）的重点人群：①有胃癌家族史或原有胃病史的人群。②40岁以上有上消化道症状而无胆道疾病者。③原因不明的慢性消化道出血者。④短期内体重明显减轻，食欲缺乏者。

4.【答案】E

【解析】多环芳烃对人体的主要危害是致癌。

5.【答案】D

【解析】淋巴转移是胃癌的主要转移途径，发生较早，晚期最常见的是肝转移，其他如肺、脑、肾、骨处。

6.【答案】C

【解析】幽门螺杆菌阳性者胃癌发生的危险性是Hp阴性者的3~6倍。

7.【答案】B

【解析】贲门癌可有胸骨后疼痛和进食梗阻感。

8.【答案】答案：A

【解析】胃癌的癌前状态分为癌前疾病和癌前病变，前者有慢性萎缩性胃炎、胃息肉、胃溃疡和残胃炎；后者有肠型化生和异型增生。

9.【答案】C

【解析】X线钡餐检查上消化道气钡双重造影对诊断和鉴别诊断有较大价值，但早期胃癌仍易漏诊。

10.【答案】D

【解析】大便隐血试验持续阳性对诊断有参考价值。

11.【答案】A

【解析】超声内镜检查有助于了解胃癌侵犯胃壁的深度和周围淋巴结转移情况。

二、A_2型题

12.【答案】C

【解析】进展期胃癌最早出现的症状是上腹痛，同时伴有食欲缺乏、体重减轻，多见于老年人。本题中老年男性，间断上腹痛多年，近来加重伴饱胀，Hb下降，近期体重明显减轻，首先考虑发生胃癌。

13.【答案】D

【解析】胃镜检查及活检是确诊胃癌最可靠的方法。早期胃癌胃镜下可仅表现为黏膜色调改变（发红或变白）、局部黏膜血管缺失或纹理改变、黏膜质脆易出血等，黏膜染色和放大内镜等有助于病变的识别。

14.【答案】B

【解析】该患者间断性上腹痛，进餐后加重，考虑胃溃疡。近2个月病情加重，大便隐血，结合患者年龄偏大，考虑胃溃疡发展为胃癌。

15.【答案】C

【解析】提示患者器质性疾病的“报警症状和体征”：45岁以上，近期出现消化不良症状；有消瘦、贫血、疼痛、进食后加重，腹部不适等；有报警症状和体征者，必须进行彻底检查知道找到病因。因此题干中患者出现上述症状，需要考虑胃癌。故选 C。

16.【答案】B

【解析】上腹不适是胃癌中最常见的初发症状，患者上消化道气钡双重造影示胃黏膜紊乱，有大小不一的龛影，周围皱襞中断，胃壁僵硬、蠕动减弱。为进展期胃癌的典型表现。故选 B。

第四节　结、直肠癌

一、A_1 型题

1.【答案】D

【解析】溃疡型结肠炎、结肠腺瘤、家族性息肉病、结肠血吸虫性肉芽肿均可能发生癌变。但肠结核与结肠癌无关。

2.【答案】B

【解析】不同部位的结肠癌有不同的临床特点：右半结肠癌肿瘤常为肿块型或溃疡型，不易引起肠腔狭窄，所以主要临床表现以全身症状、贫血、腹部包块为特点；左半结肠癌以肠梗阻、便秘、腹泻、便血为特点。

3.【答案】A

【解析】纤维结肠镜能够直视下观察肿瘤部位、肠管狭窄程度，并可取得组织标本进行病理确诊。

4.【答案】A

【解析】根据描述，患者长期腹泻、明显消瘦、腹部发现包块。结合这些症状，首先考虑的疾病是结肠癌。长期腹泻和明显消瘦可能提示肠道的吸收功能受损，而腹部发现包块可能是由于肿瘤的存在。

二、A_2 型题

5.【答案】E

【解析】直肠癌晚期症状肿瘤可侵犯前列腺造成尿路刺激症状；侵犯骶前神经可出现持续疼痛；肝转移者可出现黄疸、腹水、贫血、消瘦等表现。

6.【答案】A

【解析】该患者的症状、体征考虑诊断为结肠癌。为明确诊断检查手段包括：①纤维结肠镜活检可证实癌症。②对肝脏等进行 B 超、CT 检查，有助于发现转移灶，还可了解腹部肿块。③血清癌胚抗原（CEA），60%结肠癌患者高于正常，但其特异性不高。

7.【答案】D

【解析】排便习惯及粪便性状改变常为结肠癌最早出现的症状，多表现为排便次数增加，腹泻、便秘交替，黏液血便等。

8.【答案】D

【解析】根据患者表现考虑结肠癌，由于结肠癌的部位不同，临床表现也有区别。右侧结肠癌以肿块型多见，结肠腔较大，肠内容物多为液体，一般不易发生肠梗阻，以发热、贫血、消瘦、乏力及腹部包块为主要表现。左侧结肠癌以浸润型多见，结肠腔较小，肠内容物为半固体。加之癌肿浸润，极易引起肠腔环行狭窄，故以肠梗阻、便秘、便血等为主要表现。此患者右下腹扪及包块，可考虑为升结肠癌。

9.【答案】A

【解析】所列 5 个选项中，仅直肠癌可表现血便、里急后重。

10.【答案】C

【解析】右中腹部质硬肿块，可推动，贫血貌，低热，可初步诊断为右侧结肠癌。

11.【答案】E

【解析】纤维结肠镜能够直视下观察肿瘤部位、肠管狭窄程度，并可取得组织标本进行病理确诊。内镜超声可判断肿瘤浸润肠壁深度及肠周淋巴结是否存在转移，有助于进行临床分期。

三、A_3/A_4 型题

12.【答案】E

【解析】患者为老年男性，脓血便半年，腹泻 1 个月（属于结肠癌高危人群），伴腹痛，腹胀、质硬包块（结肠癌的表现），结合患者病史、症状和体征，应诊断为结肠癌（选项 E 正确）诊断。慢性菌痢（选项 A 错误）、溃疡性结肠（选项 B 错误）、结肠息肉（选项 C 错误）应无肿块。肠结核（选项 D 错误）可有低热、盗汗等全身症状，一般大便不带黏液和脓血。

13.【答案】D

【解析】结肠癌为明确诊断首选的辅助检查是纤维结肠镜检查。纤维结肠镜检查能够直接观察到肿瘤的大小，形状，肿瘤表面及周围浸润情况。大便细菌培养主要用于诊断细菌性痢疾，选项 A 错误；CT、B 超可了解肿块及淋巴结转移情况，可作为辅助诊断手段，选项 B、E 错误；钡餐检查效果有限，不宜作为首选辅助检查，选项 C 错误。

14.【答案】A

【解析】老年女性患者，腹胀痛、腹泻便秘交替月余（直肠癌常见症状），伴里急后重感（直肠刺激征的表现），结合患者病史、临床表现和相关检查，应诊断为直肠癌（选项 A 正确）。患者无腹部肿块、血便，无肠梗阻及全身症状，不考虑结肠癌的诊断（选项 B、C、D、E 错误）。

15.【答案】A

【解析】国人直肠癌约 70%为低位直肠癌，能在直肠指诊时触及，患者疑似直肠癌需首先进行肛门指诊，直肠镜检可直接观察直肠病变的范围和部位，故为明确诊断，进一步检查应采用患者需行肛门指检、直肠镜检（选项A正确）。大便隐血检查（选项B错误）适用于大规模普查的初筛手段，对该患者意义不大。钡剂灌肠（选项E错误）是结肠癌的重要检查方法，对直肠癌的诊断意义不大。直肠肛管属空腔器官，气体较多，且周围部位结构复杂，不宜行腹部B超检查（选项C错误）。

16.【答案】A

【解析】直肠指诊是简单而重要的临床检查方法，对及早发现肛管、直肠癌意义重大。据统计70%左右的直肠癌可在直肠指诊时被发现，而85%的直肠癌延误诊断病例是由于未做直肠指诊引起。经肛直肠指诊可发现痔、肛瘘、直肠息肉、肛管、直肠癌等常见疾病。

17.【答案】D

【解析】直肠低位前切除术适用于直肠癌下缘距肛门10cm以上者。

18.【答案】A

【解析】Dukes A期直肠癌根治性切除术后可不追加化疗。

第五节　乳　腺　癌

一、A_1 型题

1.【答案】C

【解析】乳腺癌最早的表现是患乳出现单发的、无痛性并呈进行性生长的小肿块。肿块位于外上象限最多见（45%~50%），其次是乳头、乳晕区（15%~20%）和内上象限（12%~15%）。肿块质地较硬，表面不光滑，边界不清楚，活动度差。因多无自觉症状，肿块常是患者在无意中（如洗澡、更衣）发现的。

少数患者可有不同程度的触痛或刺激和乳头溢液。肿块的生长速度较快，侵及周围组织可引起乳房外形的改变，出现一系列体征。如癌组织累及连接腺体与皮肤的Cooper韧带，使之收缩并失去弹性，可导致肿瘤表面皮肤凹陷；邻近乳头的癌肿因侵及乳管使之收缩，可将乳头牵向癌肿方向；乳头深部的肿瘤可因侵入乳管而使乳头内陷。

癌肿较大者，可使整个乳房组织收缩，肿块明显凸出。癌肿继续增长，表面皮肤可因皮内和皮下淋巴管被癌细胞堵塞而引起局部淋巴水肿，由于皮肤在毛囊处与皮下组织连接紧密，淋巴水肿部位可见毛囊处出现很多点状凹陷，即形成橘皮样改变。这些都是乳腺癌的重要体征。

2.【答案】C

【解析】乳腺癌的临床症状正确的是乳房橘皮样改变。

3.【答案】B

【解析】乳腺癌乳房内包块以无疼痛、单发包块、质地硬、表面不光滑、与周围组织粘连、界限不清、不易推动、无自觉症状为特点就诊。

4.【答案】E

【解析】乳头湿疹样癌（Paget病）早期表现为乳头瘙痒，可伴有脱屑，随后出现乳头、乳晕皮肤糜烂、溃疡，呈湿疹样外观，上覆黄褐色鳞屑样痂皮，病史长者乳头可糜烂脱落。本病恶性程度低，但常常因误认为皮肤科疾病而延误诊断。

二、A_2 型题

5.【答案】A

【解析】乳头湿疹样乳腺癌（Paget病）恶性程度低，进展缓慢，乳头初为瘙痒、烧灼感，有脱屑，之后乳头乳晕皮肤粗糙糜烂如湿疹样，进而形成溃疡，上覆黄褐色鳞屑样痂皮，部分患者乳晕下可触诊到肿块。Paget病以单侧发病为最常见，若出现双侧病变，倾向于考虑为湿疹或接触性皮炎。

6.【答案】E

【解析】非哺乳期乳腺炎（浆细胞性乳腺炎、肉芽肿性乳腺炎）：乳房肿块多位于乳晕周围，肿块表面皮肤红肿、皮温可增高，伴有明显疼痛，需与炎性乳癌鉴别。病理活检为确诊方法。

7.【答案】A

【解析】乳腺癌通常表现为乳房中可触及的肿块。在这种情况下，患者右乳外上象限触及一个4cm×4cm的硬质肿块，与皮肤粘连，并且表面皮肤出现橘皮样改变。这些特征提示可能存在乳腺癌的病理改变。

8.【答案】B

【解析】乳腺疾病与生育史、家族乳腺癌病史、结婚年龄和月经史有关，与EB病毒感染史无关。

三、A_3/A_4 型题

9.【答案】E

【解析】青年女性患者，左乳皮肤水肿、发红2个月（炎症样外观），口服抗生素无效（提示非感染性疾病）。查体：左乳皮肤发红、水肿，呈“橘皮样”（提示皮下淋巴管堵塞），乳头内陷，乳房质地变硬（病变累及乳管及乳头），无触痛，未扪及肿块。左腋下扪及多个肿大淋巴结，质硬、融合、无触痛（乳腺癌转移至腋窝淋巴结的典型临床表现）。血常规：WBC $8.0\times10^9/L$，N 0.67

（中性粒细胞比值为 0.5~0.7），可基本排除感染性疾病可能。综合该患者的病史、体查及实验室检查，首先考虑的诊断是炎性乳腺癌（选项 E 正确）。乳汁淤积（选项 A 错误）常见于哺乳期妇女，该患者并非处于哺乳期。急性乳腺炎（选项 B 错误）常见于哺乳期妇女，主要表现为乳房红、肿、热、痛，可有寒战、高热、脉快等感染中毒症状，患侧淋巴结痛性肿大，白细胞计数明显增高。乳腺囊性增生（选项 C 错误）常见于中年妇女，主要表现为一侧或双侧乳房胀痛，部分患者具有周期性。乳房后脓肿（选项 D 错误）位于乳房和胸大肌筋膜之间，属于深部感染，且乳房血运丰富，故早期即可出现寒战、高热、脉快的脓毒血症的表现，白细胞计数通常明显增高。

10.【答案】C

【解析】炎性乳腺癌为手术治疗的禁忌证，因此不采用穿刺活检后行左乳房切除术（选项 C 错误）的治疗方案。该患者的最佳治疗方案是穿刺活检后应用化疗（选项E 正确）及放疗，可一定程度上延长患者的生存期。局部按摩（选项 A 错误）、静脉应用广谱抗生素（选项 B 错误）、局部热敷、理疗（选项 D 错误）均属于急性乳腺炎的治疗措施，无助于炎性乳癌的治疗。

11.【答案】E

【解析】炎性乳腺癌特点是发展迅速、预后差。局部皮肤可呈炎症样表现。乳腺癌癌块变大引起淋巴回流障碍，会出现真皮水肿，皮肤呈“橘皮样”改变。根据患者临床表现及实验室检查最可能的诊断是炎性乳腺癌。

12.【答案】A

【解析】早期乳腺癌患者首选手术治疗，乳腺癌是化疗最有效的肿瘤之一。本病例病理分期为Ⅲ期，应采用术前化疗。

13.【答案】E

【解析】早期发现、早期治疗可明显改善预后。

14.【答案】D

【解析】应采用传统的肿物切除活检术中冷冻病理诊断乳腺癌，然后即刻行乳腺癌根治性手术的方法。

15.【答案】B

【解析】乳腺癌常见于老年妇女，肿块质硬，表面不光滑，与周围组织分界不清，在乳房内不易被推动。乳腺炎应有炎症表现。乳腺纤维腺瘤常见于青年妇女，肿块边界清楚。乳腺囊性增生多见于中年妇女，乳房胀痛，肿块大小与质地会随月经周期变化。乳腺结核肿块会使乳房外形改变和乳头内陷。

16.【答案】E

【解析】乳腺癌患者常见的首诊症状是乳房内触及无痛性肿块，多位于乳房外上象限。肿块多质硬、边界不清，逐渐增大可导致局部隆起，若累及 Copper 韧带则可在乳房表面出现“酒窝征”。如果肿瘤细胞堵塞皮下淋巴管，可导致淋巴回流障碍，出现真皮水肿，乳房皮肤呈“橘皮征”。肿瘤累及皮肤可形成破溃。中央区的肿瘤可侵及乳管，从而导致乳头内陷或偏斜。乳腺癌转移到远隔器官时会出现相应的症状。

17.【答案】D

【解析】超声或钼靶引导下的空芯针穿刺活检是目前推荐的首选乳腺病灶组织病理检查方法。能够确认病灶的良、恶性，并对恶性病灶进行组织学分类及进行免疫组化染色了解肿瘤标志物表达情况，从而指导临床综合治疗方案的制定。穿刺造成的肿瘤播散及针道种植转移发生率极低。

第六节　宫　颈　癌

一、A_1 型题

1.【答案】C

【解析】接触性出血：是宫颈癌最突出的症状，宫颈癌中有 70%~80% 的患者有阴道流血现象。多表现为性交后或行妇科检查，或用力大便时，阴道分泌物混有鲜血。

2.【答案】D

【解析】宫颈上皮内瘤变及早期浸润癌多数无症状，宫颈可光滑或与慢性宫颈炎无区别。癌灶位于颈管内的患者，因宫颈外观正常易漏诊或误诊。部分患者有白带增多、接触性出血（性生活或妇科检查后）。宫颈浸润癌一般均有阴道流血和/或阴道分泌物增多的症状。

3.【答案】D

【解析】子宫颈癌的正确诊断、临床分期依靠盆腔三合诊检查，即对宫颈局部及其邻近盆腔组织进行仔细而全面的检查。

4.【答案】C

【解析】正常宫颈阴道部和阴道鳞状上皮含糖原丰富，故不选 A 项。碘试验主要识别宫颈病变危险区，以便确定活检取材部位，提高诊断率，故不选 D、E 项。瘢痕、囊肿、宫颈炎或宫颈癌等鳞状上皮不含或缺乏糖原，均不染色，故本试验对癌无特异性，故不选 B 项，选 C 项。

5.【答案】C

【解析】宫颈癌相关危险因素同子宫颈上皮内瘤变，包括：

①HPV感染。②多个性伴侣（选项A正确）。③不洁性行为（选项D正确）。④过早性生活（初次性生活<16岁）（选项E正确）。⑤吸烟（选项B正确）。未生育（选项C错误，为本题正确答案）不是宫颈癌的危险因素。

二、A_2 型题

6.【答案】D

【解析】巴氏分类法其阴道细胞学诊断标准如下。巴氏Ⅰ级：正常。巴氏Ⅱ级：炎症。巴氏Ⅲ级：可疑癌。巴氏Ⅳ级：高度可疑癌。巴氏Ⅴ级：癌。该患者为Ⅲ级，为可疑癌，主要是核异质，表现为核大深染，核形不规则或双核。阴道镜检查可了解病变区血管情况，在病变区域活检，可以提高诊断的准确性。

7.【答案】B

【解析】患者常表现为接触性出血，出血量的多少视病灶大小、侵及间质血管的情况而定。CIN和宫颈癌的确诊最终都要依据宫颈的活体组织病理检查。包块不明显者行阴道镜指导下的活检和用碘染下多点活检可使漏诊率低于盲目活检。

8.【答案】B

【解析】周期不规则的阴道流血多为无排卵性异常子宫出血，围绝经期妇女应注意除外早期子宫内膜癌。无任何周期可辨的长期持续阴道流血多为生殖道恶性肿瘤，如子宫颈癌、子宫内膜癌等。

9.【答案】E

【解析】对血性白带的妇女，应与子宫恶性肿瘤相鉴别，常规进行子宫颈刮片细胞学检查，必要时行子宫内膜分段诊刮术。

10.【答案】D

【解析】根据题干中“接触性出血”“菜花样新生物”可初步判断为子宫颈癌。

11.【答案】C

【解析】本题宫颈细胞学检查结果为低度鳞状上皮内病变，初步怀疑子宫颈癌，确诊检查采用三阶梯技术：细胞学检查、阴道镜检查、病理学检查。

12.【答案】C

【解析】宫颈刮片多次检查为阳性，而宫颈活检为阴性。可能宫颈活检未取到有病变的部位，故应做宫颈锥切术，再行病理检查。

13.【答案】A

【解析】性生活后阴道流血1周，妇科检查发现宫颈轻度糜烂样改变，触之易出血。根据这些情况，考虑到急性宫颈炎、宫颈癌、宫颈息肉或子宫黏膜下肌瘤等疾病。有宫颈糜烂样改变，宫颈癌的可能性较大，筛查选子宫颈刮片细胞学检查。

14.【答案】B

【解析】确诊宫颈癌及其癌前病变最重要的方法是宫颈和宫颈管活组织检查。

三、A_3/A_4 型题

15.【答案】E

【解析】宫颈细胞学检查用于筛查子宫颈癌及癌前病变。

16.【答案】A

【解析】阴道镜检查是宫颈上皮内瘤变（CIN）和早期子宫颈癌的重要辅助诊断方法之一，可提高活检阳性率，并能及时拍摄照片，保存有价值的临床资料。

17.【答案】E

【解析】子宫颈癌的早期诊断有赖于多种辅助检查，这些方法各有优缺点，需互为补充。目前，国内外较普遍认同宫颈细胞学和高危HPV检测、宫颈多点活检（碘染或阴道镜下）和宫颈管诊刮术联合的早期诊断方法。包块不明显者行阴道镜指导下的活检和用碘染下多点活检可使漏诊率低于盲目活检。

18.【答案】C

【解析】早期子宫颈癌（ⅡA期及ⅡA期前）可手术治疗，晚期或不能手术者行放化疗。异型细胞占宫颈上皮全层2/3以上即为CINⅢ。

19.【答案】D

【解析】诊断CIN Ⅲ应行子宫全切术。

20.【答案】C

【解析】根据患者年龄、症状、体征考虑为子宫颈癌。

21.【答案】E

【解析】确诊子宫颈癌最可靠的诊断方法为宫颈活检。

22.【答案】B

【解析】子宫颈癌一般均有阴道流血和/或阴道分泌物增多的症状。

23.【答案】C

【解析】确诊子宫颈癌最可靠的诊断方法为宫颈活检。

24.【答案】A

【解析】对血性白带的妇女，应与子宫恶性肿瘤相鉴别，常规进行子宫颈刮片细胞学检查，必要时行子宫内膜分段诊刮术。

第四章 合理用药

一、A_1 型题

1.【答案】D

【解析】氨基糖苷类抗生素主要不良反应不包括肌痉挛。氨基糖苷类常见不良反应是耳毒性，包括前庭和耳蜗神经功能障碍。

前庭损害表现为眩晕、呕吐、眼球震颤和平衡障碍；耳蜗功能受损可引起耳鸣、听力减退，甚至耳聋。氨基糖苷类药在肾皮质高浓度蓄积，可损害近曲小管上皮细胞，引起肾小管肿胀，甚至坏死，出现蛋白尿、管型尿或红细胞尿，严重者可出现氮质血症、肾功能不全等。氨基糖苷类可与体液内的钙离子络合，降低组织内钙离子浓度，抑制节前神经末梢乙酰胆碱的释放并降低突触后膜对乙酰胆碱的敏感性，造成神经肌肉接头处传递阻断，由此可发生心肌抑制、血压下降、肢体瘫痪，甚至呼吸肌麻痹而窒息死亡。变态反应可引起皮疹、发热、嗜酸性粒细胞增多等，甚至引起严重过敏性休克，尤其是链霉素，应引起警惕。

2.【答案】C

【解析】WHO 1997 年公布合理用药的生物医学标准从 7 个方面进行论述：①药物正确无误。②用药指征适宜。③药物的疗效、安全性、使用及价格对患者适宜。④剂量、用法、疗程适宜。⑤用药对象适宜，无禁忌证，不良反应小。⑥药品调配及提供给患者的药品信息无误。⑦患者顺应性良好。即保证药物治疗达到安全、有效、经济的目的。

3.【答案】D

【解析】所有非处方药药盒的右上角均有 OTC 标识，在自我药疗的时候，只有使用非处方药才是安全的，无须凭医师处方购买。

4.【答案】B

【解析】环丙沙星主要分布于胆汁、黏液、唾液、骨以及前列腺中，但在脑脊髓中浓度较低，本品可在肝脏部分被代谢，并经肾脏排泄于尿中。可在尿中保持较高药物浓度。

5.【答案】D

【解析】变态反应是一类免疫反应，也称过敏反应，常见于过敏体质患者。反应性质与药物原有效应无关，用药理性拮抗药解救无效。反应的严重程度差异很大，与剂量无关。

6.【答案】D

【解析】由于氯霉素骨髓抑制等严重不良反应，氯霉素在国内外的应用普遍减少。但氯霉素具有良好的组织体液穿透性，易透过血—脑、血—眼屏障，并对伤寒沙门菌、立克次体等细胞内病原菌有效，仍有一定临床应用指征。

7.【答案】E

【解析】禁用于妊娠或将妊娠患者的药物，如利巴韦林、辛伐他汀、艾司唑仑口服给药。

8.【答案】D

【解析】吗啡的主要不良反应：耐受性和依赖性，急性中毒引起昏迷，呼吸深度抑制，瞳孔极度缩小，血压下降。

9.【答案】E

【解析】糖皮质激素类药物用于：①替代疗法如急、慢性肾上腺皮质功能减退症、肾上腺次全切术后。②严重感染如中毒性菌痢、暴发流行性脑膜炎等时应用为辅助治疗，使患者度过危险期。而且应同时应用有效、足量的抗生素治疗感染。腮腺炎，为病毒感染，不用糖皮质激素。③自身免疫性疾病、变态反应性疾病如风湿热、风湿性和类风湿关节炎，以及荨麻疹、支气管哮喘和过敏性休克等。④抗休克如感染中毒性休克、心源性休克等。⑤治疗某些血液病如急性淋巴细胞白血病、再生障碍性贫血等。⑥局部用于接触性皮炎、湿疹和银屑病等。

10.【答案】D

【解析】适应证指某一种药物或治疗方法所能治疗的疾病范围，一般在药品的说明书中有明确说明。药品说明书是经国家药品监督管理部门审定的具有法律效力的文件，对于合理使用药物具有指导作用，是医师、药师指导患者用药的重要依据，特别要关注药物的慎用、禁用、注意事项和药物间的相互作用等。

11.【答案】D

【解析】药物剂量即每次用药的量，药物的不同剂量可产生不同的作用。出现最佳治疗作用的剂量叫作治疗量，即“常用量”。“最大治疗量”或“极量”是指超过这一剂量就可能出现中毒反应的剂量。“中毒量”是可引起中毒的剂量。“致死量”是引起死亡的剂量。

12.【答案】D

【解析】不同给药途径对药物吸收速度快慢顺序如下：静脉注射>吸入给药>肌内注射>皮下注射>直肠黏膜给药>口服给药>皮肤给药。

13.【答案】D

【解析】每日 4 次，缩写 qid，一般为早、中、晚、睡前 4 次。

14.【答案】C

【解析】每日 3 次，缩写 tid，一般三餐前后服用。

15.【答案】D

【解析】对于抗癫痫药，应严格每 8 小时（平均间隔时间）服用一次，以保证血液中有足够的药物浓度。

16.【答案】D

【解析】左氧氟沙星是一种广谱抗生素，属于氟喹诺酮类药物。它的杀菌效果与其在体内的浓度密切相关，因此被归类为浓度依赖型抗菌药物。

17.【答案】E

【解析】每日 3 次，缩写 tid，一般三餐前后服用。如降糖药格列喹酮片、二甲双胍片、阿卡波糖片等。

18.【答案】D

【解析】抗菌药是指对细菌有抑制或杀灭作用，主要用于防治细菌感染性疾病的一类药物。抗菌药按化学结构主要分为10类。

19.【答案】B

【解析】糖皮质激素类药物一定有严格的监控措施，不可滥用，以免造成不良后果，尤其在处于生长发育阶段的儿童中使用更须谨慎。应特别指出，患水痘的儿童禁用糖皮质激素，因用药后可使病情急剧恶化，甚至死亡。若在糖皮质激素治疗过程中发生水痘，应视情况减量或停药。

二、A_2 型题

20.【答案】D

【解析】塞来昔布可缓解骨关节炎、类风湿关节炎、强直性脊柱炎的肿痛症状，也用于缓解手术前后、软组织创伤等的急性疼痛，尤其适用于有胃肠道溃疡病史的患者。

21.【答案】B

【解析】糖皮质激素是临床最常用的激素之一，其具有抗炎、免疫抑制与抗过敏、抗毒、抗休克等多种药理作用，临床应用非常广泛，可治疗风湿性疾病，如系统性红斑狼疮、血管炎、多发性肌炎、皮肌炎、干燥综合征等。

22.【答案】E

【解析】支气管肺炎常见的病原体是肺炎链球菌，首选青霉素治疗。而此题患儿青霉素皮试(+)，故改选用红霉素。

23.【答案】A

【解析】患者巩膜黄染，有肝功能异常，患者首选要停用的药物为利福平。

24.【答案】D

【解析】根据病史及体征，此患者考虑为COPD急性发作，可待因为强止咳药，不利于痰液排出，故不应使用。

25.【答案】B

【解析】世界卫生组织(WHO)推荐的解热镇痛药物为对乙酰氨基酚，亦可选择阿司匹林及其复方制剂、布洛芬及其复方制剂等。解热应用不超过3天，镇痛应用不超过5天。儿童一般选用对乙酰氨基酚和布洛芬，疗效确切、相对安全。但上述药物剂量不宜过大。妊娠妇女应慎用解热镇痛药，必须用时，宜选用对乙酰氨基酚。

26.【答案】A

【解析】培哚普利属于血管紧张素转换酶抑制药，起效较慢，副作用小，由于作用于外周血管，对心脏无负性作用，适于轻度高血压患者规律服用。

27.【答案】B

【解析】心率偏快，会加重心脏负担，所以降压的同时需要控制心率。β受体阻断药可以抑制受损的心肌纤维化，预防心梗引起的心力衰竭。

三、A_3/A_4 型题

28.【答案】A

【解析】目前主张对诊断的2型糖尿病首先应用双胍类药物，如单用双胍类药物未达到良好控制者，可与其他降糖药联用。阿卡波糖单独应用或与其他降糖药合用，可降低患者餐后血糖，用于2型糖尿病的治疗。此患者初诊糖尿病且偏胖，宜选用二甲双胍。

29.【答案】E

【解析】氯沙坦可作为降血压药的首选，也可以与其他多种降血压药合用。氯沙坦尤其适用于合并其他疾病（如合并高脂血症、糖尿病、痛风、支气管哮喘、周围血管疾病、充血性心力衰竭、房室传导阻滞等）的高血压患者，而且可以与多种抗高血压药（如利尿药、β受体阻断药和钙通道阻滞药）合用。氯沙坦为血管紧张素Ⅱ受体阻断药，通过阻断血管紧张素Ⅱ，调节体内血压，效果好，不良反应较少。

第五章　急诊与急救

第一单元　急、危、重症

第一节　休　　克

一、A_1 型题

1.【答案】C

【解析】休克的诊断：①基础疾病（有诱发休克的病因）。②收缩压<90mmHg，脉压<20mmHg，原有高血压者收缩压自基线降低≥30%，血浆乳酸浓度>2mmol/L。③主要指标：三个窗口的循环低灌注表现（其中之一）。肾，充分补液后少尿<0.5ml/（kg·h）。脑，意识改变（烦躁、淡漠、谵妄、昏迷）。皮肤，湿冷、苍白、

发绀、花斑、毛细血管充盈时间>2 秒。④次要条件（其中之一）：心动过速、呼吸频率增快、心音低钝、脉细数。具备①+②+③+④即可诊断休克。

2.【答案】D

【解析】休克的对症治疗扩容的目标是：动脉血压接近正常低水平，脉压 > 30mmHg，心率 80 ~ 100 次/分；尿量 > 30mL/h；中心静脉压上升到 6 ~ 10 cmH_2O；微循环好转。纠正酸中毒：纠正酸中毒需在补足血容量的基础上进行，根据血气分析及二氧化碳结合力补碱，使血浆二氧化碳结合力维持在 18 ~ 20mmol/L。不宜一次完全纠正 pH，主张宁酸勿碱。

3.【答案】E

【解析】抗休克治疗扩容的目标：动脉血压接近正常低水平，脉压 > 30mmHg，心率 80 ~ 100 次/分；尿量>30mL/h；中心静脉压上升到 6 ~ 10mmH_2O；微循环好转。

4.【答案】B

【解析】休克的监测：血压、心率、呼吸、血氧饱和度、神志和尿量等。

5.【答案】B

【解析】血压下降是休克最常见的临床表现之一。

6.【答案】C

【解析】经大量输液后，休克患者应用强心药的指征是中心静脉压高，动脉压低，说明心功能不全，需要用强心剂。

7.【答案】C

【解析】失血性休克主要指急性大量失血引起的休克，一般 15 分钟内失血超过总血量的 20% 即可引起。

8.【答案】D

【解析】卧位，头部、躯干抬高 20° ~ 30°，双下肢抬高 15° ~ 20°，意识丧失者头侧位，抬起下颌，以防舌根后坠。

9.【答案】E

【解析】休克治疗过程中，最重要的观察指标是尿量，扩容的目标为尿量>30ml/h。

10.【答案】E

【解析】应尽快去除休克的原始动因，如止血、镇痛、抗感染、抗过敏等治疗原疾病。尽可能使患者在 24 小时内脱离危险。

11.【答案】C

【解析】肾脏灌注恢复后，可见尿量增加。每个患者的情况不同，如果有心功能障碍，则不能补液过多，以免因高血容量加重或诱发心功能不全，此时需要判断何时补液量已足够，中心静脉压则判断这个状态的一个较好的指标。

12.【答案】B

【解析】过敏性休克是指特异性变应原（药物、血制品、异种动物蛋白、某些植物）等作用于过敏体质者，在短时间产生的以急性循环衰竭为主、多脏器受累的速发型全身性变态反应。常伴有喉头水肿和支气管痉挛、肺水肿。青霉素过敏属于过敏性休克。

13.【答案】B

【解析】感染性休克是指由病原微生物如细菌、真菌、病毒、立克次体及其毒素等引起休克。

14.【答案】A

【解析】失血性休克主要指急性大量失血引起的休克，如外伤所致的肝脾破裂等，一般 15 分钟内失血超过总血量的 20% 即可引起。失液性休克是指严重呕吐、腹泻、大量利尿、严重烧伤、高温中暑、过量使用退热药等导致大量体液丢失，引起血容量锐减所致的休克。

15.【答案】D

【解析】创伤性休克是指由严重创伤（多发性骨折、挤压伤、大面积烧伤、大手术）引起的失血或合并剧痛引起的休克。此类休克在战争时期多见，也可见于各种交通事故、建筑施工事故、自然灾害及打架斗殴伤等。

二、A_2 型题

16.【答案】C

【解析】中心静脉压升而血压下降，说明心功能不全。

17.【答案】C

【解析】失血性休克主要指急性大量失血引起的休克，一般 15 分钟内失血超过总血量的 20% 即可引起。

三、A_3/A_4 型题

18.【答案】D

【解析】首先根据外伤史及无腹膜炎体征考虑为脾破裂，再根据脉搏细弱，血压下降考虑为低血容量性休克，再根据意识模糊，血压 60/40mmHg，无尿进一步诊断为重度低血容量性休克。

19.【答案】C

【解析】迅速补充平衡盐溶液，增加血容量，提高血压，同时积极准备手术。

第二节　气　胸

一、A_1 型题

1.【答案】C

【解析】自发性气胸是指因肺部疾病使肺组织和脏层胸膜破裂，或靠近肺表面的肺大疱、细小气肿疱破裂，使肺及支气管内空气逸入胸膜腔。症状为突然出现一侧胸痛、气短、憋气，可有刺激性咳嗽、少痰。

2.【答案】C

【解析】单侧的胸痛和呼吸困难主要见于肺炎、肺栓塞。急性肺栓塞：突然胸痛、呼吸困难和发绀等，常伴有咯血、低热，有下肢或盆腔静脉血栓形成、骨折、心房颤动、瘫痪、长期卧床、慢性阻塞性肺疾病、慢性充血性心力衰竭等病史，体检、X线检查、心电图、超声心动图、D-二聚体测定、胸部增强CT等有助于鉴别。

3.【答案】E

【解析】无法行X线检查又高度怀疑气胸时，可在患侧胸腔积气体征最明确处试穿，抽气测压，若为正压且能抽出气体则说明气胸存在。张力性气胸的胸膜腔内压力高于大气压，闭合性气胸的胸膜腔内压力低于大气压，开放性气胸的胸膜腔内压力等于大气压，所以胸膜腔穿刺有高压气体向外冲出，即表明是张力性气胸。

4.【答案】D

【解析】根据脏层、壁层胸膜破口的情况及其发生后对胸腔内压力的影响，将气胸分为闭合性（单纯性）气胸、张力性（高压性）气胸及交通性气胸。

5.【答案】E

【解析】自发性气胸的诱因：常因抬举重物等用力动作，或用力咳嗽、喷嚏、屏气、用力大便、高喊、大笑、剧烈运动等诱发，偶见于在睡眠中发生者。

6.【答案】C

【解析】自发性气胸是指因肺部疾病使肺组织和脏胸膜破裂，或靠近肺表面的肺大疱、细小气肿疱破裂，使肺和支气管内空气逸入胸膜腔。外伤造成壁胸膜破裂而导致的气胸不属于自发性气胸范畴。

7.【答案】D

【解析】气胸的体征：少量气胸时体征不明显；气胸量大时，气管向健侧移位，患侧胸廓膨隆、呼吸运动减弱、叩诊呈鼓音、呼吸音和语颤减弱或消失、心浊音界减少或消失、肝浊音界下移。

8.【答案】D

【解析】①保守治疗：如肺压缩<15%，无呼吸困难，临床稳定，可密切观察，12~48小时复查胸部X线片，如气胸无明显加重，则绝大部分胸腔内气体可自行吸收；胸膜对于气体的吸收能力约每日吸收1.25%。吸氧可提高吸收率3~4倍。②胸腔穿刺抽气：肺压缩>15%，可行胸腔穿刺抽气。胸刺点常选在患侧胸部锁骨中线第2肋间的中间点，而局限性气胸应根据胸部X线片定位选择最佳穿刺点。每次抽气不宜超过1000ml。③胸腔闭式引流：最常用的治疗方法，适合于反复气胸、交通性气胸、张力性气胸和部分心肺功能差而症状较重的闭合性气胸者。

9.【答案】E

【解析】自发性气胸的保守治疗要求12~48小时后复查胸片。

10.【答案】C

【解析】自发性气胸的保守治疗中，如气胸无明显加重，则绝大部分胸腔内气体可自行吸收；胸膜对于气体的吸收能力约每日吸收1.25%。吸氧可提高吸收率3~4倍。

11.【答案】E

【解析】胸腔闭式引流是最常用的治疗方法，适合于反复气胸、交通性气胸、张力性气胸和部分心肺功能差而症状较重的闭合性气胸者。插管部位通常在患侧胸部锁骨中线第2肋间或腋前线第4或第5肋间，水封瓶的玻璃管置于水面下1~2cm。如单纯负压排气无效或慢性气胸，可予持续负压引流，负压维持在8~12 mmHg，宜连续使用吸引器，若再无气泡冒出，考虑肺已完全复张，可夹住引流管，停止负压吸引，观察2~3天，胸片证实气胸未再复发，则可拔管。如负压吸引12小时肺仍不复张，应寻找原因。

12.【答案】C

【解析】胸腔闭式引流是最常用的治疗方法，适合于反复气胸、交通性气胸、张力性气胸和部分心肺功能差而症状较重的闭合性气胸者。

13.【答案】C

【解析】自发性气胸的预防治疗后3个月内应保持大便通畅，避免剧烈的运动、搬提重物、用力咳嗽、搭乘飞机等易引起气胸复发的因素。

14.【答案】E

【解析】自发性气胸当肺压缩>15%，可行胸腔穿刺抽气。胸刺点常选在患侧胸部锁骨中线第2肋间的中间点，而局限性气胸应根据X线胸片定位选择最佳穿刺点。每次抽气不宜超过1000ml。

二、A_2型题

15.【答案】C

【解析】患者突然发病，胸部刺痛，呼吸困难，左肺呼吸音减弱，考虑并发气胸。

16.【答案】C

【解析】患者青年，瘦高体型；胸片有肺大疱。突然发病，胸部发病，胸部刺痛，呼吸困难，右肺呼吸音减弱，考虑并发原发性自发性气胸。

17.【答案】E

【解析】患者为青年男性，突发右胸痛，无发热、咳嗽，右胸廓稍饱满，语音震颤减弱，叩诊呈鼓音，呼吸音消失（为气胸的典型表现），根据其临床表现和体征，考虑诊断为气胸（选项E正确）（符合气胸的典型症状及体征）。肺不张（选项A错误）主要表现为呼吸困难、发绀、血压下降、心动过速等，叩诊实音。胸腔积液（选项B错误）最常见的症状为呼吸困难，多伴有胸痛和咳嗽，患侧语颤减弱，叩诊浊音或实音。肺炎（选项C错误）主要表现为寒战、高热、咳嗽、咳痰等症状，患侧语颤增强，叩诊呈实音。肺气肿（选项D错误）虽有不同程度的气短及呼吸困难，体征也与自发性气胸相似，但肺气肿患者的呼吸困难多呈长期缓慢进行性加重，多发生于中老年人。

18.【答案】B

【解析】患者表现为右胸部闷痛和气促，体格检查发现右肺触觉语颤减弱，叩诊呈鼓音，呼吸音减弱；左肺叩诊呈清音，呼吸音增强。这些体征提示可能存在肺部问题，如气胸。确诊需胸部X线检查。

19.【答案】E

【解析】局部疼痛是肋骨骨折最明显的症状，且随咳嗽，深呼吸或身体转动等运动而加重，有时患者可自己听到骨摩擦音或感觉到骨摩擦感。张力性气胸患者表现为极度呼吸困难，端坐呼吸。缺氧严重者出现发绀、烦躁不安、昏迷，甚至窒息。体格检查，可见伤侧胸部饱胀，肋间隙增宽，呼吸幅度减低，可有皮下气肿。叩诊呈鼓音。听诊呼吸音消失。胸部X线检查示胸膜腔大量积气，肺可完全萎陷，气管和心影偏移至健侧。该患者有胸部外伤史，上后疼痛，活动加重，并有气管移位和皮下气肿的体征，考虑为肋骨骨折并张力性气胸。

三、A_3/A_4 型题

20.【答案】A

【解析】气胸症状为突然出现一侧胸痛、气短、憋气，可有刺激性咳嗽、少痰。

21.【答案】E

【解析】根据患者的症状、体征，考虑并发自发性气胸。

22.【答案】A

【解析】通常根据气胸的临床表现即可作出初步诊断，确诊需胸部X线检查。X线胸片检查时诊断气胸的重要方法，可显示肺受压程度、肺内病变情况以及有无胸膜粘连、胸腔积液及纵隔移位等。

23.【答案】D

【解析】无法行X线检查又高度怀疑气胸时，可在患侧胸腔积气体征最明确处试穿，抽气测压，若为正压且能抽出气体则说明气胸存在。胸腔穿刺抽气：肺压缩 > 15%，可行胸腔穿刺抽气治疗。

24.【答案】C

【解析】气胸的症状主要是突然一侧胸痛、气短、憋气，可有刺激性咳嗽、少痰。小量闭合性气胸可有气短，但数小时后逐渐平稳，若积气量较大或原有广泛肺部疾患，患者常不能平卧。张力性气胸患者表情紧张、胸闷，甚至心律失常，常挣扎坐起，烦躁不安，有发绀、冷汗，甚至昏迷。

25.【答案】E

【解析】治疗原则是排除胸腔气体、闭合漏口，促进患肺复张、消除病因及减少复发。肺压缩 >15%，可行胸腔穿刺抽气治疗。穿刺点常选在患侧胸部锁骨中线第2肋间的中间点，而局限性气胸应根据X线胸片定位选择最佳穿刺点。每次抽气量不宜超过1000ml。

第三节　气道异物

A_1 型题

1.【答案】A

【解析】鼻腔异物有内源性和外源性两大类。内源性异物如死骨、凝血块、鼻石等，外源性异物有植物性、动物性和非生物性等。

2.【答案】A

【解析】异物进入鼻腔或鼻腔外伤史中植物性异物多见，如豆类、果核等，在儿童中发病率较高。

3.【答案】A

【解析】喉异物种类繁多，常见的尖锐异物包括果核、鱼骨、瓜子等；较大异物包括果冻、花生米等。多发生在5岁以下的幼儿。临床表现：异物进入喉腔立即引起剧烈咳嗽，伴有呼吸困难、发绀等症状。较大异物嵌在声门或声门下可在数分钟内引起窒息死亡。不完全堵塞的喉异物，剧烈咳嗽后伴有不同程度的呼吸困难、喉喘鸣等。喉镜检查可发现喉部异物。声门下异物常呈前后位，与食管内异物呈冠状位不同。

4.【答案】B

【解析】鼻腔异物现场急救：①根据异物大小、形状、部位和性质的不同，采用不同的异物取出方法。②动物性异物须先用1%丁卡因麻醉鼻腔黏膜，再用鼻钳取出。③无症状的细小金属异物若不在危险部位，可定期观察，不必急于取出。

5.【答案】D

【解析】间接喉镜下异物取出术适用于声门上区异物，成人或较大儿童能配合者。直接喉镜下异物取出术适用于儿童及成人的各类异物。纤维喉镜下异物取出术适用于小的喉异物。气管切开术或环甲膜穿刺适用于异物较大、气道阻塞严重、有呼吸困难的病例，估计难以迅速在直接喉镜下取出时，可先行气管切开术或者行环甲膜穿刺。对于1岁以下的婴儿有呼吸道异物，则不可行海姆立克急救法，以免伤及腹腔内器官，应改为拍背压胸法。

6.【答案】B

【解析】对透光性差的鼻腔异物，可借助X线检查，必要时行CT检查定位。

7.【答案】C

【解析】根据异物大小、形状、部位和性质的不同，采用不同的异物取出方法。①儿童鼻腔异物可用头端是钩状或环状的器械，从前鼻孔轻轻进入，绕至异物后方再向前钩出。切勿用镊子夹取，尤其是圆滑的异物。②动物性异物需先用1%丁卡因麻醉鼻腔黏膜，再用鼻钳取出。③无症状的细小金属异物若不在危险部位，可定期观察，不必急于取出。

8.【答案】E

【解析】无症状的细小金属异物若不在危险部位，可定期观察，不必急于取出。

9.【答案】C

【解析】动物性异物须先用1%丁卡因麻醉鼻腔黏膜，再用鼻钳取出。

10.【答案】D

【解析】鼻腔异物的转诊指征为：①没有良好的照明设备及专用工具，或医护人员没有取鼻腔异物的经验。②异物较大，嵌顿鼻腔后部异物估计取出时有可能落入咽部，有误入喉腔或气管的危险。③鼻腔异物需手术取出者。

11.【答案】E

【解析】气道异物转诊指征：①喉刺激症状明显，引发呼吸困难、发绀等现象。②尖锐异物刺伤出现发热、吞咽或呼吸困难等症状。③医护人员不具备异物取出术的经验。

12.【答案】B

【解析】气管、支气管异物多具有典型的异物吸入史，气管、支气管异物有内源性及外源性两类。前者为呼吸道内的假膜、干痂、血凝块等；后者为外界物质误入气管、支气管内所致，通常所指的气管、支气管异物属外源性异物，常见的为瓜子仁、花生米、各种豆类、小的玩具、食物、呕吐物等异物。

13.【答案】E

【解析】气管、支气管异物的临床表现：先出现剧烈呛咳、面色青紫，随后出现阵发性咳嗽，检查时气管异物患者可在颈部听到拍击声，听诊器可听到撞击声，支气管异物并发肺气肿、肺不张时双肺听诊患侧呼吸音减低或消失，并发吸入性肺炎时，可有咳嗽、咳黄色痰、发热、呼吸困难、心悸、胸闷等，查体可闻及肺部干湿啰音，心率加快等。引起剧烈咳嗽，伴有呼吸困难、发绀等症状是喉部异物的临床表现。

14.【答案】B

【解析】气管、支气管异物是危及患者生命的急重症，应尽早取出异物，保持呼吸道通畅。气管、支气管异物的现场急救方法：①极少数患者自行咳出异物。②经直接喉镜异物取出术适用于部分活动的气管异物。③经支气管镜异物取出术，绝大多数气管、支气管异物需经支气管镜取出，应在全身麻醉下进行。④纤维支气管镜或电子支气管镜异物取出术适用于位于支气管深部小的异物。

15.【答案】C

【解析】对于气管、支气管异物，金属等不透光的异物，胸片或胸透可以确定异物位置、大小和形状。可透光的异物可通过间接征象进行推断，如纵隔摆动、肺气肿、肺不张、肺部感染等。

16.【答案】A

【解析】支气管异物并发肺气肿、肺不张时双肺听诊患侧呼吸音减低或消失，并发吸入性肺炎时，可有咳嗽、咳黄色痰、发热、呼吸困难、心悸、胸闷等，查体可闻及肺部干湿啰音，心率加快等。

第四节 心搏骤停

A_1型题

1.【答案】A

【解析】现场急救：现场及时并且高质量的心肺复苏是抢救成功的关键。基础生命支持的顺序为：胸外按压-打开气道-人工呼吸，如果存在室颤或无脉性室速，应尽早进行电除颤。

2.【答案】A

【解析】如果存在室颤，应尽早进行电除颤。患者充分暴露前胸，将两个电极板均匀涂抹导电糊。打开除颤仪，选择“非同步”状态。单相除颤仪选择除颤能量为360J，如果为双相除颤仪则选择200J。

3.【答案】E

【解析】心搏呼吸骤停临床表现：①突然昏迷。②大动脉搏动消失。③心音消失或心动过缓。④瞳孔扩大。⑤呼吸停止或严重呼吸困难。⑥心电图异常。⑦眼底变化。

4.【答案】B

【解析】胸外按压操作要点：垂直向下按压；下压和放松时间相等；放松时保证胸廓充分回弹，手掌不可离开患者胸壁；最大限度避免中断胸外按压；每2分钟更换胸外按压操作者。

5.【答案】B

【解析】心搏骤停的紧急处理原则：①保持呼吸道通畅。②进行有效的人工呼吸。③建立有效的人工循环。④药物治疗。⑤心电监测及其他监测。⑥处理心室颤动等。

6.【答案】A

【解析】心搏骤停后颈、股动脉搏动消失，因此触摸大动脉搏动是判断心搏骤停迅速简便的方法。

7.【答案】C

【解析】心搏骤停的判断：①意识判断，使患者平卧，用双手拍打患者双肩，同时在患者双耳附近呼唤患者，以判断是否有反应。②呼吸的判断，如果患者没有呼吸动作或仅有濒死样喘息，则符合心源性猝死的表现。③大动脉搏动，单手放在体表大动脉搏动位置（如颈动脉、股动脉）判断是否有大动脉搏动。上述3项总用时不超过10秒钟。

8.【答案】D

【解析】胸外按压患者去枕平卧，取其胸骨下段1/2，一只手掌根紧贴胸骨，另一只手重叠放置在这只手的手背上，手指不能触碰患者胸壁。以髋关节为支点，肩肘手掌连线与患者胸壁垂直，按压时肘关节保持固定伸直状态。

9.【答案】B

【解析】心搏骤停进行胸外按压时，应将患者去枕平卧，以确保胸部能够被充分压迫。应将双手放置在胸骨下部，即胸骨中下1/2的位置。一只手掌根紧贴胸骨，另一只手重叠放置在这只手的手背上，手指不能触碰患者胸壁，以确保按压力度充分且均匀。按压时应保持肘关节固定伸直，不可弯曲。应确保肩、肘和手掌形成连线，并保持与患者胸壁垂直，以提供充分的按压力度。

10.【答案】C

【解析】根据国际心脏复苏指南，推荐的胸外按压速率为每分钟100~120次。这是为了确保按压频率足够快，以提供足够的血液流动和心脏灌注。

11.【答案】C

【解析】根据国际心脏复苏指南，胸外按压的推荐按压深度为5~6cm。

12.【答案】E

【解析】根据国际心脏复苏指南，推荐在进行心肺复苏时，按压与呼气的比例应为30∶2。

13.【答案】C

【解析】心搏骤停胸外按压的操作要点：垂直向下按压；下压和放松时间相等；放松时手掌不可离开患者胸壁；最大限度避免中断胸外按压；每2分钟更换胸外按压操作者。

14.【答案】B

【解析】所有心搏骤停的患者均需立即就地进行心肺复苏术。

15.【答案】E

【解析】人工呼吸：①开放气道后立即开始2次人工呼吸。②口对口人工呼吸：操作者用置于前额的拇指和示指捏住患者鼻孔，正常吸气后用口唇把患者口唇全部包住，匀速向患者口中吹气，每次吹气应持续1秒钟，确保有明显的胸廓起伏。患者被动呼气时，开放鼻道。禁用于开放性结核、艾滋病活动期患者。③口对鼻人工呼吸：操作者用置于下颌的手指使患者口部闭合，正常吸气后，用口唇把患者鼻孔全部包住，匀速向患者口中吹气，每次吹气应持续1秒钟，确保有明显的胸廓起伏。患者被动呼气时，开放口部。禁用于开放性结核、艾滋病活动期患者。④球囊面罩辅助呼吸：面罩完全覆盖患者口鼻，单人操作时操作者用一手拇指和示指固定，另外3指抬举下颌，另一只手挤压气囊。双人操作球囊面罩辅助通气时，一人双手拇指和示指固定面罩，双手另外三指抬举下颌。另一人单手挤压气囊进行通气。胸外按压与人工呼吸比例为30∶2，避免过度通气。

16.【答案】B

【解析】患者表现突发意识丧失，若伴有局部或全身抽搐称为阿斯综合征。大动脉搏动消失，血压测不出，心音消失。呼吸断续，呈叹息样，随后停止。皮肤苍白、发绀，瞳孔散大，可出现大小便失禁。

17.【答案】D

【解析】单次除颤后立即开始心肺复苏术，5个循环的心肺复苏术（2分钟）后再判断心律是否需要再次电除颤。

18.【答案】E

【解析】心搏骤停的药物治疗包括肾上腺素，用量为1mg静脉推注，每3~5分钟可重复给药。

第五节 急性心肌梗死

一、A_1型题

1.【答案】D

【解析】cTnI是心肌肌钙蛋白I的一种亚型，它在心肌细胞受损时会释放到血液中。cTnI是目前诊断急性心肌梗死最常用的标志物，其特异性最高。

2.【答案】C

【解析】对于急性ST段抬高型心肌梗死，及时再灌注治疗是挽救濒死心肌、改善预后最重要的治疗措施。应立即联系专业救护人员，吸氧下尽快将患者转送至有条件的医院，力争发病6小时内得到血管再通手术治疗或溶栓治疗。

3.【答案】C

【解析】参考第2题解析。

4.【答案】E

【解析】急性心肌梗死的诊断：①无诱因长时间的缺血性胸痛、含硝酸甘油不能缓解。②心电图2个以上相邻导联出现ST段单相曲线性抬高，或多个导联出现明显缺血性ST段下移及T波倒置，或新出现的完全性左束支传导阻滞。③血清心肌坏死物升高超过正常3倍以上并有动态改变。符合上述3条中2条即可诊断。

5.【答案】E

【解析】急性心肌梗死的一般治疗包括：①卧床、建立静脉通道、维持血压、持续心电监护。②给氧无并发症者鼻导管中到高流量给氧；有左心衰竭、肺水肿者需面罩给氧。③镇静吗啡2~4mg静脉注射，必要时10~15分钟可重复，剂量可增加至2~8mg，注意观察患者的呼吸变化。④硝酸盐制剂可含服硝酸甘油，有条件者静脉持续滴注；收缩压<90mmHg或心率<50次/分者禁用。⑤抗血小板无禁忌证应立即给予300mg肠溶阿司匹林咀嚼和300mg氯吡格雷咀嚼，同时给予低分子量肝素钙或低分子量肝素1支腹部皮下注射。⑥随时做好心肺复苏术准备。

6.【答案】E

【解析】在发病4~12小时内，给予再灌注治疗可使闭塞的冠状动脉再通，心肌得到再灌注，挽救濒临死亡的心肌，缩小梗死面积，保护心功能，改善近期与远期预后，是急性心肌梗死主要治疗手段。包括溶栓疗法、经皮冠状动脉内介入术、外科冠状动脉旁路手术。

二、A_2型题

7.【答案】C

【解析】患者为中年男性，急性前壁心肌梗死，合并急性左心功能不全，BP 170/100mmHg（正常值（90~139）/（60~89）mmHg，高血压2级），治疗其心功能不全应首选硝普钠（选项C对）。硝普钠为动、静脉血管扩张药，降低心脏前后负荷，减少回心血量，可用于各种高血压急症，有利于缓解急性左心功能不全导致的肺水肿。急性左心功能不全禁用β受体阻断药（选项A错），因为β受体阻断药使心率减慢，心肌收缩力降低，加重心功能不全。洋地黄制剂（包括地高辛）（选项B错）因可增加心肌耗氧量，急性前壁心肌梗死，合并急性左心功能不全时应避免使用。α受体阻断药（选项D错）能扩张血管，降低外周阻力，减轻心脏后负荷，并降低肺毛细血管压，减轻肺水肿，可用于急性左心功能不全，但一般不作为首选用药。卡托普利（选项E错）属于血管紧张素转换酶抑制药（ACEI），其药理特点是起效慢而作用持久，在临床上常用于慢性充血性心力衰竭和高血压的治疗。

8.【答案】E

【解析】反复胸痛发作与劳累及情绪有关，休息可以缓解为典型心绞痛症状，3小时前出现持续性疼痛，进行性加剧，应考虑为急性心肌梗死。急性心肌梗死首先要解除疼痛，有心力衰竭的要纠正心力衰竭，吗啡可镇静镇痛，减轻心脏前负荷，镇静吗啡2~4mg静脉注射，必要时10~15分钟可重复，剂量可增加至2~8mg，注意观察患者的呼吸变化。应用呋塞米纠正心力衰竭。

9.【答案】C

【解析】持续胸痛，ECG示Ⅱ、Ⅲ、aVF导联ST段弓背向上抬高考虑急性心肌梗死。故选C。

10.【答案】E

【解析】题中今日早餐后1小时，突然胸闷明显，面色苍白、烦躁、出汗、恐惧感，2小时未缓解等症状不符合低血糖的病因、症状和表现。一般餐后1小时血糖正开始升高，不易发生低血糖。无呼吸深长，无恶心、腹痛等消化道症状，可排除糖尿病酸中毒。突然胸闷明显，出汗、恐惧感，2小时未缓解，可排除不典型心绞痛。此患者表现符合急性心肌梗死的表现。

11.【答案】C

【解析】由患者的临床表现可诊断为急性心肌梗死伴左心功能不全，急性心肌梗死是冠状动脉急性、持续性缺血缺氧所引起的心肌坏死。临床上多有剧烈而持久的胸骨后疼痛，休息及硝酸酯类药物不能完全缓解，伴有血清心肌酶活性增高及进行性心电图变化，可并发心律失常、休克或心力衰竭，常可危及生命。正确的处理应尽快控制心力衰竭，首选给予血管扩张药，以降低心脏前后负荷。由于是急性心肌梗死，所以洋地黄应慎用。β受体阻断药在急性心梗起病早期可应用，以防止梗死范围扩大，但当伴有严重心功能不全时应慎用或不用。钙通道阻滞药对本例可作为辅助治疗药物。补液需慎重以免增加心脏负荷而加重心力衰竭。

三、A_3/A_4型题

12.【答案】E

【解析】对于中老年人无诱因的突发胸骨后或心前区疼痛，憋闷或窒息感，持续时间长，含服硝酸甘油不能缓解者，应首先考虑心肌梗死可能。

13.【答案】D

【解析】急性心肌梗死起病数小时内，心电图无异常，数小时后才会出现 ST 段弓背抬高，而肌红蛋白在起病 2 小时内即可增高，心肌酶谱变化较心电图早，所以一般应立即检查心电图及血清心肌坏死标志物，心肌酶谱是最有助诊断的辅助检查。

14.【答案】B

【解析】急性心肌梗死起病 3~6 小时内，再灌注心肌是最理想有效的治疗措施。吸氧下尽快将患者转送至有条件的医院，力争发病 6 小时内得到血管再通手术治疗或溶栓治疗。

15.【答案】D

【解析】急性心肌梗死应与主动脉夹层、急性肺栓塞、气胸、急性心包炎引起的急性胸痛进行鉴别。急性心包炎多见于青壮年，急性或亚急性发病，先有呼吸道感染症状，持久性或间歇性胸痛，吸气与咳嗽可使疼痛加重，伴有发热、气短、心包摩擦音；心电图多导联 ST 段轻度抬高；超声心动图提示心包积液。

16.【答案】D

【解析】诊断心肌梗死的心肌酶中，特异性最高的是心肌肌钙蛋白。

17.【答案】B

【解析】患者出现了休克，不应该再使用呋塞米，会导致血容量进一步下降而加重休克。

18.【答案】E

【解析】患者反复胸痛，发作与劳累及情绪有关，休息可以缓解，为典型心绞痛症状。3 小时前出现持续性疼痛，进行性加剧，应考虑急性心肌梗死。气短、不能平卧、双肺散在哮鸣音及湿啰音为左心衰竭的表现，心尖部可闻及 3/6 级收缩期杂音为二尖瓣乳头肌功能失调所致。故选 E。

19.【答案】B

【解析】心电图不仅可以帮助诊断急性心肌梗死，而且根据其异常的严重程度和范围可以提供预后信息。大多数患者胸痛发作时有一过性 ST 段和 T 波改变，其中 ST 段的动态改变（≥0.1mV 的抬高或压低）对心肌梗死的诊断十分重要。

20.【答案】E

【解析】急性心力衰竭尽早用高效利尿药，并配合吗啡、血管扩张药、洋地黄等。

21.【答案】B

【解析】根据心电图导联出现 ST 段抬高的部位，可分为前间壁心肌梗死（V_1~V_3导联）、前壁心肌梗死（V_3~V_5导联）、前侧壁心肌梗死（V_5~V_7导联）、广泛前壁心肌梗死（V_1~V_5、aVL、Ⅰ导联）、高侧壁心肌梗死（aVL、Ⅰ导联）、下壁心肌梗死（Ⅱ、Ⅲ、aVF 导联）、后壁心肌梗死（V_7~V_9导联）、右室心肌梗死（V_{3R}~V_{5R}）。

22.【答案】D

【解析】心肌坏死标志物是诊断心肌梗死的主要依据。肌酸激酶同工酶（CK-MB）及肌钙蛋白（T 或 I）升高是诊断急性心肌梗死的重要指标。

23.【答案】C

【解析】利多卡因：首剂 50~100mg，缓慢静脉注射，后以 1~2mg/min 维持，是急性心肌梗死并发室性心律失常患者的首选。

第六节　高血压急症

一、A_1 型题

1.【答案】A

【解析】如急性左心衰者可适当使用强心、利尿药。

2.【答案】E

【解析】硝普钠治疗高血压的常用剂量为 3μg/（kg · min），极量为 10μg/（kg · min）。连续使用不宜超过 3 天，使用剂量 10 分钟无效则应停止使用。长期使用可出现硫氰酸盐的毒性，不良反应为心动过速、恶心、呕吐、肌颤。

3.【答案】E

【解析】吗啡的药理作用如下。①镇痛：强大的镇痛作用，对一切疼痛均有效，对持续性钝痛比间断性锐痛及内脏绞痛效果强。②镇静：在镇痛的同时有明显镇静作用，有时产生欣快感，可改善疼痛患者的紧张情绪。③呼吸抑制：可抑制呼吸中枢，降低呼吸中枢对二氧化碳的敏感性。对呼吸抑制的程度与使用吗啡的剂量平行，过大剂量可致呼吸衰竭而死亡。④镇咳：可抑制咳嗽中枢，产生镇咳作用，但因有成瘾性，并不用于临床。吗啡不是治疗高血压急症的静脉常用药。

4.【答案】C

【解析】高血压急症的现场急救包括：监测生命体征，保持患者所处环境安静，镇静、吸氧，测量双侧上臂血压（必要时还需测量下肢血压）。迅速评价靶器官受累情况，控制血压的同时，根据靶器官的受损情况给予相应的处理。

5.【答案】E

【解析】迅速评价靶器官受累情况：询问有无胸痛及疼痛性质；查看患者意识是否清楚、对答是否确切、肢体活动是否良好；听诊心脏有无奔马律，双肺有无湿啰音；记录心电图排除心肌缺血和心肌梗死的可能性。

6.【答案】C

【解析】高血压急症需要控制血压：首选使用静脉降压药物，注意降压速度和程度：最初数分钟至1小时内血压控制目标为平均动脉压降低幅度不超过治疗前水平的25%，在2~6小时内逐步降至安全水平，一般为160/100mmHg左右；如果可以耐受该血压且病情稳定，在此后的24~48小时内，降压至正常水平。

7.【答案】D

【解析】在高血压急症的处理中，降低血压可以减少心脑血管事件的风险，但过于急剧的降压可能导致器官灌注不足。因此，一般建议在2~6小时内逐步降低血压至安全水平，一般为160/100mmHg左右。

8.【答案】D

【解析】主动脉夹层患者，如能耐受，收缩压应降至100~110mmHg。

9.【答案】D

【解析】高血压性脑出血是指由于长期高血压导致脑血管破裂出血。在急性期，大量的血液积聚在脑组织中，增加了颅内压力。这种颅内压力的增加可能导致脑疝，即脑组织向颅腔内移位，压迫脑干和脑血管，造成严重的神经系统功能障碍甚至死亡。

二、A_2型题

10.【答案】A

【解析】对所有突然出现头痛、恶心、呕吐、喘憋、胸痛、身体感觉或运动障碍的患者均应立即测量血压，了解以往有无高血压病史。如果血压是短时间内突然和显著升高超过180/120mmHg，可判断为高血压急症。如果上述症状不明显而仅仅是血压超过180/120mmHg，则诊断为高血压亚急症。

11.【答案】C

【解析】高血压急症处理对降血压药的选择，要求起效迅速，短时间内达到最大作用；作用持续时间短，停药后作用消失较快；不良反应较小。在大多数情况下，硝普钠往往是首选的药物。硝普钠可扩张动脉及静脉，既可减轻前负荷，也可减轻后负荷，特别适用于高血压并发左心衰竭者。

12.【答案】A

【解析】有高血压病史的中老年患者，突发剧烈头痛、呕吐、失语、偏瘫等，均应考虑到高血压性脑出血。进一步检查可做头颅CT扫描，可见出血区呈高密度影，周围有低密度水肿带，其宽度自数毫米至15毫米不等。

13.【答案】C

【解析】该高血压患者突然脑出血，有头痛、呕吐等颅内高压表现，病情危重而昏迷，所以应迅速给予降颅压治疗。

14.【答案】A

【解析】老年患者，有高血压病史，在与家人争吵时进餐后突然出现剧烈头痛、头晕、呕吐，并出现“三偏征”，初步诊断为脑出血。在急性脑血管事件的初步诊断中，头颅CT是首选的检查方法。头颅CT可以快速、非侵入性地检测出脑出血的存在，并帮助确定出血的位置、范围和严重程度。

三、A_3/A_4型题

15.【答案】C

【解析】根据高血压患者突发急骤的血压与颅内压升高的症状，当具备以下条件时应考虑高血压脑病：①高血压患者突然出现血压迅速升高，其中以舒张压大于120mmHg为其重要的特征。②临床上出现以颅内压增高和局限性脑组织损害为主的神经精神系统异常的表现，突然剧烈的头痛，常伴有呕吐、黑矇、抽搐和意识障碍，一般在血压显著升高后12~48小时内发生。③患者经紧急降压治疗后，症状和体征随血压下降，在数小时内明显减轻或消失不遗留任何脑实质损害的后遗症。

16.【答案】E

【解析】高血压脑病是指当血压突然升高超过脑血流自动调节的阈值（中心动脉压大于140mmHg）时，脑血流出现高灌注，毛细血管压力过高，渗透性增强，导致脑水肿和颅内压增高，甚至脑疝的形成，引起的一系列暂时性脑循环功能障碍的临床表现。

17.【答案】B

【解析】根据患者不能平卧及心率加快，双肺底湿啰音，考虑高血压脑病并发急性右心衰竭，患者表现有肺水肿者应加用硝普钠静脉滴注。

第七节　急性左心衰

一、A_1型题

1.【答案】B

【解析】急性左心衰竭是指急性发作或加重的左心功能异常所致的心肌收缩力明显降低、心脏负荷加重，造成急性心输出量骤降、肺循环压力突然升高、周围循环阻力增加，从而引起肺循环充血而出现急性肺淤血、肺水肿，以及伴有组织器官灌注不足的心源性休克的一种临床综合征。

2.【答案】E

【解析】发生急性左心衰时，坐位有助于减轻肺淤血和肺水肿的症状，可以减少胸腔内压力，减轻心脏的负担，改善患者的呼吸困难和胸闷感。同时，两腿下垂有助于减少下肢的静脉回流，减轻下肢的水肿。

3.【答案】C

【解析】在抢救急性左心衰引起的肺水肿时，低流量间断给氧是错误的措施。急性肺水肿是由于肺淤血导致氧气交换障碍，给予高浓度的氧气可以改善氧合，减轻组织缺氧。因此，正确的做法是高流量鼻管给氧或加压给氧，而不是低流量间断给氧。

二、A_2型题

4.【答案】E

【解析】急性左心衰发作时，可用硝酸甘油或硝普钠、呋塞米减轻负荷，应用吗啡镇静减轻氧耗。急性左心衰禁用β受体阻断药，以防心衰加重。

三、A_3/A_4型题

5.【答案】A

【解析】根据患者的临床表现和体征，结合患者既往有高血压等危险因素，应诊断为急性左心衰发作。

6.【答案】B

【解析】急性左心衰发作时应尽快减轻心脏前、后负荷，将患者改为坐位是减轻心脏前负荷的一种有效治疗措施，药物治疗可给予镇静、快速利尿、洋地黄类药物及血管活性药物治疗。吗啡可减轻胸闷和焦虑，呋塞米可利尿减轻肺水肿，去乙酰毛花苷和硝普钠可扩张冠状动脉和减轻心脏负荷，从而缓解症状。

第八节 糖尿病酮症酸中毒

一、A_1型题

1.【答案】D

【解析】糖尿病患者常见有感染、胰岛素治疗中断或不适当减量、饮食不当、有时也可无明显诱因。

2.【答案】D

【解析】糖尿病酮症酸中毒的实验室检查为尿酮体强阳性，血糖明显升高达16.7~33.3mmol/L，二氧化碳结合力下降，血pH<7.2。

3.【答案】E

【解析】根据糖尿病酮症酸中毒的病情严重程度加不同量胰岛素静脉滴注，以降低血糖和消除尿酮体。常规用小剂量胰岛素持续静脉滴注［0.1U/（kg·min）］，至血糖降至13.9mmol/L时开始输入5%葡萄糖溶液500ml加胰岛素6~8U。

4.【答案】A

【解析】在糖尿病酮症酸中毒时，由于体内缺乏足够的胰岛素，血糖水平升高，导致尿液中糖分增多，引起渗透性利尿。这会导致患者感到口渴，并且需要频繁地饮水和尿液排出增多。

5.【答案】A

【解析】糖尿病酮症酸中毒是由于胰岛素不足导致血糖升高并产生酮体，进而引起酸中毒。因此，最关键的治疗措施是通过静脉补液来纠正脱水和电解质失衡，以及稀释和排除体内的酮体。

二、A_2型题

6.【答案】C

【解析】患者本身患有糖尿病，呼吸深大有异味，加之尿糖强阳性、尿酮阳性，可诊断为糖尿病酮症酸中毒。

三、A_3/A_4型题

7.【答案】E

【解析】糖尿病酮症酸中毒的患者尿酮、尿糖均强阳性，血糖升高，血气分析可有CO_2结合力的下降，$PaCO_2$的降低等改变，血钠、血氯也可降低，糖尿病酮症酸中毒如果未合并细菌感染则血培养与诊断无关。

8.【答案】B

【解析】糖尿病酮症酸中毒临床表现早期酸中毒代偿阶段，患者可表现多尿、口渴、多饮、腹痛。在酸中毒失代偿期则出现食欲缺乏、恶心、呕吐，常伴头痛、嗜睡、烦躁、呼吸深快，呼气中有烂苹果味（酮症酸中毒表现）；病情更恶化，严重失水，脉搏细数，血压下降，反射消失，嗜睡甚至昏迷。实验室检查尿酮体强阳性，血糖明显升高达16.7~33.3mmol/L，二氧化碳结合力下降，血pH<7.2。1型糖尿病有自发的糖尿病酮症酸中毒倾向，该患者有感染的诱因，存在意识障碍、低血压、呼吸深大有酮味，首先考虑并发糖尿病酮症酸中毒。

第九节 低血糖症

一、A_1 型题

1.【答案】B

【解析】血糖持续下降，可能出现意识模糊、言语不清和类似醉态的动作不稳，甚至抽搐。

2.【答案】A

【解析】低血糖时，出现交感神经过度兴奋症状，因交感神经兴奋，释放出大量肾上腺素，可表现为心悸、软弱、饥饿、脉快、苍白、出冷汗、手足震颤。

3.【答案】E

【解析】糖尿病患者血糖值≤3.9mmol/L（非糖尿病患者低血糖的标准为<2.8mmol/L），就属于低血糖范畴。

4.【答案】D

【解析】磺脲类药物的降血糖机制主要是促进胰岛β细胞分泌胰岛素，且这种作用不依赖血糖浓度，故可引起严重低血糖。

5.【答案】D

【解析】重者和疑似低血糖昏迷的患者应及时测定毛细血管血糖，甚至无须血糖结果；及时给予50%葡萄糖40~60ml静脉注射，继以5%~10%葡萄糖液静脉滴注。神志不清者，切忌喂食以免发生窒息。

二、A_3/A_4 型题

6.【答案】A

【解析】糖尿病患者出现出汗、恶心、饥饿感、轻微颤动和焦虑，以及快速有力的心跳，为低血糖的警示症状。血糖持续下降，可能出现意识模糊、言语不清和类似醉态的动作不稳，甚至抽搐。

7.【答案】D

【解析】餐后2小时血糖10mmol/L说明应该改用甘精胰岛素。

第十节 癫痫持续状态

一、A_1 型题

1.【答案】E

【解析】继发性（症状性）是指能找到病因的癫痫，如颅脑外伤或脑卒中后癫痫。

2.【答案】C

【解析】癫痫持续状态是指反复癫痫发作，发作之间意识未完全恢复，或一次发作持续30分钟以上未能自行停止。

3.【答案】C

【解析】现场急救操作如下。①合理放置患者：把患者放到安全的地方，采取侧卧或平卧位头偏向一侧，去除口腔分泌物及异物、保持呼吸道通畅，给予吸氧，防止舌、唇咬伤及避免强力按压致肢体骨折。②开放静脉给药通路：以便快速给药控制发作。③尽快终止癫痫发作：地西泮（安定）为终止发作的首选药物。常用剂量为10~20mg，静脉注射，每分钟2~4mg，单次最大剂量不超过20mg。为防止复发，应在用药15分钟后重复给药或用100~200mg溶于5%葡萄糖生理盐水或生理盐水500ml中，以每小时40ml的速度缓慢静脉滴注维持。此外，根据情况也可选择：氯硝西泮对各型癫痫状态均有效；苯妥英钠无呼吸抑制，对全面性强直-阵挛性癫痫持续状态效果较好；利多卡因可用于地西泮注射无效者等。

4.【答案】E

【解析】癫痫持续状态是癫痫最严重的发作表现，应及时转诊到上级医院救治。转诊注意事项：①转诊过程中，要有专人护理，注意生命体征监测。②将患者平卧或侧卧，头部偏向一侧，防止口腔分泌物误吸。③取下义齿，放上牙垫，防止舌、唇自咬。④防止抽搐时强力按压致肢体骨折。⑤给予氧气吸入。⑥就近转入有条件的医院。

二、A_2 型题

5.【答案】C

【解析】癔症患者呼吸浅快，常伴有口周麻木、手足搐搦；无唇舌咬伤和大小便失禁，瞳孔无散大，对光反射存在。

6.【答案】C

【解析】任何发作类型均可出现癫痫持续状态，主要分为全面性发作持续状态和部分性发作持续状态两种类型，在脑电图上表现为持续痫样放电。应按发作类型选用单药治疗，针对性地对因治疗。

7.【答案】B

【解析】典型的持续全面性强直阵挛性发作（突然尖叫一声，跌倒在地，眼球向上凝视，瞳孔散大，全身肌肉强直，上肢伸直或屈曲，手握拳，下肢伸直，头转向一侧或后仰，口吐白沫，大小便失禁、不省人事等，抽搐停止后患者进入昏睡、昏迷状态）。发作之间意识未完全恢复，或一次发作持续30分钟以上未能自行停止。

8.【答案】C

【解析】癫痫持续状态最常见出现于强直阵挛发作中，表现为全身性抽搐一次接一次发生，意识始终不清。治疗关键是从速控制发作，并保持24小时不再复发，治疗首选静脉注射地西泮。

第二单元　常见损伤与骨折

第一节　颅脑损伤

一、A_1型题

1.【答案】E

【解析】头皮损伤包括头皮擦伤、头皮挫伤、头皮裂伤、头皮撕脱伤、头皮血肿。硬膜外血肿属于颅内血肿。

2.【答案】E

【解析】脑挫裂伤的临床症状包括：①意识障碍较重，昏迷时间从数小时到数日、数周甚至更长。②颅内压增高症状，如头痛、恶心、呕吐等，多因脑出血、脑水肿引起，生命体征也出现相应变化，血压、脉搏和呼吸不稳定。如血压升高而呼吸深慢，脉搏缓慢有力，这反映颅内压增高已较严重，可能并发颅内血肿。闭合性颅脑损伤时，很少发生低血压，如患者血压低，多因合并身体其他部位严重损伤所致。③出现脑挫裂伤相应的神经系统体征，如一侧运动区损伤时有对侧偏瘫，锥体束征或癫痫。

3.【答案】E

【解析】CT和MRI检查：可迅速得出伤情结果，故可作为辅助检查的首选。初次CT检查未发现颅内血肿，以后又出现颅内压增高等迟发性血肿征象者，宜再次行CT复查。

4.【答案】C

【解析】脑震荡的临床表现如下。①意识障碍：伤后立即昏迷，一般不超过半小时，表现为神志恍惚或意识完全丧失。②逆行性遗忘：清醒后不能回忆受伤当时乃至伤前一段时间内的情况。③伤后短时间内表现面色苍白、出汗、血压下降、心动徐缓、呼吸浅慢、肌张力降低、各种生理反射迟钝或消失。此后有头痛、头昏、恶心、呕吐等，这些症状常在数日内好转或消失，部分患者症状延续较长。④神经系统检查一般无阳性体征，脑脊液压力正常或偏低，其成分化验正常。

5.【答案】E

【解析】开放性颅脑损伤眼部征象：一侧幕上血肿常出现同侧瞳孔进行性散大；脑干损伤时瞳孔可缩小、扩大或多变；颅后凹血肿早期很少出现瞳孔改变而生命体征变化较明显。

6.【答案】E

【解析】颅脑损伤的现场急救：保持呼吸道通畅；制止活动性外出血；维持有效的循环功能；处理局部创面，以防止伤口再污染、预防感染、减少或制止出血为原则；防止和处理脑疝。

7.【答案】E

【解析】硬脑膜外血肿一般表现为意识障碍加重，血肿侧瞳孔先缩小，后散大，光反应也随伤后不省人事减弱而消失。

二、A_2型题

8.【答案】C

【解析】颅骨内板和脑表面间新月形或半月形影是硬膜下血肿的特征性CT表现。硬膜下血肿是常见的颅内血肿之一，可分为急性、亚急性及慢性3种。硬膜下血肿与颅脑外伤有密切的关系，特别是急性和亚急性硬膜下血肿，多在伤后数小时或数日出现临床症状。慢性硬膜下血肿常在伤后2周以上出现症状。部分患者无明显外伤史，部分病例可因剧烈咳嗽，血管本身缺陷，凝血过程障碍引起。选项D、E属于脑实质出血。该患者从病程2个月看，属于慢性硬膜下血肿。

9.【答案】E

【解析】患者存在中间清醒期，右颞头皮血肿，入院观察5小时后又转入昏迷，伴右侧瞳孔逐渐散大，左侧肢体瘫痪，提示硬脑膜外血肿。

10.【答案】B

【解析】患者存在中间清醒期，提示硬脑膜外血肿。

11.【答案】E

【解析】右侧瞳孔散大，对光反射消失，说明右侧小脑幕切迹疝，据左侧肢体偏瘫，说明出血部位为右侧，患者左枕部受力，根据对冲伤原理，损伤在右侧额颞部。

12.【答案】B

【解析】从患者的临床表现（有典型的中间清醒期，X线提示脑膜中动脉的损伤）综合判断，首先考虑急性硬膜外血肿。其他选项脑挫伤、急性硬膜下血肿、外伤性脑内血肿和脑水肿都不会表现为典型的中间清醒期。

三、A_3/A_4型题

13.【答案】C

【解析】昏迷后清醒，继之因颅内出血而表现急性颅内压增高的症状，头痛进行性加重，烦躁不安，频繁呕吐并出现神经系统定位体征或昏迷。可诊断为急性硬膜外血肿。

14.【答案】C

【解析】对颅脑损伤的诊断，头颅CT扫描是目前最理想的一项检查方法，可以准确地判断损伤的类型及血肿的大小、数量和位置，但要送上级医院进行。

15.【答案】C

【解析】枕部着地，昏迷5分钟后清醒，其后出现头痛并呈逐渐加重伴呕吐，1小时后不省人事，右枕部挫伤说明损伤出现在左侧额颞部，可推断为左侧颅内血肿。颅内血肿是颅脑损伤的一类常见而严重的继发性病变，可分为硬膜外血肿和硬膜下血肿等。

16.【答案】D

【解析】根据患者病情判断，应为颅内出血引起的血肿，确诊颅内血肿最好的方法应为头颅CT。

第二节 腹部损伤

一、A_1 型题

1.【答案】E

【解析】肾损伤的主要表现：①休克。②血尿。③疼痛。④发热。⑤腹部肿块和触痛。

2.【答案】B

【解析】在诊断未完全明确、治疗方案未确定之前，不宜使用镇痛药，以免掩盖病情进展。

3.【答案】D

【解析】对于腹壁破裂导致腹腔内脏器脱出者，不能现场将脱出内脏放回腹腔，而应该用消毒碗覆盖脱出的脏器，转入医院后在手术室内消毒、检查、处置后还纳。

4.【答案】D

【解析】空腔脏器如胃肠道、胆道、膀胱等破裂的主要临床表现是弥漫性腹膜炎的症状和体征，表现为弥漫性腹部疼痛、压痛、反跳痛和腹肌紧张，这是由于空腔脏器内容物漏出刺激腹膜所致。

5.【答案】A

【解析】哪一类脏器损伤对于初步判断有内脏损伤的患者，要进一步判断是哪一类脏器损伤及其程度，以下各项有一定的提示价值：有恶心、呕吐、便血、气腹者多为胃肠道损伤。

二、A_2 型题

6.【答案】D

【解析】腹腔穿刺是腹腔脏器损伤最重要的检查方法。

7.【答案】A

【解析】肾挫伤一般症状轻微，可自愈；肾部分裂伤，伤到的是实质部分可致肾周血肿，伤到的是肾盂、肾盏黏膜则可致血尿；肾全层裂伤可引起广泛的肾周血肿、血尿和尿外渗，出现明显的腹膜炎症状；肾蒂断裂表现为无尿、腹膜炎症状；肾蒂伤伴输尿管损伤血尿明显，尿外渗引起明显腹膜炎症状。该患者受伤部位及伤后轻微的临床症状考虑肾挫伤。

8.【答案】C

【解析】尿道球部损伤时，血液及尿液可渗入会阴浅袋使会阴、阴囊、阴茎肿胀。

9.【答案】C

【解析】B超有助于胃肠及腹腔脏器疾病的诊断。

10.【答案】D

【解析】对于腹痛患者，在诊断未完全明确、治疗方案没有确定之前，不宜使用强力镇痛药物，以免掩盖病情进展。对于暂时不能明确有无腹腔内脏器损伤而生命体征尚平稳的患者，要给予严密观察，随时监测病情变化，同时给予相应对症处理。措施包括：①每15~30分钟测定血压、脉搏和呼吸。②每30分钟检查一次腹部体征，注意腹膜刺激征程度和范围的变化。③每30~60分钟测定一次红细胞计数和血红蛋白含量。④必要时重复进行诊断性腹腔穿刺。⑤禁食补液。⑥注射广谱抗生素预防或治疗腹腔内感染。⑦疑有空腔脏器破裂或明显腹胀者，应进行胃肠减压。

11.【答案】A

【解析】实质性脏器如肝、脾、胰、肾等或大血管损伤，主要是腹腔内出血的表现。患者可出现心悸、口渴，腹部持续性疼痛，面色苍白、脉率加快，可出现血压下降和休克的表现，严重的损伤可使患者很快进入休克状态。腹部可以有压痛和反跳痛等腹膜刺激症状，但程度并不严重。出血量较大时，可出现腹部移动性浊音。患者腹痛，腹肌紧张，有压痛和反跳痛，肠鸣音弱，受伤部位为肋骨且右侧膈肌升高，表明肝破裂可能。

12.【答案】D

【解析】患者症状考虑为胰腺损伤，腹部B超检查是急性胰腺炎的常规初筛影像学检查，也是可以发现胰腺回声不均和周围积血、积液。

13.【答案】D

【解析】腹部外伤后，中腹部痛，伴恶心、呕吐等消化道症状，有腹膜炎及肠麻痹体征，最可能的诊断应该是中腹部的空腔脏器小肠破裂。腹壁挫伤不应有恶心、呕吐等消化道症状和腹膜炎体征。肝破裂属实质脏器损伤，部位在右上腹，应以内出血症状为主，腹膜刺激征轻。腹膜后血肿是腹膜后脏器（胰、肾、十二指肠）破裂和大血管及软组织损伤，以腹痛为主要症状，部分患者可合并失血性休克。

14.【答案】D

【解析】脾脏外伤48小时后出现脾破裂明显症状者，称为延迟性脾破裂。根据该患者的受伤史及病史，伤及左季肋部以及3日后的休克及腹膜炎体征，最有可能的诊断是延迟性脾破裂。

第三节 常见的骨折

一、A_1 型题

1.【答案】A

【解析】骨折的局部表现包括：①畸形，骨折段移位所致。②反常活动，无关节的部位出现活动。③骨擦音或骨擦感，骨折端互相摩擦造成。④疼痛与压痛。⑤局部肿胀与瘀斑。⑥功能障碍。前3项为骨折的专有体征，后3项为骨折的一般局部表现。

2.【答案】B

【解析】损伤性骨化是关节扭伤、脱位及关节附近骨折晚期并发症。

3.【答案】B

【解析】复位、固定及功能锻炼为骨折的3个治疗原则。

4.【答案】C

【解析】伸直型肱骨髁上骨折较常见，以儿童为多。

5.【答案】E

【解析】股骨颈骨折在诊断检查时可发现患肢出现外旋畸形，一般在45°~60°。若外旋畸形达到90°，应注意是否合并转子间骨折。外伤后患髋疼痛，多数不能站立行走。①伤侧足呈45°~60°的外旋畸形，患肢缩短。②患髋有压痛，下肢轴向叩痛。③Bryant三角底边短缩，股骨大转子顶端在Nelaton线之上，大转子明显突出。④“嵌插”型骨折的患者有时仍能行走，疼痛很轻，但必定有外旋畸形。

6.【答案】E

【解析】股骨颈外展骨折的两折端之间呈外展关系，颈干角增大，骨端嵌插，位置稳定，骨折线的Pauwel角小于30°的骨折，属于稳定骨折，骨折易愈合。

7.【答案】C

【解析】骨盆骨折易发生休克，股骨颈骨折易发生缺血性坏死，肱骨髁上骨折易发生神经和血管损伤。

8.【答案】A

【解析】X线平片检查可明确骨折的部位、类型、移位情况。

9.【答案】E

【解析】肱骨外科颈远端1cm以下至肱骨髁部上方2cm以上为肱骨干。

10.【答案】D

【解析】肱骨干骨折多见于青壮年，好发于中部，其次股骨颈骨折为下部，上部最少。中下1/3骨折易合并桡神经损伤，下1/3骨折易发生骨不连。

11.【答案】B

【解析】由高处坠下、旋转暴力扭伤或滑倒等所致的骨折，特点是骨折线多呈斜行或螺旋形。儿童胫骨骨折遭受外力一般较小，加上儿童骨皮质韧性较大，可为青枝骨折。三角巾包扎法：三角巾用一块方巾沿对角线剪开即成；三角巾应用灵活，包扎面积大，各个部位都可以应用；对较大创面、固定夹板、手臂悬吊等，需用三角巾包扎法。

12.【答案】B

【解析】桡骨远端骨折极为常见，约占平时骨折的1/10。伸直型骨折（Colles骨折）最常见，多为间接暴力致伤。伸直型骨折有典型的“餐叉”状和“枪刺刀”样畸形，尺桡骨茎突在同一平面，直尺试验阳性。

13.【答案】D

【解析】桡骨下端骨折分型及常见畸形如下。①伸直型桡骨下端骨折畸形表现可分为2种，第一种为“餐叉”畸形，见于外伤后。因远折端移向背侧，侧面可见典型的“餐叉”样畸形。第二种为“枪刺刀”状畸形，因远折端向桡侧移位，且有缩短移位时桡骨茎突上移至尺骨茎突同一平面，甚至高于尺骨茎突的平面，呈“枪刺刀”畸形。②屈曲型骨折畸形表现：与伸直型相反，故称反Colles骨折，髁间骨折远端向掌侧移位，而近端向背侧移位。

14.【答案】D

【解析】屈曲型骨折（Smith骨折）较少见，骨折发生原因与伸直型骨折相反，故又称反Colles骨折。跌倒时手背着地，骨折远端向掌侧及尺侧移位。

15.【答案】D

【解析】辅助检查骨盆正位X线片是最基本和重要的检查，大多数重要的不稳定骨折可明确诊断。

16.【答案】E

【解析】股骨颈骨折引起股骨头坏死的主要原因是股骨头血供受损。股骨头的血液供应是：①股骨滋养血管升支经股骨颈至股骨头。②旋股内、外侧动脉的分支在股骨颈基底关节囊滑膜返折处进入股骨头。③圆韧带内的小凹动脉。股骨颈骨折时损伤了①和②，股骨头仅靠供血量很少的小凹动脉供应，故易发生股骨头坏死，也易发生骨折不愈合。

17.【答案】D

【解析】肱骨干骨折中下1/3骨折易合并桡神经损伤，下1/3骨折易发生骨不连。

18.【答案】A

【解析】肱骨干骨折多见于青壮年，好发于中部，其次股骨颈骨折为下部，上部最少。

19.【答案】A

【解析】股骨颈骨折按骨折线的方向可分为2类：①股骨颈外展骨折：两骨折端之间呈外展关系，颈干角增大，骨端嵌插，位置稳定，骨折线的Pauwel角小于30°骨折易愈合。②股骨颈内收骨折：骨折线的Pauwel角大于50°，此种骨折线之间剪力大，骨折不稳定，股骨头坏死率高。

20.【答案】E

【解析】骨折的急救措施包括抢救休克、包扎伤口、妥善固定、迅速转运。

21.【答案】B

【解析】在骨折复位中，若无骨骺损伤，可允许儿童下肢骨折短缩2cm以内。

22.【答案】E

【解析】股骨颈外展骨折，两折端之间呈外展关系，颈干角增大，骨端嵌插，位置稳定，骨折线的Pauwel角小于30°，骨折易愈合。

23.【答案】E

【解析】巴尔通骨折（Barton骨折）系指桡骨远端关节面纵斜型骨折，伴有腕关节脱位者。跌倒时手掌或手背着地，暴力向上传递，通过近排腕骨的撞击引起桡骨关节面骨折，在桡骨下端掌侧或背侧形成一带关节面软骨的骨折块，骨块常向近侧移位，并腕关节脱位或半脱位。

24.【答案】C

【解析】若有脑脊液鼻漏则提示颅底骨折，此时应注意避免堵塞、冲洗、腰椎穿刺，并注意应该使用抗生素进行抗感染治疗，应采取头高位利于引流。

25.【答案】B

【解析】持续性局部疼痛是形成石膏压疮的早期症状之一，因此应给予高度重视，立即拆除石膏。

二、A_2 型题

26.【答案】C

【解析】骨折以重物打击、踢伤、撞击伤或车轮碾轧伤等多见，暴力多来自小腿的外前侧。骨折线多呈横断型或短斜行。巨大暴力或交通事故伤多为粉碎性骨折。因胫骨前面位于皮下，所以骨折端穿破皮肤的可能极大，肌肉被挫伤的机会较多。胫骨中下1/3交界处骨折使营养动脉损伤，供应下1/3段胫骨的血循环显著减少，同时下1/3段胫骨几乎无肌肉附着，由胫骨远端获得的血循环很少，因此下1/3段骨折愈合较慢，易发生延迟愈合或不愈合。

27.【答案】B

【解析】头下型股骨颈骨折，使旋股内、外侧动脉发出的营养血管支损伤，中断了股骨头的血液供应，仅有供血量很少的股骨头小凹动脉供血，致使股骨头严重缺血，发生股骨头缺血坏死的机会很大。经颈型股骨颈骨折，使由股骨干发出的滋养动脉升支损伤，导致股骨头供血不足，易发生股骨头缺血坏死或骨折不愈合。

28.【答案】D

【解析】胫骨骨折后小腿肿胀、疼痛，可有畸形和异常动度；X线检查有助于骨折和骨折类型的诊断；此骨折应注意检查组织损伤的范围和程度，以及有无神经、血管损伤、胫骨上段骨折和腓骨颈骨折，应注意腘动脉和腓总神经损伤的可能。

29.【答案】D

【解析】X线平片检查可明确骨折的部位、类型、移位情况。

30.【答案】D

【解析】股骨颈骨折临床表现及诊断一般为：老年人跌倒后诉髋部疼痛，活动时明显，不敢站立和行走。畸形：患肢缩短、外旋畸形。

31.【答案】D

【解析】肱骨髁上骨折常合并肱动脉、肱静脉和正中神经损伤，该患桡动脉搏动弱，手指凉，麻木，提示动脉血供不良，考虑肱动脉损伤引起。

32.【答案】A

【解析】磁共振检查（MRI）可显示脊髓受压的部位、程度和脊髓有无变性改变。

33.【答案】B

【解析】手外伤的治疗原则：早期彻底清创，清创时从浅层到深层，顺序将各种组织进行清创；正确处理深部组织损伤，尽可能修复深部组织，恢复重要组织的连续性，以便尽早恢复功能。

34.【答案】D

【解析】骨折急救时应妥善固定。

三、A_3/A_4 型题

35.【答案】D

【解析】X线片可确定骨折部位及移位情况。

36.【答案】C

【解析】根据患者的表现，可能为骨折。骨折治疗原则是复位、固定和康复治疗。发生骨折后应及时正确地固定断肢，迅速使用夹板固定患处，固定不宜过紧。木板和肢体之间垫松软物品，夹板的长度要超过受伤部位，并能够超过或支撑伤口上方和下方的关节。如果没有木板，也可用树枝、擀面杖、雨伞、硬纸板等物品代替。若找不到固定的硬物，也可用布带将伤肢绑在身上。骨折的上肢可固定在胸壁上使前臂悬于胸前；骨折的下肢可同健肢固定在一起。

37.【答案】C

【解析】通过患肢大腿肿胀、缩短、畸形，髋膝不能活动等体征判断出可能为左股骨干骨折，X线片可证实和明确骨折的部位、类型以及移位情况，以指导治疗。

38.【答案】C

【解析】3岁以内的儿童一般均可采用垂直悬吊牵引。已超过3岁的儿童，一般不宜用悬吊牵引，可采用手法复位、小夹板固定、持续皮牵引治疗或手法复位石膏固定。

39.【答案】C

【解析】儿童有手着地受伤史，肘部出现疼痛、肿胀，桡动脉搏动减弱可诊断为肱骨髁上骨折。

40.【答案】C

【解析】骨折局部肿胀，可有短缩、成角畸形，局部压痛剧烈，有异常活动及骨擦音，上肢活动受限。合并桡神经损伤时，出现腕下垂等症状。

41.【答案】C

【解析】脊柱骨折常发生于工矿、交通事故，战时和自然灾害时可成批发生。伤情严重复杂，多发伤、复合伤较多，并发症多，合并脊髓伤时预后差，甚至造成终身残疾或危及生命。临床表现：①有严重外伤史，如高空落下、重物打击头颈或肩背部、塌方事故、交通事故等。②患者感受伤局部疼痛，颈部活动障碍，腰背部肌肉痉挛，不能翻身起立。骨折局部可扪及局限性后突畸形。

42.【答案】D

【解析】合并脊髓和神经根损伤时可出现损伤平面以下的运动、感觉、反射及括约肌和自主神经功能损害，甚至出现脊髓休克、脏器功能衰竭及感染等。无合并损伤的骨盆骨折，其死亡率约为10%；合并多发损伤的骨盆骨折，死亡率可高达30%。

43.【答案】A

【解析】股骨颈骨折按骨折线部位分为3类。①股骨头下骨折：股骨头的血液循环大部中断，股骨头易发生缺血坏死。②股骨颈中部骨折：骺外侧动脉、干骺端上及下侧动脉经滑膜进入股骨头，因此骨折尚能愈合。③股骨头基底部骨折：骨折两端的血液循环良好，骨折容易愈合。所以头下型预后最差。

44.【答案】D

【解析】患者有外伤后感髋部疼痛，下肢活动受限，不能站立和行走。有时伤后并不立即出现活动障碍，仍能行走，但数天后，髋部疼痛加重，逐渐出现活动后疼痛更加重，甚至不能行走，说明受伤时可能为稳定骨折，以后发展为不稳定骨折而出现功能障碍。腰背部肌肉痉挛，不能翻身起立是脊柱骨折症状。

第四节　关节脱位

一、A_1型题

1.【答案】E

【解析】关节脱位的一般表现：疼痛、肿胀和功能障碍。

2.【答案】A

【解析】按原因分类正确的是：外伤性脱位、先天性脱位、病理性脱位、习惯性脱位、麻痹性脱位。生理性脱位是错的。

3.【答案】A

【解析】髋关节脱位的临床表现有患肢缩短，髋关节呈屈曲、内收、内旋畸形。

4.【答案】D

【解析】肘关节脱位的特殊表现是肘部明显畸形，肘窝部饱满，前臂外观变短，尺骨鹰嘴后突，肘后部空虚和凹陷。关节弹性固定于120°～140°，只有微小的被动活动度。肘后骨性标志关系改变。在正常情况下肘伸直位时，尺骨鹰嘴尖和肱骨内、外上髁3点呈一直线；屈肘时则呈一等腰三角形。脱位时上述关系被破坏，肱骨髁上骨折时三角关系保持正常，此特征是鉴别二者的要点。

5.【答案】D

【解析】肩关节脱位最多见，约占全身关节脱位的50%。

6.【答案】B

【解析】喙突下脱位是最常见的肩关节前脱位。第一种是间接暴力，它是外展与外旋力量同时作用于肱骨头的结果，使肩关节前方关节囊出现破口，肱骨头滑出肩胛盂窝而位于喙突的下方；第二种是直接暴力，患者向后跌倒时，肱骨后方直接撞击于硬物上，所产生的向前暴力亦可形成前脱位，足球运动创伤所发生的肩关节脱位以第二种直接暴力机制最为多见。

7.【答案】C

【解析】髋关节后脱位表现为患肢缩短，髋关节呈屈曲、内收、内旋畸形。髋关节前脱位表现为外展、外旋、屈曲畸形。

8.【答案】E

【解析】在正常情况下将手搭到对侧肩部，其肘部可以贴近胸壁，称为杜加斯（Dugas）征阴性。肩关节脱位时，将患侧肘部紧贴胸壁时，手掌搭不到健侧肩部；或患侧手掌搭在健侧肩部时，肘部无法贴近胸壁，称为Dugas征阳性。Dugas征还可用来判断复位是否成功。

二、A_2 型题

9.【答案】E

【解析】Dugas征阳性提示肩关节脱位，Dugas征由阳性转阴提示肩关节复位成功。

10.【答案】A

【解析】方肩畸形。右手搭在左侧肩部，则右肘不能靠近胸壁，Dugas征阳性，考虑肩关节脱位。

11.【答案】E

【解析】髋关节前脱位主要表现为髋部疼痛，外展、外旋、屈曲畸形；后脱位主要表现为内收、内旋、屈曲畸形，患肢缩短。

12.【答案】C

【解析】患者有右膝疼痛史。查体：右膝肿胀，屈曲内翻畸形，X线片见关节间隙严重狭窄，关节边缘大量骨赘形成，提示为右膝骨关节炎。因患者年龄大，疼痛明显，有屈曲内翻畸形，关节间隙严重狭窄，为防止关节破坏进一步加重，最佳的治疗方案为人工关节置换术。

13.【答案】E

【解析】患肢缩短，髋关节呈屈曲、内收、内旋畸形，为髋关节后脱位的典型表现，患者足背麻木、背屈无力为坐骨神经损伤的表现。故选E。

第三单元 意　　外

第一节 急性农药中毒

一、A_1 型题

1.【答案】E

【解析】有机磷中毒的毒蕈碱样症状表现为大汗、多泪、流涎、瞳孔缩小、胸闷、气短、呼吸困难、恶心、呕吐、腹痛、腹泻、大小便失禁、咳嗽、气促、双肺有干啰音或湿啰音，严重者发生肺水肿。

2.【答案】A

【解析】阿托品能缓解毒蕈碱样症状（M样症状）。

3.【答案】A

【解析】阿托品化表现为使用阿托品后瞳孔较前增大、口干、皮肤干燥、心率增快、颜面潮红、肺湿啰音消失。

4.【答案】答案：E

【解析】病室有蒜臭气味，多见于有机磷中毒。

二、A_2 型题

5.【答案】A

【解析】及早彻底洗胃是抢救有机磷中毒的关键。

6.【答案】B

【解析】烟碱样症状：骨骼肌兴奋出现肌纤维震颤、肌肉强直性痉挛，而后发生肌力减退和瘫痪。可因呼吸肌麻痹引起周围性呼吸衰竭而死亡。

7.【答案】D

【解析】瞳孔缩小属于毒蕈碱样症状，不可根据此诊断为有机磷农药重度中毒。

8.【答案】A

【解析】全血胆碱酯酶活力是诊断有机磷杀虫药中毒的特异性实验指标。胆碱酯酶活力降至正常人均值的50%～70%为轻度中毒；30%～50%为中度中毒；30%以下为重度中毒。

9.【答案】A

【解析】有机磷农药中毒后，应首先迅速消除毒物，口服中毒者应反复洗胃，直至洗出液清亮为止。

10.【答案】C

【解析】有机磷农药中毒时可出现毒蕈碱样症状，有恶心、呕吐、腹痛、多汗、腹泻、尿频、便失禁等表现，心跳减慢，瞳孔针尖样缩小。支气管痉挛和分泌物增多，咳嗽，气短，严重者可出现肺水肿。烟碱样症状，肌纤维颤动。中枢神经系统，可出现头晕、意识障碍等中毒表现。

第二节 急性一氧化碳中毒

一、A_1 型题

1.【答案】A

【解析】吸入较高浓度一氧化碳（CO）与血红蛋白结合，形成碳氧血红蛋白（HbCO），使血红蛋白丧失携氧的能力和作用引起急性脑缺氧性疾病。

2.【答案】E

【解析】人体吸入气体中一氧

化碳含量超过0.01%，有急性中毒危险。

3.【答案】C

【解析】急性一氧化碳中毒的临床表现有昏迷。口唇黏膜呈樱桃红色、抽搐、呼吸困难，但无贫血表现。

4.【答案】C

【解析】一氧化碳中毒早期查血可以查到碳氧血红蛋白明显升高。

5.【答案】答案：C

【解析】一氧化碳中毒时，CO与血红蛋白结合，形成碳氧血红蛋白（COHb），使皮肤、黏膜呈樱桃红色，为一氧化碳中毒最具特征性的表现。因此选C。

6.【答案】E

【解析】对于中、重度CO中毒，应尽早采取高压氧治疗。

7.【答案】答案：B

【解析】CO一经吸入，即可产生大量碳氧血红蛋白，严重影响血红蛋白的携氧及其解离，造成组织缺氧。中枢神经系统对缺氧最敏感，故脑部最先受累，脑缺氧导致脑细胞内水肿和细胞间质水肿。

8.【答案】E

【解析】一氧化碳中毒的现场急救：①应尽快让患者离开中毒环境，流通空气。②患者应安静休息，避免活动后加重心肺负担及增加氧的消耗量。③充分给予最高流量氧气吸入。④对于病情危重者尽早建立静脉通道。⑤必要时进行现场心肺复苏术。

二、A_2型题

9.【答案】D

【解析】急性一氧化碳中毒迟发脑病（神经精神后发症）：急性一氧化碳中毒意识障碍恢复后，经2~60天的“假愈期”，又出现下列临床表现之一者：①精神及意识障碍，呈痴呆状态、谵妄状态或去大脑皮质状态。②锥体外系神经障碍，出现帕金森综合征的表现。③锥体系神经损害，如偏瘫、病理反射阳性或小便失禁等。④大脑皮质局灶性功能障碍，如失语、失明等，或出现继发性癫痫。

10.【答案】A

【解析】一氧化碳中毒的处理：应迅速将患者转移到空气新鲜的地方，卧床休息，保暖，保持呼吸道通畅。①纠正缺氧、迅速纠正缺氧状态，高压氧舱治疗能增加血液中溶解氧。呼吸停止时，应及早进行人工呼吸，或用呼吸机维持呼吸。危重患者可考虑血浆置换。②防治脑水肿：严重中毒后，脑水肿可在24~48小时发展到高峰。脱水疗法很重要。如有频繁抽搐，目前首选药物是地西泮。③治疗感染和控制高热、选择广谱抗生素。高热能影响脑功能，可采用物理降温方法，如降温过程中出现寒战或体温下降困难时，可用冬眠药物。④促进脑细胞代谢：应用能量合剂。⑤防治并发症和后发症：保持呼吸道通畅，必要时行气管切开。定时翻身以防发生压疮和肺炎。

11.【答案】D

【解析】急性一氧化碳中毒轻度表现为血液COHb 10%~30%为轻度中毒，COHb 30%~50%为中度中毒，COHb>50%为严重中毒。患者口唇黏膜呈樱桃红色，可有剧烈头痛、头晕、心悸、恶心、呕吐、四肢无力等。在意识方面，可表现出一过性嗜睡、意识模糊等，脱离中毒环境，吸入新鲜空气或氧疗后，症状很快消失。

三、A_3/A_4型题

12.【答案】C

【解析】此患者昏迷且休克，屋内有火炉，有心律失常即一度房室传导阻滞，结合血液的COHb为60%，最可能的诊断是急性CO中毒，而且是重度中毒。虽然室内有敌敌畏空瓶，但临床表现不属于急性有机磷农药中毒，尿糖仅少量，也不会是糖尿病酮症酸中毒，其余两个诊断更无依据。

13.【答案】E

【解析】对急性CO中毒的治疗，首要的是氧气疗法，其余4项均为辅助治疗。

14.【答案】D

【解析】CO中毒急性期一般常见并发症有心肌梗死、脑梗死、心律失常、肺水肿、肺部感染、消化道出血，因其可能加重脑部缺氧，使发生迟发性脑病的概率增大。严重的并发症有压疮、烧伤、发热、肺部感染和消化道出血，而肺部感染和消化道出血是死亡的主要原因。

第三节　急性酒精中毒

A_1型题

1.【答案】D

【解析】具备下列之一者为中度酒精中毒：①处于昏睡或昏迷状态或>5分Glasgow昏迷评分≤8分。②具有经语言或心理疏导不能缓解的躁狂或攻击行为。③意识不清伴神经反射减弱的严重共济失调状态。④具有错幻觉或惊厥发作。⑤血液生化检测有以下代谢紊乱的表现之一者，如酸中毒、低血钾、低血糖。⑥在轻度中毒基础上并发脏器功能明显受损表现，如与酒精中毒有关的心律失常（频发期前收缩、心房颤动或房扑等），心肌损伤表现（ST-T异常、心肌酶学2倍以上升高）或上消化道出血、胰腺炎等。出现微循环灌注不足表现是重度酒精中毒表现。

2.【答案】B

【解析】临床表现急性酒精中毒可引起中枢神经系统抑制，症状与饮酒量、血酒精浓度以及个人耐受性有关，临床上分为3期。其中兴奋期的血酒精浓度达到11mmol/L即感头痛、欣快、兴奋。血酒精浓度超过16mmol/L，出现健谈、饶舌、情绪不稳定、自负、易激惹，可有粗鲁行为或攻击行动，也可能沉默、孤僻。浓度达到22mmol/L时，驾车易发生车祸。

3.【答案】D

【解析】血液乙醇浓度达到22mmol/L时，人的认知和运动功能明显受到影响，反应速度减慢，判断力下降，协调能力减弱，注意力不集中，容易出现视觉和听觉障碍。这种情况下，驾驶车辆会存在严重的危险，易发生交通事故。

4.【答案】E

【解析】共济失调期血酒精浓度达到33mmol/L，肌肉运动不协调，行动笨拙，言语含糊不清，眼球震颤，视物模糊，复视，步态不稳，出现明显共济失调。浓度达到43mmol/L，出现恶心、呕吐。

5.【答案】C

【解析】昏迷期血酒精浓度升至54mmol/L，患者进入昏迷期，表现昏睡、瞳孔散大、体温降低。血酒精浓度超过87mmol/L患者陷入深昏迷，心率快、血压下降，呼吸慢而有鼾音，可出现呼吸、循环抑制而危及生命。

6.【答案】C

【解析】重度酒精中毒时，处于昏迷状态Glasgow评分≤5分。

7.【答案】B

【解析】纳洛酮有助于缩短因酒精中毒昏迷的时间。

8.【答案】答案：B

【解析】急性中毒口服者在30分钟内可催吐。

9.【答案】B

【解析】严重急性中毒时可用血液透析促使体内乙醇排出。

第四节　镇静催眠药中毒

A_1型题

1.【答案】C

【解析】非巴比妥非苯二氮䓬类中毒的症状虽与巴比妥类中毒相似，但各有其特点。①水合氯醛中毒：可有心律失常和肝肾功能损害。②格鲁米特中毒：意识障碍有周期性波动，有抗胆碱神经症状，如瞳孔散大等。③甲喹酮中毒：可有明显的呼吸抑制，出现锥体束征（如肌张力增强、腱反射亢进、震颤和抽搐等）。④甲丙氨酯中毒：常有血压下降。

2.【答案】E

【解析】甲丙氨酯中毒，常有血压下降。

3.【答案】C

【解析】阿托品属于抗胆碱类药物，不属于镇静催眠类药物。

4.【答案】D

【解析】安易醒又称为氟马西尼，是苯二氮䓬类拮抗剂，通过竞争抑制苯二氮䓬受体而阻断该类药物的镇静催眠作用。

5.【答案】A

【解析】长期服用大剂量镇静催眠药患者，突然停药或迅速减少药量时，可发生戒断综合征。主要表现为自主神经兴奋性增高和轻重度神经和精神异常。

6.【答案】B

【解析】长期滥用大量催眠药的患者可发生慢性中毒，除有轻度中毒症状外，常伴有精神症状，主要有以下3点：①意识障碍和轻躁狂状态：出现一时性躁动不安或意识模糊状态，言语兴奋、欣快、易疲乏，伴有震颤、咬字不清和步态不稳等。②智能障碍：记忆力、计算力和理解力均有明显下降，工作学习能力减退。③人格变化：患者丧失进取心，对家庭和社会失去责任感。

7.【答案】B

【解析】吩噻嗪类中毒：常见药物有氯丙嗪、奋乃静等，最常见的为锥体外系反应，临床表现有以下4类：①帕金森病。②静坐不能。③急性肌张力障碍反应，如斜颈、吞咽困难和牙关紧闭等。④直立性低血压、体温调节紊乱等。

8.【答案】B

【解析】长期服用大剂量镇静催眠药患者，突然停药或迅速减少药量时，可发生戒断综合征。主要表现为自主神经兴奋性增高，轻重度神经和精神异常。

9.【答案】C

【解析】巴比妥类中毒的常用药物包括苯巴比妥、戊巴比妥及硫喷妥等，一次性摄入大剂量巴比妥类可引起中枢神经系统抑制，症状严重程度与剂量有关。

10.【答案】A

【解析】镇静催眠药急性中毒的急救中，促进意识恢复可给予葡萄糖、维生素B_1和纳洛酮。

第五节　中　　暑

一、A_1型题

1.【答案】C

【解析】体型偏瘦并不影响散热，故不属于导致中暑的因素。

2.【答案】答案：A

【解析】此题考查的是中暑的临床类型。中暑可分为热射病（中暑高热）、日射病、热衰竭（中暑衰竭）和热痉挛（中暑痉挛）4种类型，其中劳力型热射病是最常见的一种类型。

3.【答案】C

【解析】传导散热是将身体热量直接传给予机体相接触的较冷的物体。给高热患者使用冰帽属于传导散热。蒸发散热是指体液的水分在皮肤和黏膜（主要是呼吸道黏膜）表面由液态转化为气态，同时带走大量热量的一种散热方式。用乙醇给高热患者擦浴的散热属于蒸发散热。紧贴身体的空气、液体等由于辐射的结果使温度升高，气流上升，休表又与新移动过来的较冷空气或液体进行热量交换，因而不断带走热量，此为对流散热，游泳使机体散热即为对流散热。

4.【答案】A

【解析】中暑是指在高温环境下人体体温调节功能紊乱而引起的中枢神经系统和循环系统障碍为主要表现的急性疾病。

5.【答案】C

【解析】除了高温、烈日暴晒外，工作强度过大、时间过长、睡眠不足、过度疲劳等均为常见的中暑诱因。

6.【答案】C

【解析】重症中暑是中暑中情况最严重的一种，如不及时救治将会危及生命。这类中暑又可分为4种类型：热痉挛、热衰竭、日射病、热射病。

7.【答案】C

【解析】中暑是由于长时间暴露在高温环境下，导致身体无法有效散热而引起的一系列症状和疾病。其中，重症中暑包括热痉挛、热衰竭、日射病和热射病。而先兆中暑是指在长时间暴露在高温环境下，体温升高，但尚未发展为严重中暑症状。

8.【答案】E

【解析】热射病在高温环境中从事体力劳动的时间较长，身体产热过多，而散热不足，导致体温急剧升高，出现昏迷伴四肢抽搐。严重者可产生脑水肿、肺水肿、心力衰竭等。

9.【答案】A

【解析】热痉挛：因为大量出汗及口渴，导致饮水多而盐分补充不足，肌肉发生阵发性痉挛的疼痛。

10.【答案】B

【解析】热衰竭多出现在老人及一时未能适应高温的人，症状为头晕、头痛、心悸、口渴、恶心、呕吐、皮肤湿冷、血压下降、晕厥或意识模糊。此时的体温正常或稍微偏高。

11.【答案】D

【解析】日射病直接受烈日长久曝晒，日光穿透头部皮肤及颅骨引起脑细胞受损，进而造成脑组织的充血、水肿，症状为剧烈头痛、恶心、呕吐、烦躁不安，继而可出现昏迷及抽搐。

12.【答案】C

【解析】轻症中暑症状高温环境下，出现头晕、口渴、面色潮红、大量出汗、皮肤灼热等表现，或出现四肢湿冷、面色苍白、血压下降、脉搏增快等表现，体温往往在38℃以上，如及时处理，往往可于数小时内恢复，无生命危险。

13.【答案】B

【解析】对于重症高热患者，降温速度决定预后，应在1小时内使直肠温度降至37.8~38.9℃。

14.【答案】A

【解析】热射病是一种严重的热应激疾病，主要是由于长时间暴露在高温环境下，导致体内水分和电解质的严重丢失，以及体温升高过高而引起的。因此，热射病的治疗首要措施是降温，以防止体温继续升高。

15.【答案】E

【解析】物理降温无效时可采用药物降温应用，患者出现寒战时可应用氯丙嗪25~50mg加入生理盐水500ml中静脉输注1~2小时。

16.【答案】C

【解析】物理降温无效时可采用药物降温应用，用药过程中应监测血压。

二、A_2型题

17.【答案】D

【解析】本例患者大量出汗，出现头晕、胸闷、心悸、恶心，体温轻度升高，神志清楚，无明显中枢神经系统损伤，可诊断为热衰竭。故选D。

第六节 窒息

A_1型题

1.【答案】B

【解析】机械性窒息的患者不会有强烈的咳嗽，不能说话或是呼吸，成人和儿童双手抵住喉部，脸会短时间内变成红色或青紫色。心搏加快而微弱，患者处于昏迷或者半昏迷状态，发绀明显，呼吸逐渐变慢而微弱，继而不规则，到呼吸停止，心搏随之减慢而停止。瞳孔散大，对光反射消失。

2.【答案】B

【解析】病理性窒息：如溺水和肺炎等引起的呼吸面积的丧失；脑循环障碍引起的中枢性呼吸停止；新生儿窒息及空气中缺氧的窒息（如关进箱、柜内，空气中的氧逐渐减少等）。

3.【答案】C

【解析】机械性窒息的患者不会有强烈的咳嗽。不能说话或是呼吸，成人和儿童双手抵住喉部，脸会短时间内变成红色或青紫色。心跳加快而微弱，患者处于昏迷或者半昏迷状态，发绀明显。呼吸逐渐变慢而微弱，继而不规则，到呼吸停止，心跳随之减慢而停止。瞳孔散大，对光反射消失。

4.【答案】B

【解析】机械性窒息因机械作用引起呼吸障碍，如缢、绞、扼颈项部、用物堵塞呼吸孔道、压迫胸腹部以及患急性喉头水肿或食物吸入气管等造成的窒息。

5.【答案】B

【解析】病理性窒息如溺水和肺炎等引起的呼吸面积的丧失；脑循环障碍引起的中枢性呼吸停止；新生儿窒息及空气中缺氧的窒息（如关进箱、柜内，空气中的氧逐渐减少等）。

6.【答案】D

【解析】婴儿机械窒息急救法中的背部拍击法：立即将患儿身体前屈倾斜60°，使其俯伏于施救者前臂，并保持患儿头与颈部的位置稳定，同时用另一手叩击婴儿左右肩胛骨之间的背部数次，以促使异物的排出。

7.【答案】A

【解析】1～5岁儿童Heimlich急救法（坐位法）：施救者采取坐位，让儿童背靠施救者，坐在腿上，头略低，张开嘴，施救者以双手示指和中指放在患儿的上腹部，用力向后方冲击性地挤压，可反复有节奏地进行数次。

8.【答案】E

【解析】窒息的并发症有：昏迷、肺水肿、吸入性肺炎、心肺复苏术后、颈部骨折、甲状腺及颈部血管损伤、一氧化碳中毒等。

9.【答案】C

【解析】机械性窒息表现为呼吸逐渐变慢而微弱，继而不规则，到呼吸停止，心跳随之减慢而停止，瞳孔散大，对光反射消失。

10.【答案】A

【解析】常规成人和儿童的Heimlich急救法：施救者站在患者身后，从背后抱住其腹部，双臂围绕其腰腹部，一手握拳，拳心向内按压于患儿肚脐和肋骨之间的部位；另一手按在拳头之上，双手急速用力向内向上挤压，反复实施数次，直至阻塞物吐出为止。

第七节 淹溺

A_1型题

1.【答案】A

【解析】人浸没于水或其他液体后，液体充塞呼吸道及肺泡或反射性引起喉痉挛发生窒息和缺氧，处于临床死亡（呼吸和/或心搏停止状态）称为淹溺。

2.【答案】D

【解析】浸没后暂时性窒息，尚有大动脉搏动，经处理后至少存活24小时或浸没后经紧急心肺复苏存活者称近乎淹溺。

3.【答案】A

【解析】淹溺后综合征是ARDS的一种类型，继发于肺泡毛细血管内皮损伤和渗漏致肺部炎症反应，引起肺泡表面活性物质减少或灭活，见于72小时内近乎淹溺患者。

4.【答案】C

【解析】淹溺后综合征主要的病理生理改变为高碳酸血症和低氧血症。

5.【答案】B

【解析】淹溺可分为湿性淹溺和干性淹溺。按溺水环境可以分为淡水淹溺和海水淹溺。

6.【答案】C

【解析】无心搏患者的现场急救：应立即进行心肺复苏术，2015年国际心肺复苏和心血管急救指南指出："没有证据表明呼吸道的水和其他堵塞物相同，因此不要浪费时间去清除它"，不需要先控水。

7.【答案】D

【解析】浸没后暂时性窒息，尚有大动脉搏动，经处理后至少存活24小时或浸没后经紧急心肺复苏存活者称近乎淹溺。淹溺后短暂恢复数分钟到数日，最终死于淹溺并发症者为继发性淹溺。

8.【答案】A

【解析】淡水淹溺和海水淹溺均引起全身缺氧并引起各种并发症。

9.【答案】D

【解析】对有心搏无呼吸的淹溺患者的现场急救，最佳的方法是气管插管，如果能够及时地成功插管并使用气囊人工呼吸，可以起到立竿见影的效果。其他方法有口对口（或口鼻）人工呼吸、口对气管插管呼吸，挤胸人工呼吸、抡臂人工呼吸等。

10.【答案】B

【解析】对意识丧失但有呼吸心跳患者的现场急救除保暖外，主要是供氧，最好使用呼吸机通过面罩高流量供氧。对于呼吸微弱同时有发绀表现的患者实施呼吸支持，如无呼吸机及面罩时，可采取口对口人工呼吸。对呼吸正常的患者要保持呼吸道通畅，同时应使患者保持侧卧位，这样可以防止患者因呕吐物造成呼吸道堵塞。

第八节　热　烧　伤

一、A_1 型题

1.【答案】C

【解析】热烧伤主要是指由热力引起的皮肤及其深部组织的损伤。热液（包括热水、热汤、热油、炽热的铁水和钢水等）、水蒸气、火焰、高温气体、灼热固体等直接接触可引起皮肤烧伤。热蒸气、烟雾和一些化学毒性物质（包括化学战剂）的吸入可致吸入性损伤。此外电（特别是高压电）、化学物质（酸、碱）和放射性物质所致皮肤损伤与热力所致损伤的病理变化极为相似，习惯上也把它们称为烧伤，也可根据病因分为酸烧伤、碱烧伤、电烧伤和放射烧伤等。

2.【答案】D

【解析】烧伤早期局部变化一般表现为皮肤组织潮红、苍白和水肿，表皮脱落，大量浆液性渗出。全身变化表现为因渗出过多或疼痛所致的低血容量性休克，患者可出现血压下降、少尿或无尿、低蛋白血症、代谢性酸中毒等。一般来讲，烧伤面积越大，烧伤程度越重，休克出现的时间越早，病情越严重。

3.【答案】A

【解析】烧伤后期可出现感染的表现，烧伤创面会有脓性分泌物，全身表现有体温升高，呼吸增快，心率增快。

4.【答案】D

【解析】烧伤后期可出现脓毒血症的表现。

5.【答案】B

【解析】烧伤后创面的渗出在受伤后6~8小时最快，36~48小时渗出量最大。烧伤创面的水肿于烧伤后24~48小时达到最高峰。

6.【答案】B

【解析】Ⅰ度烧伤也称红斑性烧伤，仅伤及表皮浅层，生发层健在。

7.【答案】E

【解析】热烧伤主要是指由热力引起的皮肤及其深部组织的损伤。与酸烧伤、碱烧伤、电烧伤和放射烧伤，统称为烧伤。

8.【答案】C

【解析】Ⅱ度烧伤：又称水疱性烧伤。浅Ⅱ度烧伤：伤及部分生发层或真皮乳头层。伤区红、肿、剧痛，出现水疱或表皮与真皮分离，内含血浆样黄色液体，水疱去除后创面鲜红、湿润、疼痛更剧、渗出多。如无感染8~14天愈合。愈合后短期内可见痕迹或色素沉着，但不留瘢痕。

9.【答案】E

【解析】浅Ⅱ度烧伤采用包扎疗法，小水疱无须处理，大水疱可在低位剪破引流或用空针抽出疱液。

二、A_2 型题

10.【答案】E

【解析】成人的计算方式如下。头颈部9%：发部、面部、颈部各占3%；双上肢9%×2：双手5%，双前臂6%，双上臂7%；躯干会阴占9%×3：躯干前后部各占13%，会阴部1%；双下肢及臀部9%×5+1%：臀部占5%，双足7%，双小腿13%，双大腿21%。成人女性臀大足小，各占6%。小儿头大下肢小，双上肢及躯干与成人相同。

11.【答案】C

【解析】该患者为右足和右小腿烫伤，烧伤面积为［13%（双小腿）+7%（双足）］/2=10%。创面基底部肿胀发红有水疱，剧痛，属浅Ⅱ度。

第九节　冻　　伤

A_1 型题

1.【答案】E

【解析】Ⅰ度冻伤：伤及皮肤表层。局部肿胀，红斑损害，稍有麻木痒痛，1周后脱屑愈合。

2.【答案】C

【解析】对Ⅱ度以上冻伤需全身治疗，包括：①应用抗生素和破伤风抗毒素血清。②冻伤常继发肢体血液循环不良，可用低分子右旋糖酐、妥拉唑林（妥拉苏林）、罂粟碱等，也可用中药活血化瘀改善血液循环。③给予高热量、高蛋白、高维生素饮食。④冻僵者复温后应重点防治多系统器官衰竭。

3.【答案】D

【解析】有关冻伤局部创面的处理：①Ⅰ度冻伤：保持创面干燥，数日可愈。②Ⅱ度冻伤：复温后水疱无菌抽液，干敷料保暖性包扎，或外涂冻伤膏后暴露。③Ⅲ度、Ⅳ度冻伤：多采用暴露疗法，保持创面干燥，一般待坏死组织分界清楚行切除，后再行植皮，并发湿性坏疽常须截肢。Ⅱ度和Ⅲ度分不清时均按Ⅲ度冻伤处理。

4.【答案】D

【解析】Ⅲ度冻伤伤及皮肤全层及皮下组织。局部由苍白转为黑褐色，可出现血性水疱，知觉消失。4~6周后，坏死组织脱落形成肉芽创面，愈合缓慢，留有瘢痕。

5.【答案】D

【解析】Ⅳ度冻伤伤及肌肉、骨骼等组织，甚至肢体干性坏疽。对复温无反应，感染后变成湿性坏疽，中毒症状严重。治愈后多留有功能障碍或残疾。

6.【答案】C

【解析】冻伤的现场急救首先应该快速复温，使用38~42℃恒温水浸泡伤肢，冻僵者全身浸泡。15~30分钟后，使体温迅速提高而接近正常，指端甲床潮红且有温感。

7.【答案】B

【解析】对于冻伤患者，不能口服者可静脉输入加温至37℃的葡萄糖液、能量合剂等，并防治休克。

8.【答案】B

【解析】局部创面处理方式如下。①Ⅰ度冻伤：保持创面干燥，数日可愈。②Ⅱ度冻伤：复温后水疱无菌抽液，干敷料保暖性包扎，或外涂冻伤膏后暴露。③Ⅲ度、Ⅳ度冻伤：多采用暴露疗法，保持创面干燥，一般待坏死组织分界清楚行切除，后再行植皮，并发湿性坏疽常需截肢。Ⅱ度和Ⅲ度分不清时均按Ⅲ度冻伤处理。

9.【答案】D

【解析】对Ⅱ度以上冻伤需全身治疗，包括：①应用抗生素和破伤风抗毒素血清。②冻伤常继发肢体血液循环不良，可用低分子右旋糖酐、妥拉唑林、罂粟碱等，也可用中药活血化瘀治疗改善血液循环。③给予高热量、高蛋白、高维生素饮食。④冻僵者复温后应重点防治多系统器官衰竭。

第十节　坠　落　伤

A_1型题

1.【答案】E

【解析】损伤发生的部位常较广泛但内重外轻。无论人体哪一部位为着地点，一次外力往往在头、胸、腹、骨盆、脊柱及四肢同时发生损伤。体表损伤主要是大片状擦伤及挫伤，少有挫裂创面且多分布在裸露部位，而骨质和内脏损伤重，常伤及生命的重要器官，因此死亡率很高。坠落伤符合减速运动损伤的特点。既可见于人体着地部位，也可发生于远离着力点的部位。

2.【答案】A

【解析】发生高空坠落后，首先要立即快速检查伤情，是否有头部损伤意识丧失，是否有呼吸、心搏停止，是否有四肢骨折、脊柱骨折及出血等。然后本着先救命后救伤的原则，根据具体伤情给予相应的现场急救。

3.【答案】B

【解析】坠落伤的患者需要对创伤局部妥善包扎，但对疑颅底骨折和脑脊液漏患者切忌做填塞，以免导致颅内感染。

4.【答案】B

【解析】坠落伤的损伤发生的部位常较广泛但内重外轻。

5.【答案】D

【解析】对于高空坠落后的颌面部伤员，首先应保持呼吸道通畅，撤除义齿，清除移位的组织碎片、血凝块、口腔分泌物等，同时松解伤员的颈、胸部纽扣。若舌已后坠或口腔内异物无法清除时，可用12号粗针穿刺环甲膜维持呼吸，尽可能早做气管切开。

6.【答案】B

【解析】周围血管伤，压迫伤部以上动脉干。直接在伤口上放置厚敷料，绷带加压包扎以不出血和不影响肢体血液循环为宜。当上述方法无效时可慎用止血带，原则上尽量缩短使用时间。一般以不超过1小时为宜，做好标记，注明上止血带时间。

7.【答案】C

【解析】高空坠落患者的转诊注意事项：快速平稳地将患者送到医院救治。在搬运和转送过程中，颈部和躯干不能前屈或扭转，而应使脊柱伸直，绝对禁止一个抬肩一个抬腿的搬法，以免发生或加重截瘫。

8.【答案】C

【解析】高空坠落复合伤要求平仰卧位，保持呼吸道畅通，解开衣领扣。

9.【答案】A

【解析】损伤发生的部位常较广泛但内重外轻。无论人体哪一部位为着地点，一次外力往往在头、胸、腹、骨盆、脊柱及四肢同时发生损伤。体表损伤主要是大片状擦伤及挫伤，少有挫裂创面且多分布在裸露部位，而骨质和内脏损伤重，常伤及生命的重要器官，因此死亡率很高。

10.【答案】C

【解析】坠落伤患者的急救措施：①首先去除伤员身上的用具和口袋中的硬物。②立即处理危及生命的问题，针对呼吸、心搏骤停及致命的外出血，给予心肺复苏术及恰当的止血方法救治。③创伤局部妥善包扎，但对疑颅底骨折和脑脊液漏患者切忌作填塞，导致颅内感染。

第十一节　电　击　伤

A_1 型题

1.【答案】B

【解析】电击伤俗称触电，是指电流通过人体时引起的组织损伤和功能障碍，重者发生心搏、呼吸骤停。电击伤可以是全身性损伤和局部损伤，后者又称电灼伤，220~380V 低压交流电触电最为常见。

2.【答案】B

【解析】电击伤可以是全身性损伤和局部损伤，后者又称电灼伤。220~380V 低压交流电触电最为常见，可引起触电者因室颤而死亡。

3.【答案】E

【解析】电击伤后电流能量可转化为热量，可使局部组织温度升高，引起灼伤。且常伴有小营养血管闭塞，引起组织缺血。

4.【答案】答案：A

【解析】低电压和高电压都可使器官的生物电节律周期发生障碍，15~150Hz 的低频交流电危害性较高频交流电为大，尤其是 50~60Hz 时，易作用于心电周期。从而引起心室颤动。

5.【答案】E

【解析】1000V 以上的高压电可导致严重烧伤或引起呼吸暂停、窒息。

6.【答案】E

【解析】高压电引起的电灼伤常表现为有一个进口和多个出口，组织烧伤可深及肌肉、神经、血管，甚至骨骼等，可在 1 周后由于血栓形成而造成局部组织坏死、出血，但一般不伤及内脏。

7.【答案】E

【解析】电击伤重症出现持续抽搐与休克症状或昏迷不省人事。由低电压电流引起的心室纤维颤动患者，皮色苍白，听不到心音和触不到大动脉搏动，很快出现呼吸停止。高压电流引起呼吸中枢麻痹时，患者昏迷、呼吸停止，但心跳仍存在，患者全身青紫，可于 10 分钟内心脏停搏。

8.【答案】B

【解析】电击伤的现场急救：立即切断电源，或用不导电物体如干燥的木棍、竹棒或干布等物使伤员尽快脱离电源。急救者切勿直接接触触电的伤员，防止自身触电而影响抢救工作的进行。当伤员脱离电源后，应立即检查伤员全身情况，特别是呼吸、心跳，发现呼吸、心脏停搏时，应立即就地抢救，进行心肺复苏术。

9.【答案】A

【解析】电击伤：①轻症即神志清醒，呼吸心跳均自主者，伤员就地平卧，严密观察，暂时不要站立或走动，防止继发休克或心力衰竭。②呼吸停止，心跳存在者，就地平卧解松衣扣，通畅气道，立即口对口人工呼吸，有条件的可气管插管，加压氧气人工呼吸。③心脏停搏，呼吸存在者，应立即作胸外心脏按压。④呼吸心跳均停止者，则应在胸外心脏按压的同时施行人工呼吸，以建立循环和呼吸，恢复全身器官的氧供应，抢救一定要坚持到确诊临床死亡为止。⑤处理电击伤时，应注意有无其他损伤，如触电后弹离电源或自高空跌下，常并发颅脑外伤、血气胸、内脏破裂、四肢和骨盆骨折等。如有外伤、灼伤均需同时处理。

10.【答案】E

【解析】处理电击伤时，应注意有无其他损伤。如触电后弹离电源或自高空跌下，常并发颅脑外伤、血气胸、内脏破裂、四肢和骨盆骨折等。

11.【答案】D

【解析】电击伤的转诊注意事项：要尽快转往上级医院进行进一步救治，不要随意移动伤员，若确需移动时，抢救中断时间不应超过 30 秒。移动伤员或将其送医院，除应使伤员平躺在担架上并在背部垫以平硬阔木板外，应继续抢救，心跳呼吸停止者要继续人工呼吸和胸外心脏按压，在医院医务人员未接替前救治不能中止。

12.【答案】D

【解析】电击伤是指人体与电

源直接接触后电流进入人体，造成机体组织损伤和功能障碍，临床上除表现在电击部位的局部损伤，尚可引起全身性损伤，电击伤患者抢救时首先进行迅速将患者脱离电源。

第十二节 毒蛇咬伤

A_1型题

1.【答案】C

【解析】毒蛇头部略成三角形，身上有色彩鲜明的花纹，上颌长有成对的毒牙，可与无毒蛇相区别。毒牙呈沟状或管状与毒腺相通，当包在腺体外的肌肉收缩时，将蛇毒经导管排于毒牙，注入被咬伤的人和动物体内。

2.【答案】A

【解析】蛇毒大致可分成三大类：神经毒、血液循环毒和混合毒。金环蛇主要为神经毒。

3.【答案】C

【解析】银环蛇是以神经毒为主的毒蛇，毒液主要作用于神经系统，引起肌肉麻痹和呼吸肌麻痹。

4.【答案】B

【解析】明确为毒蛇咬伤的救治：迅速排出毒并防止毒液的吸收与扩散。彻底清创，内服及外敷有效的蛇药片，抗蛇毒血清的应用及全身的支持疗法。其中阻止毒液的吸收可以使用绑扎法、冰敷法和伤肢制动。

5.【答案】E

【解析】在伤肢近侧5~10cm处或在伤指（趾）根部予以绑扎，在护送途中应每隔20分钟松绑一次，每次1~2分钟。

6.【答案】D

【解析】血液毒致伤的表现为咬伤的局部迅速肿胀，并不断向近侧发展，伤口剧痛，流血不止。伤口周围的皮肤常伴有水疱或血疱，皮下瘀斑，组织坏死。严重时全身广泛性出血，如结膜下淤血、鼻出血、呕血、咯血及尿血等。个别患者还会出现胸腔、腹腔出血及颅内出血，最后导致失血性休克。患者可伴头痛、恶心、呕吐及腹泻、关节疼痛及高热。在伤后半小时后，出现头晕、嗜睡、恶心、呕吐及乏力的是神经毒致伤的表现。

7.【答案】C

【解析】混合毒致伤的表现兼有神经毒及血液毒的症状。从局部伤口看类似血液毒致伤，如局部红肿、瘀斑、血泡、组织坏死及淋巴结炎等。从全身来看，又类似神经毒致伤。此类伤员死亡原因仍以神经毒为主。

8.【答案】E

【解析】判断是否为毒蛇咬伤主要靠特殊的牙痕、局部伤情及全身表现来区别。毒蛇咬伤后，伤口局部常留有1对或3~4对毒牙痕迹，且伤口周围明显肿胀及疼痛或麻木感，局部有瘀斑、水疱或血疱，全身症状也较明显。无毒蛇咬伤后，局部可留两排锯齿形牙痕。

9.【答案】C

【解析】被咬伤后，蛇毒在3~5分钟内就迅速进入体内，应尽早地采取有效措施，防止毒液的吸收，如有毒牙，要先拔出毒牙。

10.【答案】C

【解析】绑扎法是指在被毒蛇咬伤后，立即用布条类、手巾或绷带等物，在伤口近心端5~10cm处或在伤指（趾）根部予以绑扎，在护送途中应每隔20分钟松绑1次，每次1~2分钟，以防止淤血及组织坏死。待伤口得到彻底清创处理和服用蛇药片3~4小时后，才能解除绑带。

11.【答案】B

【解析】银环蛇毒性极强，为陆地第四大毒蛇。人被咬伤后，起初感觉不是很明显，疼痛感较小，数小时后如不及时治疗常因呼吸麻痹而死亡。

第十三节 蜂 蜇 伤

A_1型题

1.【答案】D

【解析】如果被蜇者觉得口渴，可以喝清凉的饮料或开水，但绝不能食用含酒精的食物或饮品，否则血液循环加速，毒性扩散得更快，危险性也会更高，有时还会引起心脏麻痹，引发死亡。

2.【答案】A

【解析】部分对蜂毒过敏的患者，在蜇伤后可立即出现荨麻疹、喉头水肿、哮喘，甚至支气管痉挛，重者可因过敏性休克、窒息而死亡。

3.【答案】B

【解析】轻度蜂蜇伤后仅表现为蜇伤局部红肿、疼痛、瘙痒、少数有水疱或皮肤坏死。一般来说，数小时后症状即可消失、自愈。重度蜇伤者可迅速出现全身中毒症状，有发热、头痛、呕吐、腹痛、腹泻、烦躁不安。甚至肌肉痉挛、昏迷，甚至休克、肺水肿及急性肾衰竭，最后可因心脏、呼吸麻痹而死亡。

4.【答案】D

【解析】用镊子或其他东西轻压蜂针附近部位，把皮肤稍微压下，使针露出较长部分，用镊子将它夹出来。野外如果找不到镊子，也可以用指甲剪小心将针取出。取下针之后，应先挤出毒血，再用肥皂和清水冲洗伤口，必要时用尿液冲洗伤口。蜜蜂的毒液呈酸性，被蜜蜂蜇后，可迅速在伤处外敷弱碱液中和毒素。黄蜂其蜂毒为碱性，因此可在蜇伤部位用醋酸水或食醋等酸性液体涂抹，以中和毒液。如果身边没有酸性液体，也可用柠檬、橙子、橘子等酸性水果的汁液涂抹。无论被何种蜂蜇伤，都可用中药马齿苋、夏枯草、野菊花中的任何一种，捣烂敷患处。

5.【答案】E

【解析】被蜂群严重蜇伤，或者被蜇者对蜂毒过敏，成人立即皮下注射 1∶1000 肾上腺素 0.3~3.5ml，还可选用氢化可的松或地塞米松静脉滴注，可酌情口服或肌内注射抗组胺药。

6.【答案】E

【解析】转诊注意事项：一旦蜂蜇伤为重度、蜂毒过敏者一定要分秒必争，尽快将患者送往医院抢救，稍有延迟，很可能有生命危险。转运中应注意对休克、血红蛋白尿、急性肾衰竭和呼吸循环衰竭的检测和对症处理。途中需密切观察患者的呼吸、血压、脉搏（或心率）、意识状况、尿量，保持呼吸道通畅，注意保暖。

7.【答案】A

【解析】冰块冰敷，或用毛巾冷敷可减轻蜂蜇伤红肿。如果被蜇者觉得口渴，可以喝清凉的饮料或开水，但绝不能食用含酒精的食物或饮品，否则血液循环加速，毒性扩散得更快，危险性也会更高，有时还会引起心脏停搏，引发死亡。

8.【答案】C

【解析】黄蜂其蜂毒为碱性，因此可在蜇伤部位用醋酸水或食醋等酸性液体涂抹，以中和毒液。如果身边没有酸性液体，也可用柠檬、橙子、橘子等酸性水果的汁液涂抹。无论被何种蜂蜇伤，都可用中药马齿苋、夏枯草、野菊花中的任何一种，捣烂敷患处。被蜇者觉得口渴，可以喝清凉的饮料或开水，但绝不能食用含乙醇的食物或饮品。

第六章　基本技能

第一节　病史采集

A_1型题

1.【答案】C

【解析】病史采集一定要以主诉症状为重点，先把其问深、问透，然后再针对与鉴别诊断相关的阳性或阴性症状（即伴随症状）进行询问。

2.【答案】A

【解析】在病史采集过程中，患者所谈的内容一定要紧密围绕病情，以免离题太远，影响病史采集效果。还要对采集到的病史资料适时进行小结、确认和澄清。这里面有一个重要的问题，就是医患沟通的技巧问题，这是能做到紧密围绕病情询问的重要保证。

第二节　体格检查

A_1型题

1.【答案】B

【解析】外周血管包括脉搏、血管杂音和周围血管征。①脉搏检查脉搏主要用触诊，检查时可选择桡动脉、肱动脉、股动脉及足背动脉等。需两侧对比检查，应注意脉搏的脉率、节律、紧张度和动脉壁弹性、强弱变化。②血管杂音包括静脉杂音和动脉杂音。③周围血管征脉压增大除可触及水冲脉外，还有枪击音、Duroziez 双重杂音和毛细血管搏动征。

2.【答案】C

【解析】蜘蛛痣是皮肤小动脉末端分支血管扩张所形成的血管痣，多分布于上腔静脉分布的区域内，如头面、颈部、上肢、肩部、前胸等处。检查用小竹签压迫蜘蛛痣中心部，蜘蛛痣可褪色或消失，松开时又出现。肝脾肿大、腹壁静脉曲张、蜘蛛痣和肝掌者应考虑肝硬化，而不是直接诊断为肝硬化。

3.【答案】C

【解析】胸膜摩擦音常在前下胸侧壁，呼吸均可闻及，听诊器加压声音更明显，屏住呼吸则摩擦音消失，借此与心包摩擦音鉴别。胸膜摩擦音是当胸膜面由于炎症、纤维素渗出而变得粗糙时，随呼吸可出现的音响，多见于急性胸膜炎、肺梗死、胸膜肿瘤及尿毒症等患者，强弱与心音强弱无关。

第三节 操作项目

A_1 型题

1.【答案】C

【解析】心肺复苏术是指针对心脏、呼吸骤停所采取的急救措施，包括基础生命支持和高级生命支持，其目的是尽快恢复患者自主循环及呼吸，减少重要器官损害。

2.【答案】B

【解析】基础生命支持的顺序为胸外按压打开气道人工呼吸，如果存在室颤，应尽早进行电除颤。

3.【答案】B

【解析】对于所有心脏、呼吸骤停的患者，应该立即识别心搏骤停，并启动急救系统。①意识的判断：使患者平卧，用双手拍打患者双肩，同时在患者双耳附近呼唤患者，以判断是否有反应。②呼吸的判断：如果患者没有呼吸动作或仅有濒死样喘息，则符合心源性猝死的表现。③大动脉搏动：单手放在体表大动脉搏动位置（如颈动脉、股动脉），来判断是否有大动脉搏动，上述 3 项总用时不超过 10 秒。④呼救：判断患者出现猝死后，立刻开始心肺复苏的同时，及时进行呼救。

4.【答案】C

【解析】胸外按压的按压速率为 100～120 次/分，按压幅度为 5～6cm，按压与呼吸比例为 30∶2。

5.【答案】B

【解析】胸外按压的操作要点：垂直向下按压时下压和放松时间相等，放松时手掌不可离开患者胸壁，最大限度避免中断胸外按压，每 2 分钟更换胸外按压操作者。

6.【答案】A

【解析】口对口人工呼吸：操作者用置于前额的拇指和示指捏住患者鼻孔，正常吸气后用口唇把患者口唇全部包住，匀速向患者口中吹气，每次吹气应持续 1 秒，确保有明显的胸廓起伏。患者被动呼气时，开放鼻道。

7.【答案】D

【解析】胸外按压与人工呼吸比例为 30∶2，避免过度通气。

8.【答案】A

【解析】单次除颤后立即开始心肺复苏，5 个循环的心肺复苏（2 分钟）后再判断心律是否需要再次电除颤。

9.【答案】D

【解析】打结的目的是术中结扎止血，或缝合后防止缝线滑脱、皮肤及组织裂开影响愈合。有单结、方结、外科结、三重结，错误的有假结和滑结，滑结易滑脱。

10.【答案】C

【解析】打结后剪线时，体内的丝线留 1～2mm，尼龙线、肠线留 3～4mm，体外的留 5～6mm。

11.【答案】D

【解析】一定要在显著的部位标明上止血带的时间，一般 1.0～1.5 小时放松止血带 1 次，使血液流通 5～10 分钟后再重新绑扎。

第七章 中医辨证施治和适宜技术应用

第一单元 中医学基本概念

第一节 整体观念

A_1 型题

1.【答案】B

【解析】中医学认为，人体是一个有机的整体，构成人体的各组成部分之间在结构上、生理作用上、病理变化上是相互联系、相互协调、相互影响的。同时，人与自然界、社会环境也是统一的，人体的生长发育、健康与疾病都直接或间接受到自然环境和社会环境的影响。

2.【答案】B

【解析】整体，就是完整性和统一性。

第二节　辨证论治

A_1型题

1.【答案】A

【解析】证，即证候，是疾病过程中的某一阶段或某一类型的病理概括，一般由一组相对固定的，有内在联系的、能揭示疾病某一阶段或某一类型病变本质的症状和体征构成。

2.【答案】A

【解析】疾病指致病邪气作用于人体，人体正气与之抗争而引起的机体阴阳失调、脏腑组织损伤、生理功能失常或心理活动障碍的一个完整的异常生命过程。

3.【答案】D

【解析】证候是疾病过程中的某一阶段或某一类型的病理概括。

4.【答案】D

【解析】证，即证候，是疾病过程中某一阶段或某一类型的病理概括，一般由一组相对固定的、有内在联系的、能揭示疾病某一阶段或某一类型病变本质的症状和体征构成。如风热感冒、肝阳上亢、心血亏虚、心脉痹阻等。

5.【答案】E

【解析】症是指疾病的具体临床表现，即症状和体征，如发热、畏寒、口苦、胸闷、便溏、苔黄、脉弦等。

6.【答案】B

【解析】头痛如劈、肢冷腰痛、感冒咽痛和舌红发热均为症的表现。

7.【答案】E

【解析】证包括病的原因、病的部位、病的性质和邪正关系，反映了疾病发展过程中，该阶段病理变化的全面情况。这些情况往往是通过中医四诊获得的。病，是指有特定病因、发病形式、病机、发展规律和转归的一种完整的过程。

8.【答案】B

【解析】通过辨证思维得出证，继而确立相应的治疗原则与方法，即因证立法，此“证”即证候。

第三节　阴　　阳

A_1型题

1.【答案】E

【解析】阴阳是中国古代哲学的一对范畴，是对自然界相互关联的某些事物或现象对立双方属性的概括。

2.【答案】A

【解析】用阴阳来解释自然界两种对立和相互消长的物质势力。

3.【答案】D

【解析】事物或现象的阴阳属性具有普遍性、相关性、相对性、可分性等特征。

4.【答案】C

【解析】一般地说，凡是运动的、外向的、上升的、弥散的、温热的、明亮的、兴奋的都属于阳；相对静止的、内守的、下降的、凝聚的、寒冷的、晦暗的、抑制的都属于阴。迟脉一般是寒症，故属于阴。

5.【答案】D

【解析】一般地说，凡是运动的、外向的、上升的、弥散的、温热的、明亮的、兴奋的都属于阳；相对静止的、内守的、下降的、凝聚的、寒冷的、晦暗的、抑制的都属于阴。心烦不宁属于兴奋、外向的，故应属于阳。

第四节　五　　脏

A_1型题

1.【答案】A

【解析】心主宰人的整个生命活动，故称心为“君主之官”“生之本”“五脏六腑之大主”。

2.【答案】D

【解析】心藏神，在志为喜，在体合脉，其华在面，在窍为舌，在液为汗，与夏气相通应。

3.【答案】C

【解析】肺藏魄，在志为悲（忧），在体合皮，其华在毛，在窍为鼻，在液为涕，与自然界秋气相通应。

4.【答案】B

【解析】脾藏意，在志为思，在形体为四肢及肌肉，其华在唇，在窍为口，在液为涎，与长夏之气相通应。

5.【答案】D

【解析】肝主疏泄而藏血，调和气血，刚柔相济，如《素问·灵兰秘典论》说：“肝者，将军之官，谋虑出焉。”

6.【答案】B

【解析】肝藏魂，在志为怒，在体合筋，其华在爪，在窍为目，在液为泪，与春气相通应。

7.【答案】C

【解析】肝主藏血，指肝具有贮藏血液、调节血量和防止出血的功能。

8.【答案】A

【解析】肾藏志，在志为恐，在体合骨，其华在发，在窍为耳和二阴，在液为唾，与冬气相通应。

9.【答案】A

【解析】心与脾的关系，主要表现在血液生成与运行方面的相互为用、相互协同。

10.【答案】B

【解析】心与肾的关系，主要表现为水火既济、精神互用、君相安位等方面。

11.【答案】C

【解析】肺与脾的关系，主要表现在气的生成与津液代谢两个方面。

12.【答案】C

【解析】肝与肾之间的关系非常密切，故称“肝肾同源”即“乙癸同源”（以天干配五行，肝属乙木，肾属癸水，故称），包括精血同源、藏泄互用以及阴阳互资互制等方面。

第二单元 诊 法

第一节 望 诊

一、A_1 型题

1.【答案】B

【解析】黑色主肾虚、寒证、水饮、瘀血、剧痛。选项B中湿证是黄色主病。

2.【答案】E

【解析】我国正常人的面色应是红黄隐隐、明润含蓄，是有胃气和有神气的表现。有胃气即隐约微黄、含蓄不露；有神气即光明润泽、容光焕发。

3.【答案】E

【解析】白色主虚证（包括血虚气虚、阳虚）、寒证、失血证。选项E是属于黄色主病的内容。

4.【答案】B

【解析】黑色主肾虚、水饮、血瘀、寒证，由此便可排除选项A及选项E。选项B多提示瘀血内停。选项C多为肾虚水饮或寒湿带下。选项D提示气滞血瘀。

5.【答案】B

【解析】虚热证是由于体内阴液亏虚所致的一种证候。其临床表现为两颧潮红，形体消瘦，潮热盗汗，五心烦热，咽干口燥，舌红少苔，脉细数。

6.【答案】B

【解析】红色主热证，格阳证。

7.【答案】B

【解析】面色淡黄，枯槁无华，称为“萎黄”。常见于脾胃气虚，气血不足者。面色淡黄而虚浮，称为“黄胖”。属脾气虚弱，湿邪内盛。若面目一身俱黄，称为“黄疸”。黄而鲜明如橘子色者，属“阳黄”，乃湿热熏蒸为患；黄而晦暗如烟熏者，属“阴黄”，乃寒湿郁滞所致。

8.【答案】C

【解析】面黄虚浮者，属脾虚湿蕴。

9.【答案】C

【解析】眼眶周围发黑者，多属肾虚水饮或寒湿带下。

10.【答案】A

【解析】舌体淡瘦多见于心脾两虚，气血不足。舌淡有齿痕多由气虚、阳虚、津液内停所致。舌尖芒刺多为心火亢盛。舌暗有瘀点为气血郁滞。舌红有裂纹为阴虚内热证。

11.【答案】E

【解析】望舌质内容：神、色、形、态。

12.【答案】B

【解析】青色主寒证、气滞、血瘀、疼痛和惊风。黑色主肾虚、寒证、水饮、血瘀和剧痛。因此，选项B正确。

13.【答案】E

【解析】齿痕舌多主脾虚、水湿内停。齿痕舌多因舌体胖大而受齿缘压迫所致，故常与胖大舌同见。

14.【答案】E

【解析】舌色淡红中泛现青紫，多因肺气壅滞，或肝郁血瘀，亦可见于先天性心脏病，或某些药物、食物中毒。

15.【答案】D

【解析】苔灰黑而干燥主热极津伤。

16.【答案】E

【解析】阴虚内热的典型舌象为红绛而少苔或无苔。

17.【答案】B

【解析】舌红苔白厚而干，主痰浊湿热内蕴。舌淡嫩多见于虚证，气血亏虚，或阳虚不化，白滑苔为湿盛的舌象。舌边红多为肝胆热盛，苔黑润为痰饮内停。舌红瘦苔黑为热极伤津之证。舌绛苔黏腻为湿热内盛之证。

18.【答案】A

【解析】舌色白，几无血色者，称为枯白舌。

19.【答案】A

【解析】舌体局部出现青紫色斑点，大小不等，不高于舌面者，为斑点舌。

20.【答案】E

【解析】舌色淡白主气血两虚、阳虚。裂纹多由阴液亏虚、血虚不润等所致。

21.【答案】C

【解析】脓腐苔主内痈。

22.【答案】D

【解析】苔质有薄、厚苔，润、燥苔，腻、腐苔，剥（落）苔，偏、全苔，真、假苔。裂纹舌属于舌形的范围。

23.【答案】D

【解析】腐苔表现为苔质颗粒疏松，粗大而厚，形如豆腐渣堆积舌面，揩之可去。

24.【答案】C

【解析】苔白如积粉，扪之不燥，称“积粉苔”，常见于瘟疫或内痈，系秽浊时邪与热毒相结而成。

25.【答案】E

【解析】苔白如积粉，扪之不燥，称“积粉苔”，常见于外感瘟疫和内痈等病，因外感秽浊不正之气与热毒相结而成。

26.【答案】A

【解析】舌体小，多主气血两虚、阴虚火旺。裂纹由阴液亏虚，血虚不润等所致。舌色红主实热、阴虚。

27.【答案】C

【解析】舌上黏厚一层，有如疮脓，称脓腐苔。

28.【答案】B

【解析】舌苔干燥，扪之无津，甚则舌苔干裂，称为燥苔。

29.【答案】C

【解析】病之初期、中期，舌见真苔且厚，为胃气壅实，病较深重；久病见真苔，说明胃气尚存。新病出现假苔，乃邪浊渐聚，病情较轻；久病出现假苔，是胃气匮乏，病情危重。

30.【答案】E

【解析】黄而干涩，中有裂纹如花瓣状，称黄瓣苔；黄黑相兼，如烧焦的锅巴，称焦黄苔。

31.【答案】C

【解析】面色苍白者，多属亡阳、气血暴脱或阴寒内盛。

32.【答案】C

【解析】红舌的临床意义：主实热、阴虚。

二、A_2 型题

33.【答案】C

【解析】肾虚水泛证是指由于肾阳亏虚，气化失权，水湿泛滥所表现的证候。临床表现：身体水肿，腰以下尤甚，按之没指，畏寒肢冷，腰膝酸冷，腹部胀满，或见心悸气短，或咳喘痰鸣，小便短少，舌质淡胖，苔白滑，脉沉弦无力。面黑暗淡或黧黑者，多属肾阳虚。面黑干焦者，多属肾阴虚。眼眶周围发黑者，多属肾虚水饮或寒湿带下。面色黧黑，肌肤甲错者，多由血瘀日久所致。

34.【答案】A

【解析】久病重病面色苍白，却时而泛红如妆、游移不定者，属戴阳证，病重。

35.【答案】A

【解析】题中患者腹部痞胀，纳呆呕恶，肢体困重，身热起伏，汗出热不解，尿黄便溏，为湿热证。舌象为舌红苔黄腻。

三、A_3/A_4 型题

36.【答案】B

【解析】舌色稍红，或仅舌边尖略红，多属外感风热表证初起，舌体不小，色鲜红，多属实热证。

37.【答案】A

【解析】弦脉多见于肝胆病、疼痛、痰饮等，或为胃气衰败者。

第二节　闻　诊

一、A_1 型题

1.【答案】E

【解析】咳声重浊沉闷，多属实证，是寒痰湿浊停聚于肺，肺失肃降所致。

2.【答案】D

【解析】咳声轻清低微，多属虚证，多因久病肺气虚损，失于宣降所致。

3.【答案】C

【解析】咳声不扬，痰稠色黄，不易咳出，多属热证，因热邪犯肺，肺津被灼所致。

4.【答案】B

【解析】咳有痰声，痰多易咯，多属痰湿阻肺所致。

5.【答案】A

【解析】干咳无痰或少痰，多属燥邪犯肺，或阴虚肺燥所致。

6.【答案】E

【解析】咳声如犬吠，伴有声音嘶哑，吸气困难是肺肾阴虚，疫毒攻喉所致，多见于白喉。

7.【答案】B

【解析】咳声短促，呈阵发性、痉挛性，连续不断，咳后有鸡鸣样回声，并反复发作者，为顿咳（百日咳）。

8.【答案】D

【解析】发作急骤，呼吸深长，息粗声高，唯以呼出为快者，为实喘，多为风寒袭肺或痰热壅肺、痰饮停肺，肺失宣肃，或水气凌心所致。病势徐缓，呼吸短浅，急促难续，息微声低，唯以深吸为快，动则喘甚者，为虚喘，是肺肾亏虚，气失摄纳，或心阳气虚所致。

9.【答案】A

【解析】带下臭秽而黄稠通常与湿热有关，表示体内湿气和热气的积聚，可能是湿热侵袭、湿气停滞或热毒内生等原因导致的。

10.【答案】D

【解析】嗳声低沉断续，无酸腐气味，兼见纳呆食少者，为胃虚气逆，属虚证。多见于老年人或体虚之人。

11.【答案】A

【解析】嗳气频作，无酸腐气味，兼见胃脘冷痛，为寒邪客胃。

12.【答案】C

【解析】呕吐是胃失和降，胃气上逆的表现。嗳气也是胃气上逆的一种表现。

13.【答案】C

【解析】口气酸臭为食积胃肠；臭秽为胃热；腐臭为内有溃腐肿疡。

14.【答案】B

【解析】心火多表现为口舌生疮，无口臭。

15.【答案】A

【解析】大便酸臭难闻者，多为肠中郁热。大便溏泄而腥者，多为脾胃虚寒。大便泄泻臭如败卵，或夹未消化食物，矢气酸臭者，多为伤食。

16.【答案】B

【解析】肺肾气虚证临床表现：咳嗽无力，呼多吸少，气短而喘，动则尤甚，吐痰清稀，声低，乏力，自汗，耳鸣，腰膝酸软，或尿随咳出，舌淡紫，脉弱。

二、A_2型题

17.【答案】A

【解析】吐势较猛，声音壮厉，呕吐出黏稠黄水，或酸或苦者，属实热证，常因热伤胃津，胃失濡养所致。

18.【答案】B

【解析】嗳气酸腐，兼脘腹胀满者，多因宿食内停，属于实证。

第三节 问 诊

一、A_1型题

1.【答案】E

【解析】小儿于夏季气候炎热时长期发热，兼有烦渴、多尿、无汗等症，至秋凉自愈者，多属气阴两虚发热。

2.【答案】A

【解析】根据恶寒发热的轻重不同和有关兼症，又可分为以下3种类型：①恶寒重发热轻是风寒表证的特征。②发热重恶寒轻是风热表证的特征。③发热轻而恶风自汗是伤风表证的特征。

3.【答案】B

【解析】恶寒与发热同时并见是外感表证的特征。

4.【答案】A

【解析】战汗，提示邪正斗争激烈，为病情变化的转折点。

5.【答案】C

【解析】患者自觉怕冷，多加衣被或近火取暖而能够缓解者，为畏寒。

6.【答案】B

【解析】午后热甚，身热不扬，系湿郁热蒸之故，属湿温潮热。

7.【答案】C

【解析】患者自觉时冷时热，一日多次发作而无时间规律的症状，多见于少阳病。兼见口苦、咽干、目眩、胸胁苦满、不欲饮食、脉弦等。

8.【答案】E

【解析】自汗多见于气虚证和阳虚证，盗汗多见于阴虚证。因此根据题干要求，自汗与盗汗并见的话最佳的选项只有E。

9.【答案】A

【解析】自汗指醒时经常汗出，活动尤甚的症状。多见于气虚证和阳虚证。

10.【答案】B

【解析】隐痛是疼痛不剧烈，尚可忍耐，但绵绵不休的症状。多因阳气精血亏虚，脏腑经脉失养所致。常见于头、胸、脘、腹等部位。

11.【答案】B

【解析】刺痛指疼痛如针刺之状的症状，是瘀血致痛的特点。如胸、胁、脘、腹等部位刺痛，多是瘀血阻滞，血行不畅所致。

12.【答案】A

【解析】头痛：阳明经与任脉行于头前，故前额连眉棱骨痛，病在阳明经；太阳经与督脉行于头后，故后头连项痛，病在太阳经；少阳经行于头两侧，故头两侧痛，病在少阳经；足厥阴经系目系达巅顶，故巅顶痛，病在厥阴经等。

13.【答案】D

【解析】胁痛多与肝胆病变有关。肝郁气滞、肝胆湿热、肝胆火盛、肝阴亏虚及饮停胸胁，均可导致胁痛。寒滞肝脉是引起少腹冷痛牵及外阴的原因。

14.【答案】D

【解析】胸背彻痛多因实邪阻滞心脉所致；胸痛喘促多因热邪壅肺，肺络不利所致；胸痛咯血多因痰热阻肺，热壅血瘀所致；胸部刺痛多因瘀血所致；胸胁脘腹疼痛而走窜不定，称之窜痛，多因气滞所致，情志郁结常可导致气滞。

15.【答案】A

【解析】胸痹是指以胸部闷痛、甚则胸痛彻背，喘息不得卧为主要表现的一种疾病。

16.【答案】E

【解析】空痛，多因气血亏虚，阴精不足，脏腑经脉失养所致。

17.【答案】B

【解析】少阳经行于头两侧，故头两侧痛。

18.【答案】B

【解析】头晕胀痛多为肝火上炎或肝阳上亢。头晕昏沉或头晕且重提示痰湿内阻。头晕眼花多为气血亏虚所致。头晕耳鸣多提示肝肾阴虚。头晕欲仆多提示风阳上扰。

19.【答案】A

【解析】目眩指自觉视物旋转动荡，如在舟车之上，或眼前如有蚊蝇飞动的症状。由肝阳上亢、肝火上炎、肝阳化风及痰湿上蒙清窍所致者，多为实证，或本虚标实证。由气虚、血亏、阴精不足，目失所养引起者，多为虚证。

20.【答案】E

【解析】失眠，虚者多因阴血亏虚，心神失养，或心胆气虚，心神不安所致；实者多因心肝火旺，或痰火扰神，或食滞内停所致。

21.【答案】B

【解析】嗜睡多因阳虚阴盛，或痰湿内盛所致。

22.【答案】A

【解析】消谷善饥指患者食欲过于旺盛，进食量多，但食后不久即感饥饿的症状。亦称多食易饥，由胃火炽盛引起。

23.【答案】E

【解析】口酸即口中常泛酸味。主肝胃郁热或饮食停滞。

24.【答案】D

【解析】自觉口中有苦味，多见于心火上炎或肝胆火热之证。

25.【答案】A

【解析】口渴而多饮，小便量多，形体消瘦者，属消渴病。

26.【答案】D

【解析】口干但欲漱水不欲咽提示内有瘀血。因瘀血内阻，气不化津，津不上承，故口干欲漱水；但水本不亏，乃气化不行，故又不欲咽。湿热、痰饮为患，都可见口渴喜饮但饮水不多。温病营分证多见渴喜冷饮。

27.【答案】D

【解析】口燥咽干而不多饮，兼颧红盗汗，舌红少津，属阴虚证。

28.【答案】E

【解析】湿热内阻是因湿郁化热，可见口干不渴。

29.【答案】B

【解析】便秘又称大便难，指大便燥结，排便时间延长，便次减少，或时间虽不延长但排便困难的症状。多因胃肠积热，或阳虚寒凝，或气血阴津亏损，或腹内癥块阻结等，可导致肠道燥化太过，肠失濡润，或推动无力，传导迟缓，气机阻滞而成便秘。

30.【答案】B

【解析】疼痛如针刺之状的症状是瘀血致痛的特点。如胸、胁、脘、腹等部位刺痛，多是瘀血阻滞、血行不畅所致。

31.【答案】E

【解析】因湿热蕴结，或瘀血、结石或湿热、败精阻滞，阴部手术者，多属实证；因老年气虚，肾阳不足，膀胱气化不利者多属虚证。

32.【答案】D

【解析】恐则气下指过度恐惧伤肾，致使肾气失司，气陷于下的病机变化。临床可见二便失禁，甚则遗精等症。

33.【答案】C

【解析】月经先期指连续 2 个月经周期出现月经提前 7 天以上的症状。多因脾气亏虚、肾气不足，冲任不固，或因阳盛血热、肝郁化热、阴虚火旺，热扰冲任所致。

34.【答案】E

【解析】月经先后无定期：指月经周期时而提前，时而延后达 7 天以上的症状。亦称经期错乱。多因肝气郁滞，气机逆乱，或脾肾虚损，冲任失调所致。

35.【答案】D

【解析】月经后期指连续 2 个月经周期出现月经延后 7 天以上的症状。多因营血亏损、肾精不足，或因阳气虚衰，无以化血所致；亦可因气滞血瘀、寒凝血瘀、痰湿阻滞、冲任不畅所致。月经后期常见证型有：肾虚证、血虚证、血寒证、气滞证、痰湿证。

二、A_2 型题

36.【答案】C

【解析】发热轻而恶风：指患者自觉有轻微发热，并有遇风觉冷、避之可缓的症状，是伤风表证的特征。伤风表证和风寒表征最主要的区别：伤风表证有遇风则冷，自汗的表现，而风寒表证是无汗；伤风表证的脉象是脉浮缓，而风寒表证的脉象一般是脉浮或浮紧。此外风寒表证还表现为恶寒重，发热轻，头痛，肢节酸疼，鼻塞声重，或鼻痒喷嚏，时流清涕，咽痒，咳嗽，痰吐稀薄色白，口不渴或渴喜热饮，舌苔薄白而润；而伤风表证是发热轻微，无明显恶寒的表现。而风热表证可见发热重，恶风，有汗或少汗，脉浮数。

37.【答案】C

【解析】湿温潮热，午后热甚，身热不扬，兼见头身困重，胸脘满闷，舌苔黄腻等。

第四节 切 诊

A$_1$型题

1.【答案】D

【解析】沉脉：轻取不应，重按始得，举之不足，按之有余。

2.【答案】B

【解析】滑脉：往来流利，应指圆滑，如珠走盘。

3.【答案】B

【解析】滑脉多见于痰湿、食积和实热等病证。亦是青壮年的常脉，妇女的孕脉。

4.【答案】A

【解析】弦脉：端直以长，如按琴弦。

5.【答案】D

【解析】细脉：脉细如线，应指明显。

6.【答案】B

【解析】细脉多见于气血两虚、湿邪为病。虚脉见于虚证，多为气血两虚。

7.【答案】B

【解析】虚脉：举之无力，按之空虚。

8.【答案】E

【解析】细脉多见于气血两虚、湿邪为病。

9.【答案】C

【解析】迟脉多见于寒证。有力为实寒，无力为虚寒。亦见于邪热结聚之实热证。

10.【答案】B

【解析】数脉多见于热证，亦见于里虚证。

11.【答案】A

【解析】浮脉：轻取即得，重按稍减而不空，举之有余，按之不足。

12.【答案】D

【解析】三部脉举按均有力的是实脉。

第三单元 八纲辨证

第一节 表里辨证

一、A$_1$型题

1.【答案】B

【解析】里证指病变部位在内，脏腑、气血、骨髓等受病所反映的证候。

2.【答案】D

【解析】表证的临床表现：新起恶风寒，或恶寒发热，头身疼痛，喷嚏，鼻塞，流涕，咽喉痒痛，微有咳嗽、气喘，舌淡红，苔薄，脉浮。

3.【答案】E

【解析】半表半里证指病变既非完全在表，又未完全入里，病位处于表里进退变化之中，以寒热往来等为主要表现的证候。

4.【答案】E

【解析】表证多见于外感病初期，具有起病急、病位浅、病程短的特点。

5.【答案】A

【解析】恶寒发热为表证的特点。

6.【答案】C

【解析】口中黏腻常见于痰热内盛、湿热蕴脾及寒湿困脾之证。

7.【答案】B

【解析】表证和里证的辨别，主要审察寒热症状，内脏证候是否突出，舌象、脉象等变化。

8.【答案】B

【解析】外感病邪一般先侵袭体表的呼吸道，其出现的证候，称为表证。

9.【答案】C

【解析】半表半里证的临床表现为寒热往来，胸胁苦满，心烦喜呕，默默不欲饮食，口苦，咽干，目眩，脉弦。

二、A$_2$型题

10.【答案】C

【解析】根据患者恶寒发热、头痛、身痛、鼻塞流涕的症状，以及舌淡红、苔薄白的舌象，可以判断患者体表受邪，属于表证。同时，患者的脉象特点（脉浮）也支持了表证的诊断。

11.【答案】A

【解析】患者淋雨后出现头痛鼻塞、咽喉干痛等症状，微恶风寒，这些属于表证的表现。表证通常是由外邪入侵引起的，表现为外感风寒或外感风热等。今晨就诊时，患者身体热，微恶风寒，头痛，略有汗出，咽喉干痛，舌边尖稍红，苔薄白，脉浮数。这些舌脉象特点也符合表证的特征，表明外邪尚在体表。综合来看，根据患者的症状和舌脉象特点，以及八纲辨证分析，此为表证。

第二节　寒热辨证

一、A_1 型题

1.【答案】D

【解析】热证临床表现为发热，恶热喜冷，口渴欲饮，面赤，烦躁不宁，痰、涕黄稠，小便短黄，大便干结，舌红，苔黄燥少津，脉数等。

2.【答案】E

【解析】寒证与热证的鉴别，应对疾病的全部表现进行综合观察，尤其是恶寒发热、对寒热的喜恶、口渴与否、面色的赤白、四肢的温凉、二便、舌象、脉象等，是辨别寒证与热证的重要依据。

3.【答案】E

【解析】寒证临床表现为恶寒，畏寒，冷痛，喜暖，口淡不渴，肢冷蜷卧，痰、涎、涕清稀，小便清长，大便稀溏，面色白，舌淡，苔白而润，脉紧或迟等。

二、A_2 型题

4.【答案】C

【解析】热证的临床表现：常见发热，恶热喜冷，口渴欲饮，面赤，烦躁不宁，痰、涕黄稠，小便短黄，大便干结，舌红，苔黄燥少津，脉数等。

第三节　虚实辨证

A_1 型题

1.【答案】C

【解析】腹胀满不减属于实证的表现。

2.【答案】D

【解析】虚证疼痛喜按。

3.【答案】C

【解析】临床一般以久病、势缓者多虚证，耗损过多者多虚证，体质虚弱者多虚证。苔厚腻为实证的表现。

4.【答案】D

【解析】虚证指人体阴阳、气血、津液、精髓等正气亏虚，而邪气不著，表现为不足、松弛、衰退特征的各种证候。

5.【答案】C

【解析】虚证疼痛喜按，实证疼痛拒按。

6.【答案】B

【解析】实证指人体感受外邪，或疾病过程中阴阳气血失调，体内病理产物蓄积，以邪气盛、正气不虚为基本病理，表现为有余、亢盛、停聚特征的各种证候。

第四节　阴阳辨证

A_1 型题

1.【答案】B

【解析】阴证：凡见抑制、沉静、衰退、晦暗等表现的里证、寒证、虚证，以及症状表现于内的、向下的、不易发现的，或病邪性质为阴邪致病、病情变化较慢等，均属阴证范畴。狂躁不安属于阳证。

2.【答案】B

【解析】阳证：凡见兴奋、躁动、亢进、明亮等表现的表证、热证、实证，以及症状表现于外的、向上的、容易发现的，或病邪性质为阳邪致病、病情变化较快等，均属阳证范畴。

3.【答案】D

【解析】阴证脉沉、细、迟、无力。阳证脉浮、洪、数、大、滑、有力。

4.【答案】D

【解析】凡符合“阳”的一般属性的证候称为阳证，如表证、热证、实证。

5.【答案】C

【解析】阳虚证临床表现为畏冷，肢凉，口淡不渴，或喜热饮，或自汗，小便清长或尿少不利，大便稀薄，面色白，舌淡胖，苔白滑，脉沉迟（或为细数）无力。可兼有神疲、乏力、气短等气虚的表现。阴虚证临床表现为形体消瘦，口燥咽干，两颧潮红，五心烦热，潮热，盗汗，小便短黄，大便干结，舌红少津或少苔，脉细数等。

第四单元 脏腑辨证

第一节 肝与胆病辨证

A_1 型题

1.【答案】E

【解析】肝火炽盛证其表现是头晕胀痛，痛如刀劈，面红目赤，口苦口干，急躁易怒，耳鸣如潮，甚或突发耳聋，失眠，噩梦纷纭，或胁肋灼痛，吐血、衄血，小便短黄，大便秘结，舌红苔黄，脉弦数，耳鸣如蝉是错误的。

2.【答案】D

【解析】肝胆湿热证临床表现是身目发黄，胁肋胀痛，或胁下有痞块，纳呆，厌油腻，泛恶欲呕，腹胀，大便不调，小便短赤，发热或寒热往来，口苦口干，舌红，苔黄腻，脉弦数。或为阴部潮湿、瘙痒、湿疹，阴器肿痛，带下黄稠臭秽等。

3.【答案】B

【解析】肝阴虚证是指阴液亏损，肝失濡润，阴不制阳，虚热内扰，以头晕、目涩、胁痛、烦热等为主要表现的虚热证候。又名肝虚热证。

4.【答案】B

【解析】肝郁气滞证临床表现：情志抑郁，善太息，胸胁、少腹胀满疼痛，走窜不定。或咽部异物感，或颈部瘿瘤、瘰疬，或胁下肿块。妇女可见乳房作胀疼痛，月经不调，痛经。舌苔薄白，脉弦。病情轻重与情绪变化关系密切。

5.【答案】E

【解析】肝阳化风证临床表现：眩晕欲仆，步履不稳，头胀头痛，急躁易怒，耳鸣，项强，头摇，肢体震颤，手足麻木，语言謇涩，面赤，舌红，或有苔腻，脉弦细有力。甚至突然昏仆，口眼㖞斜，半身不遂，舌强语謇。

6.【答案】D

【解析】肝阳上亢证临床表现：眩晕耳鸣，头目胀痛，面红目赤，急躁易怒，失眠多梦，头重脚轻，腰膝酸软，舌红少津，脉弦有力或弦细数。

7.【答案】D

【解析】肝火炽盛证临床表现：头晕胀痛，痛如刀劈，面红目赤，口苦口干，急躁易怒，耳鸣如潮，甚或突发耳聋，失眠，噩梦纷纭，或胁肋灼痛，咯血、衄血，小便短黄，大便秘结，舌红苔黄，脉弦数。肝火犯肺证临床表现：胸胁灼痛，急躁易怒，头胀头晕，面红目赤，口苦口干，咳嗽阵作，痰黄稠黏，甚则咯血，舌红，苔薄黄，脉弦数。

8.【答案】C

【解析】阴虚动风证临床表现：手足震颤、蠕动，或肢体抽搐，眩晕耳鸣，口燥咽干，形体消瘦，五心烦热，潮热颧红，舌红少津，脉弦细数。

9.【答案】E

【解析】肝火炽盛和肝阳上亢两证的共同表现：头晕胀痛，面红目赤，口苦口干，急躁易怒，耳鸣，失眠。但前者属火热过盛的实证，以目赤头痛、胁肋灼痛、口苦口渴、便秘尿黄等火热症为主，阴虚证候不突出，病程较短，病势较急。后者属上实下虚，虚实夹杂，系肝肾阴虚阳亢所致，以眩晕、头目胀痛、头重脚轻等上亢症状为主，且见腰膝酸软、耳鸣等下虚症状，阴虚证候明显，病程较长。

10.【答案】D

【解析】胆郁痰扰证临床表现：胆怯易惊，惊悸不宁，失眠多梦，烦躁不安，胸胁胀闷，善太息，头晕目眩，口苦呕恶，舌淡红或红，苔白腻或黄滑，脉弦缓或弦数。

11.【答案】B

【解析】寒滞肝脉证临床表现：少腹冷痛，阴部坠胀作痛，或阴器收缩引痛，或巅顶冷痛，得温则减，遇寒痛增，恶寒肢冷，舌淡，苔白润，脉沉紧或弦紧。

12.【答案】A

【解析】肝血虚证临床表现：头晕眼花，视力减退或夜盲，或肢体麻木，关节拘急，手足震颤，肌肉瞤动，或为妇女月经量少、色淡，甚则闭经，爪甲不荣，面白无华，舌淡，脉细。

13.【答案】E

【解析】肝郁气滞证多见情志抑郁、胸胁或少腹胀痛等，不会出现眩晕。

14.【答案】B

【解析】肝胆湿热证指湿热内蕴，肝胆疏泄失常，以身目发黄、胁肋胀痛等及湿热症状为主要表现的证候。以阴痒、带下黄臭等为主要表现者，称肝经湿热下注。

15.【答案】B

【解析】肝郁气滞证又名肝气郁结证，简称肝郁证。临床表现为情志抑郁，善太息，胸胁、少腹胀满疼痛，走窜不定。或咽部异物感，或颈部瘿瘤、瘰疬，或胁下肿块。妇女可见乳房作胀疼痛，月经不调，痛经。舌苔薄白，脉弦。病情轻重与情绪变化关系密切。

第二节　心与小肠病辨证

一、A_1 型题

1.【答案】D

【解析】心气虚证临床表现：心悸，胸闷，气短，精神疲倦，或有自汗，活动后诸症加重，面色淡白，舌质淡，脉虚。本证以心悸、神疲与气虚症状共见为辨证的主要依据。

2.【答案】D

【解析】心血虚证临床表现：心悸怔忡，心胸憋闷或痛，气短，自汗，畏冷肢凉，神疲乏力，面色㿠白，或面唇青紫，舌质淡胖或紫暗，苔白滑，脉弱或结或代。心悸怔忡、心胸憋闷与阳虚症状共见为辨证的主要依据。心中烦躁见于心阴虚证。

3.【答案】E

【解析】瘀阻脑络证临床表现：头晕、头痛经久不愈，痛如锥刺、痛处固定，或健忘，失眠，心悸，或头部外伤后昏不知人，面色晦暗，舌质紫暗或有斑点，脉细涩。

4.【答案】B

【解析】痰蒙心神证临床表现：神情痴呆，意识模糊，甚则昏不知人，或神情抑郁，表情淡漠，喃喃独语，举止失常。或突然昏仆，不省人事，口吐涎沫，喉有痰声。并见面色晦暗，胸闷，呕恶，舌苔白腻，脉滑等症。惊悸失眠是痰火扰神证的表现。

5.【答案】C

【解析】心热下移小肠，致小肠里热炽盛，为小肠实热证，表现以小便赤涩灼痛与心火炽盛为主。

二、A_2 型题

6.【答案】C

【解析】肠热腑实证以发热（高热或日晡潮热）、大便秘结、腹满硬痛为辨证依据。

7.【答案】A

【解析】心气虚证是中医中的一种病证类型，主要表现为心脏功能不足，导致心脏不能提供足够的气血供应。常见症状包括心悸、胸闷、气短等心脏相关症状，同时伴有面色淡白、神疲乏力等全身虚弱的表现。舌淡苔白、脉弱也是心气虚证的特点。

第三节　脾与胃病辨证

A_1 型题

1.【答案】D

【解析】胃阴虚证临床表现：胃脘嘈杂，饥不欲食，或痞胀不舒，隐隐灼痛，干呕，呃逆，口燥咽干，大便秘结，小便短少，舌红少苔乏津，脉细数。

2.【答案】E

【解析】胃阳虚证临床表现：胃脘冷痛，绵绵不已，时发时止，喜温喜按，食后缓解，泛吐清水或夹有不消化食物，食少脘痞，口淡不渴，倦怠乏力，畏寒肢冷，舌淡胖嫩，脉沉迟无力。

3.【答案】D

【解析】脾阳虚证以食少、腹胀腹痛、便溏与虚寒症状共见为辨证依据。

4.【答案】A

【解析】寒湿困脾证以纳呆、腹胀、便溏、身重、苔白腻等为辨证依据。

5.【答案】A

【解析】脾气虚证、脾虚气陷证、脾不统血证均有食少乏力的表现。

6.【答案】C

【解析】脾虚气陷证临床表现：脘腹重坠作胀，食后益甚，或便意频数，肛门重坠，或久泻不止，甚或脱肛，或小便浑浊如米泔，或内脏、子宫下垂，气短懒言，神疲乏力，头晕目眩，面白无华，食少，便溏，舌淡苔白，脉缓或弱。四肢不温是脾阳虚证的表现。

7.【答案】C

【解析】湿热蕴脾证临床表现：脘腹胀闷，纳呆，恶心欲呕，口中黏腻，渴不多饮，便溏不爽，小便短黄，肢体困重，或身热不扬，汗出热不解，或见面目发黄鲜明，或皮肤发痒，舌质红，苔黄腻，脉濡数或滑数。舌苔白滑为寒湿困脾证的表现。

第四节 肺与大肠病辨证

A_1型题

1.【答案】A

【解析】燥邪犯肺证为外感燥邪，肺失宣降；肺阴虚证为肺阴亏虚，虚热内扰。两者以有无外感症状鉴别。

2.【答案】A

【解析】痰热壅肺证以发热、咳喘、痰多黄稠等为辨证依据。

3.【答案】D

【解析】寒痰阻肺证以咳喘，痰多量多易咳等为辨证依据。

4.【答案】C

【解析】肺热炽盛证临床表现：发热，口渴，咳嗽，气粗而喘，甚则鼻煽，鼻息灼热，胸痛，或有咽喉红肿疼痛，小便短黄，大便秘结，舌红苔黄，脉洪数。痰热壅肺证临床表现：咳嗽，咯痰黄稠而量多，胸闷，气喘息粗，甚则鼻煽，喉中痰鸣，或咳吐脓血腥臭痰，胸痛，发热口渴，烦躁不安，小便短黄，大便秘结，舌红苔黄腻，脉滑数。本证以发热、咳喘、痰多黄稠等为辨证的主要依据。

5.【答案】E

【解析】寒痰阻肺证临床表现：咳嗽，痰多、色白、质稠或清稀、易咯，胸闷，气喘，或喉间有哮鸣声，恶寒，肢冷，舌质淡，苔白腻或白滑，脉弦或滑。根据题干要求，只有E项不是寒痰阻肺证的表现，对于寒痰阻肺证而言，其痰是易咳的。

6.【答案】E

【解析】风寒犯肺证临床表现：咳嗽，咳少量稀白痰，气喘，微有恶寒发热，鼻塞，流清涕，喉痒，或见身痛无汗，舌苔薄白，脉浮紧。寒痰阻肺证临床表现：咳嗽，痰多、色白、质稠或清稀、易咯，胸闷，气喘，或喉间有哮鸣声，恶寒，肢冷，舌质淡，苔白腻或白滑，脉弦或滑。其二者最主要的区别是脉象的不同。

7.【答案】E

【解析】风热犯肺证临床表现：咳嗽，痰少而黄，气喘，鼻塞，流浊涕，咽喉肿痛，发热，微恶风寒，口微渴，舌尖红，苔薄黄，脉浮数。

第五节 肾与膀胱病辨证

A_1型题

1.【答案】D

【解析】肾阴虚证临床表现：腰膝酸软而痛，头晕，耳鸣，齿松，发脱，男子阳强易举、遗精、早泄，女子经少或经闭、崩漏，失眠，健忘，口咽干燥，形体消瘦，五心烦热，潮热盗汗，骨蒸发热，午后颧红，小便短黄，舌红少津、少苔或无苔，脉细数。小便清长是肾阳虚证的表现。

2.【答案】A

【解析】肾阳虚、肾阴虚、肾精不足、肾气不固证的共同表现是腰膝酸软。

3.【答案】C

【解析】膀胱湿热证临床表现：小便频数，排尿灼热涩痛，小便短赤，尿血或有砂石，小腹胀痛，腰痛，发热口渴，舌红苔黄腻，脉濡数。尿后余沥是肾气不固的临床表现。

4.【答案】A

【解析】肾虚水泛证以水肿下肢为甚，尿少、畏寒肢冷等为辨证依据。

5.【答案】B

【解析】肾气不固证临床表现：腰膝酸软，神疲乏力，耳鸣失聪；小便频数而清，或尿后余沥不尽，或遗尿，或夜尿频多，或小便失禁；男子滑精、早泄；女子月经淋漓不尽，或带下清稀量多，或胎动易滑。舌淡，苔白，脉弱。小便短赤多见于膀胱湿热。

6.【答案】C

【解析】肾阳虚证临床表现参考第4题解析。经闭的病因多为气血虚弱、肾气亏虚、阴虚血燥、气滞血瘀、痰湿阻滞所致。并不是肾阳虚所致。

第五单元　经络腧穴、刺灸法总论

第一节　经络腧穴总论

一、A_1 型题

1.【答案】A

【解析】十二经脉在四肢肘、膝关节以下的经穴具有尤为突出的远治作用。合谷穴不仅治疗手部的局部病证，还能治疗本经循行所过的颈部和头面部病证。

2.【答案】D

【解析】近治作用是指腧穴均具有治疗其所在部位局部及邻近组织、器官病证的作用。这是一切腧穴主治作用所具有的共同的和最基本的特点，是“腧穴所在，主治所在”规律的体现。如眼区周围的睛明、承泣、攒竹、瞳子髎等均能治疗眼疾；胃脘部周围的中脘、建里、梁门等均能治疗胃痛；膝关节周围的鹤顶、膝眼等均能治疗膝关节疼痛；阿是穴可治疗所在部位的病痛等。

3.【答案】E

【解析】十二经脉在四肢部的分布规律是：上肢分布的是手三阴经、手三阳经，下肢分布的是足三阴经、足三阳经。阴经行于内侧面，阳经行于外侧面。相表里的阴经与阳经在手足末端交接，如手太阴肺经在示指端与手阳明大肠经相交接。

4.【答案】D

【解析】在中医理论中，经脉是人体内运行气血的通道，包括阴经和阳经。阴经主要分布于四肢内侧和躯干内部，而阳经主要分布于四肢外侧、头面和躯干外部。

5.【答案】A

【解析】手足三阴经在四肢肘膝关节以上的分布规律是太阴在前，厥阴在中，少阴在后。上肢内侧为手太阴肺经在前，手厥阴心包经在中，手少阴心经在后；上肢外侧为手阳明大肠经在前，手少阳三焦经在中，手太阳小肠经在后。

6.【答案】A

【解析】足三阴经在内踝上8寸以下的分布规律是厥阴在前、太阴在中、少阴在后。下肢内侧，内踝尖上8寸以下为足厥阴肝经在前，足太阴脾经在中，足少阴肾经在后。内踝尖上8寸以上则足太阴脾经在前，足厥阴肝经在中，足少阴肾经在后。

7.【答案】D

【解析】十二经脉分别是：手太阴肺经、手厥阴心包经、手少阴心经、手阳明大肠经、手少阳三焦经、手太阳小肠经、足阳明胃经、足少阳胆经、足太阳膀胱经、足太阴脾经、足厥阴肝经、足少阴肾经。十二经脉的命名主要结合了手足、阴阳、脏腑。

8.【答案】B

【解析】十二经脉的属络表里关系：手太阴肺经与手阳明大肠经相表里，足阳明胃经与足太阴脾经相表里，手少阴心经与手太阳小肠经相表里。足太阳膀胱经与足少阴肾经相表里，手厥阴心包经与手少阳三焦经相表里，足少阳胆经与足厥阴肝经相表里。

9.【答案】E

【解析】内踝上8寸处厥阴与太阴相交。

10.【答案】E

【解析】循行于下肢外侧中线的经脉是足少阳胆经。

11.【答案】A

【解析】循行于下肢外侧后缘的经脉是足少阴肾经。

12.【答案】A

【解析】十二经脉在四肢部的分布规律是：上肢分布的是手三阴经、手三阳经，下肢分布的是足三阴经、足三阳经。阴经行于内侧面，阳经行于外侧面。上肢内侧为手太阴肺经在前，手厥阴心包经在中，手少阴心经在后；上肢外侧为手阳明大肠经在前，手少阳三焦经在中，手太阳小肠经在后。下肢内侧，内踝尖上8寸以下为足厥阴肝经在前，足太阴脾经在中，足少阴肾经在后；内踝尖上8寸以上则足太阴脾经在前，足厥阴肝经在中，足少阴肾经在后。下肢外侧为足阳明胃经在前，足少阳胆经在中，足太阳膀胱经在后。

13.【答案】B

【解析】除了近治作用和远治作用外，腧穴的主治特点还包括特殊作用。特殊作用是指腧穴对特定疾病或症状具有独特的疗效，能够起到特殊的治疗作用。

14.【答案】E

【解析】腧穴的主治特点：①近治作用是指腧穴均具有治疗其所在部位局部及邻近组织、器官病证的作用。②远治作用是指腧穴具有治疗其远隔部位的脏腑、组织器官病证的作用。腧穴不仅能治疗局部病证，而且还有远治作用。③特殊作用是指某些腧穴具有双向的良性调整作用和相对的特异治疗作用。

15.【答案】A

【解析】经络学说的临床应用在于指导辨证归经、指导针灸治疗。

16.【答案】B

【解析】近治作用是指腧穴均具有治疗其所在部位局部及邻近组织、器官病证的作用。这是一切腧穴主治作用所具有的共同的和最基本的特点，是“腧穴所在，主治所在”规律的体现。如眼区周围的睛明、承泣、攒竹、瞳子髎等经穴均能治疗眼疾，胃脘部周围的中脘、建里、梁门等经穴均能治疗胃痛，膝关节周围的鹤顶、膝眼等奇穴均能治疗膝关节疼痛，阿是穴均可治疗所在部位局部的病痛等。

17.【答案】A

【解析】远治作用是指腧穴具有治疗其远隔部位的脏腑、组织器官病证的作用。腧穴不仅能治疗局部病证，而且还有远治作用。十四经穴，尤其是十二经脉中位于四肢肘膝关节以下的经穴，远治作用尤为突出，如合谷穴不仅能治疗手部的局部病证，还能治疗本经所过处的颈部和头面部病证，这是“经脉所过，主治所及”规律的反映。

18.【答案】C

【解析】特殊作用是指某些腧穴具有双向良性调整作用和相对的特异治疗作用。所谓双向良性调整作用，是指同一腧穴对机体不同的病理状态，可以起到两种相反而有效的治疗作用。如腹泻时针天枢穴可止泻，便秘时针天枢穴可以通便；内关可治心动过缓，又可治心动过速。所谓相对的特异治疗作用，指某些腧穴的治疗作用具有相对特异性。如大椎穴退热，至阴穴矫正胎位，阑尾治疗阑尾炎等。

19.【答案】C

【解析】肩峰缘至后正中线的骨度分寸是8寸，度量法为横寸。

20.【答案】D

【解析】眉间（印堂）至后发际正中第7颈椎棘突下（大椎）的骨度分寸是18寸，度量法为直寸。

21.【答案】A

【解析】两乳头之间的骨度分寸是8寸，度量法为横寸。

22.【答案】D

【解析】腘横纹至外踝尖的骨度分寸为16寸。

23.【答案】E

【解析】腋窝顶点至第11肋游离端的骨度分寸为12寸。

24.【答案】E

【解析】股骨大转子至腘横纹的骨度分寸为19寸。

25.【答案】C

【解析】所谓双向良性调整作用，是指同一腧穴对机体不同的病理状态，可以起到两种相反而有效的治疗作用。如腹泻时针天枢穴可止泻，便秘时针天枢穴可以通便；内关可治心动过缓，又可治疗心动过速。

26.【答案】B

【解析】腧穴具有远治作用，这意味着通过刺激某个腧穴，可以产生治疗作用不仅局限于该腧穴所在的局部区域，还可以影响远隔的脏腑组织器官，从而起到治疗远隔疾病的效果。

27.【答案】E

【解析】手太阳小肠经分布于上肢内侧后缘。

28.【答案】D

【解析】寒热往来，指患者恶寒战栗与高热交替发作。寒热往来有定时指每天发作1次，或2~3天发作1次的症状，兼见头痛剧烈、口渴、多汗等症，多见于疟疾。寒热往来无定时指1天多次发作而无时间规律的症状，多见于少阳病。

29.【答案】B

【解析】根据骨度分寸法，前额两发角（头维）之间为8寸。

二、A_2型题

30.【答案】A

【解析】相对的特异治疗作用，指某些腧穴的治疗作用具有相对特异性。如大椎穴退热，至阴穴矫正胎位，阑尾穴治疗阑尾炎等。患者上述表现属于阑尾炎，其中奇穴阑尾较之其他选项治疗阑尾炎更加有效。

第二节　刺法灸法总论

一、A_1型题

1.【答案】C

【解析】对身体瘦弱，气虚血亏的患者，进行针刺时手法不宜过强，并应尽量选用卧位。

2.【答案】D

【解析】常用灸法种类见表3-7-1。

3.【答案】E

【解析】艾条灸可分为悬起灸与实按灸。悬起灸是指将艾条悬空燃烧，利用艾烟热气的升腾，使其温热作用达到穴位，从而起到疗效。这种灸法适用于敏感皮肤、热感明显或无法直接接触皮肤的部位。实按灸是指将艾条直接接触皮肤灸热，直接传导热量给穴位和局部组织，起到疗效。这种灸法适用于一般部位和不敏感的皮肤。

4.【答案】D

【解析】在直接灸的基础上，

根据灸疗后是否留下瘢痕可分为瘢痕灸和无瘢痕灸。

5.【答案】A

【解析】常用灸法中，除了艾灸，还有灯火灸和天灸。灯火灸是一种使用燃烧的灯火进行灸疗的方法。在灯火下，通过灸热作用来刺激穴位，起到治疗效果。天灸是指利用燃烧的天然草药进行灸疗的方法。通过草药燃烧产生的热气和烟雾，刺激穴位和经络，起到治疗作用。

6.【答案】E

【解析】三阴交、合谷、昆仑、至阴等一些通经活血的腧穴，在怀孕期应予禁刺。

二、A_2 型题

7.【答案】C

【解析】漏肩风刺络拔罐法：用皮肤针在肩部压痛点叩刺，使少量出血，加拔罐。

表 3-7-1　常用灸法种类

艾灸	其他灸法
艾炷灸	直接灸：瘢痕灸、无瘢痕灸 间接灸：隔姜灸、隔蒜灸、隔盐灸、隔附子饼灸
艾条灸	悬起灸：温和灸、雀啄灸、回旋灸 实按灸
温针灸	
温灸器灸	
灯火灸	
天灸	蒜泥灸、细辛灸、白芥子灸

第六单元　常见病、多发病

第一节　感　冒

一、A_1 型题

1.【答案】C

【解析】感冒是感受触冒风邪，邪犯卫表而导致的常见外感疾病。

2.【答案】C

【解析】暑湿感冒的治法是清暑祛湿解表；风寒感冒的治法是：辛温解表，宣肺散寒；风热感冒的治法是：辛凉解表，宣肺清热。

3.【答案】D

【解析】在颈椎、胸椎附近选择大椎、大杼、肺俞拔罐，拔罐后留罐 10～15 分钟起罐，或用闪罐法。适用于风寒感冒。

4.【答案】E

【解析】刮痧法治疗风热感冒：沿颈椎、胸椎两侧（即风池、大椎、风门、肺俞部位）及肩胛部、中府及前胸、足三里各 1~2 分钟。

5.【答案】C

【解析】用于病毒性感冒，咽喉肿痛的中成药是清开灵口服液。

6.【答案】D

【解析】时行感冒与感冒风热证的区别点，关键在于有无流行性。

7.【答案】E

【解析】感冒清热颗粒的功效主治为疏风散寒，解表清热。用于风寒感冒，头痛发热，恶寒身痛，鼻流清涕，咳嗽咽干。

二、A_2 型题

8.【答案】B

【解析】风热感冒主要症状：发热，恶风，头胀痛，鼻塞流浊涕，咽红肿痛，咳嗽。舌边尖红，苔白或微黄，脉浮数。治法：辛凉解表，宣肺清热。

9.【答案】D

【解析】风寒感冒主要症状：恶寒发热，无汗，头痛身痛，舌淡，苔薄白，脉浮紧。治法：辛温解表，宣肺散寒。

10.【答案】A

【解析】暑湿感冒主要症状：发热，汗出不解，鼻塞流浊涕，头昏胀痛，身重倦怠，心烦口渴，胸闷欲呕。苔黄腻，脉濡数。治法：清暑祛湿解表。

11.【答案】B

【解析】暑湿感冒的主要症状是：发热，汗出不解，鼻塞流浊涕，头晕胀痛，身重倦怠，心烦口渴，胸闷欲呕。苔黄腻，脉濡数。

治疗常用中成药是藿香正气片。

12.【答案】A

【解析】风热感冒的主要症状是：发热，恶风，头胀痛，鼻塞流浊涕，咽红肿痛，咳嗽。舌边尖红，苔白或微黄，脉浮数。治疗应首选银翘解毒片。

13.【答案】B

【解析】暑湿感冒是由于暑湿邪气侵袭体内导致的感冒症状，主要表现为发热、汗出不解、鼻塞流浊涕、头晕胀痛、身重倦怠等。苔黄腻、脉濡数的舌脉象是暑湿邪气的特征。因此，最可能的诊断是暑湿感冒。

第二节 咳 嗽

一、A_1 型题

1.【答案】B

【解析】治疗风寒咳嗽宜选通宣理肺片，风热咳嗽宜选急支糖浆，痰湿咳嗽宜选橘红痰咳液，痰热咳嗽宜选十味龙胆花颗粒，阴虚咳嗽宜选养阴清肺颗粒。

2.【答案】C

【解析】风寒咳嗽的辨证要点是痰稀薄色白，风热咳嗽的辨证要点是痰黏稠色白或黄，痰湿咳嗽的辨证要点是痰多色白，痰热咳嗽的辨证要点是痰黄黏稠，阴虚咳嗽的辨证要点是痰少黏白，或痰中带血丝。

3.【答案】C

【解析】风热咳嗽的主要症状是：咳嗽痰黏稠色白或黄，常伴咽痛、涕黄、发热。苔薄白或薄黄，脉浮数。

4.【答案】E

【解析】风寒咳嗽的治则是：疏风散寒，宣肺止咳。风热咳嗽的治则是：疏风清热，肃肺化痰。痰湿咳嗽的治则是：燥湿化痰，理气止咳。痰热咳嗽的治则是：清热肃肺，豁痰止咳。阴虚咳嗽的治则是：滋阴润肺，化痰止咳。

5.【答案】B

【解析】推拿法治疗咳嗽：按揉肺俞、风门、大椎、合谷各2分钟以酸胀为度，擦两侧膀胱经皮部2~3分钟以微痛为度。

6.【答案】A

【解析】刮痧法治疗咳嗽的刮痧部位：颈部（大椎）、背部（风门、肺俞）、胸部（膻中、中府）各1~2分钟。

7.【答案】C

【解析】通宣理肺丸为解表剂，具有解表散寒 、宣肺止咳之功效。主治感冒咳嗽、发热恶寒、鼻塞流涕、头痛无汗、肢体酸痛。

二、A_2 型题

8.【答案】C

【解析】证候：咳嗽不爽，痰黄黏稠、不易咯出，口渴咽痛，鼻流浊涕，伴有发热恶风，头痛，微汗出，舌质红，苔薄黄，脉浮数或指纹浮紫。治法为疏风解热，宣肺止咳。主方为桑菊饮加减。

9.【答案】B

【解析】内伤咳嗽痰热证：咳嗽痰多，色黄黏稠，难以咯出，喉间痰鸣，发热，烦躁不安，小便黄少，大便秘结，舌质红，苔黄腻，脉滑数。治法为清热化痰，宣肺止咳。

10.【答案】B

【解析】风热咳嗽主要症状：咳嗽痰黏稠色白或黄，常伴有咽痛，涕黄，发热。苔薄白或薄黄，脉浮数。常用中成药：急支糖浆、连花清瘟颗粒。

11.【答案】D

【解析】痰热咳嗽主要症状：咳嗽气粗，痰黄黏稠，胸闷口干，大便秘结。苔黄腻，脉滑数。常用中成药：橘红丸、金荞麦片。

三、A_3/A_4 型题

12.【答案】A

【解析】干咳，咳声短促，痰少黏白，或痰中带血，或声音逐渐嘶哑，口干咽燥，午后潮热，颧红，盗汗，消瘦，舌质红少苔，脉细数为阴虚咳嗽的主症。

13.【答案】D

【解析】阴虚咳嗽的主要治法是滋阴润肺，化痰止咳

14.【答案】D

【解析】阴虚咳嗽的常用中成药是养阴清肺丸、强力枇杷露。

第三节 心 悸

一、A_1 型题

1.【答案】A

【解析】心悸的辨证首先应辨虚实，虚证者要辨别脏腑气、血、阴、阳中何者偏虚，实证者须分清痰、饮、瘀、火中何邪为主。虚实夹杂者还要分清孰虚孰实。

2.【答案】C

【解析】心悸面浮，尿少肢肿者为水饮；心悸心痛，唇暗舌紫者为瘀血；心悸烦躁，口苦便秘者为痰火。

3.【答案】A

【解析】心悸之心虚胆怯证的证候：心悸不宁，善惊易恐，坐

卧不安，不寐多梦而易惊醒，恶闻声响，食少纳呆，苔薄白，脉细略数或细弦。

4.【答案】E

【解析】治疗心悸之阴虚火旺证，若阴虚而火热不明显者，可单用天王补心丹。

5.【答案】E

【解析】心悸瘀阻心脉证的证机概要为血瘀气滞，心脉瘀阻，心阳被遏，心失所养；治法为活血化瘀，理气通络。

二、A_2 型题

6.【答案】C

【解析】心悸之瘀阻心脉证的证候为：心悸不安，胸闷不舒，心痛时作，痛如针刺，唇甲青紫，舌质紫暗或有瘀斑，脉涩或结或代。

7.【答案】A

【解析】心悸之心虚胆怯证的证机概要为气血亏损，心虚胆怯，心神失养。根据病情分析，该患者的治疗应首选安神定志丸。安神定志丸是一种中药复方制剂，具有安神定志、益气养血的作用。

第四节　胸　　痹

一、A_1 型题

1.【答案】A

【解析】血瘀胸痹的主要症状是：胸痛部位固定不移，入夜尤甚，伴胸闷心悸、面色晦暗。舌紫暗，或有瘀斑，舌下络脉青紫，脉沉涩结代。

2.【答案】B

【解析】气滞胸痹的治法是：疏肝理气，活血通络。血瘀胸痹的治法是：活血化瘀，通脉止痛。痰浊胸痹的治法是：通阳泄浊，豁痰宣痹。

3.【答案】D

【解析】血瘀胸痹常用中成药：通心络胶囊、血府逐瘀丸/胶囊/口服液。

4.【答案】C

【解析】痰浊胸痹常用中成药：丹蒌片、苏合香丸。

5.【答案】A

【解析】按压法治疗胸痹：按压膻中、内关、足三里，每穴按压3~5分钟。

6.【答案】B

【解析】胸痹急性发作时可含服麝香保心丸，每次1~2粒。或速效救心丸，每次10~15粒。

二、A_2 型题

7.【答案】B

【解析】胸部刺痛固定不移、入夜尤甚、伴心悸不宁等症状，与心血瘀阻的特点相符。舌质紫暗和脉沉涩也是心血瘀阻的表现。

8.【答案】C

【解析】痰浊胸痹的主要症状是：心胸窒闷，气短喘促，多形体肥胖，肢体沉重，脘痞，痰多口黏，苔浊腻，脉滑。

9.【答案】B

【解析】胸闷如窒而痛、气短喘促、肢体沉重、体胖痰多等症状，与痰浊闭阻的特点相符。舌苔浊腻和脉滑也是痰浊闭阻的表现。

10.【答案】E

【解析】胸痹急性发作时处理为含服麝香保心丸，每次1~2粒，或速效救心丸，每次10~15粒。

第五节　不　　寐

一、A_1 型题

1.【答案】A

【解析】不寐常由肝火扰心、心脾两虚、心肾不交、心胆气虚引起。

2.【答案】B

【解析】治疗不寐之心肾不交证宜选的中成药是天王补心丸或乌灵胶囊。

3.【答案】A

【解析】按摩法治疗不寐：嘱患者睡前可用一手掌放在后脑枕部，另一手用手指揉按双眉中间印堂穴，帮助入睡。

4.【答案】B

【解析】心肾不交临床表现：心烦失眠，惊悸健忘，头晕，耳鸣，腰膝酸软，梦遗，口咽干燥，五心烦热，潮热盗汗，便结尿黄，舌红少苔，脉细数。选项B为心脾气血虚证的表现。

5.【答案】B

【解析】肝火扰心型不寐者，宜首选龙胆泻肝丸。

6.【答案】E

【解析】不寐之心胆气虚证的治法是：益气镇惊，安神定志。

二、A_2 型题

7.【答案】B

【解析】不寐之肝郁化火证的主要症状是：不寐多梦，甚则彻夜不眠，急躁易怒，伴头晕头胀，目赤耳鸣，便秘溲赤，舌红苔黄，脉弦数。

8.【答案】B

【解析】不寐之心脾两虚证的

主要症状是：多梦易醒，心悸健忘，头晕目眩，神疲体倦，纳食不馨，面色少华，舌淡红，苔薄白，脉细。

9.【答案】C

【解析】不寐之心肾不交证的主要症状是：心烦不寐，头晕目眩，耳鸣，腰酸梦遗，五心烦热，舌红，脉细数。

三、A_3/A_4 型题

10.【答案】D

【解析】不寐之心胆气虚证的治法是：益气镇惊，安神定志。

11.【答案】A

【解析】不寐之心胆气虚证的常用中成药是：安神定志丸、复方枣仁胶囊。

12.【答案】E

【解析】药枕法治疗不寐：川芎 300g、当归 300g、丹皮 300g、白芷 150g、菊花 300g。用布缝制一枕袋，装入上药，睡眠时做枕头用。

第六节 中　风

一、A_1 型题

1.【答案】D

【解析】中风以猝然昏仆，不省人事，半身不遂，口眼㖞斜，言语不利为主症。

2.【答案】A

【解析】中风之阴虚瘀阻证的治法：滋养肝肾，化瘀通络。

3.【答案】E

【解析】治疗中风之阴虚瘀阻证常用中成药有：通塞脉片、杞菊地黄丸及血府逐瘀胶囊。

4.【答案】E

【解析】治疗中风后半身不遂常用手法有推、按、捻、搓、拿、擦等。以患侧颜面部、背部、肢体为重点，常用穴有上肢的风池、肩井、天宗、肩髃、曲池、手三里、合谷等；下肢的环跳、阳陵泉、委中、承山等。

5.【答案】E

【解析】中风的发病特点：具有突然昏仆，不省人事，半身不遂，偏身麻木，口舌㖞斜，言语謇涩等特定的临床表现。轻证仅见眩晕，偏身麻木，口眼㖞斜，半身不遂等；多急性起病，好发于40岁以上年龄；发病之前多有头晕、头痛、肢体一侧麻木等先兆症状，常有眩晕、头痛、心悸等病史，病发多有情志失调、饮食不当或劳累等诱因。

6.【答案】C

【解析】中风分为急性期、恢复期及后遗症期。

二、A_2 型题

7.【答案】B

【解析】阴虚瘀阻是中风的一种辨证类型，主要表现为阴虚导致的瘀阻症状，如半身不遂、肢体拘挛变形等。舌红脉细和舌淡红、脉沉细是阴虚的特征。

8.【答案】A

【解析】中风之风痰瘀阻证的证候为：口舌㖞斜，舌强语謇或失语，半身不遂，肢体麻木，苔滑腻，舌紫暗，脉弦滑。

三、A_3/A_4 型题

9.【答案】A

【解析】中风之气虚血瘀的主要症状有：肢体偏枯不用，肢软无力，面色萎黄。舌质淡紫或有瘀斑，苔薄白，脉细涩或细弱。

10.【答案】B

【解析】中风之气虚血瘀的治法是：益气养血，化瘀通络。

11.【答案】C

【解析】中风之气虚血瘀的常用中成药有：华佗再造丸、脑安胶囊。

第七节 头　痛

一、A_1 型题

1.【答案】E

【解析】肝阳头痛的治法：平肝潜阳息风。

2.【答案】B

【解析】治疗肝阳头痛宜选的中成药是：天麻钩藤颗粒。

3.【答案】A

【解析】推拿法治疗头痛：按揉百会、合谷、太阳、太冲、风池各 2~3 分钟，以酸胀感为度，并沿着疼痛部位所在经络逆经推按 3~5 遍。

4.【答案】B

【解析】刮痧法治疗头痛：先刮头部两侧胆经循行区域，从头前侧太阳附近向风池方向刮拭，然后刮拭头顶部督脉及膀胱经循行区域，从百会向前额方向刮拭，之后头顶部向后刮痧，从头顶部的百会向头后部至颈项方向刮拭，每个部位刮拭 10~20 次为宜。或者以梳刮法从前向后梳头，或以百会为中心，向四周散射刮头，每方向刮拭 10~20 次。重点刮拭百会、风池，可短距离直线刮法，也可点压按揉 3~5 分钟。

5.【答案】C

【解析】耳针法治疗头痛：取额、枕、神门、皮质下、枕小神经。采用耳穴压丸法，嘱每天自行按揉 3~4 次。

6.【答案】B

【解析】胀痛指疼痛兼有胀感的症状，是气滞作痛的特点。但头目胀痛，则多因肝火上炎或肝阳上亢所致。

7.【答案】A

【解析】阳明经与任脉行于头前，故前额连眉棱骨痛，病在阳明经。

8.【答案】B

【解析】风热头痛的治法：疏风清热和络。

9.【答案】C

【解析】痰浊头痛的证候为：头痛昏蒙，胸脘满闷，纳呆呕恶，舌淡，苔白腻，脉滑或弦滑。

二、A_2 型题

10.【答案】D

【解析】肝阳头痛的主要症状：头晕胀痛，两侧为重，心烦易怒，夜寐不宁，口苦面红，或兼胁痛。舌红苔黄，脉弦数。

11.【答案】C

【解析】痰浊头痛的证候为：头痛昏蒙，胸脘满闷，纳呆呕恶，舌淡，苔白腻，脉滑或弦滑。证机概要为：脾失健运，痰浊中阻，上蒙清窍。

三、A_3/A_4 型题

12.【答案】C

【解析】风寒头痛的主要症状：头痛连及项背，常有拘急收紧感，或伴恶风畏寒，遇风尤甚。舌淡红，苔薄，脉浮紧。

13.【答案】D

【解析】风寒头痛的治法：疏风散寒止痛。

14.【答案】A

【解析】治疗风寒头痛的常用中成药为川芎茶调丸。

第八节　眩　　晕

一、A_1 型题

1.【答案】E

【解析】眩晕肝阳上亢证主要症状：眩晕欲仆，耳鸣，头痛且胀，每因劳烦或恼怒头晕加剧，面红，急躁易怒。舌红苔薄，脉弦。

2.【答案】D

【解析】动则加剧，劳累则发属于气血亏虚。

3.【答案】B

【解析】填脐疗法治疗眩晕之气血亏虚证：黄芪、五味子各10g，研为细末，加清水适量调为稀糊状，外敷于肚脐孔处，敷料包扎，胶布固定，每天换药1次，连续3~5天。可健脾益气，适用于气血亏虚所致的眩晕。

4.【答案】C

【解析】敷涌泉法治疗眩晕：吴茱萸20g，肉桂2g，共研细末，米醋调匀，捏成饼状，于睡前贴敷于双足心涌泉穴，次晨取下，连续3~5次。或取吴茱萸适量，研为细末，用米醋或凡士林适量调为膏糊状外敷双足心涌泉穴，每天一换，连续10~15天。可引热下行，适用于眩晕耳鸣，烦躁多梦，颜面潮红。

二、A_2 型题

5.【答案】A

【解析】眩晕之肝阳上亢证的主要症状：眩晕欲仆，耳鸣，头痛且胀，每因烦劳或恼怒头晕加剧，面红，急躁易怒。舌红苔薄，脉弦。治疗常用中成药是：天麻钩藤颗粒、养血清脑颗粒。

6.【答案】E

【解析】眩晕之肝阳上亢的证候主症：眩晕，耳鸣，头目胀痛，口苦，失眠多梦，遇烦劳郁怒而加重，甚则仆倒，颜面潮红，急躁易怒，肢麻震颤，舌红苔黄，脉弦或数。治法：平肝潜阳，清火息风。代表方：天麻钩藤饮加减。

7.【答案】E

【解析】此患者为气血亏虚型眩晕。

三、A_3/A_4 型题

8.【答案】D

【解析】眩晕之气血亏虚证的主要症状是：眩晕绵绵，动则加剧，劳累则发，面色少华，神疲懒言。舌淡，边有齿印，脉细。

9.【答案】E

【解析】眩晕之气血亏虚证的治法是：补益气血，调养心脾。

10.【答案】B

【解析】眩晕之气血亏虚证的常用中成药是：归脾丸。

第九节　胁　　痛

一、A_1 型题

1.【答案】B

【解析】胁痛之瘀血阻络证主要症状：胁肋刺痛，痛有定处，痛处拒按，入夜痛甚，胁肋下或见有癥块，舌紫暗，脉沉涩。

2.【答案】E

【解析】治疗胁痛之瘀血阻络证首选中成药是血府逐瘀胶囊。

3.【答案】B

【解析】胁痛之肝络失养证的主要症状是：胁肋隐痛，悠悠不休，遇劳加重，口干咽燥，心中烦热，头晕目眩。舌红少苔，脉细弦数。

4.【答案】C

【解析】胁痛之肝络失养证的治法：养阴柔肝。

5.【答案】C

【解析】治疗胁痛之肝络失养证首选中成药是六味地黄丸。

6.【答案】B

【解析】刮痧法治疗胁痛的刮痧部位：胁部（期门）、前臂（支沟）、下肢外侧（阳陵泉、足三里）、足部（太冲）。每个部位1~2分钟。

7.【答案】B

【解析】胁痛之肝郁气滞证主要症状：胁肋胀痛，走窜不定，甚则引及胸背肩臂，疼痛每因情志变化而增减，胸闷腹胀，嗳气频作，得嗳气而胀痛稍舒，纳少口苦，舌苔薄白，脉弦。胁肋刺痛，入夜尤甚是瘀血阻络证的主要表现。

8.【答案】B

【解析】肝郁气滞胁痛的治法是疏肝理气。

9.【答案】C

【解析】胁痛瘀血阻络证的疼痛特点是刺痛，痛有定处。

二、A_2型题

10.【答案】B

【解析】胁痛之瘀血阻络的主要症状是：胁肋刺痛，痛有定处，痛处拒按，入夜尤甚，胁肋下或见有癥块。舌紫暗，脉沉涩。

11.【答案】B

【解析】胁痛，痛势隐隐，绵绵不休，头晕目眩，为肝郁日久化热伤阴，久病体虚，精血亏损，不能濡养肝络之表现。口干咽燥，心烦少寐，舌红少苔，脉弦细为阴虚内热之象。辨证属肝络失养证，治以养阴柔肝。

三、A_3/A_4型题

12.【答案】A

【解析】胁痛之肝郁气滞的主要症状：胁肋胀痛，走窜不定，疼痛每因情志变化而增减。苔薄白，脉弦。

13.【答案】B

【解析】胁痛之肝郁气滞的治法是：疏肝理气。

14.【答案】D

【解析】治疗胁痛之肝郁气滞的首选中成药是：逍遥丸。

第十节 胃痛

一、A_1型题

1.【答案】E

【解析】呕吐之肝气犯胃主要症状：呕吐吞酸，嗳气频作，胸胁胀满，烦闷不舒，每因情志不遂而呕吐吞酸加重。舌边红，苔薄腻，脉弦。

2.【答案】E

【解析】胃痛之肝犯胃证的治法：疏肝解郁，理气止痛。

3.【答案】A

【解析】治疗胃痛之肝气犯胃证的常用中成药是：胃苏颗粒、气滞胃痛颗粒。

4.【答案】A

【解析】推拿法治疗胃痛的方式如下。①按内关穴、外关穴：将中指和拇指分别放在患者的外关穴和内关穴上，2指对合用力按压0.5~1.0分钟。②点按足三里穴：将双手拇指放在足三里穴上，适当用力点按0.5~1.0分钟。③对急性胃痛可在背部的脾俞、胃俞周围寻找压痛点，每个压痛点用力按揉2~3分钟。

5.【答案】D

【解析】胃痛灸法：取中脘、足三里、内关，急性胃痛加梁丘。用艾条温和灸，每穴15分钟。

6.【答案】B

【解析】肝胃不和证临床表现：胃脘、胁肋胀满疼痛，走窜不定，嗳气，吞酸嘈杂，呃逆，不思饮食，情绪抑郁，善太息，或烦躁易怒，舌淡红，苔薄黄，脉弦。

二、A_2型题

7.【答案】D

【解析】胃痛之食滞胃脘的主要症状是：胃脘疼痛，胀满拒按，嗳腐吞酸，或呕吐不消化食物，其味腐臭，吐后痛减，不思饮食，大便不爽。苔厚腻，脉滑。治疗常用中成药宜选保和丸。

8.【答案】B

【解析】胃痛之食滞胃脘的治法是消食导滞，和胃止痛。

9.【答案】B

【解析】胃痛之肝气犯胃证的主要症状是：胃脘胀痛，攻撑作痛，脘痛连胁，胸闷嗳气，喜叹息，大便不畅，得嗳气、矢气则舒，遇烦恼则痛作或痛甚。苔薄白，脉弦。

10.【答案】B

【解析】肝气犯胃的症状：胃脘胀痛，痛连两胁，遇烦恼则痛作或痛甚，嗳气、矢气则痛舒，胸闷嗳气，喜长叹息，大便不畅，舌苔薄白，脉弦。治法：疏肝解郁，理气止痛。方药：柴胡疏肝散加减。

11.【答案】C

【解析】饮食停滞胃痛的表现为脘腹胀满，嗳腐吞酸，或吐不消化食物，吐后痛减。

12.【答案】A

【解析】嗳气频作，兼脘腹冷痛，得温症减者，多为寒邪犯胃，或为胃阳亏虚。

三、A_3/A_4型题

13.【答案】D

【解析】胃痛之寒邪客胃的主要症状是：胃痛暴作，恶寒喜暖，得温痛减，遇寒加剧，口淡不渴。苔薄白，脉弦紧；治法是：温胃散寒，行气止痛。

14.【答案】E

【解析】寒邪客胃常用中成药为良附丸或附子理中丸。

第十一节　呕　　吐

一、A_1 型题

1.【答案】D

【解析】一般以有物有声谓之呕，有物无声谓之吐，无物有声谓之干呕，临床呕与吐常同时发生，故合称为呕吐。

2.【答案】A

【解析】呕吐之肝气犯胃证的治法：疏肝理气，和胃降逆。

3.【答案】A

【解析】治疗呕吐之肝气犯胃证的常用中成药：加味左金丸。

4.【答案】C

【解析】呕吐之食滞胃脘证的治法：消食化滞，和胃降逆。

5.【答案】D

【解析】治疗呕吐之食滞胃脘证的常用中成药：保和丸。

6.【答案】A

【解析】针灸治疗呕叶：主穴：中脘、胃俞、内关、足三里。配穴：寒吐者加上脘、公孙；热吐者加商阳、内庭，并可用金津、玉液点刺出血；食滞加梁门、天枢；肝气犯胃加肝俞、太冲。操作：足三里平补平泻法，内关、中脘用泻法，配穴按虚补实泻法操作。呕吐发作时，可在内关穴行强刺激并持续运针1~3分钟。

7.【答案】C

【解析】呕吐之肝气犯胃证主要症状：呕吐吞酸，嗳气频繁，胸胁胀痛，舌红，苔薄，脉弦。

二、A_2 型题

8.【答案】E

【解析】呕吐之食滞胃脘证的主要症状是：呕吐酸腐，脘腹胀满，嗳气厌食，得食愈甚，吐后反快，大便或溏或结，气味臭秽。苔厚腻，脉滑实。

9.【答案】C

【解析】呕吐之肝气犯胃证的主要症状是：呕吐吞酸，嗳气频作，胸胁胀满，烦闷不舒，每因情志不遂而呕吐吞酸加重。舌边红，苔薄腻，脉弦。

10.【答案】B

【解析】食滞胃脘型呕吐是中医中常见的一种病症，多与饮食不当、过食油腻或不易消化的食物有关。其特点是脘腹胀满、呕吐酸腐、嗳气厌食、吐后反畅、大便秽臭或溏泻、舌苔厚腻、脉滑数。

三、A_3/A_4 型题

11.【答案】A

【解析】呕吐之外邪犯胃证的主要症状：突然呕吐，起病较急，常伴有发热恶寒，头身疼痛，胸脘满闷，不思饮食。舌苔白，脉濡缓。

12.【答案】B

【解析】呕吐之外邪犯胃证的治法是：疏邪解表，化浊和中。

13.【答案】C

【解析】治疗呕吐之外邪犯胃证的常用中成药是：藿香正气丸（软胶囊或水）。

第十二节　泄　　泻

一、A_1 型题

1.【答案】A

【解析】泄泻之食滞肠胃的治法：消食导滞，和中止泻。

2.【答案】D

【解析】治疗泄泻之食滞肠胃的中成药：保和丸。

3.【答案】B

【解析】泄泻之寒湿内盛的治法：芳香化湿，解表散寒。

4.【答案】D

【解析】泄泻之脾肾阳虚的治法：温肾健脾，固涩止泻。

5.【答案】C

【解析】拔罐法治疗泄泻：取天枢、足三里、脾俞、关元、大肠俞。选用口径合适的玻璃火罐，以闪火法在上述穴位拔罐，留罐15分钟，每天1次，3天为1个疗程。

二、A_2 型题

6.【答案】B

【解析】泄泻之食滞肠胃的主要症状是：腹痛肠鸣，泻下粪便臭如败卵，并夹有完谷，泻后痛减，脘腹胀满，嗳腐酸臭，不思饮食。舌苔垢浊或厚腻，脉滑。

7.【答案】C

【解析】泄泻之脾肾阳虚的主要症状是：黎明前脐腹作痛，肠鸣即泻，完谷不化，腹部喜暖，泻后则安，形寒肢冷，腰膝酸软。舌淡苔白，脉沉细。治疗首选中成药是四神丸。

8.【答案】C

【解析】泄泻之寒湿内盛证的主要症状：泄泻清稀，甚如水样，脘闷食少，腹痛肠鸣，苔白腻，脉濡缓。若兼外感风寒，则泄泻暴起，恶寒发热，头痛，肢体酸痛，苔薄白，脉浮。治疗常用中成药：藿香正气水或胶囊。

9.【答案】A

【解析】根据题干所述，可以诊断为泄泻，属于食滞胃肠证。素食内停，阻滞肠胃，即可引起上述症状。治疗宜消食导滞。

三、A_3/A_4 型题

10.【答案】C

【解析】泄泻之湿热伤中证的主要症状是：泄泻腹痛，泻下急迫，或泻而不爽，粪色黄褐，气味臭秽，肛门灼热，烦热口渴，小便短黄。舌质红，苔黄腻，脉滑数或濡数。

11.【答案】C

【解析】泄泻之湿热伤中证的治法：清热燥湿，分利止泻。

12.【答案】B

【解析】治疗泄泻之湿热伤中证的中成药：香连丸或复方黄连素片。

第十三节　便　　秘

一、A_1 型题

1.【答案】A

【解析】便秘是指粪便在肠内滞留过久，秘结不通，排便周期延长，或周期不长，但粪质干结，排出艰难，或粪质不硬，虽有便意，但便而不畅的病证。

2.【答案】B

【解析】治疗热秘的首选方是麻仁润肠丸，治疗气虚秘的首选方是补中益气丸。

3.【答案】C

【解析】针灸治疗便秘配穴：热秘加合谷、内庭，气虚加脾俞、气海。操作：主穴用毫针泻法。配穴按虚补实泻法操作。

4.【答案】B

【解析】气秘的证机概要为：肝脾气滞，腑气不通。

二、A_2 型题

5.【答案】C

【解析】便秘之热秘的主要症状为大便干结，小便短赤，身热面赤，口干口臭，腹胀而痛。舌红苔黄燥，脉滑数。其治法是：泄热导滞，润肠通便。

6.【答案】A

【解析】热秘的表现为大便干结，小便短赤，身热面赤，口干口臭，腹胀而痛，舌红苔黄燥，脉滑数。

7.【答案】B

【解析】气秘的证候为：大便干结，或不甚干结，欲便不得出，或便而不爽，肠鸣矢气，腹中胀痛，嗳气频作，纳食减少，胸胁痞满，舌苔薄腻，脉弦。

三、A_3/A_4 型题

8.【答案】B

【解析】便秘之气虚秘的主要症状为大便并不干硬，虽有便意，但排便困难，用力努挣则汗出短气，便后乏力，面白神疲，肢倦懒言。舌淡苔白，脉弱。

9.【答案】D

【解析】便秘之气虚秘的治法是益气润肠。

10.【答案】C

【解析】治疗便秘之气虚秘的中成药为芪蓉润肠口服液。

第十四节　淋　　证

一、A_1 型题

1.【答案】E

【解析】淋证的病因为外感湿热、饮食不节、情志失调、禀赋不足或劳伤久病。

2.【答案】B

【解析】淋证的基本病机为湿热蕴结下焦，肾与膀胱气化不利。其病位在膀胱与肾。其病理因素主要为湿热之邪。

3.【答案】A

【解析】热淋的治法：清热利湿通淋。

4.【答案】C

【解析】热淋，起病多急，或伴发热，小便赤热，尿时灼痛。石淋，小便窘急不能猝出，尿道刺痛，痛引少腹，尿出砂石而痛止。气淋，少腹满闷胀痛，小便艰涩疼痛，或少腹坠胀，尿后余沥不尽。

二、A_2 型题

5.【答案】B

【解析】石淋的证候为：尿中夹砂石，排尿涩痛，或排尿时突然中断，尿道窘迫疼痛，少腹拘急，往往突发，一侧腰腹绞痛难忍，甚则牵及外阴，尿中带血，舌红，苔薄黄，脉弦或带数。

第十五节　郁　证

一、A_1型题

1.【答案】A

【解析】郁证的病因为七情所伤、思虑劳倦、脏气素虚、体质偏颇。

2.【答案】B

【解析】郁证的发病与肝的关系最为密切，其次涉及心、脾。

3.【答案】E

【解析】郁证是情志不舒、气机郁滞所致，以忧郁不畅、情绪不宁、胸胁胀满疼痛为主要临床表现，或易怒喜哭，或咽中如有异物梗塞等。患者多有忧愁、焦虑、悲哀、恐惧、愤懑等情志内伤的病史。郁证病情的反复常与情志因素密切相关。多发于青中年女性。无其他病证的症状及体征。

4.【答案】B

【解析】理气开郁、调畅气机、怡情易性是治疗郁病的基本原则。对于实证，首当理气开郁，并应根据是否兼有血瘀、火郁、痰结、湿滞、食积等而分别采用活血、降火、祛痰、化湿、消食等法。

5.【答案】A

【解析】郁证之心肾阴虚证的治法是滋养心肾，治疗应首选天王补心丹合六味地黄丸加减。

二、A_2型题

6.【答案】D

【解析】郁证之心肾阴虚证的证候为：虚烦少寐，惊悸多梦，头晕耳鸣，健忘，腰膝酸软，五心烦热，盗汗，口咽干燥，男子遗精，女子月经不调，舌质红，少苔或无苔，脉细数。

三、A_3/A_4型题

7.【答案】B

【解析】郁证之气郁化火证的证候为：情绪不宁，急躁易怒，胸胁胀满，口苦而干，或头痛，目赤，耳鸣，或嘈杂吞酸，大便秘结，舌质红，苔黄，脉弦数。

8.【答案】C

【解析】郁证之气郁化火证的治法为：疏肝解郁，清肝泻火。

第十六节　内伤发热

一、A_1型题

1.【答案】E

【解析】内伤发热是指以内伤为病因，脏腑功能失调，气、血、阴、阳失衡为基本病机，以发热为主要临床表现的病证。一般起病较缓，病程较长，热势轻重不一，但以低热为多，或自觉发热而体温并不升高。

2.【答案】E

【解析】凡是不因感受外邪所导致的发热，均属内伤发热的范畴。西医学所称的功能性低热、肿瘤、血液病、结缔组织疾病、内分泌疾病及部分慢性感染性疾病所引起的发热，某些原因不明的发热，具有内伤发热的临床表现时，均可参照内伤发热辨证论治。

3.【答案】D

【解析】血瘀发热证：血府逐瘀胶囊/口服液。

4.【答案】A

【解析】针灸治疗气虚发热，取人椎、内关、间使，或灸气海、关元、百会、神阙、足三里。

5.【答案】B

【解析】针灸治疗气郁发热，取期门、行间、三阴交。

6.【答案】C

【解析】血虚发热的治法为益气养血。

7.【答案】D

【解析】血瘀发热的治法为活血化瘀。

8.【答案】D

【解析】证型为阳虚发热最常选用的中成药为金匮肾气丸。

9.【答案】E

【解析】证型为气郁发热最常选用的中成药为丹栀逍遥丸。

二、A_2型题

10.【答案】D

【解析】证型为气郁发热的治法为疏肝理气，解郁泄热。

11.【答案】A

【解析】发热头晕眼花，身倦乏力，心悸不宁，面白少华，唇甲色淡是血虚发热的主要症状。

12.【答案】D

【解析】阳虚发热的表现为发热而欲近衣，形寒怯冷，四肢不温，少气懒言，头晕嗜卧，腰膝酸软，纳少便溏，面色㿠白，舌质淡胖，边有齿痕，苔白润，脉沉细无力。

三、A_3/A_4型题

13.【答案】C

【解析】血瘀发热的主要症状为午后或夜晚发热，或自觉身体某些部位发热，口燥咽干，但不多饮，身上有固定痛处或肿块，面色萎黄，舌质青紫有瘀点，脉弦或涩。

14.【答案】D

【解析】血瘀发热的治法为活血化瘀。

15.【答案】D

【解析】血瘀发热的中成药为血府逐瘀胶囊或口服液。

第十七节 腰 痛

一、A_1 型题

1.【答案】B

【解析】腰痛又称“腰脊痛”，是指因外感、内伤或挫闪导致腰部气血运行不畅，或失于濡养，引起腰脊或脊旁部位疼痛为主要症状的一种病证。

2.【答案】C

【解析】腰痛针灸治疗取阿是穴、大肠俞、委中。寒湿腰痛配腰阳关；瘀血腰痛配膈俞；肾虚腰痛配肾俞。腰脊中线痛配腰夹脊、后溪；腰脊两侧痛配志室、昆仑；腰骶部痛配次髎、腰俞；腰眼部痛配腰眼。

3.【答案】D

【解析】寒湿腰痛的治法为散寒行湿，温经通络。

4.【答案】B

【解析】寒湿腰痛主要症状：腰部冷痛重着，转侧不利，逐渐加重，静卧病痛不减，寒冷和阴雨天则加重。舌质淡，苔白腻，脉沉而迟缓。

5.【答案】D

【解析】湿热腰痛主要症状：腰部疼痛，重着而热，暑湿阴雨天气加重，活动后或可减轻，身体困重，小便短赤。苔黄腻，脉濡数或弦。

6.【答案】E

【解析】瘀血腰痛的治法为活血化瘀，通络止痛。

7.【答案】E

【解析】肾虚腰痛的常用中成药为右归丸、左归丸。

二、A_2 型题

8.【答案】D

【解析】湿热腰痛的主要症状为腰部疼痛，重着而热，暑湿阴雨天气加重，活动后或可减轻，身体困重，小便短赤。苔黄腻，脉濡数或弦。

9.【答案】D

【解析】瘀血腰痛常用中成药为舒筋活血片。

10.【答案】E

【解析】根据症状可考虑为肾虚腰痛，主要治法为补肾壮阳，温煦经脉。

11.【答案】D

【解析】腰痛患者，腰疲乏力，喜按喜揉，肾虚腰痛，口燥咽干，手足心热，舌红少苔，脉细数为阴虚之候。

12.【答案】B

【解析】湿热腰痛的表现为腰部疼痛，重着而热，暑湿阴雨天气加重，活动后或可减轻，身体困重，小便短赤，苔黄腻，脉濡数或弦。

三、A_3/A_4 型题

13.【答案】C

【解析】腰部冷痛重着，转侧不利，逐渐加重，静卧病痛不减，寒冷和阴雨天更加重。舌体淡，苔白腻，脉沉而迟缓是寒湿腰痛的主要症状。

14.【答案】D

【解析】寒湿腰痛的治法是散寒行湿，温经通络。

15.【答案】B

【解析】治疗寒湿腰痛的中成药为小活络丸。

第十八节 痹 证

一、A_1 型题

1.【答案】B

【解析】痹证是由于风、寒、湿、热等邪气闭阻经络，影响气血运行，导致肢体筋骨、关节、肌肉等处发生疼痛、重着、酸楚、麻木，或关节屈伸不利、僵硬、肿大、变形等症状的一种疾病。轻者病在四肢关节肌肉，重者可内舍于脏。

2.【答案】C

【解析】着痹主要症状：肢体关节、肌肉酸楚、重着、疼痛，肿胀散漫，关节活动不利，肌肤麻木不仁。舌质淡，苔白腻，脉濡缓。

3.【答案】A

【解析】痹证是由于风、寒、湿、热等邪气闭阻经络，影响气血运行，导致肢体筋骨、关节、肌肉等处发生疼痛、重着、酸楚、麻木，或关节屈伸不利、僵硬、肿大、变形等症状的一种疾病。轻者病在四肢关节肌肉，重者可内舍于脏。

4.【答案】A

【解析】行痹的治法为祛风通络，散寒除湿。

5.【答案】A

【解析】痛痹的常用中成药为小活络丸。

6.【答案】D

【解析】行痹的主要症状：肢体关节、肌肉疼痛酸楚，屈伸不利，疼痛呈游走性，初起可见有恶风、发热等表证，舌苔薄白，脉浮或浮缓。

7.【答案】C

【解析】痹证的临床表现为肢体关节、肌肉疼痛，屈伸不利，或疼痛游走不定，甚则关节剧痛、肿大、强硬、复形。其发病及病情的轻重常与劳累以及季节、气候的寒冷、潮湿等天气变化有关，可发生于任何年龄。本病日久废而不用会导致肌肉萎缩。

二、A_2 型题

8.【答案】C

【解析】根据患者的症状描述，肢体关节、肌肉疼痛酸楚，屈伸不利，涉及多个关节，疼痛呈游走性，初起时有恶风、发热等表现，以及苔薄白、脉浮或浮缓，最符合的辨证是行痹。

9.【答案】E

【解析】着痹可选择的中成药为木瓜丸或正清风痛宁片。

10.【答案】C

【解析】着痹是中医中的一种疾病分类，指的是肢体关节、肌肉酸楚、重着、疼痛等症状。肿胀散漫、关节活动不利、肌肤麻木不仁是着痹的常见症状。舌质淡、苔白腻、脉濡缓是着痹的常见辨证特点。

三、A_3/A_4 型题

11.【答案】A

【解析】肢体关节疼痛，痛势较剧，部位固定，遇寒则痛甚，得热则痛缓，关节屈伸不利，局部皮肤或有寒冷感，舌质淡，苔薄白，脉弦紧，为痛痹的主要症状。

12.【答案】B

【解析】痛痹的治法是散寒通络，祛风除湿。

13.【答案】C

【解析】痛痹的常用中成药为小活络丸。

第十九节　疖

一、A_1 型题

1.【答案】D

【解析】疖是指发生在肌肤浅表部位、范围较小的急性化脓性疾病。其特点是肿势局限，范围多小于 3cm，突起根浅，色红、灼热、疼痛，易脓、易溃、易敛。

2.【答案】C

【解析】发于暑天的又称“暑疖”或“热疖”。初起分有头疖和无头疖两种，有头疖又称石疖，相当于西医的毛囊炎；无头疖又称软疖，相当于西医的汗腺炎。患疖后若处理不当，疮口过小引起脓毒潴留；或搔抓染毒，致脓毒旁窜，在头顶皮肉较薄处易蔓延、窜空而成蝼蛄疖，相当于西医的头皮穿凿性脓肿。

3.【答案】C

【解析】疖病暑热浸淫证主要表现为局部红肿疼痛、热痛等症状，六神丸具有清热解毒、消肿止痛的作用，适用于这种情况的治疗。

4.【答案】B

【解析】疖若脓成宜切开排脓，掺九一丹、太乙膏盖贴；深者可用药线引流。脓尽用生肌散掺白玉膏收口。

5.【答案】C

【解析】疖之阴虚内热证的治法为养阴清热解毒。

6.【答案】E

【解析】疖是指发生在肌肤浅表部位、范围较小的急性化脓性疾病。根据病因、证候的不同，可分为有头疖、无头疖、蝼蛄疖、疖病等。

7.【答案】E

【解析】疖病好发于项后发际、背部、臀部，患消渴病、习惯性便秘或营养不良者易患。

二、A_2 型题

8.【答案】A

【解析】热毒蕴结证的主要症状是：气实火盛，出疖于项后发际、背部、臀部。伴发热、口渴、便秘。苔黄，脉数。

9.【答案】C

【解析】疖肿此愈彼起，不断发生。散发全身各处，疖肿较大，易转变成有头疽，常常口干舌燥。舌质红苔薄，脉细数是阴虚内热证的主要症状，其常用中成药为防风通圣丸。

10.【答案】B

【解析】疖之暑热浸淫证的治法为清暑化湿解毒。

11.【答案】D

【解析】患疖后若处理不当，疮口过小引起脓毒潴留；或搔抓染毒，致脓毒旁窜，在头顶皮肉较薄处易蔓延、窜空而成蝼蛄疖，相当于西医的头皮穿凿性脓肿。

三、A_3/A_4 型题

12.【答案】C

【解析】脾胃虚弱证的主要症状为疖肿犯发全身各处，成脓、收口时间均很长，脓水稀薄。面色萎黄，神疲乏力，纳少便溏。舌质淡，边有齿痕，苔薄，脉濡。

13.【答案】D

【解析】脾胃虚弱证的治法是健脾和胃，清化湿热。

14.【答案】D

【解析】治疗脾胃虚弱证的首选中成药为参苓白术丸。

第二十节　痔

一、A_1 型题

1.【答案】C

【解析】血栓性外痔表现为肛周暗紫色长条圆形肿物，表面皮肤水肿、质硬、压痛明显。

2.【答案】A

【解析】痔好发于20岁以上的成年人，儿童很少发生。

3.【答案】A

【解析】内痔湿热下注证，宜清热利湿止血；常用的中成药是痔康片。

二、A_2 型题

4.【答案】B

【解析】大便带血，喷射状出血，血色鲜红，大便秘结，有肛门瘙痒。舌质红，苔薄黄，脉数是风热肠燥证的主要症状。

5.【答案】C

【解析】气滞血瘀证常用的中成药为痔速宁片。

6.【答案】C

【解析】内痔的主要临床表现是出血和脱出。间歇性便后出鲜血是内痔的常见症状。未发生血栓、嵌顿、感染时内痔无疼痛，部分患者可伴发排便困难。内痔的好发部位为截石位3、7、11点。

7.【答案】D

【解析】内痔的特点是便血，痔核脱出，肛门不适感。肛裂以周围性疼痛为主要症状。溃疡性结肠炎以血性腹泻为最常见早期症状。直肠癌早期多无症状，到一定程度时出现排便习惯改变、血便、脓血便、里急后重、便秘、腹泻等。直肠息肉主要表现为大便习惯改变、次数增多、便中带有黏液或黏液血便等。

三、A_3/A_4 型题

8.【答案】E

【解析】便血色鲜，量较多，肛内肿物外脱，可自行回纳，肛门灼热，重坠不适，苔黄腻，脉弦数是湿热下注证的主要症状。

9.【答案】B

【解析】湿热下注证的治法是清热利湿止血。

10.【答案】E

【解析】治疗痔之湿热下注证的常用中成药是痔康片。

11.【答案】A

【解析】根据主要症状考虑为痔之脾虚气陷证，其主要症状还应该有舌淡，苔薄白，脉细弱。

12.【答案】E

【解析】痔之脾虚气陷证的治法是补中益气，升阳举陷。

13.【答案】C

【解析】治疗痔之脾虚气陷证的常用中成药是补中益气丸。

第二十一节　湿　疮

一、A_1 型题

1.【答案】C

【解析】湿疮是一种过敏性炎症性皮肤病，相当于西医的湿疹，其特点是皮损对称分布，多形损害，剧烈瘙痒，有渗出倾向，反复发作，易成慢性等。

2.【答案】B

【解析】湿疮根据病程可分为急性、亚急性、慢性3类。急性湿疮以丘疱疹为主，炎症明显，易渗出；慢性湿疮以苔藓样变为主，易反复发作。

3.【答案】D

【解析】亚急性湿疮外治原则为消炎、止痒、干燥、收敛，选用青黛膏、3%黑豆馏油、5%黑豆馏油软膏外搽。慢性湿疮可选用各种软膏剂、乳剂，一般可外搽湿疹膏、5%硫黄软膏、5%～10%复方松馏油软膏、10%～20%黑豆馏油软膏。

4.【答案】B

【解析】根据皮损形态不同，名称各异，如浸淫全身，滋水较多者，称为浸淫疮；以丘疹为主者，称为血风疮或粟疮。根据发病部位的不同，其名称也不同，如发于耳部者，称为旋耳疮；发于阴囊部者，称为肾囊风；发于脐部者，称为脐疮；发于肘、膝弯曲部者，称为四弯风；发于乳头者，称为乳头风。

5.【答案】A

【解析】急性湿疮初起仅有潮红、丘疹，或少数水疱而无渗液时，外治宜清热安抚，避免刺激，可选用清热止痒的中药苦参、黄柏、地肤子、荆芥等煎汤湿敷，或三黄洗剂、炉甘石洗剂外搽。

二、A_2 型题

6.【答案】D

【解析】湿疮根据发病部位的不同，其名称也不同，如发于耳部者，称为旋耳疮；发于阴囊部者，称为肾囊风；发于脐部者，称为脐疮；发于肘、膝弯曲部者，称为四弯风；发于乳头者，称为乳头风。

7.【答案】C

【解析】皮损有潮红、丘疱疹，烧热瘙痒无休，抓破渗液留脂水；伴心烦口渴，身热不扬，大便干，小便短赤；舌红，苔薄白或黄，脉滑或数。发病快，病程短是湿疮之湿热蕴肤证的主要症状，治疗的常用中成药为二妙丸和龙胆泻肝丸。

三、A_3/A_4 型题

8.【答案】E

【解析】湿疮之血虚风燥证的主要症状为皮损色暗，皮肤沉着，皮损粗糙肥厚，剧痒难忍，遇热或肥皂水后瘙痒加重，伴有口干不欲饮，纳差，腹胀，舌淡，苔白，脉弦细。病程久，反复发作。

9.【答案】B

【解析】湿疮之血虚风燥证的治法是：养血润肤，祛风止痒。

10.【答案】E

【解析】治疗湿疮之血虚风燥证的首选中成药是皮肤病血毒丸。

第二十二节　痛　　经

一、A_1 型题

1.【答案】C

【解析】痛经之寒凝血瘀证的主要症状是经前或经期小腹冷痛拒按，得热痛减；月经或有推后，量少，经色暗而有瘀块；面色青白，肢冷畏寒；舌暗，苔白，脉沉紧。

二、A_2 型题

2.【答案】E

【解析】痛经推拿疗法：①按摩小腹。②斜擦小腹两侧。③点揉子宫穴。④按揉带脉穴。⑤揉血海穴。⑥揉三阴交穴。⑦揉太冲穴。

三、A_3/A_4 型题

3.【答案】D

【解析】痛经之气滞血瘀的主要症状有经前或经期小腹胀痛拒按，经血量少，行而不畅，血色紫暗有块，块下痛减；乳房胀痛，胸闷不舒；舌质紫暗或有瘀点，脉弦。

4.【答案】C

【解析】痛经之气滞血瘀的治法是理气行滞，化瘀止痛。

5.【答案】B

【解析】痛经之气滞血瘀的常用中成药有血府逐瘀胶囊/口服液。

第二十三节　月经先后无定期

一、A_1 型题

1.【答案】E

【解析】月经先后无定期之肝郁证的治法是疏肝理气调经。月经先后无定期之肾虚证的治法是补肾调经。

2.【答案】A

【解析】月经先后无定期之肾虚证正确的中医治法是补肾调经。补肾调经的治疗方法包括补益肾气、调理月经的周期和规律，以及改善肾脏功能。

3.【答案】A

【解析】月经先后无定期肾虚证主要症状：经行或先或后，量少，色淡暗，质清；或腰骶酸痛，或头晕耳鸣。舌淡，苔白，脉细弱。

4.【答案】E

【解析】月经先后无定期肝郁证主要症状：经来先后无定期，经量或多或少，色暗红或紫红，或有血块，或经行不畅；胸胁、乳房、少腹胀痛，脘闷不舒，时叹息，嗳气食少。苔薄白或薄黄，脉弦。

二、A_2 型题

5.【答案】A

【解析】月经先后无定期又称“经水先后无定期”“月经愆期”“经乱”等，是指月经周期时或提前或延后 7 天以上，连续 3 个周期以上者，称为“月经先后无定期”，本病以月经周期紊乱为特征。月经先后无定期之肾虚证主要证候：经行或先或后，量少，色淡暗，质清；或腰骶酸痛，或头晕耳鸣；舌淡，苔白，脉细弱。

三、A_3/A_4 型题

6.【答案】B

【解析】月经先后无定期之肝郁证的主要症状有：经来先后无定，经量或多或少，色暗红或紫红，或有血块，或经行不畅，胸胁、乳房、少腹胀痛，脘闷不舒，时叹息，嗳气食少，苔薄白，脉弦。

7.【答案】E

【解析】月经先后无定期之肝郁证的治法是疏肝理气调经。

8.【答案】B

【解析】月经先后无定期之肝郁证的常用中成药有逍遥丸。

第二十四节 带下病

一、A_1 型题

1.【答案】C

【解析】带下病之肾阳虚证的治法是温肾培元，固涩止带。

2.【答案】D

【解析】带下病灸法取神阙、中极、气海、阴陵泉、肝俞、脾俞、八髎，用温灸盒灸，每次15~20分钟。

3.【答案】E

【解析】肾阳虚证表现为带下量多，绵绵不断，质清稀如水；腰酸如折，畏寒肢冷，小腹冷感，面色晦暗，小便清长，或夜尿多，大便溏薄。舌质淡，苔白润，脉沉迟。

二、A_2 型题

4.【答案】C

【解析】带下病之湿热下注证的主要症状是带下量多，色黄或呈脓性，质黏稠，有臭气，或带下色白质黏，呈豆渣样，外阴瘙痒；小腹作痛，口苦口腻，胸闷纳呆，小便短赤；舌红，苔黄腻，脉滑数。治法为清利湿热，佐以解毒杀虫。

三、A_3/A_4 型题

5.【答案】D

【解析】带下病之肾阳虚证的主要症状为带下量多，绵绵不断，质清稀如水；腰酸如折，畏寒肢冷，小腹冷感，面色晦暗，小便清长，夜尿多，大便溏薄，舌质淡，苔白润，脉沉迟。

6.【答案】E

【解析】带下病之肾阳虚证的治法为温肾培元，固涩止带。

7.【答案】D

【解析】带下病之肾阳虚证的常用中成药为右归丸。

第二十五节 肺炎喘嗽

一、A_1 型题

1.【答案】C

【解析】风热闭肺型肺炎喘嗽治疗首选中成药是小儿咳喘灵口服液/颗粒和清宣止咳颗粒。

二、A_2 型题

2.【答案】A

【解析】肺炎喘嗽之风寒闭肺的主要症状是：咳嗽频作，咽痒声重，痰白清稀，鼻流清涕，或恶寒无汗，发热头痛。舌淡红，苔薄白，脉浮紧或指纹浮红。治疗常用中成药是：通宣理肺丸。

3.【答案】A

【解析】肺炎喘嗽之风热闭肺的主要症状是：咳嗽不爽，痰黄黏稠，不易咯出，咽痛，鼻流浊涕，伴有发热、恶风、头痛。舌红，苔薄黄，脉浮数或指纹浮紫。

4.【答案】C

【解析】肺炎喘嗽之风寒闭肺的治法宜疏风散寒，宣肺止咳。肺炎喘嗽之风热闭肺的治法宜疏风解表，宣肺止咳。

5.【答案】C

【解析】风寒闭肺的表现为咳嗽，咽痒声重，痰白清稀，鼻流清涕，恶寒发热，无汗，舌淡红，苔薄白，指纹浮红。

三、A_3/A_4 型题

6.【答案】B

【解析】肺炎喘嗽，痰热闭肺证的主要症状为咳嗽痰多，色黄黏稠，难以咳出，甚则喉间痰鸣，或伴发热口渴，烦躁不安，小便黄少，大便干结。舌质黄，苔黄腻，脉滑数，指纹青紫。

7.【答案】C

【解析】肺炎喘嗽，痰热闭肺证的治法为清热化痰，宣肺止咳。

8.【答案】E

【解析】肺炎喘嗽，痰热闭肺证的常用中成药为清金化痰丸。

第二十六节 小儿泄泻

一、A_1 型题

1.【答案】D

【解析】泄泻是婴幼儿时期最常见的疾病之一，可由多种原因引起，以大便次数增多，粪质稀薄或如水样为特征。本病相当于西医的小儿腹泻病。

2.【答案】C

【解析】在小儿泄泻的推拿疗法中，“清补脾土，清大肠，清小肠，退六腑”的目的是治疗湿热泻。湿热泻是指由湿热邪气侵袭肠道引起的泄泻症状。推拿疗法中的这些手法旨在清除体内的湿热邪气，以恢复脾胃功能和调整肠道功能，从而缓解泄泻症状。

3.【答案】B

【解析】在小儿泄泻的推拿疗

法中，“揉外劳宫，推三关，摩腹，揉龟尾”的目的是治疗风寒泻。风寒泻是指由风寒邪气侵袭肠道引起的泄泻症状。推拿疗法中的这些手法旨在驱散体内的风寒邪气，以促进阳气的运行和调整肠道功能，从而缓解泄泻症状。

4.【答案】A

【解析】在小儿泄泻的推拿疗法中，“推板门，清大肠，补脾土，摩腹，逆运外八卦”的目的是治疗伤食泻。伤食泻是指由于饮食不当或消化功能障碍引起的泄泻症状。推拿疗法中的这些手法旨在调整脾胃功能，促进消化吸收，从而缓解泄泻症状。

5.【答案】D

【解析】在小儿泄泻的推拿疗法中，“推三关，补脾土，补大肠，摩腹，推上七节骨，捏脊”的目的是治疗脾虚泻。脾虚泻是指由于脾胃功能不足导致的泄泻症状。推拿疗法中的这些手法旨在调整脾胃功能，促进消化吸收，从而缓解泄泻症状。

6.【答案】A

【解析】风寒泄泻的治法是疏风散寒，燥湿止泻。

7.【答案】A

【解析】治疗婴幼儿风寒泄泻，常选用的中成药是藿香正气液。

二、A_2 型题

8.【答案】A

【解析】大便清稀，夹有泡沫，臭气不甚，肠鸣腹痛，或伴恶寒发热，鼻流清涕、咳嗽咽痒。舌质淡，苔薄白，脉浮紧或指纹淡红是小儿泄泻之风寒泄泻证的主要表现。

9.【答案】B

【解析】大便泻下急迫，量多次频，呈黄褐稀水或蛋花汤样，或加少许黏液，气味臭秽，腹痛阵作，发热烦躁，口渴，肢倦乏力，小便短黄，肛门红赤。舌质红，苔黄腻，脉滑数，指纹紫是湿热泄泻的主要症状。

10.【答案】C

【解析】大便稀溏，夹有乳凝块或食物残渣，气味酸臭，或如败卵，脘腹胀满，便前腹痛，泻后痛减，腹痛拒按，嗳气酸馊，或有呕吐，不思乳食，夜卧不安，舌苔厚腻，或微黄，脉滑实，指纹滞，为伤食泄泻。治法：运脾和胃，消食化滞。

三、A_3/A_4 型题

11.【答案】C

【解析】脘腹胀满，腹痛即泻，泻后痛减，粪便酸臭，或如败卵，嗳气腐浊，不思饮食，夜卧不安。舌苔厚腻或微黄为伤食泄泻的主要症状。

12.【答案】C

【解析】伤食泄泻的治法是消食化滞，运脾和胃。

13.【答案】C

【解析】伤食泄泻的常用中成药有小儿化食丸。

14.【答案】D

【解析】大便稀溏，多于食后作泻，色淡不臭，时轻时重，面色萎黄，形体消瘦，神疲倦怠。舌淡苔白，脉缓弱或指纹淡为脾虚泄泻的主要症状。

15.【答案】D

【解析】脾虚泄泻的治法是健脾益气，升提止泻。

16.【答案】E

【解析】脾虚泄泻的常用中成药有健脾八珍糕。

第二十七节　面　瘫

一、A_1 型题

1.【答案】B

【解析】面瘫的基本治疗治法：祛风通络，疏调经筋。治疗以局部穴和手足阳明经穴为主。

2.【答案】A

【解析】在面瘫的急性期，面部穴位手法不宜过重，针刺宜浅，取穴宜少，肢体远端的腧穴手法宜重；在恢复期，可加灸法。

3.【答案】E

【解析】对于面瘫可以施用电针法：选太阳、阳白、地仓、颊车，接通电针仪，通电 10～20 分钟，强度以患者面部肌肉微见跳动而能耐受为度。如通电后见牙齿咬嚼者，为针刺过深，刺中咬肌所致，应调整针刺的深度。适用于恢复期。

二、A_2 型题

4.【答案】D

【解析】面瘫的基本治疗如下。主穴：阳白、颧髎、颊车、地仓、翳风、合谷。配穴：风寒证加风池、列缺；风热证加外关、曲池；气血不足加足三里、气海；人中沟歪斜加水沟；鼻唇沟浅加迎香。

5.【答案】E

【解析】由题干知患者出现了面瘫症状，故取穴应以局部穴和手足阳明经穴为主。

第二十八节　漏　肩　风

一、A_1 型题

1.【答案】B

【解析】肩前区疼痛为主，肩内收时疼痛加剧属手阳明经病变；应配手阳明经穴合谷穴治疗。手太阳经病变配后溪；手少阳经病变配外关；手太阴经病变配列缺。

2.【答案】B

【解析】漏肩风因患肩局部常畏寒怕冷，尤其后期常出现肩关节的粘连，肩部呈现固结状，活动明显受限，故称“肩凝症”“冻结肩”等。本病相当于西医学的肩关节周围炎，是软组织退行性、炎症性病变。

3.【答案】C

【解析】漏肩风的主穴：肩前、肩髃、肩髎、肩贞、阿是穴、曲池、阳陵泉。配穴：手太阳经证（以肩后侧疼痛为主，肩内收时疼痛加剧）者，加后溪；手阳明经证（以肩前区疼痛为主，肩内收时疼痛加剧）者，加合谷；手少阳经证（以肩外侧疼痛为主，外展时疼痛加剧）者，加外关。手太阴经证（以肩前近腋窝部疼痛为主且压痛明显）者，加列缺。

4.【答案】B

【解析】漏肩风的推拿治疗操作：医师一手扶住患肩部，另一手托住其肘部，作肩关节环旋摇动，幅度由小至大，或用大幅度摇肩法，约1分钟。

二、A_2型题

5.【答案】D

【解析】漏肩风的基本治疗如下。主穴：肩前、肩髃、肩髎、肩贞、阿是穴、曲池、阳陵泉。配穴：手太阳经证（以肩后侧疼痛为主，肩内收时疼痛加剧）者，加后溪；手阳明经证（以肩前区疼痛为主，肩内收时疼痛加剧）者，加合谷；手少阳经证（以肩外侧疼痛为主，外展时疼痛加剧）者，加外关。手太阴经证（以肩前近腋窝部疼痛为主且压痛明显）者，加列缺。

6.【答案】A

【解析】漏肩风是以肩部持续疼痛，活动受限为主症的疾病。针灸治疗主穴：肩前、肩髃、肩髎、肩贞、阿是穴、曲池、阳陵泉。配穴：手太阳经证（以肩后侧疼痛为主，肩内收时疼痛加剧）者，加后溪；手阳明经证（以肩前区疼痛为主，肩内收时疼痛加剧）者，加合谷；手少阳经证（以肩外侧疼痛为主，外展时疼痛加剧）者，加外关。手太阴经证（以肩前近腋窝部疼痛为主且压痛明显）者，加列缺。

7.【答案】C

【解析】从患者的年龄、症状可以判断为肩周炎，肩周炎的治疗主要以局部加循经远端取穴为主。

第七单元　中成药应用

第一节　应用禁忌

A_1型题

1.【答案】A

【解析】使用麻黄时，忌与氨茶碱同服，否则二者的药效不仅减低，且能使毒性增加1~3倍，引起恶心、呕吐、心动过速、头痛、头晕、心律失常、震颤等。

2.【答案】C

【解析】麻杏止咳露、止咳定喘丸、防风通圣丸等含麻黄碱，与降压药不宜合用，因为麻黄碱可使血管收缩，可能会降低降压药的作用。

3.【答案】B

【解析】含酸性药物的中成药，如六味地黄丸与西药氢氧化铝凝胶、氨茶碱、碳酸氢钠、复方氢氧化铝片不宜同时服用，因后四种西药为碱性药物，同时服用则会发生酸碱中和，使中药、西药均失去治疗作用。

4.【答案】A

【解析】含多种金属元素，如钙、镁、铁等矿物质成分的中药（石膏、石决明、瓦楞子、龙骨、牡蛎等）及中成药（止咳定喘丸、龙牡壮骨冲剂等）不宜与四环素类、大环内酯类、异烟肼、利福平等配伍，因为多价金属离子能与上述药物分子内的酰胺基和酚羟基结合，生成难溶性的化合物或络合物而影响吸收，降低药效。

5.【答案】D

【解析】含有鞣质的中药（如五倍子、石榴皮、山茱萸、虎杖、大黄等）以及中成药（黄连上清丸、牛黄解毒片、七厘散等）不宜与四环素类、红霉素、克林霉素等同服，因这些中药中所含的鞣质可与这些西药在胃肠道结合产生沉淀，降低生物利用度。

6.【答案】B

【解析】含雄黄的中成药（如牛黄解毒丸、六神丸等）不宜与酶制剂合用，因为雄黄的主要成分为硫化砷，砷可与酶蛋白、氨基酸分子结构上的酸性基团形成不溶性沉淀，从而抑制酶的活性，降低疗效。

7.【答案】D

【解析】中成药与西药一般应尽量避免配伍使用，若必须合用，建议间隔使用，同时注意药物的相互作用，避免发生不良反应。

8.【答案】E

【解析】含黄连成分的中成药不宜与乳酶生合用，因为前者能使乳酶菌活力丧失，导致乳酶生失去助消化的功能。

9.【答案】C

【解析】含莨菪烷类生物碱的中药及制剂（如华山参、洋金花、颠茄合剂等）不宜与强心苷类药物配伍。因其具有松弛平滑肌、减慢胃肠蠕动的作用，使肌体对强心苷类药物的吸收和蓄积增加，易引起中毒反应。

10.【答案】A

【解析】小活络丹、香莲丸、贝母枇杷糖浆中分别含有乌头碱、黄连碱、贝母碱，若与西药阿托品、咖啡因、氨茶碱同服，很容易增加毒性，出现药物中毒。

11.【答案】D

【解析】中药桃仁、白果、杏仁等不能与催眠镇静药（如氯氮平、地西泮等）合用，因为它们会抑制呼吸中枢，损害肝功能。

12.【答案】B

【解析】六神丸、麝香保心丸、益心丹等中成药与普罗帕酮、奎尼丁同服，可导致心搏骤停而出现危险。

13.【答案】B

【解析】银杏叶制剂与阿司匹林合用可增加血小板功能的抑制，造成出血现象；与对乙酰氨基酚、麦角胺或咖啡因等成分的药物同服会引起膜下血肿。与噻嗪类利尿药同服会引起血压升高。

14.【答案】E

【解析】麻黄碱具有中枢兴奋作用，如与镇静催眠药氯丙嗪、苯巴比妥等同用则会产生药效的拮抗。

15.【答案】C

【解析】枳实抗休克的有效成分N-甲基酰胺对羟福林主要作用于α受体，当与α受体阻断药酚妥拉明同用，会使药效降低。

16.【答案】A

【解析】中药鹿茸中含糖皮质激素，使血糖升高，故不宜与降糖药同用。

17.【答案】A

【解析】妊娠禁用药多是大毒的药物、引产堕胎药、破血消癥药、峻下逐水药，如砒霜、雄黄、轻粉、斑蝥、蟾酥、麝香、马钱子、乌头、附子、土鳖虫、水蛭、虻虫、三棱、莪术、商陆、甘遂、大戟、芫花、牵牛子、巴豆等。妊娠慎用药包括有通经祛瘀类的桃仁、红花、牛膝、蒲黄、五灵脂、穿山甲、王不留行、凌霄花、虎杖、卷柏、三七等；行气破滞类的枳实、大黄、芒硝、番泻叶、郁李仁等；辛热燥烈类的干姜、肉桂等；滑利通窍类的冬葵子、瞿麦、木通、漏芦等。含有上述成分的中成药，也就相应被视为妊娠禁用药和妊娠慎用药。

18.【答案】D

【解析】妊娠慎用药包括有通经祛瘀类的桃仁、红花、牛膝、蒲黄、五灵脂、穿山甲、王不留行、凌霄花、虎杖、卷柏、三七等；行气破滞类的枳实、大黄、芒硝、番泻叶、郁李仁等；辛热燥烈类的干姜、肉桂等；滑利通窍类的冬葵子、瞿麦、木通、漏芦等。

19.【答案】B

【解析】与中成药药品相关的安全性风险因素包括：①中成药本身存在毒性。②中药饮片质量存在差异。③中成药制备工艺存在差异。④中成药说明书安全信息缺乏。

20.【答案】D

【解析】中成药使用中出现不良反应的主要原因有：①中药自身的药理作用或所含毒性成分引起的不良反应。②特异性体质对某些药物的不耐受、过敏等。③方药证候不符，如辨证不当或适应证把握不准确。④长期或超剂量用药，特别是含有毒性中药材的中成药，如朱砂、雄黄、蟾酥、附子、川乌、草乌、北豆根等，过量服用即可中毒。⑤不适当的中药或中西药的联合应用。

21.【答案】B

【解析】儿童使用中成药应根据体重或年龄计算用药剂量和给药途径；避免滥用滋补类药物和注射液；尽量避免使用含有毒性较大成分的中成药；尽量缩短儿童用药疗程，及时减量或停药。

第二节　用　法

A_1型题

1.【答案】C

【解析】中成药内服剂占绝大多数，但由于剂型、药性、功效、主治的不同，具体的内服方法也各异。①直接吞服法，中成药中的露剂、合剂、乳剂、酒剂、酊剂、糖浆剂、流浸膏剂等液体制剂，均可采用直接吞服的服用方法。②开水送服法，中成药中的蜜丸剂、水丸剂、糊丸剂、蜡丸剂、浓缩丸、滴丸剂、散剂、丹剂、片剂等多种固体制剂，均可采用温开水或凉开水送服方法。③沸水冲服法，中成药中的茶剂、饮剂均须用沸水泡汁，频服代茶饮；冲服剂（颗粒散）、膏滋剂或流浸膏剂也须用沸水冲泡溶化稀释后服用。④药汁送服法，中成药中的一些丸剂、散剂、丹剂、片剂等还须用药汁送服，如盐水、醋、黄酒、白酒、蜜水、竹沥汁、姜汁等送服。⑤煎服法，茶剂中的午时茶等还须用水煎煮去滓取汁服用，实际上可视为固定处方的汤剂。

2.【答案】B

【解析】胃活散不须用水送服，而直接舔服法服用，以使药物在胃部多停留一些时间发挥治疗作用，一般服后1小时再饮水为宜。

3.【答案】D

【解析】中成药中的气雾剂，就是将药物雾化后，让患者直接吸入。此外，一些开窍醒神，辟秽化浊的散剂如通关散、避瘟散等也可直接吸入鼻窍中给药；一些止咳平喘的烟剂，如定喘烟，辟秽解毒的香剂，如苍术艾叶香等也都是燃后取烟吸入用药的。

4.【答案】E

【解析】鼻饲法是指对一些神志昏迷或因口腔疾患不能口服的患者，采用将药物稀释后通过鼻饲管注入胃中的一种给药方法。如常用治中风痰迷、热病神昏、小儿惊风等急重病证的安宫牛黄丸、紫雪散、局方至宝丹等可用鼻饲法给药。

5.【答案】B

【解析】含化法是将药物含于口中缓缓溶解，再慢慢咽下，使其在口腔局部发挥治疗作用，多用治咽痛、喉痹、乳蛾、口糜、齿痛等疾患，如六神丸、喉症丸等。

6.【答案】C

【解析】线剂为结扎痔核瘘管时用的剂型，条剂用于痈疽化脓引流，钉剂插入痔核枯痔，属肛肠科外用法的给药形式。

7.【答案】D

【解析】条剂是一种外用药物剂型，常用于治疗痈疽、溃疡等局部化脓感染的疾病。它通常是由草药研磨成细末，与适量的液体（如水、酒精等）混合制成，然后敷于患处，通过外用刺激和药物的作用，促使痈疽破溃并引流。

8.【答案】B

【解析】用茶水调服如意金黄散，取茶叶解毒消肿之效；醋研紫金锭，取醋干燥止痛之功；黄酒或白酒调敷七厘散、九分散、五虎丹等，取酒活血通经疗伤止痛之效；花椒油调敷青蛤散，以取花椒燥湿止痒之功；也有用香油或蛋清调敷的，则取其有润肤的保护作用。

9.【答案】E

【解析】吹敷法是指将一些外用中成药散剂装入硬纸筒中，吹到患处的治疗方法。如用锡类散吹喉治咽喉肿痛；用冰硼散吹敷治口腔糜烂，牙痛龈肿；用红棉散吹耳治耳道流脓。为五官科常用的治疗方法。

10.【答案】A

【解析】中成药膜剂可用于贴敷口腔黏膜、眼结膜、阴道黏膜等患处表面，如养阴生肌散膜等，是贴敷法的新剂型。

第三节　肺系病证常用中成药

一、A_1 型题

1.【答案】A

【解析】感冒清热颗粒的功效是疏风散寒，解表清热。

2.【答案】A

【解析】藿香正气水的功效是解表化湿，理气和中。

3.【答案】E

【解析】急支糖浆的主治：用于外感风热所致的咳嗽，症见发热、恶寒、胸膈满闷、咳嗽咽痛；急性支气管炎、慢性支气管炎急性发作见上述证候者。

4.【答案】B

【解析】银翘解毒丸的药物组成：金银花、薄荷、淡豆豉、桔梗、甘草、连翘、荆芥、牛蒡子（炒）、淡竹叶。

5.【答案】A

【解析】橘红丸的功效是：清肺、化痰、止咳。

二、A_2 型题

6.【答案】C

【解析】玉屏风颗粒的功效主治：益气，固表，止汗。用于表虚不固，自汗恶风，面色白，或体虚易感风邪者。

7.【答案】B

【解析】养阴清肺丸的功效主治为养阴润燥，清肺利咽。用于阴虚肺燥，咽喉干痛，干咳少痰或痰中带血。

8.【答案】D

【解析】根据题干，辨证该患者为外感咳嗽之风热犯肺证，方用桑菊饮加减。常用中成药为银翘解毒丸和急支糖浆。

三、A_3/A_4 型题

9.【答案】C

【解析】防风通圣丸主要用于外寒内热，表里俱实，恶寒壮热，头痛咽干，小便短赤，大便秘结，瘰疬初起，风疹湿疮。

10.【答案】C

【解析】防风通圣丸的功效主治为解表通里，清热解毒。

11.【答案】B

【解析】防风通圣丸的用法用量：口服，1次6g，1天2次。

12.【答案】A

【解析】防风通圣丸的注意事项为：虚寒证者不宜用，孕妇慎用，不宜久服。

第四节　心脑系病证常用中成药

一、A_1 型题

1.【答案】E

【解析】苏合香丸的组成：苏合香、冰片、人工麝香、沉香、香附、乳香、白术、朱砂、安息香、水牛角浓缩粉、檀香、丁香、木香、荜茇、诃子肉。其中苏合香、安息香、麝香、冰片芳香走窜，开窍醒脑，共为君药。

2.【答案】A

【解析】速效救心丸的组成：川芎、冰片。

3.【答案】B

【解析】复方丹参滴丸的组成：丹参、三七、冰片。

4.【答案】B

【解析】川芎茶调丸中羌活辛苦温，散风邪，除寒湿，治太阳经头项强痛；白芷辛香上行、祛风止痛、芳香通窍，主治阳明经头痛，二者共为臣药。

5.【答案】A

【解析】速效救心丸的注意事项：①孕妇禁用。②寒凝血瘀、阴虚血瘀胸痹心痛不宜单用。③伴有中重度心力衰竭的心肌缺血者慎用。④在治疗期间，心绞痛持续发作，宜加用硝酸酯类药。如果出现剧烈心绞痛、心肌梗死等，应及时救治。

6.【答案】A

【解析】生脉饮的功效是益气复脉，养阴生津。

7.【答案】A

【解析】苏合香丸用于痰迷心窍所致的痰厥昏迷、中风偏瘫、肢体不利，以及中暑、心胃气痛。

二、A_2 型题

8.【答案】A

【解析】根据患者的症状描述，包括高热、烦躁、神昏谵语、口干舌燥、痰涎壅盛、舌绛和脉数，可以初步判断患者可能患有中风或中暑引起的热病。根据中医辨证论治的原则，应该清热解毒并清热生津。安宫牛黄丸常用于治疗高热、烦躁、神昏等症状，它含有牛黄、雄黄等成分，具有清热解毒、清热生津的作用。

9.【答案】C

【解析】患者胸部刺痛，夜间尤甚，痛处固定，舌质紫暗，脉象沉涩均为瘀血之象，故治以血府逐瘀汤活血化瘀、理气止痛。

三、A_3/A_4 型题

10.【答案】E

【解析】安宫牛黄丸的药物组成：牛黄或人工牛黄、麝香或人工麝香、朱砂、黄连、栀子、冰片、水牛角浓缩粉、珍珠、雄黄、黄芩、郁金。

11.【答案】A

【解析】安宫牛黄丸的功效是清热解毒，镇惊开窍。

12.【答案】C

【解析】安宫牛黄丸的主治：用于热病，邪入心包，高热惊厥，神昏谵语；中风昏迷及脑炎、脑膜炎、中毒性脑病、脑出血、败血症见上述证候者。

13.【答案】D

【解析】安宫牛黄丸的注意事项：①孕妇禁用。②本品含朱砂、雄黄，不宜过量久服，神志清醒后当停用。③本品含有雄黄，不宜与硝酸盐、硫酸盐类同服。④肝肾功能不全者慎用。⑤服药期间饮食宜清淡，忌食辛辣油腻之品。⑥在治疗过程中如出现肢寒畏冷，面色苍白，冷汗不止，脉微欲绝，由闭证变为脱证时，应立即停药。⑦高热神昏、中风昏迷等口服本品困难者，当鼻饲给药。⑧中风脱证神昏，舌苔白腻，寒痰阻窍者不宜用。

第五节　脾胃系病证常用中成药

一、A_1 型题

1.【答案】C

【解析】补中益气丸中重用炙黄芪，性味甘温，能健脾益气，升阳举陷，为君药。

2.【答案】B

【解析】参苓白术丸的组成：人参、茯苓、麸炒白术、山药、炒白扁豆、莲子、麸炒薏苡仁、砂仁、桔梗、甘草。其中砂仁芳香醒脾，促中州运化，通上下气机，吐泻可止，为佐药。

3.【答案】A

【解析】补中益气丸中重用炙黄芪，性味甘温，能健脾益气，升阳举陷，为君药。

4.【答案】B

【解析】四君子汤的组成：人参、白术、茯苓、甘草。参苓白术丸的组成：人参、麸炒白术、茯苓、甘草、山药、炒白扁豆、莲子、麸炒薏苡仁、砂仁、桔梗。

5.【答案】C

【解析】参苓白术丸中茯苓为君药；归脾丸、保和丸和香砂养胃丸中茯苓为佐药。

二、A_2 型题

6.【答案】E

【解析】附子理中丸功效

主治：温中健脾。用于脾胃虚寒，脘腹冷痛，呕吐泄泻，手足不温。

7.【答案】C

【解析】四神丸功效主治：温肾散寒，涩肠止泻。用于肾阳不足所致的泄泻，症见肠鸣腹胀、五更溏泄、食少不化、久泻不止、面黄肢冷。

三、A_3/A_4 型题

8.【答案】E

【解析】归脾丸主要用于心脾两虚，气短心悸，失眠多梦，头晕，肢倦乏力；食欲缺乏，崩漏便血。

9.【答案】A

【解析】归脾丸的功效主治为益气健脾，养血安神。

10.【答案】E

【解析】归脾丸的用法用量为用温开水或生姜汤送服。水蜜丸1次6g，小蜜丸1次9g，大蜜丸1次1丸，1天3次。

11.【答案】B

【解析】归脾丸的注意事项为外感或实热内盛者不宜用。阴虚火旺者不宜用。宜饭前服用。

第六节　肝胆系病证常用中成药

一、A_1 型题

1.【答案】E

【解析】逍遥丸的组成：柴胡、当归、白芍、炒白术、茯苓、炙甘草、薄荷。

2.【答案】C

【解析】消炎利胆片所含苦木有一定毒性，故不宜久服。

3.【答案】B

【解析】茵栀黄颗粒的功效主治为清热解毒，利湿退黄。用于肝胆湿热所致的黄疸，症见面目悉黄、胸胁胀痛、恶心呕吐、小便黄赤；急、慢性肝炎见上述证候者。

二、A_2 型题

4.【答案】D

【解析】逍遥丸的功效主治为疏肝健脾，养血调经。用于肝郁脾虚所致的郁闷不舒、胸胁胀痛、头晕目眩、食欲缺乏、月经不调。

5.【答案】C

【解析】消炎利胆片清热，祛湿，利胆。用于肝胆湿热所致的胁痛、口苦；急性胆囊炎、胆管炎见上述证候者。消炎利胆片药性苦寒，脾胃虚寒者慎用，慢性胆囊炎及胆石症不属急性发作期慎用。

三、A_3/A_4 型题

6.【答案】A

【解析】护肝片的药物组成：柴胡、板蓝根、猪胆粉、茵陈、五味子、绿豆。

7.【答案】D

【解析】护肝片的功效：疏肝理气，健脾消食。

8.【答案】D

【解析】护肝片的用法用量为：口服。1次4片，1天3次。

9.【答案】B

【解析】护肝片的注意事项：①本品药性偏寒，脾胃虚寒者不宜用。②本品降酶时，一般疗程为一个月，在血清谷丙转氨酶指标下降时，应注意血清谷草转氨酶是否下降，并全面观察肝功能及相应体征是否好转，以免延误病情。③如果肝功能全面好转，需停用本药品时应递减剂量，不宜骤停，以免ALT反跳。④重症肝炎、肝衰竭及肝硬化失代偿期患者不宜用。⑤服药期间应绝对戒酒。

第七节　肾系病证常用中成药

A_1 型题

1.【答案】D

【解析】六味地黄丸的功效：滋阴补肾。

2.【答案】A

【解析】六味地黄丸方中重用熟地黄滋补肾阴，填精益髓生血，为君药。

3.【答案】B

【解析】六味地黄丸方中酒萸肉补益肝肾，并能涩精；山药补养脾阴而补肾固精，共为臣药。

4.【答案】A

【解析】金匮肾气丸的组成：附子（炙）、桂枝、牛膝（去头）、地黄、山茱萸（酒炙）、山药、茯苓、泽泻、车前子（盐炙）、牡丹皮。其中附子、桂枝温补肾阳，益火之源，两药相须，互增药力；牛膝苦、酸、平，补肝肾，利尿通淋。三药配伍温阳化气利水，为君药。

5.【答案】C

【解析】杞菊地黄丸方中熟地黄味甘微温，入心、肝、肾经，养血滋阴，补精益髓，为补益肝肾精血之要药，为君药。臣药以山茱萸补肾暖肝；山药味甘，归脾、肺、肾经，性平不燥，作用缓和，补脾益肾涩精为平补气阴之要药，佐以枸杞子滋阴补肾，养肝明目；菊花疏风清热，平肝明目；茯苓渗脾湿；泽泻泄肾浊；牡丹皮清肝火。诸药配合，共奏滋肾养肝之功。本方由六味地黄丸加味而成，在滋补肾阴的基础上，加枸杞子、菊花，兼有养阴平肝，滋水明目作用。

6.【答案】C

【解析】知柏地黄丸方中重用熟地黄为君药，可滋阴补肾，益精填髓。臣以山茱萸、山药补肾固精，益气养阴，而助熟地黄滋补肾阴；知母甘寒质润，清虚热，滋肾阴；黄柏苦寒，泻虚火，坚真阴，配合熟地黄以滋阴降火。佐以茯苓健脾渗湿；泽泻利水清热；丹皮清泄肝肾，三药合用，使补中有泻，补而不腻。诸药配合，共奏滋阴降火之功。

7.【答案】A

【解析】杞菊地黄丸是由六味地黄丸加味而成，在滋补肾阴的基础上，加枸杞子、菊花，兼有养阴平肝，滋水明目的功效。

第八节　其他病证常用中成药

一、A_1 型题

1.【答案】A

【解析】小活络丸的方中草乌、川乌辛温燥烈，专于祛风除湿，散寒止痛，为主药；胆南星燥湿化痰，以除经络中痰湿，亦有止痛之效；配白芍、当归、川芎养血活血，乳香、没药、香附、地龙行气活血，通络止痛。诸药共用，共奏祛风除湿，活络通痹之效。功效主治：舒筋活络，散风止痛。用于风寒湿邪引起的风寒湿痹，肢节疼痛，麻木拘挛，半身不遂，行步艰难。

二、A_2 型题

2.【答案】D

【解析】尪痹颗粒功效主治补肝肾，强筋骨，祛风湿，通经络。用于肝肾不足、风湿阻络所致的尪痹，症见肌肉、关节疼痛，局部肿大，僵硬畸形，屈伸不利，腰膝酸软，畏寒乏力；类风湿关节炎见上述证候者。

3.【答案】B

【解析】根据题干，辨证该患者为痹证之痛痹，小活络丸为治疗痛痹的经典方剂，寒邪偏盛的风寒湿痹首选。

三、A_3/A_4 型题

4.【答案】A

【解析】消渴丸主要用于气阴两虚所致的消渴病，症见多饮、多尿、多食、消瘦、体倦乏力、眠差、腰痛，2 型糖尿病见上述证候者。

5.【答案】E

【解析】消渴丸的功效主治为滋肾养阴，益气生津。

6.【答案】A

【解析】消渴丸的用法用量为口服。1 次 5 ~ 10 丸，1 天 2 ~ 3 次。饭前用温开水送服，或遵医嘱。

7.【答案】B

【解析】消渴丸的注意事项为本品含格列本脲，严格按处方药使用，并注意监测血糖。

第九节　调经类常用中成药

一、A_1 型题

1.【答案】B

【解析】更年安片的功效是：滋阴清热，除烦安神。

2.【答案】C

【解析】艾附暖宫丸的组成：艾叶、醋香附、制吴茱萸、肉桂、当归、川芎、白芍（酒炒）、地黄、炙黄芪、续断。其中当归养血活血，调经止痛，为妇科调经之要药，为君药。

3.【答案】A

【解析】桂枝茯苓丸的功效是：活血，化瘀，消癥。

4.【答案】E

【解析】乌鸡白凤丸的功效是：补气养血，调经止带。

5.【答案】B

【解析】益母草膏（颗粒）的功效主治为活血调经。用于血瘀所致的月经不调、产后恶露不绝，症见月经量少、淋漓不净、产后出血时间过长；产后子宫复旧不全见上述证候者。

二、A_2 型题

6.【答案】C

【解析】益母草膏（颗粒）的药物组成为益母草，方义分析：益母草苦辛微寒，主入血分，活血祛瘀，调理月经，为妇科经产要药。《本草蒙筌》载益母草：“总调胎产诸证。”《卫生易简方》云：“治一切血病及产妇一切损伤。”本品单药为用，力专效宏，总以活血调经为要。功效主治为活血调经。用于血瘀所致的月经不调、产后恶露不绝，症见月经量少、淋漓不净、产后出血时间过长；产后子宫复旧不全见上述证候者。

三、A_3/A_4 型题

7.【答案】D

【解析】艾附暖宫丸主要用于血虚气滞、下焦虚寒所致的月经不调、痛经，症见行经后错、经量少、有血块、小腹疼痛、经行小腹冷痛喜热、腰膝酸痛。

8.【答案】C

【解析】艾附暖宫丸的功效主治为理气养血，暖宫调经。

9.【答案】C

【解析】艾附暖宫丸的用法用量为口服。小蜜丸1次9g，大蜜丸1次1丸，1天2~3次。

10.【答案】D

【解析】艾附暖宫丸的注意事项为：①热证、实证者不宜用。②经行有块伴腹痛拒按或胸胁胀痛者不宜用。③治疗痛经，宜在经前3~5天开始服药，连服1周。如有生育要求应在医师指导下服用。④感冒时不宜用。⑤服药期间忌食寒凉之品。

第十节　止带类常用中成药

一、A_1 型题

1.【答案】E

【解析】花红颗粒的药物组成：一点红、白花蛇舌草、鸡血藤、桃金娘根、白背叶根、地桃花、菥蓂。

2.【答案】B

【解析】花红颗粒的功效主治为清热解毒，燥湿止带，祛瘀止痛。用于湿热瘀滞所致带下病、月经不调，症见带下量多、色黄质稠、小腹隐痛、腰骶酸痛、经行腹痛；慢性盆腔炎、附件炎、子宫内膜炎见上述证候者。

二、A_2 型题

3.【答案】E

【解析】参考第2题解析。

三、A_3/A_4 型题

4.【答案】C

【解析】妇科千金片主要用于湿热瘀阻所致的带下病、腹痛。症见带下量多、色黄质稠、臭秽，小腹疼痛，腰骶酸痛，神疲乏力。慢性盆腔炎、子宫内膜炎、慢性宫颈炎见上述证候者。

5.【答案】D

【解析】妇科千金片的功效主治为清热除湿，益气化瘀。

6.【答案】C

【解析】妇科千金片的用法用量为口服。1次6片，1天3次。

7.【答案】D

【解析】妇科千金片的注意事项为：①气滞血瘀证、寒凝血瘀证者不宜用。②糖尿病患者慎用。③饮食宜清淡，忌辛辣厚味之品。④青春期少女、哺乳期妇女应在医师指导下服用。

8.【答案】D

【解析】妇科千金片的药物组成：千斤拔、金樱根、穿心莲、功劳木、单面针、当归、鸡血藤、党参。

第十一节　小儿肺系病证常用中成药

一、A_1 型题

1.【答案】E

【解析】小儿肺咳颗粒的用法用量：开水冲服，1岁以下1次2g；1~4岁1次3g，5~8岁1次6g；1天3次。

2.【答案】D

【解析】小儿肺咳颗粒的注意事项为高热咳嗽慎用。

3.【答案】A

【解析】小儿肺咳颗粒功效主治为健脾益肺，止咳平喘。

二、A_2 型题

4.【答案】C

【解析】小儿肺咳颗粒功效主治为健脾益肺，止咳平喘。用于肺脾不足，痰湿内壅所致咳嗽或痰多稠黄，咳吐不爽，气短，喘促，动辄汗出，食少纳呆，周身乏力，舌红苔厚；小儿支气管炎见上述证候者。

第十二节　小儿脾胃系病证常用中成药

一、A_1 型题

1.【答案】D

【解析】小儿泻速停颗粒的功效主治为清热利湿，健脾止泻，缓急止痛。治疗小儿泄泻、腹痛、纳差（尤适用秋季腹泻及迁延性、慢性腹泻）。

2.【答案】B

【解析】小儿泻速停颗粒的功效：清热利湿，健脾止泻，缓急止痛。

3.【答案】E

【解析】小儿化食丸的功效：消食化滞，泻火通便。

二、A_2 型题

4.【答案】C

【解析】小儿化食丸的功效主治为消食化滞，泻火通便。用于食滞化热所致的积滞。症见厌食、烦躁、恶心呕吐、口渴、脘腹胀满、大便干燥。用法用量为口服。

周岁以内1次1丸，周岁以上1次2丸。1天2次。

三、A_3/A_4 型题

5.【答案】A

【解析】健儿消食口服液主要用于小儿饮食不节损伤脾胃引起的纳呆食少，脘胀腹满，手足心热，自汗乏力，大便不调，以至厌食、恶食。

6.【答案】C

【解析】健儿消食口服液的功效主治为健脾益胃，理气消食。

7.【答案】A

【解析】健儿消食口服液的注意事项为患儿平时应少吃巧克力及带颜色的饮料和油腻厚味等不易消化的食品。胃阳不足者慎用。

8.【答案】D

【解析】健儿消食口服液的药物组成为黄芪、炒白术、陈皮、麦冬、黄芩、炒山楂、炒莱菔子。

第十三节　皮肤与外科常用中成药

一、A_1 型题

1.【答案】A

【解析】连翘败毒丸的功效：清热解毒，消肿止痛。

2.【答案】A

【解析】马应龙麝香痔疮膏的药物组成为人工麝香、人工牛黄、珍珠、炉甘石粉、硼砂、冰片、琥珀。

3.【答案】E

【解析】连翘败毒丸方中金银花、连翘，蒲公英、紫花地丁清热解毒，消肿散结止痛，为疮疡常用之剂。以大黄、栀子、黄芩、黄连、黄柏、苦参、白鲜皮、木通清热泻火，燥湿解毒，直折火热邪毒，且大黄、栀子、木通又可泻热通便，使火热之邪随二便而解。防风、白芷、蝉蜕、荆芥穗、羌活、麻黄、薄荷、柴胡，其性疏散，可使邪热透表而除。天花粉、玄参、浙贝母、桔梗、赤芍、当归凉血消肿，活血散结。甘草清热解毒，调和诸药。诸药合用，共奏清热解毒，消肿止痛之功效。

4.【答案】D

【解析】可以治疗肛周湿疹的是马应龙麝香痔疮膏。

二、A_2 型题

5.【答案】D

【解析】防风通圣丸的功效主治：解表通里，清热解毒。用于外寒内热，表里俱实，恶寒壮热，头痛咽干，小便短赤，大便秘结，瘰疬初起，风疹湿疮。

三、A_3/A_4 型题

6.【答案】D

【解析】京万红软膏主要用于轻度水、火烫伤，疮疡肿痛，创面溃烂。

7.【答案】D

【解析】京万红软膏的功效为活血解毒，消肿止痛，去腐生肌。

第十四节　骨伤科常用中成药

A_1 型题

1.【答案】C

【解析】七厘散用于跌仆损伤，血瘀疼痛，外伤出血。

2.【答案】B

【解析】跌打丸的功效主治为活血散瘀，消肿止痛，用于跌打损伤，筋断骨折，瘀血肿痛，闪腰岔气。

3.【答案】D

【解析】七厘散口服。1次1.0~1.5g，1天1~3次；外用，调敷患处。

4.【答案】B

【解析】云南白药的用法用量为刀、枪、跌打诸伤，无论轻重，出血者用温开水送服；瘀血肿痛与未流血者用酒送服；妇科各症，用酒送服，但月经过多、红崩，用温水送服。毒疮初起，服0.25g，另取药粉，用酒调匀，敷患处，如已化脓，只需内服。其他内出血各症均可内服。口服，1次0.25~0.50g，1天4次（2~5岁按1/4剂量服用；6~12岁按1/2剂量服用）。凡遇较重的跌打损伤可先服保险子1粒，轻伤及其他病症不必服。

5.【答案】D

【解析】跌打损伤、瘀血肿痛、吐血、咯血、便血、痔血等宜选用的常用中成药是云南白药胶囊。

6.【答案】A

【解析】七厘散的组成：血竭、乳香（制）、没药（制）、红花、儿茶、冰片、人工麝香、朱砂。跌打丸的药物组成：三七、当归、白芍、赤芍、桃仁、红花、血竭、北刘寄奴、骨碎补（烫）、续断、苏木、牡丹皮、乳香（制）、没药（制）、姜黄、三棱（醋制）、防风、甜瓜子、枳实（炒）、桔梗、甘草、关木通、自然铜（煅）、土鳖虫。

第十五节　五官科常用中成药

一、A_1 型题

1.【答案】D

【解析】明目地黄丸的主治：用于肝肾阴虚，目涩畏光，视物模糊，迎风流泪。

2.【答案】C

【解析】鼻炎康片的功效主治：清热解毒，宣肺通窍，消肿止痛。

3.【答案】B

【解析】口腔溃疡散的药物组成为青黛、枯矾、冰片。本方青黛性味咸寒，以清泻火热、凉血解毒为长。明矾酸涩性寒，外用除具有解毒功效外，尚具有收敛止血作用。冰片辛苦微寒，以凉散清热，消肿止痛为长。诸药相配，共奏清热、消肿、止痛之功效。

4.【答案】D

【解析】黄氏响声丸的用法用量为口服。1次6丸（每丸重0.133g），1天3次。饭后服用，儿童减半。

5.【答案】D

【解析】鼻炎康片的注意事项为：①肺脾气虚或气滞血瘀者慎用。②过敏性鼻炎属虚寒证者慎用。③孕妇慎用。④不宜过量、长期服用。⑤服药期间忌辛辣、油腻食物。⑥高血压、心脏病等慢性病者，应在医师指导下服用。⑦用药期间不宜驾驶车辆、管理机械及高空作业。

6.【答案】B

【解析】既疏风清热，又化痰散结，利咽开音的常用中成药是黄氏响声丸。

二、A_3/A_4 型题

7.【答案】D

【解析】明目地黄丸主要用于肝肾阴虚，目涩畏光，视物模糊，迎风流泪。

8.【答案】E

【解析】明目地黄丸的功效主治为滋肾，养肝，明目。

9.【答案】E

【解析】明目地黄丸的用法用量为口服。水蜜丸1次6g，小蜜丸1次9g，大蜜丸1次1丸，1天2次。

10.【答案】E

【解析】明目地黄丸的注意事项为：①肝经风热、肝火上扰者不宜用。②脾胃虚弱，运化失调者宜慎用。③服药期间忌辛辣、油腻食物。④如有迎风流泪，又有视力急剧下降，应去医院就诊。

11.【答案】A

【解析】明目地黄丸的药物组成为熟地黄、牡丹皮、茯苓、枸杞子、当归、蒺藜、酒萸肉、山药、泽泻、菊花、白芍、煅石决明。

第八单元　中医基本技能

第一节　常用腧穴的定位与操作

A_1 型题

1.【答案】E

【解析】临床常用的腧穴定位方法有：骨度分寸法、解剖标志法、简便取穴法、经验取穴法。

2.【答案】E

【解析】少商在手指，拇指末节桡侧，指甲根角侧上方0.1寸；神门在腕前区，腕掌侧远端横纹尺侧端，尺侧腕屈肌腱的桡侧缘；曲池在肘区，尺泽与肱骨外上髁连线的中点处；列缺在前臂，腕掌侧远端横纹上1.5寸，拇短伸肌腱和拇长展肌腱之间，拇长展肌腱沟的凹陷中；肩髃在三角肌区，肩峰外侧缘前端与肱骨大结节两骨间凹陷中。

3.【答案】C

【解析】足三里定位：在小腿外侧，犊鼻穴下3寸，犊鼻与解溪连线上。

4.【答案】A

【解析】风池定位：在颈后区，胸锁乳突肌与斜方肌上端之间的凹陷中。操作：针尖微下，向鼻尖斜刺0.8~1.2寸，或平刺透风府穴。因穴位深部中间为延髓，必须严格掌握针刺的角度与深度。

5.【答案】B

【解析】颊车定位：在面部，下颌角前上方一横指（中指）。

6.【答案】E

【解析】丰隆定位：在小腿外侧，外踝尖上8寸，胫骨前肌的外缘。

7.【答案】A

【解析】地机定位：在小腿内侧，阴陵泉下3寸，胫骨内侧缘后际。

8.【答案】A

【解析】次髎的定位：在骶区，正对第2骶后孔中。

9.【答案】C

【解析】承山的定位：在小腿后区，腓肠肌两肌腹与肌腱交角处。承山的操作：直刺1~2寸。不宜过强地刺激，以免引起腓肠肌痉挛。

10.【答案】D

【解析】腰阳关定位：在脊柱区，第4腰椎棘突下凹陷中，后正中线上。

第二节　针刺操作

A_1型题

1.【答案】D

【解析】捻转补泻法是中医针灸治疗方法之一，用于调节气血运行和脏腑功能。在进行补法时，需要用力轻、频率慢、捻转角度小的方式进行操作。这样可以通过刺激穴位，促进气血的流通和脏腑功能的调节。

2.【答案】E

【解析】捻转补泻法是中医针灸治疗方法之一，用于治疗脾胃虚弱、消化不良等相关症状。在进行泻法时，需要用力重、频率快、捻转角度大的方式进行操作。这样可以通过刺激穴位，促进气血的流通和脏腑功能的调节。

3.【答案】A

【解析】提插补泻：补法——先浅后深，重插轻提，幅度小，频率慢，时间短，以下插为主。泻法——先深后浅，轻插重提，幅度大，频率快，时间长，以上提为主。

4.【答案】C

【解析】提插法操作时，指力要均匀一致，幅度不宜过大，一般以3~5分为宜，频率不宜过快，每分钟60次左右，保持针身垂直，不改变针刺角度、方向。

5.【答案】A

【解析】一般认为行针对提插的幅度大，频率快，刺激量就大。反之，提插的幅度小频率慢，刺激量就小。

6.【答案】C

【解析】捻转法操作时，指力要均匀，角度要适当，一般应掌握在180°~360°，不能单向捻针，否则针身易被肌纤维等缠绕，引起局部疼痛和导致滞针而使出针困难；频率快慢要一致；用力要均匀，勿时轻时重。一般认为捻转角度大，频率快，用力重，其刺激量就大；反之，刺激量就小。

7.【答案】E

【解析】平补平泻是指进针得气后施予均匀的提插、捻转的手法。捻转补泻：补法——捻转角度小，用力轻，频率慢，时间短，大指向前，示指向后。泻法——捻转角度大，用力重，频率快，时间长，大指向后，示指向前。提插补泻：补法——先浅后深，重插轻提，幅度小，频率慢，时间短，以下插为主。泻法——先深后浅，轻插重提，幅度大，频率快，时间长，以上提为主。

第三节　艾灸操作

A_1型题

1.【答案】B

【解析】隔姜灸是用鲜姜切成直径大约2~3cm，厚约0.2~0.3cm的薄片，中间以针刺数孔，然后将姜片置于应灸的腧穴部位或患处，再将艾炷放在姜片上点燃施灸。当艾炷燃尽，再易炷施灸。灸完所规定的壮数，以使皮肤红润而不起疱为度。

2.【答案】A

【解析】隔姜灸有温胃止呕、散寒止痛的作用，常用于因寒而致的呕吐、腹痛以及风寒痹痛等病证。

3.【答案】C

【解析】温和灸施灸时将灸条的一端点燃，对准应灸的腧穴部位或患处，约距皮肤2~3cm，进行熏烤，灸至局部皮肤出现红晕，有温热感而无灼痛为宜，一般每穴灸5~10分钟或10~15分钟，至皮肤出现红晕为度。

4.【答案】A

【解析】隔姜灸的注意事项：①隔姜灸应选用新鲜老姜，宜现切现用、不可用干姜或嫩姜。②施灸中患者不可移动体位，以免艾炷滑落，灼伤患者，烧损衣物。③艾炷不宜过小，否则影响疗效。④随时观察局部皮肤情况，不要施灸过量，以免局部起疱。如若烫伤起泡，必须注意防止感染。

5.【答案】B

【解析】隔盐灸有回阳、救逆、固脱之功，但需要连续施灸，不拘壮数，以待脉起、肢温、症状改善。

6.【答案】B

【解析】温和灸的注意事项：①施灸中患者尽量不要移动体位，以免灼伤皮肤，烧损衣物。②施灸时手持艾卷宜上下调适与皮肤的距离，不要前后左右移动。③随时观察局部皮肤情况，不要施灸过量，以免局部起泡。④如若烫伤起泡，应及时处理，防止感染。

7.【答案】E

【解析】雀啄灸，艾条灸之一。是指施灸时，艾卷点燃的一端与施灸部位的皮肤并不固定在一定的距离，而是像鸟雀啄食一样，一上一下施灸。

第四节 刮痧操作

A_1型题

1.【答案】A

【解析】摩擦法是将刮痧板与皮肤直接紧贴，或隔衣布进行有规律的旋转移动，或直线式往返移动，使皮肤产生热感。此法宜用于麻木、发凉或绵绵隐痛的部位，如肩胛内侧、腰部和腹部；也可用于刮痧前，使患者放松。

2.【答案】C

【解析】梳刮法：使用刮痧板或刮痧梳从前额发际处及双侧太阳穴处向后发际处做有规律的单方向刮拭，刮痧板或刮痧梳与头皮成45°，动作宜轻柔和缓，如梳头状。

3.【答案】D

【解析】摩擦法宜用于麻木、发凉或绵绵隐痛的部位，如肩胛内侧、腰部和腹部。

4.【答案】A

【解析】梳刮法宜用于头痛、头晕、疲劳、失眠和精神紧张等病证。

5.【答案】A

【解析】直线刮法是用刮痧板在人体体表进行有一定长度的直线刮拭。此法宜用于身体比较平坦的部位，如背部、胸腹部、四肢部位。

6.【答案】B

【解析】弧线刮法刮拭方向呈弧线形，刮拭后体表出现弧线形的痧痕，操作时刮痧方向多循肌肉走行或根据骨骼结构特点而定。此法宜用于胸背部肋间隙、肩关节和膝关节周围等部位。

7.【答案】B

【解析】选择刮痧部位顺序的总原则为先头面后手足，先背腰后胸腹，先上肢后下肢，由上向下、由内向外，单方向刮拭，尽可能拉长距离。

8.【答案】C

【解析】刮痧禁忌证有：①严重心脑血管疾病、肝肾功能不全等疾病出现水肿者。②有出血倾向的疾病，如严重贫血、原发免疫性血小板减少症、白血病、血友病等。③感染性疾病，如急性骨髓炎、结核性关节炎、传染性皮肤病、皮肤疖肿包块等。④急性扭挫伤、皮肤出现肿胀破溃者。⑤刮痧不配合者，如醉酒、精神分裂症、抽搐等。⑥特殊部位，如眼睛、口唇、舌体、耳孔、鼻孔、乳头、肚脐、前后二阴以及大血管显现处等部位，孕妇的腹部、腰骶部。

第五节 拔罐操作

A_1型题

1.【答案】D

【解析】留罐法是指将罐吸附在体表后，使罐子吸拔留置于施术部位10～15分钟，然后将罐起下。

2.【答案】D

【解析】走罐法即拔罐时先在所拔部位的皮肤或罐口上，涂一层凡士林等润滑油，再将罐拔住，然后，医师用右手握住罐子，向上、下或左、右需要拔的部位，往返推动至所拔部位的皮肤红润、充血，甚或瘀血时，将罐起下。此法适宜于面积较大、肌肉丰厚部位，如脊背、腰臀、大腿等部位。

3.【答案】A

【解析】闪罐法即将罐拔住后，立即起下，如此反复多次地拔住起下，起下拔住，直至皮肤潮红、充血，或瘀血为度，多用于局部皮肤麻木、疼痛或功能减退等疾患，尤其适用于不宜留罐的患者，如小儿、年轻女性的面部。

第六节 推拿操作

A_1型题

1.【答案】B

【解析】直推法是指术者用拇指桡侧面或示、中2指螺纹面着力于一定部位或穴位上，做单方向的直线推动。

2.【答案】A

【解析】平推法是推法中着力较大的一种，推的时候需用一定的压力，用力要平稳，推进速度要缓慢，要沿直线做单方向运动。

3.【答案】B

【解析】分推法是术者用双手拇指螺纹面或掌面紧贴在体表上，自穴位中间推向穴位两旁。合推法的操作要领同分推法，只不过方向相反，也是术者用双手拇指螺纹面或掌面紧贴在体表上，自穴位两旁推向穴位中间。

4.【答案】D

【解析】鱼际揉法要求术者以手掌鱼际部着力，肘关节微屈120°~140°，以肘关节为支点，前臂作主动摆动，带动鱼际在治疗部位揉动摆动，频率每分钟120~160次。

5.【答案】A

【解析】㨰法的动作要领有：①沉肩，垂肘，肘关节自然屈曲约140°，距胸壁一拳左右，松腕，手握空拳，小指至示指掌指关节屈曲角度依次减小，手背呈弧形，吸定于治疗部位。②腕关节屈伸幅度要在120°左右，即外摆时屈腕约80°，回摆时伸腕约40°，使手掌背部分的1/2面积依次接触治疗部位。外摆的同时前臂外旋，回摆时前臂内旋。③刺激轻重交替，前㨰同回㨰时着力重轻之比为3∶1，即“㨰三回一”。④㨰法在体表移动时应在吸定的基础上，保持手法的固有频率，移动速度不宜过快。⑤㨰法在临床应用时经常配合患者肢体的被动运动，可在一手做㨰法同时，另一手协同肢体做被动运动，两手要协调，被动运动要“轻巧、短促、随发随收”。